U0252390

　　本书由江苏省常州市中医医院 2022 年江苏省中医药康复能力提升工程项目（0536），上海市中医医院 2021 年度未来计划：海派中医伤科诊疗中心建设（WLJH2021ZY-ZLZX001）、国医大师施杞教授传承工作室建设（WLJH2021ZY-GZS001）、院级青年名中医（WLJH2021ZY-MZY034）、新进人员引导项目（WL-XJRY-2021003K）共同资助出版。

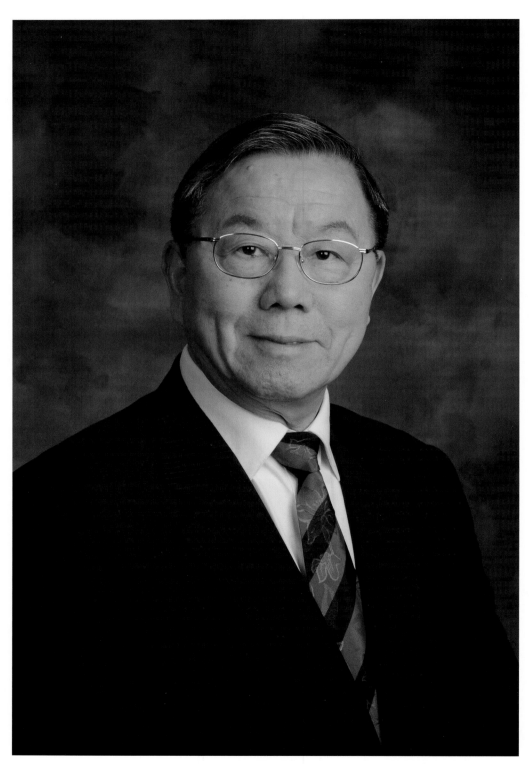

施杞教授

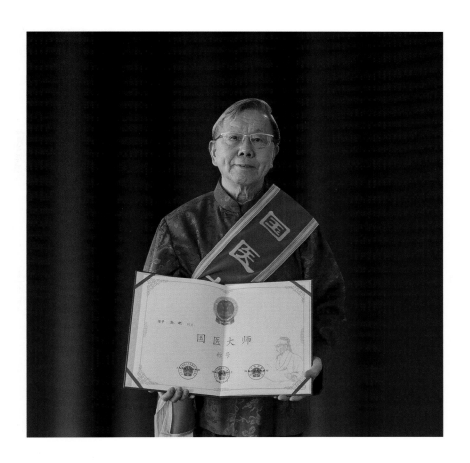

国医大师施杞简介

　　施杞，1937年生，上海中医药大学终身教授，博士生导师，上海中医药大学专家委员会主任，国家中医临床研究基地首席专家，第2～7批全国老中医药专家学术经验继承工作指导老师，上海市首届名中医，第四届国医大师。曾任中华中医药学会第3、4届副会长，中华中医药学会骨伤分会第1～3届会长，上海市中医药学会第5、6届会长，香港大学名誉教授。先后荣获上海市劳动模范、上海市教书育人楷模、上海医学百年发展终身成就奖、上海中医药发展终身成就奖、上海中医药事业发展杰出贡献奖、上海医学会骨科分会特殊贡献奖、上海市首届"医德之光"奖、全国中医骨伤名师、首届中医药传承特别贡献奖、全国党和人民满意的好老师、"中国好医生"、全国中医药高等学校教学名师、庆祝中华人民共和国成立70周年纪念章等荣誉称号。

　　施杞出生于中医世家，1963年上海中医学院（现上海中医药大学）毕业后，分配在学校附属的龙华医院伤骨科工作，先后拜伤科大家石筱山先生、石幼山先生为师，传承实践，尽得薪传，成为上海石氏伤科第4代传人、全国第一批国家级非物质文化遗产"中医正骨疗法"代表性传承人。

随着我国人口老龄化到来，早在20世纪90年代始，他根据中医药特色和优势，并总结自己多年临证经验，率先提出"慢性筋骨病"的概念和防治策略，倡导"整体论治观"，形成"内调气血脏腑以致平和，外调筋骨经络以致平衡"的双调法，以及系列内治经验方和"理筋正骨三步九法""施氏十二字养生功"等外治法，取得临床显著疗效，降低了手术治疗率，获得国家中医药管理局在全国推广。

倡导以继承精华为主体，弘扬传统文化及融汇现代科学为两翼的"一体两翼"中医药事业发展方向，大力开展中医药现代临床和基础研究，以第一完成人承担国家自然科学基金重点项目2项和面上项目2项，率领团队承担国家级科研项目80余项和部市级科研项目百余项。荣获国家科学技术进步奖二等奖2项及部市级一等奖8项，获授权国家发明专利19项，研制出治疗颈椎病的中药新药"芪麝丸"，以及防治骨质疏松、骨关节炎的"补肾填精方"等20余种院内自制制剂和规范化治疗方案，在全国百余家医院推广应用。创立引路、铺路、养路"三路育人"人才培养模式，先后培养硕士研究生45名、博士研究生48名、指导博士后5名、学术继承人和高徒47名；带领团队培养硕博士研究生400余名，分布全国22个省市及海外，已有百余人成为省市级中医学科骨干，其中有博士研究生导师30名，省级名中医6名，以及中医药继承与创新"百千万"人才工程（岐黄工程）——国家中医药领导人才支持计划之中医药首席科学家、岐黄学者，国家杰出青年科学基金项目获得者，长江学者，973计划项目首席科学家，全国百篇优秀博士论文获得者，全国劳动模范等。

他带领的龙华医院骨伤科已经成为国家重点学科、国家中医药管理局重点学科、国家临床重点专科、国家中医临床研究基地。创立"中医骨内科学"并主编《中医骨内科学》，该书填补了我国中医药事业空白；主审的研究生教材《中医骨伤科学临床研究》获首届全国教材建设奖。他建立了上海中医药大学脊柱病研究所，建设成为国家教育部重点实验室和国家中医药管理局重点研究室；建立的"慢性筋骨病团队"成为国家教育部、国家科技部"创新团队"，国家中医药管理局传承创新团队和首批全国高校黄大年式教师团队。以上均推动了中医骨伤学科创新发展。他于1986年创建中华中医药学会骨伤分会，并连任1～3届会长，制定了国家标准《中医骨伤科病证诊断疗效标准》，推动我国中医骨伤学科可持续发展。

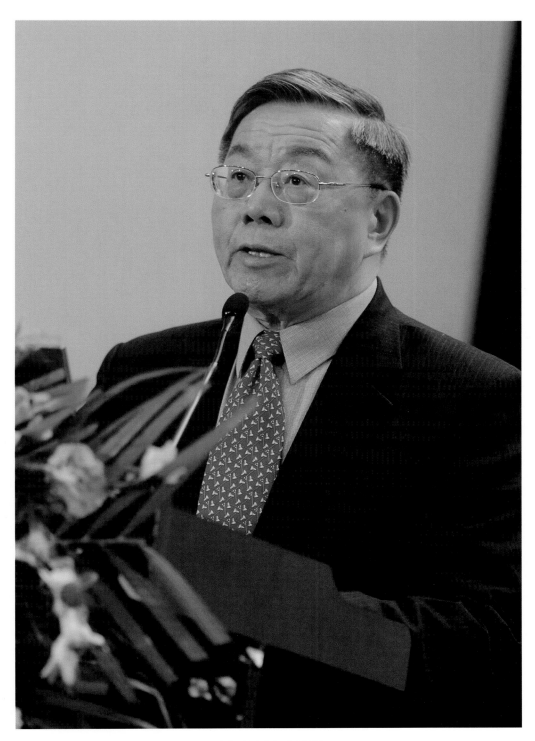

施杞教授大会演讲

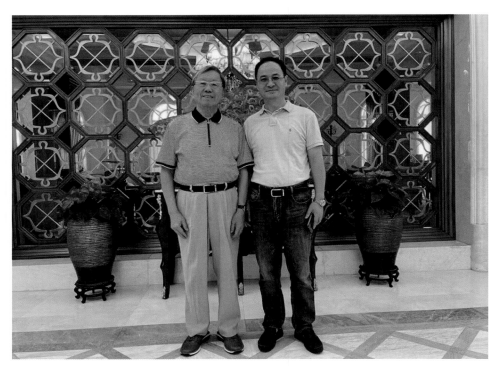

2021 年 10 月施杞教授来常州市中医医院参加师带徒仪式时合影

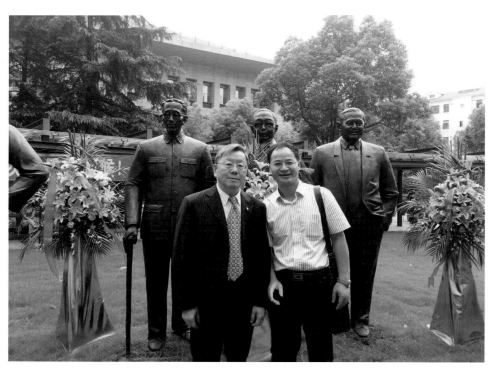

2012 年 9 月石筱山伤科学术研究中心成立大会时主编和施杞教授在龙华医院合影

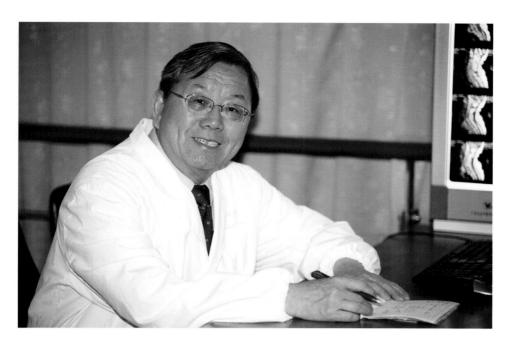

施杞教授门诊

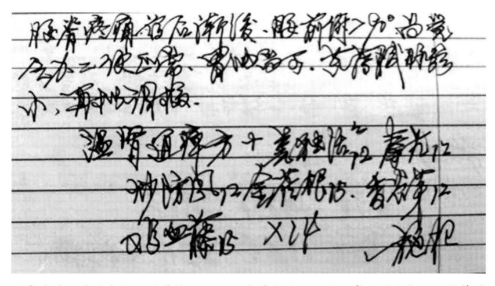

腰脊疼痛，药后渐缓，腰前俯＞90°，尚觉乏力，二便正常，胃纳尚可，苔薄腻脉弦小，再拟调摄。

温肾通痹方＋羌独活各 12 g、秦艽 12 g、炒防风 12 g、金雀根 15 g、香谷芽 12 g、鸡血藤 15g   ×24 剂

施杞

施杞教授门诊病历

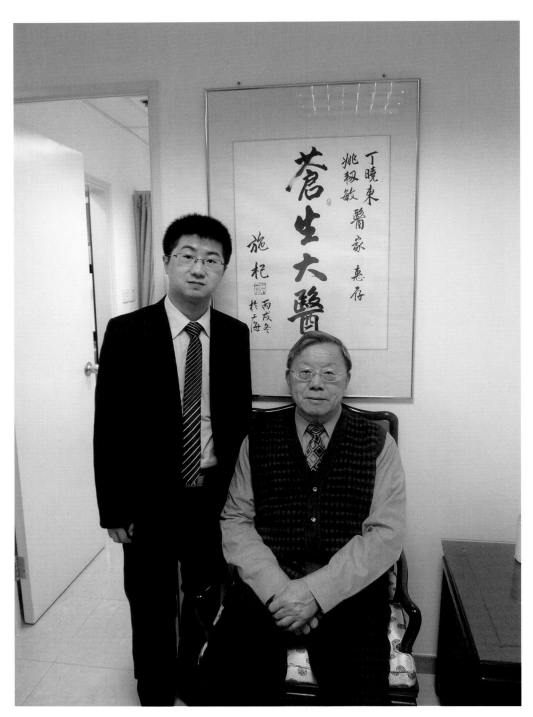

李晓锋与施杞教授的合影

国医大师施杞临证实录

主审 施 杞 申春悌

主编 侯为林 李晓锋

科学出版社

北 京

内 容 简 介

国医大师施杞教授从事中医骨伤科医疗、教学、科研管理工作60载,在中医药防治脊柱病、骨关节病及内伤疾病的应用与基础研究方面尤有专长,为弘扬石氏伤科做出了不可磨灭的贡献,形成了"以气为主,以血为先,痰瘀兼祛,内损外伤兼顾,扶正祛邪,心身结合,脏腑调摄,重在肝脾肾同治"的防治学术思想。他提出颈腰椎病从"痹"论治,以及动力失衡为先、静力失衡为主,是颈腰椎病发病的力学基础学术观点。本书是我们在10年前跟师施杞教授临证时的病案实录,选择施杞教授临床具有代表性的医案,每一个案例均详细记录病史,每次就诊的辨证调治过程并附按语,按语主要是对其学术思想进行阐述。书中还详录施杞教授运用膏方调治慢性筋骨病的学术思想。

本书适合中医骨伤及相关专业临床医生、学生及科研工作者参考使用。

图书在版编目(CIP)数据

国医大师施杞临证实录 / 侯为林,李晓锋主编. —
北京: 科学出版社,2023.7
 ISBN 978 - 7 - 03 - 075825 - 5

Ⅰ. ①国⋯ Ⅱ. ①侯⋯ ②李⋯ Ⅲ. ①中医学临床—
经验—中国—现代 Ⅳ. ①R249.7

中国国家版本馆 CIP 数据核字(2023)第 106578 号

责任编辑:陆纯燕 / 责任校对:谭宏宇
责任印制:黄晓鸣 / 封面设计:殷 靓

科学出版社 出版
北京东黄城根北街 16 号
邮政编码:100717
http://www.sciencep.com

南京展望文化发展有限公司排版
苏州市越洋印刷有限公司印刷
科学出版社发行 各地新华书店经销

*

2023 年 7 月第 一 版 开本:787×1092 1/16
2023 年 7 月第一次印刷 印张:35 3/4 插页 4
字数:780 000

定价:**200.00 元**
(如有印装质量问题,我社负责调换)

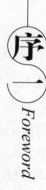

序 一
Foreword

习近平总书记在致中国中医科学院成立60周年贺信中指出："中医药学是中国古代科学的瑰宝，也是打开中华文明宝库的钥匙。"他强调，切实把中医药这一祖先留给我们的宝贵财富继承好、发展好、利用好，在建设健康中国、实现中国梦的伟大征程中谱写新的篇章。

中医药的宝库源于浩如烟海的临证病案，章太炎说："中医之成绩，医案最著。"医案是对临床事实的真实记录，是医者体悟临床的诊疗过程，是通过记录诠释临床实践的成功经验和失治教训，且凝练医家的学术特色，同时在叙议结合的基础上升华医者的临证特点。

中医骨伤科是研究防治人体皮、肉、筋、骨损伤与疾病的一门科学。石氏伤科是我国江南地区深受欢迎的沪上一大中医骨伤流派，它以内外兼顾、整体调治为主要特色，具有百年历史，在海内外享有盛誉，目前已被列入国家级非物质文化遗产名录。国医大师施杞教授为上海石氏伤科第四代传人，承孟河医派四大家马培之"看症辨证，全凭眼力；口服外敷，又在药力；凡业疡科者，必须先究内科"之术，带领团队以石筱山伤科气血、痰瘀、脏腑等理论和临诊经验为基础，结合自己的临床实践感悟，开展了大量的研究，首创"中医骨内科学"，将石氏伤科流派发展成为国家骨伤科的学术传承高地。

我院骨伤科侯为林主任入选"全国第二批优秀中医临床人才"，征询我求师意向，即推荐他前往施杞教授处传承石氏伤科技术。侯为林主任工作扎实、学习刻苦，坚持每周赴上海的施杞教授门诊处抄方，并积累了施杞教授临证病案700余例，获施杞教授亲传指导。作者系统回顾和整理了多年的跟师笔记、医案、视频、图片等，将施杞教授临诊中具代表性的骨伤临床常见疑难疾病医案如颈椎病、腰椎间盘突出症、腰椎管狭窄症、颈腰综合征、强直性脊柱炎、股骨头缺血性坏死、骨质疏松症、膝骨关节病、头部内伤等，编就《国医大师施杞临证实录》奉献读者，以便后学者薪火相传，更好地感悟大师的临证思维过程和辨证特色，提高自身的临床诊疗水平。

iii

　　我与施杞教授相识于20世纪80年代后期,当时受国家中医药管理局委托,曾多次于上海中医文献馆举办"全国中医临床科研方法学习班",传播中医科研方法学,得到了时任上海市卫生局副局长施杞教授的大力支持、帮助和指导,深知他鸿儒硕学、底蕴深厚、为人谦和、甘为人梯。施杞教授和我亦师亦友,30多年来,我们一直在中医临床科研工作的道路上不断探索、研讨互动、共同分享。去年的教师节,感谢施杞教授纡尊降贵来我院参加孟河医派传承拜师活动,临行时他引用唐诗为我留别:"李白乘舟将欲行,忽闻岸上踏歌声;桃花潭水深千尺,不及汪伦送我情。"让我感动久久萦绕心间。

　　今年恰逢他从医60周年,我作为本书的主审之一,感到非常荣幸,同时也倍感压力,感谢施杞教授对我的信任,邀我作序,实为对我的勉励,不敢懈怠,谨志数语,乐而为序。

申春悌

2022年金秋十月

于常州市中医医院

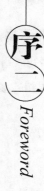

序 一
Foreword

习近平总书记号召我们中医药事业发展要坚持"传承精华，守正创新"的方向，不断在创新中发展，创造中转化。我们坚持中医药事业的继承创新是实现中华民族伟大复兴的重要组成部分，也是我们当代中医人无可懈怠的历史责任和时代使命。20世纪90年代随着我国人口老龄化的进程加快，党中央布局全民健康规划，我们在临床实践中逐步认识到骨与关节退行性病变已渐渐成为老年社会的常见病、多发病，于是提出了"慢性筋骨病"的概念，强调以整体观论治，推行"预防、治疗、康复、养生、治未病'五位一体'的防治体系"，创立了"双调一通，十方二法"的技术路径。通过20多年的临证实践和相关基础研究，不仅证实了其临床的有效性，也揭示了气血、痰瘀、肾精等中医经典理论在慢性筋骨病防治中的机制和规律，从而彰显中医药特色优势。在此基础上我们在全国首创中医骨内科学，从而倡导重视以内科思维来论治慢性筋骨病乃至所有骨伤疾病，推动了中医骨伤学科发展的新进程。

本书收集的医案实录是我10多年前的临证记录，从一个侧面反映我们运用中医骨内科学的理论知识和诊疗技术之一斑。全书由常州市中医医院骨伤科主任侯为林主任中医师及上海市中医医院骨伤科副主任李晓锋博士担任主编，以及叶秀兰主任、高翔主任、罗立波院长等担任副主编，他们都是我10多年前的师承学生，随我门诊抄方，对我的学术观点和立法处方用药经验多有感悟，近期他们将跟师期间抄录的医案分门别类共有232例，进行逐案梳理，并每案均附按语，结合医案将当时的感悟和现在的认识写出了自己的心得，可谓爬罗剔抉、刮垢磨光，为石氏伤科的传承发展积累了一份宝贵资料，也为门人和后来者提供了一份启示，功不可没。

本书除我担任主审外，还特别邀请申春悌教授担任共同主审，申春悌教授是我国著名中医学家，孟河医派传承者，博学多才，精通诸领域，毕生致力于中医药事业传承创新，硕果累累,诚为女医之秀。她曾任常州市中医医院学术院长,任职期间带领医院异军突起,名噪江南乃至全国。先生素来关注支持石氏伤科流派的传承与发展,此次应允担任本书主审,多有指点,不胜荣幸,谨致谢忱。

施杞

2022 年秋于上海中医药大学

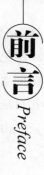

前言
Preface

施杞教授是上海中医药大学终身教授,博士生导师,上海中医药大学专家委员会主任,国家中医临床研究基地首席专家,第 2~7 批全国老中医药专家学术经验继承工作指导老师,上海市首届名中医,第四届国医大师。曾任中华中医药学会第 3、4 届副会长,中华中医药学会骨伤分会第 1~3 届会长,上海市中医药学会第 5、6 届会长,香港大学名誉教授。先后荣获上海市劳动模范、上海市教书育人楷模、上海医学发展终身成就奖、上海中医药发展终身成就奖、上海中医药事业发展杰出贡献奖、上海医学会骨科分会特殊贡献奖、上海市首届"医德之光"奖、全国中医骨伤名师、首届中医药传承特别贡献奖、全国党和人民满意的好老师、"中国好医生"、全国中医药高等学校教学名师,并获"庆祝中华人民共和国成立 70 周年纪念章"等荣誉。

施杞出生于中医世家,幼承庭训,矢志岐黄。1963 年拜中医骨伤科大家石筱山、石幼山为师,立雪石门,成为石氏伤科第四代传人,并汲取沪上伤科名家之长,承孟河医技,兼收并蓄,发皇古义,融汇新知,成为我国中医骨伤科学事业的学科带头人。施杞教授从事中医骨伤科医疗、教学、科研管理工作六十载,在中医药防治脊柱病、骨关节病,以及内伤疾病的应用与基础研究方面尤有专长,为弘扬石氏伤科做出了不可磨灭的贡献,形成了"以气为主,以血为先,痰瘀兼祛,内损外伤兼顾,扶正祛邪,心身结合,脏腑调摄,重在肝脾肾同治"的防治学术思想。他提出颈腰椎病从"痹"论治及动力失衡为先、静力失衡为主,是颈腰椎病发病的力学基础学术观点。他的临证系列组方和药对应用经验传承先师的学术思想,临床取得显著疗效,施杞教授根据自己多年中医骨伤临床教学科研经验创立中医骨内科学,是对中医骨伤科学的一个重大发展,作为我国中医骨伤科的学术带头人,真正体现了"大道岐黄,薪火相传"的历史担当。

本书是我们在跟师施杞教授临证时的病案实录,选择施杞教授临床具有代表性的医案,详录颈椎病、腰椎间盘突出症、腰椎管狭窄症、颈腰综合征、强直性脊柱炎、股骨头缺血性坏死、骨质疏松症、膝骨关节病、头部内伤等骨伤科临床常见疑难疾病。每一个案例均详细记录病史、每次就诊的辨证调治过程。按语主要对其学术思想进行阐述,书中还详录了施杞教授膏方调治慢性筋骨病的学术思想与代表性的膏方医案。书后附有施杞教授临床创立的治痹十八方,以及骨伤科常用的单味中药与药对,并对施杞教授"调气血"治疗伤科疑难杂症经验进行了总结。

由于本人才疏学浅,远远不能很好地阐述施杞教授的伤科学术思想,望同道指正。

侯为林

2022 年 9 月 19 日

临证实录一

颈椎病

颈椎病是指始于单个或多个颈椎间盘退行性变及其继发椎间盘结构退变,刺激或压迫脊髓、神经、血管等,而表现出一系列相应症状和体征的综合征。

自然退变,急、慢性损伤,感受风寒,咽部及颈部感染炎症等,内外动静力平衡失调,导致椎间盘变性(髓核脱水、纤维环变性、软骨板变性变薄)、椎体骨质增生形成、关节突及其他附件的改变、血液循环改变等。根据不同的临床症状和体征,将颈椎病分为颈型、神经根型、脊髓型、椎动脉型、交感神经型、咽喉型、混合型等,其中神经根型占65%~70%,脊髓型约占5%。

(1)颈型颈椎病:以颈枕部肌肉痉挛、疼痛,活动受限为主要表现,多因姿势不当、感受风寒所致,有反复发作的落枕史,预后良好,症状消失快。

(2)神经根型颈椎病:除颈肩部疼痛,多伴有上肢或手指的酸胀麻木疼痛感,因椎间盘的突出或小关节增生,压迫神经根所致。

(3)脊髓型颈椎病:以慢性、进行性的四肢感觉及运动功能障碍为主要表现,多先出现下肢症状,如脚踩棉花感、行走不利、步履不稳等;上肢可出现精细运动功能障碍及麻木疼痛烧灼感等,严重者可出现高位截瘫。多因椎间盘突出、椎体后缘骨质增生、韧带肥厚或钙化等,导致颈椎管狭窄,压迫脊髓所致。

(4)椎动脉型颈椎病:以眩晕、头痛、恶心等为主要表现,由于颈椎生理曲度消失、钩椎关节增生、椎间盘病变等刺激、压迫椎动脉,导致椎动脉的畸形、迂曲或痉挛,阻碍脑部血液供应,当体位改变时,可诱发或加重症状。

(5)交感神经型颈椎病:不同患者症状差异较大,可表现为头晕头痛、五官症状(眼胀、流泪、眼干涩等)、周围血管症状(肢体发凉、心律异常等)、血压异常及出汗障碍(少汗、多汗或局部出汗等)。

(6)咽喉型颈椎病:是由于颈椎生理曲度变化,椎体前缘骨质增生刺激咽喉部黏膜,产生弥漫性充血、肥厚、肿胀、出血、渗出等,出现咽喉部疼痛、阻塞感及颈部酸胀不适,低头时症状加重,甚至出现吞咽困难等临床表现的综合征。

(7)混合型颈椎病:是因颈椎间盘及椎间关节退变及其继发改变,压迫或刺激了相邻的神经根、椎动脉、交感神经等两种或两种以上相关结构,引起了一系列相应的临床综合征。

颈椎病多被归属于中医学"痹证"的范畴,《素问·痹论》曰:"风寒湿三气杂至,合而为痹也。其风气盛者为行痹,寒气盛者为痛痹,湿气盛者为着痹。"施杞教授临诊时尤重脏腑气血在颈椎病发生、发展中的变化,强调内伤与外损并重。他认为颈椎病总属本虚标实,其中肝、脾、肾亏虚为本,风寒湿邪外袭、痰湿内蕴、痹阻气血为标。施杞教授指出"肝主筋""肾主骨""脾主气血",不论内因、外因或不内外因,均可导致脏腑气血亏虚,则"筋骨失其所养",六淫外邪遂能乘虚而入,盘踞经隧,导致气血闭阻,留滞于内而发病。

一、神经根型颈椎病

案 一

茆某,女,57岁。

主诉:颈项疼痛伴左上肢麻木半年。

初诊(2010-12-23):半年前伏案过久后出现颈项部疼痛,不能正常转侧,对症治疗疼痛略减轻,但劳累后疼痛复作,伴随左侧上肢麻木,牵至左小指,当地医院 MRI 示 C_4/C_5、C_5/C_6 椎间盘偏左突出,压迫硬膜。历经治疗不效,故来就诊。目前颈项疼痛引及头枕部,左上肢麻木,胃纳、二便、夜寐尚可,咽喉部充血(+++),苔薄,脉细滑。诊断:神经根型颈椎病。此乃气机失畅,经脉失养,治以补气血,益肝肾,祛风湿,止痹痛。

【处方】

炙黄芪9g、党参12g、当归9g、白芍12g、熟地黄12g、川芎12g、柴胡9g、独活9g、桑寄生12g、秦艽9g、防风12g、桂枝9g、茯苓15g、杜仲12g、川牛膝12g、炙甘草6g、粉葛根15g、荆芥12g、蔓荆子12g、延胡索15g、炙地鳖9g、香谷芽12g、神曲12g、板蓝根15g。7剂,水煎服,每天1剂,每天2次。

二诊(2010-12-29):药后症减,颈项部疼痛减轻,左上肢轻度麻木不适,咽喉部充血(++),苔薄,脉细。治守前法。

【处方】

炙黄芪9g、党参12g、当归9g、白芍12g、熟地黄12g、川芎12g、柴胡9g、独活9g、桑寄生12g、秦艽9g、防风12g、桂枝9g、茯苓15g、杜仲12g、川牛膝12g、炙甘草6g、粉葛根15g、荆芥12g、蔓荆子12g、延胡索15g、炙地鳖9g、香谷芽12g、神曲12g、板蓝根15g。6剂,水煎服,每天1剂,每天2次。

三诊(2011-01-05):药后症减,颈项部疼痛亦少,咽喉部充血(+),苔薄,脉细。治守前法。

【处方】

炙黄芪9g、党参12g、当归9g、白芍12g、熟地黄12g、川芎12g、柴胡9g、独活9g、桑寄生12g、秦艽9g、防风12g、桂枝9g、茯苓15g、杜仲12g、川牛膝12g、炙甘草6g、粉葛根15g、荆芥12g、蔓荆子12g、延胡索15g、炙地鳖9g、香谷芽12g、神曲12g、板蓝根

15 g。6 剂,水煎服,每天 1 剂,每天 2 次。

四诊(2011 - 01 - 13):颈项疼痛、手麻均瘥,胃脘不适,颈项转侧尚有牵掣,低头乏力,二便正常,苔薄,脉细。再以前法调摄。

【处方】

炙黄芪 9 g、党参 12 g、当归 9 g、白芍 12 g、熟地黄 12 g、川芎 12 g、柴胡 9 g、独活 9 g、桑寄生 12 g、秦艽 9 g、防风 12 g、桂枝 9 g、茯苓 15 g、杜仲 12 g、川牛膝 12 g、炙甘草 6 g、粉葛根 12 g、青风藤 12 g、肉苁蓉 15 g、制香附 12 g、大枣 9 g。7 剂,水煎服,每天 1 剂,每天 2 次。

五诊(2011 - 03 - 03):药后颈项疼痛已缓,近日左肩及上臂抬举不利,咽喉部充血(-),二便正常,苔薄,脉细。再以前法调摄。

【处方】

川桂枝 9 g、淫羊藿 15 g、肥知母 9 g、香谷芽 12 g、炒牛蒡子 9 g、炙黄芪 9 g、党参 12 g、当归 9 g、白芍 12 g、生地黄 9 g、川芎 9 g、柴胡 9 g、桃仁 9 g、红花 9 g、乳香 9 g、五灵脂 12 g、羌活 9 g、秦艽 9 g、制香附 12 g、川牛膝 12 g、广地龙 9 g、炙甘草 6 g。7 剂,水煎服,每天 1 剂,每天 2 次。

按:本案中颈项疼痛引及头枕部,左上肢麻木,胃纳、二便、夜寐尚可,苔薄,脉细滑,咽喉部充血(+++),乃气机失畅,经脉失养。《张氏医通》云:"有肾气不循故道,气逆挟脊而上,至肩背痛。或观书对弈久坐而致脊背痛者。"麻木是颈椎病常见症状,是指肌肤感觉减弱或消失,不知痛痒,亦称"不仁",属于中医学"痹"的范畴,病情缠绵难愈。麻木可见于四肢或半侧肢体,四肢俱麻者不多,常见双上肢或双下肢或单侧肢体麻木。麻木可因虚而致,亦可因外感、瘀血等而致。临证当分虚实,虚证则患肢软弱无力,实证则肢体疼痛郁胀。《素问·逆调论》曰:"荣气虚则不仁,卫气虚则不用,荣卫俱虚,则不仁且不用",故因虚而致麻木。施杞教授通过长期临床观察,麻木分虚实,治宜"虚则补之,实则泻之"。虚证宜补气血,健中焦为主;实证则有祛风、散寒、化瘀、活血、行滞、息风等法。虚实夹杂,则辨孰轻孰重,权衡缓急,辨证施治。本案属痹证日久,肝肾两虚,气血不足所致颈项疼痛伴左上肢麻木,治以补气血、益肝肾、祛风湿、止痹痛,标本兼顾,扶正祛邪,拟圣愈汤合独活寄生汤加味获效。

 案 二

张某,男,65 岁。

主诉:颈项及右肩疼痛麻木 3 年加重半月余。

初诊(2008 - 11 - 19):3 年前即有颈项疼痛,曾行 X 线片示颈椎骨质增生 Ⅰ 度,MRI 示颈椎间盘轻度膨出,近半个月感寒后颈痛加重。目前颈项及右肩疼痛麻木,转侧屈伸不利,动则痛甚,无头晕头痛,无胸闷心悸,二便尚可,胃纳佳,血压偏高,查颈部压痛(+),霍夫曼征(-),咽喉充血(++),苔薄,脉细滑。诊断:神经根型颈椎病。此乃气滞血瘀,风寒入络,治以祛风通络止痛。

【处方】

(1) 生黄芪30 g、苍术9 g、白术9 g、汉防己12 g、荆芥12 g、防风12 g、羌活9 g、独活9 g、粉葛根15 g、制乳香9 g、生蒲黄15 g、五灵脂12 g、全当归9 g、青皮12 g、陈皮12 g、炒牛蒡子12 g、蜈蚣3 g、炙全蝎3 g、炙甘草5 g。14剂,水煎服,每天1剂,每天2次。

(2) 麝香保心丸,每次2粒,每天2次,口服。

二诊(2009-01-08): 颈项酸楚,头晕头痛,目糊,腑行偏干,素有高血压,近年曾有4次发作,胃纳尚可,苔薄,脉细滑。此乃气血瘀滞,经脉不遂,肝经失畅,治以调摄。

【处方】

炙黄芪9 g、党参12 g、当归9 g、白芍12 g、生地黄9 g、川芎9 g、柴胡9 g、桃仁9 g、红花9 g、乳香9 g、五灵脂12 g、羌活9 g、秦艽9 g、制香附12 g、川牛膝12 g、广地龙9 g、炙甘草6 g、姜半夏9 g、明天麻12 g、嫩钩藤12 g、全瓜蒌9 g、薤白头12 g、青皮12 g、陈皮12 g、天花粉12 g。14剂,水煎服,每天1剂,每天2次。

三诊(2009-08-06): 颈项酸痛、头晕头痛、右上肢麻木已缓,口干,便结4~5天一行,手抖,苔薄白,质略红,脉弦滑。此乃气血失畅,肾精亏损,治以益气养血,滋阴补肾,填精益髓,行气通腑。

【处方】

炙黄芪9 g、党参12 g、当归9 g、白芍12 g、熟地黄12 g、川芎12 g、柴胡9 g、山茱萸12 g、怀山药18 g、枸杞子12 g、鹿角片12 g、菟丝子12 g、川牛膝12 g、炙龟板9 g、鸡血藤12 g、香谷芽12 g、炙甘草6 g、石菖蒲18 g、明天麻12 g、枸杞子12 g、制川朴9 g、生大黄6 g、熟大黄6 g、火麻仁15 g、郁李仁15 g、伸筋草15 g。14剂,水煎服,每天1剂,每天2次。

四诊(2011-01-13): 颈项牵掣疼痛、头晕头痛、右上肢麻木已瘥,近日腰背疼痛,步行艰难,头部振摇,便秘,口干,苔薄、质紫,脉弦滑。此乃气血失和,肝经失畅,治以调摄。

【处方】

炙黄芪9 g、党参12 g、当归9 g、白芍12 g、生地黄9 g、川芎12 g、柴胡9 g、天麻12 g、钩藤12 g、茯苓15 g、石决明30 g^{先煎}、栀子12 g、黄芩9 g、益母草15 g、桑寄生12 g、首乌藤18 g、川牛膝12 g、杜仲12 g、粉葛根12 g、秦艽9 g、老鹳草12 g、生龙骨30 g^{先煎}、生牡蛎30 g^{先煎}、炙地鳖9 g。14剂,水煎服,每天1剂,每天2次。

按: 本案患者年过花甲,肝肾已亏,复加感寒,风寒入络,经脉痹阻,初诊以防己黄芪汤益气祛风、健脾利水,配以麝香保心丸、失笑散、全当归、制乳香行气活血化瘀,止痉散祛风通络止痛。二诊颈项酸楚,头晕头痛,目糊,腑行偏干,乃气血瘀滞、经脉不遂、肝经失畅,治以活血祛瘀,祛风除湿,行气化痰,通络止痛,平肝抑阳。三诊颈项酸痛、头晕头痛、右上肢麻木已缓,口干,便结,手抖,苔薄白,质略红,脉弦滑,乃气血失畅,肾精亏损,治以益气养血,滋阴补肾,填精益髓,行气通腑。四诊颈项牵掣疼痛、头晕头痛、右上肢麻木已瘥,腰背疼痛,步行艰难,头部振摇,便秘,口干,苔薄、质紫,脉弦滑,乃气血失和,肝经失畅,治以益气活血,平肝息风,舒筋通脉。通观整个治疗过程丝丝入扣,循序渐进,体现施杞教授在治疗疑难杂症过程中辨治思路。施杞教授精于辨证,强调辨证当以把握四诊八纲为基础,达到症因脉治,有条不紊。尤其注意对二便、夜寐、胃纳等的询问。善于调治,"治"是治其标,"调"是调人之阴阳气血脏腑经络,是调其本。因此,"调治"包括了扶正与祛邪两个方面,体现了中医的整体观。施杞教授基本思维逻辑是以"急则治其标,缓则治其本"的方针来确立的。临床上,就有了以"开路方"治"标","基本方"治"本"的调治方法。本案初诊与二诊即是治标开路方,三诊益肾通痹"基本方"治"本"。

 案 三

黄某,女,32 岁。

主诉:颈项疼痛,左手尺侧麻木已有 2 月余。

初诊(2010-12-09):2 个月前感劳累后出现颈项疼痛,左手尺侧麻木,当地医院 MRI 示头部(-),颈椎(-),L_4/L_5 椎间盘突出,经治不效。目前颈项疼痛,左手尺侧麻木,面部痤疮,腑行偏燥,3~4 天一行,胁痛,胃纳尚可。检查:左肘尺神经沟挤压试验(+),小鱼际肌腹萎缩,感觉正常,握力正常。素有胆石症。诊断:颈椎病、尺神经损伤。此乃气血失和,经脉失畅,治以益气化瘀,行气通腑,通络止痛。

【处方】

(1)炙黄芪 9 g、党参 12 g、当归 9 g、白芍 12 g、生地黄 9 g、川芎 9 g、柴胡 9 g、桃仁 9 g、红花 9 g、乳香 9 g、五灵脂 12 g、羌活 9 g、秦艽 9 g、制香附 12 g、川牛膝 12 g、广地龙 9 g、炙甘草 6 g、全蝎 3 g、蜈蚣 3 g、生薏苡仁 15 g、生大黄 3 g后下、火麻仁 15 g。14 剂,水煎服,每天 1 剂,每天 2 次。

(2)查肌电图。

二诊(2010-12-30):握摄较前有力,左手指尺侧感觉较差,胃纳、大便干结,小便正常,苔薄白,脉细。肌电图示左臂丛神经损害。此乃气血失和,经脉失畅。治守上法。

【处方】

生黄芪 30 g、当归 9 g、赤芍 12 g、白芍 12 g、地龙 9 g、川芎 12 g、红花 9 g、桃仁 9 g、炙全蝎 3 g、蜈蚣 3 g、肉苁蓉 15 g、生大黄 3 g后下、火麻仁 15 g、鸡血藤 15 g、大枣 9 g。30 剂,水煎服,每天 1 剂,每天 2 次。

三诊(2011-02-24):麻木已少,二便正常,胃纳亦佳,苔薄,脉细。再以调摄。

【处方】

生黄芪 30 g、当归 9 g、赤芍 12 g、白芍 12 g、地龙 9 g、川芎 12 g、红花 9 g、桃仁 9 g、炙全蝎 3 g、蜈蚣 3 g、肉苁蓉 15 g后下、火麻仁 15 g、鸡血藤 15 g、大枣 9 g、忍冬藤 15 g。28 剂,水煎服,每天 1 剂,每天 2 次。

四诊(2011-04-07):颈项酸楚,手麻未已,腑行不畅,苔薄,脉细。再以祛瘀通络。

【处方】

炙黄芪9 g、党参12 g、当归9 g、白芍12 g、生地黄9 g、川芎12 g、柴胡9 g、红花9 g、桃仁9 g、天花粉12 g、穿山甲*6 g、炙甘草6 g、制大黄9 g、蜈蚣3 g、泽兰15 g、泽漆15 g、鸡血藤12 g、秦艽9 g、炒羌活9 g、香谷芽12 g。14剂,水煎服,每天1剂,每天2次。

按:本案患者颈痛肢麻2个月来诊,左肘尺神经沟挤压试验(+),小鱼际肌腹萎缩,感觉正常,握力正常,颈椎MRI未见异常,肌电图示左臂丛神经损害,病情较为复杂。对于颈椎病辨治,首先是明确颈椎病的诊断,当与颈椎肿瘤、结核、化脓性炎症、肌萎缩侧索硬化、脊髓空洞症及周围神经损伤等进行鉴别;特别是临床症状与影像不相符时更应仔细辨治,施杞教授认为神经根型颈椎病可引起颈神经根的损害,它的病理基础是颈椎间盘突出,以及骨质增生、突出与膨隆的椎间盘或增生的骨质致颈部邻近组织压迫颈神经或血管引起颈痛手麻等一系列症状,并且临床表现以颈痛伴压迫神经产生上肢麻的神经根型颈椎病最多见。因此颈椎病常导致周围神经传导速度减慢,肌肉电活动异常。本案患者有小鱼际萎缩,尤其要与肌萎缩侧索硬化相鉴别,后者感觉正常,四诊合参辨证为气滞血瘀,故以圣愈汤调气血,身痛逐瘀汤活血止痛。以广地龙、全蝎、蜈蚣搜剔经络,攻坚通络,功效专宏;腑行不畅、瘀浊上攻则面部痤疮,以肉苁蓉、生大黄、火麻仁通便使瘀热下行。由于神经损害症状明显,治疗尚需耐心调理,不可过急,应有信心。施杞教授等运用益气化瘀方研究大鼠腰神经根受压后神经肌肉终板再生修复的作用发现益气化瘀方能促进神经元的增生,增强其再生能力,加快神经肌肉接头的重建,能显著地缩短神经再生修复的进程。益气化瘀方能促进施万细胞的增生及提高其再生功能,加快神经肌肉接合部的重建,缩短神经再生修复进程。

案 四

张某,女,47岁。

主诉:颈项酸楚,右上肢麻木,两膝关节疼痛2月余。

初诊(2010-10-09):2个月前无诱因下出现颈项部僵痛不适,同时双侧膝部疼痛,步行时痛,经休息仍不缓解,未曾治疗。目前颈项酸楚,右上肢麻木,两膝关节疼痛,活动牵掣。检查:体形肥胖,颈部压痛,霍夫曼征(-),两膝关节无明显肿胀,麦氏征右(-)、左(±),苔薄,脉细滑。诊断:神经根型颈椎病。此乃两膝骨痹,气血瘀滞,痰湿内蕴,治以益气化瘀,通络止痛。

【处方】

(1)炙黄芪9 g、党参12 g、当归9 g、白芍12 g、生地黄9 g、川芎9 g、柴胡9 g、桃仁9 g、红花9 g、乳香9 g、五灵脂12 g、羌活9 g、秦艽9 g、制香附12 g、川牛膝12 g、广地龙9 g、炙

---

* 由于穿山甲为国家保护动物,现多用地鳖虫替代,全书同。

甘草 6 g、炙全蝎 3 g、蜈蚣 3 g、鸡血藤 12 g、香谷芽 12 g、川桂枝 9 g。7 剂,水煎服,每天 1 剂,每天 2 次。

(2) 甲钴胺片,每天 2 次,每次 1 粒,口服。

二诊(2010 - 10 - 16): 疼痛已少,胃纳、二便尚可,苔薄,脉细。再以前法调摄。

【处方】

(1) 炙黄芪 9 g、党参 12 g、当归 9 g、白芍 12 g、生地黄 9 g、川芎 9 g、柴胡 9 g、桃仁 9 g、红花 9 g、乳香 9 g、淫羊藿 12 g、羌活 9 g、秦艽 9 g、制香附 12 g、川牛膝 12 g、广地龙 9 g、炙甘草 6 g、炙全蝎 3 g、蜈蚣 3 g、鸡血藤 12 g、香谷芽 12 g、川桂枝 9 g、熟附片 9 g、肥知母 9 g。7 剂,水煎服,每天 1 剂,每天 2 次。

(2) 甲钴胺片,每天 2 次,每次 1 粒,口服。

三诊(2010 - 11 - 06): 药后痛减,右上肢麻木已缓,胃纳、二便均可,苔薄,脉细。再以前法调摄。

【处方】

(1) 炙黄芪 9 g、党参 12 g、当归 9 g、白芍 12 g、生地黄 9 g、川芎 9 g、柴胡 9 g、桃仁 9 g、红花 9 g、乳香 9 g、淫羊藿 12 g、羌活 9 g、秦艽 9 g、制香附 12 g、川牛膝 12 g、广地龙 9 g、炙甘草 6 g、炙全蝎 3 g、蜈蚣 3 g、鸡血藤 12 g、香谷芽 12 g、川桂枝 9 g、熟附片 9 g、肥知母 9 g、大枣 9 g。7 剂,水煎服,每天 1 剂,每天 2 次。

(2) 甲钴胺片,每天 2 次,每次 1 粒,口服。

四诊(2010 - 11 - 13): 药后颈部疼痛、右上肢麻木已瘥,双膝部疼痛已缓,胃纳、二便均可,苔薄,脉细。再以前法调摄。

【处方】

(1) 炙黄芪 9 g、党参 12 g、当归 9 g、白芍 12 g、生地黄 9 g、川芎 9 g、柴胡 9 g、桃仁 9 g、红花 9 g、乳香 9 g、淫羊藿 12 g、羌活 9 g、秦艽 9 g、制香附 12 g、川牛膝 12 g、广地龙 9 g、炙甘草 6 g、蜈蚣 3 g、鸡血藤 12 g、香谷芽 12 g、川桂枝 9 g、熟附片 9 g、肥知母 9 g、大枣 9 g、菟丝子 12 g、制女贞子 9 g、墨旱莲 9 g、山楂 12 g、神曲 12 g。28 剂,水煎服,每天 1 剂,每天 2 次。

(2) 甲钴胺片,每天 2 次,每次 1 粒,口服。

五诊(2011 - 02 - 24): 腰膝疼痛,活动牵掣,经行量少,二便正常,体态肥胖,登梯乏力酸楚,苔薄,脉弦细。外院 CT、MRI 示双膝骨关节病。此乃气血瘀滞,筋脉失养,治以调摄。

【处方】

(1) 炙黄芪 9 g、党参 12 g、当归 9 g、白芍 12 g、生地黄 9 g、川芎 9 g、柴胡 9 g、桃仁 9 g、红花 9 g、乳香 9 g、淫羊藿 12 g、羌活 9 g、秦艽 9 g、川牛膝 12 g、广地龙 9 g、炙甘草 6 g、川桂枝 9 g、制香附 12 g。14 剂,水煎服,每天 1 剂,每天 2 次。

(2) 麝香保心丸,每次 2 粒,每天 2 次,口服。

六诊(2011 - 03 - 10): 诸恙药后已缓,颈腰髋疼痛已少,二便、经事均正常,苔薄,脉细。再守原法收功。

【处方】

（1）淫羊藿 12 g、肥知母 9 g、炙黄芪 9 g、党参 12 g、当归 9 g、白芍 12 g、生地黄 9 g、川芎 9 g、柴胡 9 g、桃仁 9 g、红花 9 g、乳香 9 g、羌活 9 g、秦艽 9 g、川牛膝 12 g、广地龙 9 g、炙甘草 6 g、川桂枝 9 g、制香附 12 g。14 剂，水煎服，每天 1 剂，每天 2 次。

（2）麝香保心丸，每次 2 粒，每天 2 次，口服。

按：《素问·痹论》曰："荣卫之行涩，经络时疏，故不通。"施杞教授认为痹即因经络闭阻，气血运行不畅而发病，六淫外邪和劳伤为本病致病之因，气血失和、经脉痹阻、肝脾肾等脏腑功能失调为本病发病之本。究其原因，正气亏损为内因，风、寒、湿三气侵袭为外因，而经络闭阻、气血运行不畅则为该病的主要病机。《素问·痹论》总结为"痹在于骨则重，在于脉则凝而不流，在于筋则屈不伸，在于肉则不仁，在于皮则寒"。本案患者体形肥胖，关节负荷过大，易于劳损，表现为颈项僵痛，右上肢麻木，双膝部疼痛牵掣，为气血瘀滞，痰湿内蕴，治以益气活血化瘀止痛，少佐桂枝、香附温阳化气则痰瘀易化，气行则血行，血行则瘀去痛止，然其体形肥胖，日常需减轻体重，减少关节负荷。淫羊藿味辛、甘，性温，入肝、肾经，具有补肾阳、强筋骨、祛风湿的功效，用于筋骨挛急，腰膝无力，风湿痹痛，四肢不仁等症状。知母"泻肺火，滋肾水，治命门相火有余"。施杞教授常常将两药合用补益肝肾、强筋壮骨，用于慢性筋骨疾病伴有肝肾亏虚之证，尤其对于骨质疏松症具有很好的防治作用。

案五

朱某，女，76 岁。

主诉：右侧颈肩背痛 1 年余。

初诊（2010-09-29）：1 年前始出现右侧颈肩痛，无明显手麻，发作时头晕，呕吐，曾住院治疗，MRI（2010-09-02）示 C_3/C_4、C_4/C_5、C_5/C_6、C_6/C_7 椎间盘突出、相应椎管狭窄，头颅 MRI（2010-08-31）示双侧基底节半卵圆区、额顶区多发缺血灶及陈旧性腔隙性脑梗死，老年脑改变。素有高血压病史，已服药。目前左侧颈肩牵掣疼痛，行走尚可，便秘，胃纳、夜寐尚可。检查：颈压痛（+），霍夫曼征（+），苔薄腻，脉细滑。诊断：神经根型颈椎病、脑梗死后遗症。此乃气血失和，经脉失养，治以益气活血，补肾强筋，除湿通络。

【处方】

粉葛根 15 g、鸡血藤 15 g、桑枝 15 g、三棱 12 g、姜半夏 9 g、明天麻 9 g、火麻仁 15 g、肉苁蓉 15 g、玄参 12 g、制香附 12 g、炙黄芪 9 g、党参 12 g、当归 9 g、白芍 12 g、熟地黄 12 g、川芎 12 g、柴胡 9 g、独活 9 g、桑寄生 12 g、秦艽 9 g、防风 12 g、桂枝 9 g、茯苓 15 g、杜仲 12 g、川牛膝 12 g、炙甘草 6 g。7 剂，水煎服，每天 1 剂，每天 2 次。

二诊（2010-10-13）：药后症缓，口气较重，苔薄黄，脉细。再以调摄。

【处方】

粉葛根 15 g、鸡血藤 15 g、桑枝 15 g、三棱 12 g、姜半夏 9 g、明天麻 9 g、火麻仁 15 g、肉苁蓉 15 g、玄参 12 g、制香附 12 g、炙黄芪 9 g、党参 12 g、当归 9 g、白芍 12 g、熟地黄 12 g、川芎 12 g、柴胡 9 g、独活 9 g、桑寄生 12 g、秦艽 9 g、防风 12 g、桂枝 9 g、茯苓 15 g、杜仲 12 g、川牛膝 12 g、炙甘草 6 g、知母 6 g、陈皮 9 g、路路通 15 g、藿香 12 g。7 剂,水煎服,每天 1 剂,每天 2 次。

三诊(2010 - 10 - 27): 药后症缓,牙痛,苔薄腻,脉细。再以前法调摄。

【处方】

粉葛根 15 g、鸡血藤 15 g、桑枝 15 g、三棱 12 g、火麻仁 15 g、肉苁蓉 15 g、制香附 12 g、炙黄芪 9 g、党参 12 g、当归 9 g、白芍 12 g、熟地黄 12 g、川芎 12 g、柴胡 9 g、连翘 9 g、嫩钩藤 9 g^{后下}、独活 9 g、桑寄生 12 g、秦艽 9 g、防风 12 g、桂枝 9 g、茯苓 15 g、杜仲 12 g、川牛膝 12 g、炙甘草 6 g、知母 9 g、石膏 30 g、制川朴 9 g、全瓜蒌 9 g。7 剂,水煎服,每天 1 剂,每天 2 次。

四诊(2011 - 01 - 27): 3 周前突发眩晕,房屋旋转,口干、口苦,耳鸣便秘,苔薄滑,脉弦滑。诊断:椎动脉型颈椎病。此乃气阴两虚,肝经失畅,治以调摄。

【处方】

炙黄芪 9 g、党参 12 g、当归 9 g、白芍 12 g、生地黄 9 g、川芎 12 g、柴胡 9 g、天麻 12 g、钩藤 12 g^{后下}、茯苓 15 g、石决明 30 g^{先煎}、栀子 12 g、黄芩 9 g、益母草 15 g、桑寄生 12 g、首乌藤 18 g、川牛膝 12 g、杜仲 12 g、生大黄 6 g、炒枳壳 12 g、制川朴 9 g、火麻仁 15 g、糯稻根 30 g。7 剂,水煎服,每天 1 剂,每天 2 次。

五诊(2011 - 03 - 03): 药后头晕、右肩痛、便秘均瘥,双膝疼痛,下蹲不利,苔薄,脉细。再以前法调摄。

【处方】

明天麻 12 g、枸杞子 12 g、制香附 12 g、片姜黄 15 g、火麻仁 15 g、炙黄芪 9 g、党参 12 g、当归 9 g、白芍 12 g、生地黄 12 g、川芎 12 g、柴胡 9 g、独活 9 g、桑寄生 12 g、秦艽 9 g、防风 12 g、桂枝 9 g、茯苓 15 g、杜仲 12 g、川牛膝 12 g、炙甘草 6 g。7 剂,水煎服,每天 1 剂,每天 2 次。

按: 本案患者颈肩背痛,发作时头晕,呕吐,多节段颈椎间盘突出、相应椎管狭窄,MRI 示双侧基底节半卵圆区、额顶区多发缺血灶及陈旧性腔隙性脑梗死。年岁已高,肝肾气血已亏,其痛日久,颈痛、头晕,施杞教授归之为气血失和,经脉失养,津亏肠燥,不荣则痛,治以益气活血化瘀、补肝肾壮筋骨、祛风除湿、化痰通络、滋阴润肠,标本兼顾,扶正祛邪。二诊药后症缓,口气较重,苔薄黄,脉细,乃痰湿未净,困阻中焦,原方加知母、陈皮、路路通、藿香化湿和中,疏肝活络,除湿利水,泻肺火,滋肾水防燥湿伤阴。三诊药后症缓,牙痛,苔薄腻,为水亏火盛,少阴不足,阳明有余,治以滋阴清胃、活血化瘀、补肝肾、壮筋骨,原方去陈皮、路路通、藿香之燥加石膏、制川朴、全瓜蒌,取玉女煎之意。又《备急千金要方》曰:"治齿根动痛方,生地黄、独活各三两……以酒一升渍一宿,以含之。"生地黄味甘、苦,性凉,入肝、肾和心经,清热凉血,养阴润燥。独活味辛、苦,性温,入肾、膀胱经,散寒解表、除痹止痛,现代药理学研究认为独活确实有镇痛作用。生地黄清热凉血缓解齿痛,独活升散透达,一清一散,清热、镇痛、通络,孙思邈强调了"齿根动痛"为本方的适应证,肾阴虚牙痛常常伴随"齿根动痛"现象。

 案六

叶某,女,59 岁。

主诉: 颈项酸楚,时有上肢麻木数月。

初诊(2009 - 11 - 05): 颈项酸楚,时有上肢麻木,偶见下肢麻木,病有数月,胃纳、二便、夜寐欠佳,素有胆囊炎、胆结石,稍有头晕。外院 X 线片示颈椎生理弧度消失,C_6/C_7椎间隙狭窄,椎体后缘骨质增生,苔薄腻,脉细滑。诊断:神经根型颈椎病。此乃气血失和,经脉失养,治以健脾养心,疏肝解郁。

【处方】

(1)炙黄芪 9 g、党参 12 g、当归 9 g、白芍 12 g、生地黄 9 g、川芎 12 g、柴胡 9 g、茯神 15 g、远志 9 g、酸枣仁 15 g、木香 9 g、苍术 9 g、制香附 12 g、栀子 9 g、神曲 12 g、大枣 9 g、炙甘草 6 g、秦艽 9 g、炒羌活 9 g、明天麻 12 g、鸡血藤 12 g、香谷芽 12 g。14 剂,水煎服,每天 1 剂,每天 2 次。

(2)查头颅 CT。

二诊(2010 - 01 - 07): 药后诸恙渐缓,二便正常,头部 CT 正常,苔薄,脉细。再以前法调摄。

【处方】

炙黄芪 9 g、党参 12 g、当归 9 g、白芍 12 g、生地黄 9 g、川芎 12 g、柴胡 9 g、茯神 15 g、远志 9 g、酸枣仁 15 g、木香 9 g、苍术 9 g、制香附 12 g、栀子 9 g、神曲 12 g、大枣 9 g、炙甘草 6 g、秦艽 9 g、炒羌活 9 g、炙全蝎 3 g、蜈蚣 3 g、鸡血藤 12 g、香谷芽 12 g。7 剂,水煎服,每天 1 剂,每天 2 次。

三诊(2010 - 01 - 13): 药后症缓,苔薄腻,脉细。治守前法。

【处方】

炙黄芪 9 g、党参 12 g、当归 9 g、白芍 12 g、生地黄 9 g、川芎 12 g、柴胡 9 g、茯神 15 g、远志 9 g、酸枣仁 15 g、木香 9 g、苍术 9 g、制香附 12 g、栀子 9 g、神曲 12 g、大枣 9 g、炙甘草 6 g、秦艽 9 g、炒羌活 9 g、炙全蝎 3 g、蜈蚣 3 g、鸡血藤 12 g、香谷芽 12 g。7 剂,水煎服,每天 1 剂,每天 2 次。

四诊(2010 - 02 - 11): 诸恙稍缓,颈项酸楚,头顶失畅,夜寐尚可,二便正常,苔薄,脉细。治以补气血,益肝肾,祛风湿,止痹痛。

【处方】

炙黄芪 9 g、党参 12 g、当归 9 g、白芍 12 g、熟地黄 12 g、川芎 12 g、柴胡 9 g、独活 9 g、桑

寄生 12 g、秦艽 9 g、防风 12 g、桂枝 9 g、茯苓 15 g、杜仲 12 g、川牛膝 12 g、炙甘草 6 g、粉葛根 18 g、蔓荆子 12 g、灵磁石 30 g^{先煎}、首乌藤 18 g、炒枣仁 15 g。14 剂,水煎服,每天 1 剂,每天 2 次。

五诊(2010-02-26):药后症缓,苔薄,脉细。再以前法调摄。

【处方】

炙黄芪 9 g、党参 12 g、当归 9 g、白芍 12 g、熟地黄 12 g、川芎 12 g、柴胡 9 g、独活 9 g、桑寄生 12 g、秦艽 9 g、防风 12 g、桂枝 9 g、茯苓 15 g、杜仲 12 g、川牛膝 12 g、炙甘草 6 g、粉葛根 18 g、蔓荆子 12 g、灵磁石 30 g^{先煎}、首乌藤 18 g、炒枣仁 15 g、大腹皮 15 g。7 剂,水煎服,每天 1 剂,每天 2 次。

六诊(2010-03-04):药后诸恙均缓,胃纳、二便、夜寐均可,苔薄,脉细。再以前法调摄。

【处方】

炙黄芪 9 g、党参 12 g、当归 9 g、白芍 12 g、熟地黄 12 g、川芎 12 g、柴胡 9 g、独活 9 g、桑寄生 12 g、秦艽 9 g、防风 12 g、桂枝 9 g、茯苓 15 g、杜仲 12 g、川牛膝 12 g、炙甘草 6 g、淫羊藿 15 g、肥知母 9 g、粉葛根 15 g、鸡血藤 15 g、络石藤 15 g、首乌藤 30 g、香谷芽 12 g。14 剂,水煎服,每天 1 剂,每天 2 次。

七诊(2010-04-07):药后症减,麻木亦轻,苔薄,脉细。再以前法调摄。

【处方】

炙黄芪 9 g、党参 12 g、当归 9 g、白芍 12 g、熟地黄 12 g、川芎 12 g、柴胡 9 g、独活 9 g、桑寄生 12 g、秦艽 9 g、防风 12 g、桂枝 9 g、茯苓 15 g、杜仲 12 g、川牛膝 12 g、炙甘草 6 g、淫羊藿 15 g、肥知母 9 g、粉葛根 15 g、鸡血藤 15 g、络石藤 15 g、首乌藤 30 g、香谷芽 12 g、炙地龙 9 g、薏苡仁 15 g。14 剂,水煎服,每天 1 剂,每天 2 次。

八诊(2010-04-29):药后颈腰疼痛已缓,偶有周身、局部麻木,手足麻木已瘥,二便正常,夜寐欠宁,苔薄,脉细。再以前法调摄。

【处方】

炙黄芪 9 g、党参 12 g、当归 9 g、白芍 12 g、熟地黄 12 g、川芎 12 g、柴胡 9 g、独活 9 g、桑寄生 12 g、秦艽 9 g、防风 12 g、桂枝 9 g、茯苓 15 g、杜仲 12 g、川牛膝 12 g、炙甘草 6 g、蜈蚣 3 g、鸡血藤 12 g、首乌藤 12 g、炒枣仁 15 g、制香附 12 g、香谷芽 12 g。14 剂,水煎服,每天 1 剂,每天 2 次。

九诊(2010-11-11):颈项酸楚,时有头顶牵掣,胃纳、二便尚可,苔薄,脉细。再以调摄。

【处方】

炙黄芪 9 g、党参 12 g、当归 9 g、白芍 12 g、生地黄 9 g、川芎 9 g、柴胡 9 g、桃仁 9 g、红花 9 g、乳香 9 g、五灵脂 12 g、羌活 9 g、秦艽 9 g、制香附 12 g、川牛膝 12 g、广地龙 9 g、炙甘草 6 g、金钱草 12 g、炒枳壳 12 g、藁本 12 g、香谷芽 15 g。14 剂,水煎服,每天 1 剂,每天 2 次。

十诊(2010-12-02):药后颈痛稍缓,时有反复,口苦、二便尚可,夜寐亦可,苔薄腻,脉细。再以调摄。

【处方】

炙黄芪9 g、党参12 g、当归9 g、白芍12 g、生地黄9 g、川芎9 g、柴胡9 g、桃仁9 g、红花9 g、乳香9 g、五灵脂12 g、羌活9 g、秦艽9 g、制香附12 g、川牛膝12 g、广地龙9 g、炙甘草6 g、制苍术12 g、紫苏子15 g、紫苏梗15 g、粉葛根15 g、伸筋草15 g、络石藤15 g、蜈蚣3 g。7剂,水煎服,每天1剂,每天2次。

十一诊(2010-12-08): 药后症缓,纳可,便调,苔薄,脉细。再如前法。

【处方】

炙黄芪9 g、党参12 g、当归9 g、白芍12 g、生地黄9 g、川芎9 g、柴胡9 g、桃仁9 g、红花9 g、乳香9 g、五灵脂12 g、羌活9 g、秦艽9 g、制香附12 g、川牛膝12 g、广地龙9 g、炙甘草6 g、制苍术12 g、紫苏子15 g、紫苏梗15 g、粉葛根15 g、伸筋草15 g、络石藤15 g、蜈蚣3 g、黄芩9 g。7剂,水煎服,每天1剂,每天2次。

十二诊(2011-01-13): 颈腰疼痛,右上肢麻木,药后已缓,胃内欠佳,夜寐不宁,咳痰尚可,苔薄,脉细。再以前法。

【处方】

炙黄芪9 g、党参12 g、当归9 g、白芍12 g、熟地黄12 g、川芎12 g、柴胡9 g、独活9 g、桑寄生12 g、秦艽9 g、防风12 g、桂枝9 g、茯苓15 g、杜仲12 g、川牛膝12 g、炙甘草6 g、合欢皮9 g、首乌藤18 g、制香附12 g、香谷芽12 g。7剂,水煎服,每天1剂,每天2次。

按: 施杞教授等认为,颈椎病乃形体劳役,积渐所伤,脏腑损伤,气血失和,气血养筋生髓之功失其常度,复又遭受劳损、感受风寒湿邪、咽喉感染等外因刺激导致,不荣则痛,可见颈项疼痛、咽喉失畅、手麻、头晕、头痛、胸闷、心悸、胃脘不适、步履失稳等症,颈椎病临床表现多呈气虚之象,即使疼痛发作之初,气滞之时,亦已有耗气之趋向。如果疾病久治不愈,会引起心理伤害,产生失眠、烦躁、发怒、焦虑、忧郁等症状。本案施杞教授辨为气血失和,经脉失养,施杞教授予以圣愈汤合归脾汤、越鞠丸加减健脾养心,疏肝解郁。又名调心通痹汤,通方阴阳兼补,心肝脾同治。笔者临证中常施此法,效如桴鼓,使用本方的辨证要点失眠、神疲乏力、面色白、舌淡胖有齿痕、苔薄、脉细。本案四诊之后患者气血渐和,夜眠亦安,颈项酸楚缓而未已,给予调身通痹方补气血、益肝肾、祛风湿、止痹痛,标本兼顾,扶正祛邪,收功。

案七

李某,女,46岁。

主诉: 颈痛7个月,加重1月余。

初诊(2010-12-14): 颈痛7个月,25天前因颈椎病复发在本院伤科住院治疗,好转出院。检查:颈椎活动度前屈60°后伸10°,左、右侧屈45°,左、右压顶(+),霍夫曼征

（－）。诊断：神经根型颈椎病。此乃气血瘀滞，经脉失畅，治以活血祛瘀，祛风除湿，通络止痛。

【处方】

炙黄芪9g、党参12g、当归9g、白芍12g、生地黄9g、川芎9g、柴胡9g、桃仁9g、红花9g、乳香9g、五灵脂12g、羌活9g、秦艽9g、制香附12g、川牛膝12g、广地龙9g、炙甘草6g、粉葛根12g、川桂枝9g。7剂，水煎服，每天1剂，每天2次。

二诊（2011－02－01）：颈项痛，左手麻木，牵掣，二便正常。检查：MRI示C_5/C_6椎间盘突出，左侧神经根受压，膝反射（＋），咽喉部充血（＋＋＋），霍夫曼征（－），苔薄，脉细。治以调摄。

【处方】

炙黄芪9g、党参12g、当归9g、白芍12g、生地黄9g、川芎9g、柴胡9g、桃仁9g、红花9g、乳香9g、五灵脂12g、羌活9g、秦艽9g、制香附12g、川牛膝12g、广地龙9g、炙甘草6g、蜈蚣3g、炒白术12g、汉防己15g、葶苈子18g、大枣9g、板蓝根18g、玄参12g。7剂，水煎服，每天1剂，每天2次。

三诊（2011－02－27）：颈项疼痛、手麻木均缓，二便正常，胃纳亦佳，夜寐亦安，苔薄白，脉细沉。此乃气血未和，经脉失畅，再以调摄。

【处方】

（1）炙黄芪9g、党参12g、当归9g、白芍12g、生地黄9g、川芎9g、柴胡9g、桃仁9g、红花9g、乳香9g、五灵脂12g、羌活9g、秦艽9g、制香附12g、川牛膝12g、广地龙9g、炙甘草6g、葶苈子18g、蜈蚣3g、炙地鳖9g、鸡血藤12g、制川乌9g。7剂，水煎服，每天1剂，每天2次。

（2）甲钴胺片，每次0.5mg，每天2次，口服。

按：颈椎病是伤骨科临床的一大疑难病、多发病。《张氏医通》中"有肾气不循故道，气逆挟脊而上，至肩背痛。或观书对弈久坐而致脊背痛者"，这里的观书对弈久坐者易致脊背痛与现代医学认为低头伏案工作者易于发生颈椎病而导致肩背痛的认识是一致的，说明此时已认识到职业、姿势等对发病的影响。施杞教授认为，颈椎病乃形体劳役，积渐所伤，脏腑损伤，气血失和，气血养筋生髓之功失其常度，复又遭受劳损、感受风寒湿邪、咽喉感染等外因刺激导致，不荣则痛，可见颈项疼痛、咽喉失畅、手麻、头晕、头痛、胸闷、心悸、胃脘不适、步履失稳等症，本案初诊施杞教授辨为气血瘀滞，经脉失畅，予以圣愈汤合身痛逐瘀汤、桂枝加葛根汤活血祛瘀，祛风除湿，通络止痛，生津舒筋。现代研究桂枝加葛根的组合，可通过降低病变组织炎性介质的活性，减轻局部炎症反应而对以"项背强几几"为典型表现的颈椎病患者起到调和营卫、祛风通络，并进一步缓解颈项部拘挛不适的作用。二诊气血未和，咽喉失畅，针对颈项痛，予圣愈汤合身痛逐瘀汤活血祛瘀止痛；针对左手麻木、牵掣，加蜈蚣通络止痛；MRI示C_5/C_6椎间盘突出，左侧神经根受压，膝反射活跃，加炒白术、汉防己、葶苈子行水消肿；咽喉肿胀加板蓝根、玄参以清利咽喉，滋阴降火。施杞教授使用板蓝根、玄参药对，不仅能够清咽利喉解毒，而且玄参的养阴解毒之功,更能切中颈椎病伴有咽喉不适的病机。整方祛风除湿,通络止痛,健脾益气,燥湿固表。三诊时咽喉已畅,药后颈项疼痛、手麻木均缓,去炒白术、汉防己、大枣、板蓝根、玄参,加炙地鳖、鸡血藤、制川乌以加大祛风除湿、温经止痛、破血逐瘀之力。

案八

邹某,男,77岁。

主诉:颈项酸楚,两手麻木3年。

初诊(2010-03-25):颈项酸楚,两手麻木,曾有头晕,病已3年,胃纳、二便、夜寐均可,素有高血压病史,已服药。检查:霍夫曼征(-),膝反射(+),外院MRI示C_3/C_4椎间盘突出。苔薄,脉细。诊断:神经根型颈椎病。此乃气血失和,经脉失养,治以益气化瘀,祛风除湿,通络止痛。

【处方】

(1)炙黄芪9g、党参12g、当归9g、白芍12g、熟地黄12g、川芎12g、柴胡9g、独活9g、桑寄生12g、秦艽9g、防风12g、桂枝9g、茯苓15g、杜仲12g、川牛膝12g、炙甘草6g、明天麻12g、枸杞子12g、淫羊藿12g、制何首乌15g、首乌藤15g、蜈蚣3g、香谷芽12g、制香附12g。14剂,水煎服,每天1剂,每天2次。

(2)麝香保心丸,每次2粒,每天2次,药汤送服。

二诊(2010-05-19):药后症缓,苔薄,脉细。再以前法调摄。

【处方】

炙黄芪9g、党参12g、当归9g、白芍12g、熟地黄12g、川芎12g、柴胡9g、独活9g、桑寄生12g、秦艽9g、防风12g、桂枝9g、茯苓15g、杜仲12g、川牛膝12g、炙甘草6g、明天麻12g、枸杞子12g、淫羊藿12g、制何首乌15g、首乌藤15g、蜈蚣3g、香谷芽12g、制香附12g。7剂,水煎服,每天1剂,每天2次。

三诊(2010-06-05):药后症缓,纳可,便调,咽充血(++),苔薄,脉细。再以前法调摄。

【处方】

炙黄芪9g、党参12g、当归9g、白芍12g、熟地黄12g、川芎12g、柴胡9g、独活9g、桑寄生12g、秦艽9g、防风12g、桂枝9g、茯苓15g、杜仲12g、川牛膝12g、炙甘草6g、明天麻12g、枸杞子12g、淫羊藿12g、制何首乌15g、首乌藤15g、蜈蚣3g、香谷芽12g、制香附12g、玄参9g。7剂,水煎服,每天1剂,每天2次。

四诊(2010-06-15):药后颈项疼痛缓而未已,血压、血脂偏高,夜寐不宁,口干少津,二便正常,苔薄、质红中有裂纹,脉弦滑代促。此乃气血失养,脾失健运,治以调摄。

【处方】

炙黄芪9g、党参12g、当归9g、白芍12g、生地黄9g、川芎12g、柴胡9g、茯神15g、远志9g、酸枣仁15g、木香9g、苍术9g、制香附12g、栀子9g、神曲12g、大枣9g、炙甘草6g、明天麻12g、枸杞子12g、杭菊花12g、鸡血藤12g、粉葛根12g、炒羌活9g。7剂,水煎服,每天1剂,每天2次。

五诊(2011-06-02):药后诸恙均缓,偶有头晕,血压波动,偶有口苦,苔薄、质红,脉细弦。此乃气血失和,肝经失畅,再以调摄。

【处方】

炙黄芪9g、党参12g、当归9g、白芍12g、生地黄9g、川芎12g、柴胡9g、明天麻12g、钩藤12g、茯苓15g、石决明30g^{先煎}、栀子12g、黄芩9g、益母草15g、桑寄生12g、首乌藤18g、川牛膝12g、杜仲12g、秦艽9g、炒羌活9g。14剂,水煎服,每天1剂,每天2次。

按:本案初诊颈项酸楚,两手麻木,曾有头晕,病已3年,胃纳、二便、夜寐均可,诊断为颈椎病,为气血失和,经脉失养,予以调身通痹汤加明天麻、枸杞子、淫羊藿、制何首乌、首乌藤、蜈蚣、香谷芽、制香附益气化瘀,祛风除湿,补益肝肾,通络止痛。蜈蚣为息风要药,其性走窜之力强而迅速,内到脏腑,外到经络。施杞教授常用蜈蚣与祛风、除湿、通络药物同用,以治风湿痹痛、游走不定、手足麻木者。四诊颈项疼痛缓而未已,血压、血脂偏高,夜寐不宁,予以调心通痹汤加明天麻、枸杞子、杭菊花、鸡血藤、粉葛根、炒羌活治疗。"外邪在表,可致支节痹,久而不已内传而成五脏痹。"施杞教授认为疾病久治不愈,会引起心理伤害,产生失眠、烦躁、发怒、焦虑、忧郁等症状。辨证创立"调心通痹方",由归脾汤、越鞠丸合圣愈汤加减化裁而成。方中以人参、黄芪、茯苓、甘草大队甘温之品补脾益气以生血,使气旺而血生;当归甘温补血养心;柴胡化瘀散结解郁,川芎活血行气。茯苓(多用茯神)、酸枣仁、远志宁心安神;木香辛香而散,理气醒脾,与大量益气健脾药配伍,复中焦运化之功,又能防大量益气补血药滋腻碍胃,使补而不滞,滋而不腻,主治心脾气血两虚之证。越鞠丸源自《丹溪心法》,方中香附行气开郁;川芎活血祛瘀;栀子清热泻火;神曲消食导滞;苍术燥湿健脾。此方主治气、血、痰、火、湿、食等郁,胸膈痞闷,脘腹胀痛,吞酸呕吐,饮食不化。施杞教授将三方化裁成调心通痹方,可用于交感神经型颈椎病思虑过度,劳伤心脾,气血亏虚所致心悸怔忡,健忘失眠、情志抑郁,气血郁滞,五脏六腑、上下内外失于调和而见胸膈痞闷者。颈部症状较重者加葛根、秦艽、羌活疏经通络。五诊诸恙均缓,偶有头晕,血压波动,偶有口苦,苔薄、质红,脉细弦,为气血失和,肝经失畅,治以圣愈汤合天麻钩藤饮加减平肝潜阳收功。

 案九

徐某,女,66岁。

主诉:颈项部疼痛伴双手麻木半年。

初诊(2010-12-02):颈项部疼痛伴双手麻木半年,曾于外院对症治疗,X线片示

$C_4 \sim C_7$椎体后缘骨质增生,上颈段生理弧度减弱,症状不减轻,近阶段病情加剧。目前颈项部疼痛伴头晕,手麻,口干,便溏,下肢畏寒,苔薄,脉弦细。诊断:神经根型颈椎病。此乃气血失和,上盛下虚,治以益气化瘀,温肾止痛。

【处方】

炙黄芪9g、党参12g、当归9g、白芍12g、生地黄9g、川芎9g、柴胡9g、桃仁9g、红花9g、乳香9g、五灵脂12g、羌活9g、秦艽9g、制香附12g、川牛膝12g、广地龙9g、炙甘草6g、明天麻12g、熟附片9g、川桂枝9g、蜈蚣3g、茶树根18g。14剂,水煎服,每天1剂,每天2次。药渣焐枕颈部。

二诊(2011-01-13): 药后颈肩酸痛、活动牵掣、手麻均瘥,大便正常,尿常规示红细胞(+),皮肤瘙痒,苔薄,脉细。再以前法调摄。

【处方】

炙黄芪9g、党参12g、当归9g、白芍12g、生地黄9g、川芎9g、柴胡9g、桃仁9g、红花9g、乳香9g、五灵脂12g、羌活9g、秦艽9g、制香附12g、川牛膝12g、广地龙9g、炙甘草6g、明天麻12g、汉防己15g、川桂枝9g、生薏苡仁18g、茶树根18g、茜草根12g、大蓟15g、小蓟15g、元参12g。14剂,水煎服,每天1剂,每天2次。药渣焐枕颈部。

按: 施杞教授认为颈椎病临床表现多呈气虚之象,即便是疼痛发作之初,气滞之时,亦已有耗气之趋向,故认为"以气为主",必着眼于一个"虚"字。颈椎病是在正虚的基础上因感受风寒湿邪、咽喉感染、外伤劳损等而发病,正如《济生方·痹》所说:"皆因体虚,腠理空疏,受风寒湿气而成痹也。"通过对颈椎病防治的长期临床观察和相关实验研究,以《医宗金鉴》圣愈汤加减化裁分期从"痹"论治颈椎病临床取得良好效果。颈椎病的瘀血多呈标实之候。血行于脉中,周流不息,若损伤,血运不畅,或血溢脉外,体内血液停滞所形成的病理产物,即成瘀血,是继发病因之一,瘀血阻滞,不通则痛,瘀血之不除,新血不可生,气虚无援,血运不畅,荣养失职,引起不荣则痛和肢麻等症状。本案患者颈项部疼痛伴头晕、手麻、口干、便溏、下肢畏寒。除以上病机之外尚有上盛下虚,治疗以益气化瘀为主,天麻平肝潜阳,附子温补肾阳,二诊病情大减,中得病所。

案十

倪某,女,62岁。

主诉: 颈项疼痛,手足麻木5年加重1月余。

初诊(2011-07-28): 颈项疼痛,手足麻木,病已1月余,MRI示C_5/C_6、C_6/C_7椎间盘突出,左侧受压,颈椎生理弧度消失,椎管狭窄,脊髓受压Ⅰ°,X线片示右侧冈上肌腱钙化1.3cm×1.5cm。2006年发病,建议手术,未接受,经本科治疗已缓解。2011年6月复发,二便正常,步履正常,血压偏高,已服药,苔薄,脉细缓。诊断:神经根型颈椎病,右侧冈上肌腱钙化症。此乃气血痹阻,经络不遂,治以活血祛瘀,祛风除湿,通络止痛。

【处方】

炙黄芪 9 g、党参 12 g、当归 9 g、白芍 12 g、生地黄 9 g、川芎 9 g、柴胡 9 g、桃仁 9 g、红花 9 g、乳香 9 g、五灵脂 12 g、羌活 9 g、秦艽 9 g、制香附 12 g、川牛膝 12 g、广地龙 9 g、炙甘草 6 g、炙地鳖 9 g、蜈蚣 3 g、明天麻 12 g、嫩钩藤 18 g^{后下}、合欢皮 12 g、香谷芽 12 g。7 剂,水煎服,每天 1 剂,每天 2 次。

二诊(2011 - 08 - 11):药后颈项疼痛、左上肢麻木已瘥,右肩抬举正常,霍夫曼征(-),苔薄,脉细。再守前法。

【处方】

炙黄芪 9 g、党参 12 g、当归 9 g、白芍 12 g、生地黄 9 g、川芎 9 g、柴胡 9 g、桃仁 9 g、红花 9 g、乳香 9 g、五灵脂 12 g、羌活 9 g、秦艽 9 g、制香附 12 g、川牛膝 12 g、广地龙 9 g、炙甘草 6 g、炙地鳖 9 g、蜈蚣 3 g、青风藤 12 g、鸡血藤 15 g、络石藤 15 g、佛手片 12 g、香谷芽 12 g。7 剂,水煎服,每天 1 剂,每天 2 次。

按:施杞教授指出"肝主筋""肾主骨""脾主气血",不论内因、外因或不内外因,导致脏腑气血亏虚,则"筋骨失其所养",六淫外邪遂能乘虚而入,盘踞经隧,导致气血闭阻,留滞于内而发病。施杞教授在诊断颈椎病时,提倡按病分型,辨病、辨证、辨型相结合,"扶正祛邪、补益肝脾肾、调和气血"为治法。辨病即诊断与鉴别诊断除颈椎病以外其他疾病如结核、肿瘤、强直性脊柱炎等;辨证即根据四诊内容进行辨证论治;辨型即将颈椎病根据其所受累组织分为颈型、神经根型、椎动脉型、脊髓型、交感神经型及其他。本案属于神经根型颈椎病合并右侧冈上肌腱钙化症,病机为气血痹阻,经络不遂,治以活血祛瘀,祛风除湿,通络止痛,予筋痹方合三虫饮加减。二诊颈项疼痛、左上肢麻木已瘥,右肩抬举正常,原方加三藤饮巩固疗效。

案十一

黄某,女,64 岁。

主诉:颈项酸楚伴手麻 3 个月。

初诊(2011 - 02 - 09):颈项酸楚,活动牵掣,伴手麻 3 个月。曾有头晕,胃纳、二便均可,四肢畏冷。检查:MRI 示 C_3/C_4、C_4/C_5、C_5/C_6、C_6/C_7、T_1/T_2 椎间盘突出,苔薄,脉沉。

诊断:神经根型颈椎病。此乃气血失调,经脉失养,肝肾亏虚,治以益气化瘀,温阳补肾,祛风通络,舒筋止痛。

【处方】

炙黄芪 9 g、党参 12 g、当归 9 g、白芍 12 g、熟地黄 12 g、川芎 12 g、柴胡 9 g、山茱萸 12 g、怀山药 18 g、枸杞子 12 g、鹿角片 12 g、菟丝子 12 g、川牛膝 12 g、炙龟板 9 g、香谷芽 12 g、炙甘草 6 g、秦艽 9 g、炒羌活 9 g、粉葛根 18 g、鸡血藤 15 g、明天麻 9 g、淫羊藿 15 g、制何首乌 15 g、首乌藤 15 g、蜈蚣 3 g、大枣 9 g。7 剂,水煎服,每天 1 剂,每天 2 次。

二诊（2011-03-10）：颈项酸楚,时有疼痛,手麻,胃纳、二便正常,四肢少温,夜寐欠宁,苔薄,脉细。再以调摄。

【处方】

炙黄芪9g、党参12g、当归9g、白芍12g、熟地黄12g、川芎12g、柴胡9g、独活9g、桑寄生12g、秦艽9g、防风12g、桂枝9g、茯苓15g、杜仲12g、川牛膝12g、炙甘草6g、粉葛根15g、炙全蝎3g、蜈蚣3g、炒香附12g、制何首乌15g、首乌藤15g、香谷芽12g。7剂,水煎服,每天1剂,每天2次。

按：颈椎病的病理基础是颈椎退行性改变,亦即人体衰老在颈椎局部的表现。施杞教授等认为,颈椎病不论在脏腑、经络,或在皮肉、筋骨都离不开气血;气血之于形体,无处不到。"积劳受损,经脉之气不及贯串",引起气虚血瘀,是劳损内伤本虚标实证候的原因。该病多属于"内伤虚证"范畴。本案初诊颈项酸楚,活动牵掣,伴手麻,四肢畏冷,苔薄,脉沉。施杞教授辨证为气血失调,肝肾亏虚,经脉失养,治以温肾通痹方加味益气化瘀,温阳补肾,祛风通络,舒筋止痛。施杞教授常用本方加味治疗慢性筋骨病之肾阳不足、精髓亏虚、命门火衰、神疲气怯、畏寒肢冷、腰膝酸软、肢节痹痛、周身浮肿、肾虚腰痛、耳鸣耳聋、牙齿松动、跌仆闪挫、筋骨折伤等。二诊颈项酸楚,时有疼痛,手麻,改调身通痹方加粉葛根、炙全蝎、蜈蚣、炒香附、制何首乌、首乌藤、香谷芽补气血,益肝肾,祛风湿,止痹痛。施杞教授以炙全蝎、蜈蚣二药与祛风、除湿、通络药物同用,以治风湿痹痛、游走不定、手足麻木者,亦常用于慢性筋骨疾病压迫神经根所致的麻木痹痛者。

案十二

田某,男,51岁。

主诉：颈痛1年伴双手麻木乏力半年。

初诊（2010-10-21）：颈椎病1年,近半年来自觉双手肌力下降。检查：$C_5 \sim C_7$棘突旁压痛(+),双手指屈指肌力明显下降,以2~4指为甚,伸指肌力尚可,下肢肌力无明显异常,病理反射未引出,咽充血(+),霍夫曼征(-)。颈椎X线片示颈椎弧度变直,$C_5 \sim C_7$椎体骨质增生,C_5/C_6、C_6/C_7椎间隙明显狭窄。颈椎疼痛,双手作胀,头晕,二便正常,苔薄,脉细。诊断：神经根型颈椎病。此乃气血失和,筋脉失畅,治以益气化瘀,解肌发表,舒筋通络。

【处方】

炙黄芪12g、党参12g、全当归9g、赤芍9g、白芍9g、鸡血藤12g、粉葛根12g、川芎9g、秦艽9g、川桂枝9g、老鹳草12g、姜半夏9g、明天麻12g、炙地鳖9g、制香附9g、炙甘草9g。21剂,水煎服,每天1剂,每天2次。

二诊（2010-11-25）：药后颈项疼痛、手麻均缓,胃纳、二便可,CT示C_5/C_6椎间盘突出、椎管狭窄,苔薄,脉细。再以前法调摄。

【处方】

炙黄芪 12 g、党参 12 g、全当归 9 g、赤芍 12 g、白芍 12 g、鸡血藤 12 g、粉葛根 9 g、川芎 9 g、秦艽 9 g、川桂枝 9 g、老鹳草 12 g、姜半夏 9 g、明天麻 12 g、制香附 12 g、炙甘草 9 g、怀山药 9 g、淫羊藿 12 g、肥知母 9 g。21 剂,水煎服,每天 1 剂,每天 2 次。

三诊(2010 - 12 - 20):药后诸恙均缓,胃纳、二便尚可,两手作胀,苔薄、质紫,脉细滑。再以前法调摄。

【处方】

炙黄芪 12 g、党参 12 g、全当归 9 g、赤芍 12 g、白芍 12 g、鸡血藤 12 g、粉葛根 9 g、川芎 9 g、秦艽 9 g、川桂枝 9 g、老鹳草 12 g、姜半夏 9 g、明天麻 12 g、炙地鳖 9 g、制香附 9 g、炙甘草 9 g、淫羊藿 12 g、巴戟天 9 g、山茱萸 9 g、陈阿胶 9 g。28 剂,水煎服,每天 1 剂,每天 2 次。

四诊(2011 - 01 - 27):药后手麻、颈项牵掣、腰脊酸楚缓而未已。胃纳、二便可,口苦,四肢活动正常,双手握摄乏力已改善。治守前法。

【处方】

炙黄芪 12 g、党参 12 g、丹参 12 g、全当归 12 g、赤芍 12 g、白芍 12 g、川芎 9 g、粉葛根 9 g、羌活 9 g、独活 9 g、炙地鳖 9 g、制川乌 9 g^{先煎}、川桂枝 9 g、鸡血藤 12 g、淫羊藿 12 g、巴戟天 9 g、补骨脂 9 g、陈阿胶 9 g、炒子芩 9 g、软柴胡 9 g、炙甘草 9 g。21 剂,水煎服,每天 1 剂,每天 2 次。

按:颈椎病临床表现多呈气虚之象,即使疼痛发作之初,气滞之时,亦已有耗气之趋向。颈椎病的瘀血多呈标实之候。血行于脉中,周流不息,若损伤,则血运不畅或血溢脉外,体内血液停滞所形成的病理产物,即成瘀血,是继发病因之一。瘀血阻滞,不通则痛。瘀血之不除,新血不可生,气虚无援,血运不畅,荣养失职,引起不荣则痛和肢麻等症状。本案初诊颈痛 1 年伴双手麻木乏力半年,自觉双手肌力下降,$C_5 \sim C_7$ 棘突旁压痛(+),双手指屈指肌力明显下降,以 2~4 指为甚,伸指肌力尚可,下肢肌力无明显异常,X 线片示颈椎弧度变直,$C_5 \sim C_7$ 椎体骨质增生,C_5/C_6、C_6/C_7 椎间隙明显狭窄,颈椎疼痛,双手作胀,头晕,为气血失和、筋脉失畅,治以益气化瘀,解肌发表,舒筋通络,方选颈痹方加赤芍活血祛瘀止痛,鸡血藤活血舒筋,秦艽祛风湿舒筋络,老鹳草祛风通络活血除湿,姜半夏化痰散结,明天麻息风止痉、平肝抑阳、祛风通络,炙地鳖破血逐瘀,制香附行气止痛。二诊颈项疼痛、手麻均缓,原方去炙地鳖加怀山药、淫羊藿、肥知母健脾、滋阴补肾。三诊诸恙均缓,两手作胀,苔薄、质紫,脉细滑,为肝肾亏虚,痰瘀未净,加炙地鳖、巴戟天、山茱萸、陈阿胶滋补肝肾,活血行瘀。四诊诸恙渐缓,双手握摄乏力已改善,口苦,肝经失畅,加炒子芩、软柴胡、羌活、独活清热、疏肝、通痹止痛。颈痹方由桂枝加葛根汤合圣愈汤加减而成,《伤寒论》曰:"太阳病,项背强几几,反汗出恶风者,桂枝加葛根汤主之。""寒病,骨痛,阴痹,腹胀,腰痛,大便难,肩背颈项引痛,脉沉而迟,此寒邪干肾也,桂枝加葛根汤主之。"张景岳《本草正·山草部》云:"(黄芪)因其味轻,故专于气分而达表,所以能补元阳,充腠理,治劳伤,长肌肉。施杞教授擅用此方治疗颈项部疼痛、板滞、肌肉痉挛,甚至僵硬,转颈困难,或感受风寒后骨痛、腰痛、大便难等属五脏痹之肾者。"

案十三

林某,男,55 岁

主诉:颈项酸楚疼痛 3 年余。

初诊(2011 - 05 - 13):颈项酸楚疼痛已有 3 年余,左上臂乏力,偶有头晕,外院 MRI 示颈椎生理弧度消失,C_3/C_4、C_4/C_5、C_5/C_6、C_6/C_7 椎间盘突出,硬膜囊受压。腑行次数偏多,四肢肌力正常,左上臂肌肉轻度萎缩,感觉迟钝,腱反射正常,肌电图(2011 - 04 - 28)示神经源性损害肌电图,双侧 F 波出现率低,苔薄、中有裂纹,脉细滑。诊断:神经根型颈椎病。此乃气血瘀滞,风寒入络,治以活血祛瘀,祛风除湿,通络止痛。

【处方】

(1)炙黄芪 9 g、党参 12 g、当归 9 g、白芍 12 g、生地黄 9 g、川芎 9 g、柴胡 9 g、桃仁 9 g、红花 9 g、乳香 9 g、五灵脂 12 g、羌活 9 g、秦艽 9 g、制香附 12 g、川牛膝 12 g、广地龙 9 g、炙甘草 6 g、炙全蝎 3 g、蜈蚣 3 g、炙僵蚕 9 g、白芥子 9 g、香谷芽 12 g、生黄芪 30 g。28 剂,水煎服,每天 1 剂,每天 2 次。

(2)麝香保心丸,每次 2 粒,每天 2 次,药汤送服。

二诊(2011 - 07 - 21):药后颈项疼痛已有明显改善,仍偶有反复,咽充血(+++),苔薄,脉细。再以调摄。

【处方】

(1)党参 12 g、当归 9 g、白芍 12 g、生地黄 9 g、川芎 9 g、柴胡 9 g、桃仁 9 g、红花 9 g、乳香 9 g、五灵脂 12 g、羌活 9 g、秦艽 9 g、制香附 12 g、川牛膝 12 g、广地龙 9 g、炙甘草 6 g、炙全蝎 3 g、蜈蚣 3 g、白芥子 9 g、香谷芽 12 g、生黄芪 30 g、板蓝根 18 g、玄参 12 g、粉葛根 18 g、熟附子 9 g。28 剂,水煎服,每天 1 剂,每天 2 次。

(2)麝香保心丸,每次 2 粒,每天 2 次,药汤送服。

按:施杞教授在圣愈汤益气养血、行气活血的基础上,对伤科疑难杂症从痹分期论治,施以古方。瘀血夹风湿,痹阻经络所致肩臂痛、腰腿痛,经久不愈者,合身痛逐瘀汤治之。本案初诊颈项酸楚疼痛已有 3 年余,左上臂乏力,偶有头晕,腑行次数偏多,四肢肌力正常,左上臂肌肉轻度萎缩,感觉迟钝,MRI 示颈椎生理弧度消失,C_3/C_4、C_4/C_5、C_5/C_6、C_6/C_7 椎间盘突出,硬膜囊受压。肌电图示神经源性损害肌电图,双侧 F 波出现率低,苔薄、中有裂纹,脉细滑,为气血瘀滞、风寒入络,予筋痹方活血祛瘀,祛风除湿,通络止痛,加炙全蝎、蜈蚣、炙僵蚕祛风通络止痛,白芥子化痰止痛,香谷芽健脾和胃,生黄芪益气利水消肿。二诊颈项疼痛已有明显改善,仍偶有反复,咽充血(+++),上方加板蓝根、玄参清热解毒利咽,粉葛根解肌升阳、祛风止痛,熟附子温阳散寒止痛。施杞教授常常运用筋痹方治疗瘀血夹风湿,经络痹阻所致慢性筋骨病,如颈肩臂疼痛、腰腿痛,或周身疼痛,以痛为主,经久不愈者。在运用该方时常常配合使用麝香保心丸,既能引药直达病所,又可减轻患者疼痛,使其充分发挥药效;伴有麻木者加全蝎、蜈蚣以加强活血祛瘀之功;伴有咽喉肿痛者加玄参、板蓝根清热解毒、利咽消肿。立法处方随证加减。诸药合用,则正气复、瘀血去、经脉通、外邪除。

案十四

杨某,女,30岁。

主诉:颈腰酸楚,左上肢乏力数月。

初诊(2011-07-07):颈腰酸楚,左上肢乏力,手麻,病已数月,胃纳欠佳,小便频数,夜寐不宁。霍夫曼征(-),外院MRI示C_3/C_4、C_4/C_5椎间盘突出,苔薄腻,脉细滑。诊断:神经根型颈椎病。此乃气血失和,经脉失畅,治以活血祛瘀,祛风除湿,通络止痛,养血安神。

【处方】

炙黄芪9g、党参12g、当归9g、白芍12g、生地黄9g、川芎9g、柴胡9g、桃仁9g、红花9g、乳香9g、五灵脂12g、羌活9g、秦艽9g、制香附12g、川牛膝12g、广地龙9g、炙甘草6g、炙地鳖9g、香谷芽12g、广木香9g、首乌藤18g。14剂,水煎服,每天1剂,每天2次。

二诊(2011-07-21):药后颈腰疼痛、手麻渐缓,小便频数,胃纳、腑行均可,夜寐不宁,苔薄,脉细。再以调摄。

【处方】

炙黄芪9g、党参12g、当归9g、白芍12g、生地黄9g、川芎9g、柴胡9g、桃仁9g、红花9g、乳香9g、五灵脂12g、羌活9g、秦艽9g、制香附12g、川牛膝12g、广地龙9g、炙甘草6g、炙地鳖9g、香谷芽12g、首乌藤18g、参三七粉4g^{另吞}、合欢皮15g。7剂,水煎服,每天1剂,每天2次。

三诊(2011-07-28):药后诸恙皆缓,尚觉步履乏力,面少华色,夜寐不宁,经行量少,苔薄,脉细沉。此乃气血不足,经脉失养,治以补气血,益肝肾,祛风湿,止痹痛。

【处方】

炙黄芪9g、党参12g、当归9g、白芍12g、熟地黄12g、川芎12g、柴胡9g、独活9g、桑寄生12g、秦艽9g、防风12g、桂枝9g、茯苓15g、杜仲12g、川牛膝12g、炙甘草6g、炙黄芪15g、制香附12g、制女贞子12g、墨旱莲15g、炙地鳖9g、香谷芽12g。14剂,水煎服,每天1剂,每天2次。

按:本案初诊颈腰酸楚,左上肢乏力,手麻,病已数月,胃纳欠佳,小便频数,夜寐不宁,苔薄腻,脉细滑。诊断为神经根型颈椎病,为气血失和,经脉失畅,治以圣愈汤合身痛逐瘀汤加味活血祛瘀,祛风除湿,通络止痛,养血安神。三诊诸恙皆缓,尚觉步履乏力,面少华色,夜寐不宁,经行量少,苔薄,脉细沉,为气血不足,经脉失养,予圣愈汤合独活寄生汤加味以补气血,益肝肾,祛风湿,止痹痛收功。颈椎病的病理基础是颈椎退行性改变,亦即人体衰老在颈椎局部的表现。"积劳受损,经脉之气不及贯串",引起气虚血瘀,是劳损内伤、本虚标实证候的原因。施杞教授认为颈椎病是在正虚的基础上因感受风寒湿邪、咽喉感染、外伤劳损等而发病,正如《济生方·痹》所说:"皆因体虚,腠理空疏,受风寒湿气而成痹也。"血行于脉中,周流不息,若损伤,血运不畅,或血溢脉外,体内血液停滞所形成的病理产物,即成瘀血,是继发病因之一。瘀血阻滞,不通则痛。瘀血之不除,新血不可生,气虚无援,血运不畅,荣养失职,引起不荣则痛和肢麻等症状。由于瘀血的存在,机体丧失了一部分血的生理功能而阻止新血的化生,导致血虚。瘀血如不及时祛除,必由本虚标实转化为以虚为主,标本皆虚,故见面色少华或萎黄、头晕目眩、耳鸣、四肢麻木、运动无力、筋骨拘挛、萎废不用等症状。施杞教授通过对颈椎病防治的长期临床观察和相关实验研究,以《医宗金鉴》圣愈汤加减化裁分期从"痹"论治颈椎病临床取得良好效果。

案十五

朱某,男,43 岁。

主诉:颈项酸楚,左上肢麻木 1 月余。

初诊(2011－07－07):颈项酸楚,左上肢麻木已有 1 月余,外院 MRI 示 C_6/C_7 椎间盘突出,硬膜囊左侧受压,霍夫曼征(-),苔薄,脉细。诊断:神经根型颈椎病。此乃气血瘀滞,经脉失畅,治以活血化瘀,通络止痛。

【处方】

(1)炙黄芪 9 g、党参 12 g、当归 9 g、白芍 12 g、生地黄 9 g、川芎 9 g、柴胡 9 g、桃仁 9 g、红花 9 g、乳香 9 g、五灵脂 12 g、羌活 9 g、秦艽 9 g、制香附 12 g、川牛膝 12 g、广地龙 9 g、炙甘草 6 g、炙地鳖 9 g、蜈蚣 3 g、香谷芽 12 g、川桂枝 9 g。7 剂,水煎服,每天 1 剂,每天 2 次。

(2)麝香保心丸,每次 2 粒,每天 2 次,汤液送服。

二诊(2011－08－04):药后颈痛、手麻均缓,胃纳、二便正常。再以前法。

【处方】

炙黄芪 9 g、党参 12 g、当归 9 g、白芍 12 g、生地黄 9 g、川芎 9 g、柴胡 9 g、桃仁 9 g、红花 9 g、乳香 9 g、五灵脂 12 g、羌活 9 g、秦艽 9 g、制香附 12 g、川牛膝 12 g、广地龙 9 g、炙甘草 6 g、炙地鳖 9 g、蜈蚣 3 g、香谷芽 12 g、川桂枝 9 g、粉葛根 15 g。7 剂,水煎服,每天 1 剂,每天 2 次。

按:颈椎病是指始于单个或多个颈椎间盘退行性变及其继发性椎间结构退变,刺激或压迫脊髓、神经、血管等,而表现出一系列相应症状和体征的综合征。神经根型颈椎病是因椎间盘的退变,压迫神经根所致。除颈肩部疼痛,多伴有上肢或手指的酸胀麻木疼痛感,神经根型占颈椎病 65%～70%,施杞教授在治疗颈椎病时以"缓解筋肉痉挛、消除局部炎症因素、改善组织微循环、增加营养供应及恢复动静力平衡"为目的,以"扶正祛邪、补益肝脾肾、调和气血"为治法。对神经根型颈椎病的治疗进行分期论治,早期多以疼痛麻木为主,常见血瘀型和湿热型。血瘀型症见颈项肩臂疼痛麻木,以痛为主,多有受风寒史,往往久治不愈,疼痛难忍,夜间尤甚,苔白腻,质紫,脉弦紧,为气血痹阻,经络不遂。治以祛瘀通络,止痛。疼痛为主,以筋痹方合三藤汤加减;麻木为主,以筋痹方合三虫饮加减。本案患者以麻木为主,施杞教授辨证为气血瘀滞,经脉失畅,予筋痹方合三虫饮加减治疗。

案十六

顾某,男,56 岁。

主诉:颈项疼痛伴手麻 3 月余。

初诊(2011 - 05 - 05):颈项疼痛伴手麻 3 个月,偶有头晕,腑行不畅,外院血常规示血小板偏低,胃纳欠佳,霍夫曼征(-),咽喉充血(+++),苔薄,脉细。诊断:神经根型颈椎病。此乃气血不足,经脉失畅,治以补气血,益肝肾,祛风湿,止痹痛。

【处方】

炙黄芪 9 g、党参 12 g、当归 9 g、白芍 12 g、熟地黄 12 g、川芎 12 g、柴胡 9 g、独活 9 g、桑寄生 12 g、秦艽 9 g、防风 12 g、桂枝 9 g、茯苓 15 g、杜仲 12 g、川牛膝 12 g、炙甘草 6 g、仙鹤草 15 g、香谷芽 12 g、广木香 9 g、蜈蚣 3 g。14 剂,水煎服,每天 1 剂,每天 2 次。

二诊(2011 - 05 - 26):药后精神气色均有好转,疼痛亦少,胃纳已香,二便正常,苔薄,脉细滑。再以调摄。

【处方】

炙黄芪 9 g、党参 12 g、当归 9 g、白芍 12 g、熟地黄 12 g、川芎 12 g、柴胡 9 g、独活 9 g、桑寄生 12 g、秦艽 9 g、防风 12 g、桂枝 9 g、茯苓 15 g、杜仲 12 g、川牛膝 12 g、炙甘草 6 g、炒升麻 9 g、玄参 12 g、板蓝根 18 g、九香虫 9 g、香谷芽 12 g、大枣 9 g。35 剂,水煎服,每天 1 剂,每天 2 次。

三诊(2011 - 07 - 07):药后诸恙均缓,曾患血吸虫肝病、贫血,精神疲惫,苔薄,脉细。再以调摄。

【处方】

炙黄芪 9 g、党参 12 g、当归 9 g、白芍 12 g、熟地黄 12 g、川芎 12 g、柴胡 9 g、独活 9 g、桑寄生 12 g、秦艽 9 g、防风 12 g、桂枝 9 g、茯苓 15 g、杜仲 12 g、川牛膝 12 g、炙甘草 6 g、淫羊藿 15 g、熟附片 9 g、枸杞子 12 g、仙鹤草 15 g、制女贞子 9 g、墨旱莲 9 g、香谷芽 12 g、神曲 12 g。28 剂,水煎服,每天 1 剂,每天 2 次。

四诊(2011 - 08 - 04):药后颈项、四肢疼痛已缓,肝功能偏高指标亦有下降,血常规三系偏低,神疲乏力,胃纳、二便均可,夜寐不宁,苔薄,脉细缓。此乃气血不足,经脉失畅,治以健脾养心,解郁通痹,补气生血。

【处方】

炙黄芪 9 g、党参 12 g、当归 9 g、白芍 12 g、生地黄 9 g、川芎 12 g、柴胡 9 g、茯神 15 g、远

志9g、酸枣仁15g、木香9g、苍术9g、制香附12g、栀子9g、神曲12g、大枣9g、炙甘草6g、淫羊藿15g、麦冬12g、五味子9g、仙鹤草15g、墨旱莲12g、生薏苡仁15g、熟薏苡仁15g、制何首乌18g、首乌藤18g、合欢皮15g、垂盆草18g。35剂,水煎服,每天1剂,每天2次。

按:本案初诊颈项疼痛伴手麻3个月,偶有头晕,腑行不畅,外院血常规示血小板偏低,胃纳欠佳,霍夫曼征(-),咽喉充血(+++),苔薄,脉细。诊断为神经根型颈椎病,为气血不足,经脉失畅,治以补气血,益肝肾,祛风湿,止痹痛。开路方选调身通痹方加仙鹤草、香谷芽、广木香、蜈蚣。二诊精神气色均有好转,疼痛亦少,胃纳已香,治以调身通痹方加炒升麻、玄参、板蓝根、九香虫、香谷芽、大枣,以补气血,益肝肾,祛风湿,止痹痛,健脾和胃,利咽。三诊诸羔均缓,曾患血吸虫肝病、贫血,精神疲惫,阳气不足,治以调身通痹方加淫羊藿、熟附片、枸杞子、仙鹤草、制女贞子、墨旱莲、香谷芽、神曲,以温补肝肾,祛风止痛、补气养血。四诊颈项、四肢疼痛已缓,肝功能偏高指标亦有下降,血常规三系偏低,神疲乏力,胃纳、二便均可,夜寐不宁,苔薄,脉细缓,为气血不足,经脉失畅,治以调心通痹汤健脾养心,解郁通痹,补气生血收功。施杞教授临诊时尤重脏腑气血在颈椎病发生、发展中的变化,强调内伤与外损并重;并认为颈椎病总属本虚标实,其中肝、脾、肾亏虚为本,风寒湿邪外袭、痰湿内蕴、痹阻气血为标。后期多为病情缠绵未愈,虚实夹杂,多见肝肾气血不足,治以补气活血,祛湿通痹。疼痛为主以调身通痹汤合三藤饮加减;麻木为主以调身通痹汤合三虫饮加减。临证中施杞教授常用调身通痹汤治疗痹证日久,肝肾两虚,气血不足证所见腰膝疼痛,痿软,肢节屈伸不利,或麻木不仁者。如伴有疼痛较为严重者可加活血通络之品,如鸡血藤、青风藤、络石藤等;伴有脾虚便溏者可加用扁豆、白术、干姜等温中健脾;畏寒较重者可加附片、淫羊藿等温补肾阳。

案十七

周某,男,43岁。

主诉:颈项肩背部酸痛,右上肢麻木5年。

初诊(2011-05-05):颈项肩背部酸痛,右上肢麻木,低头时易诱发头晕,病已5年,以教师为业,二便正常。检查:霍夫曼征(-),咽喉充血(+++),膝反射(+),苔薄,脉细。诊断:神经根型颈椎病。此乃气血不和,经脉失养,治以补气血,益肝肾,祛风湿,止痹痛。

【处方】

生黄芪15g、党参12g、当归9g、白芍12g、熟地黄12g、川芎12g、柴胡9g、独活9g、桑寄生12g、秦艽9g、防风12g、桂枝9g、茯苓15g、杜仲12g、川牛膝12g、炙甘草6g、炙地鳖9g、蜈蚣3g、明天麻12g、粉葛根12g、青风藤12g、香谷芽12g。7剂,水煎服,每天1剂,每天2次。

二诊(2011-06-02):颈项肩背疼痛明显缓解,麻木亦轻,二便正常,苔薄,脉细。再以前法。

【处方】

生黄芪 15 g、党参 12 g、当归 9 g、白芍 12 g、熟地黄 12 g、川芎 12 g、柴胡 9 g、独活 9 g、桑寄生 12 g、秦艽 9 g、防风 12 g、桂枝 9 g、茯苓 15 g、杜仲 12 g、川牛膝 12 g、炙甘草 6 g、炙地鳖 9 g、蜈蚣 3 g、粉葛根 12 g、香谷芽 12 g、补骨脂 12 g、肉苁蓉 12 g。7 剂,水煎服,每天 1 剂,每天 2 次。

按: 对于颈椎病的辨治,施杞教授提出了"三辨"指导治疗。首先是辨病,明确颈椎病的诊断,与颈椎肿瘤、结核、化脓性炎症、肌萎缩侧索硬化和脊髓空洞症等鉴别;其次是辨型,将颈椎病分为 7 型辨治;再次是辨证,以气血、脏腑、经络理论为指导,运用四诊八纲,结合"五体痹"和"五脏痹"学说确定不同的证型,而后辨证施治。本案诊断为神经根型颈椎病肝肾亏虚型,病机为气血不和,经脉失养,治以补气血,益肝肾,祛风湿,止痹痛,方选调身通痹方加炙地鳖、蜈蚣、明天麻、粉葛根、青风藤、香谷芽。二诊时,颈项肩背疼痛明显缓解,麻木亦轻,原方去明天麻、青风藤加补骨脂、肉苁蓉温补肝肾。临证中施杞教授常用调身通痹方治疗痹证日久,肝肾两虚、气血不足证所见腰膝疼痛,痿软,肢节屈伸不利,或麻木不仁者。如伴有疼痛较为严重者可加活血通络之品,如鸡血藤、青风藤、络石藤等;伴有脾虚便溏者可加用扁豆、白术、干姜等温中健脾;畏寒较重者可加附片、淫羊藿等温补肾阳。麻木甚者加炙地鳖、蜈蚣、明天麻、全蝎等祛风通络之药。

案 十 八

闻某,男,78 岁。

主诉: 颈项酸楚疼痛伴手麻半年。

初诊(2011 - 06 - 07): 半年前发作颈项酸楚疼痛,手麻,神疲乏力,口干,便秘,夜间卧床转侧疼痛较甚,苔薄黄,脉细弦。诊断:神经根型颈椎病。此乃气血不畅,湿热痹阻,治以益气化瘀,化湿和中。

【处方】

炙黄芪 9 g、党参 12 g、当归 9 g、赤芍 12 g、生地黄 9 g、川芎 12 g、柴胡 9 g、苦参 9 g、苍术 9 g、白术 9 g、升麻 9 g、防风 12 g、羌活 12 g、葛根 9 g、知母 9 g、猪苓 12 g、茵陈 12 g、黄芩 9 g、泽泻 9 g、炙甘草 6 g、厚杜仲 12 g、金狗脊 18 g、香谷芽 12 g、神曲 12 g、参三七粉 4 g^{另吞}。14 剂,水煎服,每天 1 剂,每天 2 次。

二诊(2011 - 06 - 21): 诸恙平稳,颈项疼痛酸楚均轻,近日腰脊酸楚,间歇性跛行 200 m,纳呆,苔薄黄,脉弦滑。治以补气血,益肝肾,祛风湿,止痹痛。

【处方】

炙黄芪 9 g、党参 12 g、当归 9 g、白芍 12 g、熟地黄 12 g、川芎 12 g、柴胡 9 g、独活 9 g、桑寄生 12 g、秦艽 9 g、防风 12 g、桂枝 9 g、茯苓 15 g、杜仲 12 g、川牛膝 12 g、炙甘草 6 g、明天

麻12g、制苍术9g、九香虫9g、枸杞子12g、制香附12g、炙地鳖9g、香谷芽12g。14剂,水煎服,每天1剂,每天2次。

　　按:《灵枢·百病始生》说:"风雨寒热,不得虚,邪不能独伤人。""此必因虚邪之风,与其身形,两虚相得,乃客其行。"热痹,即热毒流注关节,或内有蕴热,复感风寒湿邪,与热相搏而致的痹证。本案初诊颈项酸楚疼痛,手麻,神疲乏力,口干,便秘,夜间卧床转侧疼痛较甚,苔薄黄,脉细弦,诊断为神经根型颈椎病,为气血不畅,湿热痹阻,治以益气化瘀,化湿和中,方选圣愈汤合当归拈痛汤加味治疗。二诊诸恙平稳,颈项疼痛酸楚均轻,近日腰脊酸楚,间歇性跛行200m,纳呆,苔薄黄,脉弦滑,为湿热渐化,痰瘀未净,治以调身通痹方加味补气血,益肝肾,祛风化痰,化湿畅中,止痹痛。《医学启源》曰当归拈痛汤:治湿热为病,肢节烦痛,肩背沉重,胸膈不利,遍身疼,下注于胫,肿痛不可忍。羌活苦辛,透关利节而胜湿;防风甘辛,温散经络中留湿,故以为君。水性润下,升麻、葛根苦辛平,味之薄者,阴中之阳,引而上行,以苦发之也。白术苦甘温,和中除湿;苍术体轻浮,气力雄壮,能祛皮肤腠理之湿,故以为臣。血壅而不流则痛,当归身辛温以散之,使气血各有所归。人参、甘草甘温,补脾养正气,使苦药不能伤胃。仲景云:湿热相合,肢节烦痛,苦参、黄芩、知母、茵陈者,乃苦以泄之也。凡酒制药,以为因用。治湿不利小便,非其治也。猪苓味甘、温,性平,泽泻味咸,性平,淡以渗之,又能导其留饮,故以为佐。气味相合,上下分消,其湿气得以宣通矣。清代医家张璐在《张氏医通》中盛赞该方为"此湿热疼肿之圣方"。后世医家将该方广用于风湿热痹及湿热脚气初起的治疗。

案十九

　　俞某,男,48岁。

　　主诉:颈项酸楚,抬举无力半年。

　　初诊(2011-02-15):颈项酸楚、抬举无力半年,右上肢稍有牵掣,胃纳、二便尚可。外院MRI示颈椎生理弧度增大,椎间盘尚可,苔薄,脉细。诊断:神经根型颈椎病。此乃气血不足,脾失健运,治以补益气血,健脾益肾,祛风除湿止痛。

　　【处方】

　　炙黄芪9g、党参12g、当归9g、白芍12g、熟地黄12g、川芎12g、柴胡9g、独活9g、桑寄生12g、防风12g、桂枝9g、茯苓15g、杜仲12g、川牛膝12g、炙甘草6g、伸筋草15g、山茱萸12g、淫羊藿12g、制香附12g、香谷芽12g、粉葛根12g。14剂,水煎服,每天1剂,每天2次。

　　二诊(2011-03-09):颈项尚觉酸痛乏力,每遇头项前倾位颈部后伸肌群痉挛,中立位则较松弛,病已半载,二便、胃纳均可,苔薄、质暗红,脉弦滑。此乃本虚标实,肝经失畅,治以益气活血,平肝息风,舒筋通脉。

【处方】

炙黄芪9g、党参12g、当归9g、白芍12g、生地黄9g、川芎12g、柴胡9g、天麻12g、钩藤12g、茯苓15g、石决明30g^先煎、栀子12g、黄芩9g、益母草15g、桑寄生12g、首乌藤18g、川牛膝12g、杜仲12g、炙黄芪15g、鸡血藤12g、炒羌活9g、秦艽9g。14剂，水煎服，每天1剂，每天2次。

三诊（2011-04-12）：颈项酸楚疼痛已缓，颈项背伸肌力尚觉不足，低头举首尚觉困难，口干少津，有乙型肝炎史，苔薄，脉细缓。此乃气血不足，经脉失养，治以温补气血。

【处方】

五味子9g、陈皮12g、桂心9g、炙远志12g、肉苁蓉15g、枸杞子12g、鸡血藤12g、炙黄芪15g、潞党参12g、全当归12g、川芎12g、熟地黄12g、软柴胡9g、炒白术12g、云茯苓12g、炙甘草6g、肉桂6g、炒白芍12g、伸筋草15g、广木香9g、大枣9g。14剂，水煎服，每天1剂，每天2次。

四诊（2011-05-10）：颈项酸楚，抬举无力，左侧作僵，二便正常，苔薄，脉细。再以前法。

【处方】

生黄芪30g、潞党参15g、炒白术12g、云茯苓12g、川芎12g、全当归12g、生地黄12g、熟地黄12g、桃仁12g、巴戟天15g、金雀根15g、金狗脊30g、熟附片12g、肉桂6g、玄参12g、炙甘草6g、粉葛根15g。14剂，水煎服，每天1剂，每天2次。

五诊（2011-05-24）：颈项乏力，不耐抬举，胃纳、二便正常，苔薄，脉细。再以调摄。

【处方】

炙黄芪15g、党参12g、当归9g、白芍12g、熟地黄30g、川芎12g、柴胡9g、鹿角片9g、肉桂3g、炮姜6g、麻黄6g、白芥子9g、炙甘草6g、粉葛根30g、山茱萸12g、槟榔15g、槟榔皮15g、香谷芽12g、生三七粉2g^另吞。14剂，水煎服，每天1剂，每天2次。

六诊（2011-06-07）：颈项转侧渐利，午后抬举尚觉头重乏力，苔薄，脉细沉。再以调摄。

【处方】

炙黄芪15g、党参12g、当归9g、白芍12g、熟地黄30g、川芎12g、柴胡9g、鹿角片9g、肉桂3g、炮姜6g、麻黄6g、白芥子9g、炙甘草6g、粉葛根30g、山茱萸12g、槟榔15g、槟榔皮15g、香谷芽12g、生三七粉2g^另吞、炙地鳖9g、升麻15g。14剂，水煎服，每天1剂，每天2次。

七诊（2011-06-21）：颈项酸楚、活动牵掣较前改善，抬举不利乏力，二便正常，苔薄，脉细。再以调和气血，补养肝肾。

【处方】

炙黄芪9g、党参12g、当归9g、白芍12g、熟地黄12g、川芎12g、柴胡9g、山茱萸12g、怀山药18g、枸杞子12g、鹿角片12g、菟丝子12g、熟附片9g、桂枝9g、杜仲12g、香谷芽12g、炙甘草6g、粉葛根12g、炒羌活9g、炒升麻12g。14剂，水煎服，每天1剂，每天2次。

按：本案初诊颈项酸楚，抬举无力，右上肢稍有牵掣，属于颈椎动力性失衡的具体案例。施杞教授辨其为气血不足，脾失健运，治以补益气血，健脾益肾，祛风除湿止痛。二诊颈项尚觉酸痛乏力，每遇头项前倾位颈部后伸肌群痉挛，中立位则较松弛，苔薄、质暗红，脉弦滑，为本虚标实，肝经失畅，治以益气活血，平肝息风，舒筋通脉。三诊颈项酸楚疼痛已缓，颈项背伸肌力尚觉不足，低头举首尚觉困难，口干少津，苔薄，脉细缓，为气血不足，经脉失养，治以人参养荣汤加味。人参养荣汤系由十全大补汤去川芎，加五味子、远志、陈皮而组成，诸药共达五脏互养互荣之功，而统治诸虚具有补益气血，养心宁神功能。此方最早见于《三因极一病症方论》，后被载于宋代《太平惠民和剂局方》，以后在各家著作中多有引用评说，为后世治疗虚劳的代表方。后期再以滋阴补肾、填精益髓加用健脾之品等。脊柱与关节的稳定性由两部分维系：一是内源性稳定，包括骨、椎体及附件、椎间盘，维持静力系统平衡；二是外源性稳定，主要是附着于骨骼的肌肉和韧带，维持动力系统平衡。由于自然退变，急、慢性损伤，感受风寒，咽部及颈部感染炎症等，内外动静力平衡失调，导致椎间盘变性（髓核脱水、纤维环变性、软骨板变性变薄）、椎体骨质增生形成、关节突及其他附件改变、血液循环改变等。施杞教授在治疗颈椎病时以"缓解肌肉痉挛、消除局部炎症因素、改善组织微循环、增加营养供应及恢复动静力平衡"为目的，以"扶正祛邪、补益肝脾肾、调和气血"为治法，每获良效。

二、颈型颈椎病

案一

戴某,女,60岁。

主诉: 颈项酸痛,转侧不利多年。

初诊(2010-12-30): 颈项酸痛,转侧不利,病有多年,无头晕、手麻,胃纳欠佳,二便正常,夜寐艰难,腰脊亦有酸楚,左下肢麻木。外院 X 线片示颈项生理弧度存在,$C_5 \sim C_7$ 椎体骨质增生、椎间隙狭窄。素有高血压、心脏病病史,已服药。苔薄,脉细滑。诊断:颈型颈椎病。此乃肝肾亏虚,气血不足,筋脉失养,治以补气血,益肝肾,祛风湿,止痹痛,平肝阳。

【处方】

炙黄芪 9 g、党参 12 g、当归 9 g、白芍 12 g、熟地黄 12 g、川芎 12 g、柴胡 9 g、独活 9 g、桑寄生 12 g、秦艽 9 g、防风 12 g、桂枝 9 g、茯苓 15 g、杜仲 12 g、川牛膝 12 g、炙甘草 6 g、粉葛根 15 g、枸杞子 12 g、明天麻 12 g、密蒙花 12 g、炒枣仁 15 g、制香附 12 g、香谷芽 12 g。14 剂,水煎服,每天 1 剂,每天 2 次。

二诊(2011-02-24): 药后诸恙均缓未已,无头晕、手麻。二便正常,苔薄,脉细。再以前法调摄。

【处方】

白花蛇舌草 15 g、制香附 12 g、怀山药 30 g、香谷芽 12 g、粉葛根 15 g、炙黄芪 9 g、党参 12 g、当归 9 g、白芍 12 g、熟地黄 12 g、川芎 12 g、柴胡 9 g、独活 9 g、桑寄生 12 g、秦艽 9 g、防风 12 g、桂枝 9 g、茯苓 15 g、杜仲 12 g、川牛膝 12 g、炙甘草 6 g。28 剂,水煎服,每天 1 剂,每天 2 次。

三诊(2011-04-07): 颈腰酸楚疼痛已缓,左下肢麻木药后时轻时重,胃纳、二便均可,苔薄、质红、根腻,脉弦滑。此乃气血未畅,经脉失养,治以活血祛瘀,祛风除湿,温肾通络。

【处方】

炙黄芪 9 g、党参 12 g、当归 9 g、白芍 12 g、生地黄 9 g、川芎 9 g、柴胡 9 g、桃仁 9 g、红花 9 g、乳香 9 g、五灵脂 12 g、羌活 9 g、秦艽 9 g、制香附 12 g、川牛膝 12 g、广地龙 9 g、炙甘草 6 g、炙全蝎 3 g、蜈蚣 3 g、淫羊藿 12 g、肥知母 9 g、川桂枝 9 g。28 剂,水煎服,每天 1 剂,每天 2 次。

　　按：颈椎病的病理基础是颈椎退行性改变，亦是人体衰老在颈椎局部的表现，此乃形体劳役，积渐所伤，脏腑损伤，气血失和，经脉之气不及贯穿，气血养筋生髓之功失其常度，复又遭受劳损、感受风寒湿邪、咽喉感染等外因刺激导致，而见不荣则痛之颈项疼痛、咽喉失畅、手麻、头晕、头痛、胸闷、心悸、胃脘不适、步履失稳等症，故该病多属"内伤虚证"范畴。施杞教授在圣愈汤益气养血、行气活血的基础上，从痹分期论治，施以古方。本案由于痹证日久，肝肾亏虚，气血不足导致颈项疼痛，夜寐艰难，腰脊亦有酸楚，合独活寄生汤加味治之。施杞教授临证中根据兼夹症灵活加减，精于辨证，善于调治，他认为，辨证乃医治疾病之前提，亦是一项基本功，不可疏于研习；而调治则是中医治病必求其本的体现。他强调辨证仍当信守四诊八纲，善于将四诊所及参与八纲辨证，灵活应用，达到症因脉治，有条不紊。对于久瘀、宿瘀之证，非一味活血化瘀药物能胜其责。根据"久病入络"的原理，血瘀积久往往与气滞、痰湿胶结而为沉痼，施杞教授用活血化瘀药加上虫类活血破瘀，搜经剔络，犹如风扫残云，光照阴霾。

案二

　　李某，女，56 岁。

　　主诉：颈项疼痛 1 年加重 1 个月。

　　初诊（2006－04－20）：颈项疼痛，活动牵掣，引及头顶，稍有手麻，头晕，1 年前曾有发病，近 1 个月发作，腑行欠利，口干，苔薄，脉细弦。诊断：颈型颈椎病。此乃气血瘀滞，经脉不遂，治以益气活血，解肌发表，舒筋通脉。

　　【处方】

　　（1）炙黄芪 12 g、苍术 9 g、白术 9 g、汉防己 15 g、青风藤 12 g、全当归 9 g、赤芍 12 g、白芍 12 g、川芎 12 g、蔓荆子 12 g、北细辛 9 g、炒防风 10 g、粉葛根 12 g、姜半夏 9 g、明天麻 12 g、川桂枝 9 g、制香附 12 g、炙甘草 6 g。14 剂，水煎服，每天 1 剂，每天 2 次。

　　（2）麝香保心丸，每次 2 粒，每天 2 次，药汤送服。

　　二诊（2006－05－04）：药后头晕、头额痛已缓，颈项牵掣未瘥，胃纳欠佳，四肢微冷，苔薄，脉细。再以前法。

　　【处方】

　　（1）潞党参 12 g、苍术 9 g、白术 9 g、汉防己 15 g、青风藤 12 g、鸡血藤 12 g、赤芍 12 g、白芍 12 g、川芎 12 g、蔓荆子 12 g、秦艽 9 g、巴戟天 9 g、粉葛根 12 g、姜半夏 9 g、明天麻 12 g、川桂枝 9 g、制香附 12 g、炙甘草 6 g。14 剂，水煎服，每天 1 剂，每天 2 次。

　　（2）麝香保心丸，每次 2 粒，每天 2 次，药汤送服。

　　三诊（2006－06－13）：药后症缓，苔薄，脉细。再以前法。

　　【处方】

　　（1）潞党参 12 g、苍术 9 g、白术 9 g、汉防己 15 g、青风藤 12 g、鸡血藤 12 g、赤芍 12 g、

白芍 12 g、川芎 12 g、蔓荆子 12 g、秦艽 9 g、巴戟天 9 g、粉葛根 12 g、姜半夏 9 g、明天麻 12 g、川桂枝 9 g、制香附 12 g、炙甘草 6 g。14 剂，水煎服，每天 1 剂，每天 2 次。

（2）麝香保心丸，每次 2 粒，每天 2 次，药汤送服。

四诊（2006‐06‐29）：颈项疼痛已瘥，胃脘作胀，腑行偏多，苔薄，脉细。再以调摄。

【处方】

潞党参 12 g、炒白术 12 g、茯苓 15 g、茯神 15 g、姜半夏 9 g、明天麻 12 g、广陈皮 9 g、粉葛根 12 g、炒羌活 9 g、川桂枝 9 g、炒白芍 12 g、川芎 12 g、鸡血藤 12 g、制香附 12 g、首乌藤 24 g、怀山药 18 g、炙甘草 6 g、大枣 10 g。14 剂，水煎服，每天 1 剂，每天 2 次。

按：施杞教授在圣愈汤益气养血、行气活血的基础上，从"痹"分期论治颈椎病，施以古方。如颈椎病早期，风寒湿三气杂至，营卫不和所致项背强而不舒者，合桂枝加葛根汤治之，名曰"颈痹方"。本案患者初诊时颈项疼痛，活动牵掣，引及头顶，稍有手麻，诊断为颈型颈椎病，为气血瘀滞，经脉不遂，方选颈痹方解肌发表，舒筋通络，加蔓荆子、北细辛祛风止痛，汉防己、青风藤祛风除湿，利水消肿，姜半夏、明天麻化痰等。施杞教授常常用颈痹方治疗颈型颈椎病，颈型是最早期的颈椎病，也是其他各型颈椎病共同的早期表现。由于症状较轻，往往重视不够，以致反复发作而使病情加重。主要表现为局部疼痛，颈部不适感及活动受限等，颈项部肌肉可有痉挛，有明显的压痛，急性期过后常常感到颈肩部和上背部酸痛，此即太阳经证。部分患者素体亏虚或寒邪较重而内传脏腑，出现骨痛、腰痛、大便难、脉沉迟等寒邪干肾证，均可用桂枝加葛根汤随证加减。

案 三

周某，男，63 岁。

主诉：颈项酸楚，活动欠利数月。

初诊（2009‐07‐14）：颈项酸楚，活动欠利数月，时有便溏、手麻，夜寐尚可，咽喉充血（＋＋＋），苔薄白腻、质紫，脉沉细。诊断：颈型颈椎病。此乃气血失和，经脉失畅，治以益气活血，调和营卫，解肌发表。

【处方】

炙黄芪 9 g、党参 12 g、当归 9 g、白芍 12 g、生地黄 9 g、川芎 9 g、柴胡 9 g、桂枝 9 g、粉葛根 12 g、大枣 9 g、炙甘草 6 g、炒羌活 9 g、藿香 12 g、佩兰 12 g、熟附片 9 g、玄参 12 g、广木香 9 g。14 剂，水煎服，每天 1 剂，每天 2 次。

二诊（2009‐07‐28）：药后颈痛、手麻均缓，二便正常，苔薄腻、质紫，脉细滑。再以前法。

【处方】

炙黄芪 9 g、党参 12 g、当归 9 g、白芍 12 g、生地黄 9 g、川芎 9 g、柴胡 9 g、桂枝 9 g、粉葛根 12 g、大枣 9 g、炙甘草 6 g、苍术 12 g、白术 12 g、制川朴 9 g、生薏苡仁 15 g、益智仁 12 g、

台乌药 12 g、鸡血藤 12 g。14 剂,水煎服,每天 1 剂,每天 2 次。

三诊(2011 - 05 - 24):约 2 年前颈项疼痛已瘥,近期稍有反复,两手麻木,久坐后步履牵掣,多睡,神疲乏力,苔薄白腻、质紫,脉弦细。再以调和气血,疏通经络。

【处方】

炙黄芪 9 g、党参 12 g、当归 9 g、白芍 12 g、生地黄 9 g、川芎 9 g、柴胡 9 g、桃仁 9 g、红花 9 g、乳香 9 g、五灵脂 12 g、羌活 9 g、秦艽 9 g、制香附 12 g、川牛膝 12 g、广地龙 9 g、炙甘草 6 g、石菖蒲 18 g、淡远志 9 g、藿香 12 g、佩兰 12 g、生薏苡仁 15 g、川桂枝 9 g。14 剂,水煎服,每天 1 剂,每天 2 次。

四诊(2011 - 06 - 07):颈项酸楚、两手麻木、久坐后步履牵掣药后均瘥,胃纳尚可,夜尿 2 次,腑行正常,苔薄腻、略黄,脉细滑。此乃气血渐和,痰湿未清,再以调摄。

【处方】

炙黄芪 9 g、党参 12 g、当归 9 g、白芍 12 g、熟地黄 12 g、川芎 12 g、柴胡 9 g、独活 9 g、桑寄生 12 g、秦艽 9 g、防风 12 g、桂枝 9 g、茯苓 15 g、杜仲 12 g、川牛膝 12 g、炙甘草 6 g、制苍术 9 g、炒子芩 9 g、姜半夏 9 g、生薏苡仁 15 g。14 剂,水煎服,每天 1 剂,每天 2 次。

按:《伤寒论》曰:"太阳病,项背强几几,反汗出恶风者,桂枝加葛根汤主之。""寒病,骨痛,阴痹,腹胀,腰痛,大便难,肩背颈项引痛,脉沉而迟,此寒邪干肾也,桂枝加葛根汤主之。"主治风寒客于太阳经输,营卫不和证;或寒邪直中脏腑之寒邪干肾证。施杞教授常用颈痹方治疗颈型颈椎病,颈型是最早期的颈椎病,也是其他各型颈椎病共同的早期表现。主要表现为局部疼痛、颈部不适感及活动受限等,颈项部肌肉可有痉挛,有明显的压痛,急性期过后常常感到颈肩部和上背部酸痛,此即太阳经证。部分患者素体亏虚或寒邪较重而内传脏腑,出现骨痛、腰痛、大便难、脉沉迟等寒邪干肾证,均可用桂枝加葛根汤随证加减。本案初诊、二诊经桂枝加葛根汤治疗后颈项疼痛已瘥,约 2 年后颈项疼痛再发,两手麻木,两膝久坐步履牵掣,多睡,神疲乏力,苔薄白腻、质紫,脉弦细,为瘀血夹风湿,痹阻经络,筋痹方加石菖蒲、淡远志、藿香、佩兰、生薏苡仁、川桂枝以活血祛瘀,祛风除湿,通络止痛,化痰开窍醒神。四诊颈项酸楚疼痛、两手麻木、久坐后步履牵掣药后均瘥,胃纳尚可,夜尿 2 次,腑行正常,苔薄腻、略黄,脉细滑,为气血渐和,痰湿未清,予调身通痹方加味收功。

案四

阮某,男,59 岁。

主诉:颈腰疼痛、手足麻木半年余。

初诊(2011 - 03 - 31):颈腰疼痛,手足麻木,头项牵掣,腰痛,血压偏高,霍夫曼征(-),咽充血(+++),左肾区叩击痛,B 超(-),苔薄,脉细。诊断:颈型颈椎病。此乃气血瘀滞,经脉失畅,治以活血祛瘀,祛风除湿,通络止痛。

【处方】

(1) 炙黄芪9g、党参12g、当归9g、白芍12g、生地黄9g、川芎9g、柴胡9g、桃仁9g、红花9g、乳香9g、五灵脂12g、羌活9g、秦艽9g、制香附12g、川牛膝12g、广地龙9g、炙甘草6g、山楂12g、神曲12g、广木香9g、九香虫9g。28剂,水煎服,每天1剂,每天2次。

(2) 麝香保心丸,每次2粒,每天2次,药汤送服。

二诊(2011-05-26):药后颈腰疼痛、手足麻木已瘥,尚觉颈项牵掣作僵,苔薄腻,脉细缓。此乃气血未和,再以调摄。

【处方】

炙黄芪9g、党参12g、当归9g、白芍12g、生地黄9g、川芎9g、柴胡9g、桃仁9g、红花9g、乳香9g、五灵脂12g、羌活9g、秦艽9g、制香附12g、川牛膝12g、广地龙9g、炙甘草6g、粉葛根15g、青风藤12g、旋覆花12g、淡干姜6g、蜈蚣3g、补骨脂12g。40剂,水煎服,每天1剂,每天2次。

三诊(2011-07-07):药后疼痛时有反复,二便正常,苔薄,脉细。再以前法。

【处方】

(1) 炙黄芪9g、党参12g、当归9g、白芍12g、生地黄9g、川芎9g、柴胡9g、桃仁9g、红花9g、乳香9g、五灵脂12g、羌活9g、秦艽9g、制香附12g、川牛膝12g、广地龙9g、炙甘草6g、粉葛根15g、青风藤12g、淡干姜6g、蜈蚣3g、补骨脂12g、熟附片9g、延胡索15g。28剂,水煎服,每天1剂,每天2次。

(2) 麝香保心丸,每次2粒,每天2次,药汤送服。

按:本案为颈腰疼痛患者,初诊时颈项疼痛,手足麻木,头项牵掣,腰痛,血压偏高,诊断为颈椎病,为气血瘀滞,经脉失畅,治疗时方选筋痹方活血祛瘀,祛风除湿,通络止痛,加山楂、神曲、广木香、九香虫理气止痛,温中助阳和胃。二诊时颈腰疼痛、手足麻木已瘥,尚觉颈项牵掣作僵,苔薄腻,脉细缓,为气血未和,再以筋痹方活血祛瘀,祛风除湿,通络止痛,加粉葛根升阳解肌通络,青风藤祛风通络止痛,旋覆花和胃降逆、疏肝通络,淡干姜温中散寒,蜈蚣逐瘀通络,补骨脂温肾助阳。三诊时疼痛时有反复,为阳虚寒凝、痰瘀未净,上方加熟附片、延胡索散寒止痛收功。施杞教授认为颈椎病的病理基础是颈椎退行性改变,亦是人体衰老在颈椎局部的表现。颈椎病不论在脏腑、经络,或在皮肉、筋骨都离不开气血,故颈椎病临床表现多呈气虚之象,即使疼痛发作之初,气滞之时,亦已有耗气之趋向。颈椎病的瘀血多呈标实之候。通过对颈椎病防治的长期临床观察和相关实验研究,治以圣愈汤(《医宗金鉴》)加减化裁从"痹"分期论治颈椎病。施杞教授常常运用筋痹方治疗瘀血夹风湿,经络痹阻所致慢性筋骨病,如颈肩臂疼痛、腰腿痛,或周身疼痛,以痛为主,经久不愈者。在运用该方时常常配合使用麝香保心丸,既能引药直达病所,又可减轻患者疼痛,使其充分发挥药效;伴有麻木者加全蝎、蜈蚣以加强活血祛瘀之功;伴有咽喉肿痛者加玄参、板蓝根清热解毒、利咽消肿。立法处方随证加减。诸药合用,则正气复、瘀血去、经脉通、外邪除。

三、脊髓型颈椎病

案一

郁某,男,48岁。

主诉:颈项酸楚疼痛伴步履乏力半年。

初诊(2009-08-27):近半年来颈项酸楚疼痛,双下肢拘紧,步履乏力,便秘,口干,汗出较多,夜寐不宁,苔薄,脉沉细。诊断:脊髓型颈椎病。此乃气血亏乏,肾精不足,治以补养肝脾,温肾填精通督。

【处方】

(1)炙黄芪18 g、党参15 g、当归9 g、白芍12 g、熟地黄12 g、川芎12 g、柴胡9 g、山茱萸12 g、怀山药18 g、枸杞子12 g、鹿角片12 g、菟丝子12 g、川牛膝12 g、炙龟板9 g、鸡血藤12 g、香谷芽12 g、炙甘草6 g、苍术12 g、白术12 g、秦艽9 g、糯稻根30 g、香青蒿12 g^{后下}、小川连6 g、煅龙骨30 g^{先煎}、煅牡蛎30 g^{先煎}。14剂,水煎服,每天1剂,每天2次。

(2)麝香保心丸,每次2粒,每天2次,药汤送服。

二诊(2009-09-15):药后症缓,纳可便调,苔薄,脉细。再以前法。

【处方】

(1)炙黄芪18 g、党参15 g、当归9 g、白芍12 g、熟地黄12 g、川芎12 g、柴胡9 g、山茱萸12 g、怀山药18 g、枸杞子12 g、鹿角片12 g、菟丝子12 g、川牛膝12 g、炙龟板9 g、鸡血藤12 g、香谷芽12 g、炙甘草6 g、苍术12 g、白术12 g、秦艽9 g、糯稻根30 g、香青蒿12 g、小川连6 g、煅龙骨30 g^{先煎}、煅牡蛎30 g^{先煎}。14剂,水煎服,每天1剂,每天2次。

(2)麝香保心丸,每次2粒,每天2次,药汤送服。

(3)颈围保护。

三诊(2009-09-30):药后症缓。再以前法。

【处方】

炙黄芪18 g、党参15 g、当归9 g、白芍12 g、熟地黄12 g、川芎12 g、柴胡9 g、山茱萸12 g、怀山药18 g、枸杞子12 g、鹿角片12 g、菟丝子12 g、川牛膝12 g、炙龟板9 g、鸡血藤12 g、香谷芽12 g、炙甘草6 g、苍术12 g、白术12 g、秦艽9 g、糯稻根30 g、香青蒿12 g、小川连6 g、煅龙骨30 g^{先煎}、煅牡蛎30 g^{先煎}。14剂,水煎服,每天1剂,每天2次。

四诊(2009-10-21):药后症缓,纳可便调,苔薄,脉细。再以前法。

【处方】

(1)炙黄芪18 g、党参15 g、当归9 g、白芍12 g、熟地黄12 g、川芎12 g、柴胡9 g、山茱萸12 g、怀山药18 g、枸杞子12 g、鹿角片12 g、菟丝子12 g、川牛膝12 g、炙龟板9 g、鸡血藤12 g、香谷芽12 g、炙甘草6 g、苍术12 g、白术12 g、秦艽9 g、糯稻根30 g、香青蒿12 g^后下、小川连6 g、煅龙骨30 g、煅牡蛎30 g。7剂,水煎服,每天1剂,每天2次。

(2)麝香保心丸,每次2粒,每天2次,药汤送服。

五诊(2009-10-29):下肢步履乏力、动则汗出较多、腑行偏燥、下肢拘紧等药后渐缓,苔薄质紫、脉细弦。再以调和气血,温肾通督。

【处方】

炙黄芪9 g、党参12 g、当归9 g、白芍12 g、熟地黄12 g、川芎9 g、柴胡9 g、山茱萸12 g、巴戟天12 g、肉苁蓉12 g、附子9 g、肉桂6 g、五味子9 g、麦冬12 g、石斛9 g、石菖蒲18 g、淡远志9 g、茯苓15 g、炒升麻9 g、台乌药12 g、炒枳壳12 g、鸡血藤12 g、秦艽9 g、陈阿胶6 g^烊化、香谷芽12 g。14剂,水煎服,每天1剂,每天2次。

六诊(2009-11-18):药后症缓,苔薄,脉细。再以前法。

【处方】

(1)炙黄芪9 g、党参12 g、当归9 g、白芍12 g、熟地黄12 g、川芎9 g、柴胡9 g、山茱萸12 g、巴戟天12 g、肉苁蓉12 g、附子9 g、肉桂6 g、五味子9 g、麦冬12 g、石斛9 g、石菖蒲18 g、淡远志9 g、茯苓15 g、炒升麻9 g、台乌药12 g、炒枳壳12 g、鸡血藤12 g、秦艽9 g、陈阿胶9 g^烊化、香谷芽12 g。14剂,水煎服,每天1剂,每天2次。

(2)甲钴胺片,每次1粒,每天3次。

(3)麝香保心丸,每次2粒,每天2次,药汤送服。

七诊(2009-12-03):颈项酸楚疼痛均少,夜尿2~3次,四肢欠温,苔薄,脉细。此乃气血失和,阴阳不调,治以调摄。

【处方】

炙黄芪9 g、党参12 g、当归9 g、白芍12 g、熟地黄12 g、川芎9 g、柴胡9 g、山茱萸12 g、巴戟天12 g、肉苁蓉12 g、附子9 g、肉桂6 g、五味子9 g、麦冬12 g、石斛9 g、石菖蒲18 g、淡远志9 g、茯苓15 g、鸡血藤12 g、络石藤12 g、海风藤15 g、威灵仙15 g、香谷芽12 g、陈阿胶9 g^烊化。14剂,水煎服,每天1剂,每天2次。

八诊(2010-02-10):诸恙如前,舌淡、苔薄白,脉缓。治以益气活血,补肾填精,通络止痛。

【处方】

(1)炙黄芪9 g、党参12 g、当归9 g、白芍12 g、熟地黄12 g、川芎9 g、柴胡9 g、山茱萸12 g、巴戟天12 g、肉苁蓉12 g、附子9 g、肉桂6 g、五味子9 g、麦冬12 g、石斛9 g、石菖蒲18 g、淡远志9 g、茯苓15 g、鸡血藤12 g、络石藤12 g、海风藤15 g、威灵仙15 g、香谷芽12 g、陈阿胶9 g^烊化。14剂,水煎服,每天1剂,每天2次。

（2）麝香保心丸，每次2粒，每天2次，药汤送服。

九诊（2010-04-29）：下肢拘紧，步履乏力，经治已有明显好转，近期曾有登山、游世博会，尚能自行，腑行不畅，苔薄、质紫，脉细滑。再以前法。

【处方】

（1）炙黄芪9g、党参12g、当归9g、白芍12g、熟地黄12g、川芎9g、柴胡9g、山茱萸12g、巴戟天12g、肉苁蓉12g、附子9g、肉桂6g、五味子9g、麦冬12g、石斛9g、石菖蒲18g、淡远志9g、茯苓15g、火麻仁15g、生大黄6g^{后下}、制川朴9g。14剂，水煎服，每天1剂，每天2次。

（2）麝香保心丸，每次2粒，每天2次，药汤送服。

十诊（2010-12-23）：病情稳定，步履尚感乏力，胃纳、二便均可，苔薄，脉沉细。再以阴阳双补，脾肾同治。

【处方】

炙黄芪9g、党参12g、当归9g、白芍12g、熟地黄12g、川芎9g、柴胡9g、山茱萸12g、巴戟天12g、肉苁蓉12g、附子9g、肉桂6g、五味子9g、麦冬12g、石斛9g、石菖蒲18g、淡远志9g、茯苓15g、参三七粉4g^{另吞}、紫河车粉5g^{另吞}。14剂，水煎服，每天1剂，每天2次。

十一诊（2011-04-02）：下肢较前有力，尚有牵掣，小便尚可，腑行欠畅，苔薄，脉细。再以调摄。

【处方】

炙黄芪9g、党参12g、当归9g、白芍12g、熟地黄12g、川芎9g、柴胡9g、山茱萸12g、巴戟天12g、肉苁蓉12g、附子9g、肉桂6g、五味子9g、麦冬12g、石斛9g、石菖蒲18g、淡远志9g、茯苓15g、炒枳壳12g、伸筋草15g、肉苁蓉30g。7剂，水煎服，每天1剂，每天2次。

按：脊髓型或以脊髓型为主的混合型颈椎病、颅脑损伤等，发病日久或后期，见头晕神疲，心悸自汗，腰膝酸软，四肢不举，肌力下降，肌张力下降，舌苔薄或腻，质淡体胖，脉细带滑等症，归属于"痿证"范畴，称为颈椎病（痿证）。临证时，根据脏腑气血的虚损和湿滞证所表现的轻重主次，细分四类进行论治，即中弱元虚、肝肾亏虚、气血不足、脾虚湿重。本案患者四诊合参施杞教授辨证为气血亏乏，肾精不足（肝肾亏虚），治以补养肝脾，温肾填精通督，方选圣愈汤合地黄饮子送服麝香保心丸，使药性直达病所。《景岳全书》指出痿证并非尽是阴虚火旺，认为"元气败伤则精虚不能灌溉，血虚不能营养者，亦不少矣，若概从火论，则恐真阳衰败，及土衰水涸者有不能堪，故当酌寒热之浅深，审虚实之缓急，以施治疗"。治疗虚者宜健脾益气，滋补肝肾；实者宜清热化湿，祛痰活血。脊髓型颈椎病大多起病缓慢，病程较长，亦如本案步履乏力，便秘，口干，汗出较多，夜寐不宁，苔薄，脉沉细，施杞教授认为当从痿论治。地黄饮子源自《圣济总录》，主治喑痱证。"喑"指舌强不能言，"痱"指足废不能用。其证由下元虚衰，虚火上炎，痰浊上泛，堵塞窍道所致，故刘河间选用滋补肾阴的干地黄为主，用清水微煎为饮服，取其轻清之气，易为升降，迅达经络，流走四肢百骸,以交阴阳,故名"地黄饮子",施杞教授常予痿痹方治疗脊髓型颈椎病痿证者及慢性筋骨病经筋疲软乏力者。

案二

张某,女,60岁。

主诉:颈项胸背疼痛多年加重7年。

初诊(2010-04-15):颈项胸背疼痛已有多年,青年时曾有外伤,近7年胸背疼痛加重,筋脉拘紧,呼吸失畅,步履握摄尚可,腑行、小便尚可,目前以胸背两肩部作僵牵掣为甚,周身疼痛,四肢麻木,霍夫曼征(-),曾于4年前行 T_9~ T_{12} 胸椎减压术,术后诸恙未缓且更甚,外院CT示 C_3/C_4 椎间盘突出。膝反射(+),苔薄,脉细。诊断:胸椎术后,脊髓型颈椎病。此乃气血瘀滞,经脉失畅,治以补气活血,通络止痛。

【处方】

(1)炙黄芪9g、党参12g、当归9g、白芍12g、生地黄9g、川芎9g、柴胡9g、桃仁9g、红花9g、乳香9g、五灵脂12g、羌活9g、秦艽9g、制香附12g、川牛膝12g、广地龙9g、炙甘草6g、广郁金9g、嫩钩藤12g后下、青风藤12g、络石藤15g、羚羊角粉1g另吞、香谷芽12g。14剂,水煎服,每天1剂,每天2次。

(2)麝香保心丸,每次2粒,每天2次,药汤送服。

二诊(2010-04-29):药后症减,胃纳可,舌质红,脉弦。再以前法。

【处方】

(1)炙黄芪9g、党参12g、当归9g、白芍12g、生地黄9g、川芎9g、柴胡9g、桃仁9g、红花9g、乳香9g、五灵脂12g、羌活9g、秦艽9g、制香附12g、川牛膝12g、广地龙9g、炙甘草6g、广郁金9g、嫩钩藤12g后下、青风藤12g、络石藤15g、羚羊角粉1g另吞、香谷芽12g。14剂,水煎服,每天1剂,每天2次。

(2)麝香保心丸,每次2粒,每天2次,药汤送服。

三诊(2010-05-12):药后症缓,自感腰背部牵掣不舒,苔薄,脉细。再以前法。

【处方】

(1)炙黄芪9g、党参12g、当归9g、白芍12g、生地黄9g、川芎9g、柴胡9g、桃仁9g、红花9g、乳香9g、五灵脂12g、羌活9g、秦艽9g、制香附12g、川牛膝12g、广地龙9g、炙甘草6g、广郁金9g、嫩钩藤12g后下、青风藤12g、络石藤15g、香谷芽12g、伸筋草15g、绿萼梅9g、小川连6g、琥珀粉3g另吞。14剂,水煎服,每天1剂,每天2次。

(2)麝香保心丸,每次2粒,每天2次,药汤送服。

四诊(2010-05-26):周身牵掣疼痛已缓,不耐劳累,腰脊酸楚,苔薄,脉细。再以前法。

【处方】

(1)炙黄芪9g、党参12g、当归9g、白芍12g、生地黄9g、川芎9g、柴胡9g、桃仁9g、红花9 g、乳香9 g、五灵脂12 g^{包煎}、羌活9 g、秦艽9 g、制香附12 g、川牛膝12 g、广地龙9 g、炙甘草6 g、广郁金9 g、嫩钩藤12 g^{后下}、青风藤12 g、络石藤15 g、羚羊角粉1 g^{另吞}、香谷芽12 g。7剂,水煎服,每天1剂,每天2次。

(2)麝香保心丸,每次2粒,每天2次,药汤送服。

(3)中药热奄包,每天2次,外用。

五诊(2010-06-09):药后症缓,已感腰脊有力,纳可便调,苔薄,脉细。再以前法。

【处方】

(1)炙黄芪9 g、党参12 g、当归9 g、白芍12 g、生地黄9 g、川芎9 g、柴胡9 g、桃仁9 g、红花9 g、乳香9 g、羌活9 g、秦艽9 g、制香附12 g、川牛膝12 g、广地龙9 g、炙甘草6 g、广郁金9 g、嫩钩藤12 g^{后下}、青风藤12 g、络石藤15 g、羚羊角粉1 g^{另吞}、香谷芽12 g、路路通15 g。7剂,水煎服,每天1剂,每天2次。

(2)麝香保心丸,每次2粒,每天2次,药汤送服。

六诊(2010-06-23):药后疼痛、腰脊牵掣等渐缓,便次增多,苔薄、尖红,脉细。再以前法。

【处方】

(1)炙黄芪9 g、党参12 g、当归9 g、白芍12 g、生地黄9 g、川芎9 g、柴胡9 g、桃仁9 g、红花9 g、乳香9 g、羌活9 g、秦艽9 g、制香附12 g、川牛膝12 g、广地龙9 g、炙甘草6 g、广郁金9 g、嫩钩藤12 g^{后下}、青风藤12 g、络石藤15 g、香谷芽12 g、路路通15 g、琥珀粉3 g^{另吞}、伸筋草15 g。14剂,水煎服,每天1剂,每天2次。

(2)麝香保心丸,每次2粒,每天2次,药汤送服。

(3)薏苡仁30 g、莲肉15 g、山药30 g,煨粥。

(4)中药热奄包,每天2次,外用。

七诊(2010-07-07):近日过劳疼痛又重,肩背腰脊牵掣,苔薄,脉细。再以前法。

【处方】

(1)炙黄芪9 g、党参12 g、当归9 g、白芍12 g、生地黄9 g、川芎9 g、柴胡9 g、桃仁9 g、红花9 g、乳香9 g、羌活9 g、秦艽9 g、制香附12 g、川牛膝12 g、广地龙9 g、炙甘草6 g、广郁金9 g、嫩钩藤12 g^{后下}、青风藤12 g、络石藤15 g、香谷芽12 g、路路通15 g、琥珀粉3 g^{另吞}、伸筋草15 g、玫瑰花9 g、生铁落30 g^{先煎}、粉葛根15 g、五灵脂9 g。14剂,水煎服,每天1剂,每天2次。

(2)麝香保心丸,每次2粒,每天2次,药汤送服。

八诊(2010-07-21):颈腰脊疼痛,活动后加重,恶寒,胸脘不舒,苔薄,脉细。再以调摄。

【处方】

(1)炙黄芪9 g、党参12 g、当归9 g、白芍12 g、生地黄9 g、川芎12 g、柴胡9 g、茯神15 g、远志9 g、酸枣仁15 g、木香9 g、苍术9 g、制香附12 g、栀子9 g、神曲12 g、大枣9 g、炙甘草6 g、威灵仙15 g、知母6 g、厚朴12 g、淫羊藿15 g、川楝子9 g、半夏9 g、青皮6 g、合欢花 12 g、粉葛根 15 g、鸡血藤 15 g、青风藤 12 g、络石藤 15 g。7 剂,水煎服,每天 1 剂,每天 2 次。

(2) 中药热奄包,每天 2 次,外用。

九诊(2010 - 07 - 28):药后症减,尚有腰脊下肢牵掣,麻木已少,苔薄,脉细。再以前法。

【处方】

(1) 炙黄芪 9 g、党参 12 g、当归 9 g、白芍 12 g、生地黄 9 g、川芎 12 g、柴胡 9 g、茯神 15 g、远志 9 g、酸枣仁 15 g、木香 9 g、苍术 9 g、制香附 12 g、栀子 9 g、神曲 12 g、大枣 9 g、炙甘草 6 g、威灵仙 15 g、知母 6 g、厚朴 12 g、淫羊藿 15 g、川楝子 9 g、半夏 9 g、青皮 6 g、合欢花 12 g、粉葛根 15 g、鸡血藤 15 g、青风藤 12 g、络石藤 15 g、合欢花 12 g、僵蚕 9 g、牛蒡子 6 g、肉豆蔻 9 g。14 剂,水煎服,每天 1 剂,每天 2 次。

(2) 中药热奄包,每天 2 次,外用。

十诊(2010 - 08 - 18):药后症减,神疲乏力,受寒后腰膝疼痛,劳累后加重,苔薄、尖红,脉细。再以前法。

【处方】

炙黄芪 9 g、党参 12 g、当归 9 g、白芍 24 g、生地黄 9 g、川芎 12 g、柴胡 9 g、茯神 15 g、远志 9 g、酸枣仁 15 g、木香 9 g、苍术 9 g、制香附 12 g、栀子 9 g、神曲 12 g、炙甘草 6 g、威灵仙 15 g、知母 6 g、厚朴 12 g、淫羊藿 15 g、川楝子 9 g、半夏 9 g、青皮 6 g、合欢花 12 g、粉葛根 15 g、鸡血藤 15 g、青风藤 12 g、络石藤 15 g、合欢花 12 g、僵蚕 9 g、牛蒡子 6 g、山茱萸 12 g。14 剂,水煎服,每天 1 剂,每天 2 次。

十一诊(2010 - 09 - 01):药后症缓,背部作僵疼痛,苔薄,脉细。再以前法。

【处方】

炙黄芪 9 g、党参 12 g、当归 9 g、白芍 24 g、生地黄 9 g、川芎 12 g、柴胡 9 g、茯神 15 g、远志 9 g、酸枣仁 15 g、木香 9 g、苍术 9 g、制香附 12 g、栀子 9 g、神曲 12 g、炙甘草 6 g、威灵仙 15 g、知母 6 g、厚朴 12 g、淫羊藿 15 g、川楝子 9 g、半夏 9 g、青皮 6 g、合欢花 12 g、粉葛根 15 g、鸡血藤 15 g、青风藤 12 g、络石藤 15 g、僵蚕 9 g、牛蒡子 6 g、山茱萸 12 g、石榴皮 9 g、伸筋草 15 g、路路通 15 g。14 剂,水煎服,每天 1 剂,每天 2 次。

十二诊(2010 - 09 - 15):腰脊牵掣作僵,多汗,便溏,苔薄、尖红,脉细。再以前法。

【处方】

(1) 炙黄芪 9 g、党参 12 g、当归 9 g、白芍 24 g、熟地黄 12 g、川芎 12 g、柴胡 9 g、独活 9 g、桑寄生 12 g、秦艽 9 g、防风 12 g、桂枝 9 g、茯苓 15 g、杜仲 12 g、川牛膝 12 g、炙甘草 6 g、白芍 24 g、僵蚕 9 g、伸筋草 15 g、粉葛根 15 g、鸡血藤 15 g、羌活 9 g、独活 9 g、老鹳草 12 g、陈皮 6 g、桔梗 9 g、黄芩 9 g、制川朴 6 g、赤石脂 15 g、川楝子 9 g。7 剂,水煎服,每天 1 剂,每天 2 次。

(2) 中药热奄包,每天 2 次,外用。

十三诊(2010 - 09 - 28):上背牵掣麻木,苔薄,脉细。再以前法。

【处方】

炙黄芪9 g、党参12 g、当归9 g、白芍24 g、熟地黄12 g、川芎12 g、柴胡9 g、独活9 g、桑寄生12 g、秦艽9 g、防风12 g、桂枝9 g、茯苓15 g、杜仲12 g、川牛膝12 g、炙甘草6 g、白芍24 g、僵蚕9 g、伸筋草15 g、粉葛根15 g、鸡血藤15 g、羌活9 g、独活9 g、老鹳草12 g、陈皮6 g、桔梗9 g、黄芩9 g、制川朴6 g、赤石脂15 g、川楝子9 g、全瓜蒌9 g、益母草15 g。14 剂，水煎服，每天1 剂，每天2 次。

十四诊(2010 - 10 - 13)：腰背牵掣不适，大便每天3 次，肌肉眴动，苔薄，脉细。再以前法。

【处方】

炙黄芪9 g、党参12 g、当归9 g、白芍24 g、熟地黄12 g、川芎12 g、柴胡9 g、独活9 g、桑寄生12 g、秦艽9 g、防风12 g、桂枝9 g、茯苓15 g、杜仲12 g、川牛膝12 g、炙甘草6 g、白芍24 g、僵蚕9 g、伸筋草15 g、粉葛根15 g、鸡血藤15 g、羌活9 g、独活9 g、老鹳草12 g、陈皮6 g、桔梗9 g、黄芩9 g、制川朴6 g、赤石脂15 g、益母草15 g、肉豆蔻9 g、煅龙骨30 g[先煎]、煅牡蛎30 g[先煎]、大腹皮18 g。14 剂，水煎服，每天1 剂，每天2 次。

十五诊(2010 - 10 - 27)：药后症缓，背部牵掣，苔薄，脉细。再以前法。

【处方】

炙黄芪9 g、党参12 g、当归9 g、白芍24 g、熟地黄12 g、川芎12 g、柴胡9 g、独活9 g、桑寄生12 g、秦艽9 g、防风12 g、桂枝9 g、茯苓15 g、杜仲12 g、川牛膝12 g、炙甘草6 g、白芍24 g、僵蚕9 g、伸筋草15 g、粉葛根15 g、鸡血藤15 g、羌活9 g、独活9 g、老鹳草12 g、陈皮6 g、桔梗9 g、黄芩9 g、制川朴6 g、赤石脂15 g、益母草15 g、肉豆蔻9 g、煅龙骨30 g[先煎]、煅牡蛎30 g[先煎]、大腹皮18 g、穿山甲片3 g、木瓜15 g。14 剂，水煎服，每天1 剂，每天2 次。

十六诊(2011 - 04 - 28)：颈项胸背拘紧作僵，自觉麻木，畏冷，腑行每天3 次，夜寐不宁，口干少津，胸胁裹束，MRI(2011 - 03 - 24)示 C_3/C_4、C_6/C_7 椎间盘突出，C_4/C_5、C_5/C_6 椎间盘膨出，胸椎术后 T_5/T_6、T_6/T_7、T_9/T_{10}、T_{10}/T_{11}、T_{11}/T_{12} 椎间盘突出，L_1/L_2、L_5/S_1 椎间盘突出，L_3/L_4 椎间盘膨出，苔薄根腻、质红，脉细滑。诊断：胸椎术后，颈椎病。此乃气血未畅，痰湿内蕴，治以调摄。

【处方】

炙黄芪9 g、党参12 g、当归9 g、白芍12 g、生地黄9 g、川芎12 g、柴胡9 g、红花9 g、桃仁9 g、天花粉12 g、穿山甲6 g、炙甘草6 g、制大黄9 g、炙僵蚕9 g、制南星9 g、泽漆15 g、炮干姜6 g、怀山药10 g、蜈蚣3 g、煨木香9 g。14 剂，水煎服，每天1 剂，每天2 次。

按：由于颈椎间盘退行性改变继发的一系列病理改变，造成脊髓受压、缺血，引起脊髓传导功能障碍者称为脊髓型颈椎病，分为中央型与周围型。中央型是从上肢开始向下肢发展，周围型是从下肢向上肢发展。脊髓型颈椎病占颈椎病的10%，发病年龄平均48～61 岁，男多于女。施杞教授认为本病为本虚标实之证，其内因为肝肾精血不足；外因为各种急慢性损伤、劳损，情志刺激也是本病发生的重要原因。早期以实证为多，晚期以虚证为主。

1. 正气不足，痰瘀互阻

随着年岁的增长和机体的衰老，患者逐渐出现肝肾气血不足。各种急慢性损伤，导致颈部经络受损，气血运行不畅，从而出现气血瘀滞的病理状态。情志不舒，则影响气机的调畅，气滞则血瘀。气机不畅以可导致津液输布失常，津液不化变生痰饮。《金匮要略》中言"血不利则为水"，正气不足，无力推动津血正常输布，从而出现痰、瘀等病理论产物。各种外来因素更加速了这一进程，痰、瘀形成之后反过来影响气血津液的输布，因此形成恶性循环。痰瘀互结为标，正气不足为本，但标急本缓。痰瘀互结，颈部督脉等经络阻塞，从而出现肢体拘急不舒等类似痉证的症状与体征。

2. 肝肾亏虚，精血失充

肝主筋，肾主骨，肾气衰则骨枯髓减，肝气衰则疲乏无力，甚至筋骨不能动。老年人"五脏皆衰，筋骨懈堕，天癸尽矣"，另外筋骨病变日久则累及肝肾"骨痹不已复感于邪，内舍于肝"导致肝肾精血更加亏虚，精血不足则筋脉失于濡养，故身体重，行步不正。肝肾久亏，阴阳气血不足，还可导致血虚生风，出现肢体动摇不定的状态，筋骨失养日久可出现肌肉萎缩，肾气不固则膀胱气化失司、失约。

本案为颈椎病（痉证），施杞教授在临床实践中，根据血瘀、腑实、水肿、外感症状、虚实特点及所表现的轻重缓急，细分五类论治：气滞血瘀、腑实内聚、浊水闭阻、邪壅经络、阴血亏损。本案施杞教授辨证为气血瘀滞，经脉失畅，故予以圣愈汤合身痛逐瘀汤、三藤饮，加服麝香保心丸，共奏益气化瘀、疏通经脉、除痹止痛。及至八诊瘀血已去，病久心脾气血两虚以调心通痹、健脾养心、解郁通痹，最后则以调身通痹方补益肝肾、益精填髓、扶正祛邪、标本兼顾，施杞教授常用调身通痹方治疗痹证日久，肝肾两虚、气血不足证所见腰膝疼痛，痿软，肢节屈伸不利，或麻木不仁者，或腰椎间盘突出症及膝骨关节病的缓解期。

案 三

高某，男，40 岁。

主诉：颈项酸楚疼痛、手麻、胸闷 4 年。

初诊（2008 - 08 - 28）：颈项酸楚疼痛，手麻，胸闷、心悸，病已 4 年，小便赤，量少，腑行正常，步履尚稳，素有胃脘不适。检查：颈压痛（++），咽喉充血（+++），霍夫曼征（-），膝反射（++），外院 MRI 示 C_5/C_6 椎间盘突出脊髓受压 I°变性，苔薄、根腻，脉弦滑。诊断：脊髓型颈椎病。此乃气血瘀滞，痰湿内蕴，治以活血化瘀，化痰蠲痹止痛。

【处方】

（1）炙黄芪 9 g、党参 12 g、当归 9 g、白芍 12 g、生地黄 9 g、川芎 9 g、柴胡 9 g、桃仁 9 g、红花 9 g、乳香 9 g、五灵脂 12 g、羌活 9 g、秦艽 9 g、制香附 12 g、川牛膝 12 g、广地龙 9 g、炙甘草 6 g、白花蛇舌草 15 g、炒白术 12 g、汉防己 15 g、蜈蚣 3 g、垂盆草 15 g、板蓝根 18 g、神曲 12 g。28 剂，水煎服，每天 1 剂，每天 2 次。

（2）麝香保心丸,每次 2 粒,每天 2 次,药汤送服。

二诊(2008 - 09 - 25)：诸恙渐缓,稍有胃脘作胀,胁痛,二便正常,苔薄,脉细。再以调摄。

【处方】

（1）炙黄芪 9 g、党参 12 g、当归 9 g、白芍 12 g、生地黄 9 g、川芎 9 g、柴胡 9 g、桃仁 9 g、红花 9 g、乳香 9 g、五灵脂 12 g、羌活 9 g、秦艽 9 g、制香附 12 g、川牛膝 12 g、广地龙 9 g、炙甘草 6 g、制苍术 9 g、粉葛根 12 g、络石藤 15 g、鸡血藤 12 g、垂盆草 15 g、神曲 12 g。21 剂,水煎服,每天 1 剂,每天 2 次。

（2）麝香保心丸,每次 2 粒,每天 2 次,药汤送服。

三诊(2008 - 10 - 16)：腰脊酸楚疼痛已有明显缓解,胃纳、二便均可,稍有皮肤瘙痒,苔薄,脉细,治以调摄。

【处方】

（1）炙黄芪 9 g、党参 12 g、当归 9 g、白芍 12 g、生地黄 9 g、川芎 9 g、柴胡 9 g、桃仁 9 g、红花 9 g、乳香 9 g、五灵脂 12 g、羌活 9 g、秦艽 9 g、制香附 12 g、川牛膝 12 g、广地龙 9 g、炙甘草 6 g、制苍术 9 g、粉葛根 12 g、川桂枝 9 g、制香附 12 g、八月札 12 g、垂盆草 15 g、神曲 12 g、粉萆薢 12 g。28 剂,水煎服,每天 1 剂,每天 2 次。

（2）麝香保心丸,每次 2 粒,每天 2 次,药汤送服。

四诊(2009 - 07 - 23)：近期颈项胸膺疼痛,稍有手麻,素有胃炎,胃脘作胀,苔薄,脉细滑。此乃气机未畅,经脉不遂,治以活血祛瘀,行气止痛。

【处方】

（1）当归 9 g、白芍 12 g、生地黄 9 g、川芎 12 g、桃仁 9 g、红花 9 g、柴胡 9 g、枳壳 12 g、桔梗 12 g、川牛膝 12 g、秦艽 9 g、炒羌活 9 g、粉葛根 12 g、白花蛇舌草 30 g、制香附 12 g、香谷芽 12 g、青风藤 12 g。28 剂,水煎服,每天 1 剂,每天 2 次。

（2）麝香保心丸,每次 2 粒,每天 2 次,药汤送服。

五诊(2009 - 08 - 20)：药后均缓,近期每有心烦、精神失畅,二便正常,素有胃炎,胃脘胀痛,苔薄腻,脉细滑。再以调摄。

【处方】

（1）炙黄芪 9 g、党参 12 g、当归 9 g、白芍 12 g、生地黄 9 g、川芎 12 g、柴胡 9 g、茯神 15 g、远志 9 g、酸枣仁 15 g、木香 9 g、苍术 9 g、制香附 12 g、栀子 9 g、神曲 12 g、大枣 9 g、炙甘草 6 g、延胡索 15 g、鸡血藤 12 g、大枣 9 g、合欢皮 15 g。28 剂,水煎服,每天 1 剂,每天 2 次。

（2）麝香保心丸,每次 2 粒,每天 2 次,药汤送服。

六诊(2011 - 04 - 21)：颈项疼痛,两手麻木,腰脊酸楚,两膝牵掣,素有胃炎,二便正常,苔薄腻,脉细滑。治以调和气血,疏通经脉。

【处方】

炙黄芪 9 g、党参 12 g、当归 9 g、白芍 12 g、生地黄 9 g、川芎 9 g、柴胡 9 g、桂枝 9 g、粉葛

根 12 g、大枣 9 g、炙甘草 6 g、姜半夏 9 g、秦艽 9 g、炒羌活 9 g、鸡血藤 12 g、制香附 12 g、广郁金 9 g、白花蛇舌草 30 g。28 剂,水煎服,每天 1 剂,每天 2 次。

按: 由于颈椎间盘退行性改变继发的一系列病理变化,造成脊髓受压与缺血,引起脊髓传导功能障碍者称为脊髓型颈椎病。中医学认为本病为本虚标实之证,其内因为肝肾精血不足;外因为各种急慢性损伤、劳损,情志刺激也是本病发生的重要原因。早期以实证为多,晚期以虚证为主。本案施杞教授辨证为气血瘀滞,痰湿内蕴,经脉不遂。王清任云"痹证有瘀血说,用身痛逐瘀汤,若虚弱,量加黄芪一二两",故选用圣愈汤调摄气血,身痛逐瘀汤活血化瘀、蠲痹止痛,葛根以解肌止痛,并为引经药,可率诸药上达于颈,使之药到病所。肝主筋,肝经失畅,则可出现下肢拘紧,故方取柴胡、芍药以疏肝解郁、柔肝止痛。广地龙疏通经络活血化瘀,白花蛇舌草、制香附、香谷芽、八月札、大枣等顾护脾胃。五诊时瘀血已去,病久心脾气血两虚以调心通痹健脾养心,解郁通痹。

案四

刘某,男,43 岁。

主诉: 颈项酸楚伴手麻已有 2 年余。

初诊(2005 - 04 - 04): 颈项酸楚伴手麻已有 2 年余,两上肢搬物乏力,久坐下肢麻木,步履尚可,血脂偏高,脂肪肝,时有头晕,胸闷。检查:颈部压痛(++),咽喉充血(++++),霍夫曼征(+),杵状指,膝反射(+++)。MRI(2004 - 03 - 26)示 C_5/C_6 椎间盘突出伴髓内缺血灶形成。苔薄,脉细滑。诊断:脊髓型颈椎病。此乃气血瘀滞,经脉不遂,治以益气化瘀通络。

【处方】

炙黄芪 12 g、党参 12 g、丹参 12 g、全当归 9 g、赤芍 12 g、白芍 12 g、炒川芎 12 g、粉葛根 12 g、莪术 15 g、秦艽 9 g、蜈蚣 2 条、炙地鳖 9 g、青风藤 15 g。14 剂,水煎服,每天 1 剂,每天 2 次。

二诊(2005 - 06 - 13): 诸恙均缓,颈项疼痛手麻,苔薄,脉细。再以前法。

【处方】

炙黄芪 12 g、党参 12 g、丹参 12 g、全当归 9 g、赤芍 12 g、白芍 12 g、炒川芎 12 g、粉葛根 12 g、虎杖根 15 g、炙地鳖 9 g、蜈蚣 2 条、伸筋草 15 g。7 剂,水煎服,每天 1 剂,每天 2 次。

三诊(2006 - 06 - 22): 颈项酸楚、手麻已缓,胃纳、二便均可,多汗,苔薄白、质淡,脉细滑。再以健脾益气,补养肝肾。

【处方】

炙黄芪 12 g、党参 12 g、丹参 12 g、全当归 9 g、赤芍 12 g、白芍 12 g、炒川芎 12 g、粉葛根 12 g、秦艽 9 g、川桂枝 9 g、炒羌活 9 g、淫羊藿 12 g、山茱萸 12 g、巴戟天 12 g、肉苁蓉 18 g、蜈蚣 3 g、制香附 12 g、炙甘草 6 g。14 剂,水煎服,每天 1 剂,每天 2 次。

四诊(2010-01-28)：经治后诸恙均瘥,无颈痛、手麻、步履不稳等症状,近期稍有腰痛,复查 MRI 示 C_5/C_6 椎间盘突出脊髓受压,相应平面脊髓高信号等均较 2004 年明显改善,停药(2006 年 8 月迄今)近 3 年半。检查:四肢肌力 5 级,感觉正常,霍夫曼征右(+)、左(±),膝反射(++),踝反射(++),无阵挛,病理征(-),苔薄腻,脉弦细。此乃气血渐和,肝肾不足,治以滋阴补肾,填精益髓,通络止痛。

【处方】

炙黄芪 9 g、党参 12 g、当归 9 g、白芍 12 g、熟地黄 12 g、川芎 12 g、柴胡 9 g、山茱萸 12 g、怀山药 18 g、枸杞子 12 g、鹿角片 12 g、菟丝子 12 g、川牛膝 12 g、炙龟板 9 g、鸡血藤 12 g、香谷芽 12 g、炙甘草 6 g、络石藤 15 g、青风藤 15 g、海风藤 15 g、威灵仙 15 g。30 剂,水煎服,每天 1 剂,每天 2 次。

五诊(2011-04-07)：脊髓型颈椎病经治疗后步履拘紧、无力、手麻均明显缓解,时有脘腹作胀,腑行乏力。检查:霍夫曼征右(±)、左(-),膝反射(++),苔薄腻,脉细滑。再以调和气血,化湿畅中。

【处方】

炙黄芪 9 g、党参 12 g、当归 9 g、白芍 12 g、熟地黄 12 g、川芎 12 g、柴胡 9 g、独活 9 g、桑寄生 12 g、秦艽 9 g、防风 12 g、桂枝 9 g、茯苓 15 g、杜仲 12 g、川牛膝 12 g、炙甘草 6 g、制苍术 9 g、制川朴 9 g、火麻仁 15 g、制香附 12 g。14 剂,水煎服,每天 1 剂,每天 2 次。

按：本案初诊颈项酸楚伴手麻已有 2 年余,两上肢搬物乏力,久坐下肢麻木,步履尚可,血脂偏高,脂肪肝,时有头晕、胸闷。检查:颈部压痛(++),咽喉充血(++++),霍夫曼征(+),杵状指,膝反射(+++),MRI 示 C_5/C_6 椎间盘突出伴髓内缺血灶形成,苔薄,脉细滑。诊断为脊髓型颈椎病,为气血瘀滞,经脉不遂,治以益气化瘀通络法,开路方选圣愈汤加粉葛根、莪术、秦艽、蜈蚣、炙地鳖、青风藤等益气活血、破瘀通络。三诊时颈项酸楚、手麻已缓,胃纳、二便均可,多汗,苔薄白、质淡,脉细滑,为气血不足,肝肾亏虚,再以健脾益气、补养肝肾。圣愈汤合桂枝加葛根汤,加淫羊藿、山茱萸、巴戟天、肉苁蓉温补肝肾,蜈蚣祛风通络。四诊时诸恙均瘥,无颈痛、手麻、步履不稳等症状,近期稍有腰痛,复查 MRI 示 C_5/C_6 椎间盘突出脊髓受压,相应平面脊髓高信号等均较 2004 年明显改善,停药近 3 年半,四肢肌力 5 级,感觉正常,苔薄腻,脉弦细。此乃气血渐和,肝肾不足,治以滋阴补肾、填精益髓,通络止痛,方选益肾通痹方合三藤饮及调身通痹方收功。施杞教授在临证中十分重视气、血、痰、瘀的辨证,认为颈椎病发病责之为肝、脾、肾气血亏虚,风寒湿邪气外袭,痰瘀互结、痹阻经络为主要病因病机。实验证实高脂血症、高黏血症是痰瘀病邪的生物化学基础。脂质代谢异常可作为"痰浊"的物质基础,而血液的高黏滞性、血液流变性及血小板功能异常与中医"血瘀"的病理变化一致。本案患者血脂偏高、脂肪肝,属于典型痰瘀质。施杞教授提出"调和气血"防治椎间盘退变性疾病的学术思想及"益气化瘀"的防治法则,形成了"中医药防治椎间盘退变性疾病"的学术思想体系,运用益气化瘀通络方治疗 3 938 例颈椎病,总有效率 93.25%。在益气化瘀通络方治疗颈椎病的随机双盲双模拟、安慰剂对照、多中心临床试验(2003~2004 年)中,治疗 4 周后,治疗组总有效率

89.3%,对照组32.1%(*P*<0.01);治疗组在改善颈项部疼痛或不适、上肢放射性疼痛、上肢麻木、眩晕、神疲、肢体乏力、颈部活动度、皮肤感觉等症状体征方面分值下降明显,优于对照组,分级评分*P*<0.001。

案五

张某,女,40岁。

主诉:颈腰背疼痛,两胁牵掣半年余。

初诊(2009 - 02 - 12):颈腰疼痛,两胁牵掣,背部疼痛,病已半年,两侧浮肋端疼痛,压痛明显,稍服凉食品即感胃部不适,小便、月事均可,便燥,夜寐欠宁,苔薄,脉细。诊断:脊髓型颈椎病。此乃气阴不足,经脉失畅,治以益气养血,破瘀通络,疏肝解痉,行气和胃。

【处方】

炙黄芪9 g、党参12 g、当归9 g、白芍12 g、生地黄9 g、川芎12 g、柴胡9 g、红花9 g、桃仁9 g、天花粉12 g、穿山甲6 g、炙甘草6 g、制大黄9 g、首乌藤30 g、合欢皮12 g、制香附12 g、八月札12 g、广木香9 g、大枣9 g、鸡血藤12 g。14剂,水煎服,每天1剂,每天2次。

二诊(2009 - 05 - 14):药后颈项、肩背部疼痛、两胁牵掣均缓,两胁肋处压痛,胃纳、二便、月事均可,苔薄、质紫,脉细。再以前法。

【处方】

炙黄芪9 g、党参12 g、当归9 g、白芍12 g、生地黄9 g、川芎12 g、柴胡9 g、红花9 g、桃仁9 g、天花粉12 g、穿山甲6 g、炙甘草6 g、制大黄9 g、首乌藤30 g、合欢皮12 g、制香附12 g、八月札12 g、广木香9 g、大枣9 g、鸡血藤12 g、仙茅12 g、淫羊藿12 g、玄参12 g、金石斛9 g、肥知母9 g。14剂,水煎服,每天1剂,每天2次。

三诊(2009 - 09 - 03):颈项及两腰背部时有疼痛,胃纳、二便、月事均可,口干、口苦,腰痛,时有汗出,苔薄,脉细。此乃经脉失畅,湿热未清。再以清热利湿,疏风祛瘀。

【处方】

炙黄芪9 g、党参12 g、当归9 g、赤芍12 g、生地黄9 g、川芎12 g、柴胡9 g、苦参9 g、苍术9 g、白术9 g、升麻9 g、防风12 g、羌活12 g、葛根9 g、知母9 g、猪苓12 g、茵陈12 g、黄芩9 g、仙茅12 g、淫羊藿12 g、香谷芽12 g、大枣9 g。14剂,水煎服,每天1剂,每天2次。

四诊(2009 - 10 - 29):背脊疼痛,两腰牵掣与天气无关,10年前曾有外伤史,嗣后久坐每有加重,胃纳、二便均可,口干、口苦少津,苔薄,脉细。此乃肾精不足,经脉失畅,再以益肾痛痹止痛。

【处方】

炙黄芪9 g、党参12 g、当归9 g、白芍12 g、熟地黄12 g、川芎12 g、柴胡9 g、山茱萸12 g、怀山药18 g、枸杞子12 g、鹿角片12 g、菟丝子12 g、川牛膝12 g、炙龟板9 g、鸡血藤12 g、香谷芽12 g、炙甘草6 g、秦艽9 g、羌活9 g、独活9 g、金雀根15 g、香谷芽12 g。14剂,水煎服,每天 1 剂,每天 2 次。

五诊(2009 - 12 - 03):自觉两胁疼痛,两肋缘下部压痛,久坐加重,胃纳欠佳,二便尚可,苔薄白、质红,脉细。再以调摄。

【处方】

炙黄芪 9 g、党参 12 g、当归 9 g、白芍 12 g、熟地黄 12 g、川芎 12 g、柴胡 9 g、山茱萸 12 g、怀山药 18 g、枸杞子 12 g、鹿角片 12 g、菟丝子 12 g、川牛膝 12 g、炙龟板 9 g、制香附 12 g、鸡血藤 12 g、青风藤 12 g、八月札 12 g、旋覆梗 12 g、大枣 9 g、炒羌活 9 g。14 剂,水煎服,每天 1 剂,每天 2 次。

六诊(2010 - 03 - 04):诸恙均缓,精神亦振,腑行偏燥,口干、牙齿作痛,苔薄,脉细。再以前法。

【处方】

炙黄芪 9 g、党参 12 g、当归 9 g、白芍 12 g、熟地黄 12 g、川芎 12 g、柴胡 9 g、山茱萸 12 g、怀山药 18 g、枸杞子 12 g、鹿角片 12 g、菟丝子 12 g、川牛膝 12 g、炙龟板 9 g、制香附 12 g、鸡血藤 12 g、络石藤 12 g、八月札 12 g、旋覆梗 12 g、大枣 9 g、炒羌活 9 g、甘草 9 g、玄参 12 g。14 剂,水煎服,每天 1 剂,每天 2 次。

七诊(2010 - 05 - 06):诸恙均缓,精神亦佳,时有胸胁、背脊左侧疼痛,胸闷心悸,苔薄,脉细滑。再以前法。

【处方】

炙黄芪 9 g、党参 12 g、当归 9 g、白芍 12 g、熟地黄 12 g、川芎 12 g、柴胡 9 g、山茱萸 12 g、怀山药 18 g、枸杞子 12 g、鹿角片 12 g、菟丝子 12 g、川牛膝 12 g、炙龟板 9 g、制香附 12 g、广郁金 9 g、炙地鳖 9 g、络石藤 15 g、路路通 15 g。14 剂,水煎服,每天 1 剂,每天 2 次。

八诊(2010 - 11 - 11):诸恙均缓,近期左腰痛时作,二便正常,经事亦正常,苔薄,脉细。再以前法。

【处方】

炙黄芪 9 g、党参 12 g、当归 9 g、白芍 12 g、熟地黄 12 g、川芎 12 g、柴胡 9 g、独活 9 g、桑寄生 12 g、秦艽 9 g、防风 12 g、桂枝 9 g、茯苓 15 g、杜仲 12 g、川牛膝 12 g、炙甘草 6 g、川楝子 9 g、延胡索 15 g、制香附 12 g。14 剂,水煎服,每天 1 剂,每天 2 次。

九诊(2011 - 01 - 13):诸恙均缓未已,胸背疼痛走窜牵掣,经行尚可,口干便燥,苔薄、质红,脉细。再以前法。

【处方】

炙黄芪 9 g、党参 12 g、当归 9 g、白芍 12 g、熟地黄 12 g、川芎 12 g、柴胡 9 g、独活 9 g、桑寄生 12 g、秦艽 9 g、防风 12 g、桂枝 9 g、茯苓 15 g、杜仲 12 g、川牛膝 12 g、炙甘草 6 g、麦冬 9 g、玄参 12 g、金石斛 12 g、川蜈蚣 3 g、参三七粉 3 g^{另吞}、制香附 12 g。14 剂,水煎服,每天 1 剂,每天 2 次。

按:施杞教授提出脊髓型颈椎病当从"痉、痿"论治,如出现肢体麻木、疼痛、僵硬、发抖、无力、颤抖、行走困难、肌张力增高、腱反射亢进、胸胁裹束感等,中医辨证为痉证,病在筋脉,为肝所主,恶血留肝,致气血失和,经脉不畅,治以痉痹方破瘀通络,疏肝解痉。施杞教授常将痉痹方用于颈椎病痉证及慢性筋骨病肢体拘紧、胸胁裹束者。本案患者颈腰背疼痛,两胁牵掣,施杞教授辨证其为气阴不足,肝失濡养,经脉失畅,当从痉证辨治,治疗当以破瘀通络、疏肝解痉,方选痉痹方加制大黄、首乌藤、合欢皮、制香附、八月札、广木香、大枣、鸡血藤,共奏行气通腑,破瘀通络、疏肝解痉,养血安神。四诊背脊疼痛,两腰牵掣与天气无关,久坐每有加重,胃纳、二便均可,口干、口苦少津,苔薄,脉细,为肾精不足,经脉失畅,予益肾通痹方减调摄。

施杞教授常用左归丸合用圣愈汤加减治疗颈腰椎病、膝骨关节病、骨质疏松症以肾阴虚为主者,黄芪、党参益气补脾,四物汤(当归、白芍、川芎、熟地黄)养血活血,气血充足则肾中阴精化源无竭;柴胡疏肝理气,为肝经引经药。诸药合用,共奏滋阴补肾,填精益髓之功。施杞教授在运用该方过程中常常加用健脾之品,因《灵枢·本神》中有"脾气虚则四肢不用",《素问·痿论》中有"治痿独取阳明",脾为后天之本,主四肢百骸,先天之精有赖于后天之脾胃运化水谷精微的不断充养,加陈皮、佛手片、八月札、春砂仁、神曲、制香附、炒谷芽等健脾行胃,化食消积。患者夜寐不宁,加枣仁、合欢皮、首乌藤、抱茯神养血补肝,宁心安神。患者疼痛较剧者,可加用青风藤、鸡血藤、蓬莪术化瘀通络。

案六

王某,女,65 岁。

主诉:颈腰四肢酸楚疼痛,手麻胸背窜痛 3 年。

初诊(2003 - 12 - 08):颈腰四肢酸楚疼痛,手麻胸背窜痛,病已 3 年,腑行失畅,步履拘紧不稳,握摄乏力,苔薄,脉细滑。诊断:脊髓型颈椎病。此乃气阴两虚,肾阴元阳不足,痰瘀内留,治以益气养阴,补肾填精,行气通腑,化痰通络。

【处方】

炙黄芪 12 g、党参 12 g、丹参 12 g、全当归 9 g、秦艽 9 g、川芎 9 g、粉葛根 12 g、炒羌活 9 g、巴戟天 12 g、鹿角胶 12 g、软柴胡 9 g、生大黄 6 g、熟大黄 6 g、炙甘草 6 g、伸筋草 12 g。14 剂,水煎服,每天 1 剂,每天 2 次。药渣敷颈项部。第三煎水泡脚,每晚 30 分钟。

二诊(2004 - 02 - 09):药后四肢酸楚、疼痛、麻木均可,步履有力较稳,腑行亦畅,苔薄,脉细。再以前法。

【处方】

炙黄芪 12 g、党参 12 g、丹参 12 g、全当归 12 g、秦艽 9 g、川芎 9 g、粉葛根 12 g、炒羌活 9 g、巴戟天 9 g、鹿角胶 12 g、软柴胡 9 g、熟大黄 6 g、炙甘草 6 g、炙鳖甲 12 g、熟地黄 9 g、山楂 12 g、神曲 12 g。14 剂,水煎服,每天 1 剂,每天 2 次。药渣敷颈项部。第三煎水泡脚,每晚 30 分钟。

三诊(2004 - 04 - 05):两膝四肢酸痛、步履拘紧不稳已缓,颈项尚有牵掣,腑行失畅,苔薄,脉细。

【处方】

炙黄芪9g、党参12g、当归9g、白芍12g、生地黄9g、川芎9g、柴胡9g、桃仁9g、红花9g、乳香9g、五灵脂12g、羌活9g、秦艽9g、制香附12g、川牛膝12g、广地龙9g、炙甘草6g、熟大黄6g、火麻仁9g、鹿角片12g、巴戟天12g、肉苁蓉18g。14剂,水煎服,每天1剂,每天2次。药渣敷颈项部。第三煎水泡脚,每晚30分钟。

四诊(2004-06-04)：颈腰疼痛,两手麻木,近期劳作,腰部岔气,活动牵掣,便秘失调,胃纳、二便尚可,苔薄,脉细滑。再以前法。

【处方】

炙黄芪12g、党参12g、丹参12g、全当归9g、赤芍9g、白芍9g、川芎9g、鸡血藤12g、老鹳草12g、青风藤12g、川楝子9g、延胡索9g、软柴胡9g、补骨脂9g、厚杜仲12g、香谷芽12g、炙甘草6g、生大黄3g、熟大黄3g、肉苁蓉18g。14剂,水煎服,每天1剂,每天2次。药渣敷颈项部。第三煎水泡脚,每晚30分钟。

五诊(2004-09-16)：诸恙均缓,近期时有手麻,活动后好转,腑行不畅,苔薄,脉细。再以调和气血,舒筋通脉。

【处方】

炙黄芪9g、党参12g、当归9g、白芍12g、生地黄9g、川芎9g、柴胡9g、桂枝9g、粉葛根12g、大枣9g、炙甘草6g、生蜈蚣3g、熟大黄6g、肉苁蓉18g、淫羊藿9g、春砂仁3g、肥玉竹9g。14剂,水煎服,每天1剂,每天2次。药渣敷颈项部。第三煎水泡脚,每晚30分钟。

六诊(2004-11-22)：颈腰酸楚、步履拘紧不稳、握摄乏力治后均缓,手足少温,苔薄,脉细。再以前法。

【处方】

炙黄芪9g、党参12g、当归9g、白芍12g、生地黄9g、川芎9g、柴胡9g、桂枝9g、粉葛根12g、大枣9g、炙甘草6g、肉苁蓉18g、巴戟天9g、火麻仁15g、生大黄3g、熟大黄3g。14剂,水煎服,每天1剂,每天2次。药渣敷颈项部。第三煎水泡脚,每晚30分钟。

七诊(2005-03-02)：症情稳定,步履尚有力,便秘,口干,苔薄,脉细。再以前法。

【处方】

炙黄芪9g、党参12g、当归9g、白芍12g、熟地黄12g、川芎9g、柴胡9g、山茱萸12g、茶树根15g、肉苁蓉12g、附子9g、肉桂6g、五味子9g、麦冬12g、石斛9g、石菖蒲18g、淡远志9g、茯苓15g、玄参9g、五味子9g、生大黄3g、熟大黄3g、川桂枝9g。14剂,水煎服,每天1剂,每天2次。药渣敷颈项部。第三煎水泡脚,每晚30分钟。

八诊(2005-06-06)：颈腰酸楚疼痛、步履拘紧不稳、握摄乏力等诸恙均缓,胃纳、二便尚可。检查：霍夫曼征(-),膝反射(+++),MRI示L_5/S_1椎间盘膨隆、腰椎体退变,苔薄,脉细。

【处方】

炙黄芪9g、党参12g、当归9g、白芍12g、熟地黄12g、川芎9g、柴胡9g、山茱萸12g、茶树根15g、肉苁蓉12g、附子9g、肉桂6g、五味子9g、麦冬12g、石斛9g、石菖蒲18g、淡远志9g、茯苓15g、生大黄3g、熟大黄3g、虎杖根9g、伸筋草12g。14剂,水煎服,每天1剂,每天2次。药渣敷颈项部。第三煎水泡脚,每晚30分钟。

九诊(2005-10-27):颈腰疼痛、下肢步履拘紧、手麻等均缓,近期胸闷较甚,小腿夜里时有抽痛,腑行亦畅,四肢少温,苔薄,脉细。再以前法。

【处方】

炙黄芪12g、软柴胡9g、党参9g、丹参9g、全当归9g、赤芍9g、白芍9g、川芎9g、炒枳壳9g、瓜蒌皮9g、姜半夏9g、茯苓12g、茯神12g、穿山甲片6g、鸡血藤12g、生龙骨30g^{先煎}、生牡蛎30g^{先煎}、生大黄3g、熟大黄3g、肉苁蓉18g、制香附12g、炙甘草6g、炙地鳖9g。14剂,水煎服,每天1剂,每天2次。药渣敷颈项部。第三煎水泡脚,每晚30分钟。

十诊(2006-03-09):颈腰酸楚、下肢拘紧已缓,腑行失畅、夜寐不宁均瘥,苔薄、质红,脉细。此乃气血失和,经脉失畅,治以益气化瘀,温肾通痹,舒筋止痛。

【处方】

炙黄芪12g、党参9g、丹参9g、全当归9g、赤芍9g、白芍9g、川芎9g、软柴胡9g、生地黄12g、熟地黄12g、川桂枝9g、熟附片9g、肉苁蓉18g、生大黄3g、熟大黄3g、生麻黄9g、淫羊藿9g、制何首乌18g、首乌藤18g、炒枣仁9g、制香附9g、炙甘草6g。14剂,水煎服,每天1剂,每天2次。药渣敷颈项部。第三煎水泡脚,每晚30分钟。

十一诊(2006-05-18):药后诸恙均缓,四肢少温,腑行失畅,胃纳可,夜寐欠安,头晕,心悸胸闷,苔薄,脉细沉。再以调摄。

【处方】

(1)炙黄芪12g、党参9g、丹参9g、全当归9g、赤芍9g、白芍9g、川芎9g、软柴胡9g、生地黄9g、熟地黄9g、川桂枝9g、熟附片9g、肉苁蓉18g、生大黄3g、熟大黄3g、淫羊藿12g、制何首乌18g、首乌藤18g、炒枣仁9g、制香附9g、炙甘草6g、玄参9g、茶树根12g、麦冬9g。14剂,水煎服,每天1剂,每天2次。药渣敷颈项部。第三煎水泡脚,每晚30分钟。

(2)麝香保心丸,每次2粒,每天2次,药汤送服。

十二诊(2006-07-20):头晕、手麻、步履拘紧、便秘均瘥,四肢少温,苔薄,脉细滑。再以前法。

【处方】

(1)炙黄芪12g、党参12g、丹参12g、全当归9g、赤芍9g、白芍9g、川芎9g、软柴胡9g、生地黄9g、熟地黄9g、川桂枝9g、熟附片9g、肉苁蓉18g、生大黄3g、熟大黄3g、生麻黄9g、淫羊藿12g、制何首乌18g、首乌藤18g、炒枣仁9g、制香附12g、炙甘草6g、玄参9g、粉葛根12g。14剂,水煎服,每天1剂,每天2次。药渣敷颈项部。第三煎水泡脚,每晚30分钟。

（2）麝香保心丸,每次 2 粒,每天 2 次,药汤送服。

十三诊（2006 - 09 - 18）:脊髓型颈椎病经治后下肢步履已较正常,右前臂内侧近期疼痛,胃纳尚可,口干,便秘,夜寐不宁,苔薄、质红,脉沉细带弦。此乃气阴两虚,肾阴元阳不足,痰瘀内留未净。再以益气养阴,补肾填精,润肠通便,化瘀通络。

【处方】

（1）炙黄芪 12 g、太子参 9 g、全当归 9 g、炒白芍 9 g、川芎 9 g、茯苓 9 g、茯神 9 g、炒白术 9 g、炒子芩 9 g、软柴胡 9 g、熟地黄 9 g、山茱萸 12 g、肉苁蓉 15 g、火麻仁 9 g、炒枣仁 12 g、制何首乌 18 g、首乌藤 18 g、制香附 12 g、炙甘草 6 g、川牛膝 12 g。14 剂,水煎服,每天 1 剂,每天 2 次。药渣敷颈项部。第三煎水泡脚,每晚 30 分钟。

（2）麝香保心丸,每次 2 粒,每天 2 次,药汤送服。

十四诊（2006 - 11 - 28）:颈项酸楚、下肢作僵、麻木均少,左膝疼痛略肿,便秘、多梦,四肢少温,苔薄,脉细沉。此乃肝肾不足,气血失养,再以调摄。

【处方】

（1）炙黄芪 12 g、党参 9 g、丹参 9 g、全当归 12 g、赤芍 9 g、白芍 9 g、川芎 9 g、熟地黄 9 g、软柴胡 9 g、生大黄 3 g、熟大黄 3 g、火麻仁 12 g、肉苁蓉 15 g、川桂枝 9 g、熟附片 9 g、肥知母 9 g、秦艽 9 g、鸡血藤 12 g、川牛膝 2 g、制何首乌 15 g、首乌藤 15 g、金石斛 9 g、生龙骨 30 g[先煎]、生牡蛎 30 g[先煎]、炙甘草 6 g、生铁落 30 g[先煎]、大枣 9 g、生姜片 9 g。14 剂,水煎服,每天 1 剂,每天 2 次。药渣敷颈项部。第三煎水泡脚,每晚 30 分钟。

（2）麝香保心丸,每次 2 粒,每天 2 次,药汤送服。

十五诊（2006 - 12 - 28）:诸恙如前,步履如常,入冬后颈项酸楚,活动牵掣,胃纳、二便均可,苔薄、质紫,脉细沉。再以调摄。

【处方】

（1）炙黄芪 9 g、党参 12 g、丹参 12 g、全当归 9 g、赤芍 12 g、白芍 12 g、川芎 9 g、熟地黄 9 g、软柴胡 9 g、生大黄 3 g、熟大黄 3 g、火麻仁 12 g、肉苁蓉 15 g、川桂枝 9 g、肥知母 9 g、秦艽 9 g、炙甘草 6 g、生铁落 30 g[先煎]、大枣 9 g、炙麻黄 9 g、陈阿胶 9 g[烊化]。14 剂,水煎服,每天 1 剂,每天 2 次。药渣敷颈项部。第三煎水泡脚,每晚 30 分钟。

（2）麝香保心丸,每次 2 粒,每天 2 次,药汤送服。

按:脊髓型颈椎病临床上表现为筋脉弛缓,肌肉消瘦,手足麻木,萎软无力,肌张力下降,细分四类进行论治。① 中弱元虚:为中气虚弱、元气虚损。治则守循治痿独取阳明之法。② 肝肾亏虚:因元气耗伤,肾虚不能灌溉,血虚不能营养者。治宜补益肝肾。③ 气血不足:气血不足则推动乏力,筋脉失养,感觉不敏,屈伸不利,甚者部分肌肉萎缩。治宜调补气血,方选归脾汤加减。④ 脾虚湿重:脾虚不能运化水湿,则因于湿,首如裹,湿热不攘,大筋软短,软短为拘,弛长为痿。治宜健脾化湿,方选香砂六君丸。临证时常相互夹杂,本案颈腰四肢酸楚疼痛,手麻胸背窜痛,腑行失畅,步履拘紧不稳,握摄乏力。施杞教授辨证为气阴两虚,肾阴元阳不足,痰瘀内留,本虚标实之证,治则以益气养阴、补肾填精、行气通腑、化痰通络,施杞教授常予"痿痹方"治疗,方中炙黄芪味甘,性温,益气活血,合党参大补脾肺之气,益生化之源;当归、川芎养血活血;鸡血藤补血活血通络;白术健脾化湿;柴胡疏肝理气,调达全身气机;熟地黄、肉苁蓉、山茱萸、巴戟天、附子益元固肾;熟附子、鹿茸补肾阳且吸纳浮阳;五味子、麦冬、熟地黄滋阴敛液;石菖蒲清窍化痰;茯苓安神;党参、麦冬、五味子取参麦饮之意,益气养阴,使津液有生化之源。再加用活血行气通腑剂,诸药合用共奏补养肝脾,温肾通督,行气通腑,化痰通络之功。使用麝香保心丸,是继承石氏伤科用麝香能化阳通腠理,能引药透达的经验。另外,麝香保心丸还具有活血通经消肿止痛功效。

案七

陈某,男,60 岁。

主诉:颈项酸楚,两上肢抬举无力 3 年余。

初诊(2008‑05‑20):颈项酸楚,周身疼痛,两上肢抬举无力,胸胁失畅,背脊如钢丝紧扎,气短如绳束,腑行欠畅,步履拘紧,四肢麻木畏冷,右下肢感觉迟钝,两手肿胀,口苦、口干,病已 3 年余。外院 MRI 示 C_2/C_3、C_3/C_4、C_4/C_5、C_6/C_7 椎间盘突出,椎管狭窄,脊髓变性,部分节段黄韧带肥厚,后纵韧带骨化,霍夫曼征(++),膝反射(++),苔薄腻、质紫,脉细沉。诊断:脊髓型颈椎病。此乃气血瘀滞,经脉失畅,治以和营通络,泻腑宽胸。

外院西医建议手术,患者拒绝,并要求中药调治。

【处方】

(1)炙黄芪 9 g、党参 12 g、当归 9 g、白芍 12 g、熟地黄 12 g、川芎 12 g、柴胡 9 g、生大黄 6 g、元明粉 15 g、甘遂 3 g、全瓜蒌 9 g、半夏 9 g、黄连 6 g、怀山药 18 g、高良姜 9 g、延胡索 18 g。14 剂,水煎服,每天 1 剂,每天 2 次。

(2)麝香保心丸,每次 2 粒,每天 2 次,药汤送服。

(3)注意颈部防护,避免外伤。

二诊(2008‑06‑04):药后胸胁裹束感渐缓,背脊如钢丝紧扎已瘥,便溏,每天 6~7 次,手抖,畏冷,足跗肿胀,口干、口苦,苔黄腻,脉沉细。再以调摄。

【处方】

(1)炙黄芪 9 g、党参 12 g、当归 9 g、白芍 12 g、熟地黄 12 g、川芎 12 g、柴胡 9 g、生大黄 6 g、元明粉 9 g、甘遂 3 g、全瓜蒌 9 g、半夏 9 g、黄连 6 g、熟附片 9 g、高良姜 9 g、生石决明 30 g^{先煎}。14 剂,水煎服,每天 1 剂,每天 2 次。

(2)麝香保心丸,每次 2 粒,每天 2 次,药汤送服。

三诊(2008‑06‑17):药后胸胁裹束已缓,步履尚觉拘紧,口干已缓,腑行每天 1 次,苔薄黄腻,脉弦细。治守前法。

【处方】

(1)炙黄芪 9 g、党参 12 g、当归 9 g、白芍 12 g、熟地黄 12 g、川芎 12 g、柴胡 9 g、生大黄

6g、甘遂3g、全瓜蒌9g、半夏9g、黄连6g、蜈蚣3g、首乌藤30g、炒栀子12g。14剂,水煎服,每天1剂,每天2次。

（2）麝香保心丸,每次2粒,每天2次,药汤送服。

四诊(2008-07-01):诸恙如前,四肢笨拙,坐立不稳,活动牵掣,腑行正常,苔薄腻、质紫,脉细弦。治以活血化瘀,祛风除湿,通络止痛,行气通腑。

【处方】

（1）炙黄芪9g、党参12g、当归9g、白芍12g、生地黄9g、川芎9g、柴胡9g、桃仁9g、红花9g、乳香9g、羌活9g、秦艽9g、制香附12g、川牛膝12g、炙甘草6g、炙全蝎3g、蜈蚣3g、制苍术12g、制川朴12g、生大黄6g、熟大黄6g、炒枳实12g。14剂,水煎服,每天1剂,每天2次。

（2）麝香保心丸,每次2粒,每天2次,药汤送服。

五诊(2011-07-18):颈腰疼痛,手足肿胀,四肢抖动,头部汗出较多,小便失约、乏力,腑行尚可(每天1次),苔薄腻,脉细沉。此乃气血不足,经脉失养,治以益气化瘀,镇肝息风,通络止痛。

【处方】

（1）生黄芪30g、当归9g、赤芍12g、白芍12g、地龙9g、川芎12g、红花9g、桃仁9g、苍术12g、白术12g、制川朴12g、粉葛根12g、秦艽9g、生龙骨30g^先煎、生牡蛎30g^先煎、紫贝齿30g^先煎、汉防己15g、猪苓15g、赤苓15g、蜈蚣3g。14剂,水煎服,每天1剂,每天2次。

（2）麝香保心丸,每次2粒,每天2次,药汤送服。

六诊(2008-07-29):精神气色均较改善,两手肿胀亦缓,腑行较畅,偏溏、小便失约亦瘥,口苦亦少,苔薄黄腻,脉弦滑偏沉。此乃阳气不足,任督失养,治以活血化瘀,清热宣肺,滋阴育阳。

【处方】

（1）生黄芪30g、当归9g、赤芍12g、白芍12g、地龙9g、川芎12g、红花9g、桃仁9g、炙麻黄9g、光杏仁12g^后下、生石膏30g^先煎、炙龟板12g、鹿角片12g、肉桂皮9g^后下、琥珀粉3g^另吞。14剂,水煎服,每天1剂,每天2次。

（2）麝香保心丸,每次2粒,每天2次,药汤送服。

七诊(2008-08-12):精神已振,语言较前流利,两手肿胀、麻木、伸展不利均缓,下肢抖动,便秘,头晕苔薄腻、质红,脉细沉。此乃气阴两虚,痰瘀内阻,治以活血化瘀,清热宣肺,滋阴潜阳,行气通腑。

【处方】

（1）生黄芪30g、当归9g、赤芍12g、白芍12g、地龙9g、川芎12g、红花9g、桃仁9g、炙麻黄9g、光杏仁12g^后下、生石膏30g^先煎、炙龟板12g、鹿角片12g、肉桂皮9g^后下、琥珀粉3g^另吞、生大黄6g、熟大黄6g、制川朴12g、明天麻12g、生石决明30g^先煎、生龙骨30g^先煎、生牡蛎30g^先煎。14剂,水煎服,每天1剂,每天2次。

（2）麝香保心丸，每次 2 粒，每天 2 次，药汤送服。

八诊（2008 - 08 - 26）：药后胸胁裹束感已去十之七八，口干，腑行已畅，四肢少力，苔薄腻，脉细沉。此乃气阴两虚，经脉失畅，再以调摄。

【处方】

（1）生黄芪 30、当归 9 g、赤芍 12 g、白芍 12 g、地龙 9 g、川芎 12 g、红花 9 g、桃仁 9 g、生大黄 3 g、熟大黄 3 g、全瓜蒌 12 g、蜈蚣 3 g、炒枣仁 15 g、生石决明 30 g[先煎]、软柴胡 9 g、鹿角片 12 g、炙龟板 12 g、白芥子 12 g、首乌藤 24 g。14 剂，水煎服，每天 1 剂，每天 2 次。

（2）麝香保心丸，每次 2 粒，每天 2 次，药汤送服。

九诊（2008 - 09 - 09）：药后周身疼痛、手麻、头晕、手足肿胀均缓，腑行亦调，夜尿 1 次，胸胁裹束如钢丝扎状亦瘥，苔薄、根腻，脉细滑。再以前法。

【处方】

（1）生黄芪 30 g、当归 9 g、赤芍 12 g、白芍 12 g、地龙 9 g、川芎 12 g、红花 9 g、桃仁 9 g、制苍术 12 g、汉防己 15 g、秦艽 15 g、炒羌活 12 g、熟地黄 15 g、山茱萸 12 g、云茯苓 12 g、福泽泻 12 g、熟附片 9 g、肉桂 6 g、炙甘草 6 g。14 剂，水煎服，每天 1 剂，每天 2 次。

（2）麝香保心丸，每次 2 粒，每天 2 次，药汤送服。

十诊（2008 - 09 - 23）：两手肿胀、坐立不稳已瘥，汗出已少，疼痛未已，二便正常，苔薄、脉弦细。再以前法。

【处方】

（1）生黄芪 30 g、当归 9 g、赤芍 12 g、白芍 12 g、地龙 9 g、川芎 12 g、红花 9 g、桃仁 9 g、生蒲黄 18 g[包煎]、五灵脂 12 g、海风藤 15 g、络石藤 15 g、鸡血藤 15 g、泽漆叶 15 g、制何首乌 18 g、首乌藤 18 g、炒枣仁 15 g、制香附 12 g。14 剂，水煎服，每天 1 剂，每天 2 次。

（2）麝香保心丸，每次 2 粒，每天 2 次，药汤送服。

十一诊（2008 - 10 - 21）：诸恙见缓，周身拘紧、牵掣疼痛仍存，便秘，苔薄腻，脉弦细。再以调摄。

【处方】

（1）炙黄芪 9 g、党参 12 g、当归 9 g、白芍 12 g、生地黄 9 g、川芎 12 g、柴胡 9 g、红花 9 g、桃仁 9 g、天花粉 12 g、穿山甲 6 g、炙甘草 6 g、制大黄 9 g、生大黄 9 g[后下]、制川朴 12 g、炒枳实 12 g、炙全蝎 3 g、蜈蚣 3 g、生石决明 30 g[先煎]、鸡血藤 15 g、络石藤 15 g、海风藤 15 g。14 剂，水煎服，每天 1 剂，每天 2 次。

（2）麝香保心丸，每次 2 粒，每天 2 次，药汤送服。

十二诊（2008 - 11 - 21）：四肢腰脊拘紧、活动受限均缓，夜寐欠宁，苔薄腻，脉沉细。再以前法。

【处方】

（1）炙黄芪 9 g、党参 12 g、当归 9 g、白芍 12 g、生地黄 9 g、川芎 12 g、柴胡 9 g、红花 9 g、桃仁 9 g、天花粉 12 g、穿山甲 6 g、炙甘草 6 g、制大黄 9 g[后下]、生大黄 9 g[后下]、制川朴 12 g、炒枳实 12 g、蜈蚣 3 g、白芥子 9 g、鹿角片 12 g、熟附片 12 g、鸡血藤 15 g、首乌藤 24 g、川桂枝 12 g。14 剂,水煎服,每天 1 剂,每天 2 次。

（2）麝香保心丸,每次 2 粒,每天 2 次,药汤送服。

十三诊(2008-12-02):四肢畏冷、下肢拘紧笨拙、感觉下降、麻木作胀、腑行不畅均缓,两手肌力增加,已可翻阅书页,苔薄、根腻,脉弦滑细。再以前法。

【处方】

炙黄芪 9 g、党参 12 g、当归 9 g、白芍 12 g、生地黄 9 g、川芎 12 g、柴胡 9 g、红花 9 g、桃仁 9 g、天花粉 12 g、穿山甲 6 g、炙甘草 6 g、制大黄 9 g、生大黄 9 g[后下]、制川朴 12 g、炒枳实 12 g、蜈蚣 3 g、白芥子 9 g、鹿角片 12 g、熟附片 12 g、鸡血藤 15 g、首乌藤 24 g、川桂枝 12 g、肉苁蓉 18 g、生龙骨 30 g[先煎]、生牡蛎 30 g[先煎]、陈阿胶 9 g[烊化]。14 剂,水煎服,每天 1 剂,每天 2 次。

十四诊(2008-12-16):药后诸恙渐缓,步履较前进步,夜寐欠宁,咽喉失畅,四肢麻胀缓而未已,苔薄、黄腻,脉细沉。再以前法。

【处方】

炙黄芪 9 g、党参 12 g、当归 9 g、白芍 12 g、生地黄 9 g、川芎 12 g、柴胡 9 g、红花 9 g、桃仁 9 g、天花粉 12 g、穿山甲 6 g、炙甘草 6 g、制大黄 9 g、制川朴 12 g、炒枳实 12 g、阿胶 9 g[烊化]、蜈蚣 3 g、制何首乌 18 g、首乌藤 18 g、炒枣仁 15 g、熟附片 9 g、郁金 9 g、八月札 12 g、旋覆梗 12 g、绿萼梅 12 g、肉苁蓉 18 g、生龙骨 30 g[先煎]、生牡蛎 30 g[先煎]。14 剂,水煎服,每天 1 剂,每天 2 次。

十五诊(2008-12-30):诸恙渐缓,下肢已可弃拐步行,咽喉失畅已瘥,胃纳、二便均可,苔薄,脉细。再以前法。

【处方】

炙黄芪 9 g、党参 12 g、当归 9 g、白芍 12 g、生地黄 9 g、川芎 12 g、柴胡 9 g、红花 9 g、桃仁 9 g、天花粉 12 g、穿山甲 6 g、炙甘草 6 g、制大黄 9 g、制川朴 12 g、炒枳实 12 g、阿胶 9 g[烊化]、蜈蚣 3 g、制何首乌 18 g、首乌藤 18 g、炒枣仁 15 g、熟附片 9 g、郁金 9 g、八月札 12 g、旋覆梗 12 g、绿萼梅 12 g、肉苁蓉 18 g、生龙骨 30 g[先煎]、生牡蛎 30 g[先煎]、巴戟天 12 g。14 剂,水煎服,每天 1 剂,每天 2 次。

十六诊(2009-01-14):诸恙渐缓,已可独立行走,便溏,四肢少温,苔薄黄腻,脉沉细。再以前法。

【处方】

（1）炙黄芪 9 g、党参 12 g、当归 9 g、白芍 12 g、生地黄 9 g、川芎 12 g、柴胡 9 g、红花 9 g、桃仁 9 g、天花粉 12 g、穿山甲 6 g、炙甘草 6 g、制大黄 9 g[后下]、生大黄 9 g[后下]、炒枳实 12 g、制川朴 12 g、淫羊藿 12 g、肥知母 12 g、巴戟天 12 g、肉苁蓉 15 g、绿萼梅 12 g、玫瑰花 9 g、伸筋草 12 g、生薏苡仁 18 g、熟附片 9 g、大枣 9 g。14 剂,水煎服,每天 1 剂,每天 2 次。

（2）麝香保心丸,每次 2 粒,每天 2 次,药汤送服。

十七诊(2009-02-10):药后周身拘紧、手足肿胀均缓,步行较稳,腑行通利,苔薄腻,脉细沉。治以祛瘀通络,填精益肾。

【处方】

炙黄芪 9 g、党参 12 g、当归 9 g、白芍 12 g、熟地黄 12 g、川芎 12 g、柴胡 9 g、山茱萸 12 g、怀山药 18 g、枸杞子 12 g、鹿角片 12 g、菟丝子 12 g、川牛膝 12 g、炙龟板 9 g、鸡血藤 12 g、香谷芽 12 g、炙甘草 6 g、生大黄 9 g、熟大黄 9 g、炒枳实 12 g、制川朴 12 g、炙地鳖 9 g、淫羊藿 18 g。14 剂，水煎服，每天 1 剂，每天 2 次。

十八诊（2009 - 02 - 24）：诸恙均缓，两手肿胀已消，握摄已较灵活，胃纳、二便均可，尚有四肢抖动，胸膺作胀，苔薄、脉弦滑。再以调摄。

【处方】

炙黄芪 9 g、党参 12 g、当归 9 g、白芍 12 g、熟地黄 12 g、川芎 12 g、柴胡 9 g、山茱萸 12 g、怀山药 18 g、枸杞子 12 g、鹿角片 12 g、菟丝子 12 g、川牛膝 12 g、炙龟板 9 g、鸡血藤 12 g、香谷芽 12 g、炙甘草 6 g、生大黄 9 g、熟大黄 9 g、炒枳实 12 g、制川朴 12 g、炙地鳖 9 g、淫羊藿 18 g、生龙骨 30 g^先煎、生牡蛎 30 g^先煎、制苍术 9 g、生薏苡仁 18 g、生铁落 30 g^先煎。14 剂，水煎服，每天 1 剂，每天 2 次。

十九诊（2009 - 03 - 10）：周身拘紧、麻木已缓，二便均可，夜寐欠宁，苔薄根腻、质紫，脉弦滑。再以调摄。

【处方】

（1）炙黄芪 9 g、党参 12 g、当归 9 g、白芍 12 g、熟地黄 12 g、川芎 12 g、柴胡 9 g、山茱萸 12 g、怀山药 18 g、枸杞子 12 g、鹿角片 12 g、菟丝子 12 g、川牛膝 12 g、炙龟板 9 g、鸡血藤 12 g、香谷芽 12 g、炙甘草 6 g、穿山甲片 6 g、制川朴 9 g、制苍术 9 g、制何首乌 18 g、首乌藤 18 g、生大黄 9 g、熟大黄 9 g、炒枳实 9 g、蜈蚣 3 g、秦艽 9 g、羌活 12 g、独活 12 g、大枣 9 g、薄荷 6 g^后下。14 剂，水煎服，每天 1 剂，每天 2 次。

（2）麝香保心丸，每次 2 粒，每天 2 次，药汤送服。

二十诊（2009 - 03 - 24）：经脉渐畅，胃纳、二便均可，四肢有温，步履拘紧不稳亦缓，口干，苔薄、根黄腻，脉沉细。再以前法。

【处方】

（1）炙黄芪 9 g、党参 12 g、当归 9 g、白芍 12 g、熟地黄 12 g、川芎 12 g、柴胡 9 g、山茱萸 12 g、怀山药 18 g、枸杞子 12 g、鹿角片 12 g、菟丝子 12 g、川牛膝 12 g、炙龟板 9 g、鸡血藤 12 g、香谷芽 12 g、炙甘草 6 g、穿山甲片 6 g、制川朴 9 g、制苍术 9 g、制何首乌 18 g、首乌藤 18 g、生大黄 9 g、熟大黄 9 g、炒枳实 9 g、蜈蚣 3 g、秦艽 9 g、羌活 12 g、独活 12 g、大枣 9 g、灵芝 15 g、红景天 12 g、制黄精 12 g。14 剂，水煎服，每天 1 剂，每天 2 次。

（2）麝香保心丸，每次 2 粒，每天 2 次，药汤送服。

二十一诊（2009 - 04 - 07）：药后经脉渐畅，四肢乏力、麻木未已，腑行每天 1 次，偶有失控，苔薄腻，脉弦细。再以调摄。

【处方】

（1）炙黄芪 9 g、党参 12 g、当归 9 g、白芍 12 g、熟地黄 12 g、川芎 12 g、柴胡 9 g、山茱萸 12 g、怀山药 18 g、枸杞子 12 g、鹿角片 12 g、菟丝子 12 g、川牛膝 12 g、炙龟板 9 g、鸡血藤

12 g、香谷芽 12 g、炙甘草 6 g、秦艽 9 g、羌活 9 g、独活 9 g、炒白术 12 g、熟附片 9 g、生大黄 6 g、熟大黄 6 g、生龙骨 30 g^{先煎}、生牡蛎 30 g^{先煎}、伸筋草 12 g、制川朴 9 g、大枣 9 g。14 剂,水煎服,每天 1 剂,每天 2 次。

(2)麝香保心丸,每次 2 粒,每天 2 次,药汤送服。

二十二诊(2009-04-21):经治后诸恙已有明显好转,腑行失控已瘥,小便尚有失约,苔黄腻、质紫,脉细滑。再以调摄。

【处方】

(1)炙黄芪 9 g、党参 12 g、当归 9 g、白芍 12 g、熟地黄 12 g、川芎 12 g、柴胡 9 g、山茱萸 12 g、怀山药 18 g、枸杞子 12 g、鹿角片 12 g、菟丝子 12 g、川牛膝 12 g、炙龟板 9 g、鸡血藤 12 g、香谷芽 12 g、炙甘草 6 g、秦艽 9 g、羌活 9 g、独活 9 g、炒白术 12 g、熟附片 9 g、生大黄 6 g、熟大黄 6 g、生龙骨 30 g^{先煎}、生牡蛎 30 g^{先煎}、伸筋草 12 g、制川朴 9 g、大枣 9 g、炒升麻 12 g、台乌药 12 g、芡实 15 g。14 剂,水煎服,每天 1 剂,每天 2 次。

(2)麝香保心丸,每次 2 粒,每天 2 次,药汤送服。

二十三诊(2009-05-05):诸恙渐缓,步履有力,四肢抖动已少,腑行已畅,苔薄、黄腻,脉细滑。再以前法。

【处方】

(1)炙黄芪 9 g、党参 12 g、当归 9 g、白芍 12 g、熟地黄 12 g、川芎 12 g、柴胡 9 g、山茱萸 12 g、怀山药 18 g、枸杞子 12 g、鹿角片 12 g、菟丝子 12 g、川牛膝 12 g、炙龟板 9 g、鸡血藤 12 g、香谷芽 12 g、炙甘草 6 g、秦艽 12 g、羌活 9 g、独活 9 g、炙地鳖 9 g、制苍术 9 g、藿香 9 g、紫苏梗 9 g、制川朴 9 g、炒枳实 9 g、生大黄 6 g、熟大黄 6 g、生薏苡仁 15 g。14 剂,水煎服,每天 1 剂,每天 2 次。

(2)麝香保心丸,每次 2 粒,每天 2 次,药汤送服。

二十四诊(2009-05-19):药后诸恙渐缓,精神、气色均有改善,苔薄腻,脉细滑。再以调摄。

【处方】

(1)炙黄芪 9 g、党参 12 g、当归 9 g、白芍 12 g、熟地黄 12 g、川芎 12 g、柴胡 9 g、山茱萸 12 g、怀山药 18 g、枸杞子 12 g、鹿角片 12 g、菟丝子 12 g、川牛膝 12 g、炙龟板 9 g、鸡血藤 12 g、香谷芽 12 g、炙甘草 6 g、秦艽 12 g、羌活 9 g、独活 9 g、炙地鳖 9 g、制苍术 9 g、藿香 9 g、紫苏梗 9 g、制川朴 9 g、炒枳实 9 g、生大黄 6 g、熟大黄 6 g、生薏苡仁 15 g、广木香 9 g。14 剂,水煎服,每天 1 剂,每天 2 次。

(2)麝香保心丸,每次 2 粒,每天 2 次,药汤送服。

二十五诊(2009-06-02):诸恙已缓,四肢较前有力,步履牵掣渐少,腑行每天 1 次,苔薄、根黄腻,脉弦滑。再以调摄。

【处方】

(1)炙黄芪 9 g、党参 12 g、当归 9 g、白芍 12 g、熟地黄 12 g、川芎 12 g、柴胡 9 g、山茱萸 12 g、怀山药 18 g、枸杞子 12 g、鹿角片 12 g、菟丝子 12 g、川牛膝 12 g、炙龟板 9 g、鸡血藤

12 g、香谷芽 12 g、炙甘草 6 g、秦艽 12 g、羌活 9 g、独活 9 g、炙地鳖 9 g、制苍术 9 g、藿香 9 g、紫苏梗 9 g、制川朴 9 g、炒枳实 9 g、生大黄 6 g、熟大黄 6 g、生薏苡仁 15 g、全瓜蒌 15 g、广木香 9 g。14 剂,水煎服,每天 1 剂,每天 2 次。

(2)麝香保心丸,每次 2 粒,每天 2 次,药汤送服。

二十六诊(2009 - 06 - 16):诸恙均缓,步履较前有力,握持尚欠自如,胃纳、二便尚可,苔薄、根黄腻,脉细滑。此乃痰瘀未清,气血未和,再以调摄。

【处方】

(1)炙黄芪 9 g、党参 12 g、当归 9 g、白芍 12 g、熟地黄 12 g、川芎 12 g、柴胡 9 g、山茱萸 12 g、怀山药 18 g、枸杞子 12 g、鹿角片 12 g、菟丝子 12 g、川牛膝 12 g、炙龟板 9 g、鸡血藤 12 g、香谷芽 12 g、炙甘草 6 g、玄参 12 g、地骨皮 12 g、秦艽 9 g、秦皮 12 g、补骨脂 12 g、金樱子 12 g、芡实 12 g、红景天 12 g。14 剂,水煎服,每天 1 剂,每天 2 次。

(2)麝香保心丸,每次 2 粒,每天 2 次,药汤送服。

二十七诊(2009 - 06 - 30):诸恙均缓,已可自如翻身,步履较前有力,苔薄、黄腻,脉沉细。再以前法。

【处方】

(1)炙黄芪 9 g、党参 12 g、当归 9 g、白芍 12 g、熟地黄 12 g、川芎 12 g、柴胡 9 g、山茱萸 12 g、怀山药 18 g、枸杞子 12 g、鹿角片 12 g、菟丝子 12 g、川牛膝 12 g、炙龟板 9 g、鸡血藤 12 g、香谷芽 12 g、炙甘草 6 g、玄参 12 g、地骨皮 12 g、秦艽 9 g、秦皮 12 g、补骨脂 12 g、红景天 12 g、生薏苡仁 15 g、伸筋草 12 g。14 剂,水煎服,每天 1 剂,每天 2 次。

(2)麝香保心丸,每次 2 粒,每天 2 次,药汤送服。

二十八诊(2009 - 07 - 14):四肢拘紧均有明显好转,握摄有力,胃纳、二便尚可,苔薄、黄腻,脉细滑。此乃气血渐和,痰湿未清,再以调摄。

【处方】

(1)炙黄芪 9 g、党参 12 g、当归 9 g、白芍 12 g、熟地黄 12 g、川芎 12 g、柴胡 9 g、山茱萸 12 g、怀山药 18 g、枸杞子 12 g、鹿角片 12 g、菟丝子 12 g、川牛膝 12 g、炙龟板 9 g、鸡血藤 12 g、香谷芽 12 g、炙甘草 6 g、炒白术 12 g、云茯苓 15 g、广木香 9 g、红景天 12 g、蜈蚣 3 g、生薏苡仁 15 g、车前草 18 g。14 剂,水煎服,每天 1 剂,每天 2 次。

(2)麝香保心丸,每次 2 粒,每天 2 次,药汤送服。

二十九诊(2009 - 07 - 28):周身疼痛,握摄、步履无力,活动拘紧感药后均瘥,已可自行登楼,二便正常,苔薄、黄腻,脉细滑。再以调摄。

【处方】

(1)炙黄芪 9 g、党参 12 g、当归 9 g、白芍 12 g、熟地黄 12 g、川芎 12 g、柴胡 9 g、山茱萸 12 g、怀山药 18 g、枸杞子 12 g、鹿角片 12 g、菟丝子 12 g、川牛膝 12 g、炙龟板 9 g、鸡血藤 12 g、香谷芽 12 g、炙甘草 6 g、制苍术 9 g、广木香 9 g、春砂仁 6 g、姜半夏 9 g、伸筋草 12 g、粉葛根 12 g、秦艽 9 g、蜈蚣 3 g、生薏苡仁 18 g。14 剂,水煎服,每天 1 剂,每天 2 次。

（2）麝香保心丸，每次2粒，每天2次，药汤送服。

三十诊（2009-08-11）：诸恙渐缓，步履、握摄较前有力，足跗肿胀已瘥，苔薄腻，脉细沉。再以调摄。

【处方】

（1）炙黄芪9g、党参12g、当归9g、白芍12g、熟地黄12g、川芎12g、柴胡9g、山茱萸12g、怀山药18g、枸杞子12g、鹿角片12g、菟丝子12g、川牛膝12g、炙龟板9g、鸡血藤12g、香谷芽12g、炙甘草6g、制苍术9g、广木香9g、春砂仁6g、姜半夏9g、秦艽9g、蜈蚣3g、生薏苡仁18g、络石藤12g、海风藤12g、红景天12g。14剂，水煎服，每天1剂，每天2次。

（2）麝香保心丸，每次2粒，每天2次，药汤送服。

三十一诊（2009-08-25）：诸恙均缓，步履日渐有力，周身麻木未净，二便正常，苔薄，脉细滑。再以调摄。

【处方】

（1）炙黄芪9g、党参12g、当归9g、白芍12g、熟地黄12g、川芎12g、柴胡9g、山茱萸12g、怀山药18g、枸杞子12g、鹿角片12g、菟丝子12g、川牛膝12g、炙龟板9g、鸡血藤12g、香谷芽12g、炙甘草6g、制苍术9g、制川朴9g、姜半夏9g、灵芝15g、云茯苓15g、青风藤12g、络石藤15g、蜈蚣3g、生薏苡仁18g、红景天12g。14剂，水煎服，每天1剂，每天2次。

（2）麝香保心丸，每次2粒，每天2次，药汤送服。

三十二诊（2009-09-08）：诸恙均缓，步履较前有力，手麻未已，阴雨天较重，苔薄腻，脉细滑。此乃气血未畅，痰湿未清。再以标本兼治，活血化瘀，温补肝肾，祛风通络，除湿止痛。

【处方】

（1）炙黄芪9g、党参12g、当归9g、白芍12g、生地黄9g、川芎9g、柴胡9g、桃仁9g、红花9g、乳香9g、五灵脂12g、羌活9g、秦艽9g、制香附12g、川牛膝12g、广地龙9g、炙甘草6g、蜈蚣3g、山茱萸12g、熟地黄12g、熟附片9g、鸡血藤12g、香谷芽12g、川桂枝9g。14剂，水煎服，每天1剂，每天2次。

（2）麝香保心丸，每次2粒，每天2次，药汤送服。

三十三诊（2009-09-22）：诸恙均缓，手麻已有明显改善，近日阴雨天又见反复，胃纳、二便均可，苔薄，脉细沉。再以调摄。

【处方】

（1）炙黄芪9g、党参12g、当归9g、白芍12g、生地黄9g、川芎9g、柴胡9g、桃仁9g、红花9g、乳香9g、五灵脂12g、羌活9g、秦艽9g、制香附12g、川牛膝12g、广地龙9g、炙甘草6g、蜈蚣3g、山茱萸12g、鸡血藤12g、香谷芽12g、川桂枝9g、制苍术9g、制川乌9g。14剂，水煎服，每天1剂，每天2次。

（2）麝香保心丸，每次2粒，每天2次，药汤送服。

三十四诊（2009-10-08）：诸恙平稳见缓，双腿麻木，关节作僵，步履较前平稳，腑行正常,小便亦可,胃纳亦佳,苔薄、黄腻,脉细滑。治以活血祛瘀,化痰利湿,通络止痛。

【处方】

(1)炙黄芪9g、党参12g、当归9g、白芍12g、生地黄9g、川芎9g、柴胡9g、桃仁9g、红花9g、乳香9g、五灵脂12g、羌活9g、秦艽9g、制香附12g、川牛膝12g、广地龙9g、炙甘草6g、白芥子9g、炙僵蚕12g、制南星9g、汉防己15g、猪苓15g、赤苓15g、蜈蚣3g。14剂,水煎服,每天1剂,每天2次。

(2)麝香保心丸,每次2粒,每天2次,药汤送服。

三十五诊(2009-10-20):诸恙平稳,尚觉周身重着,腑行正常,小便亦佳,胃纳欠香,苔薄、根腻,脉沉细。再以调摄。

【处方】

(1)炙黄芪9g、党参12g、当归9g、白芍12g、生地黄9g、川芎9g、柴胡9g、桃仁9g、红花9g、乳香9g、五灵脂12g、羌活9g、秦艽9g、制香附12g、川牛膝12g、广地龙9g、炙甘草6g、白芥子9g、炙僵蚕12g、制南星9g、汉防己15g、猪苓15g、赤苓15g、蜈蚣3g、制苍术12g、生薏苡仁15g、熟薏苡仁15g、广木香9g。14剂,水煎服,每天1剂,每天2次。

(2)麝香保心丸,每次2粒,每天2次,药汤送服。

三十六诊(2009-11-03):诸恙均缓,胃纳、二便亦佳,尚有四肢拘紧未瘥,苔薄、根腻,脉细弦。再以祛瘀通络,益肾填精。

【处方】

(1)炙黄芪9g、党参12g、当归9g、白芍12g、生地黄9g、川芎9g、柴胡9g、桃仁9g、红花9g、乳香9g、五灵脂12g、羌活9g、秦艽9g、制香附12g、川牛膝12g、广地龙9g、炙甘草6g、炙龟板9g、鹿角片9g、嫩钩藤12g后下、伸筋草12g、制苍术12g、生薏苡仁18g、熟薏苡仁18g、制川朴12g、蜈蚣3g。14剂,水煎服,每天1剂,每天2次。

(2)麝香保心丸,每次2粒,每天2次,药汤送服。

三十七诊(2009-11-17):天气转冷,诸恙虽缓,总有周身关节拘紧,腑行每天1次,苔薄腻,脉沉细。再以调摄。

【处方】

(1)炙黄芪9g、党参12g、当归9g、白芍12g、生地黄9g、川芎9g、柴胡9g、桃仁9g、红花9g、乳香9g、五灵脂12g、羌活9g、秦艽9g、制香附12g、川牛膝12g、广地龙9g、炙甘草6g、炙龟板9g、鹿角片9g、嫩钩藤12g后下、伸筋草12g、制苍术12g、生薏苡仁18g、熟薏苡仁18g、制川朴12g、蜈蚣3g、熟附片9g、巴戟天15g、鸡血藤12g。14剂,水煎服,每天1剂,每天2次。

(2)麝香保心丸,每次2粒,每天2次,药汤送服。

三十八诊(2009-12-01):四肢拘紧、活动不利、步履乏力不稳均缓,尚有颈脊酸软,肢体麻木。胃纳、二便均可,苔薄,脉细弦。治以补益肝肾,温肾通督。

【处方】

(1)炙黄芪9g、党参12g、当归9g、白芍12g、熟地黄12g、川芎9g、柴胡9g、山茱萸

12 g、巴戟天 12 g、肉苁蓉 12 g、附子 9 g、肉桂 6 g、五味子 9 g、麦冬 12 g、石斛 9 g、石菖蒲 18 g、淡远志 9 g、茯苓 15 g、鸡血藤 12 g、络石藤 15 g、沙苑子 12 g、蒺藜 12 g、伸筋草 12 g、香谷芽 12 g、制苍术 12 g。14 剂,水煎服,每天 1 剂,每天 2 次。

（2）麝香保心丸,每次 2 粒,每天 2 次,药汤送服。

三十九诊（2009-12-15）: 四肢较前有力,活动较前舒畅,经脉拘紧已少,便溏,苔薄、根腻,脉细滑。再以调摄。

【处方】

炙黄芪 9 g、党参 12 g、当归 9 g、白芍 12 g、熟地黄 12 g、川芎 9 g、柴胡 9 g、山茱萸 12 g、巴戟天 12 g、肉苁蓉 12 g、附子 9 g、肉桂 6 g、五味子 9 g、石菖蒲 18 g、淡远志 9 g、茯苓 15 g、鸡血藤 12 g、络石藤 15 g、沙苑子 12 g、蒺藜 12 g、伸筋草 12 g、香谷芽 12 g、制苍术 12 g、干姜 6 g、香谷芽 12 g。14 剂,水煎服,每天 1 剂,每天 2 次。

四十诊（2009-12-29）: 药后症缓,12 天前突发左颈耳后肿胀,活动受限,无明显高热,二便正常,苔薄黄,脉细滑。诊断:颈椎病,颈痈。治以活血化瘀,清热解毒。

（1）炙黄芪 9 g、党参 12 g、当归 9 g、白芍 12 g、生地黄 9 g、川芎 9 g、柴胡 9 g、桃仁 9 g、红花 9 g、乳香 9 g、五灵脂 12 g、羌活 9 g、秦艽 9 g、制香附 12 g、川牛膝 12 g、广地龙 9 g、炙甘草 6 g、紫花地丁 18 g、水牛角 30 g^{先煎}、蒲公英 18 g、白花蛇舌草 18 g、生地黄 15 g、炒子芩 9 g、青陈皮 9 g。14 剂,水煎服,每天 1 剂,每天 2 次。

（2）金黄膏,外敷,每天 1 次。

四十一诊（2010-01-12）: 颈项部肿痛明显好转,肿胀、疼痛已瘥十之七八,二便正常,苔薄腻,脉细滑。再以调摄。

【处方】

（1）炙黄芪 9 g、党参 12 g、当归 9 g、白芍 12 g、生地黄 9 g、川芎 9 g、柴胡 9 g、桃仁 9 g、红花 9 g、乳香 9 g、五灵脂 12 g、羌活 9 g、秦艽 9 g、制香附 12 g、川牛膝 12 g、广地龙 9 g、炙甘草 6 g、紫花地丁 18 g、水牛角 30 g^{先煎}、蒲公英 18 g、白花蛇舌草 18 g、生地黄 15 g、炒子芩 9 g、制苍术 18 g、粉葛根 18 g。14 剂,水煎服,每天 1 剂,每天 2 次。

（2）金黄膏,外敷,每天 1 次。

四十二诊（2010-01-16）: 诸恙平稳渐缓,二便正常,苔白腻,脉弦滑。治以补益肝肾,温肾通督。

【处方】

（1）炙黄芪 9 g、党参 12 g、当归 9 g、白芍 12 g、熟地黄 12 g、川芎 9 g、柴胡 9 g、山茱萸 12 g、巴戟天 12 g、肉苁蓉 12 g、附子 9 g、肉桂 6 g、五味子 9 g、麦冬 12 g、石斛 9 g、石菖蒲 18 g、淡远志 9 g、茯苓 15 g、蜈蚣 3 g、淫羊藿 12 g、鸡血藤 12 g、粉葛根 12 g、苍术 12 g、白术 12 g、威灵仙 18 g、广木香 9 g。14 剂,水煎服,每天 1 剂,每天 2 次。

（2）麝香保心丸,每次 2 粒,每天 2 次,药汤送服。

四十三诊（2010-02-09）: 诸恙平稳,疼痛、麻木均少,活动渐趋自如,二便正常,苔薄腻,脉细滑。再以前法。

【处方】

（1）炙黄芪9g、党参12g、当归9g、白芍12g、熟地黄12g、川芎9g、柴胡9g、山茱萸12g、巴戟天12g、肉苁蓉12g、附子9g、肉桂6g、五味子9g、麦冬12g、石斛9g、石菖蒲18g、淡远志9g、茯苓15g、蜈蚣3g、络石藤15g、鸡血藤12g、粉葛根12g、香谷芽12g、八月札12g。14剂，水煎服，每天1剂，每天2次。

（2）麝香保心丸，每次2粒，每天2次，药汤送服。

四十四诊（2010-02-23）：诸恙平稳渐缓，胃纳欠佳，苔薄、根腻，脉细滑。再以前法。

【处方】

炙黄芪9g、党参12g、当归9g、白芍12g、熟地黄12g、川芎9g、柴胡9g、山茱萸12g、巴戟天12g、肉苁蓉12g、附子9g、肉桂6g、五味子9g、麦冬12g、石斛9g、石菖蒲18g、淡远志9g、茯苓15g、蜈蚣3g、络石藤15g、鸡血藤12g、香谷芽12g、八月札12g、老鹳草15g、络石藤15g。14剂，每天1剂，每天2次。另加保和丸6g，随同煎服。

四十五诊（2010-03-09）：诸恙平稳渐缓，两膝以下尚觉麻木，两肩牵掣，苔薄、根腻，脉细沉。此乃经脉失畅，脾胃不足。再以调摄。

【处方】

炙黄芪9g、党参12g、当归9g、白芍12g、熟地黄12g、川芎9g、柴胡9g、山茱萸12g、巴戟天12g、肉苁蓉12g、附子9g、肉桂6g、五味子9g、麦冬12g、石斛9g、石菖蒲18g、淡远志9g、茯苓15g、生白术18g、粉葛根18g、炙地鳖9g、蜈蚣3g、川牛膝12g、伸筋草12g。14剂，水煎服，每天1剂，每天2次。

四十六诊（2010-03-23）：诸恙如前，胃纳、二便均可，近日阴寒时有拘紧反复，苔薄，脉细。再以调摄。

【处方】

炙黄芪9g、党参12g、当归9g、白芍12g、熟地黄12g、川芎9g、柴胡9g、山茱萸12g、巴戟天12g、肉苁蓉12g、附子9g、肉桂6g、五味子9g、麦冬12g、石斛9g、石菖蒲18g、淡远志9g、茯苓15g、生白术18g、粉葛根18g、炙地鳖9g、蜈蚣3g、川牛膝12g、伸筋草12g、络石藤15g、嫩钩藤12g。14剂，水煎服，每天1剂，每天2次。

四十七诊（2010-04-06）：诸恙均缓，胃纳、二便均可，尚有手足麻木，苔薄、根腻，脉细沉。再以前法。

【处方】

炙黄芪9g、党参12g、当归9g、白芍12g、熟地黄12g、川芎9g、柴胡9g、山茱萸12g、巴戟天12g、肉苁蓉12g、附子9g、肉桂6g、五味子9g、麦冬12g、石斛9g、石菖蒲18g、淡远志9g、茯苓15g、秦艽12g、络石藤15g、鸡血藤12g、炙全蝎3g、蜈蚣3g、生薏苡仁18g、香谷芽12g。14剂，水煎服，每天1剂，每天2次。

四十八诊（2010-04-20）：四肢已温，握摄、步履均趋有力，二便正常，连日阴雨，肘膝尚觉酸楚，苔薄、根腻，脉弦细。再以调摄。

【处方】

炙黄芪9g、党参12g、当归9g、白芍12g、熟地黄12g、川芎9g、柴胡9g、山茱萸12g、巴戟天12g、肉苁蓉12g、附子9g、肉桂6g、五味子9g、麦冬12g、石斛9g、石菖蒲18g、淡远志9g、茯苓15g、秦艽12g、络石藤15g、鸡血藤12g、炙全蝎3g、蜈蚣3g、生薏苡仁18g、香谷芽12g、制苍术12g、广木香9g。14剂,水煎服,每天1剂,每天2次。

四十九诊(2010-05-20):诸恙平稳,背脊不适,两膝酸楚不适,胃纳不馨,苔腻,脉细。再以前法。

【处方】

(1)炙黄芪9g、党参12g、当归9g、白芍12g、熟地黄12g、川芎9g、柴胡9g、山茱萸12g、巴戟天12g、肉苁蓉12g、附子9g、肉桂6g、五味子9g、麦冬12g、石斛9g、石菖蒲18g、淡远志9g、茯苓15g、生白术18g、粉葛根18g、炙地鳖9g、蜈蚣3g、川牛膝12g、伸筋草12g、制苍术12g、广木香9g。14剂,水煎服,每天1剂,每天2次。

(2)麝香保心丸,每次2粒,每天2次,药汤送服。

五十诊(2010-06-09):诸恙渐缓,颈项酸楚,右下肢时有麻木、拘紧,胃纳欠佳,苔薄腻、质紫,脉沉细。再以调摄。

【处方】

炙黄芪9g、党参12g、当归9g、白芍12g、熟地黄15g、川芎9g、柴胡9g、山茱萸12g、巴戟天12g、肉苁蓉12g、附子9g、肉桂6g、五味子9g、麦冬12g、石斛9g、石菖蒲18g、淡远志9g、茯苓15g、生白术18g、粉葛根18g、炙地鳖9g、蜈蚣3g、川牛膝12g、伸筋草12g、制苍术12g、广木香9g、鹿角片10g、川桂枝9g、炙麻黄9g、白芥子9g、九香虫12g、八月札12g。14剂,水煎服,每天1剂,每天2次。

五十一诊(2010-06-24):诸恙平稳,两下肢酸胀、麻木,纳呆,二便尚可,苔薄腻、质紫,脉细滑。再以前法。

【处方】

炙黄芪9g、党参12g、当归9g、白芍12g、熟地黄12g、川芎9g、柴胡9g、山茱萸12g、巴戟天12g、肉苁蓉12g、附子9g、肉桂6g、五味子9g、麦冬12g、石斛9g、石菖蒲18g、淡远志9g、茯苓15g、秦艽12g、络石藤15g、鸡血藤12g、炙全蝎3g、蜈蚣3g、生薏苡仁18g、香谷芽12g、嫩钩藤12g^{后下}、伸筋草12g。14剂,水煎服,每天1剂,每天2次。

五十二诊(2010-07-15):颈项酸楚,下肢拘紧,手足麻木,胃纳、二便、夜寐均可,苔薄腻、质紫,脉细滑。此乃气血瘀滞,经脉失畅,治以活血化瘀,祛风除湿,通络止痛。

【处方】

炙黄芪9g、党参12g、当归9g、白芍12g、生地黄9g、川芎9g、柴胡9g、桃仁9g、红花9g、乳香9g、五灵脂12g、羌活9g、秦艽9g、制香附12g、川牛膝12g、广地龙9g、炙甘草6g、蜈蚣3g、炙全蝎3g、嫩钩藤12g^{后下}。14剂,水煎服,每天1剂,每天2次。

五十三诊(2010-07-29):颈项腰脊酸楚、拘紧,步履有力,手足麻木,胃纳、二便、夜寐尚可,霍夫曼征(-),苔薄腻、质紫,脉细滑。治以活血祛瘀,行气止痛,温经通络。

【处方】

当归9g、白芍12g、生地黄9g、川芎12g、桃仁9g、红花9g、柴胡9g、枳壳12g、桔梗12g、川牛膝12g、炙黄芪12g、党参12g、丹参12g、肉苁蓉18g、炒羌活12g、川桂枝12g、石菖蒲18g、淡远志9g、熟附片9g、蜈蚣3g、炙全蝎3g、老鹳草15g。14剂,水煎服,每天1剂,每天2次。

五十四诊(2010-11-09): 调摄经年已有明显好转,诸恙残余未尽,周身四肢尚觉拘紧、麻木,胃纳、二便尚可,苔薄腻、质紫,脉细滑。此乃气血未和,痰湿未清,再以益气养血,化瘀通络。

【处方】

炙黄芪9g、党参12g、当归9g、白芍12g、熟地黄12g、川芎9g、柴胡9g、山茱萸12g、巴戟天12g、肉苁蓉12g、附子9g、肉桂6g、五味子9g、麦冬12g、石斛9g、石菖蒲18g、淡远志9g、茯苓15g、制南星9g、炙僵蚕9g、伸筋草15g、鸡血藤15g、络石藤12g、生龙骨30g^{先煎}、生牡蛎30g^{先煎}、制香附12g。14剂,水煎服,每天1剂,每天2次。

五十五诊(2010-11-23): 诸恙平稳,行走自如,四肢略有拘紧,二便正常,苔薄腻,脉细。再以前法。

【处方】

炙黄芪9g、党参12g、当归9g、白芍12g、熟地黄12g、川芎9g、柴胡9g、山茱萸12g、巴戟天12g、肉苁蓉12g、附子9g、肉桂6g、五味子9g、麦冬12g、石斛9g、石菖蒲18g、淡远志9g、茯苓15g、制南星9g、炙僵蚕9g、伸筋草15g、鸡血藤15g、制香附12g、制白附子9g、白芥子12g。14剂,水煎服,每天1剂,每天2次。

五十六诊(2010-12-07): 下肢拘紧、两上肢抬举无力均瘥,可顺利下蹲起立,二便正常,苔薄腻,脉弦细。再以前法。

【处方】

炙黄芪9g、党参12g、当归9g、白芍12g、熟地黄12g、川芎9g、柴胡9g、山茱萸12g、巴戟天12g、肉苁蓉12g、附子9g、肉桂6g、五味子9g、麦冬12g、石斛9g、石菖蒲18g、淡远志9g、茯苓15g、鸡血藤12g、络石藤15g、金雀根12g、蜈蚣3g、制香附12g、香谷芽12g、大枣9g。14剂,水煎服,每天1剂,每天2次。

五十七诊(2010-12-21): 诸恙均缓、稳定,步履有力,二便正常,胃纳尚可,苔薄,脉细沉。再以前法。

【处方】

(1)炙黄芪9g、党参12g、当归9g、白芍12g、熟地黄12g、川芎9g、柴胡9g、山茱萸12g、巴戟天12g、肉苁蓉12g、附子9g、肉桂6g、五味子9g、麦冬12g、石斛9g、石菖蒲18g、淡远志9g、茯苓15g、鸡血藤12g、络石藤15g、金雀根12g、蜈蚣3g、制香附12g、香谷芽12g、大枣9g、白芥子9g、党参18g、丹参18g、阿胶6g^{烊化}。14剂,水煎服,每天1剂,每天2次。

(2)生晒参3g、西洋参3g。煎汤,口服,每天2次。

五十八诊(2011-01-04): 诸恙平稳,四肢逐渐有力,二便正常,手足尚有麻木,口干,苔薄腻,脉细滑。再以调摄。

【处方】

炙黄芪9g、党参12g、当归9g、白芍12g、熟地黄12g、川芎9g、柴胡9g、山茱萸12g、巴戟天12g、肉苁蓉12g、附子9g、肉桂6g、五味子9g、麦冬12g、石斛9g、石菖蒲18g、淡远志9g、茯苓15g、鸡血藤12g、络石藤12g、蜈蚣3g、制苍术9g、广木香9g、陈阿胶6g^{烊化}。14剂,水煎服,每天1剂,每天2次。

五十九诊(2011‑01‑18): 诸恙平稳,四肢拘紧、麻木均不显,胃纳、二便均可,苔薄、根腻,脉细滑。再以调摄。

【处方】

炙黄芪9g、党参12g、当归9g、白芍12g、熟地黄12g、川芎9g、柴胡9g、山茱萸12g、巴戟天12g、肉苁蓉12g、附子9g、肉桂6g、五味子9g、麦冬12g、石斛9g、石菖蒲18g、淡远志9g、茯苓15g、络石藤12g、鸡血藤12g、伸筋草15g、生薏苡仁12g、熟薏苡仁12g、陈阿胶6g^{烊化}。14剂,水煎服,每天1剂,每天2次。

六十诊(2011‑02‑01): 诸恙平稳,近日病情略有反复,四肢稍有麻木,下肢略有拘紧,二便正常,苔薄、根腻,脉沉细。再以脾肾双补,疏经通络。

【处方】

炙黄芪9g、党参12g、当归9g、白芍12g、熟地黄12g、川芎9g、柴胡9g、山茱萸12g、巴戟天12g、肉苁蓉12g、附子9g、肉桂6g、五味子9g、麦冬12g、石斛9g、石菖蒲18g、淡远志9g、茯苓15g、炒枳壳12g、川牛膝12g、鸡血藤12g、络石藤12g、砂仁3g、蔻仁3g。7剂,水煎服,每天1剂,每天2次。

六十一诊(2011‑03‑01): 诸恙平稳,尚觉下肢作僵、麻木,苔薄腻、质红,脉沉细滑。再以祛瘀益气,平肝软坚。

【处方】

生黄芪30g、当归9g、赤芍12g、白芍12g、地龙9g、川芎12g、红花9g、桃仁9g、炙全蝎3g、蜈蚣3g、炙龟板12g、生牡蛎30g^{先煎}、姜半夏9g、昆布12g、海藻12g、生三七9g。14剂,水煎服,每天1剂,每天2次。

六十二诊(2011‑03‑15): 诸恙平稳,步履拘紧、麻木明显好转,胃纳、二便正常,四肢温和,苔薄、根腻,脉细沉。再以益气和荣,软坚散结。

【处方】

生黄芪30g、当归9g、赤芍12g、白芍12g、地龙9g、川芎12g、红花9g、桃仁9g、炙龟板12g、生牡蛎30g^{先煎}、姜半夏9g、昆布12g、海藻12g、生三七9g、制苍术9g、金石斛9g。14剂,水煎服,每天1剂,每天2次。

六十三诊(2011‑03‑29): 脊髓型颈椎病已有多年,经治后四肢拘紧、步履笨拙、足跗肿胀均已缓解,时有胸胁作胀,手足麻木,胃纳、二便尚可,苔薄腻、质红,脉细滑。此乃气机失畅,肝经失养,治以和营通络,泻腑宽胸,温阳化气。

【处方】

生黄芪 30 g、潞党参 12 g、全当归 12 g、炒白芍 12 g、川芎 12 g、生地黄 12 g、熟地黄 12 g、软柴胡 9 g、姜半夏 9 g、龙胆草 12 g、全瓜蒌 12 g、生牡蛎 30 g^{先煎}、龟板 12 g、川桂枝 9 g、熟附片 9 g、鸡血藤 12 g、香谷芽 12 g、炙甘草 6 g、川牛膝 12 g。14 剂,水煎服,每天 1 剂,每天 2 次。

六十四诊(2011-04-12):诸恙渐缓,胸胁裹束感亦见轻松,二便正常,苔薄、根腻,脉细弦。再以前法。

【处方】

生黄芪 30 g、潞党参 12 g、全当归 12 g、炒白芍 12 g、川芎 12 g、生地黄 12 g、熟地黄 12 g、软柴胡 9 g、姜半夏 9 g、龙胆草 12 g、全瓜蒌 12 g、生牡蛎 30 g^{先煎}、龟板 12 g、川桂枝 9 g、熟附片 9 g、鸡血藤 12 g、香谷芽 12 g、川牛膝 12 g、六一散 10 g^{包煎}、生薏苡仁 15 g。14 剂,水煎服,每天 1 剂,每天 2 次。

六十五诊(2011-04-26):四肢拘紧、胸腹失畅已有明显缓解,胃纳、二便均可,苔薄、根腻,脉细弦滑。再以调摄。

【处方】

生黄芪 30 g、潞党参 12 g、全当归 12 g、炒白芍 12 g、川芎 12 g、生地黄 12 g、熟地黄 12 g、软柴胡 9 g、姜半夏 9 g、龙胆草 12 g、全瓜蒌 12 g、生牡蛎 30 g^{先煎}、龟板 12 g、川桂枝 9 g、熟附片 9 g、鸡血藤 12 g、香谷芽 12 g、炙甘草 6 g、川牛膝 12 g、制苍术 9 g、山楂 12 g、神曲 12 g。14 剂,水煎服,每天 1 剂,每天 2 次。

六十六诊(2011-05-10):四肢活动功能渐趋正常,握摄、步履有力,腑行正常,夜尿 1 次,苔薄、根黄腻,脉细弦。再以祛瘀通络,化湿畅中。

【处方】

炙黄芪 9 g、党参 12 g、当归 9 g、白芍 12 g、生地黄 9 g、川芎 9 g、柴胡 9 g、桃仁 9 g、红花 9 g、乳香 9 g、五灵脂 12 g、羌活 9 g、秦艽 9 g、制香附 12 g、川牛膝 12 g、广地龙 9 g、炙甘草 6 g、制苍术 9 g、炒黄柏 9 g、生薏苡仁 15 g、藿香 12 g、紫苏梗 12 g。14 剂,水煎服,每天 1 剂,每天 2 次。

六十七诊(2011-05-24):诸恙均缓,二便正常,尚觉下肢拘紧,苔薄,脉细。再以调摄。

【处方】

炙黄芪 9 g、党参 12 g、当归 9 g、白芍 12 g、熟地黄 12 g、川芎 12 g、柴胡 9 g、山茱萸 12 g、怀山药 18 g、枸杞子 12 g、鹿角片 12 g、菟丝子 12 g、川牛膝 12 g、炙龟板 9 g、鸡血藤 12 g、炙甘草 6 g、秦艽 9 g、鸡血藤 12 g、羌活 9 g、独活 9 g、生薏苡仁 30 g、炒枳壳 12 g、香谷芽 12 g。14 剂,水煎服,每天 1 剂,每天 2 次。

六十八诊(2011-06-07):诸恙平稳,胃纳、二便正常,四肢阴雨天稍有拘紧,苔薄、质红,脉细滑。再以前法。

【处方】

炙黄芪 9 g、党参 12 g、当归 9 g、白芍 12 g、熟地黄 12 g、川芎 12 g、柴胡 9 g、山茱萸

12 g、怀山药 18 g、枸杞子 12 g、鹿角片 12 g、菟丝子 12 g、川牛膝 12 g、炙龟板 9 g、鸡血藤 12 g、香谷芽 12 g、炙甘草 6 g、苍术 12 g、白术 12 g、藿香 12 g、佩兰 12 g、生薏苡仁 15 g、炒羌活 9 g、炒枳壳 12 g。14 剂,水煎服,每天 1 剂,每天 2 次。

六十九诊(2011 - 06 - 21):诸恙平稳,四肢拘紧、麻木作僵日渐缓解,二便正常,胃纳亦佳,苔薄腻,脉沉细。再以前法。

【处方】

炙黄芪 9 g、党参 12 g、当归 9 g、白芍 12 g、熟地黄 12 g、川芎 12 g、柴胡 9 g、山茱萸 12 g、怀山药 18 g、枸杞子 12 g、鹿角片 12 g、菟丝子 12 g、川牛膝 12 g、炙龟板 9 g、鸡血藤 12 g、香谷芽 12 g、炙甘草 6 g、苍术 12 g、白术 12 g、藿香 12 g、佩兰 12 g、生薏苡仁 15 g、炒羌活 9 g、玄参 12 g。14 剂,水煎服,每天 1 剂,每天 2 次。

按:本案为脊髓型颈椎病,历经 3 年中药调摄,初诊时颈项酸楚,周身疼痛,两上肢抬举无力,胸胁失畅,背脊如钢丝紧扎,气短如绳束,腑行欠畅,步履拘紧,四肢麻木畏冷,右下肢感觉迟钝,两手肿胀,口苦、口干,MRI 示 C_2/C_3、C_3/C_4、C_4/C_5、C_6/C_7 椎间盘突出,椎管狭窄,脊髓变性,外院西医建议手术,患者拒绝手术要求中药调治。施杞教授诊断为脊髓型颈椎病(痉证),乃气血瘀滞,经脉失畅,先以"胸痹方"加味和营通络,泻腑宽胸。二诊胸胁裹束感即缓,经过 6 周的调摄,至四诊时四肢笨拙,坐立不稳,活动牵掣,腑行正常,腑气已通,胸部气机已畅,辨证为气血失和、经脉瘀阻,予"筋痹方"加炙全蝎、蜈蚣、制苍术、制川朴、生大黄、熟大黄、炒枳实活血祛瘀,祛风除湿,通络止痛,攻毒散结,行气通腑。五诊时手足肿胀,四肢抖动,小便失约、乏力,为气血不足,经脉失养,予"筋痹方"补气活血祛瘀,加生龙骨、生牡蛎、紫贝齿平肝潜阳,汉防己、猪苓、赤苓利水。八诊时胸胁裹束感已去十之七八,口干,腑行已畅,四肢少力,苔薄腻,脉细沉,为气阴两虚,经脉失畅,治以"痉痹方"加味破瘀化痰通络、疏肝解痉、补肾填精等调摄约半年。

"胸痹方"由大陷胸汤、小陷胸汤合圣愈汤加减而成。大陷胸汤、小陷胸汤均源自《伤寒论》,大陷胸汤主治水热互结之结胸证;小陷胸汤主治痰热互结,胸脘痞闷,按之则痛之大小结胸病。施杞教授在此两方基础上合圣愈汤而成胸痹方,可用于脊髓型颈椎病水热互结,气不得通所致胸腹满痛,腑气不通,大便秘结者。方中甘遂苦寒峻下,攻逐水饮;大黄泻下通腑;芒硝软坚泄热;瓜蒌荡热涤痰,宽胸散结。此方为涤荡水热之峻剂,易伤正气,故予以炙黄芪、党参以大补脾肺之气,辅助正气,使邪去而正不伤;当归、白芍、生地黄、川芎养血活血;柴胡归肝经,胸胁裹束感之病位在肝经,故以柴胡疏肝理气,引药直达病所。综观全方,泻热逐水与宽胸并施,祛邪与扶正并重,使水热之邪从大便而去,且药简量大,力专效宏,为泻热逐水宽胸之佳剂。

十七诊时周身拘紧、手足肿胀均缓,步行较稳,腑行通利,苔薄腻,脉细沉,治以"痿痹方"加味祛瘀通络,填精益肾等调摄半年余,及至三十二诊时诸恙均缓,步履较前有力,手麻未已,阴雨天较重,苔薄腻,脉细滑,为气血未畅,痰湿未清,治以"筋痹方"加蜈蚣、山茱萸、熟地黄、熟附片、鸡血藤、香谷芽、川桂枝等活血祛瘀、祛风除湿、通络止痛、温补肝肾等调摄近 3 个月。三十八诊时气血渐和,四肢拘紧、活动不利、步履乏力不稳均少,胃纳、二便均可,予痿痹方加味祛瘀通络、填精益肾等调摄半年。其间病情虽有反复但病情总体向缓,步行活动尚可,二便正常,四肢阴雨天稍有拘紧,胸腹畅。

本案经前期调摄后,颈项酸楚疼痛,胸腹裹束如钢丝缠身,尿闭腑实等症状消失,但仍有颈脊酸软、肢体麻木等。施杞教授认为当从痿论治,病久气血运行受阻,肝肾精血不足,不能濡养筋脉治疗虚者宜健脾益气,滋补肝肾,常予"痿痹方"治疗脊髓型颈椎病痿证者及慢性筋骨病经筋疲软乏力者。"痿痹方"由地黄饮子合圣愈汤加减而成。其证由下元虚衰,虚火上炎,痰浊上泛,堵塞窍道所致,故刘河间选用滋补肾阴的干地黄为主,用清水微煎为饮服,取其轻清之气,易为升降,迅达经络,流走四肢百骸,以交阴阳,故名"地黄饮子"。方中炙黄芪味甘、性温,益气活血,合党参大补脾肺之气,益生化之源;当归、川芎养血活血;鸡血藤补血活血通络;白术健脾化湿;柴胡疏肝理气,调达全身气机;以熟地黄、肉苁蓉、山茱萸、巴戟天、附子益元固肾;熟附子、鹿茸补肾阳且吸纳浮阳;五味子、麦冬、熟地黄滋阴敛液;石菖蒲清窍化痰;茯苓安神;党参、麦冬、五味子取参麦饮之意,益气养阴,使津液有生化之源。诸药合用共奏补养肝脾,温肾通督之功。脊髓型颈椎病由于与颈脊髓相邻的骨与软组织增生、钙化或退变,黄韧带增厚或向前形成皱褶导致脊髓受压或供血障碍而出现脊髓神经的感觉、运动、反射与排便功能障碍。治疗一般选择手术减压,尽可能保存脊髓功能,防止脊髓进一步的损伤,然临床上常有患者本身及多方面因素不能手术者,或患者拒绝手术等,在经过充分医患沟通前提下进行非手术治疗,并随时观察脊髓功能。本案患者初诊时脊髓功能损害较重,MRI已经有脊髓变性,感觉肌力改变,排便障碍,腱反射亢进,胸胁如裹,气短如绳束,外院西医建议手术,患者拒绝手术要求中药调治。最终历经3年中药调摄,及至五十六诊时下肢拘紧、两上肢抬举无力均瘥,可顺利下蹲起立,二便正常,六十九诊时诸恙平稳,四肢拘紧、麻木作僵日渐缓解,二便正常。本案给我们的启示:其一,中医药对防治慢性筋骨病甚至是脊髓神经重度损伤有确切疗效,也正是疗效让患者坚持不懈,可以给予我们在用中医药防治脊髓损伤时坚定信心;其二,在进行脊髓型颈椎病的治疗时疗程较长,故需要信心、耐心,神经功能恢复是一个漫长的过程,这也是神经损伤恢复的客观规律;其三,最重要的是医患信任协作,医患双方的坚守特别是患者对医生的信任与托付,《素问·五脏别论》言"拘于鬼神者,不可与言至德……病不许治者,病必不治,治之无功矣",从另一侧面反映了医患互信的重要性。

案八

袁某,女,47岁。

主诉:颈项酸楚疼痛已有10余年,加重半年。

初诊(2010-12-16):颈项酸楚疼痛已有10余年,近半年来加重,活动牵掣,晨起双手作胀,双手麻木,腑行晨起2次,小便偶有失约,经行有块、色暗,步行拘紧,步伐偏小,夜寐不宁。曾有乙型肝炎及湿疹病史。检查:神清,颅神经(-),四肢肌力5级,感觉正常,腱反射上肢(++),下肢(++),髌阵挛及踝阵挛(-),霍夫曼征(-),巴宾斯基征(-),苔薄、质紫,脉弦细滑。诊断:脊髓型颈椎病。此乃气血瘀滞,经脉失畅,治以活血祛瘀,祛风除湿,通络止痛。

【处方】

(1) 炙黄芪9g、党参12g、当归9g、白芍12g、生地黄9g、川芎9g、柴胡9g、桃仁9g、红花9g、乳香9g、五灵脂12g、羌活9g、秦艽9g、制香附12g、川牛膝12g、广地龙9g、炙甘草6g、炙全蝎3g、蜈蚣3g、葶苈子18g、大枣9g、制何首乌18g、首乌藤18g、羚羊角粉0.6g另吞、明天麻12g、泽泻15g、泽漆12g。7剂,水煎服,每天1剂,每天2次。

(2) 麝香保心丸,每次2粒,每天2次,药汤送服。

(3) 颈围保护,避免外伤。

二诊(2010-12-23): 诸恙如前,活动稍有牵掣,手足少温,二便正常,眼睑抖动,苔薄、质红,脉细滑。此乃气机失畅,经脉不遂,治以活血祛瘀,祛风除湿,通络止痉。

【处方】

炙地鳖9g、蓬莪术15g、制白附子12g、制川乌9g、蒲公英30g、制香附12g、嫩钩藤18g、炙黄芪9g、党参12g、当归9g、白芍12g、生地黄9g、川芎9g、柴胡9g、桃仁9g、红花9g、乳香9g、五灵脂12g、羌活9g、秦艽9g、制香附12g、川牛膝12g、广地龙9g、炙甘草6g。7剂,水煎服,每天1剂,每天2次。

三诊(2010-12-31): 颈项疼痛,药后症缓,近日咳嗽痰稀,苔薄,脉细。再以前法。

【处方】

炙地鳖9g、蓬莪术15g、制白附子12g、制川乌9g、蒲公英30g、制香附12g、嫩钩藤18g后下、炙黄芪9g、党参12g、当归9g、白芍12g、生地黄9g、川芎9g、柴胡9g、桃仁9g、红花9g、乳香9g、五灵脂12g、羌活9g、秦艽9g、制香附12g、川牛膝12g、广地龙9g、炙甘草6g。7剂,水煎服,每天1剂,每天2次。

四诊(2011-01-27): 颈项疼痛已瘥,手麻亦少,近期稍有反复,二便正常,苔薄,脉细。再以调摄。

【处方】

炙黄芪9g、党参12g、当归9g、白芍12g、生地黄9g、川芎9g、柴胡9g、桃仁9g、红花9g、乳香9g、五灵脂12g、羌活9g、秦艽9g、制香附12g、川牛膝12g、广地龙9g、炙甘草6g、制川乌9g、川桂枝9g、炙地鳖9g。7剂,水煎服,每天1剂,每天2次。

五诊(2011-02-24): 颈项酸楚,手麻均瘥,两下肢牵掣,麻木,肾区叩击痛(±),苔薄,脉细。再以前法。

【处方】

炙黄芪9g、党参12g、当归9g、白芍12g、生地黄9g、川芎9g、柴胡9g、桃仁9g、红花9g、乳香9g、五灵脂12g、羌活9g、秦艽9g、制香附12g、川牛膝12g、广地龙9g、炙甘草6g、金雀根15g、制香附12g、青风藤15g、炙地鳖12g、煨木香12g。7剂,水煎服,每天1剂,每天2次。

六诊（2011 - 05 - 13）：颈项酸楚、手麻，阴雨天加甚，四肢少温，腑行 1~2 次，经行量多、超前。霍夫曼征（+），膝反射（+++），苔薄，脉细滑。此乃肾精不足，气血失畅，治以调摄。

【处方】

炙黄芪 9 g、党参 12 g、当归 9 g、白芍 12 g、熟地黄 12 g、川芎 12 g、柴胡 9 g、山茱萸 12 g、怀山药 18 g、枸杞子 12 g、鹿角片 12 g、菟丝子 12 g、熟附片 9 g、桂枝 9 g、杜仲 12 g、香谷芽 12 g、炙甘草 6 g、地肤子 15 g、粉萆薢 12 g、参三七粉 3 g^{另吞}、生薏苡仁 15 g、秦艽 9 g、羌活 9 g、独活 9 g、青风藤 15 g。7 剂，水煎服，每天 1 剂，每天 2 次。

七诊（2011 - 07 - 14）：颈项酸楚疼痛，四肢肌肉拘紧，经药物治疗起色不多，便溏，苔薄，脉细弦。此乃瘀血痰湿内结，寒湿未散，治以活血化瘀，温阳散寒，祛痰通痹。

【处方】

（1）炙黄芪 15 g、党参 12 g、当归 9 g、白芍 12 g、熟地黄 30 g、川芎 12 g、柴胡 9 g、鹿角片 9 g、肉桂 3 g、炮姜 6 g、麻黄 6 g、白芥子 9 g、炙甘草 6 g、三棱 18 g、莪术 18 g、炙地鳖 12 g、制香附 12 g、香谷芽 12 g、延胡索 15 g。14 剂，水煎服，每天 1 剂，每天 2 次。

（2）麝香保心丸，每次 2 粒，每天 2 次，药汤送服。

按：本案患者颈项酸楚疼痛、活动牵掣，晨起双手作胀，双手麻木，腑行晨起 2 次，小便偶有失约，经行有块、色暗，步行拘紧，步伐偏小，夜寐不宁，苔薄、质紫，脉弦细滑。施杞教授诊断为脊髓型颈椎病（痿证）。此乃气血瘀滞，经脉失畅，予以圣愈汤加身痛逐瘀汤活血祛瘀，祛风除湿，通络止痛。加炙全蝎、蜈蚣通络止痛；葶苈子、大枣泻肺行水；制何首乌、首乌藤补肝益肾、安神，活血止痛；羚羊角粉镇肝息风；明天麻息风止痉、平肝抑阳、祛风通络；泽泻、泽漆利水消肿，施杞教授认为，泽泻、泽兰二药合用具有清热利水、化痰散结、活血化瘀的作用。二诊时活动稍有牵掣，眼睑抖动，为气机失畅，经脉不遂，治以圣愈汤合身痛逐瘀汤，加炙地鳖、蓬莪术、制白附子、制川乌、蒲公英、制香附、嫩钩藤，以活血破瘀，祛风除湿，通络止痉。七诊时颈项酸楚疼痛，四肢肌肉拘紧，便溏，为瘀血痰湿内结，寒湿未散。治以圣愈汤加阳和汤加味温阳散寒，祛痰通痹，加三棱、莪术，三棱破血之力较强，莪术破气之力较大，二药为伍，气血双施，活血化瘀，行气止痛，化积消块之力彰，施杞教授常以此药对加强行气破血，祛瘀止痛的作用。

案九

周某，女，52 岁。

主诉：周身疼痛，双下肢肿胀麻木 1 年余加重 2 周。

初诊（2009 - 10 - 14）：周身疼痛，双下肢肿胀麻木，病已经年，胃纳、二便均可，胸胁裹束，近日腰及下肢疼痛较甚，可平地行走，苔薄，脉弦细。诊断：脊髓型颈椎病。此乃气血失和，经脉失养，治以活血祛瘀，祛风除湿，通络止痛。

【处方】

炒白术 12 g、汉防己 15 g、熟附片 9 g、制何首乌 18 g、首乌藤 18 g、络石藤 15 g、香谷芽 12 g、明天麻 12 g、枸杞子 12 g、全瓜蒌 9 g、肉苁蓉 18 g、炙黄芪 9 g、党参 12 g、当归 9 g、白芍 12 g、生地黄 9 g、川芎 9 g、柴胡 9 g、桃仁 9 g、红花 9 g、乳香 9 g、五灵脂 12 g、羌活 9 g、秦艽 9 g、制香附 12 g、川牛膝 12 g、广地龙 9 g、炙甘草 6 g。14 剂，水煎服，每天 1 剂，每天 2 次。

二诊（2009－10－21）：药后症缓，大便已畅。再以前法。

【处方】

怀山药 30 g、炒白术 12 g、汉防己 15 g、熟附片 9 g、制何首乌、首乌藤 18 g、络石藤 15 g、香谷芽 12 g、明天麻 12 g、枸杞子 12 g、炙黄芪 9 g、党参 12 g、当归 9 g、白芍 12 g、生地黄 9 g、川芎 9 g、柴胡 9 g、桃仁 9 g、红花 9 g、乳香 9 g、五灵脂 12 g、羌活 9 g、秦艽 9 g、制香附 12 g、川牛膝 12 g、广地龙 9 g、炙甘草 6 g。14 剂，水煎服，每天 1 剂，每天 2 次。

三诊（2009－12－11）：天气阴寒则四肢疼痛较甚，二便正常，耳鸣，胃纳尚可，苔薄，脉细。再以调摄。

【处方】

（1）巴戟天 12 g、秦艽 9 g、羌活 9 g、独活 9 g、制香附 12 g、大枣 9 g、炙黄芪 9 g、党参 12 g、当归 9 g、白芍 12 g、熟地黄 12 g、川芎 12 g、柴胡 9 g、山茱萸 12 g、怀山药 18 g、枸杞子 12 g、鹿角片 12 g、菟丝子 12 g、川牛膝 12 g、炙龟板 9 g、鸡血藤 12 g、香谷芽 12 g、炙甘草 6 g。14 剂，水煎服，每天 1 剂，每天 2 次。

（2）麝香保心丸，每次 2 粒，每天 2 次，药汤送服。

四诊（2010－03－17）：腰脊疼痛，四肢拘紧，胃纳、二便正常，口干，苔薄，脉细。治以补气血，益肝肾，祛风温，止痹痛。

【处方】

（1）补骨脂 12 g、淫羊藿 12 g、肥知母 12 g、巴戟天 12 g、蜈蚣 3 g、制香附 12 g、香谷芽 12 g、制何首乌 18 g、首乌藤 18 g、炙黄芪 9 g、党参 12 g、当归 9 g、白芍 12 g、熟地黄 12 g、川芎 12 g、柴胡 9 g、大枣 9 g、独活 9 g、桑寄生 12 g、秦艽 9 g、防风 12 g、桂枝 9 g、茯苓 15 g、杜仲 12 g、川牛膝 12 g、炙甘草 6 g。14 剂，水煎服，每天 1 剂，每天 2 次。

（2）麝香保心丸，每次 2 粒，每天 2 次，药汤送服。

五诊（2010－07－07）：诸恙如前，近日颈项不舒，头晕加重已有 1 个月，伴呕吐，腰脊作僵，手麻，夜寐欠安，咽喉充血（++），苔薄，脉细。再以前法。

【处方】

粉葛根 15 g、续断 15 g、羌活 9 g、独活 9 g、鸡血藤 15 g、淫羊藿 15 g、知母 6 g、炙地龙 9 g、路路通 15 g、姜半夏 9 g、炙黄芪 9 g、党参 12 g、当归 9 g、白芍 12 g、生地黄 9 g、川芎 12 g、柴胡 9 g、天麻 12 g、钩藤 12 g、茯苓 15 g、石决明 30 g^{先煎}、栀子 12 g、黄芩 9 g、益母草 15 g、桑寄生 12 g、首乌藤 18 g、川牛膝 12 g、杜仲 12 g。7 剂，水煎服，每天 1 剂，每天 2 次。

六诊（2010－11－18）：颈腰疼痛，四肢酸痛，下肢拘紧，便燥，胃纳尚可，夜寐不宁，头晕缠绵，苔薄，脉细沉。此乃肝经失畅，痰湿内蕴，治以调摄。

【处方】

石菖蒲 18 g、枸杞子 12 g、炙僵蚕 9 g、火麻仁 15 g、鸡血藤 15 g、炙黄芪 9 g、党参 12 g、当归 9 g、白芍 12 g、生地黄 9 g、川芎 12 g、柴胡 9 g、天麻 12 g、钩藤 12 g、茯苓 15 g、石决明 30 g^{先煎}、栀子 12 g、黄芩 9 g、益母草 15 g、桑寄生 12 g、首乌藤 18 g、川牛膝 12 g、杜仲 12 g。7 剂,水煎服,每天 1 剂,每天 2 次。

七诊(2011－03－10): 下肢拘紧作僵药后已缓,肿胀亦少,稍有麻木,腑行失畅,头晕,手麻未净,口苦,苔薄,脉弦滑。再以祛瘀通络,补养肝肾。

【处方】

制川乌 9 g、炒白术 9 g、云茯苓 15 g、火麻仁 15 g、生大黄 9 g、熟大黄 9 g、石菖蒲 18 g、生黄芪 18 g、当归 9 g、白芍 12 g、生地黄 9 g、川芎 12 g、桃仁 9 g、红花 9 g、柴胡 9 g、枳壳 12 g、桔梗 12 g、川牛膝 12 g。7 剂,水煎服,每天 1 剂,每天 2 次。

八诊(2011－07－28): 下肢拘紧作僵药后缓而未已,胃纳、二便均可,口苦,少津,苔薄、质淡,脉细滑。此乃气血失和,肾精不足,经脉失畅,治以益气化瘀,温肾通痹,化痰通络。

【处方】

炙黄芪 9 g、党参 12 g、当归 9 g、白芍 12 g、熟地黄 12 g、川芎 12 g、柴胡 9 g、山茱萸 12 g、怀山药 18 g、枸杞子 12 g、鹿角片 12 g、菟丝子 12 g、川牛膝 12 g、炙龟板 9 g、鸡血藤 12 g、香谷芽 12 g、炙甘草 6 g、熟附片 9 g、白芥子 9 g、苦参 12 g、丹参 12 g、玄参 12 g、茯苓 15 g、茯神 15 g、首乌藤 30 g。7 剂,水煎服,每天 1 剂,每天 2 次。

按: 关于脊髓型颈椎病,施杞教授根据临床表现分为痉证期与痿证期,痉证期可见下肢筋脉拘急,肌张力增高,行动不利,步履不稳,脚踩棉花感,容易摔跌,颈项僵硬,转侧不利,四肢麻木,胸胁束束感。查体可见病理征阳性。临床上,根据血瘀、腑实、水肿、外感症状、虚实特点及所表现的轻重缓急,细分五类论治:气滞血瘀、腑实内聚、浊水闭阻、邪壅经络、阴血亏损等。本案初诊周身疼痛,双下肢肿胀麻木,胃纳、二便均可,胸胁束束感,腰及下肢疼痛较甚,辨证为脊髓型颈椎病痉证期,气滞血瘀兼有浊水闭阻,故开路方选筋痹方活血祛瘀,祛风除湿,通络止痛,加炒白术、汉防己、熟附片、制何首乌、首乌藤、络石藤、香谷芽、明天麻、枸杞子、全瓜蒌、肉苁蓉温阳利水,化痰通络。二诊时腑行已畅,去肉苁蓉。三诊时天气阴寒则四肢疼痛较甚,改温肾通痹方加巴戟天、秦艽、羌活、独活、制香附、大枣等益气化瘀,温补肾阳,填精益髓,祛风通络,舒筋止痛调摄 3 个月。五诊时颈项不舒,头晕加重 1 个月,伴呕吐,腰脊作僵,手麻,夜寐欠安,咽喉充血(++),为肝经失畅,方选脉痹方加味平肝抑阳,祛风通络,止痛。七诊时下肢拘紧作僵药后已缓,肿胀亦少,稍有麻木,腑行失畅,头晕、手麻未净,口苦,方以血府方加味行气活血,健脾化痰,通腑除痹。八诊时下肢拘紧作僵缓而未已,口苦,少津,苔薄、质淡,脉细滑,为气血失和,肾精不足,经脉失畅。治以圣愈汤合右归饮加味,以益气化瘀,温肾通痹,化痰通络。施杞教授在运用温肾通痹方过程中常常加用健脾之品,因"脾气虚则四肢不用"(《灵枢·本神》),"治痿独取阳明"(《素问·痿论》);且脾为后天之本,主四肢百骸,先天之精有赖于后天之脾胃运化水谷精微的不断充养,故加陈皮、佛手片、八月札、春砂仁、神曲、制香附、炒谷芽等健脾行胃,化食消积。若夜寐不宁,加枣仁、合欢皮、首乌藤、抱茯神养血补肝,宁心安神。若疼痛较剧者,可加用青风藤、鸡血藤、蓬莪术化瘀通络。

 案十

刘某,男,70岁。

主诉: 颈项酸楚疼痛 1 年,加重伴握摄无力 1 周。

初诊(2011 - 03 - 10): 颈项酸楚疼痛,时有头晕,已有 1 年余,1 周前因下肢无力摔倒后手麻加重,步履作僵、无力,二便正常。检查:霍夫曼征(+),握摄无力,膝反射亢进,外院 MRI 示 C_3/C_4、C_4/C_5、C_5/C_6 脊髓受压大于 Ⅰ°。诊断:脊髓型颈椎病。此乃气血失和,痰瘀内结,治以活血祛瘀,平肝抑阳,祛风除湿,通络止痛。

【处方】

(1)明天麻 12 g、生石决明 30 g^先煎、粉葛根 15 g、蜈蚣 3 g、炙黄芪 9 g、党参 12 g、当归 9 g、白芍 12 g、生地黄 9 g、川芎 9 g、柴胡 9 g、桃仁 9 g、红花 9 g、乳香 9 g、五灵脂 12 g、羌活 9 g、秦艽 9 g、制香附 12 g、川牛膝 12 g、广地龙 9 g、炙甘草 6 g。7 剂,水煎服,每天 1 剂,每天 2 次。

(2)麝香保心丸,每次 2 粒,每天 2 次,药汤送服。

(3)注意颈部保护,防止外伤。

二诊(2011 - 03 - 18): 药后症缓,手麻,下肢乏力,头晕时作,苔薄,脉细。再以前法。

【处方】

(1)明天麻 12 g、生石决明 30 g^先煎、粉葛根 15 g、蜈蚣 3 g、炙黄芪 9 g、党参 12 g、当归 9 g、白芍 12 g、生地黄 9 g、川芎 9 g、柴胡 9 g、桃仁 9 g、红花 9 g、乳香 9 g、五灵脂 12 g、羌活 9 g、秦艽 9 g、制香附 12 g、川牛膝 12 g、广地龙 9 g、炙甘草 6 g、女贞子 9 g、墨旱莲 9 g、制何首乌 9 g、首乌藤 18 g、鸡血藤 15 g。4 剂,水煎服,每天 1 剂,每天 2 次。

(2)针灸 2 次、热奄包 2 次。

三诊(2011 - 03 - 25): 治疗后已觉下肢有力,苔薄,脉细。再以前法。

【处方】

(1)明天麻 12 g、生石决明 30 g^先煎、粉葛根 15 g、蜈蚣 3 g、炙黄芪 9 g、党参 12 g、当归 9 g、白芍 12 g、生地黄 9 g、川芎 9 g、柴胡 9 g、桃仁 9 g、红花 9 g、乳香 9 g、五灵脂 12 g、羌活 9 g、秦艽 9 g、制香附 12 g、川牛膝 12 g、广地龙 9 g、炙甘草 6 g、女贞子 9 g、墨旱莲 9 g、制何首乌 9 g、首乌藤 18 g、鸡血藤 15 g。4 剂,水煎服,每天 1 剂,每天 2 次。

(2)针灸 2 次、热奄包 2 次。

四诊(2011 - 03 - 30): 疼痛、头晕、手麻、下肢乏力均有缓解,苔薄、质红。再以前法。

【处方】

明天麻12g、生石决明30g^{先煎}、粉葛根15g、蜈蚣3g、炙黄芪9g、党参12g、当归9g、白芍12g、生地黄9g、川芎9g、柴胡9g、桃仁9g、红花9g、乳香9g、五灵脂12g、羌活9g、秦艽9g、制香附12g、川牛膝12g、广地龙9g、炙甘草6g、女贞子9g、墨旱莲9g、制何首乌9g、首乌藤18g、鸡血藤15g、钩藤12g、山茱萸12g。4剂,水煎服,每天1剂,每天2次。

五诊(2011-04-05): 药后症缓,大便欠畅,苔薄,脉细。再以前法。

【处方】

(1) 明天麻12g、生石决明30g^{先煎}、粉葛根15g、蜈蚣3g、炙黄芪9g、党参12g、当归9g、白芍12g、生地黄9g、川芎9g、柴胡9g、桃仁9g、红花9g、乳香9g、五灵脂12g、羌活9g、秦艽9g、制香附12g、川牛膝12g、广地龙9g、炙甘草6g、女贞子9g、墨旱莲9g、制何首乌9g、首乌藤18g、鸡血藤15g、钩藤12g、山茱萸12g。14剂,水煎服,每天1剂,每天2次。

(2) 麝香保心丸,每次2粒,每天2次,药汤送服。

六诊(2011-04-28): 头晕、颈痛均瘥,胃纳、二便均可,苔薄,质红,脉细。治以补气血,益肝肾,祛风湿,止痹痛。

【处方】

(1) 炙黄芪9g、党参12g、当归9g、白芍12g、熟地黄12g、川芎12g、柴胡9g、独活9g、桑寄生12g、秦艽9g、防风12g、桂枝9g、茯苓15g、杜仲12g、川牛膝12g、炙甘草6g、生黄芪15g、明天麻12g、蜈蚣3g、制香附12g。14剂,水煎服,每天1剂,每天2次。

(2) 麝香保心丸,每次2粒,每天2次,药汤送服。

七诊(2011-08-04): 颈项酸楚、步履作僵已瘥,活动自如,手麻未已,口干,稍有头晕,胃纳、二便均可,苔少,质红,脉细滑。此乃气阴两虚,经脉失畅,治以补气活血,祛瘀通络,益气养阴。

【处方】

生黄芪30g、当归9g、赤芍12g、白芍12g、地龙9g、川芎12g、红花9g、桃仁9g、炙地鳖9g、蜈蚣3g、麦冬12g、五味子9g、天花粉12g、玄参12g、熟附片9g。7剂,水煎服,每天1剂,每天2次。

按: 脊髓型颈椎病是因颈椎间盘突出、颈椎骨质增生、后纵韧带骨化等引起脊髓神经血管压迫而致出现颈肩部疼痛、四肢麻木、乏力、步态异常、二便功能障碍等一系列的临床综合征。早期尚有一定的代偿,经治疗可以对日常工作生活影响不大,但必须注意颈部的保护,防止意外伤害导致颈脊髓损伤,甚至引起颈脊髓不可逆损伤。本案患者初诊前1年即有颈项酸楚疼痛,时有头晕,外伤后出现手麻、握摄无力,施杞教授辨证为脊髓型颈椎病致气血失和,痰瘀内结,给予圣愈汤合身痛逐瘀汤加明天麻、生石决明、粉葛根、蜈蚣以活血祛瘀、平肝抑阳、祛风除湿、通络止痛。二诊时症缓,手麻、下肢乏力、头晕时作,加女贞子、墨旱莲、制何首乌、首乌藤、鸡血藤以补肝肾,养血舒筋。四诊时疼痛、头晕、手麻、下肢乏力均有缓解,加钩藤、山茱萸补肾平肝。六诊时头晕、颈痛均瘥,予调身通痹方加味善后。七诊时颈项酸楚、步履作僵已瘥,活动自如,手麻未已,口干,稍有头晕,胃纳、二便均可,苔少、质红,脉细滑,辨为气阴两虚,经脉失畅,治以补阳还五汤加炙地鳖、蜈蚣、麦冬、五味子、天花粉、玄参、熟附片,以补气、活血、祛瘀通络、益气养阴。补阳还五汤是王清任治疗中风后半身不遂的著名方剂,王氏云"人体阳气有十成,左右各五成。凡一侧偏废,则已丧失五成之阳。本方意在补还五成之阳,故取名补阳还五汤"。生用黄芪大剂量则力专而行走,周行全身,大补元气而起痿废。配其他六味活血、祛瘀之药不在于逐瘀,而在于活血通络,故用大剂量黄芪为主药的目的是用补气来行血通络,再加上搜风祛痰之药,效果更是显著。施杞教授常用此方加减治疗颅脑伤后遗症、周围神经损伤及颈椎病椎间盘突出肢体麻木乏力辨证为气虚血瘀者。施杞教授认为脊髓型颈椎病尽管此类患者椎间盘突出、椎管狭窄、脊髓受压等情况长期存在,但临床表现较轻,往往在感受风寒、颈部外伤等诱因下,致椎间盘及炎症等引起症状加重。施杞教授认为临诊时不应完全根据影像学结果来决定手术指征,而需要根据患者临床症状、体征、病理征综合分析,如无明显病理征或马尾综合征等,即使影像学提示脊压迫较重,也可先考虑非手术治疗,消除脊髓水肿、炎症,改善血液循环。本案患者外伤后脊髓损伤症状加重,上肢麻木乏力,经过近5个月的中药调治,疗效确切,对我们后来者是有启迪的。

案 十 一

严某,男,73 岁。

主诉: 颈项酸楚,右手麻木多年。

初诊(2011-04-07): 颈项酸酸楚楚,右手麻木,下肢时有抽搐,病发多年,腑行干燥,夜尿 3 次,头晕,素有高血压,已服药,四肢肌力 5 级,感觉正常,霍夫曼征(+),膝反射(+++),踝反射(++++),左侧踝阵挛(+),右踝关节钢板固定中,2007 年外院 MRI 示 C_2/C_3、C_3/C_4、C_4/C_5 椎间盘突出,椎管狭窄,C_3、C_4 椎体水平髓内斑片状高信号,提示颈髓变性,苔薄,脉弦滑。诊断:脊髓型颈椎病。此乃气血失和,肝经失畅,升降失司,治以益气活血,平肝息风,疏通经脉。

【处方】

炙黄芪 9 g、党参 12 g、当归 9 g、白芍 12 g、生地黄 9 g、川芎 12 g、柴胡 9 g、天麻 12 g、钩藤 12 g、茯苓 15 g、石决明 30 g^{先煎}、栀子 12 g、黄芩 9 g、益母草 15 g、桑寄生 12 g、首乌藤 18 g、川牛膝 12 g、杜仲 12 g、秦艽 9 g、炒羌活 9 g、鸡血藤 15 g、制香附 12 g。14 剂,水煎服,每天 1 剂,每天 2 次。

二诊(2011-04-21): 头晕未已,时有泛恶,步履不稳,右手麻木,苔薄,脉细数。再以祛瘀通络,平肝抑阳,通和升降。

【处方】

生黄芪30 g、党参12 g、当归9 g、白芍12 g、生地黄9 g、川芎9 g、柴胡9 g、桃仁9 g、红花9 g、乳香9 g、五灵脂12 g、羌活9 g、秦艽9 g、制香附12 g、川牛膝12 g、广地龙9 g、炙甘草6 g、炒子芩9 g、旋覆花12 g、生龙骨30 g^{先煎}、生牡蛎30 g^{先煎}、明天麻12 g、蜈蚣3 g、羚羊角粉0.6 g^{另吞}。14剂,水煎服,每天1剂,每天2次。

三诊(2011-06-02):药后头晕渐缓,无视物旋转感,步履蹒跚,稍有面部麻木感。血压110/60 mmHg、CT检查排除头颅病变,苔薄,脉细。再以调摄。

【处方】

炙黄芪9 g、党参12 g、当归9 g、白芍12 g、熟地黄12 g、川芎12 g、柴胡9 g、独活9 g、桑寄生12 g、秦艽9 g、防风12 g、桂枝9 g、茯苓15 g、杜仲12 g、川牛膝12 g、炙甘草6 g、玄参12 g、五味子9 g、明天麻12 g、蔓荆子12 g、制香附12 g。7剂,水煎服,每天1剂,每天2次。

按:脊髓在中医学中属于奇恒之腑,与骨髓统称为髓,由肾的精气和水谷精微所化生。《素问·逆调论》曰:"肾不生则髓不能满。"《灵枢·五癃津液别》曰:"五谷之津液,和合而为膏者,内渗入于骨空,补益脑髓。"因此,脊髓的形成及其功能与先天之肾气和后天脾胃之气密切相关。根据临床表现,脊髓型颈椎病常虚实夹杂。临床表现以拘挛失用为主症者,见双下肢肌张力增高,胸胁束感、病理征阳性者,多从"痉"论治;临床表现以痿软无力为主症者,见下肢乏力,易跌倒,双手内在肌萎缩,系扣、持筷不能,多从"痿"论治。通常认为,颈椎间盘突出对脊髓形成持续性或间歇性钳夹作用,引起脊髓内压力增高,血-脊髓屏障破坏,毛细血管通透性增高,组织内产生水肿,进一步加重脊髓的压迫,引起神经功能障碍。同时,髓核脱离椎间盘后,其含的蛋白多糖具有亲水特性,髓核吸收水分后充盈、膨胀,亦进一步加重了脊髓的压迫。施杞教授继承石氏伤科所提倡的"以气为主,以血为先,痰瘀兼顾,肝脾肾同治"的学术思想,同时遵循中医学"急则治其标,缓则治其本"的原则,采用益气化瘀系列组方,消除脊髓和髓核的水肿,减轻脊髓受压,有利于神经功能的恢复。

案十二

吴某,女,40岁。

主诉:周身疼痛、活动牵掣经年。

初诊(2010-11-09):周身疼痛,经脉拘紧,活动牵掣,步行如踏棉垫,负重受压感明显,病已经年,夜寐正常,胃纳、二便均可,畏冷、背部尤甚,苔薄,脉细。诊断:脊髓型颈椎病。此乃邪壅经络,痰瘀胸中,气机阻滞,清阳郁遏,治以升清降浊,化痰息风。

【处方】

(1)当归9 g、白芍12 g、生地黄9 g、川芎12 g、桃仁9 g、红花9 g、柴胡9 g、枳壳12 g、桔梗12 g、川牛膝12 g、明天麻12 g、姜半夏9 g、炒白术12 g、杭菊花12 g、川楝子12 g、延胡索12 g、熟附片9 g、青风藤12 g、香谷芽12 g。14剂,水煎服,每天1剂,每天2次。

（2）三七粉 2 g^{另吞}、穿山甲片粉 2 g^{另吞}，每天 1 次。

二诊（2010－11－23）：颈项、两肩、胸胁仍旧胀痛，如有重物压迫，两手疼痛，二便正常，夜寐亦安，苔薄，脉细。再以前法。

【处方】

炙黄芪 9 g、党参 12 g、当归 9 g、白芍 12 g、生地黄 9 g、川芎 9 g、柴胡 9 g、桃仁 9 g、红花 9 g、乳香 9 g、五灵脂 12 g、羌活 9 g、秦艽 9 g、制香附 12 g、川牛膝 12 g、广地龙 9 g、炙甘草 6 g、炙全蝎 3 g、蜈蚣 3 g、川楝子 12 g、延胡索 12 g、藁本 12 g、炒防风 15 g。14 剂，水煎服，每天 1 剂，每天 2 次。

三诊（2011－01－03）：诸恙均有改善，入冬后胸膺作闷、失畅，苔薄，脉细。再以前法。

【处方】

炙黄芪 9 g、党参 12 g、当归 9 g、白芍 12 g、生地黄 9 g、川芎 9 g、柴胡 9 g、桃仁 9 g、红花 9 g、乳香 9 g、五灵脂 12 g、羌活 9 g、秦艽 9 g、制香附 12 g、川牛膝 12 g、广地龙 9 g、炙甘草 6 g、炙全蝎 3 g、蜈蚣 3 g、藁本 12 g、荆芥 12 g、防风 12 g、明天麻 12 g、石菖蒲 12 g、白芥子 9 g、莱菔子 12 g、广郁金 12 g。14 剂，水煎服，每天 1 剂，每天 2 次。

四诊（2011－01－18）：药后已缓，胃纳、二便尚可，苔薄，脉细。再以前法。

【处方】

炙黄芪 9 g、党参 12 g、当归 9 g、白芍 12 g、生地黄 9 g、川芎 9 g、柴胡 9 g、桃仁 9 g、红花 9 g、乳香 9 g、五灵脂 12 g、羌活 9 g、秦艽 9 g、制香附 12 g、川牛膝 12 g、广地龙 9 g、炙甘草 6 g、粉葛根 12 g、广郁金 12 g、明天麻 12 g、参三七粉 4 g^{另吞}、川楝子 12 g、延胡索 12 g、淫羊藿 12 g、巴戟天 12 g、桑寄生 12 g。14 剂，水煎服，每天 1 剂，每天 2 次。

五诊（2011－03－01）：尚觉神疲乏力，肢节欠利，胃纳、二便尚可，伴胸胁裹束感，苔薄，脉细。再以调摄。

【处方】

炙黄芪 9 g、党参 12 g、当归 9 g、白芍 12 g、熟地黄 12 g、川芎 9 g、柴胡 9 g、山茱萸 12 g、巴戟天 12 g、肉苁蓉 12 g、附子 9 g、肉桂 6 g、五味子 9 g、麦冬 12 g、石斛 9 g、石菖蒲 18 g、淡远志 9 g、茯苓 15 g、瓜蒌皮 12 g、炒枳壳 12 g、制香附 12 g、广郁金 12 g。14 剂，水煎服，每天 1 剂，每天 2 次。

六诊（2011－03－29）：精神气色转佳，周身拘紧、疼痛均缓未净，每感周身经脉失畅，如有负重，二便正常，手足欠温，苔薄，脉细滑。再以调摄。

【处方】

炙黄芪 9 g、党参 12 g、当归 9 g、白芍 12 g、熟地黄 12 g、川芎 9 g、柴胡 9 g、山茱萸 12 g、巴戟天 12 g、肉苁蓉 12 g、附子 9 g、肉桂 6 g、五味子 9 g、麦冬 12 g、石斛 9 g、石菖蒲 18 g、淡远志 9 g、茯苓 15 g、炙黄芪 15 g、首乌藤 15 g、合欢皮 12 g、广木香 9 g、大枣 9 g。14 剂，水煎服，每天 1 剂，每天 2 次。

七诊（2011－04－26）：腰脊疼痛已缓，脘腹失畅，四肢已温，胃纳、二便均可，苔薄，脉细。再以前法。

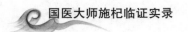

【处方】

炙黄芪 9 g、党参 12 g、当归 9 g、白芍 12 g、熟地黄 12 g、川芎 9 g、柴胡 9 g、山茱萸 12 g、巴戟天 12 g、肉苁蓉 12 g、附子 9 g、肉桂 6 g、五味子 9 g、麦冬 12 g、石斛 9 g、石菖蒲 18 g、淡远志 9 g、茯苓 15 g、炙黄芪 15 g、首乌藤 15 g、合欢皮 12 g、广木香 9 g、大枣 9 g、秦艽 9 g、粉葛根 12 g。14 剂,水煎服,每天 1 剂,每天 2 次。

八诊(2011‒05‒24): 近期外感,咳嗽痰黏,咽喉失畅,周身不适,胃纳、二便、夜寐尚可,苔白腻、质紫、脉细沉。再以调摄。

【处方】

炙黄芪 9 g、党参 12 g、当归 9 g、白芍 12 g、生地黄 9 g、川芎 9 g、柴胡 9 g、桂枝 9 g、粉葛根 12 g、大枣 9 g、炙甘草 6 g、生黄芪 15 g、苍术 9 g、白术 9 g、云茯苓 15 g、藿香 12 g、紫苏梗 9 g、白芷 12 g、半夏 9 g、桔梗 9 g、陈皮 6 g、炙紫菀 12 g。14 剂,水煎服,每天 1 剂,每天 2 次。

九诊(2011‒06‒07): 诸恙缓而未已,颈腰、四肢酸楚,胃纳、二便均可,苔薄,脉细沉。再以前法。

【处方】

炙黄芪 9 g、党参 12 g、当归 9 g、白芍 12 g、熟地黄 12 g、川芎 12 g、柴胡 9 g、独活 9 g、桑寄生 12 g、秦艽 9 g、防风 12 g、桂枝 9 g、茯苓 15 g、杜仲 12 g、川牛膝 12 g、炙甘草 6 g、姜半夏 9 g、藿香 12 g、紫苏梗 12 g、玉桔梗 12 g、制川朴 9 g、大枣 9 g。14 剂,水煎服,每天 1 剂,每天 2 次。

按: 本案初诊时患者周身疼痛,经脉拘紧,活动牵掣,步行如踏棉垫,负重受压感明显,病已经年,夜寐正常,胃纳、二便均可,畏冷、背部尤甚,苔薄,脉细。诊断为脊髓型颈椎病(痿证),辨证为邪壅经络,痰瘀胸中,气机阻滞,清阳郁遏,方选血府逐瘀汤合半夏白术天麻汤、金铃子散加味以升清降浊,化痰息风,使气血和调,三七粉、穿山甲片粉活血化瘀、散结消肿。二诊时颈项、两肩、胸胁仍胀痛,如有重物压迫,两手疼痛,为气滞血瘀,肝经失畅,治以筋痹方加炙全蝎、蜈蚣、金铃子散、藁本、炒防风行气活血,化瘀,通络止痛。五诊时尚觉神疲乏力,肢节欠利,胃纳、二便尚可,伴胸胁裹束感。此乃肝肾亏虚,痰瘀未净,治以温补肾阳,填精益髓,益气化瘀,行气化痰止痛。九诊时诸恙缓而未已,颈腰、四肢酸楚,痹证日久,致肝肾两虚,气血不足,治以调身通痹汤以补气血,益肝肾,祛风湿,止痹痛。施杞教授常用此方治疗慢性筋骨病中后期酸痛不适、迁延不愈者,如腰椎间盘突出症,以及膝骨关节病、颈椎病的缓解期、腰肌劳损、骨质疏松症等。

案十三

吉某,男,56 岁。
主诉: 步履不稳,四肢麻木乏力 7 年。

初诊(2011-05-24):7 年前无明显外伤出现颈项部酸痛,步态不稳,渐至四肢麻木乏力,下肢甚于上肢,曾于外院行颈椎 MRI 检查。结果显示颈椎退变,C_4/C_5、C_5/C_6椎间盘突出,硬膜囊受压,$C_4 \sim C_7$椎体水平黄韧带增厚,椎管狭窄。颈部活动牵掣,腰脊拘紧,牵掣手足下肢麻木,步履拘紧。近 10 余年夜间时有下肢抽搐。查体:$C_4 \sim C_7$椎体压痛,双侧霍夫曼征(+),四肢腱反射正常,苔薄,脉细。诊断:脊髓型颈椎病。此乃气血瘀滞,经脉不遂,治以活血祛瘀,祛风除湿,通络止痛,滋阴和阳,镇痉固摄。

【处方】

(1)炙黄芪 9 g、党参 12 g、当归 9 g、白芍 12 g、生地黄 9 g、川芎 9 g、柴胡 9 g、桃仁 9 g、红花 9 g、乳香 9 g、五灵脂 12 g、羌活 9 g、秦艽 9 g、制香附 12 g、川牛膝 12 g、广地龙 9 g、炙甘草 6 g、蜈蚣 3 g、生龙骨 30 g^{先煎}、生牡蛎 30 g^{先煎}、香谷芽 12 g、川桂枝 15 g、生姜 9 g、大枣 9 g。14 剂,水煎服,每天 1 剂,每天 2 次。

(2)麝香保心丸,每次 2 粒,每天 2 次,药汤送服。

(3)注意颈部保护,避免外伤。

二诊(2011-06-07):诸恙渐缓,下肢抽动 10 余年亦瘥,胃纳、二便均可,近日咳嗽咳痰,苔薄,脉细。再以前法调摄。

【处方】

炙黄芪 9 g、党参 12 g、当归 9 g、白芍 12 g、生地黄 9 g、川芎 9 g、柴胡 9 g、桃仁 9 g、红花 9 g、乳香 9 g、五灵脂 12 g、羌活 9 g、秦艽 9 g、制香附 12 g、川牛膝 12 g、广地龙 9 g、炙甘草 6 g、蜈蚣 3 g、生龙骨 30 g^{先煎}、生牡蛎 30 g^{先煎}、香谷芽 12 g、川桂枝 15 g、生姜 9 g、大枣 9 g、制南星 9 g、款冬花 12 g、炙紫菀 12 g。14 剂,水煎服,每天 1 剂,每天 2 次。

按:本案 7 年前无明显外伤出现颈项部酸痛,步态不稳,渐至四肢麻木乏力,下肢甚于上肢,颈椎 MRI 示颈椎退变,C_4/C_5、C_5/C_6椎间盘突出,硬膜囊受压,$C_4 \sim C_7$椎体水平黄韧带增厚,椎管狭窄。颈部活动牵掣,腰脊拘紧,牵掣手足下肢麻木,步履拘紧,夜间时有抽搐。查体:$C_4 \sim C_7$椎体压痛,双侧霍夫曼征(+),四肢腱反射正常,苔薄,脉细。诊断:脊髓型颈椎病,辨为气血瘀滞、经脉不遂,治以活血祛瘀,祛风除湿,通络止痛,滋阴和阳,镇痉固摄,方选筋痹方合桂枝加龙骨牡蛎汤加减。二诊时诸恙渐缓,下肢抽动 10 余年亦瘥,原方加制南星、款冬花、炙紫菀止咳化痰。桂枝加龙骨牡蛎汤出自《金匮要略》,具有调和营卫,滋阴和阳,镇纳固摄的作用。主治虚劳心悸,易惊,汗多,男子失精,女子梦交或遗溺,舌质淡润,脉虚大或芤迟。桂枝加龙骨牡蛎汤由桂枝汤加龙骨、牡蛎组成。桂枝汤方中桂枝温补心肾之阳,白芍、甘草酸甘益阴,桂枝、白芍相合,温阳以益阴,敛阴以涵阳,并可调和营卫,使阳固阴守;少佐生姜、大枣助桂枝,白芍调和营卫之力;使以甘草调药和中。诸药合用,和中有补,补中有温,使阴阳平衡协调。外证得之可调和营卫以固表,内证得之则交通阴阳而守中。加龙骨、牡蛎,则具有潜镇固涩之力。阳能固涩,阴能内守,则诸症可愈。现代药理研究表明,桂枝加龙骨牡蛎汤具有镇静、镇痛、抗炎抗过敏、止咳平喘、解痉、调节中枢和自主神经的作用。

案十四

李某,女,46岁。

主诉:颈项酸楚已有20余年,加重3年。

初诊(2011－07－14):颈项酸楚已有20余年,近3年加重,头晕,手麻,小便频数,腑行正常,经行正常,外院 MRI 示 C_3/C_4、C_5/C_6 椎间盘突出,脊髓受压 Ⅱ°,生理弧度消失,霍夫曼征(－),膝反射(＋),咽喉充血(＋＋＋),苔薄,脉弦细。诊断:脊髓型颈椎病。此乃经脉失畅,痰瘀互结,治以活血祛瘀,化痰通络,除痹止痛。

【处方】

(1)炙黄芪9 g、党参12 g、当归9 g、白芍12 g、生地黄9 g、川芎9 g、柴胡9 g、桃仁9 g、红花9 g、乳香9 g、五灵脂12 g、羌活9 g、秦艽9 g、制香附12 g、川牛膝12 g、广地龙9 g、炙甘草6 g、炙地鳖9 g、蜈蚣3 g、白芥子12 g、制南星9 g、香谷芽12 g、板蓝根18 g、玄参12 g。7剂,水煎服,每天1剂,每天2次。

(2)麝香保心丸,每次2粒,每天2次,汤液送服。

(3)建议手术治疗,患者要求中药治疗,嘱注意颈部保护避免外伤。

(4)药渣外敷颈项部。

二诊(2011－07－22):颈项疼痛、头晕、手麻药后缓而未已,便溏,经行尚可,苔薄,脉细滑。此乃气血未和,肝经失畅,治以益气活血,平肝息风,舒筋通脉。

【处方】

(1)炙黄芪9 g、党参12 g、当归9 g、白芍12 g、生地黄9 g、川芎12 g、柴胡9 g、天麻12 g、钩藤12 g后下、茯苓15 g、石决明30 g先煎、栀子12 g、黄芩9 g、益母草15 g、桑寄生12 g、首乌藤18 g、川牛膝12 g、杜仲12 g、蔓荆子12 g、炒防风12 g、秦艽12 g、炒羌活12 g、熟附片9 g、淡干姜9 g。14剂,水煎服,每天1剂,每天2次。

(2)药渣外敷颈项部。

三诊(2011－08－04):头晕已瘥,颈腰尚有酸楚,血沉偏高,腑行溏薄,脘腹胀痛,苔薄,脉细滑。再以疏通经络,温中和胃。

【处方】

(1)炙黄芪9 g、党参12 g、当归9 g、白芍12 g、熟地黄12 g、川芎12 g、柴胡9 g、独活9 g、桑寄生12 g、秦艽9 g、防风12 g、桂枝9 g、茯苓15 g、杜仲12 g、川牛膝12 g、炙甘草6 g、熟附片12 g、赤石脂15 g、禹余粮15 g、大红藤18 g、炒枳壳12 g、补骨脂9 g、淡干姜9 g。14剂,水煎服,每天1剂,每天2次。

(2)药渣外敷颈项部。

按:本案为施杞教授汤药配以成药治疗脊髓型颈椎病的病例,该患者病程长,在慢性发病的过程中,存在咽痛、颈痛、头晕、手麻、小便频数等症状,究其病因多为气滞血瘀,痰瘀互结,郁而化火,出现咽部疼痛,邪热上扰则头晕,筋失所养,故见手麻。脉细主虚、弦主滞。治以圣愈汤合身痛逐瘀汤加炙地鳖、蜈蚣、白芥子、制南星、香谷芽、板蓝根、玄参,方中秦艽祛风利湿,羌活散风寒、祛风湿,二药合奏祛除外邪、缓解痉挛之功;当归补血活血,濡养温通经脉,使血归其所;川芎、没药皆活血化瘀之品,川芎为血中气药,行气活血、燥湿搜风,既行血滞,又祛血中湿气;乳香通滞血,散结气,消肿止痛;广地龙通经活络,兼利水湿而消水肿;炙地鳖、蜈蚣破瘀通络、散结止痉;白芥子、制南星化痰通络止痛;板蓝根、玄参散结利咽;制香附开郁行气,其性宣畅,通行十二经八脉之气分;川牛膝入肝、肾二经,补肝肾,强筋骨,散瘀血,引药下行;炙甘草缓急止痛,调和诸药。全方活血祛瘀通痹,易伤及脾胃,方中炙甘草调和诸药,制香附和胃,脾胃虚弱者常加生姜、大枣健脾暖胃,以防药性峻猛攻伐之弊。配合局部药渣外敷的同时,还另予麝香保心丸调心脏功能,又以麝香消除神经周围炎症,具有镇痛功效,急治其标,一箭双雕。二诊时颈项疼痛、头晕、手麻药后缓而未已,辨为气血未和,痰瘀未净,肝经失畅,治以益气活血,平肝息风,舒筋通脉,温补脾肾,方用脉痹方加蔓荆子、炒防风、秦艽、炒羌活、熟附片、淡干姜。三诊时头晕已瘥,颈腰尚有酸楚,血沉偏高,腑行溏薄,脘腹胀痛,苔薄,脉细滑,再以疏通经络,温中和胃,以调身通痹方加味善后。

案十五

叶某,男,62岁。

主诉:颈腰疼痛已有10年余。

初诊(2011-05-10):颈腰疼痛已有10年余,左手麻木,左小腿外侧皮肤少温,内侧麻木,外院MRI示C_5/C_6椎间盘突出,脊髓局限性高信号,L_4/L_5椎间盘突出,腰椎生理弧度消失,苔薄,脉弦滑。诊断:脊髓型颈椎病,腰椎间盘突出症。此乃气血瘀滞,经脉不遂,治以活血化瘀,祛风除痹,通络止痛。

【处方】

(1)炙黄芪9g、党参12g、当归9g、白芍12g、生地黄9g、川芎9g、柴胡9g、桃仁9g、红花9g、乳香9g、五灵脂12g、羌活9g、秦艽9g、制香附12g、川牛膝12g、广地龙9g、炙甘草6g、炙地鳖9g、蜈蚣3g、厚杜仲12g、补骨脂12g、香谷芽12g。14剂,水煎服,每天1剂,每天2次。

(2)麝香保心丸,每次2粒,每天2次,药汤送服。

(3)施氏十二字养生功,每天锻炼2次。

二诊(2011-06-07):诸恙稍缓,仍觉缠绵,颈腰下肢酸楚,小便正常,腑行偏多,苔薄腻,脉细滑。再以调摄。

【处方】

炙黄芪9g、党参12g、当归9g、白芍12g、生地黄9g、川芎9g、柴胡9g、桃仁9g、红花9g、乳香9g、五灵脂12g、羌活9g、秦艽9g、制香附12g、川牛膝12g、广地龙9g、炙甘草

6 g、炙地鳖 9 g、厚杜仲 12 g、补骨脂 12 g、香谷芽 12 g、淡干姜 6 g、生龙骨 30 g^{先煎}、生牡蛎 30 g^{先煎}、糯稻根 30 g。14 剂,水煎服,每天 1 剂,每天 2 次。

按:脊髓型颈椎病以慢性、进行性的四肢感觉及运动功能障碍为主要表现,多先出现下肢症状,如脚踩棉花感,行走不利、步履不稳等;上肢可出现精细运动功能障碍及麻木疼痛烧灼感等,严重者可出现高位截瘫。多因椎体后缘骨质增生,韧带肥厚或钙化,椎间盘压迫等,导致颈椎管狭窄,压迫脊髓。本案属于脊髓型颈椎病或以脊髓型为主的混合型颈椎病,施杞教授临诊时尤重脏腑气血在颈椎病发生、发展中的变化,强调内伤和外损并重。他认为颈椎病总属本虚标实,其中肝、脾、肾亏虚为本,风寒湿邪外袭、痰湿内蕴、痹阻气血为标。施杞教授指出"肝主筋""肾主骨""脾主气血",不论内因、外因或不内外因,导致脏腑气血亏虚,则"筋骨失其所养",六淫外邪遂能乘虚而入,盘踞经隧,导致气血闭阻,留滞于内而发病。治疗时以"缓解筋肉痉挛、消除局部炎症因素、改善组织微循环、增加营养供应及恢复动静力平衡"为目的,以"扶正祛邪、补益肝脾肾、调和气血"为治法。本案初诊颈腰疼痛已有 10 年余,左手麻木,左小腿外侧皮肤少温,内侧麻木,MRI 示 C_5/C_6 椎间盘突出、脊髓局限性高信号,L_4/L_5 椎间盘突出、腰椎生理弧度消失,苔薄,脉弦滑。诊断为颈椎病、腰椎间盘突出症。此乃气血瘀滞,经脉不遂,予圣愈汤合身痛逐瘀汤加炙地鳖、蜈蚣、厚杜仲、补骨脂、香谷芽益气活血,祛风除湿,破瘀通络止痛,补肝肾壮筋骨。施杞教授临证中对伴有麻木者加全蝎、蜈蚣以加强活血祛瘀之功。在运用该方时常常配合使用麝香保心丸,既能引药直达病所,又可减轻患者疼痛,使其充分发挥药效。诸药合用,则正气复、瘀血去、经脉通、外邪除。治疗的同时坚持以施氏十二字养生功锻炼,以内调气血脏腑,外强筋骨,扶正祛邪,在防治颈腰椎病的同时,进行整体调整,恢复脊柱的动静力平衡,防止复发。

案十六

陈某,女,62 岁。

主诉:颈部外伤、四肢活动不利 5 年。

初诊(2010 - 05 - 23):5 年前下楼摔倒即出现四肢瘫痪,外院诊断为"颈椎损伤",经治好转。目前四肢及躯体有裹束感,左上肢乏力,便秘,盗汗。检查:颈椎压痛(++),颈活动受限(+),咽红肿充血(+++),上肢肌张力略高,下肢腱反射(+++),左上肢肌力 4 级,霍夫曼征(+),苔薄质紫,脉沉弦。颈椎 MRI 示 $C_2/C_3 \sim C_6/C_7$ 椎间盘均膨出,后纵韧带钙化,脊髓受压。诊断:脊髓型颈椎病。此乃外伤经脉受损,气滞血瘀,治以行气活血,祛瘀涤下。

【处方】

柴胡 9 g、当归 9 g、桃仁 9 g、红花 9 g、川牛膝 9 g、桔梗 9 g、枳壳 9 g、黄芩 9 g、党参 12 g、丹参 12 g、生地黄 12 g、莪术 15 g、防己 15 g、生大黄 15 g、炙甘草 5 g。14 剂,水煎服,每天 1 剂,每天 2 次。

二诊(2010-06-06)：药后患者自觉束胸感明显减轻,两便正常,神爽肢松。复查：颈椎压痛(+),颈活动受限(-),咽充血(-),肌张力正常,肌力4级,霍夫曼征(+),下肢腱反射(++),苔薄,脉弦。治以行气活血,祛瘀通腑。

【处方】

柴胡9g、当归9g、桃仁9g、红花9g、川牛膝9g、桔梗9g、枳壳9g、黄芩9g、党参12g、丹参12g、生地黄12g、莪术15g、防己15g、生大黄6g、炙甘草5g。14剂,水煎服,每天1剂,每天2次。

三诊(2010-6-20)：患者诉诸恙均解。药后四肢活动功能渐趋正常,握摄、步履有力,腑行正常,夜尿1次,苔薄、根黄腻,脉细弦。再以行气活血,祛瘀通络。

【处方】

柴胡9g、当归9g、桃仁9g、红花9g、川牛膝9g、桔梗9g、枳壳9g、黄芩9g、党参12g、丹参12g、生地黄12g、莪术15g、防己15g、炙甘草5g。14剂,水煎服,每天1剂,每天2次,巩固疗效。

按：本案施杞教授通过对患者主诉、现病史、既往史、体格检查和辅助检查的综合分析,明确诊断为脊髓型颈椎病,辨证为痉证(气滞血瘀)。其患者因脊髓外伤,致气滞血瘀、筋脉失养,发为痉证,治以血府逐瘀汤合大承气汤行气活血通腑,方中桃仁、红花、丹参、莪术活血祛瘀、通髓;党参补气养血生新;防己解肌;柴胡宽胸利气;佐以桔梗辛开苦降,以解胸胁裹束感;桔梗、黄芩清热利咽;生大黄、枳壳通腑利气;川牛膝引下通涤;生地黄、当归增液润肠。诸药共奏使腑实从肠而出,瘀血由滋而化。此患者二诊时,诸恙皆缓,腑实渐通,故生大黄酌情减少,三诊去生大黄,余皆固守原法,巩固疗效。

案十七

季某,男,69岁。

主诉：四肢失灵,全身浮肿,便秘,小便失畅1周。

初诊(2010-05-29)：因四肢失灵,全身浮肿,便秘,4天一行,小便失畅已1周,被抬入诊室。检查：颈椎压痛(+++),咽充血(++),霍夫曼征(+),苔薄,脉弦。颈椎MRI示$C_2/C_3 \sim C_7/T_1$椎间盘均有突出,伴后纵韧带钙化。中医诊断为痉证(浊水闭阻),西医诊断为脊髓型颈椎病。此乃气滞血瘀,浊利闭阻,治以活血化瘀,泄浊通腑。

【处方】

炙黄芪30g、潞党参12g、葶苈子12g、玄明粉12g、生大黄9g、炒枳壳9g、芫花9g、甘遂9g、厚朴9g、全当归9g、软柴胡9g、大枣10枚。7剂,水煎服,每天1剂,每天2次。

二诊(2010-06-05)：水肿始退,两便通畅。再守前法调摄。

【处方】

炙黄芪30g、潞党参12g、葶苈子9g、玄明粉6g、生大黄6g、炒枳壳6g、芫花6g、甘遂

3 g、厚朴 6 g、全当归 9 g、软柴胡 9 g、大枣 10 枚。14 剂,水煎服,每天 1 剂,每天 2 次。

以上方减量 1/3,再服 7 剂。

三诊(2010-06-25):周身水肿退尽,精神振作,自行步入诊室,苔薄,脉弦。治以温经通络,调补肝肾。

【处方】

地黄饮子合血府逐瘀汤加全蝎、蜈蚣。14 剂。

药后诸恙均瘥。

按语:本案系脊髓型颈椎病急性发作期,因脊髓水肿致周身循环障碍,筋脉强直,四肢失灵,尿闭腹胀,周身水肿诸症。方中以大承气汤合葶苈大枣汤、甘遂散理气通腑,泻肺逐水,祛瘀通髓,用黄芪、党参益气固密,柴胡、当归活血养血。14 剂后,腑通尿解肿消,改用调摄之法。施杞教授认为,逐水通腑乃治颈椎病(痉证)重症之引路之法。待腑返胃解,即宜调整治法,以调补为主,投以地黄饮子补养肝脾,温肾通督,合血府逐瘀汤理气活血,加全蝎、蜈蚣通络止痛,王清任《医林改错》认为膈膜的低处,且如池,满腔存血,名曰"血府",根据"血府"产生的"血瘀"理论,王氏创立血府逐瘀之剂,称为"血府逐瘀汤"。本方由桃红四物汤(桃仁、红花、当归、川芎、生地黄、赤芍)合四逆散(柴胡、枳壳、甘草、赤芍)加桔梗、牛膝而成。方中以桃红四物汤活血化瘀而养血,防纯化瘀之伤正;四逆散疏理肝气,使气行则血行;加桔梗引药上行达于胸中(血府);牛膝引瘀血下行而通利血脉。诸药相合,构成理气活血之剂。本方以活血化瘀而不伤正、疏肝理气而不耗气为特点,达到运气活血、祛瘀止痛的功效。实验研究认为,血府方有抑制血小板聚集、改善心功能、抗心律失常、改善血液流变性及微循环、抗缺氧、镇痛、抗炎、降血脂及增强免疫功能等作用。施杞教授常以该方加减治疗瘀血内阻胸部,气机失畅导致的胸痛胸闷。

四、交感神经型颈椎病

 案 一

徐某,女,66 岁。

主诉: 颈项部疼痛伴头晕手麻 2 月余。

初诊(2010 - 12 - 02): 颈项部疼痛伴头晕手麻 2 月余,活动牵掣,口干、便溏,下肢畏寒,外院 X 线片示 C₄/C₅、C₆/C₇ 椎体后缘骨质增生,上颈段生理弧度减弱,苔薄、脉弦细,诊断:颈椎病。此乃气血失和,上盛下虚,治以益气养血,温补肾阳,通络止痛。

【处方】

炙黄芪 9 g、党参 12 g、当归 9 g、白芍 12 g、生地黄 9 g、川芎 9 g、柴胡 9 g、桃仁 9 g、红花 9 g、乳香 9 g、五灵脂 12 g、羌活 9 g、秦艽 9 g、制香附 12 g、川牛膝 12 g、广地龙 9 g、炙甘草 6 g、明天麻 12 g、熟附片 9 g、川桂枝 9 g、蜈蚣 3 g、茶树根 18 g。14 剂,水煎服,每天 1 剂,每天 2 次。药渣焐枕颈部。

二诊(2011 - 01 - 13): 药后颈项酸痛、活动牵掣、手麻均瘥,大便正常,尿常规示红细胞(+),皮肤瘙痒,苔薄,脉细。再以前法调摄。

【处方】

炙黄芪 9 g、党参 12 g、当归 9 g、白芍 12 g、生地黄 9 g、川芎 9 g、柴胡 9 g、桃仁 9 g、红花 9 g、乳香 9 g、五灵脂 12 g、羌活 9 g、秦艽 9 g、制香附 12 g、川牛膝 12 g、广地龙 9 g、炙甘草 6 g、明天麻 12 g、汉防己 15 g、川桂枝 9 g、生薏苡仁 18 g、茶树根 18 g、茜草根 12 g、大蓟 15 g、小蓟 15 g、元参 12 g。14 剂,水煎服,每天 1 剂,每天 2 次。药渣焐枕颈部。

按:《雷公炮炙药性赋》中有句话为"升降出入浮沉之辨,豁然贯通,始可以为医而司人命也"。本案颈项部疼痛伴头晕手麻活动牵掣,口干、便溏,下肢畏寒,施杞教授辨之为气血失和,上盛下虚,疾病日久,脾肾阳虚,真元受损,命门火衰,肾失封藏,膀胱固摄失职,小便清长无度;真阴不足,津亏不能上济于心,浮热熏蒸于上,则身热心烦。心胃之火并蒸于上,真阳独虚于下,形成热淫于上,阳虚于下的上盛下虚证,临床常见发热日久不退,朝盛暮衰,精神萎靡或虚烦不安,面色苍白,下肢清冷,小便清长,频数无度,大便稀溏,口渴多饮,舌质淡,苔薄黄,脉细数无力。治法当以温补肾阳,清心护阴,方中圣愈汤益气养血、行气活血;身痛逐瘀汤活血化瘀、通络止痛;附桂温补肾阳引火归元;元参养阴生津。

案二

刘某,女,60岁。

主诉:颈项酸楚手麻,头晕2周。

初诊(2009-04-09):曾有颈项酸楚手麻,头晕,耳鸣,经治而瘥,一年未发,近期故恙渐发,颈腰疼痛,胸闷心悸,便燥,小便正常,苔薄腻,脉细。诊断:交感神经型颈椎病。此乃气血失和,经脉失养,治以活血祛瘀,祛风除湿,通络止痛。

【处方】

(1)炙黄芪9g、党参12g、当归9g、白芍12g、生地黄9g、川芎9g、柴胡9g、桃仁9g、红花9g、乳香9g、五灵脂12g、羌活9g、秦艽9g、制香附12g、川牛膝12g、广地龙9g、炙甘草6g、广郁金9g、全瓜蒌9g、明天麻12g、板蓝根18g、玄参12g、麦冬12g、茶树根12g、紫丹参12g、八月札12g。14剂,水煎服,每天1剂,每天2次。

(2)麝香保心丸,每次2粒,每天2次,药汤送服。

二诊(2009-05-14):颈腰疼痛缓而未已,口苦,便燥,胃纳尚可,苔薄、质红,脉细滑。此乃气血未和,湿热内蕴,治以益气化瘀,清热利湿,疏风除痹。

【处方】

炙黄芪9g、党参12g、当归9g、赤芍12g、生地黄9g、川芎12g、柴胡9g、苦参9g、苍术9g、白术9g、升麻9g、防风12g、羌活12g、葛根9g、知母9g、猪苓12g、茵陈12g、黄芩9g、泽泻9g、炙甘草6g、首乌藤18g、炒枣仁15g、香谷芽12g、八月札12g。14剂,水煎服,每天1剂,每天2次。

三诊(2009-06-01):药后症缓,胃脘不舒,苔薄,脉细。再以前法调摄。

【处方】

炙黄芪9g、党参12g、当归9g、赤芍12g、生地黄9g、川芎12g、柴胡9g、苦参9g、苍术9g、白术9g、升麻9g、防风12g、羌活12g、葛根9g、知母9g、猪苓12g、茵陈12g、黄芩9g、泽泻9g、炙甘草6g、首乌藤18g、炒枣仁15g、香谷芽12g、八月札12g、蒲公英15g。14剂,水煎服,每天1剂,每天2次。

四诊(2009-06-11):颈项酸楚,腰脊疼痛药后缓而未已,手麻症状消失,时有头晕,咽喉失畅,咽喉充血(++++),胃纳欠佳,二便正常,夜寐不宁,脉弦细。治以活血化瘀,祛风通络,行气止痛。

【处方】

当归9g、白芍12g、生地黄9g、川芎12g、桃仁9g、红花9g、柴胡9g、枳壳12g、桔梗12g、川牛膝12g、粉葛根12g、秦艽9g、炒羌活9g、明天麻12g、制何首乌、首乌藤18g、炒枣仁15g、制川乌9g、肥知母9g、八月札12g。14剂,水煎服,每天1剂,每天2次。

五诊(2009-06-23):药后症缓,时有胸闷,汗出较多,素有心肌缺血史。再以前法。

【处方】

当归9g、白芍12g、生地黄9g、川芎12g、桃仁9g、红花9g、柴胡9g、枳壳12g、桔梗12g、川牛膝12g、粉葛根12g、秦艽9g、炒羌活9g、明天麻12g、制何首乌18g、首乌藤18g、炒枣仁15g、制川乌9g、肥知母9g、八月札12g、茶树根12g。14剂,水煎服,每天1剂,每天2次。

六诊(2011-03-31):素有颈项疼痛,手麻,经治疗后已缓,2年未作,近3个月又渐发作,伴头晕手麻,口干、口苦,腑行正常,夜尿3~4次,苔薄,脉细滑。此乃气血失和,肝肾不足,治以补气血,益肝肾,止痹痛。

【处方】

炙黄芪9g、党参12g、当归9g、白芍12g、生地黄9g、川芎9g、柴胡9g、桃仁9g、红花9g、乳香9g、五灵脂12g、羌活9g、秦艽9g、制香附12g、川牛膝12g、广地龙9g、炙甘草6g、川桂枝9g、制川乌9g、益智仁15g、台乌药12g。7剂,水煎服,每天1剂,每天2次。

按:本案为60岁女性患者,原有颈椎病史多年,发作时颈项酸楚手麻,头晕,耳鸣,本次发作于2周前伴颈腰疼痛,胸闷心悸,便燥,小便正常,苔薄腻,脉细。施杞教授辨证为气血失和,经脉失养,以"筋痹方"活血祛瘀、祛风除湿、通络止痛,加广郁金、全瓜蒌、八月札宽胸理气化痰;明天麻平抑肝阳、祛风通络;板蓝根、茶树根、玄参、麦冬清热解毒,清利咽喉,滋阴降火。施杞教授常用党参配紫丹参治疗慢性筋骨病气虚血瘀者以起补气活血之功加强活血祛瘀的作用,同时服用麝香保心丸,继承的是石氏伤科用麝香能化阳通腠理,引药透达的经验,另外,麝香保心丸还具有活血通经消肿止痛功效。二诊时颈腰疼痛缓而未已,口苦,便燥,胃纳尚可,苔薄、质红,脉细滑。辨为气血未和,湿热内蕴,予以"热痹方"清热利湿、疏风除痹止痛,加首乌藤、炒枣仁、香谷芽、八月札养血安神、祛风通络、理气和胃。"热痹方"是由圣愈汤合当归拈痛汤化裁组方,施杞教授常用此方治疗湿热痹阻之症,当归拈痛汤由张元素创方,是易水学派中较有影响的一张方剂。清代医家张璐在《张氏医通》中盛赞该方为"此湿热疼肿之圣方"。《医学启源》云当归拈痛汤:"治湿热为病,肢节烦痛,肩背沉重,胸膈不利,遍身疼,下注于胫,肿痛不可忍。"经云:"湿淫于内,治以苦温。"羌活苦辛,透关利节而胜湿;防风甘辛,温散经络中留湿,故以为君。水性润下,升麻、葛根苦辛平,味之薄者,阴中之阳,引而上行,以苦发之也。白术苦甘温,和中除湿;苍术体轻浮,气力雄壮,能去皮肤腠理之湿,故以为臣。血壅而不流则痛,当归身辛温以散之,使气血各有所归。人参、甘草甘温,补脾养正气,使苦药不能伤胃。及至四诊湿热已化,施杞教授运用血府逐瘀汤加味治疗瘀血内阻胸部气机失畅之胸痛胸闷,以活血祛瘀、行气止痛。六诊是为病瘥之后再发之治。

案三

蔡某,女,64岁。

主诉: 颈项酸楚,活动受限,伴有头部抖动半年。

初诊(2011-04-28)：颈项酸楚板滞,活动受限,胸膺失畅,伴有头部抖动,并以头向左侧偏时抖动明显,向右侧即停止,腑行时有便秘、溏薄,夜寐不宁,四肢及胸背作冷。病已半年。MRI(2011-03-28)示 C_3/C_4、C_4/C_5、C_5/C_6、C_6/C_7椎间盘突出,T_1血管瘤,苔薄,脉细滑。诊断:交感神经型颈椎病。此乃气血失和,肝经失畅,上盛下虚,治以益气活血,平肝息风,舒筋通脉,镇惊安神,引火归元。

【处方】

炙黄芪9g、党参12g、当归9g、白芍12g、生地黄9g、川芎12g、柴胡9g、天麻12g、钩藤12g、茯苓15g、石决明30g^先煎、栀子12g、黄芩9g、益母草15g、桑寄生12g、首乌藤18g、川牛膝12g、杜仲12g、秦艽9g、炒羌活9g、生龙骨30g^先煎、生牡蛎30g^先煎、熟附片9g、川桂枝9g。7剂,水煎服,每天1剂,每天2次。

二诊(2011-05-04)：药后症缓,颈项板滞已少,胸膺舒畅,夜寐亦安,苔薄腻,脉细弦。再以前法。

【处方】

炙黄芪9g、党参12g、当归9g、白芍12g、生地黄9g、川芎12g、柴胡9g、天麻12g、钩藤12g、茯苓15g、石决明30g^先煎、栀子12g、黄芩9g、益母草15g、桑寄生12g、首乌藤18g、川牛膝12g、杜仲12g、秦艽9g、炒羌活9g、生龙骨30g^先煎、生牡蛎30g^先煎、熟附片9g、川桂枝9g、香白芷12g、辛夷12g。6剂,水煎服,每天1剂,每天2次。

三诊(2011-05-18)：因服用他药胃脘不适,头晕,苔薄腻,脉细。再以前法。

【处方】

炙黄芪9g、党参12g、当归9g、白芍12g、生地黄9g、川芎12g、柴胡9g、天麻12g、钩藤12g、茯苓15g、石决明30g^先煎、栀子12g、黄芩9g、益母草15g、桑寄生12g、首乌藤18g、川牛膝12g、杜仲12g、秦艽9g、炒羌活9g、熟附片9g、川桂枝9g、香白芷12g、辛夷12g、藿香12g、佩兰12g、防风12g。12剂,水煎服,每天1剂,每天2次。

四诊(2011-06-09)：药后头晕已瘥,苔腻已化,尚觉颈项疼痛未已,头项抖动,情绪每易波动,且引发抖动,加重,左手麻木,苔薄,脉弦细。治以活血化瘀,祛风除湿,通络止痛,平肝潜阳。

【处方】

炙黄芪9g、党参12g、当归9g、白芍12g、生地黄9g、川芎9g、柴胡9g、桃仁9g、红花9g、乳香9g、五灵脂12g、羌活9g、秦艽9g、制香附12g、川牛膝12g、广地龙9g、炙甘草6g、明天麻12g、嫩钩藤12g^后下、生龙骨30g^先煎、生牡蛎30g^先煎。14剂,水煎服,每天1剂,每天2次。

按：施杞教授在诊断颈椎病时,提倡按病分型,辨病、辨证、辨型相结合,治疗时以"缓解筋肉痉挛、消除局部炎症因素、改善组织微循环、增加营养供应及恢复动静力平衡"为目的,本案颈项酸楚板滞,活动受限,胸膺失畅,伴有头部抖动,并以头向左侧偏时抖动明显,向右侧即停止,腑行时有便秘、溏薄,夜寐不宁,四肢及胸背作冷。病已半年。MRI 示 C_3/C_4、C_4/C_5、C_5/C_6、C_6/C_7椎间盘突出,T_1血管瘤,苔薄,脉细滑。诊断:交感神经型颈椎病。

此乃气血失和,肝经失畅,上盛下虚,治以益气活血,平肝息风,舒筋通脉,镇惊安神,引火归元。方选圣愈汤合天麻钩藤饮、柴胡桂枝龙骨牡蛎汤加味治疗。另外,关于交感神经型颈椎病,施杞教授临诊时多以少阳经及三阴经对交感神经型进行论治。《素问·至真要大论》曰:"诸风掉眩,皆属于肝。"肝风分为"血虚生风""肝阳化风"。阴血亏虚不能濡养肢体空窍所引起者为"血虚生风",亦称"内风",多为虚证。"肝阳化风"中肝阳是指血虚内热而阳浮,多数是虚实兼夹的证候,故肝风的主要症状是眩晕欲仆、耳鸣、肢麻、抽搐等,亦常有呕恶、心悸的症状。颈椎随着年龄的增长及损伤的积累而发生颈椎退行性变,因为颈椎退变包括向后方突出的椎间盘,钩椎关节或椎体骨质增生,以及椎体半脱位等,都可压迫椎动脉或刺激椎动脉周围之交感神经丛,使椎动脉痉挛,管腔狭窄,造成椎基底动脉供血不足,而引起一系列临床症状。最常见的是头痛、眩晕、耳鸣、听力减退、血压异常、多梦失寐和视觉障碍等。

 案 四

戴某,女,43 岁。

主诉:颈腰疼痛 20 余年,加重伴头胀、下肢麻木半年。

初诊(2011 - 06 - 16):颈腰疼痛已有 20 余年,近半年头胀,下肢麻木,以小腿为主,自觉内寒外热。近年每遇午夜后至日中疼痛不适加重,周身不适,午后渐减,至深夜略止,2020 年 11 月起病,至 2011 年 4 月缓解,二便正常,汗出较多,心烦易怒,夜寐不宁,经行量少。外院 MRI 示胸椎间盘无明显异常,L_4/L_5、L_5/S_1 椎间盘突出,苔薄、黄腻、有齿痕,脉细滑。诊断:交感神经型颈椎病、腰椎间盘突出症。此乃肝经失畅,气血失和,治以活血祛瘀,祛风除湿,通络止痛,和解少阳。

【处方】

炙黄芪 9 g、党参 12 g、当归 9 g、白芍 12 g、生地黄 9 g、川芎 9 g、柴胡 9 g、桃仁 9 g、红花 9 g、乳香 9 g、五灵脂 12 g、羌活 9 g、秦艽 9 g、制香附 12 g、川牛膝 12 g、广地龙 9 g、炙甘草 6 g、姜半夏 9 g、嫩薄荷 6 g^{后下}、云茯苓 15 g、北细辛 9 g、川桂枝 9 g、炒白术 12 g、炒防风 12 g、蜈蚣 3 g。14 剂,水煎服,每天 1 剂,每天 2 次。

二诊(2011 - 07 - 07):诸恙缓解,尚有周身不适,腰骶疼痛,精神少振,夜寐不宁,胃纳、二便尚可,苔薄腻、尖红,脉细滑。此乃气血未和,痰湿内蕴,治以益气化瘀,通络止痛,温肾益髓。

【处方】

炙黄芪 12 g、党参 12 g、当归 9 g、白芍 12 g、熟地黄 12 g、川芎 12 g、柴胡 9 g、山茱萸 12 g、怀山药 18 g、枸杞子 12 g、鹿角片 12 g、菟丝子 12 g、熟附片 9 g、桂枝 9 g、杜仲 12 g、香谷芽 12 g、炙甘草 6 g、石菖蒲 18 g、淡远志 9 g、秦艽 9 g、炒羌活 9 g、白芥子 9 g、炒栀子 9 g。14 剂,水煎服,每天 1 剂,每天 2 次。

三诊(2011 - 07 - 21):药后腰骶疼痛已缓,背脊时有牵掣,畏冷,便溏,苔薄,质胖,脉细滑。

【处方】

炙黄芪12 g、党参12 g、当归9 g、白芍12 g、熟地黄12 g、川芎12 g、柴胡9 g、山茱萸12 g、怀山药18 g、枸杞子12 g、鹿角片12 g、菟丝子12 g、熟附片9 g、桂枝9 g、杜仲12 g、香谷芽12 g、炙甘草6 g、石菖蒲18 g、秦艽9 g、炒羌活9 g、白芥子9 g、炒栀子9 g、蔓荆子18 g、珍珠母30 g、粉葛根12 g。14剂,水煎服,每天1剂,每天2次。

四诊(2011-08-04): 精神渐振,周身疼痛缓而未已,着凉后加重,腑行溏薄,胃纳尚可,寐欠安,苔薄,脉细。治以行气解郁,益气补血,健脾养心。

【处方】

炙黄芪9 g、党参12 g、当归9 g、白芍12 g、生地黄9 g、川芎12 g、柴胡9 g、茯神15 g、远志9 g、酸枣仁15 g、木香9 g、苍术9 g、制香附12 g、栀子9 g、神曲12 g、大枣9 g、炙甘草6 g、淫羊藿15 g、肥知母9 g、制何首乌18 g、首乌藤18 g、石菖蒲18 g、熟附片9 g、淡干姜9 g、川桂枝9 g、秦艽12 g、炒羌活9 g。35剂,水煎服,每天1剂,以本方2/3剂量,每天2次。

按: 本案诊断为交感神经型颈椎病,辨为肝经失畅,气血失和,治以活血祛瘀,祛风除湿,通络止痛,和解少阳,方选圣愈汤合身痛逐瘀汤、小柴胡汤加味。二诊诸恙如前,尚有周身不适,腰骶疼痛,精神少振,夜寐不宁,胃纳、二便尚可,苔薄腻、尖红,脉细滑。辨为气血未和,肾阳不足,精髓亏虚,痰湿内蕴,治以益气化瘀,祛风通络,舒筋止痛,化痰开窍,温补肾阳,填精益髓。四诊时精神渐振,周身疼痛缓而未已,腑行溏薄,胃纳尚可,寐欠安,治以健脾养心,解郁通痹善后。颈椎病的病理基础是颈椎退行性改变,也是人体衰老在颈椎局部的表现。施杞教授认为,颈椎病不论在脏腑、经络,或在皮肉、筋骨都离不开气血;交感神经型颈椎病临床表现复杂,多由于脉痹不已,复感于邪,内舍于心导致心脉痹阻,血行不畅而见胸痛掣背、胸闷嗳气、心悸心慌等症状。施杞教授临诊时多以少阳经证治及三阴经证治对交感神经型颈椎病进行论治。例如,颈椎病日久不愈所致颈椎病头晕胸闷,心烦失眠,心悸怔忡等抑郁症状以行气解郁,益气补血,健脾养心为法。方用圣愈汤合越鞠丸合归脾丸加减。如出现少阳经证,即口苦,咽干,目眩,胸胁苦满,默默不欲饮食,心烦,喜呕等,治以和解少阳,方选小柴胡汤加减。如出现头晕,耳鸣,肢体麻木,手足皮温下降,畏寒,自汗,大便泻泄等;甚或耳底疼痛,失听,视物模糊,重者近似于失明;或血压偏低,神疲乏力,少言懒动,颈项疼痛,苔薄质红,脉沉缓而弱等太阴经证,治以温阳散寒,补气健脾,方选补中益气汤加减。太阴经证进一步传变,可以发展为少阴经证,病位在心、肾,临床分为从阴寒化、从阳热化两类证候。如出现少阴寒化证,即颈项板滞疼痛牵掣胸背疼痛,并有胸闷气短,肢体沉重,四肢发冷,下利清谷,心率变慢或心律不齐,苔白或白腻质紫,脉沉弦或紧,治以温阳散结,方选附子汤合瓜蒌薤白白酒汤加减。如出现少阴经热化证,即颈项头痛,头痛眩晕,耳鸣目涩,心烦不得眠,口燥咽干,下利,胸满,舌尖红,少苔,脉细数等,治以滋阴清热,理气化痰,清胆和胃,方选猪苓汤方合温胆汤加减。如出现厥阴经证,即口干欲饮,气上撞心,心中疼热,下肢厥寒;或半边脸发热,面部出汗异常等表现,治以温经散寒,养血通脉,方选当归四逆汤加减。总之,交感神经型颈椎病病情表现复杂,临证需知常达变,不可拘泥,要透过现象看本质。

案 五

池某,男,52 岁。

主诉: 颈项酸楚,活动牵掣半年。

初诊(2011－04－21): 颈项酸楚,活动牵掣,上背不适,畏冷、畏热,时有口干、口苦,头晕阵阵,胸闷、心悸,阵发性心动过速,汗出偏多,病已半年,苔薄、质红,脉细滑。诊断:交感神经型颈椎病。此乃气机失调,肝经失畅,治以益气活血,平肝息风,舒筋通脉。

【处方】

炙黄芪 9 g、党参 12 g、当归 9 g、白芍 12 g、生地黄 9 g、川芎 12 g、柴胡 9 g、天麻 12 g、钩藤 12 g、茯苓 15 g、石决明 30 g^{先煎}、栀子 12 g、黄芩 9 g、益母草 15 g、桑寄生 12 g、首乌藤 18 g、川牛膝 12 g、杜仲 12 g、瓜蒌皮 15 g、姜半夏 9 g、制南星 9 g、生龙骨 30 g^{先煎}、生牡蛎 30 g^{先煎}、熟附片 9 g。14 剂,水煎服,每天 1 剂,每天 2 次。

二诊(2011－05－05): 颈项酸楚,活动牵掣,上背不舒,药后缓而未已,二便尚可,手指麻木,时有头晕,神疲乏力,夜寐不宁,苔薄、质紫,脉细沉。此乃气血瘀滞,经脉失畅,治以活血祛瘀,除湿止痛,平抑肝阳。

【处方】

(1) 炙黄芪 9 g、党参 12 g、当归 9 g、白芍 12 g、生地黄 9 g、川芎 9 g、柴胡 9 g、桃仁 9 g、红花 9 g、乳香 9 g、五灵脂 12 g、羌活 9 g、秦艽 9 g、制香附 12 g、川牛膝 12 g、广地龙 9 g、炙甘草 6 g、明天麻 12 g、石菖蒲 18 g、蜈蚣 3 g、首乌藤 30 g、羚羊角粉 0.6 g^{另吞}。14 剂,水煎服,每天 1 剂,每天 2 次。

(2) 麝香保心丸,每次 2 粒,每天 2 次,药汤送服。

三诊(2011－05－19): 药后诸恙渐缓,时有胸闷、心悸,夜寐不宁,时有潮热,二便正常,苔薄、质红,脉细弦。治以补气血,益气阴,平肝阳,祛风湿,止痹痛。

【处方】

(1) 炙黄芪 9 g、党参 12 g、当归 9 g、白芍 12 g、熟地黄 12 g、川芎 12 g、柴胡 9 g、独活 9 g、桑寄生 12 g、秦艽 9 g、防风 12 g、桂枝 9 g、茯苓 15 g、杜仲 12 g、川牛膝 12 g、炙甘草 6 g、明天麻 12 g、生石决明 30 g^{先煎}、益母草 15 g、麦冬 12 g、五味子 9 g、蜈蚣 3 g、首乌藤 30 g。10 剂,水煎服,每天 1 剂,每天 2 次。

(2) 麝香保心丸,每次 2 粒,每天 2 次,药汤送服。

四诊(2011－05－29): 药后诸恙渐缓,夜寐安,潮热止,胸闷、心悸亦瘥,二便正常,苔薄、质红,脉细弦。再以调摄。

【处方】

炙黄芪 9 g、党参 12 g、当归 9 g、白芍 12 g、熟地黄 12 g、川芎 12 g、柴胡 9 g、独活 9 g、桑寄生 12 g、秦艽 9 g、防风 12 g、桂枝 9 g、茯苓 15 g、杜仲 12 g、川牛膝 12 g、炙甘草 6 g、明天

麻12g、麦冬12g、五味子9g、蜈蚣3g、枸杞子12g、山楂12g、神曲12g。10剂,水煎服,每天1剂,每天2次。

按: 颈椎退变包括向后方突出的椎间盘、钩椎关节或椎体骨质增生,以及椎体半脱位等,都可压迫椎动脉或刺激椎动脉周围之交感神经丛,使椎动脉痉挛,管腔狭窄,造成椎基底动脉供血不足,而引起一系列临床症状。最常见的是头痛、眩晕、耳鸣、听力减退、血压异常、多梦失寐和视觉障碍等。本案初诊时颈项酸楚,活动牵掣,上背不适,畏冷、畏热,时有口干、口苦,头晕阵阵,胸闷、心悸,阵发性心动过速,汗出偏多,苔薄、质红,脉细滑,施杞教授辨之为气机失调,肝经失畅,可归之为厥阴经证治,施以脉痹方益气活血,平肝息风,舒筋通脉;加瓜蒌皮、姜半夏、制南星、熟附片温化寒痰;生龙骨、生牡蛎镇惊安神敛汗。二诊时颈项酸楚,活动牵掣,上背不舒,药后缓而未已,二便尚可,手指麻木,时有头晕,神疲乏力,夜寐不宁,苔薄、质紫,脉细沉,辨为气血瘀滞、经脉失畅,方选筋痹方活血祛瘀,祛风除湿,通络止痛,加明天麻、石菖蒲、蜈蚣、首乌藤、羚羊角粉平肝抑阳化痰。三诊时诸恙渐缓,予独活寄生汤合圣愈汤加味调摄善后。脉痹方是天麻钩藤饮基础上合圣愈汤而成,方中黄芪益气活血,川芎活血祛瘀,柴胡性微寒、味苦辛,归肝、胆经,具有透表泄热、疏肝行气解郁之功。《医学启源》云:"柴胡,少阳、厥阴引经药也……善除本经头痛,非此药不能止。"柴胡作为引经药,能引药至上、中、下各部,疏散表邪,调达瘀滞。天麻、钩藤、石决明平肝息风;栀子、黄芩清肝泻火;杜仲、桑寄生补益肝肾;首乌藤、朱茯神养心安神;益母草活血利水;牛膝活血通络,引血下行。据近代药理研究,钩藤、杜仲、桑寄生、黄芩、栀子、牛膝等均有不同程度的降血压作用,且具有调节高级神经活动的作用。诸药合用平肝息风,益肾通脉,舒筋解痉。该方亦可治疗慢性筋骨病肝经不畅,筋脉拘挛,肢体抽搐,头晕目眩者。

案六

唐某,女,51岁。

主诉: 颈项酸楚伴胸闷、心悸月余。

初诊(2010-05-04): 素有胸闷、心悸、早搏频作,日轻夜重,夜寐不宁,四肢少温,两足尤冷,二便尚可,经事已绝,近月来颈项酸楚,胸闷心悸加重。X线片示颈椎退行变,苔薄、质紫,脉细沉。诊断:交感神经型颈椎病。此乃心血不足,冲任失调,治以健脾养心,疏肝解郁。

【处方】

炙黄芪9g、党参12g、当归9g、白芍12g、生地黄9g、川芎12g、柴胡9g、茯神15g、远志9g、酸枣仁15g、木香9g、苍术9g、制香附12g、栀子9g、神曲12g、大枣9g、炙甘草6g、苦参片12g、姜半夏9g、鸡血藤15g、川桂枝9g、制何首乌18g、首乌藤18g、生龙骨30g^{先煎}、生牡蛎30g^{先煎}、香谷芽15g、熟附片9g。14剂,水煎服,每天1剂,每天2次。每次加麝香保心丸,每次2粒,另吞。

二诊(2010-05-17)：诸恙均缓,胃纳、二便正常,两小腿牵掣、酸楚,胸闷,心悸未净,苔薄,脉细。再以前法。

【处方】

炙黄芪9g、党参12g、当归9g、白芍12g、生地黄9g、川芎12g、柴胡9g、茯神15g、远志9g、酸枣仁15g、木香9g、苍术9g、制香附12g、栀子9g、神曲12g、大枣9g、炙甘草6g、炒羌活9g、首乌藤18g、炒枣仁15g、生龙骨30g^{先煎}、生牡蛎30g^{先煎}。14剂,水煎服,每天1剂,每天2次。每次加麝香保心丸,每次2粒,另吞。

三诊(2010-05-31)：药后颈项已缓,胸闷,心悸。近期稍有泄泻,苔薄腻,脉细滑带数。再以调摄。

【处方】

炙黄芪9g、党参12g、当归9g、白芍12g、川芎12g、柴胡9g、茯神15g、远志9g、酸枣仁15g、木香9g、苍术9g、制香附12g、栀子9g、神曲12g、大枣9g、炙甘草6g、生龙骨30g^{先煎}、生牡蛎30g^{先煎}、熟附片9g、鸡血藤12g、大枣9g。14剂,每天1剂,每天2次。每次加麝香保心丸,每次2粒,另吞。

四诊(2010-06-14)：精神气色均有改善,夜寐较宁,略有形寒畏冷,胃纳、二便均可,苔薄,有齿痕,脉细滑。治以补气血,益肝肾,祛风湿,止痹痛。

【处方】

炙黄芪9g、党参12g、当归9g、白芍12g、熟地黄12g、川芎12g、柴胡9g、白术9g、独活9g、桑寄生12g、秦艽9g、防风12g、桂枝9g、茯苓15g、杜仲12g、川牛膝12g、炙甘草6g、制何首乌18g、首乌藤18g。14剂,水煎服,每天1剂,每天2次。每次加麝香保心丸,每次2粒,另吞。

随访：1个月后患者诸症消失,正常工作。嘱避免劳累,做施氏十二字养生功进行锻炼。

按语：本案为交感神经型颈椎病,患病日久伤及心之气血,致使气血阴精虚耗,出现一系列临床征象。《素问·痹论》曰："心痹者,脉不通,烦则心下鼓,暴上气而喘,嗌干善噫,厥气上则恐。"患者天癸近竭,肝郁不疏,施杞教授以圣愈汤合归脾汤合越鞠丸加减健脾养心,疏肝解郁。归脾汤出自《正体类要》,是在归脾汤(《济生方》)的基础上加当归、远志而成。归脾汤证是因心脾两虚、气血不足所致,方中黄芪、党参补气健脾,为主药;辅以当归、龙眼肉以养血和营,合主药以益气养血;白术、木香健脾理气,补而不滞;茯神、远志、酸枣仁养心安神,合为佐药;甘草、生姜、大枣健脾和胃,生化有源,气旺血充。《医方集解》云归脾汤："此手少阴、足太阴药也。血不归脾则妄行,参、术、黄芪、甘草之甘温,所以补脾;茯神、远志、枣仁、龙眼之甘温酸苦,所以补心,心者脾之母也。当归滋阴而养血,木香行气而舒脾,既以行血中之滞,又以助参芪而补气。气壮则能摄血,血自归经,而诸证悉除矣。"越鞠丸出自元·朱震亨《丹溪心法》。越鞠丸证涉及肝、脾两脏。因肝藏血而主疏泄,喜条达而恶抑郁,脾主运化,喜燥恶湿,若喜怒无常,忧思无度,则肝气不疏,形成气郁,甚者会形成痰郁、湿郁,故气、血、火三郁多责之于肝,食、湿、痰三郁多责之于脾。方中香附行气开郁,川芎活血祛瘀,栀子清热泻火,神曲消食导滞,苍术燥湿健脾。《医宗金鉴·删补名医方论》认为越鞠丸:"用香附以开气郁,苍术以除湿郁,川芎以行血郁,山栀以清火郁,神曲以消食郁。此朱震亨因五郁之法而变通者也。五药相须,共收解五郁之效。"圣愈汤与归脾汤、越鞠丸同用,则阴阳兼补,心肝脾同治。

五、椎动脉型颈椎病

案 一

袁某,女,64 岁。

主诉: 反复发作头晕半年。

初诊(2010－10－17): 半年前即感头晕头痛,当地医院对症治疗,症状缓解不明显,MRI 示 C_3/C_4、C_4/C_5、C_5/C_6 椎间盘突出,相应水平椎管狭窄。现时有头晕,每有发作,时轻时重,心悸怔忡,头眩汗出不多,便燥,苔薄,脉细。诊断:椎动脉型颈椎病。此乃气血失和、心脾两虚,治以行气解郁,益气补血。

【处方】

炙黄芪 9 g、党参 12 g、当归 9 g、白芍 12 g、生地黄 9 g、川芎 12 g、柴胡 9 g、茯神 15 g、远志 9 g、酸枣仁 15 g、木香 9 g、苍术 9 g、制香附 12 g、栀子 9 g、神曲 12 g、大枣 9 g、炙甘草 6 g、川桂枝 9 g、明天麻 12 g、灵芝 12 g、蔓荆子 12 g、香白芷 12 g、细辛 3 g、珍珠母 30 g、紫苏梗 12 g、枸杞子 12 g。7 剂,水煎服,每天 1 剂,每天 2 次。

二诊(2010－10－24): 药后症缓,巅顶疼痛,苔薄,脉细。再以前法。

【处方】

炙黄芪 9 g、党参 12 g、当归 9 g、白芍 12 g、生地黄 9 g、川芎 12 g、柴胡 9 g、茯神 15 g、远志 9 g、酸枣仁 15 g、木香 9 g、苍术 9 g、制香附 12 g、栀子 9 g、神曲 12 g、大枣 9 g、炙甘草 6 g、川桂枝 9 g、明天麻 12 g、灵芝 12 g、蔓荆子 12 g、香白芷 12 g、细辛 3 g、珍珠母 30 g、紫苏梗 12 g、枸杞子 12 g、嫩钩藤 12 g^{后下}、夏枯草 9 g、川连 6 g、淡吴萸 9 g。7 剂,水煎服,每天 1 剂,每天 2 次。

三诊(2010－12－08): 药后症缓,偶有头晕头痛,苔薄,脉细。再以前法。

【处方】

炙黄芪 9 g、当归 9 g、生地黄 9 g、川芎 12 g、柴胡 9 g、茯神 15 g、远志 9 g、苍术 9 g、制香附 12 g、栀子 9 g、神曲 12 g、大枣 9 g、川桂枝 9 g、明天麻 12 g、灵芝 12 g、蔓荆子 12 g、香白芷 12 g、细辛 3 g、珍珠母 30 g^{先煎}、紫苏梗 12 g、枸杞子 12 g、夏枯草 9 g、川连 6 g、淡吴萸 9 g。7 剂,水煎服,每天 1 剂,每天 2 次。

四诊(2010－12－15): 药后症减,苔薄,脉细。

【处方】

炙黄芪9g、党参12g、当归9g、白芍12g、生地黄9g、川芎12g、柴胡9g、茯神15g、远志9g、酸枣仁15g、木香9g、苍术9g、制香附12g、栀子9g、神曲12g、大枣9g、炙甘草6g、川桂枝9g、明天麻12g、灵芝12g、蔓荆子12g、香白芷12g、细辛3g、珍珠母30g^{先煎}、紫苏梗12g、枸杞子12g、嫩钩藤12g^{后下}、夏枯草9g、川连6g。5剂,水煎服,每天1剂,每天2次。

五诊(2010-12-17):诸恙如前,腰部时有抽掣,血压波动偏高,已服降血压药,苔薄,脉细。再以前法。

【处方】

炙黄芪9g、党参12g、当归9g、白芍12g、生地黄9g、川芎12g、柴胡9g、茯神15g、远志9g、木香9g、苍术9g、制香附12g、栀子9g、神曲12g、炙甘草6g、川桂枝9g、明天麻12g、灵芝12g、蔓荆子12g、香白芷12g、珍珠母30g、紫苏梗12g、枸杞子12g、川连6g、琥珀粉3g、五味子9g。7剂,水煎服,每天1剂,每天2次。

六诊(2011-01-13):精神稍振,头晕头痛已瘥,时有泛恶,偶有便泻,四肢少温,两下肢时有震抖,苔薄、质紫,脉细弦。治以活血祛瘀,行气止痛。

【处方】

当归9g、白芍12g、生地黄9g、川芎12g、桃仁9g、红花9g、柴胡9g、枳壳12g、桔梗12g、川牛膝12g、姜半夏9g、明天麻12g、生石决明30g^{先煎}、益母草15g、炒防风12g、蔓荆子12g、石菖蒲18g、参三七粉3g^{另吞}。7剂,水煎服,每天1剂,每天2次。

按:椎动脉型颈椎病之血管退变及硬化、血管腔变得狭窄或血管痉挛使血流受阻不能上荣清窍之证。中医临床多将其纳入"眩晕"范畴。主要由于颈椎退变使颈椎间隙变窄,则引致椎动脉相对过长,而出现迂曲。施杞教授认为椎动脉受压首先从瘀论治,为气虚血瘀,椎动脉迂曲或颈椎失稳,刺激椎动脉上交感神经,引起血管痉挛等使血流受阻,出现头晕等诸症状。本案患者头晕、心悸怔忡等,治以行气解郁,益气补血,健脾养心为法,方选圣愈汤合越鞠丸、归脾丸加减,皆因肝藏血而主疏泄,喜条达而恶抑郁,脾主运化,喜燥恶湿。若喜怒无常,忧思无度则肝气不舍,形成气郁,进而导致血郁、火郁;饮食不节,寒温不适,影响脾土则脾失健运而致食郁,甚者会形成湿郁、痰郁。因此,气、血、火三郁多责之于肝,食、湿、痰三郁多责之于脾。越鞠丸中香附行气开郁;川芎活血祛瘀;栀子清热泻火;神曲消食导滞;苍术燥湿健脾。或因思虑过度,劳伤心脾,气血亏虚,心藏神而主血,脾主思而统血,思虑过度,心脾气血暗耗,脾气亏虚,心血不足,故合归脾汤主治心脾气血两虚之证。方中以党参、黄芪、白术、甘草补气健脾;当归、龙眼肉补血养心;酸枣仁、茯苓、远志宁心安神;更以木香理气醒脾,以防补益气血药腻滞碍胃。诸药组合成方,心脾兼顾,气血双补。全方达到心身同治的目的。

案二

倪某,女,60岁。

主诉: 颈项疼痛伴头晕3周。

初诊(2009-10-15): 7年前颈痛头晕经治后已瘥多年,近期低头较久又有发作,颈项不舒,头晕,手麻,二便正常,胃纳亦佳,夜寐亦安。外院MRI示颈椎生理弧度消失,稍有反曲、失稳,C_3/C_4、C_4/C_5、C_5/C_6、C_6/C_7椎间盘膨出,头颅MRI示老年脑。诊断:椎动脉型颈椎病。此乃气血失和,升降失司,肝经失畅,治以益气化瘀,平肝潜阳,通络止痛。

【处方】

(1) 炙黄芪9 g、党参12 g、当归9 g、白芍12 g、生地黄9 g、川芎12 g、柴胡9 g、天麻12 g、钩藤12 g、茯苓15 g、石决明30 g^{先煎}、栀子12 g、黄芩9 g、益母草15 g、桑寄生12 g、首乌藤18 g、川牛膝12 g、杜仲12 g、石菖蒲18 g、制香附12 g、八月札12 g、香谷芽12 g、大枣9 g。14剂,水煎服,每天1剂,每天2次。

(2) 麝香保心丸,每次2粒,每天2次。

二诊(2011-05-19): 颈项不舒、头晕、手麻经治已愈,1年未发。近1个月旅游劳累,血压偏高,突发头晕,神疲乏力,四肢作痛,二便正常,胃纳尚可,苔薄,脉弦细。再以调摄。

【处方】

炙黄芪9 g、党参12 g、当归9 g、白芍12 g、生地黄9 g、川芎12 g、柴胡9 g、天麻12 g、钩藤12 g、茯苓15 g、石决明30 g^{先煎}、栀子12 g、黄芩9 g、益母草15 g、桑寄生12 g、首乌藤18 g、川牛膝12 g、杜仲12 g、粉葛根15 g、秦艽12 g、炒羌活9 g、蜈蚣3 g、石菖蒲18 g、制香附12 g、神曲12 g、大枣9 g。14剂,水煎服,每天1剂,每天2次。

三诊(2011-07-06): 药后症缓,颈项酸楚,神疲乏力,苔薄,脉细。治以补气血,益肝肾,祛风湿,止痹痛,平肝阳。

【处方】

炙黄芪9 g、党参12 g、当归9 g、白芍12 g、熟地黄12 g、川芎12 g、柴胡9 g、独活9 g、桑寄生12 g、秦艽9 g、防风12 g、桂枝9 g、茯苓15 g、杜仲12 g、川牛膝12 g、炙甘草6 g、粉葛根15 g、明天麻12 g、石决明30 g^{先煎}、炒子芩9 g、蒲公英30 g、姜半夏9 g、八月札12 g、制香附12 g、山茱萸12 g。7剂,水煎服,每天1剂,每天2次。

四诊(2011-08-04): 颈项酸楚,两手麻木,时有体位性改变伴发头晕,数日一次,目前以头昏头胀为主,二便正常,胃纳亦佳,苔薄剥、质红,脉细弦。此乃经脉未畅,肝经失养,治以活血化瘀,通络止痛,平肝潜阳。

【处方】

(1) 炙黄芪9 g、党参12 g、当归9 g、白芍12 g、生地黄9 g、川芎9 g、柴胡9 g、桃仁9 g、红花9 g、乳香9 g、五灵脂12 g、羌活9 g、秦艽9 g、制香附12 g、川牛膝12 g、广地龙9 g、炙甘草6 g、明天麻12 g、蔓荆子9 g、石菖蒲18 g、粉葛根12 g、生白术12 g、川桂枝9 g、生龙骨

30 g^{先煎}、生牡蛎 30 g^{先煎}。14 剂,水煎服,每天 1 剂,每天 2 次。

(2)麝香保心丸,每次 2 粒,每天 2 次,汤液送服。

按:本案为椎动脉型颈椎病,颈椎病临床表现多呈气虚之象,即使疼痛发作之初,气滞之时,亦已有耗气之趋向。故此认为"以气为主",必着眼于一个"虚"字。颈椎病是在正虚的基础上因感受风寒湿邪、咽喉感染、外伤劳损等而发病,正如《济生方·痹》所说:"皆因体虚,腠理空疏,受风寒湿气而成痹也。"施杞教授通过对颈椎病防治的长期临床观察和相关实验研究,以圣愈汤(《医宗金鉴》)加减化裁分期从"痹"论治颈椎病临床取得良好效果。患者低头较久发作颈痛头晕,诊断为椎动脉型颈椎病,辨为气血失和、升降失司、肝经失畅,先以脉痹方益气化瘀,平肝潜阳,通络止痛,方选圣愈汤合天麻钩藤汤加味。二诊而瘥,复因劳累加重疼痛,是在正虚的基础上由于劳损或感受外邪导致气血不通,痰瘀内结,经脉闭阻而罹病,方选圣愈汤加独活寄生汤益气养血,补益肝肾、蒲公英、姜半夏、八月札、制香附顾护脾胃。四诊时颈项酸楚,两手麻木,头晕,头昏头胀,为经脉未畅、肝经失养,《医林改错》中曾有这样的论述:"凡肩痛、臂痛、腰痛、腿痛,或周身疼痛……如古方治之不效,用身痛逐瘀汤。"施杞教授常将圣愈汤与身痛逐瘀汤化裁名"筋痹方",治疗瘀血夹风湿,经络痹阻所致慢性筋骨病,如颈肩臂疼痛、腰腿痛,或周身疼痛,以痛为主,经久不愈者。在运用该方时常常配合使用麝香保心丸,既能引药直达病所,又可减轻患者疼痛,使其充分发挥药效。

案 三

张某,女,60 岁。

主诉:头晕 10 年余,加重 1 月余。

初诊(2002-07-25):10 年前曾有头晕发作,症状较重,最近 1 个月自觉手麻,继则头晕,牵引后加重,不能起立,伴恶心。素有心肌缺血、早搏、高血压(已服药)病史。外院 X 线片示 $C_5 \sim C_7$ 椎体退变较重,二便正常,舌质红,苔薄,脉细弦。诊断:椎动脉型颈椎病。此乃气血失和,痰瘀互结,升降失司。治以益气活血,升清降浊,平肝潜阳。

【处方】

炙黄芪 15 g、党参 12 g、丹参 12 g、全当归 9 g、赤芍 12 g、白芍 12 g、川芎 12 g、蔓荆子 12 g、炒升麻 9 g、炒黄柏 9 g、五味子 9 g、麦冬 12 g、姜半夏 9 g、明天麻 12 g、夏枯草 9 g、生龙骨 30 g^{先煎}、生牡蛎 30 g^{先煎}、旋覆梗 12 g、炙甘草 5 g。14 剂,水煎服,每天 1 剂,每天 2 次。

二诊(2002-09-12):3 个月前头晕较甚,服药后已有缓解,目前颈项转侧欠利,头晕伴手指麻木,时有臀部及左小腿麻木,胃纳、二便尚可,咽部充血(+++),苔薄、质红,脉细滑。再以前法。

【处方】

炙黄芪 15 g、党参 12 g、丹参 12 g、全当归 9 g、赤芍 12 g、白芍 12 g、川芎 12 g、蔓荆子

12 g、姜半夏 9 g、明天麻 12 g、五味子 9 g、麦冬 12 g、茶树根 18 g、夏枯草 9 g、玄参 12 g、板蓝根 18 g、香谷芽 12 g、炙甘草 5 g、炒子芩 9 g。14 剂,水煎服,每天 1 剂,每天 2 次。

三诊(2002 - 09 - 19): 诸恙已缓,尚有头晕,胃纳、二便尚可,苔薄,脉细。再以前法。

【处方】

炙黄芪 15 g、党参 12 g、丹参 12 g、全当归 9 g、赤芍 12 g、白芍 12 g、川芎 12 g、蔓荆子 12 g、姜半夏 9 g、明天麻 12 g、五味子 9 g、麦冬 12 g、茶树根 18 g、玄参 12 g、香谷芽 12 g、炙甘草 5 g、炒子芩 9 g、粉葛根 15 g、羚羊角粉 0.6 g^{另吞}、石菖蒲 18 g。14 剂,水煎服,每天 1 剂,每天 2 次。

四诊(2002 - 12 - 19): 经治后诸恙已缓,头晕已少,近期仍有数次发作,服用原方可缓解,近日时有耳鸣,苔薄,脉细。再以前法。

【处方】

炙黄芪 15 g、党参 12 g、丹参 12 g、全当归 9 g、赤芍 12 g、白芍 12 g、粉葛根 15 g、川芎 12 g、姜半夏 9 g、明天麻 12 g、蔓荆子 12 g、杭菊花 12 g、珍珠母 30 g^{先煎}、麦冬 12 g、五味子 9 g、鸡血藤 15 g、生石决明 30 g^{先煎}、炙甘草 5 g、软柴胡 9 g、羚羊角粉 0.6 g^{另吞}。14 剂,水煎服,每天 1 剂,每天 2 次。

五诊(2003 - 01 - 02): 药后渐缓,尚有体位性诱发头晕,胃纳、二便均可,手麻已瘥,耳鸣,苔薄,脉细。再以前法。

【处方】

炙黄芪 15 g、党参 12 g、丹参 12 g、全当归 9 g、赤芍 12 g、白芍 12 g、粉葛根 15 g、川芎 12 g、姜半夏 9 g、明天麻 12 g、蔓荆子 12 g、麦冬 12 g、五味子 9 g、鸡血藤 15 g、生石决明 30 g^{先煎}、炙甘草 5 g、软柴胡 9 g、秦艽 9 g、石菖蒲 18 g、枸杞子 12 g、嫩钩藤 12 g、沙苑子 12 g、蒺藜 12 g、炒枣仁 15 g。14 剂,水煎服,每天 1 剂,每天 2 次。

六诊(2004 - 09 - 09): 经治后颈项疼痛、头晕已少,手麻已瘥,近期偶有头晕发作仅数秒钟,两侧指端麻木,刺痛,夜寐欠安,小便频数,咽充血(+++),苔薄,脉细。再以调摄。

【处方】

炙黄芪 12 g、党参 12 g、丹参 12 g、全当归 9 g、赤芍 12 g、白芍 12 g、川芎 12 g、熟地黄 9 g、春砂仁 6 g、姜半夏 9 g、明天麻 12 g、石菖蒲 18 g、益母草 12 g、巴戟天 12 g、制何首乌 18 g、首乌藤 18 g、炒枣仁 15 g、益智仁 12 g、台乌药 12 g、炙甘草 6 g、炙地鳖虫 9 g、羚羊角粉 0.6 g^{另吞}。14 剂,水煎服,每天 1 剂,每天 2 次。

按: 颈椎病是中医伤科临床的一大疑难病、多发病。施杞教授等认为,颈椎病不论在脏腑、经络,或在皮肉、筋骨都离不开气血;气血之于形体,无处不到。"血行失度,随损伤之处而停积",故"时损痛也""积劳受损,经脉之气不及贯串",引起气虚血瘀,是劳损内伤本虚标实证候的原因。颈椎病的中医辨证分型,结合实验和临床,施杞教授提出了"三辨"指导治疗。本案头晕 10 年余,加重 1 月余,手麻,继则头晕,牵引后加重,不能起立,伴恶心,素有心肌缺血、早搏、高血压史。外院 X 线片示 C_5~C_7 退变较重,二便正常,舌质红,苔薄,脉细弦。辨证为椎动脉型颈椎病,四诊合参,辨证为气血失和、痰瘀互结、升降失司。

故予以益气活血,升清降浊,平肝潜阳,方中黄芪、丹参益气化瘀为主药,《本草正义》认为:"丹参,专入血分,其功在于活血行血,内之达脏腑而化瘀滞。"《本草纲目》认为丹参"能破宿血,补新血",古人云"一味丹参饮,功同四物汤"。三诊时加入石菖蒲,《神农本草经》认为石菖蒲:"开心孔,补五脏,通九窍。"石菖蒲和丹参这两味药是中医常用的一组经典药对,一个化痰、一个化瘀,专门对治痰瘀互结,对于体内既有痰湿又有瘀血,如冠心病、心绞痛等,只要辨证为痰瘀互结,均可运用。

案四

王某,女,43 岁。

主诉:颈项痛伴头晕 1 月余。

初诊(2010‐07‐14):腰脊疼痛已有 2 年,无下肢牵掣,弯腰时加重,近月发作颈项痛,头晕,时有房屋旋转感,耳鸣,恶心呕吐,心烦,纳可便调,MRA 示脑缺血、左侧颈内动脉近端局限狭窄,苔薄、舌尖红,脉细。诊断:椎动脉型颈椎病。此乃肝阳上亢,经脉失养,治以平肝潜阳。

【处方】

(1)粉葛根 12 g、秦艽 9 g、炒羌活 9 g、炙黄芪 9 g、党参 12 g、当归 9 g、川芎 9 g、炒白芍 12 g、生地黄 9 g、制何首乌 15 g、首乌藤 15 g、炒枣仁 15 g、香谷芽 12 g、香附 15 g、羚羊角粉 1 g另吞、琥珀粉 1 g另吞。14 剂,水煎服,每天 1 剂,每天 2 次。

(2)麝香保心丸,每次 2 粒,每天 2 次,药汤送服。

(3)热奄包 2 次,脑循环治疗 2 次,低频 1 次,磁疗床 1 次。

二诊(2010‐08‐08):视物旋转已缓,左手麻木,左小腿、足背疼痛,近期后枕部紧,有疼痛,无口苦,MRA(2010‐07‐15)示脑缺血改变,左侧颈内动脉近端局限性狭窄危象,苔薄、舌尖红,脉细。此乃气血失和,肝肾二虚,经脉不畅,治以补气血,益肝肾。

【处方】

(1)炙黄芪 9 g、党参 12 g、当归 9 g、白芍 12 g、熟地黄 12 g、川芎 12 g、柴胡 9 g、独活 9 g、桑寄生 12 g、秦艽 9 g、防风 12 g、桂枝 9 g、茯苓 15 g、杜仲 12 g、川牛膝 12 g、炙甘草 6 g、葛根 15 g、蔓荆子 9 g、香白芷 12 g、细辛 3 g、明天麻 12 g、姜半夏 9 g、制何首乌 15 g、首乌藤 15 g、炒枣仁 15 g、制香附 12 g、琥珀粉 1 g另吞。28 剂,水煎服,每天 1 剂,每天 2 次。

(2)麝香保心丸,每次 2 粒,每天 2 次,药汤送服。

(3)外治法如前。

三诊(2010‐09‐28):诸恙如前,口唇有疱疹,饭后有疼痛,咽喉肿痛,苔薄、舌尖红,脉细。再守前法。

【处方】

(1)炙黄芪 9 g、党参 12 g、当归 9 g、白芍 12 g、熟地黄 12 g、川芎 12 g、柴胡 9 g、独活

9 g、桑寄生 12 g、秦艽 9 g、防风 12 g、桂枝 9 g、茯苓 15 g、杜仲 12 g、川牛膝 12 g、炙甘草 6 g、葛根 15 g、蔓荆子 9 g、香白芷 12 g、细辛 3 g、明天麻 12 g、姜半夏 9 g、制何首乌 15 g、首乌藤 15 g、炒枣仁 15 g、制香附 12 g、玄参 9 g、黄芩 9 g、琥珀粉 1 g^{另吞}。28 剂,水煎服,每天 1 剂,每天 2 次。

（2）麝香保心丸,每次 2 粒,每天 2 次,药汤送服。

（3）外治法如前。

四诊（2010－10－27）：诸恙如前,近日皮肤过敏,喷嚏目痒,头晕、头痛已少,苔薄、舌尖红,脉细。再以前法。

【处方】

炙黄芪 9 g、党参 12 g、当归 9 g、白芍 12 g、熟地黄 12 g、川芎 12 g、柴胡 9 g、独活 9 g、桑寄生 12 g、秦艽 9 g、防风 12 g、桂枝 9 g、茯苓 15 g、杜仲 12 g、川牛膝 12 g、炙甘草 6 g、葛根 15 g、蔓荆子 9 g、香白芷 12 g、细辛 3 g、明天麻 12 g、姜半夏 9 g、制何首乌 15 g、首乌藤 15 g、炒枣仁 15 g、制香附 12 g、玄参 9 g、黄芩 9 g、苍耳子 9 g、辛夷花 9 g、炙麻黄 9 g。28 剂,水煎服,每天 1 剂,每天 2 次。

五诊（2011－03－24）：颈腰痛、头晕、手麻药后已缓,胃纳、二便、经事均可,夜寐不宁,苔薄,脉细滑。再以调摄。

【处方】

炙黄芪 9 g、党参 12 g、当归 9 g、白芍 12 g、熟地黄 12 g、川芎 12 g、柴胡 9 g、独活 9 g、桑寄生 12 g、秦艽 9 g、防风 12 g、桂枝 9 g、茯苓 15 g、杜仲 12 g、川牛膝 12 g、炙甘草 6 g、制何首乌 18 g、首乌藤 18 g、炒枣仁 15 g、明天麻 12 g、粉葛根 15 g、制香附 12 g、玄参 12 g。14 剂,水煎服,每天 1 剂,每天 2 次。

六诊（2011－07－28）：颈腰疼痛缓而未已,偶有手足麻木及头晕,夜寐不宁药后渐缓,苔薄,脉细。再以调和气血,疏通经脉。

【处方】

当归 9 g、白芍 12 g、生地黄 9 g、川芎 12 g、桃仁 9 g、红花 9 g、柴胡 9 g、枳壳 12 g、桔梗 12 g、川牛膝 12 g、玄参 12 g、制何首乌 18 g、首乌藤 18 g、辛夷花 9 g、炒子芩 9 g、秦艽 12 g、羌活 12 g、独活 12 g、香谷芽 12 g。56 剂,水煎服,每天 1 剂,每天 2 次。

按：椎动脉型颈椎病为血管退变及硬化、血管腔狭窄或血管痉挛使血流受阻不能上荣清窍之证。本案发作颈项痛,头晕,时有房屋旋转感,耳鸣,恶心呕吐,心烦,MRA 示脑缺血、左侧颈内动脉近端局限狭窄,苔薄、舌尖红,脉细,施杞教授诊断为椎动脉型颈椎病,辨为肝阳上亢,经脉失养,治以平肝潜阳,予以脉痹方加味治疗。椎动脉型颈椎病椎动脉受刺激产生血管痉挛,多责之为肝阳上亢,施杞教授常用圣愈汤合天麻钩藤饮加味以益气化瘀,平肝潜阳,如患者上盛下虚之头晕头重、四肢乏力,血压不高反低常为血管弹性不足,应以补气为主。四诊之后肝阳平抑,头晕头痛减轻,改用"调身通痹汤"加味治疗。六诊时颈腰疼痛缓而未已,偶有手足麻木及头晕,予以血府方治疗,施杞教授认为椎动脉受压首先从瘀论治,为气虚血瘀,予以血府逐瘀汤治上焦瘀血内阻。

案 五

吴某,男,53岁。

主诉:颈腰酸楚疼痛2月余时有头晕。

初诊(2011-01-27):颈腰酸楚疼痛,时有头晕,胃脘作胀,泛恶,病已2个月,素有冠心病、高血压病史,小便频数,便溏,每天2~3行,苔薄,脉细沉。诊断:椎动脉型颈椎病。此乃气血失和,升降失司,治以益气化瘀,平肝潜阳,舒筋通脉。

【处方】

炙黄芪9g、党参12g、当归9g、白芍12g、生地黄9g、川芎12g、柴胡9g、天麻12g、钩藤12g、茯苓15g、石决明30g^{先煎}、栀子12g、黄芩9g、益母草15g、桑寄生12g、首乌藤18g、川牛膝12g、杜仲12g、秦艽9g、炒羌活9g、广木香12g、制香附12g、石见穿15g、车前子15g、香谷芽12g。21剂,水煎服,每天1剂,每天2次。

二诊(2011-03-03):药后头晕已少,胸闷心悸,曾行ECG示心肌缺血(ST-T改变),目前已正常。苔薄,脉细。再以前法。

【处方】

麦冬12g、淫羊藿15g、制何首乌9g、合欢皮12g、茶树根12g、炙黄芪9g、党参12g、当归9g、白芍12g、生地黄9g、川芎12g、柴胡9g、天麻12g、钩藤12g、茯苓15g、石决明30g^{先煎}、栀子12g、黄芩9g、益母草15g、桑寄生12g、首乌藤18g、川牛膝12g、杜仲12g。21剂,水煎服,每天1剂,每天2次。

按:中医临床多将椎动脉颈椎病纳入"眩晕"范畴。本案颈腰酸楚疼痛,时有头晕,胃脘作胀,泛恶,为气血失和、升降失司。施杞教授认为椎动脉型颈椎病椎动脉受刺激产生血管痉挛,则多责之为肝阳上亢,从肝论治,治以益气化瘀,平肝潜阳,舒筋通脉,故用圣愈汤合天麻钩藤饮加味。该方亦可治疗慢性筋骨病,肝经不畅,筋脉拘挛,肢体抽搐,头晕目眩者。伴有头痛、颈项肩部四肢麻木、刺痛等痰瘀互结证者可加活血行气、逐瘀化痰之品,如地龙、地鳖虫、全蝎、蜈蚣等;伴有头胀、头重如蒙,恶心欲呕,胸脘痞闷等痰湿中阻证者可合用半夏白术天麻汤健脾湿、息风化痰。二诊时头晕已少,胸闷心悸,予脉痹方益气活血,平肝息风,舒筋通脉;麦冬、合欢皮、首乌藤清心除烦、养血安神;淫羊藿入命门补真阳;茶树根强心利尿。

案 六

谢某,女,52岁。

主诉:颈项酸楚,头胀头晕4年加重半年。

初诊(2009-09-03):颈项酸楚,头胀头晕,甚则有呕吐,病已4年,近半年加重,二便尚可,夜寐不宁,多汗,口干、口苦。霍夫曼征(-),2005 年 MRI 示 C_5/C_6 椎间盘突出,2007 年 MRI 示椎间盘突出有改善,苔薄,脉细弦。诊断:椎动脉型颈椎病。此乃气血不足,肝阳偏亢,治以益气化瘀,平肝潜阳,舒筋通脉。

【处方】

蔓荆子 12 g、炒枣仁 15 g、荆芥 12 g、防风 12 g、香谷芽 12 g、炙黄芪 9 g、党参 12 g、当归 9 g、白芍 12 g、生地黄 9 g、川芎 12 g、柴胡 9 g、天麻 12 g、钩藤 12 g、茯苓 15 g、石决明 30 g^{先煎}、栀子 12 g、黄芩 9 g、益母草 15 g、桑寄生 12 g、首乌藤 18 g、川牛膝 12 g、杜仲 12 g。14 剂,水煎服,每天 1 剂,每天 2 次。

二诊(2009-12-19):头晕多汗已瘥,目糊乏力(眼科检查有视网膜病变),颈项疼痛未已,二便正常,苔薄、质红,脉细。治以解肌发表,舒筋通络。

【处方】

鸡血藤 12 g、炒羌活 9 g、枸杞子 12 g、密蒙花 12 g、炙黄芪 9 g、党参 12 g、当归 9 g、白芍 12 g、生地黄 9 g、川芎 9 g、柴胡 9 g、桂枝 9 g、粉葛根 12 g、大枣 9 g、炙甘草 6 g。14 剂,水煎服,每天 1 剂,每天 2 次。

三诊(2010-07-08):药后症缓,停药 5 个月,近日自觉颈项疼痛,神疲乏力,手足作僵,时有头晕、口苦,苔薄、边有齿痕,咽充血(+++),脉细。治以益气活血,补肾强筋,平肝潜阳。

【处方】

鸡血藤 12 g、炒羌活 9 g、枸杞子 12 g、密蒙花 12 g、炙黄芪 9 g、党参 12 g、当归 9 g、白芍 12 g、生地黄 9 g、川芎 9 g、柴胡 9 g、山茱萸 12 g、桑寄生 18 g、黄芩 9 g、川连 6 g、琥珀粉 3 g、桂枝 9 g、粉葛根 12 g、大枣 9 g、炙甘草 6 g。7 剂,水煎服,每天 1 剂,每天 2 次。

四诊(2010-08-11):药后症缓,口干、便燥、神疲乏力、健忘、胸闷,苔薄,脉细。再以调摄。

【处方】

炙黄芪 9 g、党参 12 g、当归 9 g、白芍 12 g、熟地黄 12 g、川芎 12 g、柴胡 9 g、独活 9 g、桑寄生 12 g、秦艽 9 g、防风 12 g、桂枝 9 g、茯苓 15 g、杜仲 12 g、川牛膝 12 g、炙甘草 6 g、蜈蚣 3 g、丹参 9 g、益智仁 12 g、制香附 12 g、火麻仁 15 g、川朴 12 g、全瓜蒌 9 g、粉葛根 12 g、蔓荆子 9 g、山茱萸 12 g。7 剂,水煎服,每天 1 剂,每天 2 次。

五诊(2010-08-25):药后症缓,大便已畅,苔薄,脉细。再以前法。

【处方】

炙黄芪 9 g、党参 12 g、当归 9 g、白芍 12 g、熟地黄 12 g、川芎 12 g、柴胡 9 g、独活 9 g、桑寄生 12 g、秦艽 9 g、防风 12 g、桂枝 9 g、茯苓 15 g、杜仲 12 g、川牛膝 12 g、炙甘草 6 g、蜈蚣 3 g、丹参 9 g、益智仁 12 g、制香附 12 g、陈皮 9 g、姜半夏 9 g、川朴 12 g、全瓜蒌 9 g、粉葛根 12 g、蔓荆子 9 g、山茱萸 12 g。7 剂,水煎服,每天 1 剂,每天 2 次。

六诊(2010-09-08):药后症缓,尚有手足作僵,苔薄,脉细。再以前法。

【处方】

炙黄芪9g、党参12g、当归9g、白芍12g、生地黄12g、川芎12g、柴胡9g、炒白术18g、青葙子12g、独活9g、桑寄生12g、秦艽9g、防风12g、桂枝9g、茯苓15g、杜仲12g、川牛膝12g、炙甘草6g、蜈蚣3g、丹参9g、益智仁12g、制香附12g、陈皮9g、姜半夏9g、川朴12g、全瓜蒌9g、粉葛根12g、蔓荆子9g、山茱萸12g。14剂，水煎服，每天1剂。

七诊（2010-10-13）：诸恙如前，目涩，胃寒，苔薄，脉细。再以前法。

【处方】

炙黄芪9g、党参12g、当归9g、白芍12g、生地黄12g、川芎12g、柴胡9g、炒白术18g、青葙子12g、枸杞子12g、炮姜6g、独活9g、桑寄生12g、秦艽9g、防风12g、桂枝9g、茯苓15g、杜仲12g、川牛膝12g、炙甘草6g、蜈蚣3g、丹参9g、益智仁12g、制香附12g、陈皮9g、姜半夏9g、川朴12g、全瓜蒌9g、粉葛根12g、蔓荆子9g、山茱萸12g。14剂，水煎服，每天1剂，每天2次。

八诊（2010-12-23）：颈项疼痛，四肢畏冷，头晕头胀，口干少津，腑行失畅，胸闷心悸，苔薄质红，边有齿痕，脉细滑。此乃气阴二虚，少阳失畅，治以益气活血，平肝息风，舒筋通脉。

【处方】

炙黄芪9g、党参12g、当归9g、白芍12g、生地黄9g、川芎12g、柴胡9g、天麻12g、钩藤12g、茯苓15g、石决明30g^{先煎}、栀子12g、黄芩9g、益母草15g、桑寄生12g、首乌藤18g、川牛膝12g、杜仲12g、麦冬12g、广郁金12g、香谷芽12g、制何首乌15g、荆芥12g、防风12g、蔓荆子12g、川桂枝9g。28剂，水煎服，每天1剂，每天2次。

九诊（2011-02-24）：诸恙已缓，劳累后又渐反复，神疲乏力，腑行欠畅，口干少津，口苦，苔薄，脉细沉。此乃气血失养，津精不足，治以补气血，益肝肾，祛风湿，通经络。

【处方】

炙黄芪9g、党参12g、当归9g、白芍12g、熟地黄12g、川芎12g、柴胡9g、独活9g、桑寄生12g、秦艽9g、防风12g、桂枝9g、茯苓15g、杜仲12g、川牛膝12g、炙甘草6g、炙山茱萸12g、密蒙花12g、制黄精12g、炒升麻9g、全蝎3g、蜈蚣3g、枸杞子12g、玄参12g。28剂，水煎服，每天1剂，每天2次。

按：施杞教授指出，"治"，是治病，是治其标；"调"，是调正，调人之阴阳气血脏腑经络，是调其本。正如《素问·至真要大论》曰："谨察阴阳所在而调之，以平为期，正者正治，反者反治。"《灵枢·邪客》曰："补其不足，泻其有余，调其虚实，以通其道而去邪。"故"调治"包括了扶正与祛邪两个方面，体现了中医的整体观。施杞教授认为，调治的初级形式是治，即治标；而调治的高级形式是调，即调本。其基本思维逻辑是以"急则治其标，缓则治其本"的方针来确立的。临床上，就有了以"开路方"治"标"，"基本方"治"本"的调治方法。本案初诊颈项酸楚，头胀头晕，甚则有呕吐，口干、口苦，为气血不足，肝阳偏元，肝阳偏元为标，肝肾气血不足是本；开路方天麻钩藤汤平抑肝阳治标。四诊时症缓，口干、便燥、神疲乏力、健忘、胸闷，苔薄，脉细，辨为气血不足，肝肾亏虚，标证解除，以圣愈汤合独活寄生汤等"基本方"来调"本"，以补气血，益肝肾，祛风湿，止痹痛。

案七

周某,男,62 岁。

主诉:颈腰疼痛伴头晕 1 年。

初诊(2010 - 03 - 25):素有颈腰不适,近年头晕、手足抖动,坐卧尚可,起立活动加重,步行尚可,便溏每天 2~3 次,小便正常,夜寐亦安。霍夫曼征(-),闭目难立征(+),苔薄腻,脉弦细。诊断:椎动脉型颈椎病。此乃肝经失畅,血脉失和,治以益气活血,平肝潜阳,通络止痛。

【处方】

(1)伸筋草 15 g、鸡血藤 15 g、玄参 12 g、炙地鳖 9 g、广地龙 9 g、香谷芽 12 g、制香附 12 g、炙黄芪 9 g、党参 12 g、当归 9 g、白芍 12 g、生地黄 9 g、川芎 12 g、柴胡 9 g、天麻 12 g、钩藤 12 g、茯苓 15 g、石决明 30 g^{先煎}、栀子 12 g、黄芩 9 g、益母草 15 g、桑寄生 12 g、首乌藤 18 g、川牛膝 12 g、杜仲 12 g。14 剂,水煎服,每天 1 剂,每天 2 次。

(2)麝香保心丸,每次 2 粒,每天 2 次,药汤送服。

二诊(2010 - 03 - 31):药后症缓,时有心悸。再以调摄。

【处方】

(1)珍珠母 30 g、灵芝 15 g、伸筋草 15 g、鸡血藤 15 g、玄参 12 g、炙地鳖 9 g、广地龙 9 g、香谷芽 12 g、制香附 12 g、炙黄芪 9 g、党参 12 g、当归 9 g、白芍 12 g、生地黄 9 g、川芎 12 g、柴胡 9 g、天麻 12 g、钩藤 12 g、茯苓 15 g、石决明 30 g^{先煎}、栀子 12 g、黄芩 9 g、益母草 15 g、桑寄生 12 g、首乌藤 18 g、川牛膝 12 g、杜仲 12 g。14 剂,水煎服,每天 1 剂,每天 2 次。

(2)麝香保心丸,每次 2 粒,每天 2 次,药汤送服。

三诊(2010 - 04 - 22):头晕已少,尚觉站立不稳,可步履 1~1.5 km 无异常。二便正常,苔薄,脉细。治以活血祛瘀,行气止痛,平抑肝阳。

【处方】

(1)紫丹参 12 g、生黄芪 30 g、明天麻 12 g、生石决明 30 g^{先煎}、制香附 12 g、炙地鳖 9 g、香谷芽 12 g、鸡血藤 12 g、当归 9 g、白芍 12 g、生地黄 9 g、川芎 12 g、桃仁 9 g、红花 9 g、柴胡 9 g、枳壳 12 g、桔梗 12 g、川牛膝 12 g。14 剂,水煎服,每天 1 剂,每天 2 次。

(2)麝香保心丸,每次 2 粒,每天 2 次,药汤送服。

四诊(2010 - 05 - 15):药后症缓,苔薄,脉细。再以前法。

【处方】

(1)紫丹参 12 g、生黄芪 30 g、明天麻 12 g、生石决明 30 g^{先煎}、制香附 12 g、炙地鳖 9 g、香谷芽 12 g、鸡血藤 12 g、当归 9 g、白芍 12 g、生地黄 9 g、川芎 12 g、桃仁 9 g、红花 9 g、柴胡 9 g、枳壳 12 g、桔梗 12 g、川牛膝 12 g。14 剂,水煎服,每天 1 剂,每天 2 次。

(2)麝香保心丸,每次 2 粒,每天 2 次,药汤送服。

五诊(2010 - 06 - 02):药后症缓,近日头晕又作,站立不稳,苔薄,脉细。此乃气血未和,肝经失畅,治以益气活血,平肝息风,舒筋通脉。

【处方】

(1)炙黄芪9 g、党参12 g、当归9 g、白芍12 g、生地黄9 g、川芎12 g、柴胡9 g、天麻12 g、钩藤12 g、茯苓15 g、石决明30 g^{先煎}、栀子12 g、黄芩9 g、益母草15 g、桑寄生12 g、首乌藤18 g、川牛膝12 g、杜仲12 g、地龙9 g、炙地鳖9 g、伸筋草15 g、鸡血藤15 g、紫丹参12 g。7剂,水煎服,每天1剂,每天2次。

(2)麝香保心丸,每次2粒,每天2次,药汤送服。

六诊(2010-06-09):药后症减,纳少,咽痛,便调,苔薄,脉细。再以前法。

【处方】

(1)桔梗9 g、生甘草9 g、苦参9 g、炙黄芪9 g、党参12 g、当归9 g、白芍12 g、生地黄9 g、川芎12 g、柴胡9 g、天麻12 g、钩藤12 g、茯苓15 g、石决明30 g^{先煎}、栀子12 g、黄芩9 g、益母草15 g、桑寄生12 g、首乌藤18 g、川牛膝12 g、杜仲12 g、地龙9 g、炙地鳖9 g、伸筋草15 g、鸡血藤15 g、紫丹参12 g。7剂,水煎服,每天1剂,每天2次。

(2)麝香保心丸,每次2粒,每天2次,药汤送服。

七诊(2010-06-15):药后症缓,翻身时心悸,苔薄,脉细。再以前法。

【处方】

(1)炙黄芪9 g、党参12 g、当归9 g、白芍12 g、生地黄9 g、川芎12 g、柴胡9 g、天麻12 g、钩藤12 g、茯苓15 g、石决明30 g^{先煎}、栀子12 g、黄芩9 g、益母草15 g、桑寄生12 g、首乌藤18 g、川牛膝12 g、杜仲12 g、地龙9 g、炙地鳖9 g、伸筋草15 g、鸡血藤15 g、紫丹参12 g、桔梗9 g、生甘草9 g、川连6 g。7剂,水煎服,每天1剂,每天2次。

(2)麝香保心丸,每次2粒,每天2次,药汤送服。

八诊(2010-06-23):药后症缓,右下肢麻木,头痛,咽喉充血(++)。24小时动态心电图示窦性心律,房性早搏,偶有成对,偶发室早。苔薄,脉细。再以前法。

【处方】

(1)路路通15 g、茶树根15 g、炙黄芪9 g、党参12 g、当归9 g、白芍12 g、生地黄9 g、川芎12 g、柴胡9 g、天麻12 g、钩藤12 g、茯苓15 g、石决明30 g^{先煎}、栀子12 g、黄芩9 g、益母草15 g、桑寄生12 g、首乌藤18 g、川牛膝12 g、杜仲12 g、地龙9 g、炙地鳖9 g、伸筋草15 g、鸡血藤15 g、紫丹参12 g、桔梗9 g、生甘草9 g、川连6 g。7剂,水煎服,每天1剂,每天2次。

(2)麝香保心丸,每次2粒,每天2次,药汤送服。

九诊(2010-06-30):药后症缓,近日胸闷不适,苔薄,脉细。再以前法。

【处方】

(1)全瓜蒌9 g、薤白天12 g、炙黄芪9 g、党参12 g、当归9 g、白芍12 g、生地黄9 g、川芎12 g、柴胡9 g、天麻12 g、钩藤12 g、茯苓15 g、石决明30 g^{先煎}、栀子12 g、黄芩9 g、益母草15 g、桑寄生12 g、首乌藤18 g、川牛膝12 g、杜仲12 g、地龙9 g、炙地鳖9 g、伸筋草15 g、鸡血藤15 g、紫丹参12 g、桔梗9 g、生甘草9 g、川连6 g。7剂,水煎服,每天1剂,每天2次。

(2)麝香保心丸,每次2粒,每天2次,药汤送服。

十诊(2010 - 07 - 07)：药后症缓,胸闷不适亦缓,久站立下肢乏力,苔薄,脉细。再以调摄。

【处方】

(1) 山茱萸 12 g、炙黄芪 9 g、党参 12 g、当归 9 g、白芍 12 g、生地黄 9 g、川芎 12 g、柴胡 9 g、天麻 12 g、钩藤 12 g、茯苓 15 g、石决明 30 g^{先煎}、栀子 12 g、黄芩 9 g、益母草 15 g、桑寄生 12 g、首乌藤 18 g、川牛膝 12 g、杜仲 12 g、地龙 9 g、炙地鳖 9 g、伸筋草 15 g、鸡血藤 15 g、紫丹参 12 g、桔梗 9 g、生甘草 9 g、川连 6 g、全瓜蒌 9 g、薤白 12 g。7 剂,水煎服,每天 1 剂,每天 2 次。

(2) 麝香保心丸,每次 2 粒,每天 2 次,药汤送服。

十一诊(2010 - 07 - 14)：药后症缓,近日下肢抖动、乏力,苔薄,脉细。再以调摄。

【处方】

(1) 煅龙骨 30 g^{先煎}、煅牡蛎 30 g^{先煎}、炙黄芪 9 g、党参 12 g、当归 9 g、白芍 12 g、生地黄 9 g、川芎 12 g、柴胡 9 g、天麻 12 g、钩藤 12 g、茯苓 15 g、栀子 12 g、黄芩 9 g、益母草 15 g、桑寄生 12 g、首乌藤 18 g、川牛膝 12 g、杜仲 12 g、地龙 9 g、炙地鳖 9 g、伸筋草 15 g、鸡血藤 15 g、紫丹参 12 g、桔梗 9 g、生甘草 9 g、川连 6 g、全瓜蒌 9 g、薤白 12 g。7 剂,水煎服,每天 1 剂,每天 2 次。

(2) 麝香保心丸,每次 2 粒,每天 2 次,药汤送服。

十二诊(2010 - 07 - 21)：药后小腿抖已少,苔薄,脉细。再以前法。

【处方】

(1) 煅龙骨 30 g^{先煎}、煅牡蛎 30 g^{先煎}、炙黄芪 9 g、党参 12 g、当归 9 g、白芍 12 g、生地黄 9 g、川芎 12 g、柴胡 9 g、天麻 12 g、钩藤 12 g^{后下}、茯苓 15 g、栀子 12 g、黄芩 9 g、益母草 15 g、桑寄生 12 g、首乌藤 18 g、川牛膝 12 g、杜仲 12 g、地龙 9 g、炙地鳖 9 g、伸筋草 15 g、鸡血藤 15 g、紫丹参 12 g、桔梗 9 g、生甘草 9 g、川连 6 g、全瓜蒌 9 g、薤白 12 g。7 剂,水煎服,每天 1 剂,每天 2 次。

(2) 麝香保心丸,每次 2 粒,每天 2 次,药汤送服。

十三诊(2010 - 07 - 28)：药后症缓,下肢乏力,夜寐欠安,苔薄,脉细。再以前法。

【处方】

(1) 山茱萸 12 g、炙黄芪 9 g、党参 12 g、当归 9 g、白芍 12 g、生地黄 9 g、川芎 12 g、柴胡 9 g、天麻 12 g、钩藤 12 g、茯苓 15 g、石决明 30 g^{先煎}、栀子 12 g、黄芩 9 g、益母草 15 g、桑寄生 12 g、首乌藤 18 g、川牛膝 12 g、杜仲 12 g、地龙 9 g、炙地鳖 9 g、伸筋草 15 g、鸡血藤 15 g、紫丹参 12 g、桔梗 9 g、生甘草 9 g、川连 6 g、全瓜蒌 9 g、薤白 12 g。7 剂,水煎服,每天 1 剂,每天 2 次。

(2) 麝香保心丸,每次 2 粒,每天 2 次,药汤送服。

十四诊(2010 - 08 - 11)：药后症缓,纳可便调,苔薄,脉细。再以前法。

【处方】

(1) 山茱萸 12 g、炙黄芪 9 g、党参 12 g、当归 9 g、白芍 12 g、生地黄 9 g、川芎 12 g、柴胡

9 g、天麻 12 g、钩藤 12 g、茯苓 15 g、石决明 30 g^{先煎}、栀子 12 g、黄芩 9 g、益母草 15 g、桑寄生 12 g、首乌藤 18 g、川牛膝 12 g、杜仲 12 g、地龙 9 g、炙地鳖 9 g、伸筋草 15 g、鸡血藤 15 g、紫丹参 12 g、桔梗 9 g、生甘草 9 g、川连 6 g、全瓜蒌 9 g、薤白 12 g。7 剂,水煎服,每天 1 剂,每天 2 次。

(2) 麝香保心丸,每次 2 粒,每天 2 次,药汤送服。

十五诊(2010-08-18):头晕已少,腰脊酸楚,久立后加重,苔薄,脉细。再以前法。

【处方】

(1) 山茱萸 12 g、炙黄芪 9 g、党参 12 g、当归 9 g、白芍 12 g、生地黄 9 g、川芎 12 g、柴胡 9 g、天麻 12 g、钩藤 12 g、茯苓 15 g、石决明 30 g^{先煎}、栀子 12 g、黄芩 9 g、益母草 15 g、桑寄生 12 g、首乌藤 18 g、川牛膝 12 g、杜仲 12 g、地龙 9 g、炙地鳖 9 g、伸筋草 15 g、鸡血藤 15 g、紫丹参 12 g、桔梗 9 g、生甘草 9 g、川连 6 g、全瓜蒌 9 g、薤白 12 g、续断 15 g。7 剂,水煎服,每天 1 剂,每天 2 次。

(2) 麝香保心丸,每次 2 粒,每天 2 次,药汤送服。

十六诊(2010-09-01):药后症缓,苔薄,脉细。再以前法。

【处方】

(1) 山茱萸 12 g、炙黄芪 9 g、党参 12 g、当归 9 g、白芍 12 g、生地黄 9 g、川芎 12 g、柴胡 9 g、天麻 12 g、钩藤 12 g、茯苓 15 g、石决明 30 g^{先煎}、栀子 12 g、黄芩 9 g、益母草 15 g、桑寄生 12 g、首乌藤 18 g、川牛膝 12 g、杜仲 12 g、地龙 9 g、炙地鳖 9 g、伸筋草 15 g、鸡血藤 15 g、紫丹参 12 g、桔梗 9 g、生甘草 9 g、川连 6 g、全瓜蒌 9 g、薤白 12 g。7 剂,水煎服,每天 1 剂,每天 2 次。

(2) 麝香保心丸,每次 2 粒,每天 2 次,药汤送服。

十七诊(2010-09-08):药后症缓,阵发性潮热多汗,苔薄,脉细。再以前法。

【处方】

(1) 山茱萸 12 g、炙黄芪 9 g、党参 12 g、当归 9 g、白芍 12 g、生地黄 9 g、川芎 12 g、柴胡 9 g、天麻 12 g、钩藤 12 g、茯苓 15 g、石决明 30 g^{先煎}、栀子 12 g、黄芩 9 g、益母草 15 g、桑寄生 12 g、首乌藤 18 g、川牛膝 12 g、杜仲 12 g、知母 6 g、炙地鳖 9 g、伸筋草 15 g、鸡血藤 15 g、紫丹参 12 g、桔梗 9 g、生甘草 9 g、川连 6 g、仙茅 12 g、淫羊藿 12 g。7 剂,水煎服,每天 1 剂,每天 2 次。

(2) 麝香保心丸,每次 2 粒,每天 2 次,药汤送服。

十八诊(2010-09-21):阵发性潮热、多汗已少,苔薄,脉细。再以前法。

【处方】

(1) 炒防风 12 g、炙黄芪 9 g、党参 12 g、当归 9 g、白芍 12 g、生地黄 9 g、川芎 12 g、柴胡 9 g、天麻 12 g、钩藤 12 g、茯苓 15 g、石决明 30 g^{先煎}、栀子 12 g、黄芩 9 g、益母草 15 g、桑寄生 12 g、首乌藤 18 g、川牛膝 12 g、杜仲 12 g、知母 6 g、炙地鳖 9 g、伸筋草 15 g、鸡血藤 15 g、桔梗 9 g、生甘草 9 g、川连 6 g、仙茅 12 g、淫羊藿 12 g。7 剂,水煎服,每天 1 剂,每天 2 次。

(2) 麝香保心丸,每次 2 粒,每天 2 次,药汤送服。

十九诊(2010-09-28)：药后症缓,心悸,苔薄,脉细。再以前法。

【处方】

(1) 炙黄芪9 g、党参12 g、当归9 g、白芍12 g、生地黄9 g、川芎12 g、柴胡9 g、天麻12 g、钩藤12 g、茯苓15 g、石决明30 g^{先煎}、栀子12 g、黄芩9 g、益母草15 g、桑寄生12 g、首乌藤18 g、川牛膝12 g、杜仲12 g、地龙9 g、炙地鳖9 g、伸筋草15 g、鸡血藤15 g、紫丹参12 g、桔梗9 g、生甘草9 g、川连6 g、全瓜蒌9 g、薤白12 g。7剂,水煎服,每天1剂,每天2次。

(2) 麝香保心丸,每次2粒,每天2次,药汤送服。

二十诊(2010-10-13)：药后症缓,不耐久站,苔薄,脉细。再以前法。

【处方】

(1) 炙黄芪9 g、党参12 g、当归9 g、白芍12 g、生地黄9 g、川芎12 g、柴胡9 g、天麻12 g、钩藤12 g、茯苓15 g、石决明30 g^{先煎}、栀子12 g、黄芩9 g、益母草15 g、桑寄生12 g、首乌藤18 g、川牛膝12 g、杜仲12 g、地龙9 g、炙地鳖9 g、伸筋草15 g、鸡血藤15 g、紫丹参12 g、桔梗9 g、生甘草9 g、川连6 g、全瓜蒌9 g、薤白12 g、狗脊15 g。7剂,水煎服,每天1剂,每天2次。

(2) 麝香保心丸,每次2粒,每天2次,药汤送服。

二十一诊(2010-10-20)：药后症缓,近日胸闷不适,头胀嗳气,苔薄,脉细。再以前法。

【处方】

(1) 炙黄芪9 g、党参12 g、当归9 g、白芍12 g、生地黄9 g、川芎12 g、柴胡9 g、天麻9 g、钩藤12 g、茯神15 g、石决明30 g^{先煎}、栀子12 g、黄芩9 g、益母草15 g、桑寄生12 g、首乌藤18 g、川牛膝12 g、杜仲12 g、地龙9 g、炙地鳖9 g、伸筋草15 g、鸡血藤15 g、紫丹参12 g、桔梗9 g、生甘草9 g、川连6 g、全瓜蒌9 g、薤白12 g、狗脊15 g、山茱萸12 g。12剂,水煎服,每天1剂,每天2次。

(2) 麝香保心丸,每次2粒,每天2次,药汤送服。

二十二诊(2010-11-03)：诸恙均缓,近期胸闷、心悸,胃纳、二便尚可,苔薄,脉细。再以调和气血,健脾养心,解郁通痹,益肾运督。

【处方】

(1) 麦冬12 g、明天麻9 g、巴戟天12 g、鸡血藤12 g、炙黄芪9 g、党参12 g、当归9 g、白芍12 g、生地黄9 g、川芎12 g、柴胡9 g、茯神15 g、远志9 g、酸枣仁15 g、木香9 g、苍术9 g、制香附12 g、栀子9 g、神曲12 g、大枣9 g、炙甘草6 g。7剂,水煎服,每天1剂,每天2次。

(2) 麝香保心丸,每次2粒,每天2次,药汤送服。

二十三诊(2010-11-10)：药后症缓,苔薄,脉细。再以前法。

【处方】

(1) 麦冬12 g、明天麻9 g、巴戟天12 g、鸡血藤12 g、炙黄芪9 g、党参12 g、当归9 g、白芍12 g、生地黄9 g、川芎12 g、柴胡9 g、茯神15 g、远志9 g、酸枣仁15 g、木香9 g、苍术9 g、制香附 12 g、栀子 9 g、神曲 12 g、大枣 9 g、炙甘草 6 g。7 剂,水煎服,每天 1 剂,每天 2 次。

（2）麝香保心丸,每次 2 粒,每天 2 次,药汤送服。

二十四诊（2010－11－17）： 药后症减,甘油三酯偏高,苔薄,脉细。再以前法。

【处方】

（1）麦冬 12 g、明天麻 9 g、巴戟天 12 g、鸡血藤 12 g、炙黄芪 9 g、党参 12 g、当归 9 g、白芍 12 g、生地黄 9 g、川芎 12 g、柴胡 9 g、茯神 15 g、远志 9 g、酸枣仁 15 g、木香 9 g、苍术 9 g、制香附 12 g、栀子 9 g、神曲 12 g、大枣 9 g、炙甘草 6 g、山楂 9 g、荷叶 9 g。7 剂,水煎服,每天 1 剂,每天 2 次。

（2）麝香保心丸,每次 2 粒,每天 2 次,药汤送服。

二十五诊（2010－12－01）： 药后症减,苔薄,脉细。再以前法。

【处方】

（1）麦冬 12 g、明天麻 9 g、巴戟天 12 g、鸡血藤 12 g、炙黄芪 9 g、党参 12 g、当归 9 g、白芍 12 g、生地黄 9 g、川芎 12 g、柴胡 9 g、茯神 15 g、远志 9 g、酸枣仁 15 g、木香 9 g、苍术 9 g、制香附 12 g、栀子 9 g、神曲 12 g、大枣 9 g、炙甘草 6 g、山楂 9 g、荷叶 9 g。7 剂,水煎服,每天 1 剂,每天 2 次。

（2）麝香保心丸,每次 2 粒,每天 2 次,药汤送服。

二十六诊（2010－12－15）： 药后症缓,神疲乏力,苔薄,脉细。再以前法。

【处方】

麦冬 12 g、明天麻 9 g、巴戟天 12 g、鸡血藤 12 g、炙黄芪 9 g、党参 12 g、当归 9 g、白芍 12 g、熟地黄 9 g、川芎 12 g、柴胡 9 g、茯神 15 g、远志 9 g、木香 9 g、苍术 9 g、制香附 12 g、栀子 9 g、神曲 12 g、大枣 9 g、炙甘草 6 g、山楂 9 g、荷叶 9 g、桔梗 12 g、茯苓 12 g。6 剂,水煎服,每天 1 剂,每天 2 次。

二十七诊（2010－12－22）： 药后症缓,苔薄,脉细。再以前法。

【处方】

麦冬 12 g、明天麻 9 g、巴戟天 12 g、鸡血藤 12 g、炙黄芪 9 g、党参 12 g、当归 9 g、白芍 12 g、生地黄 9 g、川芎 12 g、柴胡 9 g、茯神 15 g、远志 9 g、酸枣仁 15 g、木香 9 g、苍术 9 g、制香附 12 g、栀子 9 g、神曲 12 g、大枣 9 g、炙甘草 6 g、山楂 9 g、荷叶 9 g。5 剂,水煎服,每天 1 剂,每天 2 次。

二十八诊（2010－12－30）： 颈项酸痛,时有头晕手麻,药后缓而未已,夜寐欠宁,二便正常,胃纳亦佳,苔薄,脉细。此乃瘀血内阻,气机失畅,治以活血通络,行气止痛。

【处方】

明天麻 9 g、鸡血藤 15 g、络石藤 15 g、炙地鳖 9 g、首乌藤 15 g、枸杞子 12 g、制香附 12 g、当归 9 g、白芍 12 g、生地黄 9 g、川芎 12 g、桃仁 9 g、红花 9 g、柴胡 9 g、枳壳 12 g、桔梗 12 g、川牛膝 12 g。7 剂,水煎服,每天 1 剂,每天 2 次。

二十九诊（2011－01－07）： 药后症缓,近日下肢抖动,关节作热,苔薄,脉细。此乃气血未和,血虚生风,治以健脾益气,养血祛风。

【处方】

麦冬 12 g、明天麻 9 g、巴戟天 12 g、鸡血藤 12 g、炙黄芪 9 g、党参 12 g、当归 9 g、白芍 12 g、生地黄 9 g、川芎 12 g、柴胡 9 g、茯神 15 g、远志 9 g、酸枣仁 15 g、木香 9 g、苍术 9 g、制香附 12 g、栀子 9 g、神曲 12 g、大枣 9 g、炙甘草 6 g、山楂 9 g、荷叶 9 g、金雀根 15 g、虎杖 12 g。5 剂,水煎服,每天 1 剂,每天 2 次。

三十诊(2011 - 01 - 19): 药后症缓,近日胸闷心悸又重,苔薄,脉细。再以前法。

【处方】

麦冬 12 g、明天麻 9 g、巴戟天 12 g、鸡血藤 12 g、炙黄芪 9 g、党参 12 g、当归 9 g、白芍 12 g、生地黄 9 g、川芎 12 g、柴胡 9 g、茯神 15 g、远志 9 g、酸枣仁 15 g、木香 9 g、苍术 9 g、制香附 12 g、栀子 9 g、神曲 12 g、大枣 9 g、炙甘草 6 g、山楂 9 g、荷叶 9 g、金雀根 15 g、虎杖 12 g。5 剂,水煎服,每天 1 剂,每天 2 次。

三十一诊(2011 - 01 - 26): 药后症缓,苔薄,脉细。再以前法。

【处方】

麦冬 12 g、明天麻 9 g、巴戟天 12 g、鸡血藤 12 g、炙黄芪 9 g、党参 12 g、当归 9 g、白芍 12 g、生地黄 9 g、川芎 12 g、柴胡 9 g、茯神 15 g、远志 9 g、酸枣仁 15 g、木香 9 g、苍术 9 g、制香附 12 g、栀子 9 g、神曲 12 g、大枣 9 g、炙甘草 6 g、山楂 9 g、荷叶 9 g、金雀根 15 g、虎杖 12 g。5 剂,水煎服,每天 1 剂,每天 2 次。

三十二诊(2011 - 02 - 09): 诸恙如前,近日左侧腰腿牵掣,疼痛站立时膝关节疼痛,苔薄,脉细。再以前法。

【处方】

炒白术 12 g、汉防己 15 g、合欢皮 15 g、麦冬 12 g、明天麻 9 g、巴戟天 12 g、鸡血藤 12 g、炙黄芪 9 g、党参 12 g、当归 9 g、白芍 12 g、生地黄 9 g、川芎 12 g、柴胡 9 g、茯神 15 g、远志 9 g、木香 9 g、苍术 9 g、制香附 12 g、栀子 9 g、神曲 12 g、大枣 9 g、炙甘草 6 g、山楂 9 g、荷叶 9 g、金雀根 15 g、虎杖 12 g。5 剂,水煎服,每天 1 剂,每天 2 次。

三十三诊(2011 - 02 - 16): 药后症缓,尚有牵掣不适,咽喉充血(++),苔薄,脉细。再以前法。

【处方】

伸筋草 15 g、玄参 9 g、炒子芩 9 g、粉葛根 15 g、络石藤 15 g、炒白术 12 g、汉防己 15 g、合欢皮 15 g、麦冬 12 g、明天麻 9 g、巴戟天 12 g、鸡血藤 12 g、炙黄芪 9 g、党参 12 g、当归 9 g、白芍 12 g、生地黄 9 g、川芎 12 g、柴胡 9 g、茯神 15 g、远志 9 g、木香 9 g、苍术 9 g、制香附 12 g、栀子 9 g、神曲 12 g、大枣 9 g、炙甘草 6 g、山楂 9 g、荷叶 9 g、金雀根 15 g、虎杖 12 g。5 剂,水煎服,每天 1 剂,每天 2 次。

三十四诊(2011 - 02 - 24): 颈项疼痛、头晕手麻药后均瘥,腰脊酸楚,左侧臀部及下肢麻木牵掣,二便正常,苔薄,脉细。此乃痹证日久,肝肾两虚,气血不足,治以补气血,益肝肾,祛风湿,止痹痛。

【处方】

蜈蚣3g、金雀根15g、青风藤15g、制香附12g、香谷芽12g、炙黄芪9g、党参12g、当归9g、白芍12g、熟地黄12g、川芎12g、柴胡9g、独活9g、桑寄生12g、秦艽9g、防风12g、桂枝9g、茯苓15g、杜仲12g、川牛膝12g、炙甘草6g。7剂,水煎服,每天1剂,每天2次。

三十五诊(2011-03-23):药后症缓,多行后左下肢疼痛,苔薄,脉细。再以前法。

【处方】

蜈蚣3g、金雀根15g、青风藤15g、制香附12g、香谷芽12g、炙黄芪9g、党参12g、当归9g、白芍12g、熟地黄12g、川芎12g、柴胡9g、独活9g、桑寄生12g、防风12g、桂枝9g、茯苓15g、杜仲12g、川牛膝12g、炙甘草6g、鸡血藤15g、汉防己15g、老鹳草15g、生薏苡仁15g。7剂,水煎服,每天1剂,每天2次。

三十六诊(2011-04-13):近月左下肢疼痛加重,不耐久站行,苔薄,脉细。再以前法。

【处方】

金雀根15g、青风藤15g、制香附12g、香谷芽12g、炙黄芪9g、党参12g、当归9g、白芍12g、熟地黄12g、川芎12g、柴胡9g、独活9g、桑寄生12g、防风12g、桂枝9g、茯苓15g、杜仲12g、川牛膝12g、炙甘草6g、鸡血藤15g、汉防己15g、老鹳草15g、生薏苡仁15g、川楝子9g、延胡索15g。7剂,水煎服,每天1剂,每天2次。

三十七诊(2011-04-21):腰脊疼痛,左小腿外侧疼痛如针刺,偶有灼热感,二便正常,苔薄,脉细。此乃气血未畅,痰瘀内结,治以调摄。

【处方】

炙黄芪9g、党参12g、当归9g、炒白芍18g、生地黄9g、川芎9g、柴胡9g、桃仁9g、红花9g、乳香9g、五灵脂12g、羌活9g、秦艽9g、制香附12g、川牛膝12g、广地龙9g、炙甘草6g、姜半夏9g、制南星9g、炙僵蚕9g、炙地鳖9g、香谷芽12g、大枣9g、生姜5片。7剂,水煎服,每天1剂,每天2次。

按:本案初诊时颈腰疼痛伴头晕1年余,手足抖动,辨为肝经失畅,血脉失和,肝肾气血不足,水不涵木,肝阳偏亢,故方选天麻钩藤汤平抑肝阳,合圣愈汤加味益气活血,加伸筋草、鸡血藤、炙地鳖、广地龙、制香附行气活血通络止痛,玄参滋阴降火,香谷芽健脾和胃,全方平肝息风,舒筋通脉。二诊时症缓,时有心悸,原方加珍珠母、灵芝镇心安神。三诊时头晕已少,尚觉站立不稳,肝阳略平,瘀阻血络,改血府方加紫丹参、鸡血藤、炙地鳖、制香附行气活血,重用生黄芪益气利水、明天麻、生石决明平抑肝阳,香谷芽健脾和胃。五诊时头晕又作,站立不稳,再以天麻钩藤汤平抑肝阳合圣愈汤加炙地鳖、伸筋草、鸡血藤、紫丹参益气活血、平抑肝阳、通络止痛。六诊时症减,纳少,咽痛,便调,原方加桔梗、生甘草、苦参清火利咽。八诊时早搏加路路通、茶树根强心利水。九诊胸闷,心阳不振,加用瓜蒌、薤白通阳散结,化痰通脉。第二十二诊时诸恙均缓,胸闷,心悸,胃纳,二便尚可,苔薄,脉细。由于病程较长,脉痹不已,复感于邪,内舍于心,故导致心脉痹阻,血行不畅而见胸闷、心悸等症状,予以调和气血、健脾养心,解郁通痹、益肾运督,以圣愈汤合越鞠丸、归脾丸汤等调治。

案 八

吴某,女,64 岁。

主诉: 颈项酸楚、僵痛伴头晕半年余。

初诊(2011 - 03 - 31): 颈项酸楚、僵痛伴头晕,每个月发作一次,已有半年余,初起房间旋转,伴恶心呕吐,夜寐尚可,素有高血压,面色潮红,腑行溏薄,每天 3~4 次,夜尿 2~3 次,57 岁停经,下肢畏冷。颈椎 MRI(2010 - 08 - 30)示 C_3/C_4、C_5/C_6 椎间盘突出,颈椎骨质增生,右侧椎动脉狭窄。彩超示双颈内动脉弹性降低,部分血流速度减低,双侧椎动脉血流充盈差,右侧明显。经颅多普勒超声(transcranial Doppler, TCD)示椎基底动脉弹性减退,苔薄白、质紫,脉沉细。诊断:颈椎病。此乃上盛下虚,清肃失司,气血失和,治以益气活血,平肝息风,舒筋通脉。

【处方】

(1)炙黄芪 9 g、党参 12 g、当归 9 g、白芍 12 g、生地黄 9 g、川芎 12 g、柴胡 9 g、天麻 12 g、钩藤 12 g、茯苓 15 g、石决明 30 g^{先煎}、栀子 12 g、黄芩 9 g、益母草 15 g、桑寄生 12 g、首乌藤 18 g、川牛膝 12 g、杜仲 12 g、白花蛇舌草 30 g、煅瓦楞子 30 g^{先煎}、蔓荆子 12 g、炙地鳖 12 g、川桂枝 9 g、羚羊角粉 0.6 g^{另吞}、生黄芪 18 g。7 剂,水煎服,每天 1 剂,每天 2 次。

(2)查颈椎 MRI。

二诊(2011 - 04 - 28): 诸恙均缓,步履稳重,无泛恶,夜寐、胃纳均可,时有升火,苔薄、质紫,脉细。颈椎 MRI 示 C_3/C_4、C_5/C_6 椎间盘突出。再以前法。

【处方】

炙黄芪 9 g、党参 12 g、当归 9 g、白芍 12 g、生地黄 9 g、川芎 12 g、柴胡 9 g、天麻 12 g、钩藤 12 g、茯苓 15 g、石决明 30 g^{先煎}、栀子 12 g、黄芩 9 g、益母草 15 g、桑寄生 12 g、首乌藤 18 g、川牛膝 12 g、杜仲 12 g、白花蛇舌草 30 g、煅瓦楞子 30 g^{先煎}、蔓荆子 12 g、炙地鳖 12 g、川桂枝 9 g、羚羊角粉 0.6 g^{另吞}、生黄芪 18 g、炒防风 12 g、炒黄柏 9 g。7 剂,水煎服,每天 1 剂,每天 2 次。

三诊(2011 - 07 - 28): 头晕、颈项酸楚僵痛等均缓,二便调,胃纳已佳,苔薄,脉细。此乃气血未和,肝肾亏虚,治以补气血,益肝肾,祛风湿,止痹痛。

【处方】

炙黄芪 9 g、党参 12 g、当归 9 g、白芍 12 g、熟地黄 12 g、川芎 12 g、柴胡 9 g、独活 9 g、桑寄生 12 g、秦艽 9 g、防风 12 g、桂枝 9 g、茯苓 15 g、杜仲 12 g、川牛膝 12 g、炙甘草 6 g、枸杞子 12 g、明天麻 9 g、沙苑子 12 g、蒺藜 12 g、香谷芽 12 g、制香附 12 g。14 剂,水煎服,每天 1 剂,每天 2 次。

按: 本案初诊时颈项酸楚、僵痛伴头晕,每个月发作一次,已有半年余,初起房间旋转,伴恶心呕吐,夜寐尚可,素有高血压,面色潮红,腑行溏薄,每天 3~4 次,夜尿 2~3 次,57 岁停经,下肢畏冷,苔薄白、质紫,脉沉细。施杞教授诊断为颈椎病,辨证为上盛下虚,清肃失司,气血失和,方选圣愈汤合天麻钩藤饮益气活血、平肝息风、舒筋通脉,加蔓荆子清利头目、除湿止痛,川桂枝温经通阳,白花蛇舌草清热解毒、散结消肿。施杞教授常常将白花蛇舌草随证加减用于湿热蕴结,碍于脾胃之证;煅瓦楞子制酸止痛和胃;羚羊角粉平肝息风止痉;生黄芪补气升阳、益卫固表、利尿消肿;炒防风祛风解表、胜湿止痛。二诊时诸恙均缓,步履稳重,无泛恶,夜寐、胃纳均可,时有升火,加炒黄柏引火下行,炙地鳖逐瘀通络。三诊时头晕、颈项酸楚僵痛等均缓,二便调,胃纳已佳,改调身通痹方加味补气血,益肝肾,祛风湿,止痹痛收功。施杞教授常用调身通痹方加味治疗痹证日久,肝肾两虚,气血不足证所见腰膝疼痛,痿软,肢节屈伸不利,或麻木不仁者。临床中上盛下虚常由于肝肾不足,阴虚于下,阳亢于上。出现腰膝酸软无力、遗精等下虚证的同时,兼见胁痛、头眩、头痛、目赤、烦躁易怒等肝阳上亢的证候。本案颈项酸楚、僵痛伴头晕,素有高血压,面色潮红属上盛,为肝阳上亢之证,腑行溏薄、每天3~4次,夜尿2~3次,下肢畏冷为肾阳亏于下,属下虚。《素问·三部九候论》曰:"上实下虚,切而从之。"或邪气实于上而正气虚于下之证。如素患脾肾两虚、腹泻便溏的患者,又感时邪,眼红痛痒,头痛恶风。施杞教授认为上盛伴有下虚,需要把上盛的火引下来,故要加引经药物。本案患者上热下寒,方中黄柏即为引火下行之药。在治疗上盛时下虚也要顾及。上盛用黄芩、栀子泻火;而下虚,黄芩栀子偏凉,很容易伤脾胃。因此,下虚的时候往往加入党参、甘草、生姜、谷芽、大枣等药来顾护脾胃,或天麻钩藤饮里面加杜仲。

案九

郑某,女,42岁。

主诉:颈项酸楚,时有头晕8月余。

初诊(2011 - 03 - 31):颈项酸楚,时有头晕,去年5月突发头晕伴呕吐,神清,当地按梅尼埃病治疗未效,迄今仍有头晕神疲乏力,夜寐不宁,步履蹒跚,二便正常,经事正常,四肢少温,苔薄、质紫,脉细滑。诊断:椎动脉型颈椎病。此乃气血失和,升降失司,治以活血祛瘀,祛风除湿,通络止痛,平肝潜阳,温阳利水。

【处方】

(1)炙黄芪9g、党参12g、当归9g、白芍12g、生地黄9g、川芎9g、柴胡9g、桃仁9g、红花9g、乳香9g、五灵脂12g、羌活9g、秦艽9g、制香附12g、川牛膝12g、广地龙9g、炙甘草6g、泽漆15g、泽兰15g、泽泻15g、参三七粉2g^{另吞}、羚羊角粉0.6g^{另吞}、川桂枝9g、香谷芽12g。14剂,水煎服,每天1剂,每天2次。

(2)麝香保心丸,每次2粒,每天2次,药汤送服。

二诊(2011 - 05 - 13):颈项酸楚、头晕不已,经治后缓而未净,二便正常,苔薄,脉细。此乃气血未和,肝肾亏虚,治以补气血,益肝肾,平肝阳,祛风湿。

【处方】

炙黄芪9g、党参12g、当归9g、白芍12g、熟地黄12g、川芎12g、柴胡9g、独活9g、桑

寄生12g、防风12g、桂枝9g、茯苓15g、杜仲12g、川牛膝12g、炙甘草6g、明天麻12g、蔓荆子12g、制黄精12g、参三七粉2g^{另吞}、制香附12g。28剂,水煎服,每天1剂,每天2次。

三诊(2011-07-14): 头晕已瘥,颈项稍有酸楚,夜寐不宁,二便正常,胃纳尚可,苔薄,脉细。再以前法调摄。

【处方】

炙黄芪9g、党参12g、当归9g、白芍12g、熟地黄12g、川芎12g、柴胡9g、独活9g、桑寄生12g、防风12g、桂枝9g、茯苓15g、杜仲12g、川牛膝12g、炙甘草6g、小川连6g、首乌藤30g、炒枣仁15g、制香附12g、石菖蒲18g。28剂,水煎服,每天1剂,每天2次。

按: 本案初诊时颈项酸楚,时有头晕,发作时头晕伴呕吐,神清。曾按梅尼埃病治疗未效,头晕神疲乏力,夜寐不宁,步履蹒跚,二便正常,经事正常,四肢少温,苔薄、质紫,脉细滑。施杞教授诊断为椎动脉型颈椎病,辨证为气血失和,升降失司,治以活血祛瘀,祛风除湿,通络止痛,平肝潜阳,温阳利水,方选筋痹方加泽漆、泽兰、泽泻、参三七粉、羚羊角粉、川桂枝、香谷芽。二诊时诸恙缓而未净,改调身通痹方补气血,益肝肾,祛风湿,止痹痛,加明天麻平肝息风、祛风通络;蔓荆子清利头目、除湿止痛;制黄精补气养阴;参三七活血化瘀;制香附行气止痛。三诊时头晕已瘥,颈项稍有酸楚,夜寐不宁,予调身通痹方补气血,益肝肾,祛风湿,止痹痛,加小川连清热除烦;首乌藤养血安神、通络止痛;炒枣仁养血安神;制香附行气止痛和胃;石菖蒲芳香化湿开窍。诸药共奏益气化瘀、养血安神、祛湿止痛而收功。中医临床多将椎动脉颈椎病纳入"眩晕"范畴。施杞教授认为椎动脉受压之眩晕首先从瘀论治,辨为气虚血瘀、肝经失畅、升降失司等,如瘀阻经络所致眩晕、颈肩臂痛,常以王清任的身痛逐瘀汤合圣愈汤加味,肝经失畅、升降失司之上盛下虚证见面红目赤、血压偏高可选用天麻钩藤饮合圣愈汤加味,施杞教授认为泽泻、泽兰、泽漆三药合用具有清热利水、化痰散结、活血化瘀的作用。如腰椎间盘突出症急性发作,症见腰脊疼痛,下肢牵掣痛、麻木,多与椎间盘炎症、水肿、神经根水肿、微循环障碍有关,辨证为痰瘀交阻,湿热下注。施杞教授常以筋痹方活血祛瘀,通痹止痛,配泽泻、泽兰、泽漆三药清热利水、化痰散结、活血化瘀。如椎动脉型颈椎病急性发作,症见眩晕,胸闷,恶心,呕吐,苔薄腻,脉弦滑,属于中医学"眩晕"的范畴。辨证当属痰瘀内阻,上扰清窍。施杞教授常以脉痹方益气和血,平肝息风,配泽泻、泽兰、泽漆三药加强祛瘀化痰、清热利水的作用。

案十

秦某,男,71岁。

主诉: 颈项疼痛酸楚,头晕多年加重2个月。

初诊(2011-06-07): 颈项疼痛酸楚,头晕多年加重2个月,口干,口苦,稍有手麻,两膝作胀,素有帕金森病病史,四肢抖动,目糊,小便频数,便少,多汗以背部为甚。MRI示

C_3/C_4、C_4/C_5、C_5/C_6、C_6/C_7椎间盘突出,老年脑改变,苔薄腻,质紫,脉细弦。诊断:颈椎病。此乃气血失和,肝经失畅,治以活血祛瘀,行气止痛,平肝抑阳,益气固表。

【处方】

当归9 g、白芍12 g、生地黄9 g、川芎12 g、桃仁9 g、红花9 g、柴胡9 g、枳壳12 g、桔梗12 g、川牛膝12 g、明天麻12 g、嫩钩藤12 g、姜半夏9 g、炒白术12 g、糯稻根30 g、生龙骨30 g^{先煎}、生牡蛎30 g^{先煎}、生黄芪18 g、炒防风12 g、炒羌活9 g。14 剂,水煎服,每天1 剂,每天2 次。

二诊(2011-06-21):头晕已缓,汗出亦少,小便频数,腑行正常,夜寐亦安,苔薄腻、脉细滑。再以前法调摄。

【处方】

当归9 g、白芍12 g、生地黄9 g、川芎12 g、桃仁9 g、红花9 g、柴胡9 g、枳壳12 g、桔梗12 g、川牛膝12 g、明天麻12 g、嫩钩藤12 g、姜半夏9 g、炒白术12 g、糯稻根30 g、生龙骨30 g^{先煎}、生牡蛎30 g^{先煎}、生黄芪18 g、炒防风12 g、炒羌活9 g、炙地鳖9 g、炒升麻9 g。14 剂,水煎服,每天1 剂,每天2 次。

按:本案初诊时颈项疼痛酸楚,头晕,口干,口苦,稍有手麻,两膝作胀,素有帕金森病病史,四肢抖动,目糊,小便频数,便少,多汗以背部为甚,苔薄腻、质紫,脉细弦,为气血失和,肝经失畅,治以活血祛瘀,行气止痛,平肝抑阳,益气固表。方证合一,辨证精确,诸症岂能不除。眩是眼前发黑,晕是视物旋转。眩晕证即头晕眼花,视物旋转,甚则站立不稳。眩晕证为常见病,可因外感、内伤所致,但以内伤为多见。骨伤临床亦多见需辨虚实,特别是颈性眩晕证症状多且复杂。《素问·至真要大论》曰:"诸风掉眩,皆属于肝。"肝脉会于巅顶,开窍于目,肝为风木之脏,风胜动摇,故无论肝气郁结、肝阳上亢、肝火上炎、肝风内动,皆可发为眩晕证。如肝郁气滞,木失条达,疏泄失职,肝气上逆,可为头晕目眩;肝阳上亢,上扰清阳,清窍不利,可为头晕目眩,头胀耳鸣;肝火上炎,火升气动,气血上冲,上闭清窍,则为头痛头晕、目眩、耳鸣;肝阳化风,风盛动摇,风自内生,上扰清空,则为头晕目眩;筋膜随风而动则为抽搐,振掉,此皆为实证。如肝血不足,血虚不能上营于头,空窍失养,则眩晕、肢麻;或肝肾阴虚,阴虚不能涵阳,阳升浮动而为眩晕者,皆属虚证。

案十一

顾某,女,55 岁。

主诉:颈项酸楚伴头晕2 周。

初诊(2011-04-26):2 周前乘车突发摇晃,遂有头晕,房屋旋转,泛恶。两年前曾有类似发作,近年时有小发作,目前头晕缓而未已,胃纳、二便尚可,血压偏高,已服药,苔薄腻略黄、中有裂纹,脉细滑。诊断:椎动脉型颈椎病。此乃气血失养,肝经失畅,治以益气活血,平肝潜阳,舒筋通脉。

【处方】

炙黄芪9 g、党参12 g、当归9 g、白芍12 g、生地黄9 g、川芎12 g、柴胡9 g、天麻12 g、钩藤12 g、茯苓15 g、石决明30 g^{先煎}、栀子12 g、黄芩9 g、益母草15 g、桑寄生12 g、首乌藤18 g、川牛膝12 g、杜仲12 g、秦艽9 g、炒羌活9 g、粉葛根12 g、蔓荆子12 g。14 剂,水煎服,每天1 剂,每天2 次。

二诊(2011-05-10): 头晕发作一次,较前为轻,颈项酸楚,素有乙型肝炎史,二便正常,胃纳欠佳,面色少华,苔薄腻,脉细滑。再以前法调摄。

【处方】

炙黄芪9 g、党参12 g、当归9 g、白芍12 g、熟地黄12 g、川芎12 g、柴胡9 g、独活9 g、桑寄生12 g、秦艽9 g、防风12 g、桂枝9 g、茯苓15 g、杜仲12 g、川牛膝12 g、炙甘草6 g、明天麻12 g、蔓荆子12 g、制香附12 g、羚羊角粉0.6 g^{另吞}。14 剂,水煎服,每天1 剂,每天2 次。

三诊(2011-05-24): 头晕近期又作,颈项转侧不利,胸胁作胀,药后缓而未已,MRI 示 C_2/C_3、C_3/C_4、C_5/C_6 椎间盘突出,苔薄腻,脉细滑。此乃气血未畅,升降失司,治以活血化瘀,祛风除湿,通络止痛,平肝息风。

【处方】

炙黄芪9 g、党参12 g、当归9 g、白芍12 g、生地黄9 g、川芎9 g、柴胡9 g、桃仁9 g、红花9 g、乳香9 g、五灵脂12 g、羌活9 g、秦艽9 g、制香附12 g、川牛膝12 g、广地龙9 g、炙甘草6 g、炒子芩9 g、炒栀子12 g、明天麻12 g、羚羊角粉0.6 g^{另吞}、生石决明30 g^{先煎}、香谷芽12 g。14 剂,水煎服,每天1 剂,每天2 次。

四诊(2011-06-07): 头晕已缓,发作一次,神疲乏力,二便正常,苔薄,脉细。此乃气血未和,湿浊阻遏,治以养血平肝,活血通络,化湿畅中。

【处方】

炙黄芪9 g、党参12 g、当归9 g、白芍12 g、生地黄9 g、川芎9 g、柴胡9 g、桂枝9 g、粉葛根12 g、大枣9 g、炙甘草6 g、藿香12 g、紫苏梗12 g、制苍术9 g、姜半夏9 g、石菖蒲18 g、明天麻12 g、羚羊角粉0.6 g^{另吞}、蔓荆子12 g。14 剂,水煎服,每天1 剂,每天2 次。

按: 颈椎随着年龄的增长及损伤的积累而发生颈椎退行性变,因为颈椎退变包括向后方突出的椎间盘、钩椎关节或椎体骨质增生,以及椎体半脱位等,都可压迫椎动脉或刺激椎动脉周围之交感神经丛,使椎动脉痉挛、管腔狭窄,造成椎基底动脉供血不足,引起一系列临床症状。最常见的是头痛、眩晕、耳鸣、听力减退、血压异常、多梦失寐和视觉障碍等。本案初诊时乘车突发摇晃,遂有头晕,房屋旋转,泛恶,血压偏高,苔薄腻略黄、中有裂纹,脉细滑,诊断为椎动脉型颈椎病。此乃气血失养,肝经失畅,治以益气活血,平肝潜阳,舒筋通脉。方选圣愈汤合天麻钩藤饮,加秦艽清肝利胆、祛风除湿利尿;炒羌活祛风除湿止痛;粉葛根解肌发表升阳;蔓荆子清利头目。二诊时症缓改调身通痹方补气血,益肝肾,祛风湿,止痹痛,加蔓荆子清利头目,制香附行气解郁,明天麻、羚羊角粉平肝息风,施杞教授常用此方加减治疗慢性筋骨病肝经不畅,筋脉拘挛,肢体抽搐、头晕目眩者。伴有头痛、颈项肩部四肢麻木、刺痛等痰瘀互结证者可加活血行气,逐瘀化痰之品,如地龙、地鳖虫、全蝎、蜈蚣等,伴有头胀、头重如蒙,恶心欲呕,胸脘痞闷等痰湿中阻证者可合用半夏白术天麻汤健脾祛湿、息风化痰;伴有口苦胁痛虚烦不眠,眩晕心悸,痰多泛恶呃逆,颈项酸楚不舒等湿热内扰证者可合用温胆汤清胆化痰,理气和胃;伴有头晕乏力、倦怠神疲等气血亏虚证者可合用益气聪明汤益气养血,提升清阳。腰膝酸软乏力加杜仲、桑寄生益肝肾;嗜睡、头目不清加石菖蒲、远志开窍化痰。三诊时头晕又作,颈项转侧不利,胸胁作胀,药后缓而未已,MRI 示 C_2/C_3、C_3/C_4、C_5/C_6 椎间盘突出,苔薄腻、脉细滑。此乃气血未畅、升降失司,予筋痹方活血祛瘀,祛风除湿,通络止痛,加炒子芩、炒栀子、明天麻、羚羊角粉、生石决明清热平肝潜阳。

案十二

赵某,男,75 岁。

主诉:颈项疼痛,四肢酸楚,时有头晕 1 年余。

初诊(2011 - 04 - 26):颈项疼痛,四肢酸楚,时有头晕,稍有视物旋转,记忆减退,病已经年,便秘,夜尿一次、不畅,胃纳、夜寐均可。霍夫曼征(-),膝反射(+),两手握力略减退,苔薄,脉细沉。诊断:椎动脉型颈椎病。此乃气血失和,经脉失畅,治以益气活血,平肝潜阳,舒筋通脉。

【处方】

(1)炙黄芪 9 g、党参 12 g、当归 9 g、白芍 12 g、生地黄 9 g、川芎 12 g、柴胡 9 g、天麻 12 g、钩藤 12 g、茯苓 15 g、石决明 30 g^{先煎}、栀子 12 g、黄芩 9 g、益母草 15 g、桑寄生 12 g、首乌藤 18 g、川牛膝 12 g、杜仲 12 g、秦艽 9 g、炒羌活 9 g、石菖蒲 18 g、肉苁蓉 15 g、火麻仁 15 g。14 剂,水煎服,每天 1 剂,每天 2 次。

(2)麝香保心丸,每次 2 粒,每天 2 次,药汤送服。

二诊(2011 - 05 - 10):颈项疼痛、头晕频作已缓,胃纳欠佳,时有口腔溃疡,苔薄,脉细滑。此乃气血未和,经脉未畅,治以补气血,益肝肾,平肝阳,祛风湿。

【处方】

(1)炙黄芪 9 g、党参 12 g、当归 9 g、白芍 12 g、熟地黄 12 g、川芎 12 g、柴胡 9 g、独活 9 g、桑寄生 12 g、秦艽 9 g、防风 12 g、桂枝 9 g、茯苓 15 g、杜仲 12 g、川牛膝 12 g、炙甘草 6 g、玄参 12 g、制香附 12 g、九香虫 9 g、香谷芽 12 g、大枣 9 g、明天麻 12 g。14 剂,水煎服,每天 1 剂,每天 2 次。

(2)麝香保心丸,每次 2 粒,每天 2 次,药汤送服。

三诊(2011 - 05 - 24):诸恙均缓,头晕、胃纳、二便均可,苔薄,脉细。MRI 示颈椎退行性变,侧弯,前屈明显。再以调摄。

【处方】

（1）炙黄芪 9 g、党参 12 g、当归 9 g、白芍 12 g、熟地黄 12 g、川芎 12 g、柴胡 9 g、独活 9 g、桑寄生 12 g、秦艽 9 g、防风 12 g、桂枝 9 g、茯苓 15 g、杜仲 12 g、川牛膝 12 g、炙甘草 6 g、玄参 12 g、制香附 12 g、九香虫 9 g、香谷芽 12 g、大枣 9 g、明天麻 12 g、淫羊藿 12 g。14 剂，水煎服，每天 1 剂，每天 2 次。

（2）麝香保心丸，每次 2 粒，每天 2 次，药汤送服。

四诊（2011－06－21）： 头晕已瘥，颈项、四肢酸楚已缓，二便正常，苔薄腻，脉细缓。再以调摄。

【处方】

（1）炙黄芪 9 g、党参 12 g、当归 9 g、白芍 12 g、熟地黄 12 g、川芎 12 g、柴胡 9 g、独活 9 g、桑寄生 12 g、秦艽 9 g、防风 12 g、桂枝 9 g、茯苓 15 g、杜仲 12 g、川牛膝 12 g、炙甘草 6 g、明天麻 12 g、制黄精 12 g、益智仁 12 g、制香附 12 g。14 剂，水煎服，每天 1 剂，每天 2 次。

（2）麝香保心丸，每次 2 粒，每天 2 次，药汤送服。

按： 椎动脉型颈椎病是由于颈椎退变向后方突出的椎间盘、钩椎关节或椎体骨质增生，以及椎体不稳半脱位等，压迫椎动脉或刺激椎动脉周围之交感神经丛，使椎动脉痉挛，管腔狭窄、扭曲造成椎基底动脉供血不足，引起一系列临床症状。最常见的是头痛、眩晕、耳鸣、听力减退、血压异常、多梦失寐和视觉障碍等。《素问·痹论》曰："以夏遇此者为脉痹""在于脉则血凝而不流。"王清任认为"元气既虚，必不能达于血管，血管无气，必停留而瘀"。本案初诊时颈项疼痛，四肢酸楚，时有头晕，稍有视物旋转，记忆减退，为气血失和、经脉失畅，治以益气活血，平肝潜阳，舒筋通脉，予圣愈汤合天麻钩藤饮加味。二诊时颈项疼痛、头晕频作药后已缓，胃纳欠佳，时有口腔溃疡，苔薄，脉细滑。此乃气血未和、经脉未畅，治以圣愈汤合独活寄生汤补气血，益肝肾，祛风湿，止痹痛，加味善后。

案十三

徐某，男，55 岁。

主诉： 颈项酸楚伴头晕 2 年余。

初诊（2011－04－12）： 2009 年 2 月突发头晕，房屋旋转，伴呕吐，血压较高 180/120mmHg，对症治疗 1 天后缓解，此后血压持续偏高，降血压效果不明显，颈项酸楚，左上肢麻木不已，步履尚可，胃纳、二便尚可，苔薄，脉细。诊断：颈椎病，高血压。此乃肝经失畅，气血失和，治以益气活血，平肝潜阳，舒筋通脉，祛风胜湿。

【处方】

炙黄芪 9 g、党参 12 g、当归 9 g、白芍 12 g、生地黄 9 g、川芎 12 g、柴胡 9 g、天麻 12 g、钩藤 12 g、茯苓 15 g、石决明 30 g^{先煎}、栀子 12 g、黄芩 9 g、益母草 15 g、桑寄生 12 g、首乌藤 18 g、川牛膝 12 g、杜仲 12 g、炒防风 12 g、蔓荆子 12 g、秦艽 12 g、炒羌活 12 g、蜈蚣 3 g、制香

附 12 g。14 剂,水煎服,每天 1 剂,每天 2 次。

二诊(2011-04-26):头晕药后已少,胃纳、二便尚可,苔薄,脉细。再以调摄。

【处方】

炙黄芪 9 g、党参 12 g、当归 9 g、白芍 12 g、生地黄 9 g、川芎 12 g、柴胡 9 g、天麻 12 g、钩藤 12 g、茯苓 15 g、石决明 30 g^{先煎}、栀子 12 g、黄芩 9 g、益母草 15 g、桑寄生 12 g、首乌藤 18 g、川牛膝 12 g、杜仲 12 g、蔓荆子 12 g、制黄精 12 g、秦艽 9 g、伸筋草 15 g。14 剂,水煎服,每天 1 剂,每天 2 次。

三诊(2011-05-10):头晕不显,精神亦可,胃纳、二便尚可,略溏,苔薄黄,脉弦。再以前法。

【处方】

炙黄芪 9 g、党参 12 g、当归 9 g、白芍 12 g、生地黄 9 g、川芎 12 g、柴胡 9 g、天麻 12 g、钩藤 12 g、茯苓 15 g、石决明 30 g^{先煎}、栀子 12 g、黄芩 9 g、益母草 15 g、桑寄生 12 g、首乌藤 18 g、川牛膝 12 g、杜仲 12 g、蔓荆子 12 g、制黄精 12 g、秦艽 9 g、制香附 12 g、鸡血藤 12 g。14 剂,水煎服,每天 1 剂,每天 2 次。

四诊(2011-05-24):头晕药后偶有时作,颈项牵掣,手麻,二便尚可,苔薄黄,脉细弦。此乃痰瘀未净,气血失和,治以活血化瘀,祛风除湿,化痰通络,平肝息风。

【处方】

炙黄芪 9 g、党参 12 g、当归 9 g、白芍 12 g、生地黄 9 g、川芎 9 g、柴胡 9 g、桃仁 9 g、红花 9 g、乳香 9 g、五灵脂 12 g、羌活 9 g、秦艽 9 g、制香附 12 g、川牛膝 12 g、广地龙 9 g、炙甘草 6 g、炒枳壳 12 g、明天麻 12 g、嫩钩藤 12 g、天花粉 12 g、炒黄柏 9 g、香谷芽 12 g、大枣 9 g。14 剂,水煎服,每天 1 剂,每天 2 次。

五诊(2011-06-21):药后颈项酸楚、头晕、手麻均瘥,血压偏高,苔薄,脉细。再以前法。

【处方】

炙黄芪 9 g、党参 12 g、当归 9 g、白芍 12 g、生地黄 9 g、川芎 9 g、柴胡 9 g、桃仁 9 g、红花 9 g、乳香 9 g、五灵脂 12 g、羌活 9 g、秦艽 9 g、制香附 12 g、川牛膝 12 g、广地龙 9 g、炙甘草 6 g、明天麻 12 g、夏枯草 12 g、枸杞子 12 g、玄参 12 g、制香附 12 g、制何首乌 15 g、首乌藤 15 g。14 剂,水煎服,每天 1 剂,每天 2 次。

按:本案颈项酸楚伴头晕 2 年余,发作时头晕,房屋旋转,伴呕吐,血压持续偏高,降血压效果不明显,颈项酸楚,左上肢麻木不已,步履尚可,施杞教授诊断为颈椎病、高血压,辨为肝经失畅、气血失和,《素问·至真要大论》云:"诸风掉眩,皆属于肝。"故治疗当以益气活血,平肝潜阳,舒筋通脉,祛风胜湿为法,方选圣愈汤合天麻钩藤饮加味治疗(脉痹方)。二诊时头晕药后已少,效不更方。四诊时头晕药后偶有时作,颈项牵掣,手麻,痰瘀未净,改圣愈汤合身痛逐瘀汤加味活血祛瘀,祛风除湿,通络止痛,平肝抑阳。五诊时颈项酸楚、头晕、手麻均瘥,血压偏高,原方去炒枳壳、嫩钩藤、天花粉、炒黄柏、香谷芽、大枣,加夏枯草、枸杞子、玄参、制香附、首乌藤滋阴养血,平肝潜阳收功。施杞教授常用脉痹方加减治疗椎动脉型颈椎病肝阳偏亢、肝风上扰所致颈项疼痛、头晕、口苦、血压增高、耳鸣目涩、多梦失寐、听力下降及慢性筋骨病筋脉拘紧、经脉不畅、步履拘紧,属阴血亏虚、肝风内动者。

案十四

曹某,女,59岁。

主诉:颈项疼痛伴头痛头晕半年余。

初诊(2010-07-07):颈项疼痛,转侧不利,牵掣肩臂,头痛头晕,口苦,病有半年,胃纳、二便尚可,苔薄腻,脉细。诊断:椎动脉型颈椎病。此乃气血失畅,肝肾亏虚,治以补益肝肾,祛风通络。

【处方】

炙黄芪9g、党参12g、当归9g、白芍12g、熟地黄12g、川芎12g、柴胡9g、独活9g、桑寄生12g、秦艽9g、防风12g、桂枝9g、茯苓15g、杜仲12g、川牛膝12g、炙甘草6g、香白芷12g、细辛3g。7剂,水煎服,每天1剂,每天2次。

二诊(2010-11-16):药后症缓,时有头痛,苔薄,脉细。再以前法。

【处方】

炙黄芪9g、党参12g、当归9g、白芍12g、熟地黄12g、川芎12g、柴胡9g、独活9g、桑寄生12g、秦艽9g、防风12g、桂枝9g、茯苓15g、杜仲12g、川牛膝12g、炙甘草6g、蔓荆子12g、藁本12g、制何首乌18g、首乌藤18g、制香附12g、八月札12g、炒枣仁15g。14剂,水煎服,每天1剂,每天2次。

三诊(2011-06-09):颈项疼痛又作,耳鸣,目糊,头晕,二便正常,苔薄、质紫,脉弦滑。此乃气血瘀滞,痰湿内蕴,治以活血化瘀,祛风除湿,化湿畅中,明目开窍。

【处方】

炙黄芪9g、党参12g、当归9g、白芍12g、生地黄9g、川芎9g、柴胡9g、桃仁9g、红花9g、乳香9g、五灵脂12g、羌活9g、秦艽9g、制香附12g、川牛膝12g、广地龙9g、炙甘草6g、石菖蒲18g、枸杞子12g、明天麻12g、藿香12g、佩兰12g。14剂,水煎服,每天1剂,每天2次。

按:本案初诊时颈项疼痛,转侧不利,牵掣肩臂,头痛头晕,口苦,胃纳、二便尚可,苔薄腻,脉细,诊断为椎动脉型颈椎病。此乃气血失畅,肝肾亏虚,治以补益肝肾,祛风通络,方选圣愈汤合独活寄生汤,加香白芷以补气血,益肝肾,祛风湿,止痹痛。《本草求真》记载,白芷气温力厚,通窍行表,为足阳明胃经祛风散湿主药故能治阳明一切头面诸疾,如头目昏痛、眉棱骨痛,暨牙龈骨痛,面黑瘢疵者是也。白芷一味专治痛在头面部,古方都梁丸,就是一味白芷磨粉炼蜜为丸,治头痛极效。二诊时症缓,时有头痛,苔薄,脉细,辨为肝肾亏虚,虚风上扰,原方去香白芷、细辛,改蔓荆子、藁本、制香附、八月札、炒枣仁,《本草汇言》曰:"蔓荆子,主头面诸风疾之药也。前古主通利九窍,活利关节,明目坚齿,祛除风寒风热之邪。其辛温轻散,浮而上行,故所主头面虚风诸证。推其通九窍,利关节而言,故后世治湿痹拘挛,寒疝脚气,入汤散中,屡用奏效,又不拘于头面上部也。"三诊时颈痛愈后复发,耳鸣,目糊,头晕,二便正常,苔薄、质紫,脉弦滑,辨为气血瘀滞,痰湿内蕴,施杞教授认为椎动脉受压首先从瘀论治,主要为气虚血瘀,如痹阻经络所致颈肩臂痛,常以王清任的身痛逐瘀汤合圣愈汤加味,故选筋痹方活血祛瘀,祛风除湿,通络止痛,加石菖蒲、藿香、佩兰芳香化湿开窍,枸杞子、明天麻补肝肾抑阳。

六、咽喉型颈椎病

案 一

林某,男,40岁。

主诉: 颈项酸楚疼痛已有2个月。

初诊(2010-12-23): 2个月前劳累后出现颈项部疼痛,不能转侧活动,活动牵掣,无手麻,当地医院对症治疗,颈项酸楚疼痛不减,外院X线片示上颈段生理弧度减弱,目前颈项酸楚疼痛,转侧不利,无明显头晕手麻,胃纳、二便正常,素有咽喉炎,霍夫曼征(-),舌质红,苔薄黄,咽部充血(+++),脉细。诊断:咽喉型颈椎病。此乃外邪内侵,气血失和,经脉失畅,治以益气活血,除痹止痛,清咽解毒。

【处方】

炙黄芪9g、党参12g、当归9g、白芍12g、熟地黄12g、川芎12g、柴胡9g、独活9g、桑寄生12g、秦艽9g、防风12g、桂枝9g、茯苓15g、杜仲12g、川牛膝12g、炙甘草6g、板蓝根12g、玄参12g、金银花18g、炒子芩12g。7剂,水煎服,每天1剂,每天2次。

二诊(2011-01-13): 颈项酸楚渐缓,活动尚有牵掣,无手麻,二便正常,苔薄,脉弦细,再以前法。

【处方】

炙黄芪9g、党参12g、当归9g、白芍12g、熟地黄12g、川芎12g、柴胡9g、独活9g、桑寄生12g、秦艽9g、防风12g、桂枝9g、茯苓15g、杜仲12g、川牛膝12g、炙甘草6g、粉葛根15g、青风藤15g、络石藤15g。7剂,水煎服,每天1剂,每天2次。

三诊(2011-01-27): 颈项酸楚、活动牵掣已瘥,无手麻,咽部不痛,二便正常。检查:颈部活动尚可,咽部充血(-),苔薄,脉弦细。再以前法。

【处方】

炙黄芪9g、党参12g、当归9g、白芍12g、熟地黄12g、川芎12g、柴胡9g、独活9g、桑寄生12g、秦艽9g、防风12g、桂枝9g、茯苓15g、杜仲12g、川牛膝12g、炙甘草6g、粉葛根18g、川桂枝9g。7剂,水煎服,每天1剂,每天2次。

按: 颈椎病是中医骨伤科临床的一大疑难病、多发病。施杞教授认为颈椎病是在正虚的基础上因感受风寒湿邪、咽喉感染、外伤劳损等而发病的,正如《济生方·痹》所说:

"皆因体虚,腠理空疏,受风寒湿气而成痹也。"施杞教授根据多年的临床研究认为急慢性咽喉部感染是颈椎病发病的重要诱因。在颈椎病的临证中施杞教授在察舌、诊脉时必仔细察看咽部,通过观察咽喉部的红肿炎症情况,从其色、肿的状态程度,了解其属虚属实及炎症程度,来判断颈椎间盘中炎症介质、降解酶等释放的量,检测其颈椎病退变的程度及预后,制定相应的治疗方案。施杞教授通过大样本临床流行病学调查发现,急慢性咽炎、扁桃体炎、咽后脓肿、急性乳突炎均可合并颈椎病、寰枢椎脱位;而临床上常见的儿童急性扁桃体炎、颈淋巴结炎,可以出现颈痛、颈部活动受限,甚至是痉挛性斜颈。颈椎病合并咽喉部感染的患者达30%,尤其是青年期颈椎病,几乎100%都有或重或轻的咽喉部感染。颈椎病的发病和咽喉部感染呈正相关。故本案治疗以益气活血,除痹止痛兼清咽解毒而取得良效。

案二

杨某,男,33岁。

主诉:颈项酸楚疼痛麻木2月余。

初诊(2011-05-19):颈项酸楚疼痛,活动牵掣,抬举乏力,手麻,病已2月余,汗出较多、心烦、夜寐不宁,二便正常。检查:咽喉充血(+++),霍夫曼征(-),苔薄、质红,脉细滑。诊断:咽喉型颈椎病。此乃气血瘀滞,痰热内蕴,治以活血祛瘀,祛风除湿,通络止痛,清咽化痰。

【处方】

炙黄芪9g、党参12g、当归9g、白芍12g、生地黄9g、川芎9g、柴胡9g、桃仁9g、红花9g、乳香9g、五灵脂12g、羌活9g、秦艽9g、制香附12g、川牛膝12g、广地龙9g、炙甘草6g、板蓝根18g、玄参12g、金银花15g、姜半夏9g、嫩薄荷6g后下、制何首乌18g、首乌藤18g、地骨皮12g、糯稻根30g、香谷芽15g。14剂,水煎服,每天1剂,每天2次。

二诊(2011-06-07):疼痛渐缓,周身酸重为主,咽喉充血(++),苔薄,脉细。此乃痰瘀未净,气血亏虚,肝肾不足,经脉痹阻,治以补气血,益肝肾,平肝阳,祛风湿,清痰热。

【处方】

炙黄芪9g、党参12g、当归9g、白芍12g、熟地黄12g、川芎12g、柴胡9g、独活9g、桑寄生12g、秦艽9g、防风12g、桂枝9g、茯苓15g、杜仲12g、川牛膝12g、炙甘草6g、板蓝根18g、玄参12g、金银花15g、姜半夏9g、嫩薄荷6g后下、制何首乌18g、首乌藤18g、地骨皮12g、糯稻根30g、制香附12g、香白芷12g。7剂,水煎服,每天1剂,每天2次。

三诊(2011-07-28):诸恙渐缓,仍有周身关节酸楚,畏冷,恶风,胃纳、二便均可,苔薄,脉细。再以调摄。

【处方】

炙黄芪9g、党参12g、当归9g、白芍12g、熟地黄12g、川芎12g、柴胡9g、独活9g、桑

寄生 12 g、秦艽 9 g、防风 12 g、桂枝 9 g、茯苓 15 g、杜仲 12 g、川牛膝 12 g、炙甘草 6 g、制香附 12 g、老鹳草 15 g、熟附片 9 g、首乌藤 30 g、巴戟天 12 g、蜈蚣 3 g、生牡蛎 30 g^{先煎}。14 剂，水煎服，每天 1 剂，每天 2 次。

按：本案初诊时颈项酸楚疼痛，活动牵掣，抬举乏力，手麻，汗出较多，心烦、夜寐不宁，二便正常，咽喉充血(+++)，辨为气血瘀滞、痰热内蕴，治以活血祛瘀，祛风除湿，通络止痛，清咽化痰，方选筋痹方加板蓝根、玄参、金银花、姜半夏、嫩薄荷、首乌藤、地骨皮、糯稻根、香谷芽等。二诊时疼痛渐缓，周身酸重为主，咽喉充血(++)，苔薄，脉细，辨为痰瘀未净，气血亏虚，肝肾不足，风湿痹阻，改调身通痹方加板蓝根、玄参、金银花、姜半夏、嫩薄荷、首乌藤、地骨皮、糯稻根、制香附、香白芷补气血，益肝肾，祛风湿，止痹痛，滋阴清热，化痰。三诊时诸恙渐缓，仍有周身关节酸楚，畏冷，恶风，予调身通痹方加制香附、老鹳草、熟附片、首乌藤、巴戟天、蜈蚣、生牡蛎补气血，益肝肾，祛风湿，温肾助阳，通络止痹痛。施杞教授认为痰瘀互结，可郁而化火，认为咽喉炎是诱发颈椎病的一个很重要因素，此即颈椎病的"痰火"理论。正如朱丹溪之"痰从火化"之说。因此，施杞教授临证时特别注重观察患者咽喉的情况，许多患者都诉有咽喉部不适，检查时可以发现咽喉部红肿，扁桃体肿大，寰枢关节压痛明显。这就是痰瘀化火的征象，故在临床治疗上以逐瘀化痰为主法的同时，应佐加玄参或太子参、板蓝根或炒牛蒡子以滋阴降火、清热利咽。

案 三

张某，男，67 岁。

主诉：颈腰酸楚疼痛伴头晕手麻 3 月余。

初诊(2011 - 07 - 22)：颈腰酸楚疼痛，头晕头胀，手麻，左下肢牵掣，腑行不畅，病已 3 月余，素有溃疡性结肠炎，苔薄，脉细。诊断：咽喉型颈椎病，腰椎管狭窄症。此乃气血瘀滞，经脉失畅，痰瘀互结，治以和营活血，清咽通痹，破瘀化痰。

【处方】

炙黄芪 9 g、太子参 12 g、当归 9 g、赤芍 12 g、生地黄 9 g、川芎 9 g、柴胡 9 g、枳壳 9 g、桔梗 12 g、玄参 12 g、生甘草 6 g、黄芩 9 g、板蓝根 15 g、桃仁 9 g、制南星 9 g、生姜 3 g、片明天麻 12 g、炒防风 12 g、炙地鳖 9 g、白芥子 12 g、制南星 9 g、香谷芽 12 g、火麻仁 15 g、旋覆梗 12 g、大枣 9 g。14 剂，水煎服，每天 1 剂，每天 2 次。

二诊(2011 - 08 - 04)：诸恙未缓，疼痛走窜，伴手麻，便秘，苔薄，脉细滑，治以调摄。

【处方】

炙黄芪 9 g、太子参 12 g、当归 9 g、赤芍 12 g、生地黄 9 g、川芎 9 g、柴胡 9 g、枳壳 9 g、桔梗 12 g、玄参 12 g、生甘草 6 g、黄芩 9 g、板蓝根 15 g、桃仁 9 g、生姜 3 g、片明天麻 12 g、炙地鳖 9 g、白芥子 12 g、制南星 9 g、香谷芽 12 g、火麻仁 15 g、大枣 9 g、豨莶草 15 g、露蜂房 9 g、蜈蚣 3 g。7 剂，水煎服，每天 1 剂，每天 2 次。

按：本案初诊时颈腰酸楚疼痛，头晕头胀，手麻，左下肢牵掣，腑行不畅，素有溃疡性结肠炎，苔薄，脉细。诊断：咽喉型颈椎病，腰椎管狭窄症。此乃气血瘀滞，经脉失畅，痰瘀互结，治以和营活血，清咽通痹，破瘀化痰，方选圣愈汤合会厌逐瘀汤加味治疗。会厌逐瘀汤源自王清任的《医林改错》，主治呃逆、慢喉喑、喉痹等属气滞血瘀者。颈椎病是指始于单个或多个颈椎间盘退行性变及其继发性椎间结构退变，刺激或压迫脊髓、神经、血管等，而表现出一系列相应症状和体征的综合征。施杞教授根据多年的临床研究认为急慢性咽喉部感染是颈椎病发病的重要诱因。因此，在临床中常观察咽部，他通过观察咽喉部的红肿炎症情况，从其色、肿的状态程度，去了解咽喉部属虚属实及炎症程度，来判断颈椎间盘中炎症介质、降解酶等释放的量，检测其颈椎病病变的程度、预后，制定相应的治疗方案。临证中常用咽痹方治疗颈椎病症见咽喉肿痛、慢性咽喉炎合并颈部不舒者。施杞教授在治疗椎间盘病变的患者中，较高频度地使用了安宫牛黄丸、牛黄醒消丸、七厘散、麝香保心丸、珠黄散等，是因为他在科学实验中发现了该类药可通过缓解椎间盘炎症、水肿而达到利咽消肿、活血化瘀、调髓通督的目的。临诊时，施杞教授遵循"痰瘀兼治"的原则，认为痰为百病之源，五脏皆可有痰病，痰瘀每易互结，痰之所生亦责之脾胃，故治痰瘀亦以调脾胃为大法，方中常配合运用半夏、白芥子、南星、白附子、僵蚕、葶苈子等祛痰散结，以大黄祛瘀涤腐，推陈致新。

案四

黄某，男，47 岁。

主诉：颈项疼痛，咽喉疼痛 2 周。

初诊（2010 - 04 - 13）：颈项疼痛，咽喉疼痛 2 周，无外伤史。患者 2 周来，突发咽喉疼痛，颈项牵掣疼痛，涉及左肘酸楚，转颈困难。自觉在过久低头操作电脑后引致。遇寒痛甚，得热则痛减，二便尚可，夜寐欠安，胃纳尚好。检查：颈部肌肉紧张度略高，颈椎旁压痛（+），并较广泛，C_2、C_3 横突压痛（++），霍夫曼征（-），咽喉充血（+++）。X 线片示颈椎生理弧度变直，$C_2 \sim C_7$ 颈椎骨质增生，苔薄黄腻，质紫，脉细弦。诊断：咽喉型颈椎病。此乃气血失和，风寒内袭，痰瘀互结，郁而发热，治以益气和营，养阴利咽。

【处方】

（1）生黄芪 15 g、桂枝 9 g、赤芍 15 g、白芍 12 g、川芎 12 g、当归 9 g、生地黄 12 g、熟地黄 12 g、板蓝根 18 g、玄参 12 g、葛根 15 g、防己 15 g、制南星 9 g、鲜生姜 4 片、大枣 10 枚、生甘草 5 g、砂仁 3 g。14 剂，水煎服，每天 1 剂，每天 2 次。

（2）麝香保心丸，每次 2 粒，每天 3 次，另服。

二诊（2010 - 05 - 13）：颈项、咽喉疼痛明显减轻，左肘牵掣酸楚已消。夜寐亦宁。检查：颈部肌肉紧张度正常，颈椎压痛（±），咽喉充血（+），苔薄，脉细。再以前法出入。

【处方】

炙黄芪 18 g、桂枝 9 g、赤芍 12 g、白芍 12 g、川芎 12 g、当归 9 g、生地黄 9 g、熟地黄 9 g、板蓝根 12 g、玄参 12 g、葛根 18 g、防己 18 g、鸡血藤 15 g、威灵仙 12 g、老鹳草 15 g、炙甘草 5 g。14 剂,水煎服,每天 1 剂,每天 2 次。

三诊(2010 - 07 - 08):诸恙已解,苔薄,脉细。治以益气活血,滋补肝肾。

【处方】

补中益气丸合六味地黄丸,连服 3 个月。

按: 此类颈椎病发作时有较剧烈的咽喉疼痛和咽喉充血水肿现象。这可以从两个方面来理解:一方面,咽喉部炎症是颈椎病的重要易患因素,从中医学观点来看,颈椎病患者咽喉疼痛大多由于气血失和,风寒内袭,痰瘀互结,郁而发热,或兼有风热内袭,痰热内结咽喉,痰瘀凝滞久而化热,而出现咽喉疼痛。另一方面,由于颈椎退变、骨质增生、颈椎曲度改变,颈椎体前咽后组织压迫刺激引起咽部慢性炎症及咽后壁与颈椎紧邻,咽部炎症可波及颈椎,刺激引起相应的颈部症状。

颈椎病诊治过程中施杞教授通过观察咽喉部的炎症情况来进行中医辨证。首先诊察咽喉部有无疼痛、热、肿、干等,并根据炎症程度分为三级:+者,咽后部黏膜充血,小血管呈网状扩张;++者,咽后壁淋巴滤泡肿胀隆起,有少量渗出物黏附;+++者,红肿范围扩大至悬雍垂,扁桃体肿大明显,有脓性分泌物。实证时,咽喉多为色红充血,如见喉壁糜烂疼痛者,多为痰瘀热毒化火;如见乳蛾肿大,痛而失音者,多为风热侵袭。虚证时,咽红色淡,如喉壁滤泡遍布者,多为正气虚弱或胃气不足;如见干痛少津者,多为肾精匮乏。

患者是因低头工作,过劳过久而引致颈痛、咽痛较为明显的瘀滞痰火类型颈椎病的发作期。症状和体征都较为典型,施杞教授选取了益气和营清咽汤加减治之。方中以生黄芪、桂枝、白芍、鲜生姜、大枣益气和营解肌;赤芍、川芎、当归、熟地黄活血化瘀;板蓝根、玄参、生地黄、赤芍、葛根清热凉血、养阴利咽;制南星、砂仁化湿祛痰止痛。配合服用麝香保心丸,是以麝香通督消炎,抑制椎间盘退变而产生的降解酶炎症介质,促进炎症消退。诸药合用,共奏和营益气,清热利咽,化痰逐瘀之功。二诊时,由于症状基本缓解,施杞教授即改变策略,由"以攻为主"改为"攻补兼施",将生黄芪改为炙黄芪,并加大用量,寓意加强补气作用以增加机体免疫功能,并减轻清热利咽的板蓝根等的剂量,且由于痰湿已化,减去南星、砂仁等。加重葛根、防己用量,以增加解肌解痉镇痛之功,并加入鸡血藤、威灵仙、老鹳草取活血通络、补益肝肾之功,也是防止颈椎退变有效用法。由于炎症控制,急性期已过,故不用嘱患者再服用麝香保心丸。

颈椎病是一个复杂的颈椎退行性疾病,易于反复,平素应注意气血调养,加之患者年龄已趋半百,调养肝肾、气血应予缓之而当,故嘱其长期服用补中益气丸和六味地黄丸。

七、混合型颈椎病

案一

高某,女,56 岁。

主诉: 颈项疼痛、手麻伴头晕不适 1 年,加重 1 周。

初诊(2011-01-13): 颈项疼痛,手麻伴头晕,腑行失畅,夜寐不宁。检查:霍夫曼征(-),咽喉充血(+++),苔薄、白腻,脉细滑。诊断:混合型颈椎病。此乃气血瘀滞,经脉失畅,治以活血祛瘀,祛风通络,除湿止痛,清咽痛痹。

【处方】

(1)炙黄芪 9 g、党参 12 g、当归 9 g、白芍 12 g、生地黄 9 g、川芎 9 g、柴胡 9 g、桃仁 9 g、红花 9 g、乳香 9 g、五灵脂 12 g、羌活 9 g、秦艽 9 g、制香附 12 g、川牛膝 12 g、广地龙 9 g、炙甘草 6 g、蜈蚣 3 g、明天麻 9 g、络石藤 12 g、川桂枝 9 g、板蓝根 18 g、元参 12 g。7 剂,水煎服,每天 1 剂,每天 2 次。

(2)麝香保心丸,每次 2 粒,每天 2 次,药汤送服。

二诊(2011-01-20): 颈项酸楚,胸闷心悸,双手麻木,夜寐欠宁,曾有乳腺小叶增生。苔薄腻,脉细沉。此乃残瘀未净,营卫失和,治以解肌发表,舒筋通络,行气破积。

【处方】

炙黄芪 9 g、党参 12 g、当归 9 g、白芍 12 g、生地黄 9 g、川芎 9 g、柴胡 9 g、桂枝 9 g、粉葛根 12 g、大枣 9 g、炙甘草 6 g、制苍术 9 g、制川朴 9 g、炒枳壳 12 g、广木香 9 g、淫羊藿 12 g、肥知母 9 g、制何首乌 15 g、首乌藤 15 g。7 剂,水煎服,每天 1 剂,每天 2 次。

按: 颈椎病的病理基础是颈椎退行性改变,亦即人体衰老在颈椎局部的表现。施杞教授认为,形体劳役,积渐所伤,脏腑损伤,气血失和,气血养筋生髓之功失其常度,复又遭受劳损、感受风寒湿邪、咽喉感染等外因刺激导致,而见不荣则痛之颈项疼痛、咽喉失畅、手麻、头晕、头痛、胸闷、心悸、胃脘不适、步履失稳等证,故该病多属"内伤虚证"范畴。本案四诊合参气血瘀滞,经脉咽喉失畅,予以圣愈汤合身痛逐瘀汤加蜈蚣、明天麻、络石藤、川桂枝、板蓝根、元参以活血祛瘀,祛风除湿,通络止痛,清咽通痹。二诊时瘀血去,气血未畅,颈项酸楚,胸闷心悸,双手麻木,夜寐欠宁,予圣愈汤合葛根汤加苍术、制川朴、炒枳壳、广木香、淫羊藿、肥知母、制何首乌、首乌藤解肌发表,舒筋通络,行气破积。施杞教授常常将淫羊藿、肥知母两药合用补益肝肾、强筋壮骨,用于慢性筋骨疾病伴有肝肾亏虚之证,尤其对于骨质疏松症具有很好的防治作用。

 案二

朱某,女,76 岁。

主诉:右侧颈肩臂痛 1 年余。

初诊(2010 - 09 - 29):右侧颈肩臂痛已有 1 年余,无明显手麻,发作时头晕,呕吐,曾住院治疗,2010 年 9 月 2 日 MRI 示 C_3/C_4、C_4/C_5、C_5/C_6、C_6/C_7 椎间盘突出,相应椎管狭窄,2010 年 8 月 31 日头颅 MRI 示双侧基底节、半卵圆区、额顶区多发缺血灶及陈旧性腔隙性脑梗死,老年脑改变,素有高血压病史,已服药,目前左侧颈肩牵掣疼痛,行走尚可,便秘,胃纳、夜寐尚可。检查:颈压痛(+),霍夫曼征(+),苔薄腻,脉细滑。诊断:混合型颈椎病、脑梗死后遗症。此乃气血失和,痰湿痹阻,经脉失养,治以补气血,益肝肾,祛风湿,止痹痛。

【处方】

粉葛根 15 g、鸡血藤 15 g、桑枝 15 g、三棱 12 g、姜半夏 9 g、明天麻 9 g、火麻仁 15 g、肉苁蓉 15 g、玄参 12 g、制香附 12 g、炙黄芪 9 g、党参 12 g、当归 9 g、白芍 12 g、熟地黄 12 g、川芎 12 g、柴胡 9 g、独活 9 g、桑寄生 12 g、秦艽 9 g、防风 12 g、桂枝 9 g、茯苓 15 g、杜仲 12 g、川牛膝 12 g、炙甘草 6 g。7 剂,水煎服,每天 1 剂,每天 2 次。

二诊(2010 - 10 - 13):药后症缓,口气较重,苔薄黄,脉细。再以调摄。

【处方】

粉葛根 15 g、鸡血藤 15 g、桑枝 15 g、三棱 12 g、姜半夏 9 g、明天麻 9 g、火麻仁 15 g、肉苁蓉 15 g、玄参 12 g、制香附 12 g、炙黄芪 9 g、党参 12 g、当归 9 g、白芍 12 g、熟地黄 12 g、川芎 12 g、柴胡 9 g、独活 9 g、桑寄生 12 g、秦艽 9 g、防风 12 g、桂枝 9 g、茯苓 15 g、杜仲 12 g、川牛膝 12 g、炙甘草 6 g、知母 6 g、陈皮 9 g、路路通 15 g、藿香 12 g。7 剂,水煎服,每天 1 剂,每天 2 次。

三诊(2010 - 10 - 27):药后症缓,牙痛,苔薄腻,脉细。再以前法。

【处方】

粉葛根 15 g、鸡血藤 15 g、桑枝 15 g、三棱 12 g、火麻仁 15 g、肉苁蓉 15 g、制香附 12 g、炙黄芪 9 g、党参 12 g、当归 9 g、白芍 12 g、熟地黄 12 g、川芎 12 g、柴胡 9 g、连翘 9 g、嫩钩藤 9 g、独活 9 g、桑寄生 12 g、秦艽 9 g、防风 12 g、桂枝 9 g、茯苓 15 g、杜仲 12 g、川牛膝 12 g、炙甘草 6 g、知母 9 g、石膏 30 g、制川朴 9 g、全瓜蒌 9 g。7 剂,水煎服,每天 1 剂,每天 2 次。

四诊(2011 - 01 - 27):3 周前突发眩晕,房屋旋转,口干,口苦,耳鸣,便秘,苔薄腻,脉弦滑。此乃气阴两虚,肝经失畅,治以益气活血,平有抑阳,舒筋通脉,行气通腑。

【处方】

炙黄芪9g、党参12g、当归9g、白芍12g、生地黄9g、川芎12g、柴胡9g、天麻12g、钩藤12g、茯苓15g、石决明30g^{先煎}、栀子12g、黄芩9g、益母草15g、桑寄生12g、首乌藤18g、川牛膝12g、杜仲12g、生大黄6g、炒枳壳12g、制川朴9g、火麻仁15g、糯稻根30g。7剂,水煎服,每天1剂,每天2次。

五诊(2011-03-03):头晕、便秘均瘥,右肩、双膝疼痛,四肢乏力,抬举不利,苔薄,脉细。此乃气血亏虚,肝肾不足,经脉痹阻,治以补气血,益肝肾,通经络。

【处方】

明天麻12g、枸杞子12g、制香附12g、片姜黄15g、火麻仁15g、炙黄芪9g、党参12g、当归9g、白芍12g、熟地黄12g、川芎12g、柴胡9g、独活9g、桑寄生12g、秦艽9g、防风12g、桂枝9g、茯苓15g、杜仲12g、川牛膝12g、炙甘草6g。7剂,水煎服,每天1剂,每天2次。

六诊(2011-04-07):颈肩疼痛、四肢乏力、麻木、头晕已缓,腑行亦畅,近期稍有咳嗽,咯痰不爽,苔薄,脉细滑。再以调摄。

【处方】

炙黄芪9g、党参12g、当归9g、白芍12g、熟地黄12g、川芎12g、柴胡9g、独活9g、桑寄生12g、秦艽9g、防风12g、桂枝9g、茯苓15g、杜仲12g、川牛膝12g、炙甘草6g、全瓜蒌12g、麦冬12g、茶树根15g、淫羊藿12g、制香附12g、川贝母粉3g^{另吞}。14剂,水煎服,每天1剂,每天2次。

七诊(2011-06-02):药后诸恙均缓,胃纳、二便正常,时有耳鸣,苔薄腻,脉细滑。此乃气血未和,痰湿未清。再以调摄。

【处方】

炙黄芪9g、党参12g、当归9g、白芍12g、熟地黄12g、川芎12g、柴胡9g、独活9g、桑寄生12g、秦艽9g、防风12g、桂枝9g、茯苓15g、杜仲12g、川牛膝12g、炙甘草6g、麦冬12g、茶树根15g、淫羊藿12g、制香附12g、火麻仁15g、枸杞子12g、石菖蒲18g。7剂,水煎服,每天1剂,每天2次。

八诊(2011-08-04):药后诸恙均缓,耳鸣,咳嗽不爽,二便正常,苔薄,脉细。再以调摄。

【处方】

炙黄芪9g、党参12g、当归9g、白芍12g、生地黄9g、川芎9g、柴胡9g、桂枝9g、粉葛根12g、大枣9g、炙甘草6g、秦艽9g、炒羌活9g、石菖蒲18g、枸杞子12g、姜半夏9g、灵磁石30g^{先煎}、生牡蛎30g^{先煎}、墨旱莲9g。14剂,水煎服,每天1剂,每天2次。

按:施杞教授临诊时尤重脏腑气血在颈椎病发生、发展中的变化,强调内伤与外损并重。他认为颈椎病总属本虚标实,其中肝、脾、肾亏虚为本,风寒湿邪外袭、痰湿内蕴,痹阻气血为标。施杞教授指出"肝主筋""肾主骨""脾主气血",不论内因、外因或不内外因,导致脏腑气血亏虚,则"筋骨失其所养",六淫外邪遂能乘虚而入,盘踞经隧,导致气血闭阻,留滞于内而发病。本案患者施杞教授诊断为混合型颈椎病,以及脑梗死后遗症,辨证为气血失和,痰湿痹阻,经脉失养,予以"调身通痹方"补气血,益肝肾,祛风湿,止痹痛。加粉葛根、鸡血藤、桑枝、三棱、姜半夏、火麻仁、肉苁蓉、玄参舒筋,养血,破瘀化痰,通络,润肠通便。四诊时突发眩晕约3周,房屋旋转,口干,口苦,耳鸣,便秘,苔薄腻,脉弦滑,辨为气阴两虚,肝经失畅,治以圣愈汤加天麻钩藤汤益气活血,平肝息风,舒筋通脉。五诊时头晕、便秘均瘥,右肩、双膝疼痛,抬举不利,予"调身通痹方"继续调摄以巩固疗效。

案 三

孙某,女,61岁。

主诉:颈项酸楚,活动作僵1年余。

初诊(2009 - 07 - 23):颈项酸楚,活动作僵,时有头晕,手麻,下肢麻木作胀、乏力疲软,血压偏高,口苦,便燥。检查:四肢肌力5级,感觉正常,霍夫曼征(-),膝反射(+++),踝反射(++),巴宾斯基征(-),颅神经(-),外院MRI示C_4/C_5、C_5/C_6、C_6/C_7椎间盘突出,脊髓信号正常,苔薄黄,脉细滑。诊断:混合型颈椎病。此乃气血失和,肝经失畅,治以益气活血,平肝息风,舒筋通脉。

【处方】

(1)粉葛根12 g、秦艽9 g、炒羌活9 g、蜈蚣3 g、香谷芽12 g、炙黄芪9 g、党参12 g、当归9 g、白芍12 g、生地黄9 g、川芎12 g、柴胡9 g、天麻12 g、钩藤12 g、茯苓15 g、石决明30 g[先煎]、栀子12 g、黄芩9 g、益母草15 g、桑寄生12 g、首乌藤18 g、川牛膝12 g、杜仲12 g。14剂,水煎服,每天1剂,每天2次。

(2)麝香保心丸,每次2粒,每天2次,药汤送服。

二诊(2009 - 08 - 05):药后疼痛减轻,下肢较前有力,便燥,咽喉充血(++),苔薄,脉细。再以前法。

【处方】

(1)玄参12 g、枳壳12 g、火麻仁15 g、粉葛根12 g、秦艽9 g、炒羌活9 g、蜈蚣3 g、香谷芽12 g、炙黄芪9 g、党参12 g、当归9 g、白芍12 g、生地黄9 g、川芎12 g、柴胡9 g、天麻12 g、钩藤12 g、茯苓15 g、石决明30 g[先煎]、栀子12 g、黄芩9 g、益母草15 g、桑寄生12 g、首乌藤18 g、川牛膝12 g、杜仲12 g。7剂,水煎服,每天1剂,每天2次。

(2)麝香保心丸,每次2粒,每天2次,药汤送服。

三诊(2009 - 08 - 13):头晕、下肢麻木作胀均缓,口干,便燥,小便稍有刺痛,颈项作僵,苔薄、质紫,脉细滑。此乃痰瘀未净,湿热下注,治以活血化瘀,祛风除湿,化痰通络,利尿通淋。

【处方】

(1)石菖蒲18 g、明天麻12 g、火麻仁15 g、萹蓄12 g、瞿麦12 g、车前草18 g、炙黄芪9 g、党参12 g、当归9 g、白芍12 g、生地黄9 g、川芎9 g、柴胡9 g、桃仁9 g、红花9 g、乳香

9 g、五灵脂 12 g、羌活 9 g、秦艽 9 g、制香附 12 g、川牛膝 12 g、广地龙 9 g、炙甘草 6 g。14 剂,水煎服,每天 1 剂,每天 2 次。

（2）麝香保心丸,每次 2 粒,每天 2 次,药汤送服。

四诊（2009 - 09 - 19）：诸恙如前,药后症缓,纳可,便调,苔薄,脉细。再以前法。

【处方】

（1）石菖蒲 18 g、明天麻 12 g、火麻仁 15 g、萹蓄 12 g、瞿麦 12 g、车前草 18 g、炙黄芪 9 g、党参 12 g、当归 9 g、白芍 12 g、生地黄 9 g、川芎 9 g、柴胡 9 g、桃仁 9 g、红花 9 g、乳香 9 g、五灵脂 12 g、羌活 9 g、秦艽 9 g、制香附 12 g、川牛膝 12 g、广地龙 9 g、炙甘草 6 g。14 剂,水煎服,每天 1 剂,每天 2 次。

（2）麝香保心丸,每次 2 粒,每天 2 次,药汤送服。

五诊（2009 - 10 - 15）：颈项疼痛、下肢疲软均有缓解,头晕已少,便燥、口干,苔薄、质紫,脉细。再以标本兼治,温肾通络。

【处方】

（1）明天麻 12 g、石菖蒲 18 g、秦艽 9 g、粉葛根 12 g、炒黄柏 9 g、大枣 9 g、炙黄芪 9 g、党参 12 g、当归 9 g、白芍 12 g、熟地黄 12 g、川芎 12 g、柴胡 9 g、山茱萸 12 g、怀山药 18 g、枸杞子 12 g、鹿角片 12 g、菟丝子 12 g、川牛膝 12 g、炙龟板 9 g、鸡血藤 12 g、香谷芽 12 g、炙甘草 6 g。14 剂,水煎服,每天 1 剂,每天 2 次。

（2）麝香保心丸,每次 2 粒,每天 2 次,药汤送服。

六诊（2010 - 12 - 23）：药后颈项酸楚疼痛已缓,时有口干、口苦,头晕,手麻,腑行偏少,苔薄,脉细。此乃气血失和,肝经失畅,治以益气活血,平抑肝阳,舒筋通脉。

【处方】

（1）粉葛根 12 g、羌活 9 g、独活 9 g、秦艽 9 g、炙地鳖 9 g、制香附 12 g、炙黄芪 9 g、党参 12 g、当归 9 g、白芍 12 g、生地黄 9 g、川芎 12 g、柴胡 9 g、天麻 12 g、钩藤 12 g、茯苓 15 g、石决明 30 g^先煎、栀子 12 g、黄芩 9 g、益母草 15 g、桑寄生 12 g、首乌藤 18 g、川牛膝 12 g、杜仲 12 g。7 剂,水煎服,每天 1 剂,每天 2 次。

（2）麝香保心丸,每次 2 粒,每天 2 次,药汤送服。

七诊（2011 - 03 - 03）：头晕已瘥,足趾麻木,稍有畏冷,夜寐不宁,苔薄,脉细。此乃气血未和,肝肾不足,经脉痹阻,治以补气血,益肝肾,通经络。

【处方】

（1）肉苁蓉 15 g、首乌藤 18 g、合欢皮 15 g、制附片 12 g、炙黄芪 9 g、党参 12 g、当归 9 g、白芍 12 g、熟地黄 12 g、川芎 12 g、柴胡 9 g、独活 9 g、桑寄生 12 g、秦艽 9 g、防风 12 g、桂枝 9 g、茯苓 15 g、杜仲 12 g、川牛膝 12 g、炙甘草 6 g。7 剂,水煎服,每天 1 剂,每天 2 次。

（2）麝香保心丸,每次 2 粒,每天 2 次,药汤送服。

按：施杞教授等认为,颈椎病乃形体劳役,积渐所伤,脏腑损伤,气血失和,气血养筋生髓之功失其常度,复又遭受劳损、感受风寒湿邪、咽喉感染等外因刺激导致,脊髓型颈椎病或以脊髓型为主的混合型颈椎病,根据其临床表现又可细分为"痉证""痿证"。"痉证"

症见肢僵,项背强痛,躯体裹束感,腹胀便秘,尿闭肢肿,肌张力增高,肌腱反射亢进,病理反射阳性,出现阵挛现象,舌质紫暗,脉弦带滑等。本案四诊合参诊断为颈椎病"痉证",辨为气血失和、肝经失畅,治以益气活血,平肝息风,舒筋通脉,予脉痹方加粉葛根以升清、解肌发表,秦艽、炒羌活以祛风湿、活络止痛,蜈蚣祛风止痉,香谷芽和胃。三诊时头晕、下肢麻木作胀均缓,口干,便燥,小便稍有刺痛,颈项作僵,苔薄、质紫,脉细滑,辨为肝阳平复痰瘀未净,治以活血祛瘀,祛风除湿,化痰通络,利尿通淋,方选筋痹方加石菖蒲、明天麻、火麻仁、萹蓄、瞿麦、车前草等,调摄2个月后颈项疼痛、下肢痿软均有缓解,头晕已少,便燥、口干,苔薄、质紫,脉细,拟标本兼治,治以温肾通络,予温肾通痹方加味等辨证治疗。七诊时头晕已瘥,足趾麻木,稍有畏冷,夜寐不宁,投以调身通痹方以巩固疗效。

案 四

余某,男,45岁。

主诉: 颈项疼痛并上肢麻木3个月。

初诊(2011-01-27): 颈项疼痛3个月,僵直不舒,牵掣项背并上肢麻木,步履欠稳,二便正常,苔薄腻,脉细。诊断:混合型颈椎病(椎动脉型和神经根型)。此乃气血失和,经脉痹阻失养,治以补气血,益肝肾,祛风湿,止痹痛。

【处方】

炙黄芪9g、党参12g、当归9g、白芍12g、熟地黄12g、川芎12g、柴胡9g、独活9g、桑寄生12g、秦艽9g、防风12g、桂枝9g、茯苓15g、杜仲12g、川牛膝12g、炙甘草6g、蜈蚣3g、制香附12g、炒子芩9g。7剂,水煎服,每天1剂,每天2次。

二诊(2011-02-16): 药后症缓,苔薄,脉细。再以前法。

【处方】

炙黄芪9g、党参12g、当归9g、白芍12g、熟地黄12g、川芎12g、柴胡9g、独活9g、桑寄生12g、防风12g、桂枝9g、茯苓15g、杜仲12g、川牛膝12g、炙甘草6g、蜈蚣2g、制香附12g、炒子芩9g、粉葛根15g、鸡血藤15g、老鹳草15g、薏苡仁15g、藿香12g。7剂,水煎服,每天1剂,每天2次。

三诊(2011-03-02): 疼痛渐缓,尚有手麻,上背牵掣,苔薄腻,脉细。再以前法。

【处方】

炙黄芪9g、党参12g、当归9g、白芍12g、熟地黄12g、川芎12g、柴胡9g、独活9g、桑寄生12g、防风12g、桂枝9g、茯苓15g、杜仲12g、川牛膝12g、炙甘草6g、蜈蚣2g制香附12g、炒子芩9g、粉葛15g、鸡血藤15g、老鹳草15g、薏苡仁15g、藿香12g、砂仁3g。7剂,水煎服,每天1剂,每天2次。

四诊(2011-03-16): 药后症缓,下肢畏冷,左胸时有刺痛感,外院心电图(-),苔薄腻,脉细。再以前法。

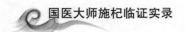

【处方】

炙黄芪9g、党参12g、当归9g、白芍12g、熟地黄12g、川芎12g、柴胡9g、独活9g、桑寄生12g、防风12g、桂枝9g、茯苓15g、杜仲12g、川牛膝12g、炙甘草6g、蜈蚣2g、制香附12g、炒子芩9g、粉葛15g、鸡血藤15g、老鹳草15g、薏苡仁15g、藿香12g、砂仁3g、川楝子9g。7剂,水煎服,每天1剂,每天2次。

五诊(2011－03－24): 诸恙渐缓,步履欠稳,两手颤动,二便正常,血压偏高,已服药,下肢畏冷,苔薄腻,脉弦细。此乃痰湿内蕴,筋脉失畅,治以益气活血,平肝息风,温阳化痰,舒筋通脉。

【处方】

炙黄芪9g、党参12g、当归9g、白芍12g、生地黄9g、川芎12g、柴胡9g、天麻12g、钩藤12g、茯苓15g、石决明30g^{先煎}、栀子12g、黄芩9g、益母草15g、桑寄生12g、首乌藤18g、川牛膝12g、杜仲12g、熟附片9g、石菖蒲18g、制苍术9g。7剂,水煎服,每天1剂,每天2次。

按: 中医学认为,颈部气机运行不畅,气血失和,经络痹阻,可致使颈部酸痛,手指麻木。本案为施杞教授治疗特殊类型之颈椎病。施杞教授认为此案从中医辨证角度为经脉痹阻类的典型病例。叶天士《临证指南医案》对痹证的治疗作了颇有实用价值的论述:"经年累月,外邪留著,气血皆伤,其化为败瘀痰凝,混处经络。""邪留经络,须以搜剔动药,久痹延血络,通法用诸虫,络以辛为治,奇经为病,通因一法,为古圣贤之定例,久病宜通任督。"气血营卫内虚是本病致病的内在条件,风、寒、湿、热外袭是致痹的外在因素,经络气血阻滞是痹证的主要病机。从不同病机角度看,不论何种原因所致的痹证,都是由于气血凝滞、脉络痹阻所引起的。故"通痹"就成了治疗一切痹证的总原则,如祛风、散寒、除湿、清热、行气、化瘀、化痰、益气、温阳、养血通络十法。本案初诊颈项疼痛,僵直不舒,牵掣项背并上肢麻木,步履欠稳,方选调身通痹方补气血,益肝肾,祛风湿,止痹痛,加蜈蚣息风散结通络止痛,制香附行气止痛,炒子芩清肝经湿热。二诊时症缓,加粉葛根解肌发表升阳,鸡血藤活血通络,老鹳草、薏苡仁、藿香增加祛风除湿通络之效。五诊时步履欠稳,两手颤动,血压偏高,下肢畏冷,苔薄腻,脉弦细,辨为痰湿内蕴,筋脉失畅,改脉痹方,加熟附片、石菖蒲、制苍术益气活血,平肝息风,温阳化痰,舒筋通脉以收全功。

 案五

姚某,男,41岁。

主诉: 颈项酸楚,头晕手麻3个月。

初诊(2011－05－13): 颈项酸楚,头晕手麻,口苦,口干,味重,咽喉不适,小便赤,自觉周身燥热,自汗,盗汗,目赤,多睡,病已3个月。检查:咽充血(+++),霍夫曼征(-),外院MRI示C_4/C_5、C_5/C_6椎间盘盘膨出,苔薄,质红,脉弦滑。诊断:混合型颈椎病。此乃湿热内蕴,肝经失畅,治以益气活血,平肝息风,舒筋通脉,清热利湿。

【处方】

（1）炙黄芪 9 g、党参 12 g、当归 9 g、白芍 12 g、生地黄 9 g、川芎 12 g、柴胡 9 g、天麻 12 g、钩藤 12 g、茯苓 15 g、石决明 30 g^{先煎}、炒栀子 12 g、黄芩 9 g、益母草 15 g、桑寄生 12 g、首乌藤 18 g、川牛膝 12 g、杜仲 12 g、石菖蒲 18 g、龙胆草 12 g、车前草 30 g、秦艽 15 g。14 剂，水煎服，每天 1 剂，每天 2 次。

（2）麝香保心丸，每次 2 粒，每天 2 次，药汤送服。

二诊（2011 - 07 - 28）： 头晕手麻已瘥，目赤、咽喉失畅未已，苔薄，脉细滑。再以调摄。

【处方】

（1）炙黄芪 9 g、党参 12 g、当归 9 g、白芍 12 g、生地黄 9 g、川芎 12 g、柴胡 9 g、天麻 12 g、钩藤 12 g、茯苓 15 g、石决明 30 g^{先煎}、栀子 12 g、黄芩 9 g、益母草 15 g、桑寄生 12 g、首乌藤 18 g、川牛膝 12 g、杜仲 12 g、粉葛根 15 g、玄参 12 g、板蓝根 18 g、川桂枝 9 g、制香附 12 g、藿香 12 g、紫苏梗 12 g、香谷芽 12 g、枸杞子 12 g。14 剂，水煎服，每天 1 剂，每天 2 次。

（2）麝香保心丸，每次 2 粒，每天 2 次，药汤送服。

按： 本案初诊时颈项酸楚，头晕手麻，口苦，口干，味重，咽喉不适，小便赤，自觉周身燥热，自汗、盗汗，目赤，多睡，苔薄、质红，脉弦滑，辨为湿热内蕴，肝经失畅，方选脉痹方益气活血，平肝息风，舒筋通脉，加石菖蒲芳香化浊开窍，龙胆草清肝火，车前草清热利湿明目，秦艽祛风通络止痛。二诊时头晕手麻已瘥，目赤、咽喉失畅未已，予脉痹方加粉葛根解肌升阳，玄参滋阴散结，板蓝根清热解毒凉血利咽，川桂枝温经通络，制香附、香谷芽和胃健脾，藿香、紫苏梗化湿和中，枸杞子明目。本方由天麻钩藤饮合圣愈汤加减而成。此方加减治疗可用于椎动脉型颈椎病肝阳偏亢、肝风上扰所致颈项疼痛、头晕、口苦、血压增高、耳鸣目湿、多梦失眠、听力下降等。慢性筋骨病筋脉拘挛、经脉不畅、步履拘谨，属阴血亏虚、肝风内动者亦可应用。施杞教授常用于治疗慢性筋骨病肝经不畅，筋脉拘挛，肢体抽搐、头晕目眩者。伴有头痛、颈项肩部四肢麻木、刺痛等痰瘀互结证者，可加活血行气、逐瘀化痰之品，如地龙、地鳖虫、全蝎、蜈蚣等；伴有头胀、头重如蒙，恶心欲呕，胸脘痞闷等痰湿中阻证者可合用半夏白术天麻汤健脾湿、息风化痰；伴有口苦胁痛虚烦不眠，眩晕心悸，痰多泛恶呃逆，颈项酸楚不舒等湿热内扰证者可合用温胆汤清胆化痰，理气和胃；伴有头晕乏力、倦怠神疲等气血亏虚证者可合用益气聪明汤益气养血，提升清阳；腰膝酸软乏力加杜仲、桑寄生益肝肾；嗜睡、头目不清加石菖蒲、远志开窍化痰。

案六

许某，女，75 岁。

主诉： 颈项疼痛，两手麻痹 1 年余。

初诊（2011 - 04 - 07）： 颈项疼痛，两手麻痹，右侧上肢感觉迟钝，四肢拘紧，面部作僵，病已 1 年余，两膝疼痛，足趾麻木，腑行秘结，4～5 天一行，外院 MRI 示 C_4/C_5 椎间盘突出,脊髓受压 I°,苔薄,脉弦细。诊断:混合型颈椎病。此乃气血瘀滞,经脉失畅,治以活血祛瘀,祛风除湿,通络止痛,化痰利水,行气通腑。

【处方】

(1) 颈部保护,避免外伤。

(2) 炙黄芪9g、党参12g、当归9g、白芍12g、生地黄9g、川芎9g、柴胡9g、桃仁9g、红花9g、乳香9g、五灵脂12g、羌活9g、秦艽9g、制香附12g、川牛膝12g、广地龙9g、炙甘草6g、泽泻12g、泽兰15g、泽漆15g、蜈蚣2g、生大黄6g^{后下}、炒枳壳12g。28剂,水煎服,每天1剂,每天2次。

(3) 麝香保心丸,每次2粒,每天2次,药汤送服。

二诊(2011 - 05 - 19):颈项疼痛、四肢拘紧、面部作僵已缓,腑行每天2次,渐畅,苔薄,脉弦细。再以祛瘀通络。

【处方】

(1) 炙黄芪9g、党参12g、当归9g、白芍12g、生地黄9g、川芎9g、柴胡9g、桃仁9g、红花9g、乳香9g、五灵脂12g、羌活9g、秦艽9g、制香附12g、川牛膝12g、广地龙9g、炙甘草6g、川桂枝9g、炙全蝎3g、蜈蚣3g、制白附子9g、炙僵蚕12g、肉苁蓉30g、生大黄6g^{后下}、香谷芽15g。28剂,水煎服,每天1剂,每天2次。

(2) 麝香保心丸,每次2粒,每天2次,药汤送服。

按: 颈椎病是一种退行性病变,因颈椎长期劳损、骨质增生,或椎间盘脱出、韧带厚,致使颈椎脊髓、神经根或椎动脉受压,主要表现为关节失稳,骨质增生,韧带厚,髓核突出或脱出及继发椎管狭窄等,刺激或压迫邻近神经根、脊髓、椎动脉及颈部交感神经等组织,引发一系列症状和体征。本案症状是脊髓型与神经根型的混合,施杞教授根据初诊临床表现四诊合参辨证为气血瘀滞,经脉失畅,给予筋痹方加泽泻、泽兰、泽漆、蜈蚣、生大黄、炒枳壳活血祛瘀,祛风除湿,通络止痛,化痰利水,行气通腑,使痰瘀从二便分消。二诊时颈项疼痛、四肢拘紧、面部作僵已缓,腑行渐畅,原方加川桂枝、炙全蝎、制白附子、炙僵蚕、肉苁蓉、香谷芽以加大温经通络、祛风通络、化痰散结,并健脾护胃。施杞教授在继承石氏伤科"以气为主,以血为先"学术思想的过程中,形成了"八纲统领,气血为纲,脏腑为本,筋骨并重,病证结合,扶正祛邪,法宗调衡,少阳为枢"的学术观点。在具体辨证过程中,灵活运用六经辨证,并结合气血理论将经方加减来诊治各型颈椎病,师古创新,古方新用,每起沉疴。施杞教授从"五体痹"和"脏腑痹"论治颈椎病取得了明显疗效。他认为颈椎病为痹证中的一个病种,在颈椎病的五型分类中颈型、神经根型、椎动脉型多表现为五体痹的症状,即皮痹、肉痹、脉痹、筋痹及骨痹。五体痹日久不愈,正气虚损,外邪侵犯人体后,其证候因病邪侵及的部位不同而有所差异,按所累体表部位从外向内继续加重,疾病发展到少阴经及厥阴经,表现为脏腑痹。其中"筋痹"是以筋的症状为主的痹证,临床表现为筋脉拘急、难以伸张。病在筋,是以筋急拘挛、抽掣疼痛、关节屈伸不利为主要表现的风湿病。《素问·长刺节论》描述说:"病在筋,筋挛节痛,不可以行,名曰筋痹。"《圣济总录》曰:"以春遇此者为筋痹。其状拘急,屈而不伸是也。"《素问·四时刺逆从论》说:"少阳有余,病筋痹,胁满。"多由正虚邪侵,气血痹阻,筋脉失养所致。《灵枢·刺节真邪》云:"虚邪之中人也……搏于筋,则为筋挛。"《中藏经》则认为"筋痹者,由怒叫无时,行步奔急,淫邪伤肝,肝失其气,因而寒热所客,久而不去,流入筋会,则使人筋急而不能行步舒缓也""大凡风寒暑湿之邪入于肝,则名筋痹""宜活血以补肝,温气以养肾,然后服饵汤丸",许叔微《普济本事方》创治筋痹名方"羚羊角散",其舒筋以愈筋痹的治法为后世医家所沿用,魏晋·甫谧《针灸甲乙经·阴受病发》提出治疗筋痹的常用穴位,如阳陵泉、中渎、解溪。"筋痹"病因病机:禀赋不足,或久病体弱,或其他痹病日久,迁延不愈,导致正气不足为内因,严冬涉水或久居湿地、负重远行为外因,导致气血受阻,筋脉失养,症见筋脉抽掣胀痛,面色晦滞,痛处固定不移,痛如针刺,或肩痛、臂痛、腰疼、腿疼,周身疼痛,舌质紫暗,或有瘀点,舌苔白,脉沉涩或细弦。施杞教授在长期的临证中根据"筋痹"的临床特点创立"筋痹方"治疗筋痹证。施杞教授常常运用筋痹方治疗瘀血夹风湿,经络痹阻所致慢性筋骨病,如颈肩臂疼痛、腰腿痛,或周身疼痛,以痛为主,经久不愈者。在运用该方时常常配合使用麝香保心丸,既能引药直达病所,又可减轻患者疼痛,使其充分发挥药效;伴有麻木者加全蝎、蜈蚣以加强活血祛瘀之功;伴有咽喉肿痛者加玄参、板蓝根清热解毒、利咽消肿。立法处方随证加减。诸药合用,则正气复、瘀血去、经脉通、外邪除。

案七

高某,女,56岁。

主诉:颈腰疼痛伴手麻2个月。

初诊(2010-01-20):2个月前曾行两侧乳房局部病灶切除术,病理提示为良性病变,见部分导管上皮过度增生,灶性钙化。目前神疲乏力,形寒多汗,口干、口苦,时有烘热,便燥不畅,夜寐多梦艰难,经事已绝,颈腰疼痛伴手麻,胸膺疼痛,每易烦躁,心神不宁,苔薄腻、质红,脉细沉。诊断:颈椎病、胸部内伤(乳房术后)。此乃气阴两虚,经脉痹阻,六郁失畅,气机升降失司,治以健脾养心,解郁通痹。

【处方】

炙黄芪12 g、潞党参12 g、炒白术9 g、茯苓15 g、茯神15 g、炙甘草6 g、全当归9 g、炒白芍12 g、川芎9 g、熟地黄12 g、制何首乌18 g、首乌藤18 g、炒枣仁12 g、淡远志9 g、广木香9 g、制香附12 g、炒栀子12 g、制苍术9 g、软柴胡9 g、大枣15 g、仙茅12 g、淫羊藿12 g、生龙骨30 g[先煎]、生牡蛎30 g[先煎]。14剂,水煎服,每天1剂,每天2次。

二诊(2010-02-25):精神已振,胸膺疼痛已少,夜寐渐宁,胃纳尚可,胸闷心悸,时有口苦,苔薄黄,脉细。再以调摄。

【处方】

炙黄芪9 g、党参12 g、当归9 g、白芍12 g、生地黄9 g、川芎12 g、柴胡9 g、茯神15 g、远志9 g、酸枣仁15 g、木香9 g、苍术9 g、制香附12 g、栀子9 g、神曲12 g、大枣9 g、炙甘草6 g、延胡索 15 g、路路通 12 g、小川连 6 g、糯稻根 30 g、浮小麦 30 g、生龙骨 30 g^{先煎}、生牡蛎 30 g^{先煎}、鸡血藤 15 g。14 剂，水煎服，每天 1 剂，每天 2 次。

三诊（2011-01-13）：颈项疼痛，手麻手胀，伴头晕，腑行失畅，夜寐不宁，咽喉充血（+++），霍夫曼征（-），苔薄、白腻，脉细滑。此乃气血瘀滞，经脉失畅，治以活血化瘀，祛风除湿，通络止痛，清热利咽。

【处方】

（1）炙黄芪 9 g、党参 12 g、当归 9 g、白芍 12 g、生地黄 9 g、川芎 9 g、柴胡 9 g、桃仁 9 g、红花 9 g、乳香 9 g、五灵脂 12 g、羌活 9 g、秦艽 9 g、制香附 12 g、川牛膝 12 g、广地龙 9 g、炙甘草 6 g、蜈蚣 3 g、明天麻 9 g、络石藤 12 g、川桂枝 9 g、板蓝根 18 g、元参 12 g。7 剂，水煎服，每天 1 剂，每天 2 次。

（2）麝香保心丸，每次 2 粒，每天 2 次，药汤送服。

四诊（2011-01-26）：颈项酸楚，胸闷心悸，两手麻木，夜寐欠宁，曾有乳房小叶增生手术史，苔薄腻，脉细沉。此乃营卫失和，湿浊中阻，治以解肌发表，调和营卫，舒筋通络，宽胸理气。

【处方】

炙黄芪 9 g、党参 12 g、当归 9 g、白芍 12 g、生地黄 9 g、川芎 9 g、柴胡 9 g、桂枝 9 g、粉葛根 12 g、大枣 9 g、炙甘草 6 g、制苍术 9 g、制川朴 9 g、炒枳壳 12 g、广木香 9 g、淫羊藿 12 g、肥知母 9 g、制何首乌 15 g、首乌藤 15 g。7 剂，水煎服，每天 1 剂，每天 2 次。

五诊（2011-03-24）：诸恙渐缓，尚有入暮手胀，右大腿、左踝部麻木，腑行不畅，胃纳尚可，夜寐不宁，苔薄腻，脉细滑。治以调摄。

【处方】

生黄芪 30 g、当归 9 g、赤芍 12 g、白芍 12 g、地龙 9 g、川芎 12 g、红花 9 g、桃仁 9 g、制苍术 9 g、广木香 9 g、制何首乌 15 g、首乌藤 15 g、炒枣仁 15 g、全瓜蒌 18 g、天冬 12 g、麦冬 12 g、生大黄 3 g^{后下}、蜈蚣 3 g。7 剂，水煎服，每天 1 剂，每天 2 次。

六诊（2011-05-13）：近期外感咳嗽，咳痰咽喉作痒，无恶风，自觉身热，汗出较多，苔薄、黄腻，脉细滑。诊断：上呼吸道感染。此乃太阳少阳合病，外邪未净，治以兼顾。

【处方】

荆芥 12 g、防风 12 g、藿香 12 g、佩兰 12 g、软柴胡 9 g、炙前胡 9 g、炙白前 12 g、金佛草 15 g、姜半夏 9 g、旋覆花 12 g、炒子芩 9 g、炙紫菀 12 g、款冬花 12 g、辛夷花 12 g、炙甘草 6 g。14 剂，水煎服，每天 1 剂，每天 2 次。

按：本案为两侧乳房局部病灶切除术后 2 个月，颈腰疼痛伴手麻，胸膺疼痛，每易烦躁，心神不宁，苔薄腻、质红，脉细沉。诊断为乳房术后，辨为气阴两虚，经脉痹阻，六郁失畅，气机升降失司，引起心理伤害，产生失眠、烦躁、发怒、焦虑、忧郁等症状。"外邪在表，可致支节痹，久而不已内传而成五脏痹。"方选调心通痹方健脾养心，解郁通痹，加仙茅、淫羊藿温补脾肾，生龙骨、生牡蛎镇惊安神。二诊时精神已振，胸膺疼痛已少，夜寐渐宁，胃纳尚可，胸闷心悸，时有口苦，苔薄黄，脉细，去仙茅、淫羊藿，加延胡索行气止痛；路路通祛风湿舒筋活络;小川连清心,糯稻根养阴清热止汗;浮小麦益气、除烦、固表止汗;鸡血藤养血通络止痛。三诊时颈项疼痛,手麻手胀,伴头晕,腑行失畅,夜寐不宁,咽喉充血(+++),苔薄、白腻,脉细滑,辨为气血瘀滞,经脉失畅,治以筋痹方活血祛瘀,祛风除湿,通络止痛,加蜈蚣、明天麻、络石藤、川桂枝温经通络止痛;板蓝根、元参清热利咽。四诊时颈项酸楚,胸闷心悸,两手麻木,治以颈痹方解肌发表,舒筋通络,加制苍术、制川朴、炒枳壳、广木香、淫羊藿、肥知母、首乌藤健脾燥湿、理气行腑、补益肝肾、强筋壮骨。五诊时诸恙渐缓,尚有入暮手胀,右大腿、左踝部麻木,腑行不畅,胃纳尚可,夜寐不宁,苔薄腻,脉细滑,治以补阳还五汤补气、活血通络,加制苍术、广木香、首乌藤、炒枣仁、全瓜蒌、天冬、麦冬、生大黄、蜈蚣行气健脾、滋阴润肠通便、养血安神。

案八

崔某,女,29岁。

主诉:跌伤致颈项疼痛,活动受限4天。

初诊(2011-06-02):颈项疼痛,活动受限,4天前摔跤后发病,两上臂酸楚作胀手麻,头晕,步履无异常。检查:颈压痛(+++),颈部活动受限明显,咽喉充血(+++),四肢肌力5级,肌张力正常,感觉正常,膝反射(++),霍夫曼征(-),巴宾斯基征(-)。2011年5月30日外院MRI示C_5/C_6椎间盘偏左突出,生理弧度轻度反曲。诊断:混合型颈椎病。此乃气血瘀滞,经脉失畅,治以活血祛瘀,通络止痛。

【处方】

(1)炙黄芪9g、党参12g、当归9g、白芍12g、生地黄9g、川芎9g、柴胡9g、桃仁9g、红花9g、五灵脂12g、羌活9g、秦艽9g、制香附12g、川牛膝12g、广地龙9g、炙甘草6g、粉葛根12g、川桂枝9g、生麻黄6g、玄参12g、板蓝根18g、香谷芽12g。14剂,水煎服,每天1剂,每天2次。

(2)麝香保心丸,每次2粒,每天2次,药汤送服。

(3)注意颈部保护,防止外伤。

二诊(2011-07-14):头晕、手麻均瘥,经行量偏多,胃纳、二便均可,苔薄,脉细。再以调摄。

【处方】

(1)炙黄芪9g、党参12g、当归9g、白芍12g、生地黄9g、川芎9g、柴胡9g、桃仁9g、红花9g、乳香9g、五灵脂12g、羌活9g、秦艽9g、制香附12g、川牛膝12g、广地龙9g、炙甘草6g、粉葛根15g、川桂枝9g、板蓝根18g、玄参12g、金雀根15g、老鹳草15g、香谷芽12g。28剂,水煎服,每天1剂,每天2次。

(2)麝香保心丸,每次2粒,每天2次,药汤送服。

三诊(2011-08-11):诸恙均缓,胃纳、二便亦佳,苔薄,脉细。此乃气血未和,肝肾不足,治以补气血,益肝肾,祛风湿,止痹痛,利咽喉。

【处方】

炙黄芪9g、党参12g、当归9g、白芍12g、熟地黄12g、川芎12g、柴胡9g、独活9g、桑寄生12g、秦艽9g、防风12g、桂枝9g、茯苓15g、杜仲12g、川牛膝12g、炙甘草6g、老鹳草15g、伸筋草15g、炙地鳖12g、制香附12g、香谷芽15g、玄参12g、板蓝根18g。14剂,水煎服,每天1剂,每天2次。

按:明·薛己《正体类要·序》所谓"肢体损于外,则气血伤于内,荣卫有所不贯,脏腑由之不和",本案患者因颈部外伤而发颈项疼痛,活动受限,两上臂酸楚作胀,手麻,头晕,步履无异,MRI示C_5/C_6椎间盘偏左突出,生理弧度轻度反曲。此为颈部外伤后"血行失度,随损伤之处而停积",故颈部及上肢"时损痛也",诊断为混合型颈椎病,同时合并有神经根型和脊髓型。此乃气血瘀滞,经脉失畅,治疗当活血祛瘀、通络止痛,方选筋痹方加粉葛根、川桂枝、生麻黄、玄参、板蓝根、香谷芽以活血祛瘀,祛风除湿,通络止痛,清热利咽。二诊时头晕、手麻均瘥,经行量偏多,加金雀根、老鹳草加大祛风除湿止痛之力。老鹳草载自《本草纲目拾遗》,别名"五叶草""破铜钱""老鸹筋""鹳子嘴",味苦、微辛,性平。归肝、肾、大肠经。功能祛风除湿、通经活络、止泻,主要用于风湿痹痛、关节不利、便泄等症,主治风湿性关节炎、坐骨神经痛等痹病。据现代药理研究分析,老鹳草煎剂在实验室研究中对链球菌等细菌,有明显的抑制作用。风湿性关节炎的发病与链球菌感染有关,故用单味中药老鹳草治疗,具有独特功效。三诊时诸恙均缓,胃纳、二便亦佳,予调身通痹方加老鹳草、伸筋草、炙地鳖、制香附、香谷芽、玄参、板蓝根补气血,益肝肾,祛风湿,通络止痹痛,清热利咽。

案九

许某,男,63岁。

主诉:颈项疼痛酸楚1年余。

初诊(2004-10-21):颈项疼痛酸楚已有1年余,颈项牵掣,手麻作胀,头晕,二便正常,咽喉充血(+++),霍夫曼征(-),X线片示$C_5 \sim C_7$椎体骨质增生,C_5/C_6、C_6/C_7椎间隙狭窄,苔薄,脉细。诊断:混合型颈椎病。此乃气血失和,筋脉不畅,治以益气养血,行气活血,化痰通络止痛。

【处方】

炙黄芪12g、党参12g、丹参12g、全当归9g、赤芍12g、白芍12g、鸡血藤15g、粉葛根12g、川芎12g、秦艽9g、川桂枝9g、老鹳草15g、姜半夏9g、明天麻12g、炙地鳖9g、制香附12g、炙甘草6g。14剂,水煎服,每天1剂,每天2次。

二诊(2004-11-25):药后颈项疼痛已缓,手麻已瘥,胃纳、二便均可,MRI(2004-10-21)示C_5/C_6椎间盘突出,椎管狭窄,苔薄,脉细。再以前法。

【处方】

炙黄芪 12 g、党参 12 g、丹参 12 g、全当归 9 g、赤芍 12 g、白芍 12 g、鸡血藤 15 g、粉葛根 12 g、川芎 12 g、秦艽 9 g、川桂枝 9 g、老鹳草 15 g、姜半夏 9 g、明天麻 12 g、制香附 12 g、炙甘草 6 g、怀山药 18 g、淫羊藿 12 g、肥知母 9 g。21 剂,水煎服,每天 1 剂,每天 2 次。

三诊(2004 - 12 - 20): 诸恙均缓,胃纳、二便尚可,二手作胀,腰脊酸楚,苔薄、质紫,脉细。再以前法。

【处方】

炙黄芪 12 g、党参 12 g、丹参 12 g、全当归 9 g、赤芍 12 g、白芍 12 g、鸡血藤 15 g、粉葛根 12 g、川芎 12 g、秦艽 9 g、川桂枝 9 g、老鹳草 15 g、姜半夏 9 g、明天麻 12 g、炙地鳖 9 g、制香附 12 g、炙甘草 6 g、淫羊藿 12 g、巴戟天 12 g、山茱萸 9 g、陈阿胶 9 g^{烊化}。28 剂,水煎服,每天 1 剂,每天 2 次。

四诊(2005 - 01 - 13): 诸恙均缓,颈项牵掣、腰脊酸楚缓而未已,胃纳、二便尚可,口苦,苔薄,脉细。再以前法。

【处方】

炙黄芪 12 g、党参 12 g、丹参 12 g、全当归 9 g、赤芍 12 g、白芍 12 g、川芎 12 g、粉葛根 12 g、羌活 9 g、独活 9 g、炙地鳖 9 g、制川乌 9 g、川桂枝 9 g、鸡血藤 15 g、淫羊藿 12 g、巴戟天 12 g、补骨脂 12 g、陈阿胶 9 g^{烊化}、炒子芩 9 g、软柴胡 9 g、炙甘草 6 g。21 剂,水煎服,每天 1 剂,每天 2 次。

五诊(2005 - 02 - 17): 颈项酸楚、活动牵掣药后已缓,两手握摄少力,四肢畏冷,苔薄,脉细。再以温补脾阳;益肾通督。

【处方】

熟附片 9 g、肉桂粉 6 g^{另吞}、熟地黄 12 g、山茱萸 9 g、云茯苓 15 g、怀山药 15 g、福泽泻 12 g、炙黄芪 12 g、苍术 12 g、白术 12 g、潞党参 12 g、软柴胡 9 g、全当归 9 g、蓬莪术 6 g。21 剂,水煎服,每天 1 剂,每天 2 次。

六诊(2005 - 03 - 14): 双手握摄无力已缓,胃纳、二便可,苔薄,脉细。此乃气血未和,经络瘀阻,治以活血化瘀,祛风除湿,通络止痛。

【处方】

炙黄芪 9 g、党参 12 g、当归 9 g、白芍 12 g、生地黄 9 g、川芎 9 g、柴胡 9 g、炙地鳖 9 g、乳香 9 g、五灵脂 12 g、羌活 9 g、秦艽 9 g、制香附 12 g、川牛膝 12 g、炙甘草 6 g、炙全蝎 3 g、鸡血藤 15 g、青风藤 15 g。28 剂,水煎服,每天 1 剂,每天 2 次。

七诊(2005 - 07 - 07): 诸恙见缓,两手握摄略乏力,胃纳尚可,便溏,苔薄,脉细。此乃脾肾亏虚,筋肉失养,治以健脾益肾,强筋通督。

【处方】

潞党参 15 g、苍术 9 g、白术 9 g、茯苓 15 g、茯神 15 g、全当归 9 g、赤芍 12 g、白芍 12 g、川芎 12 g、鸡血藤 15 g、秦艽 9 g、补骨脂 12 g、麦冬 12 g、五味子 9 g、巴戟天 12 g、虎杖根 15 g、炙甘草 6 g。14 剂,水煎服,每天 1 剂,每天 2 次。

八诊(2005-09-20):颈项酸楚已缓,两手握摄轻度乏力,便次略多,脘腹作胀,苔薄、质紫,脉细。再以前法。

【处方】

潞党参 15 g、苍术 9 g、白术 9 g、茯苓 15 g、茯神 15 g、全当归 9 g、赤芍 12 g、白芍 12 g、川芎 12 g、鸡血藤 15 g、秦艽 9 g、补骨脂 12 g、五味子 9 g、巴戟天 12 g、炙甘草 6 g、粉葛根 12 g、怀山药 18 g、大腹皮 12 g、淫羊藿 12 g。14 剂,水煎服,每天 1 剂,每天 2 次。

九诊(2005-11-19):颈项酸痛已缓,两手握摄轻度乏力,近期又适劳累,血脂、血糖偏高,肝功能异常,苔薄,脉细弦。此乃气血失和,湿热蕴结,治以养血健脾,化湿利胆,通络止痛。

【处方】

潞党参 15 g、苍术 9 g、白术 9 g、茯苓 15 g、茯神 15 g、全当归 9 g、赤芍 12 g、白芍 12 g、软柴胡 9 g、炒子芩 9 g、垂盆草 9 g、平地木 12 g、田基黄 18 g、制香附 12 g、江剪刀草 18 g、鸡血藤 18 g、生蒲黄 18 g、福泽泻 12 g、炒谷芽 12 g、首乌藤 12 g、炙甘草 6 g。14 剂,水煎服,每天 1 剂,每天 2 次。

十诊(2005-12-29):诸恙如前,药后肝功能已基本正常,颈项稍有牵掣麻木,口干,口苦,苔薄,脉细。再以前法。

【处方】

潞党参 15 g、苍术 9 g、白术 9 g、茯苓 15 g、茯神 15 g、全当归 9 g、赤芍 12 g、白芍 12 g、软柴胡 9 g、炒子芩 9 g、垂盆草 9 g、平地木 12 g、田基黄 18 g、制香附 12 g、江剪刀草 18 g、鸡血藤 18 g、生蒲黄 18 g、福泽泻 12 g、炒谷芽 12 g、首乌藤 12 g、炙甘草 6 g、炙地鳖 9 g、秦艽 9 g。14 剂,水煎服,每天 1 剂,每天 2 次。

十一诊(2006-02-27):颈项酸楚、两手乏力均缓而未已,胃纳、二便正常,苔薄,脉细。此乃气血不足,经脉失养,治以益气活血,健脾养心,温经通络。

【处方】

炙黄芪 12 g、潞党参 15 g、全当归 12 g、炒白术 9 g、茯苓 15 g、茯神 15 g、炒白芍 12 g、川芎 9 g、川桂枝 9 g、川牛膝 9 g、秦艽 9 g、补骨脂 9 g、淫羊藿 12 g、首乌藤 18 g、山楂 12 g、神曲 12 g、鸡内金 9 g、制香附 12 g、炙甘草 6 g。14 剂,水煎服,每天 1 剂,每天 2 次。

十二诊(2006-03-30):诸恙渐缓,手麻亦瘥,唯有两手握力尚欠佳,胃纳、二便可,苔薄,脉细。再以前法。

【处方】

炙黄芪 12 g、潞党参 15 g、全当归 12 g、炒白术 9 g、茯苓 15 g、茯神 15 g、炒白芍 12 g、川芎 9 g、川牛膝 9 g、补骨脂 9 g、淫羊藿 12 g、首乌藤 18 g、山楂 12 g、神曲 12 g、鸡内金 9 g、制香附 12 g、炙甘草 6 g、怀山药 18 g、山茱萸 9 g。14 剂,水煎服,每天 1 剂,每天 2 次。

十三诊(2006-06-01):颈项酸楚、疼痛药后均缓,两手握摄乏力、步履下肢疲软缓而未已,四肢畏冷,胃纳、二便尚可,苔薄,脉细。此乃气血不和,肾阳不足,治以温补肾阳,破瘀通络,舒筋止痛。

【处方】

熟附片 6 g、川桂枝 6 g、熟地黄 9 g、山茱萸 9 g、巴戟天 12 g、肉苁蓉 12 g、全当归 9 g、赤芍 12 g、白芍 12 g、蓬莪术 12 g、炙地鳖 9 g、蜈蚣 3 g、软柴胡 9 g、石菖蒲 18 g、制香附 12 g、炙甘草 6 g、怀山药 14 g、金雀根 9 g。14 剂,水煎服,每天 1 剂,每天 2 次。

十四诊(2007‑01‑11):颈腰酸楚疼痛药后已缓,两手握摄乏力,胃纳、二便均可,苔薄,脉细滑。再以调摄。

【处方】

生黄芪 12 g、苍术 9 g、白术 9 g、茯苓 15 g、茯神 15 g、软柴胡 9 g、炒枳壳 12 g、全当归 9 g、赤芍 12 g、白芍 12 g、蓬莪术 12 g、广地龙 9 g、参三七粉 2 g^{另吞}、鸡血藤 12 g、络石藤 15 g、玄参 12 g、山茱萸 12 g、石菖蒲 18 g、垂盆草 18 g、生甘草 6 g、怀山药 18 g。14 剂,水煎服,每天 1 剂,每天 2 次。

十五诊(2007‑07‑01):四肢畏冷、颈项疼痛等药后渐缓,苔薄,脉细。再以前法。

【处方】

生黄芪 12 g、苍术 9 g、白术 9 g、茯苓 15 g、茯神 15 g、全当归 9 g、赤芍 12 g、白芍 12 g、蓬莪术 12 g、广地龙 9 g、参三七粉 2 g^{另吞}、鸡血藤 12 g、络石藤 15 g、玄参 12 g、山茱萸 12 g、石菖蒲 18 g、垂盆草 18 g、生甘草 6 g、怀山药 18 g、太子参 12 g、炒黄柏 9 g、肥知母 9 g、枸杞子 12 g。14 剂,水煎服,每天 1 剂,每天 2 次。

十六诊(2007‑09‑08):颈项酸楚、头晕药后均瘥,右手握力增强,两前臂肌肉萎缩较前改善,胃纳、二便尚可,近期胸闷、心悸,苔薄,脉弦滑。治以调摄。

【处方】

生黄芪 12 g、潞党参 12 g、麦冬 12 g、五味子 12 g、炒白术 12 g、茯苓 15 g、茯神 15 g、炒升麻 9 g、软柴胡 9 g、瓜蒌皮 12 g、制香附 12 g、广郁金 12 g、茶树根 12 g、蜈蚣 3 g、制何首乌 18 g、首乌藤 18 g、生龙骨 30 g^{先煎}、生牡蛎 30 g^{先煎}、益母草 15 g、沉香 3 g、大枣 12 g、生甘草 9 g。14 剂,水煎服,每天 1 剂,每天 2 次。

按:本案初诊时颈项疼痛酸楚,手麻作胀,头晕,咽喉充血(+++),X 线片示 $C_5 \sim C_7$ 椎体骨质增生,C_5/C_6、C_6/C_7 椎间隙狭窄,苔薄,脉细。诊断为混合型颈椎病,辨为气血瘀滞,筋脉不畅,予以圣愈汤合葛根汤加丹参、炙地鳖、老鹳草、姜半夏、明天麻、制香附等益气养血,行气活血,化痰通络止痛。二诊时颈项疼痛已缓,手麻已瘥,加怀山药、淫羊藿、肥知母补益肝肾、强筋壮骨。五诊时颈项酸楚、活动牵掣药后均瘥,两手握摄少力,四肢畏冷,苔薄,脉细,治以温补脾肾,熟附片、肉桂粉、熟地黄、山茱萸、云茯苓、怀山药温补脾阳、益肾通督。十三诊时颈项酸楚、疼痛药后已缓,两手握摄乏力,步履下肢疲软缓,治以地黄饮子加味温补肾阳,破瘀通络,舒筋止痛。混合型颈椎病是指颈椎间盘及椎间关节退变及其继发改变,压迫或刺激了相邻的脊髓、神经根、椎动脉、交感神经等两种或两种以上相关结构,引起了一系列相应的临床表现。本病大多起病缓慢,病程较长,如表现颈脊酸软,肢体麻木,下肢痿软无力,步履艰难,不能久立,走路时有踏棉感,头晕耳鸣,遗精或遗尿,或妇女月经不调,甚至步履全废,腿胫大肉渐脱,肌力、肌张力下降者,则以脊髓压迫为主,施杞教授认为当从痿论治。痿证是指肢体筋脉弛缓、软弱无力,日久因不能随意运动而致肌肉萎缩的一种病症。本案后期,两手握摄乏力、步履下肢疲软缓当属痿证论治,其基本病机实则筋脉肌肉受邪,气血运行受阻,虚则气血阴精亏耗,筋脉肌肉失养。地黄饮子源自《圣济总录》,本方主治喑痱证。"喑"指舌强不能言,"痱"指足废不能用。其证由下元虚衰,虚火上炎,痰浊上泛,堵塞窍道所致,施杞教授常予圣愈汤合地黄饮子(痿痹方)治疗脊髓型颈椎病痿证者及慢性筋骨病经筋疲软之力者。

案十

蔡某,男,46 岁。

主诉:颈项疼痛,右上肢牵掣,麻木半个月。

初诊(2010‒05‒13):因颈项疼痛,右上肢牵掣,麻木半个月来诊,二便正常,时有心悸,头晕,胃纳欠佳,干呕。既往曾有头晕、房屋旋转史。检查:颈压痛(++)。MRA 示左侧椎动脉稍细狭窄,苔薄、质紫、边有齿痕,脉细滑、结代。诊断:混合型颈椎病。此乃气血瘀滞,经脉痹阻,治以活血祛瘀,通痹止痛。

【处方】

炙黄芪 9 g、党参 12 g、当归 9 g、白芍 12 g、生地黄 9 g、川芎 12 g、柴胡 9 g、桃仁 9 g、红花 9 g、乳香 9 g、五灵脂 12 g、羌活 9 g、秦艽 9 g、制香附 12 g、川牛膝 12 g、广地龙 6 g、炙甘草 6 g、蜈蚣 3 g、粉葛根 12 g、鸡血藤 15 g、明天麻 12 g。14 剂,水煎服。每天 1 剂,每天2 次。每次加麝香保心丸 2 粒,另吞。

二诊(2010‒06‒10):药后颈项疼痛已缓,麻木已少,头晕已缓,头痛较甚,二便正常,苔薄、质紫、边有齿痕,脉细滑、代促。再以活血祛瘀,行气止痛。

【处方】

当归 9 g、生地黄 9 g、白芍 12 g、桃仁 9 g、红花 9 g、川芎 12 g、柴胡 9 g、枳壳 12 g、桔梗12 g、川牛膝 12 g、粉葛根 9 g、秦艽 12 g、鸡血藤 15 g、川桂枝 9 g。14 剂,水煎服,每天 1 剂,每天 2 次。

三诊(2010‒07‒10):诸恙缓而未已,颈项作僵,心烦失畅,夜寐不宁,胃纳、二便均可,苔薄,脉细滑。再以益气养血,健脾养心。

【处方】

炙黄芪 9 g、党参 12 g、当归 9 g、白芍 12 g、生地黄 9 g、川芎 12 g、柴胡 9 g、茯神 15 g、远志 9 g、酸枣仁 15 g、木香 9 g、苍术 9 g、制香附 12 g、栀子 9 g、神曲 12 g、大枣 9 g、炙甘草 6 g、粉葛根 12 g、炒羌活 12 g。14 剂,水煎服,每天 1 剂,每天 2 次。

四诊(2010‒08‒07):诸恙已缓,夜寐安宁,稍有右肘及颈项酸楚,咽喉不适,苔薄,脉细。再以前法。

【处方】

炙黄芪 9 g、党参 12 g、当归 9 g、白芍 12 g、生地黄 9 g、川芎 12 g、柴胡 9 g、茯神 15 g、远志 9 g、酸枣仁 15 g、木香 9 g、苍术 9 g、制香附 12 g、栀子 9 g、神曲 12 g、大枣 9 g、炙甘草 6 g、炒羌活 12 g、板蓝根 12 g。14 剂,水煎服,每天 1 剂,每天 2 次。

随访:1 个月后患者诸症已除。嘱做施氏十二字养生功,避免劳累。

按:混合型颈椎病是指颈椎间盘及椎间关节退变及其继发改变,压迫或刺激了相邻的脊髓、神经根、椎动脉、交感神经等两种或两种以上相关结构,引起了一系列相应的临床表现,临床主要视颈椎血管、脊髓、神经等压迫的程度不同,表现为不同的症状。本案为脊神经、脊髓、椎动脉均累及。颈椎退变使颈椎间隙变窄,则引致椎动脉相对过长,而出现折曲、弯曲、使血流受阻,出现头晕等诸症状。中医临床多将其纳入"眩晕"范畴。王清任认为"元气既虚,必不能达于血管,血管无气,必停留而瘀"。施杞教授的辨证治疗首先从"血瘀"考虑。故初诊、二诊分别以王清任的身痛逐瘀汤治瘀血夹风湿,痹阻经络所致颈肩臂痛;以血府逐瘀汤治上焦瘀血内阻。由于患者思虑过度,劳伤心脾,气血亏虚。日久不愈所致颈椎病头晕胸闷,心烦失眠,心悸怔忡。三诊时则以行气解郁,益气补血,健脾养心为法。方用圣愈汤合越鞠丸合归脾丸加减。因肝藏血而主疏泄,喜条达而恶抑郁,脾主运化,喜燥恶湿,若喜怒无常,忧思无度则肝气不舍,形成气郁,进而导致血郁、火郁;饮食不节,寒温不适,影响脾土则脾失健运而致食郁,甚者会形成湿郁、痰郁。因此,气、血、火三郁多责之于肝,食、湿、痰三郁多责之于脾。越鞠丸中香附行气开郁;川芎活血祛瘀;栀子清热泻火;神曲消食导滞;苍术燥湿健脾。心藏神而主血,脾主思而统血,思虑过度,心脾气血暗耗,脾气亏虚,心血不足。归脾汤主治心脾气血两虚之证。方中以党参、黄芪、白术、甘草补气健脾;当归、龙眼肉补血养心,酸枣仁、茯苓、远志宁心安神;更以木香理气醒脾,以防补益气血药腻滞碍胃。组合成方,心脾兼顾,气血双补。全方达到心身同治的目的。

临证实录二

腰椎间盘突出症

腰椎间盘突出症是现代医学诊断病名,在中医学中并无此病名。中医根据其主要的临床表现,将之归纳为"腰背痛""腰痛""痹证"等范畴。中医学认为,气血、经络与脏腑功能的失调和腰痛的发生有着密切的关系,腰为肾之府,故本病与肾的关系最为密切。施杞教授指出其发病机制:风寒湿热、闪挫劳损为外因,肝肾亏虚为内因,内外合邪,致腰部经脉气血阻滞、筋脉失养而致腰痛,本病多虚实相兼。

(1)肝肾亏虚为本:素体禀赋虚弱,加之劳累太过,或年老体弱,致肾气虚损,肾精亏耗,久之肝血不足;肝血亏虚,肝藏血主筋,肾藏精主骨,肾精肝血亏耗则筋骨无以濡养而发为腰痛。

(2)外邪六淫侵袭:久居湿冷之地,或冒雨涉水,或身劳汗出当风,致风寒湿邪侵入。寒性凝滞,湿性重着,致经脉痹阻,气血运行不畅,使腰部肌肉、筋骨发生酸痛、麻木、重着、活动不利而引发腰痛。此外,寒湿之邪滞留于经络关节,久则郁而化热,而成湿热。

(3)跌仆闪挫及劳损:指强力负重或体位不正、腰部用力不当或者反复多次的腰部慢性劳损等。以上种种情况损伤筋骨及经脉气血,气血阻滞不通,瘀血内停于腰部而发病。

施杞教授指出腰椎间盘突出症的临床症状多以腰痛,下肢疼痛、麻木为主,体征以直腿抬高试验及加强试验阳性,足趾背伸、跖屈肌力减弱,小腿足背外侧皮肤感觉异常等为主。他认为该病变的核心为盘源性退变,同时分析了椎间盘退变早、中、晚的"三期变化规律"。早期(3~5个月)气血失和,气血痹阻,以软骨终板钙化,微循环障碍为病理改变;中期(5~7个月)气虚血瘀,络脉瘀阻,以炎症因子释放、细胞外基质(cell-extracellular matrix,ECM)降解为病理改变;晚期(7~9个月)气虚血瘀,肾精亏虚,以细胞信号紊乱,细胞凋亡为病理改变。除了椎间盘退变、突出,还存在着炎症因素。

施杞教授认为腰椎间盘突出症辨证,首宜分辨表里虚实寒热,正如《景岳全书·腰痛》所说:"盖此证有表里虚实寒热之异,知斯六者,庶乎尽矣,而治之亦无难也。"大抵感受外邪所致者,其证多属表、属实,发病急骤,治宜祛邪通络,根据寒湿、湿热的不同,分别施治。由肾精亏损所致者,其证多属里、属虚,常见慢性反复发作,治宜补肾益气。然客邪久羁,损伤肾气,则成实中夹虚证;肾气久亏,卫阳不足,新感淫邪,亦形成虚中夹实证,医者当细审邪正主次轻重,标本兼顾,方为合拍。本病属本虚标实之证,偏实者腰背疼痛、腰腿疼痛如针刺,痛有定处,日轻夜重,证轻者俯仰不便,痛处拒按。腰部板硬,活动受限,舌质紫暗或有瘀斑,脉多弦紧。部分患者有外伤史。下肢麻木较重,辨证为气滞血瘀,治疗重在祛瘀通络、益气活血,理气止痛,方用筋痹方合止痉散、乌头汤加减;如腰痛以酸软为主,喜按喜揉,腿膝无力,恶风寒,遇阴雨天则加重,卧则减轻,遇劳更甚,常反复发作,面色萎黄或苍白,头晕目眩,神疲乏力,食欲不振,睡眠不佳,舌质淡,苔白,脉细弱无力,辨证为肝肾亏虚证,治疗以祛风湿、止痹痛、益肝肾、补气血为法,方以调身通痹方加减。

偏肾阳虚者,则少腹拘急,面色㿠白,手足不温,少气乏力,精神疲惫,腰腿发凉,或有阳痿、早泄,妇女带下清稀,舌质淡,脉沉细。宜温补肝肾,充养精髓,可合用右归丸,或用温肾通痹方加减。偏肾阴虚者,咽干口渴,面色潮红,手足心热,倦怠乏力,心烦失眠,多梦或有遗精,妇女带下色黄味臭,舌红少苔,脉弦细数。宜滋阴补肾,柔肝益精。可合用左归丸或益肾通痹方加减。

患者后期麻木迁延不愈者可加用三藤饮(鸡血藤、青风藤、络石藤)、薏苡仁、生米仁、三七粉、蟾蜍皮,症状较重者加麝香保心丸。

肾为先天,脾为后天,二脏相济,温运周身。若肾虚日久,不能温煦脾土,或久行久立,劳力太过,腰肌劳损,常致脾气亏虚,甚则下陷,临床除有肾虚见证外,可兼见气短乏力,语声低弱,食少便溏或肾脏下垂等。治当补肾为主,佐以健脾益气,升举清阳,酌加党参、黄芪、白术、升麻、柴胡等补气升提之药,以助肾升举。

腰痛一证,外感内伤皆可产生,其病理变化常表现出以肾虚为本,感受外邪,跌仆闪挫为标的特点,因此治疗时除散寒行湿,清利湿热,活血祛瘀,舒筋活络外,多配补肾强腰的药物,以达到扶正祛邪的目的。据临床所见,腰痛日久,虚实夹杂,用药尚需互参。

在腰椎间盘突出症治疗中,在辨明其分型和证型类别后,对于 MRI 显示有单节椎间盘突出或脱出,造成脊髓受压者,往往加入京三棱、蓬莪术等以活血通髓,减轻脊髓受压征象;对多节椎间盘膨隆造成周围组织炎性变者,加麝香保心丸、牛黄、水牛角、琥珀粉等调髓通窍,缓解炎症;对椎间盘突出合并有黄韧带肥厚、后纵韧带钙化的病例,加入威灵仙、昆布、海藻、川芎等以活血软坚,延缓韧带钙化。

案一

孙某,男,37岁。

主诉: 左腰腿痛半年加剧2周。

初诊(2010-11-25): 半年前感左腰腿疼痛,不能直立步行活动,2周前加重,外院对症治疗疼痛不减轻,MRI示L$_4$/L$_5$椎间盘中央偏左突出,压迫硬膜与神经根,目前腰背酸楚疼痛,左下肢牵掣,无麻木,二便正常,胃脘作胀,嗳气泛酸,时作时缓,苔薄有齿痕,脉细滑。诊断:腰椎间盘突出症。此乃气血失和,经脉失畅,治以益气化瘀,通络止痛,温中降逆。

【处方】

(1)炙黄芪9g、党参12g、当归9g、白芍12g、熟地黄12g、川芎12g、柴胡9g、独活9g、桑寄生12g、秦艽9g、防风12g、桂枝9g、茯苓15g、杜仲12g、川牛膝12g、炙甘草6g、蜈蚣3g、吴茱萸12g、小川连6g、白花蛇舌草18g、大枣9g。14剂,水煎服,每天1剂,每天2次。

(2)查腰椎MRI。

二诊(2010-12-09): 诸恙缓解,腰臀部牵掣,胃纳、二便正常,颈项酸楚,苔薄,脉细。腰椎MRI示L$_4$/L$_5$椎间盘中央偏左突出,压迫硬膜与神经根。再以前法。

【处方】

(1)炙黄芪9g、党参12g、当归9g、白芍12g、熟地黄12g、川芎12g、柴胡9g、独活9g、桑寄生12g、秦艽9g、防风12g、桂枝9g、茯苓15g、杜仲12g、川牛膝12g、炙甘草6g、蜈蚣3g、吴茱萸12g、小川连6g、白花蛇舌草18g、大枣9g、制南星9g、伸筋草15g。14剂,水煎服,每天1剂,每天2次。

三诊(2011-01-13): 颈项酸楚药后渐缓,四肢牵掣,血脂偏高,胃纳欠佳,时有烧心感,苔薄,脉细。再以前法。

【处方】

炙黄芪9g、党参12g、当归9g、白芍12g、熟地黄12g、川芎12g、柴胡9g、独活9g、桑寄生12g、秦艽9g、防风12g、桂枝9g、茯苓15g、杜仲12g、川牛膝12g、炙甘草6g、制香附12g、旋覆梗12g、煅瓦楞子30g、山楂12g、神曲12g、金雀根12g。14剂,水煎服,每天1剂,每天2次。

四诊(2011-01-27): 诸症均缓,左下肢抽掣疼痛不显,步行活动尚可,胃纳、二便调,舌质红、苔薄,脉细。再以前法调摄。

【处方】

炙黄芪9g、党参12g、当归9g、白芍12g、熟地黄12g、川芎12g、柴胡9g、独活9g、桑

寄生12 g、秦艽9 g、防风12 g、桂枝9 g、茯苓15 g、杜仲12 g、川牛膝12 g、炙甘草6 g、制香附12 g、山楂12 g、神曲12 g、金雀根12 g。14剂,水煎服,每天1剂,每天2次。

按:腰椎间盘突出症,占椎管内疾病第一位,属骨伤科的疑难病症,施杞教授认为本病属于中医学"痹证""腰腿痛"等范畴,发病不外乎损伤、外感及内伤三种。他主张辨病与辨证相结合、虚实兼顾、辨证论治。"痹"是以肌肉、筋骨、关节发生酸痛、麻木、重着、屈伸不利等为主要临床表现的病症。施杞教授认为痹即因经络闭阻,气血运行不畅而发病,六淫外邪和劳伤为本病致病之因;气血失和、经脉痹阻、肝脾肾等脏腑功能失调为本病发病之本。究其原因,正气亏损为内因,风、寒、湿三气侵袭为外因,而经络闭阻、气血运行不畅则为该病的主要病机。《杂病源流犀烛·腰脊病源流》指出:"腰者,一身之要也,屈伸俯仰,无不由之,过劳则耗气伤血,日久痰瘀阻络。"本案腰背酸楚疼痛,左下肢牵掣,无麻木,二便正常,辨为肝胃失和,以益气化瘀、通络止痛、补肝肾壮筋骨,故施杞教授治疗本病首调气血,以圣愈汤作底方,配独活寄生汤祛风湿止痹痛,蜈蚣祛风通络止痛,并兼顾脾胃,处处顾护胃气。吴茱萸与小川连配伍又名左金丸,具有辛开苦降,肝胃同治,泻火而不至凉遏,降逆而不碍火郁,使肝火得清,胃气得降。施杞教授还善于用白花蛇舌草、蒲公英治疗胃脘作胀,嗳气泛酸,实验证明此两味药可以杀灭幽门螺杆菌,二诊胃脘作胀、泛酸症减;三诊瘀血渐去,症缓;四诊圣愈汤合独活寄生汤巩固疗效。

案 二

陈某,男,31岁。

主诉:左腰腿疼痛3月余。

初诊(2011 - 01 - 13):腰背疼痛,左下肢牵掣疼痛,麻木,发病已3月余,2个月前加重,二便正常,间歇性跛行。检查:脊柱侧弯,左侧L_4、L_5棘旁叩压痛,向左下肢放射,直腿抬高左侧40°阳性,加强阳性,外院MRI示L_5/S_1椎间盘脱出,左侧神经根受压,苔薄,脉弦细。诊断:腰椎间盘突出症。此乃气血瘀滞,经脉失畅,治以益气养血,行气止痛,活血破瘀。

【处方】

(1)炙黄芪9 g、党参12 g、当归9 g、白芍12 g、生地黄9 g、川芎9 g、柴胡9 g、桃仁9 g、红花9 g、乳香9 g、五灵脂12 g、羌活9 g、秦艽9 g、制香附12 g、川牛膝12 g、广地龙9 g、炙甘草6 g、三棱15 g、莪术15 g、参三七粉3 g^{另吞}、嫩钩藤12 g、老鹳草15 g、青风藤15 g、山楂12 g、神曲12 g。14剂,水煎服,每天1剂,每天2次。

(2)麝香保心丸,每次2粒,每天2次。

二诊(2011 - 01 - 27):药后症减,近又作痛,二便正常,左下肢牵痛作胀,麻木减少,苔薄,脉细。再以前法。

【处方】

（1）炙黄芪 9 g、党参 12 g、当归 9 g、白芍 12 g、熟地黄 12 g、川芎 12 g、柴胡 9 g、独活 9 g、桑寄生 12 g、秦艽 9 g、防风 12 g、桂枝 9 g、茯苓 15 g、杜仲 12 g、川牛膝 12 g、炙甘草 6 g、制香附 12 g、制川乌 9 g、香谷芽 12 g、大枣 9 g、蜈蚣 3 g。14 剂，水煎服，每天 1 剂，每天 2 次。

（2）麝香保心丸，每次 2 粒，每天 2 次。

三诊（2011 - 02 - 11）：药后痛大减，麻木已少，步行尚可，夜寐安，胃纳、二便可，抬腿左侧 70°，舌质红、苔薄白，脉细滑。再以调摄。

【处方】

炙黄芪 9 g、党参 12 g、当归 9 g、白芍 12 g、熟地黄 12 g、川芎 12 g、柴胡 9 g、独活 9 g、桑寄生 12 g、秦艽 9 g、防风 12 g、桂枝 9 g、茯苓 15 g、杜仲 12 g、川牛膝 12 g、炙甘草 6 g、制香附 12 g、香谷芽 12 g、大枣 9 g。14 剂，水煎服，每天 1 剂，每天 2 次。

按：本案为典型腰椎间盘突出症，初诊时症状较重，MRI 示椎间盘突出较大。腰椎间盘突出症属于"痹证"范畴，其病因为劳损筋骨，血瘀气滞或感寒伤湿，外邪入侵，痹阻经络发为本病。究其原因，正气亏损为内因，风、寒、湿三气侵袭为外因，而经络闭阻、气血运行不畅则为该病的主要病机。治疗痹证首重气血，使气旺血行痹自除。故施杞教授初诊以圣愈汤益气养血，配以身痛逐瘀汤加三棱、莪术、参三七粉活血破瘀、行气止痛；嫩钩藤、老鹳草、青风藤祛风除湿、通经活络；山楂、神曲醒脾和胃消积。二诊时症减，近又作痛，左下肢牵痛作胀，麻木减少，苔薄，脉细，治以圣愈汤益气养血，配以独活寄生汤祛风湿，止痹痛，益肝肾，补气血，加制香附行气止痛；制川乌祛风除湿、温经止痛；蜈蚣通络止痛，香谷芽、大枣和胃。三诊时痛大减，麻木已少，步行尚可，原方去制川乌、蜈蚣缓剂收功。施杞教授在治疗痹证时如疼痛剧烈，辨证瘀血较甚者常加用麝香保心丸，每次 2 粒，每天 2 次，以加大活血化瘀之功。

案 三

邢某，男，40 岁。

主诉：左下肢乏力行走不便 2 年。

初诊（2010 - 12 - 02）：2 年前无诱因出现左侧腰腿疼痛麻木，一直在当地医院治疗，疼痛麻木不减，并出现左下肢乏力、行走不便、间歇性跛行。MRI 示 L_4/L_5 椎间盘突出巨大压迫硬膜与神经根，肌电图（2020 - 01 - 28）示左坐骨神经损害，双下肢血管检查正常。建议手术治疗，患者惧怕手术来诊，诉腰脊酸楚，左下肢牵掣，时有抽搐，弹跳困难，渐波及左下肢，四肢畏寒多汗，便溏，夜寐尚可，苔薄，脉细弦。检查：左股四头肌萎缩，左大腿外旋肌力减弱，余（-）。诊断：腰椎间盘突出症。此乃气血失和，肝经失养，三阳不固，治以活血祛瘀，行气止痛，温阳利水。

【处方】

当归9 g、白芍12 g、生地黄9 g、川芎12 g、桃仁9 g、红花9 g、柴胡9 g、枳壳12 g、桔梗12 g、川牛膝12 g、生黄芪30 g、肉桂粉6 g、制附片9 g、炮干姜6 g、炒白术12 g、云茯苓15 g、大枣9 g。14剂,水煎服,每天1剂,每天2次。

二诊(2010-12-15):药后症缓,左下肢牵痛抽搐乏力略少,便溏,胃纳、夜寐可,苔薄,脉细。再以调摄。

【处方】

当归9 g、白芍12 g、生地黄9 g、川芎12 g、桃仁9 g、红花9 g、柴胡9 g、枳壳12 g、桔梗12 g、川牛膝12 g、生黄芪30 g、肉桂粉6 g、制附片9 g、炮干姜6 g、炒白术12 g、云茯苓15 g、大枣9 g、党参12 g、怀山药30 g、赤石脂15 g、千年健15 g。14剂,水煎服,每天1剂,每天2次。

三诊(2011-01-13):腰痛、两下肢活动牵掣已少,直立步行间歇性跛行明显好转,二便正常,夜寐尚可,苔薄质红,脉弦滑。此乃气血失和,经脉失养,治以活血化瘀,祛风除湿,通络止痛。

【处方】

炙黄芪9 g、党参12 g、当归9 g、白芍12 g、生地黄9 g、川芎9 g、柴胡9 g、桃仁9 g、红花9 g、乳香9 g、五灵脂12 g、羌活9 g、秦艽9 g、制香附12 g、川牛膝12 g、广地龙9 g、炙甘草6 g、伸筋草15 g、金雀根15 g、青风藤15 g、生薏苡仁15 g、神曲12 g。14剂,水煎服,每天1剂,每天2次。

四诊(2011-01-27):药后症减,腰痛、两下肢活动牵掣、间歇性跛行明显缓解,胃纳、二便可,夜寐可,左下肢麻木乏力好转,舌质红、苔薄白,脉细。续上方调摄。

【处方】

炙黄芪9 g、党参12 g、当归9 g、白芍12 g、生地黄9 g、川芎9 g、柴胡9 g、桃仁9 g、红花9 g、乳香9 g、五灵脂12 g、羌活9 g、秦艽9 g、制香附12 g、川牛膝12 g、广地龙9 g、炙甘草6 g、伸筋草15 g、金雀根15 g、青风藤15 g、生薏苡仁15 g、神曲12 g。14剂,水煎服,每天1剂,每天2次。

按:本案的腰椎间盘突出巨大,神经压迫较重,肌电图坐骨神经损害,属病日久失治,气血失和,肝经失养,三阳不固,治疗首先应建议手术治疗,尽快解除压迫,由于患者坚决要求保守治疗,在告知病情的前提下首调气血,疏通肝经,温补肾阳,使气旺血行,元阳充沛,则阴霾自散,故初诊投以血府方活血祛瘀,行气止痛,本方出自《医林改错》,由桃红四物汤(桃仁、红花、当归、川芎、生地黄、赤芍)合四逆散(柴胡、枳壳、甘草、赤芍)加桔梗、牛膝而成。方中以桃红四物汤活血化瘀而养血,防纯化瘀之伤正;四逆散疏肝理气,使气行则血行;加桔梗引药上行达于胸中(血府),牛膝引瘀血下行而通利血脉。诸药相合,构成理气活血之剂。本方以活血化瘀而不伤正、疏肝理气而不耗气为特点,达到运气活血、祛瘀止痛的功效,再加生黄芪、炒白术、云茯苓、肉桂粉、制附片、炮干姜补气温阳利水;大枣和胃。实验研究认为,血府方有抑制血小板聚集、改善心功能、抗心律失常、改善血液流变性及微循环、抗缺氧、镇痛、抗炎、降血脂及增强免疫功能等作用。施杞教授常用此方加减治疗瘀血内阻胸部,气机失畅导致的胸痛胸闷,以及腰脊疼痛辨证为气血失和,肝经失畅者,亦常用于脊髓型颈椎病痉证,症见项背强痛,肢僵难舒,躯体裹束感,腹胀便秘,尿闭肢肿,咽喉红肿,肌张力增高,腱反射亢进,病理反射阳性,阵挛出现,舌质暗紫,脉弦滑等。二诊时症缓,左下肢牵痛抽搐乏力略少,便溏,胃纳、夜寐可,苔薄,脉细,原方加党参、怀山药以补气健脾;赤石脂固涩止脱;千年健祛风除湿、消肿止痛。三诊时腰痛,两下肢活动牵掣已少,直立步行间歇性跛行明显好转,予筋痹方加味继续调治。然由于病情深重,非一时可愈,需长期调治,病情有随时发生变化的可能,施杞教授临证,每遇神经损害症状较重时则先活血化瘀,等瘀去痛减,再行温补脾肾,以激发神经干细胞潜能,即肾之元阳温煦生发之功,临床每获良效。

案 四

陈某,男,36 岁。

主诉: 腰脊疼痛,活动牵掣半年余。

初诊(2010 - 11 - 18): 半年前始作腰部疼痛,休息好转,活动后加剧,未行治疗,近月来加剧。曾当地医院 MRI 示 L_4/L_5 椎间盘突出,对症治疗症情不减。目前感腰脊疼痛,活动牵掣,无下肢麻木,时有口腔溃疡,疼痛,腑行正常,苔薄,脉细滑。诊断:腰椎间盘突出症。此乃气血失和,阴津不足,治以益气活血,补肝肾,祛湿通络。

【处方】

(1)炙黄芪 9 g、党参 12 g、当归 9 g、白芍 12 g、熟地黄 12 g、川芎 12 g、柴胡 9 g、独活 9 g、桑寄生 12 g、秦艽 9 g、防风 12 g、桂枝 9 g、茯苓 15 g、杜仲 12 g、川牛膝 12 g、炙甘草 6 g、肥知母 9 g、玄参 12 g、公丁香 6 g、香谷芽 12 g。14 剂,水煎服,每天 1 剂,每天 2 次。

(2)公丁香,以开水浸 3 小时后取汁,涂溃疡处。

二诊(2010 - 12 - 02): 诸恙均缓,胃脘不适,二便正常,夜寐均可,苔薄,脉细。再以调摄。

【处方】

(1)炙黄芪 9 g、党参 12 g、当归 9 g、白芍 12 g、熟地黄 12 g、川芎 12 g、柴胡 9 g、独活 9 g、桑寄生 12 g、秦艽 9 g、防风 12 g、桂枝 9 g、茯苓 15 g、杜仲 12 g、川牛膝 12 g、炙甘草 6 g、玄参 12 g、公丁香 6 g、香谷芽 12 g、香附 12 g、八月札 9 g、佛手片 9 g、大枣 9 g、紫丹参 9 g。14 剂,水煎服,每天 1 剂,每天 2 次。

(2)公丁香,以开水浸 3 小时后取汁,涂溃疡处。

三诊(2010 - 12 - 16): 药后症缓,近日天寒下肢牵掣,臀部疼痛,苔薄,脉细。此乃气血失和,经脉失畅,治以活血化瘀,祛风除湿,温肾通络。

【处方】

（1）炙黄芪9g、党参12g、当归9g、白芍12g、生地黄9g、川芎9g、柴胡9g、桃仁9g、红花9g、乳香9g、五灵脂12g、羌活9g、秦艽9g、制香附12g、川牛膝12g、广地龙9g、炙甘草6g、厚杜仲9g、淫羊藿12g、金雀根12g、补骨脂9g、制何首乌18g、首乌藤18g。14剂，水煎服，每天1剂，每天2次。

（2）公丁香、黄芩、金银花，以温开水浸8小时后取汁，外涂口腔溃疡处。

四诊（2011-01-20）：疼痛渐缓，活动牵掣亦瘥，腰背酸楚，苔薄，脉细。再以前法。

【处方】

炙黄芪9g、党参12g、当归9g、白芍12g、生地黄9g、川芎9g、柴胡9g、桃仁9g、红花9g、乳香9g、五灵脂12g、羌活9g、秦艽9g、制香附12g、川牛膝12g、广地龙9g、炙甘草6g、玄参9g、金银花9g、金狗脊9g、金雀根12g。28剂，水煎服，每天1剂，每天2次。

随访：1个月后患者诸症已除，行走自如。嘱做施氏十二字养生功锻炼，避免弯腰劳累。

按：腰椎间盘突出症有虚有实，实证多由风、寒、湿、气滞、血瘀等因素引起；虚证多由肾虚所致。中医认为"腰为肾之府"，肾精亏虚，腰府失养，经脉瘀滞，不通则痛，故治疗当标本兼顾。急性腰痛病程较短，经积极治疗容易痊愈；慢性腰痛病程长，易反复发作。该患者具备上述风、寒、湿、气滞、血瘀、肾虚、阴津不足、虚火上炎等多种因素，故治疗时宜益气活血，温经散寒，祛湿通络，补益肝肾全面考虑，治以圣愈汤合独活寄生汤，配以肥知母、玄参益气活血化瘀，祛湿通络，补益肝肾，滋阴降火。本案患者时有口腔溃疡，施杞教授辨证为气血失和，阴津不足，在中药口服调治过程中常用其经验方一味公丁香浸汁外涂或公丁香加黄芩、金银花以开水浸汁外涂治疗。口腔溃疡俗称"口疮"，是一种常见的发生于口腔黏膜的溃疡性损伤病症，多见于唇内侧、舌头、舌腹、颊黏膜、前庭沟、软腭等部位，这些部位的黏膜缺乏角质化层或角化较差。舌头溃疡指发生于舌头、舌腹部位的口腔溃疡。口腔溃疡发作时疼痛剧烈，局部灼痛明显，严重者还会影响饮食、说话，对日常生活造成极大不便；还可并发口臭、慢性咽炎、便秘、头痛、头晕、恶心、乏力、烦躁、发热、淋巴结肿大等全身症状。口疮的中医学描述最早见于《黄帝内经》。《素问·气交变大论》曰："岁金不及，炎火乃行……民病口疮。"中医认为外感邪气侵袭、饮食不节、脏腑积热、情志内伤、虚火上炎、脏腑虚弱等均可引起本病。丁香别名丁子香、鸡舌，其性温，味辛，归胃、脾、肾经。中医认为，丁香的功效为温中、暖肾、降逆。现代药理研究证实丁香能抑制细菌及微生物滋长，可用于牙科口腔治疗中。公丁香适量，水煎漱口，可以治疗牙疼、口腔溃疡、口臭等口腔问题。

案五

伍某，男，47岁。

主诉：腰痛2年，加重伴左下肢麻木。

初诊（2004-04-22）：腰痛2年，8年前曾有车祸。目前引及左下肢麻木，胃纳、二便尚可,苔薄,脉细。诊断:腰椎间盘突出症,腰肌劳损。此乃气血失和,经脉不遂,治以益气活血,温经通络。

【处方】

炙黄芪12 g、党参12 g、丹参12 g、全当归9 g、赤芍12 g、白芍12 g、制香附12 g、广郁金9 g、鸡血藤15 g、老鹳草15 g、秦艽9 g、青风藤15 g、淫羊藿12 g、补骨脂12 g、蜈蚣2条、炙甘草6 g。14剂,水煎服,每天1剂,每天2次。

二诊(2005-08-11): 右踝步履疼痛,活动牵掣,时有肿胀,颈项酸痛,活动牵掣,胃纳尚可,二便亦调,苔薄,脉细。此乃气血失和,经脉痹阻,肝肾亏虚,治以活血化瘀,祛风通络,兼补肝肾。

【处方】

炙黄芪12 g、党参12 g、丹参12 g、全当归9 g、赤芍12 g、白芍12 g、川芎12 g、粉葛根12 g、秦艽9 g、厚杜仲12 g、川牛膝12 g、汉防己15 g、青风藤15 g、补骨脂12 g、制香附12 g、炙甘草6 g、鸡血藤15 g。28剂,水煎服,每天1剂,每天2次。

三诊(2011-04-07): 左肩疼痛已有2个月,无明显外因,颈项酸楚夜间尤甚,左肩活动受限,颈椎、左肩X线片示颈肩退变,苔薄,脉细。诊断:颈肩综合征。此乃气滞血瘀,升降失司,治以活血化瘀,祛风除湿,通络止痛,平肝潜阳。

【处方】

炙黄芪9 g、党参12 g、当归9 g、白芍12 g、生地黄9 g、川芎9 g、柴胡9 g、桃仁9 g、红花9 g、乳香9 g、五灵脂12 g、羌活9 g、秦艽9 g、制香附12 g、川牛膝12 g、广地龙9 g、炙甘草6 g、炙地鳖12 g、钻地风15 g、明天麻12 g、夏枯草9 g、炒子芩9 g。14剂,水煎服,每天1剂,每天2次。

按: 本案患者初诊时已腰痛2年,加重伴左下肢麻木,辨证为气血失和,经脉不遂,给予调摄气血舒筋通络之法治之。中医根据腰椎间盘突出症主要的临床表现,将之归纳属于"腰背痛""腰痛""痹证"等范畴,本证的发生主要由风、寒、湿、热之邪乘虚侵袭人体,闭阻经络,引起气血运行不畅,或病久痰浊瘀血,阻于经隧,深入关节筋脉。《素问·举痛论》曰"寒气客于脉外则脉寒,脉寒则缩蜷,缩蜷则脉绌急,绌急则外引小络,故卒然而痛",叶天士《临证指南医案·诸痛》曰"痛为脉络中气血不和,医当分经别络""盖久痛必入于络,络中气血,虚实寒热,稍有留邪,皆能致痛""经年累月,外邪留着,气血皆伤,其化为败瘀凝痰,混处经络……多年气衰,延至废弃沉疴"。叶天士还指出:"久痛在络,营中之气,结聚成瘕,积伤入络,气血皆瘀,则流行失司,所谓痛则不通也。"叶天士对络脉病证的病机论述宗《素问·至真要大论》"疏其气血令其条达"之旨,提出"络以通为用,络病须治血"的治则。叶天士认为"络以辛为泄""攻坚垒,佐以辛香,是络病大旨",并提出了理气、化痰、活血等通络法。临床诊治慢性筋骨疾病时,施杞教授对叶天士的络病理论倍为推崇,总结叶氏的治络之法,并不断提高,形成了以益气化瘀通络为主要治法的通络疗法。施杞教授应用辛咸通络法时常用虫类药搜剔络脉中痰瘀,常用炙地鳖、全蝎、蜈蚣、穿山甲片、地龙、僵蚕取破血逐瘀,化痰通络,畅通血脉。必要时加制南星、陈皮、威灵仙化痰行气,以助消散。

案六

庄某,女,46 岁。

主诉:腰脊疼痛酸楚活动不利 3 月余。

初诊(2011 - 01 - 13):腰脊疼痛酸楚,不耐久坐,起立困难,病已 3 月,腰前俯90°,下腰弧度减弱,下蹲起立尚可,二便正常,经行量少,四肢少温,外院 MRI 示 L_5/S_1 椎间盘突出,苔薄,脉细。诊断:腰椎间盘突出症。此乃气血瘀滞,经脉失养,治以行气活血,疏通经络,止痛。

【处方】

炙黄芪9 g、党参12 g、当归9 g、白芍12 g、生地黄9 g、川芎9 g、柴胡9 g、桃仁9 g、红花9 g、乳香9 g、五灵脂12 g、羌活9 g、秦艽9 g、制香附12 g、川牛膝12 g、广地龙9 g、炙甘草6 g、蜈蚣3 g、莪术18 g、金雀根18 g、老鹳草15 g、香谷芽12 g、延胡索15 g。14 剂,水煎服,每天 1 剂,每天 2 次。

二诊(2011 - 03 - 03):腰痛已缓,酸楚缓而未已,经事正常,胃纳尚可,苔薄白,脉细。此乃气血失和,肝肾亏虚,经脉痹阻,治以补气血,益肝肾,祛风湿,止痹痛。

【处方】

山茱萸12 g、明天麻12 g、鸡血藤15 g、金雀根15 g、制香附12 g、首乌藤30 g、炙黄芪9 g、党参12 g、当归9 g、白芍12 g、熟地黄12 g、川芎12 g、柴胡9 g、独活9 g、桑寄生12 g、秦艽9 g、防风12 g、桂枝9 g、茯苓15 g、杜仲12 g、川牛膝12 g、炙甘草6 g。28 剂,水煎服,每天 1 剂,每天 2 次。

按:施杞教授指出腰椎间盘突出症的发病机制:风寒湿热及闪挫劳损为外因,肝肾亏虚为内因,内外合邪,致腰部经脉气血阻滞、筋脉失养而致腰痛,本病多为虚实相兼。本案以痛为主辨证为气血瘀滞,经脉失养,属于椎间盘突出早期,故治疗首当以行气活血,疏通经络,止痛为法,以筋痹方合蜈蚣、莪术、老鹳草、金雀根、延胡索行气破血、散结止痛,香谷芽护胃。二诊时腰痛已缓,瘀血已去,改调身通痹合山茱萸、明天麻、鸡血藤、金雀根、制香附、首乌藤等补气血,益肝肾,祛风湿,止痹痛。施杞教授指出,对于此病的诊断、治疗,应运用立体思维分析,辨病与辨证相结合,掌握椎间盘退变的三期变化规律,抓住腰椎间盘突出症的核心病理机制,才能在处方用药时得心应手。

案七

朱某,女,57 岁。

主诉:腰脊疼痛已有半年余。

初诊(2010 - 10 - 30):腰脊疼痛已有半年余,既往有腰痛史,对症治疗可缓解,

2008年曾行子宫切除术,左下肢麻木,小便正常,便秘,时有烘热汗出,MRI示L_5/S_1椎间盘突出,神经根受压,L_4/L_5软骨终板硬化,苔薄、质紫,脉细。诊断:腰椎间盘突出症。此乃肝肾不足,气血瘀滞,经脉失畅,治以活血化瘀,祛风除湿,通络止痛,兼补肝肾。

【处方】

(1)炙黄芪9g、党参12g、当归9g、白芍12g、生地黄9g、川芎9g、柴胡9g、桃仁9g、红花9g、乳香9g、五灵脂12g、羌活9g、秦艽9g、制香附12g、川牛膝12g、广地龙9g、炙甘草6g、蜈蚣3g、菟丝子12g、淫羊藿15g、制何首乌15g、炒防风12g、肥知母9g。7剂,水煎服,每天1剂,每天2次。

(2)腰椎操功能锻炼。

二诊(2011-01-19):药后症缓,苔薄,脉细。再以调摄。

【处方】

(1)炙黄芪9g、党参12g、当归9g、白芍12g、生地黄9g、川芎9g、柴胡9g、桃仁9g、红花9g、乳香9g、五灵脂12g、羌活9g、秦艽9g、制香附12g、川牛膝12g、广地龙9g、炙甘草6g、蜈蚣2g、菟丝子12g、淫羊藿15g、制何首乌15g、炒防风12g、肥知母9g。7剂,水煎服,每天1剂,每天2次。

(2)腰椎操功能锻炼。

三诊(2011-01-27):腰痛及左下肢麻木见缓解,尚甚,二便尚可,苔薄、质紫,脉细滑。再以调摄。

【处方】

炙黄芪9g、党参12g、当归9g、白芍12g、生地黄9g、川芎9g、柴胡9g、桃仁9g、红花9g、乳香9g、五灵脂12g、羌活9g、秦艽9g、制香附12g、川牛膝12g、广地龙9g、炙甘草6g、蜈蚣3g、青风藤12g、络石藤12g。7剂,水煎服,每天1剂,每天2次。

四诊(2011-03-03):腰痛已缓,左下肢仍有麻木,稍有灼热,便燥,苔薄,脉细。此乃气血失和,肝肾亏虚,经脉痹阻,治以益气活血,补养肝肾。

【处方】

炙地鳖9g、金雀根15g、制香附12g、炒栀子9g、炙黄芪9g、党参12g、当归9g、白芍12g、熟地黄12g、川芎12g、柴胡9g、独活9g、桑寄生12g、秦艽9g、防风12g、桂枝9g、茯苓15g、杜仲12g、川牛膝12g、炙甘草6g。7剂,水煎服,每天1剂,每天2次。

五诊(2011-04-13):药后症缓,疼痛已少,尚有麻木,便秘,苔薄、质紫,脉细。再以前法。

【处方】

炙地鳖9g、金雀根15g、制香附12g、炒栀子9g、炙黄芪9g、党参12g、当归9g、白芍12g、熟地黄12g、川芎12g、柴胡9g、独活9g、桑寄生12g、秦艽9g、防风12g、桂枝9g、茯苓15g、杜仲12g、川牛膝12g、炙甘草6g。7剂,水煎服,每天1剂,每天2次。

六诊(2011-04-21):腰痛已缓,稍有麻木,小便欠畅,腑行燥结,面有潮红,汗出阵阵,苔薄腻,质紫、边有齿痕,脉细滑。此乃痰湿未净,肝肾失调,治以活血化瘀,祛风除湿,化痰通络,润肠通便。

【处方】

炙黄芪9g、党参12g、当归9g、白芍12g、生地黄9g、川芎9g、柴胡9g、桃仁9g、红花9g、乳香9g、五灵脂12g、羌活9g、秦艽9g、制香附12g、川牛膝12g、广地龙9g、炙甘草6g、台乌药12g、肉苁蓉18g、火麻仁15g、香谷芽12g、蜈蚣3g、制南星9g、炙僵蚕9g。7剂,水煎服,每天1剂,每天2次。

七诊(2011-07-14): 腰痛及左下肢麻木缓而未已,胃纳尚可,腑行燥结,口苦,苔薄、黄腻,脉细滑。此乃湿热未清,少阳失畅,治以活血化瘀,祛风除湿,通络止痛,清热利湿。

【处方】

炙黄芪9g、党参12g、当归9g、白芍12g、生地黄9g、川芎9g、柴胡9g、桃仁9g、红花9g、乳香9g、五灵脂12g、羌活9g、秦艽9g、制香附12g、川牛膝12g、广地龙9g、炙甘草9g、炙地鳖9g、绵茵陈12g、龙胆草9g、火麻仁15g。14剂,水煎服,每天1剂,每天2次。

按: 中医学认为,气血、经络与脏腑功能的失调和腰痛的发生有着密切的关系,腰为肾之府,故本病为腰椎间盘突出症与肾的关系最为密切。患者初诊时腰脊疼痛,左下肢麻木,小便正常,便秘,时有烘热汗出,辨为肝肾不足,气血瘀滞,经脉失畅,予以圣愈汤合身痛逐瘀汤加蜈蚣活血化瘀,祛风除湿,通络止痛,兼补肝肾;菟丝子、淫羊藿、制何首乌、炒防风、肥知母补益肝肾,强壮筋骨。四诊时腰痛已缓,左下肢仍有麻木,稍有灼热,便燥,苔薄,脉细,治以圣愈汤合独活寄生汤益气活血,补养肝肾;加炙地鳖、金雀根、制香附、炒栀子行气活血,通络除热。七诊时腰痛及左下肢麻木缓而未已,胃纳尚可,腑行燥结,口苦,苔薄、黄腻,脉细滑,辨为湿热未清,少阳失畅,治以圣愈汤合身痛逐瘀汤加味活血祛瘀,祛风除湿,通络止痛,清热利湿,润肠通便。本案所遣方由圣愈汤合身痛逐瘀汤加减化裁组成。施杞教授认为慢性筋骨病的病机主要为气虚血瘀肾亏,传承石氏伤科"以气为主,以血为先"的治伤理念精髓,故将圣愈汤作为贯穿治疗始终的基础方。圣愈汤出自吴谦的《医宗金鉴》,该方由黄芪、党参、当归、白芍、川芎、生地黄和柴胡组成。前六味中药"皆醇厚和平而滋润,服之则气血疏通,内外调和,合于圣度矣",四物汤加入人参、黄芪既能气血双补,又有固元摄血之功。而柴胡苦平,气质轻清,为肝经要药,《医宗金鉴》曾曰:"败血凝滞,从其所属,必归于肝。"柴胡更切理伤续断之要,其能司升降、通达上中下三部,疏解瘀滞,化瘀散结,契合"少阳主骨"的思想。

案八

韩某,女,51岁。

主诉:腰脊疼痛多年。

初诊(2011-03-03):腰脊疼痛已有多年,近年瑜伽锻炼后腰脊疼痛加重,背脊经脉拘紧失畅,二便正常,经前胸胁作胀,经行疼痛,口干,苔薄腻,脉细沉。诊断:腰椎间盘突出症。此乃气血失和,肝经失畅,治以补气血,益肝肾,祛风湿,止痹痛。

【处方】

炙黄芪9 g、党参12 g、当归9 g、白芍12 g、熟地黄12 g、川芎12 g、柴胡9 g、独活9 g、桑寄生12 g、秦艽9 g、防风12 g、桂枝9 g、茯苓15 g、杜仲12 g、川牛膝12 g、炙甘草6 g、川楝子12 g、延胡索12 g、鹿角片9 g。7剂,水煎服,每天1剂,每天2次。

二诊(2011-04-07): 腰脊疼痛缓而未已,脘腹作胀,胃纳尚可,苔薄,脉细。再以调和气血,健脾益肾。

【处方】

炙黄芪9 g、党参12 g、当归9 g、白芍12 g、熟地黄12 g、川芎12 g、柴胡9 g、山茱萸12 g、怀山药18 g、枸杞子12 g、鹿角片12 g、菟丝子12 g、熟附片9 g、桂枝9 g、杜仲12 g、香谷芽12 g、炙甘草6 g、秦艽9 g、羌活9 g、独活9 g。14剂,水煎服,每天1剂,每天2次。

按: 施杞教授认为腰椎间盘突出症的病机为肝肾亏虚为本,素体禀赋虚过,或年老体弱,致肾气虚损,肾精亏耗,久之肝血不足;肝血亏虚,肝藏血主筋,肾藏精主骨,肾精肝血亏耗则筋骨无以濡养而发为腰痛。外邪六淫侵袭久居湿冷之地,或冒雨涉水,或身劳汗出当风,致风寒湿邪侵入。寒性凝滞,湿性重着,致经脉痹阻,气血运行不畅,使腰部肌肉、筋骨发生酸痛、麻木、重着、活动不利而引发腰痛。跌仆闪挫及劳损、强力负重或体位不正腰部用力不当或者反复多次的腰部慢性劳损,损伤筋骨及经脉气血,气血阻滞不通,瘀血内停于腰部而发病。因此治疗时以补肝肾、祛风除湿通络、活血化瘀为大法,本案患者年过半百,肝肾亏虚,复加运动伤腰,气血瘀滞。初诊为气血失和,肝经失畅,治以调身通痹方加川楝子、延胡索、鹿角片补气血,益肝肾,祛风湿,行气止痛,补肾填精,壮筋骨;二诊时以温肾通痹方益气化瘀,温补肾阳,祛风通络,舒筋止痛。

案九

杨某,男,42岁。

主诉: 腰痛半年。

初诊(2004-04-22): 腰脊疼痛半年,起于久坐劳损,目前右下肢疼痛伴麻木,胃纳、二便均可,苔薄,脉细。诊断:腰椎间盘突出症。此乃劳损筋骨,气血失和,筋脉失畅,治以补气活血,通络止痛。

【处方】

生黄芪15 g、党参12 g、全当归9 g、赤芍12 g、白芍12 g、制香附12 g、广郁金9 g、鸡血藤15 g、老鹳草15 g、汉防己15 g、川牛膝12 g、秦艽9 g、蜈蚣3 g、炙全蝎3 g、制香附9 g、炙甘草6 g。5剂,水煎服,每天1剂,每天2次。

二诊(2004-04-27): 药后症减。再以前法。

【处方】

生黄芪 15 g、党参 12 g、全当归 9 g、赤芍 12 g、白芍 12 g、制香附 12 g、广郁金 9 g、鸡血藤 15 g、老鹳草 15 g、汉防己 15 g、川牛膝 12 g、秦艽 9 g、蜈蚣 3 g、炙全蝎 3 g、制香附 9 g、炙甘草 6 g。14 剂,水煎服,每天 1 剂,每天 2 次。

三诊(2004-05-27):腰脊疼痛、右下肢牵掣、右小腿外侧麻木缓而未已,胃纳、二便尚可,苔薄,脉细。再以前法。

【处方】

生黄芪 15 g、党参 12 g、全当归 9 g、赤芍 12 g、白芍 12 g、制香附 12 g、灵芝 12 g、鸡血藤 15 g、老鹳草 15 g、汉防己 15 g、川牛膝 12 g、秦艽 9 g、蜈蚣 3 g、炙全蝎 3 g、制香附 9 g、炙甘草 6 g、补骨脂 12 g。14 剂,水煎服,每天 1 剂,每天 2 次。

四诊(2004-07-20):药后症缓,右小腿及腰痛。再以前法。

【处方】

生黄芪 15 g、党参 12 g、全当归 9 g、赤芍 12 g、白芍 12 g、制香附 12 g、灵芝 12 g、补骨脂 12 g、炒子芩 9 g、软柴胡 9 g、嫩薄荷 6 g、鸡血藤 15 g、老鹳草 15 g、汉防己 15 g、川牛膝 12 g、秦艽 9 g、蜈蚣 3 g、炙全蝎 3 g、制香附 9 g、炙甘草 6 g。14 剂,水煎药服,每天 1 剂,每天 2 次。

五诊(2004-09-02):腰脊疼痛药后已瘥,右小腿外侧时有疼痛、麻木牵掣,晨起时较轻,多劳后加重,胃纳、二便均可,苔薄,脉细。再以调摄。

【处方】

炙黄芪 15 g、党参 12 g、全当归 9 g、赤芍 12 g、白芍 12 g、制川乌 9 g、补骨脂 12 g、软柴胡 9 g、淫羊藿 9 g、青风藤 15 g、老鹳草 15 g、虎杖根 12 g、肥知母 9 g、秦艽 9 g、蜈蚣 3 g、春砂仁 6 g、炙甘草 6 g、香谷芽 12 g、川芎 9 g。14 剂,水煎药服,每天 1 剂,每天 2 次。

六诊(2004-12-06):腰脊酸楚、右下肢小腿麻木,胃纳、二便尚可,口苦、口干,苔薄,脉细。再以前法。

【处方】

炙黄芪 12 g、三棱 12 g、莪术 12 g、青风藤 15 g、汉防己 15 g、延胡索 15 g、川牛膝 12 g、蜈蚣 3 g、炙全蝎 3 g、鸡血藤 15 g、炙甘草 6 g、生薏苡仁 18 g、熟薏苡仁 18 g。14 剂,水煎服,每天 1 剂,每天 2 次。

七诊(2007-01-04):腰脊疼痛已有 2 年余,右下肢麻木经治后已基本痊愈。目前右小腿外侧略有疼痛,时有嗳气,胃纳、二便可,苔薄,脉细。治以调摄。

【处方】

炙黄芪 12 g、党参 12 g、丹参 12 g、全当归 9 g、赤芍 12 g、白芍 12 g、川芎 12 g、熟地黄 12 g、苍术 9 g、白术 9 g、茯苓 15 g、茯神 15 g、秦艽 9 g、炒防风 12 g、独活 9 g、北细辛 3 g、厚杜仲 12 g、巴戟天 12 g、制香附 12 g、炙甘草 6 g、川牛膝 12 g。14 剂,水煎服,每天 1 剂,每天 2 次。

八诊(2007-08-30):腰脊疼痛,右下肢时有麻木,经治后已瘥,近期稍有反复,口气较重,嗳气、胃纳、二便、夜寐均可,苔薄黄,脉弦滑。此乃气机失畅,经脉失养,治以活血通络,疏肝理气,降逆止呕。

【处方】

炙黄芪 9 g、党参 12 g、丹参 12 g、全当归 9 g、赤芍 12 g、白芍 12 g、川芎 12 g、熟地黄 12 g、软柴胡 9 g、炒子芩 9 g、吴茱萸 9 g、小川连 6 g、制香附 12 g、秦艽 9 g、老鹳草 12 g、川牛膝 12 g、鸡血藤 15 g、炙甘草 6 g。14 剂,水煎服,每天 1 剂,每天 2 次。

九诊(2009 - 09 - 09): 腰脊疼痛,右小腿牵掣酸痛,血尿酸偏高,胃纳、二便、夜寐均可,苔薄,脉细。此乃气血失和,肝肾亏虚,痰湿痹阻,治以补气血,益肝肾,化痰湿,止痹痛。

【处方】

秦皮 12 g、络石藤 15 g、车前子 15 g、香谷芽 15 g、炙黄芪 9 g、党参 12 g、当归 9 g、白芍 12 g、熟地黄 12 g、川芎 12 g、柴胡 9 g、独活 9 g、桑寄生 12 g、秦艽 9 g、防风 12 g、桂枝 9 g、茯苓 15 g、杜仲 12 g、川牛膝 12 g、炙甘草 6 g。14 剂,水煎服,每天 1 剂,每天 2 次。

十诊(2009 - 09 - 16): 腰脊疼痛经治后已瘥,近期劳累右下肢又觉牵掣,胃纳、二便均可,苔薄,脉细。再以调和气血,疏通筋络,化湿畅中。

【处方】

香谷芽 15 g、炙黄芪 9 g、党参 12 g、当归 9 g、白芍 12 g、熟地黄 12 g、川芎 12 g、柴胡 9 g、独活 9 g、桑寄生 12 g、秦艽 9 g、防风 12 g、桂枝 9 g、茯苓 15 g、杜仲 12 g、川牛膝 12 g、炙甘草 6 g、藿香梗 12 g、佩兰梗 12 g、补骨脂 9 g、枸杞子 12 g、灵芝 15 g、生薏苡仁 15 g。14 剂,水煎服,每天 1 剂,每天 2 次。

十一诊(2011 - 01 - 27): 腰脊疼痛,17 个月之前曾有腰椎间盘突出,经治已瘥,近期时有小腿外侧不适,胃脘作胀,口干、味重,苔薄黄,脉细滑。此乃气血不足,肝经失畅,治以调摄。

【处方】

炒子芩 9 g、制香附 12 g、神曲 12 g、炙黄芪 9 g、党参 12 g、当归 9 g、白芍 12 g、熟地黄 12 g、川芎 12 g、柴胡 9 g、独活 9 g、桑寄生 12 g、秦艽 9 g、防风 12 g、桂枝 9 g、茯苓 15 g、杜仲 12 g、川牛膝 12 g、炙甘草 6 g。14 剂,水煎服,每天 1 剂,每天 2 次。

按: 施杞教授对腰椎间盘突出症的辨证施治早期以疼痛为主,可分为血瘀型和湿热型;中期疼痛、麻木缓解未尽,多为气虚血瘀型;后期疼痛缓解,仍感局部酸胀不适,病情多虚实夹杂,可分为肝肾亏虚、寒湿痹阻、气血不足。本案初诊为气血失和,筋脉失畅,予以生黄芪、党参、全当归、赤芍、白芍补气活血;蜈蚣、炙全蝎通络止痛;鸡血藤、老鹳草祛风湿,通经络止痛。全蝎、蜈蚣均为息风要药,两药常同用以治疗各种原因引起的痉挛抽搐,故施杞教授常用于慢性筋骨疾病压迫神经根所致的麻木痹痛者。施杞教授常以香附配郁金治疗慢性筋骨病伴有胸痹者,郁金辛开苦降,芳香宣达,入气分以行气解郁,入血分以凉血破瘀,行气血之痛。两者相配,既取郁金利血中之气,也取香附行气中之血,两者合而疏肝宽胸、活血行气,是解胸痹之佳乘之侣。灵芝擅治筋骨疾病迁延日久,体弱多虚之精血亏虚。七诊时右下肢麻木经治后已基本痊愈,小腿外侧疼痛,为肝肾亏虚、寒湿痹阻虚实夹杂,予圣愈汤合独活寄生汤,加厚杜仲、巴戟天、丹参补气血,益肝肾,祛风湿,活血止痹痛。

案十

董某,男,31 岁。

主诉: 颈腰疼痛伴左下肢及臀部牵掣麻木半年。

初诊(2010‐12‐09): 颈腰疼痛伴左下肢及臀部牵掣麻木,近半年加重,小便正常,腑行亦可,胃脘作胀,嗳气泛酸、灼热,时有腹泻,苔薄,脉细。诊断:L_5/S_1 腰椎间盘突出症。此乃气血失和,经脉失畅,肝木侮土,治以补气血,益肝肾,温经散寒,解毒通络。

【处方】

(1)炙黄芪 9 g、党参 12 g、当归 9 g、白芍 12 g、熟地黄 12 g、川芎 12 g、柴胡 9 g、独活 9 g、桑寄生 12 g、秦艽 9 g、防风 12 g、桂枝 9 g、茯苓 15 g、杜仲 12 g、川牛膝 12 g、炙甘草 6 g、熟附片 9 g、淡干姜 6 g、白花蛇舌草 18 g、煅瓦楞子 30 g、蜀羊泉 18 g、大枣 9 g、蜈蚣 3 g。14 剂,水煎服,每天 1 剂,每天 2 次。

(2)麝香保心丸,每次 2 粒,每天 2 次,药汤送服。

二诊(2010‐12‐22): 药后症缓而未已,苔薄,脉细。再以前法。

【处方】

(1)炙黄芪 9 g、党参 12 g、当归 9 g、白芍 12 g、熟地黄 12 g、川芎 12 g、柴胡 9 g、独活 9 g、桑寄生 12 g、秦艽 9 g、防风 12 g、桂枝 9 g、茯苓 15 g、杜仲 12 g、川牛膝 12 g、炙甘草 6 g、熟附片 9 g、淡干姜 6 g、白花蛇舌草 18 g、煅瓦楞子 30 g、蜀羊泉 18 g、大枣 9 g、蜈蚣 3 g、金雀根 15 g。14 剂,水煎服,每天 1 剂,每天 2 次。

(2)麝香保心丸,每次 2 粒,每天 2 次,药汤送服。

三诊(2011‐01‐05): 药后症减,胃脘作胀,泛恶,苔薄,脉细。再以前法。

【处方】

(1)炙黄芪 9 g、党参 12 g、当归 9 g、白芍 12 g、熟地黄 12 g、川芎 12 g、柴胡 9 g、独活 9 g、桑寄生 12 g、秦艽 9 g、防风 12 g、桂枝 9 g、茯苓 15 g、杜仲 12 g、川牛膝 12 g、炙甘草 6 g、熟附片 9 g、淡干姜 6 g、白花蛇舌草 18 g、煅瓦楞子 30 g^{先煎}、蜀羊泉 18 g、大枣 9 g、蜈蚣 3 g、金雀根 15 g、川楝子 9 g、旋覆梗 12 g、八月札 12 g。14 剂,水煎服,每天 1 剂,每天 2 次。

(2)麝香保心丸,每次 2 粒,每天 2 次,药汤送服。

(3)针灸及颈椎牵引。

四诊(2011‐01‐19): 药后症缓,胃脘尚有不适,苔薄,脉细。再以前法。

【处方】

(1)炙黄芪 9 g、党参 12 g、当归 9 g、白芍 12 g、熟地黄 12 g、川芎 12 g、柴胡 9 g、独活 9 g、桑寄生 12 g、秦艽 9 g、防风 12 g、桂枝 9 g、茯苓 15 g、杜仲 12 g、川牛膝 12 g、炙甘草 6 g、熟附片 9 g、淡干姜 6 g、白花蛇舌草 18 g、煅瓦楞子 30 g^{先煎}、蜀羊泉 18 g、大枣 9 g、蜈蚣 3 g、金雀根 15 g、川楝子 9 g、蒲公英 30 g。14 剂,水煎服,每天 1 剂,每天 2 次。

(2)麝香保心丸,每次 2 粒,每天 2 次,药汤送服。

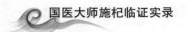

(3) 针灸治疗。

五诊(2011 - 01 - 27): 腰痛已缓,麻木亦少,每当腹压增高时左下肢尚有麻木,苔薄,脉细。此乃气血瘀滞,经脉失畅,肝肾亏虚,治以活血化瘀,祛风除湿,通络止痛。

【处方】

(1) 炙黄芪9 g、党参12 g、当归9 g、白芍12 g、生地黄9 g、川芎9 g、柴胡9 g、桃仁9 g、红花9 g、乳香9 g、五灵脂12 g、羌活9 g、秦艽9 g、制香附12 g、川牛膝12 g、广地龙9 g、炙甘草6 g、炙全蝎3 g、蜈蚣3 g。14 剂,水煎服,每天1 剂,每天2 次。

(2) 麝香保心丸,每次2 粒,每天2 次,药汤送服。

按: 中医根据腰椎间盘突出症主要的临床表现,将之归纳属于"腰背痛""痹证"等范畴。本案患者初诊时症见颈腰疼痛伴左下肢及臀部牵掣麻木,胃脘作胀、嗳气泛酸、灼热,时有腹泻。辨证为气血失和、经脉痹阻、肝木侮土,施杞教授予以圣愈汤加独活寄生汤补气血,益肝肾,祛风湿,止痹痛;加熟附片、淡干姜温经、散寒止痛;白花蛇舌草清热解毒散结;煅瓦楞子止酸、消瘀化痰、软坚散结、制酸止痛;蜀羊泉活血通经、散瘀止痛;大枣健脾和胃;蜈蚣止痉、破瘀、通络止痛。五诊时腰痛已缓,麻木亦少,每当腹压增高时左下肢尚有麻木,辨为肝胃已和,残瘀未散,治以圣愈汤加身痛逐瘀汤加炙全蝎、蜈蚣活血祛瘀,祛风除湿,通络止痛。施杞教授以炙全蝎、蜈蚣二药与祛风、除湿、通络药物同用,以治风湿痹痛、游走不定、手足麻木,常用于慢性筋骨疾病压迫神经根所致的麻木痹痛者。对于久瘀、宿瘀之证,非一味活血化瘀药物能胜其责。根据"久病入络"的原理,血瘀积久往往与气滞、痰湿胶结而为沉痼,施杞教授用活血化瘀药加虫类药活血破瘀,搜经剔络,犹如风扫残云,光照阴霾。全蝎乃治风要药,其能治风者,盖亦以走窜之故,风淫可祛,湿痹可利;蜈蚣走窜之力强而迅速,内到脏腑,外到经络,凡气血凝结之处皆能开之。两药与活血化瘀药合并运用,意在加强攻逐破瘀,消肿定痛的作用,对陈伤、宿瘀一症有着较为满意的疗效。

案十一

钱某,女,52 岁。

主诉: 腰脊酸楚疼痛已有半年余。

初诊(2008 - 10 - 16): 腰脊酸楚疼痛已有半年余,两侧臀部牵掣,以往有骶管囊肿手术近10 年,术后两下肢麻木,目前感觉减退,二便尚可,腑行偏少,44 岁绝经,痛甚期间两膝肿胀,夜寐不宁,偶有心悸,口干少津。外院MRI 示L_4/L_5、L_5/S_1椎间盘突出,苔薄,脉沉细。诊断:腰椎间盘突出症。此乃肝肾阴亏,气血失和,经脉不遂,治以益气血,补肝肾,祛风湿,止痹痛。

【处方】

炙黄芪9 g、党参12 g、当归9 g、白芍12 g、熟地黄12 g、川芎12 g、柴胡9 g、独活9 g、桑寄生12 g、秦艽9 g、防风12 g、桂枝9 g、茯苓15 g、杜仲12 g、川牛膝12 g、炙甘草6 g、制香附 12 g、蜈蚣 3 g、鹿衔草 12 g、制何首乌 18 g、首乌藤 18 g、炒枣仁 15 g、玄参 12 g、大枣 9 g、制知母 9 g、熟附片 6 g。14 剂,水煎服,每天 1 剂,每天 2 次。

二诊(2008 - 11 - 20):腰脊疼痛,两侧臀部牵掣,药后缓而未已,二便尚可,两膝疼痛,神疲乏力,咽喉失畅,夜寐不宁,苔薄,脉细。再以调摄。

【处方】

炙黄芪 9 g、党参 12 g、当归 9 g、白芍 12 g、熟地黄 12 g、川芎 12 g、柴胡 9 g、独活 9 g、桑寄生 12 g、秦艽 9 g、防风 12 g、桂枝 9 g、茯苓 15 g、杜仲 12 g、川牛膝 12 g、炙甘草 6 g、炒子芩 9 g、玄参 12 g、蜈蚣 3 g、首乌藤 18 g、炒升麻 9 g、板蓝根 18 g、神曲 12 g、鸡内金 9 g、糯稻根 18 g。14 剂,水煎服,每天 1 剂,每天 2 次。

三诊(2008 - 12 - 25):腰脊尚有疼痛,右下肢牵掣麻木,便秘,苔薄,脉细。此乃气血瘀滞,经脉失畅,肝肾亏虚,津亏肠燥,治以活血化瘀,祛风除湿,通络止痛,润肠通便。

【处方】

炙黄芪 9 g、党参 12 g、当归 9 g、白芍 12 g、生地黄 9 g、川芎 9 g、柴胡 9 g、桃仁 9 g、红花 9 g、乳香 9 g、五灵脂 12 g、羌活 9 g、秦艽 9 g、制香附 12 g、川牛膝 12 g、广地龙 9 g、炙甘草 6 g、鸡血藤 12 g、蜈蚣 3 g、玄参 12 g、肉苁蓉 30 g、火麻仁 15 g、生大黄 9 g、香谷芽 12 g、补骨脂 9 g。14 剂,水煎服,每天 1 剂,每天 2 次。

四诊(2009 - 01 - 22):药后症缓,夜寐欠宁,苔薄,脉细。再以前法。

【处方】

炒枣仁 15 g、首乌藤 30 g、炙黄芪 9 g、党参 12 g、当归 9 g、白芍 12 g、生地黄 9 g、川芎 9 g、柴胡 9 g、桃仁 9 g、红花 9 g、乳香 9 g、五灵脂 12 g、羌活 9 g、秦艽 9 g、制香附 12 g、川牛膝 12 g、广地龙 9 g、炙甘草 6 g、鸡血藤 12 g、蜈蚣 3 g、玄参 12 g、肉苁蓉 30 g、火麻仁 15 g、生大黄 9 g、香谷芽 12 g、补骨脂 9 g。14 剂,水煎服,每天 1 剂,每天 2 次。

五诊(2009 - 02 - 11):药后症缓。再以前法。

【处方】

射干 9 g、百合 6 g、薄荷 5 g、炒枣仁 15 g、首乌藤 30 g、炙黄芪 9 g、党参 12 g、当归 9 g、白芍 12 g、生地黄 9 g、川芎 9 g、柴胡 9 g、桃仁 9 g、红花 9 g、乳香 9 g、五灵脂 12 g、羌活 9 g、秦艽 9 g、制香附 12 g、川牛膝 12 g、广地龙 9 g、炙甘草 6 g、鸡血藤 12 g、蜈蚣 3 g、玄参 12 g、肉苁蓉 30 g、火麻仁 15 g、生大黄 9 g、香谷芽 12 g、补骨脂 9 g。14 剂,水煎服,每天 1 剂,每天 2 次。

六诊(2009 - 02 - 24):药后症缓,近日腰腿疼痛,苔薄,脉细。再以前法。

【处方】

射干 9 g、百合 6 g、薄荷 5 g、炒枣仁 15 g、首乌藤 30 g、炙黄芪 9 g、党参 12 g、当归 9 g、白芍 12 g、生地黄 9 g、川芎 9 g、柴胡 9 g、老鹳草 12 g、桃仁 9 g、红花 9 g、乳香 9 g、五灵脂 12 g、羌活 9 g、秦艽 9 g、制香附 12 g、川牛膝 12 g、广地龙 9 g、炙甘草 6 g、鸡血藤 12 g、蜈蚣 3 g、玄参 12 g、肉苁蓉 30 g、火麻仁 15 g、生大黄 9 g、香谷芽 12 g、补骨脂 9 g。14 剂,水煎服,每天 1 剂,每天 2 次。

七诊(2009-03-12)：腰骶疼痛,两膝酸楚乏力,咽喉失畅,咯痰不爽,口干,四肢作冷,腑行不畅。此乃气血失和,经脉不畅,痰气交阻,治以破瘀通络,疏肝解痉,化痰利咽,温经通络。

【处方】

板蓝根18g、玄参12g、生石膏15g^{先煎}、青风藤12g、蜈蚣3g、熟附片9g、川桂枝9g、秦艽9g、生大黄6g^{后下}、大枣9g、炙黄芪9g、党参12g、当归9g、白芍12g、生地黄9g、川芎12g、柴胡9g、红花9g、桃仁9g、天花粉12g、穿山甲6g、炙甘草6g、制大黄9g。14剂,水煎服,每天1剂,每天2次。

八诊(2009-05-17)：药后症缓,咽喉不畅,便燥,口干。再以调摄。

【处方】

天花粉12g、枳实12g、绿萼梅9g、板蓝根18g、玄参12g、生石膏15g^{先煎}、青风藤12g、蜈蚣3g、熟附片9g、川桂枝9g、秦艽9g、大枣9g、炙黄芪9g、党参12g、当归9g、白芍12g、生地黄9g、川芎12g、柴胡9g、红花9g、桃仁9g、天花粉12g、穿山甲6g、炙甘草6g、制大黄9g。14剂,水煎服,每天1剂,每天2次。

九诊(2009-07-02)：诸恙渐缓,稍有手麻,腰脊酸楚,两下肢牵掣,夜寐不宁,咽干、便燥,多汗,苔薄,脉细。此乃气血失和,肝肾亏虚,咽喉失畅,治以调和气血,补养肝肾,利咽化痰。

【处方】

仙茅12g、淫羊藿12g、蜈蚣3g、糯稻根30g、火麻仁15g、制川朴15g、炙黄芪9g、太子参12g、当归9g、赤芍12g、生地黄9g、川芎9g、柴胡9g、枳壳9g、桔梗12g、玄参12g、生甘草6g、黄芩9g、板蓝根15g、桃仁9g、制南星9g、生姜3片。14剂,水煎服,每天1剂,每天2次。

十诊(2009-08-27)：腰膝疼痛,药后渐缓,时有反复,胃纳尚可,腑行燥结,口苦,口干,夜寐不宁,汗出较多,苔薄腻、质红,脉细滑。此乃湿热未清,经脉失畅,治以调和气血,清热除湿,温肾通痹。

【处方】

(1)汉防己15g、仙茅12g、淫羊藿12g、肥知母12g、穿山甲4.5g、制何首乌18g、首乌藤18g、香谷芽12g、炙黄芪9g、党参12g、当归9g、赤芍12g、生地黄9g、川芎12g、柴胡9g、苦参9g、苍术9g、白术9g、升麻9g、防风12g、羌活12g、葛根9g、猪苓12g、茵陈12g、黄芩9g、泽泻9g、炙甘草6g。14剂,水煎服,每天1剂,每天2次。

(2)麝香保心丸,每次2粒,每天2次,药汤送服。

十一诊(2010-02-25)：腰脊疼痛,下肢麻木,两膝作胀,神疲乏力,夜寐不宁,胸闷心悸,头痛头胀,便秘,牙龈浮肿,苔薄,脉细沉。此乃气血失和,痰瘀内结,治以调和气血,温经化痰,通络止痛。

【处方】

生麻黄6g、北细辛6g、青风藤18g、老鹳草15g、延胡索15g、徐长卿18g、川牛膝

12 g、玄参 12 g、灵磁石 30 g、炙黄芪 9 g、党参 12 g、当归 9 g、白芍 12 g、熟地黄 12 g、川芎 12 g、柴胡 9 g、山茱萸 12 g、怀山药 18 g、枸杞子 12 g、鹿角片 12 g、菟丝子 12 g、熟附片 9 g、桂枝 9 g、杜仲 12 g、香谷芽 12 g、炙甘草 6 g。14 剂,水煎服,每天 1 剂,每天 2 次。

十二诊(2010 - 05 - 06):药后腰痛、两膝肿胀、下肢、两臀部牵掣缓而未已,腰前俯 90°生理弧度下降,小便失畅,便秘,口干、口苦,夜寐不宁,神疲乏力,苔薄,脉弦细。再以前法。

【处方】

当归 9 g、白芍 12 g、生地黄 9 g、川芎 12 g、桃仁 9 g、红花 9 g、柴胡 9 g、枳壳 12 g、桔梗 12 g、川牛膝 12 g、玄参 12 g、炒子芩 9 g、生大黄 6 g、山茱萸 12 g、淫羊藿 15 g、补骨脂 9 g、鸡血藤 12 g、老鹳草 12 g、香谷芽 12 g。14 剂,水煎服,每天 1 剂,每天 2 次。

十三诊(2010 - 11 - 18):两膝疼痛,腰脊牵掣,手足时有麻木,便秘,夜寐不宁,形寒畏冷,苔薄,脉细沉。诊断:两膝骨关节病。此乃外盛内虚,气血失畅,治以益气化瘀,祛风通络,标本兼顾。

【处方】

炙黄芪 9 g、党参 12 g、当归 9 g、白芍 12 g、生地黄 9 g、川芎 12 g、柴胡 9 g、红花 9 g、桃仁 9 g、天花粉 12 g、炙甘草 6 g、制大黄 9 g、金雀根 15 g、羌活 9 g、独活 9 g、青风藤 15 g、络石藤 15 g、蜈蚣 3 g、肥知母 12 g、玄参 12 g。7 剂,水煎服,每天 1 剂,每天 2 次。

十四诊(2010 - 12 - 23):腰骶疼痛、两髋牵掣、两膝屈伸不利经治疗后渐缓,胃纳尚可,腑行偏少。外院 X 线片示腰椎退变,两髋及膝关节均有退变,腰前俯生理弧度减弱,苔薄,脉细。此乃气血失和,肝肾亏虚,经络痹阻,治以补气血,益肝肾,祛风湿,止痹痛。

【处方】

淫羊藿 12 g、天花粉 12 g、炙地鳖 9 g、三七粉 4 g^{另吞}、火麻仁 15 g、炙黄芪 9 g、党参 12 g、当归 9 g、白芍 12 g、熟地黄 12 g、川芎 12 g、柴胡 9 g、独活 9 g、桑寄生 12 g、秦艽 9 g、防风 12 g、桂枝 9 g、茯苓 15 g、杜仲 12 g、川牛膝 12 g、炙甘草 6 g。7 剂,水煎服,每天 1 剂,每天 2 次。

十五诊(2011 - 02 - 24):骶管囊肿手术后已有 10 年,术后两下肢麻木、感觉减退药后症缓,近日口干、咽喉失畅,苔薄,脉细。此乃气血失畅,肝肾不足,治以补气活血通络,滋补肝肾。

【处方】

板蓝根 18 g、玄参 12 g、淫羊藿 15 g、肥知母 9 g、制何首乌 15 g、首乌藤 15 g、炙地鳖 9 g、三七粉 4 g^{另吞}、生黄芪 30 g、当归 9 g、赤芍 12 g、白芍 12 g、地龙 9 g、川芎 12 g、红花 9 g、桃仁 9 g。7 剂,水煎服,每天 1 剂,每天 2 次。

按:本案初诊时腰脊酸楚疼痛已有半年余,有骶管囊肿手术近 10 年,术后两下肢麻木、感觉减退,并膝关节肿痛,活动欠利,腑行偏少,口干少津,MRI 示 L_4/L_5、L_5/S_1 椎间盘突出,苔薄,脉沉细。四诊合参,施杞教授辨证为肝肾阴亏,气血失和,经脉不遂,治以补气血、益肝肾、祛风湿、止痹痛、养阴生津,方选调身通痹方加味。三诊时疼痛不减,瘀血仍甚,予筋痹方随证加减,活血祛瘀,祛风除湿,通络止痛等调摄近 3 个月。七诊见腰骶疼痛,胸腹失畅,予"痉痹方"加味破瘀通络,疏肝解痉。八诊症缓,咽喉不畅,便燥,口干,予咽痹方加味利咽散结,温通经脉,散寒止痛。方中熟附片、桂枝二药相使,温通经脉,散寒止痛,施杞教授常将二药相使配对,可增强温通经脉,散寒止痛作用,常常作为温阳通脉的基础药对,用于慢性筋骨病寒湿痹痛不能转侧,骨节烦疼掣痛,关节不得屈伸,以及阳虚寒凝所致的多种病证。本案为骨伤疑难杂症,在治疗伤科疑难杂证的过程中施杞教授指出:对伤科疑难杂证的辨证论治之要不在"杂",而在"夹",重在调本。"夹杂证"中不但有脏腑病,还有夹气血痰为病及外感内伤夹杂病。伤科大家石幼山曰:"凡初损之后,日渐由实转虚,或虚中夹实,此时纵有实候可言,亦多为宿痰也;而气多呈虚象,即使损伤之初,气滞之时,亦已有耗气之趋向。"故他提出"以气为主",着眼一个"虚"字。临诊虽可灵活多变,但万变不离其宗,总以温补脾肾为主。益脾健运以促资化、滋补肾元以壮骨生髓的治法,可使耗损之气复原。

案十二

于某,男,58岁。

主诉: 腰脊疼痛,已有多年。

初诊(2011 - 02 - 24): 腰脊疼痛,已有多年,不耐久坐,左下肢稍有麻木,恶风畏寒,冬日腰骶拘紧,嗜烟酒。外院 MRI(2010 - 11 - 16)示 L_4/L_5、L_5/S_1 椎间盘膨出,二便正常,苔薄腻,脉细滑。诊断:腰椎间盘突出症。此乃气血瘀滞,风寒入络,治以益气血,补肝肾,通络止痛。

【处方】

蜈蚣 3 g、制川乌 9 g、制香附 12 g、制苍术 9 g、山楂 9 g、神曲 9 g、炙黄芪 9 g、党参 12 g、当归 9 g、白芍 12 g、熟地黄 12 g、川芎 12 g、柴胡 9 g、独活 9 g、桑寄生 12 g、秦艽 9 g、防风 12 g、桂枝 9 g、茯苓 15 g、杜仲 12 g、川牛膝 12 g、炙甘草 6 g。14 剂,水煎服,每天 1 剂,每天 2 次。

二诊(2011 - 03 - 31): 诸恙渐缓,二便正常,汗出较少,苔薄腻,脉细滑。此乃气血未畅,卫阳闭郁,再以调摄。

【处方】

炙黄芪 9 g、党参 12 g、当归 9 g、白芍 12 g、熟地黄 12 g、川芎 12 g、柴胡 9 g、独活 9 g、桑寄生 12 g、秦艽 9 g、防风 12 g、桂枝 9 g、茯苓 15 g、杜仲 12 g、川牛膝 12 g、炙甘草 6 g、蜈蚣 3 g、熟附片 9 g、生麻黄 6 g^{后下}、制香附 12 g、肉苁蓉 15 g、巴戟天 12 g、山楂 12 g、神曲 12 g。14 剂,水煎服,每天 1 剂,每天 2 次。

按: 痹证的发生,主要由风、寒、湿、热之邪乘虚侵袭人体,闭阻经络,引起气血运行不畅,或病久痰浊瘀血,阻于经隧,深入关节筋脉。《素问·六元正纪大论》曰:"感于寒,则患者关节禁固,腰䯏痛,寒湿推于气交而为疾也。"《丹溪心法·腰痛七十三》曰:"独活寄生汤治肾气虚弱,为风湿所乘,流注腰膝;或挛拳掣痛,不得屈伸;或缓弱冷。""独活(一两)、桑寄生(如无以续断代之)、细辛、牛膝、秦艽、茯苓、白芍、桂心、川芎、防风、人参、熟地黄、当归、杜仲(炒)、甘草(炙,各二两),上锉。每服三钱,水煎,空心服。下利者,去地黄;血滞于下,委中穴刺出血,妙。仍灸肾俞、昆仑,尤佳。"独活寄生汤出自《备急千金要方》,主治痹证日久,肝肾两虚,气血不足。施杞教授常用独活寄生汤合圣愈汤治疗痹证日久,肝肾两虚,气血不足所见的腰膝疼痛,痿软,肢节屈伸不利,或麻木不仁。若伴有疼痛较为严重者可加活血通络之品,如鸡血藤、青风藤、络石藤等;伴有脾虚便溏者可加用扁豆、白术、干姜等温中健脾;畏寒较重者可加附片、淫羊藿等温补肾阳。对于久痹宿瘀,久络手足麻木者加用全蝎、蜈蚣等,施杞教授常用于慢性筋骨病压迫神经根所致的麻木痹痛者。

案十三

孙某,女,46岁。

主诉:腰痛已有半年余。

初诊(2003-12-18):腰痛已有半年余,伴右下肢麻木,灼热疼痛,胃脘作胀,便秘,颈项疼痛,时有手麻,曾有头晕、四肢少温。检查:L_4/L_5、L_5/S_1椎旁压痛(+),无放射,直腿抬高(左)>50°,肌力5级,感觉右小腿外侧痛觉过敏,MRI(2003-11-04)示L_5/S_1椎间盘突出,腰椎轻度退变,苔薄,脉细。诊断:腰椎间盘突出症。此乃气血失和,经脉不遂,治以补气血,益肝肾,止痹痛。

【处方】

炙黄芪15 g、党参12 g、丹参12 g、全当归9 g、赤芍12 g、白芍12 g、川芎12 g、鸡血藤15 g、老鹳草15 g、青风藤15 g、淫羊藿12 g、补骨脂12 g、川牛膝12 g、炙地鳖9 g、香谷芽12 g、炙甘草5 g、大枣10 g。14剂,水煎服,每天1剂,每天2次。

二诊(2004-01-02):药后症缓,苔薄,脉细。再以前法。

【处方】

炙黄芪15 g、党参12 g、丹参12 g、全当归9 g、赤芍12 g、白芍12 g、川芎12 g、鸡血藤15 g、老鹳草15 g、青风藤15 g、淫羊藿12 g、补骨脂12 g、川牛膝12 g、炙地鳖9 g、香谷芽12 g、炙甘草5 g、大枣10 g。21剂,水煎服,每天1剂,每天2次。

三诊(2004-01-29):腰脊疼痛已有缓解,尚有右下肢麻木,少温,苔薄,脉细。此乃气血失和,寒湿痹阻,经脉不畅,治以补气活血,温补肝肾,蠲痹止痛。

【处方】

炙黄芪15 g、党参12 g、丹参12 g、全当归9 g、赤芍12 g、白芍12 g、川芎12 g、鸡血藤15 g、老鹳草15 g、淫羊藿12 g、补骨脂12 g、川牛膝12 g、炙地鳖9 g、香谷芽12 g、炙甘草5 g、大枣10 g、制川乌9 g、厚杜仲12 g、肉苁蓉18 g。28剂,水煎服,每天1剂,每天2次。

四诊(2004-02-26):腰痛已缓,麻木亦少,尚有右下肢拘急,腰脊酸楚,得温则缓,便秘,苔薄,脉细。再以前法。

【处方】

炙黄芪12 g、党参12 g、丹参12 g、全当归9 g、赤芍12 g、白芍12 g、鸡血藤15 g、老鹳草15 g、软柴胡9 g、炒枳壳12 g、川牛膝12 g、肉苁蓉18 g、火麻仁15 g、制川乌9 g、川桂枝9 g、巴戟天12 g、香谷芽12 g、炙甘草5 g。28剂,水煎服,每天1剂,每天2次。

五诊(2011 - 02 - 24): 腰脊疼痛,经治近3个月已瘥,2006年后负重复发,迄今缠绵不已,二便正常。咽痛,肾区叩击左(+)、右(-),腰前俯生理弧度减弱。肾脏彩色超声波示左侧肾脏错构瘤,左肾实质中见6 mm×5 mm稍高回声,颈部MRI示C_3/C_4、C_5/C_6、C_6/C_7椎间盘突出,椎管轻度狭窄,L_4/L_5、L_5/S_1椎间盘突出,L_5/S_1椎体终板炎,苔薄,脉细。诊断:颈腰综合征,左肾错构瘤。此乃气血失和,痰湿凝聚,治以补气血,益肝肾,祛风湿,散痰结,止痹痛。

【处方】

炙黄芪9 g、党参12 g、当归9 g、白芍12 g、熟地黄12 g、川芎12 g、柴胡9 g、独活9 g、桑寄生12 g、秦艽9 g、防风12 g、桂枝9 g、茯苓15 g、杜仲12 g、川牛膝12 g、炙甘草6 g、制南星12 g、海藻30 g、昆布30 g、山楂12 g、神曲12 g、生姜3片,14剂,水煎服,每天1剂,每天2次。

按: 施杞教授认为,辨证乃医治疾病之前提,亦是一项基本功,不可疏于研习。他强调辨证仍当信守四诊八纲,善于将四诊所参与八纲辨证,灵活应用,达到症因脉治,有条不紊。切诊中,施杞教授突出了摸伤患局部及脉诊。他常告诫伤科临诊千万不能因为应诊患者多而疏漏伤患局部和脉诊。手摸方能心会,熟练方可生巧。骨折、筋伤、内伤的临床诊断,离不开摸伤患局部,这是中医伤科的基本功,也是常规检查。本案患者经过前期近3个月调摄,腰脊疼痛已瘥。五诊时负重复发,缠绵不已5年余,施杞教授临证时对其进行详细四诊,发现患者有非常明显肾区叩痛,当时即判断其肾脏异常,超声结果提示肾脏错构瘤。施杞教授指出腰椎间盘突出症发病机制为风寒湿热及闪挫劳损为外因,肝肾亏虚为内因,内外合邪使腰部经脉气血阻滞、筋脉失养,而致腰痛,本病多虚实相兼。本案初诊辨证为气血失和,肝肾亏虚,经脉不遂(血瘀),治以行气活血,疏通经络,补肝肾,投筋痹方合三藤饮(青风藤、络石藤、鸡血藤)加减。经调治近3个月,症瘥,后复因劳力负重而发,缠绵不已5年,辨为气血失和,痰湿凝聚,治以圣愈汤合独活寄生汤补气血,益肝肾,祛风湿;加南星化痰定惊;海藻、昆布消痰软坚,利水消肿;山楂消食化痰。施杞教授认为瘀久必兼水湿,治宜通调,凡有所瘀,莫不壅塞气道,阻滞气机,从而三焦不通,津液不行,滞而化水生湿;津液输布受限,聚而成痰。痰瘀互结,又会加重水湿津液的滞留。正如张景岳《质疑录》所说:"痰者,身之津液也。气滞、血凝,则津液化而为痰,是痰因病而生也。"在痰湿的论治中,施杞教授结合损伤的特点,既重化瘀通络,又重调理气机,利水化痰。

案十四

陆某,女,54岁。

主诉: 颈腰疼痛6年,双下肢麻木3月余。

初诊(2010-11-15)：颈腰疼痛6年余,双下肢麻木3月余。MRI示L$_3$/L$_4$、L$_4$/L$_5$椎间盘突出,舌尖红、苔少,脉弦。诊断：腰椎间盘突出症。此乃气血失和,筋脉瘀阻,治以活血通络止痛。

【处方】

(1)生黄芪30g、当归9g、赤芍12g、白芍12g、地龙9g、川芎12g、红花9g、桃仁9g、炙僵蚕12g、炙地鳖12g、台乌药15g、桑枝15g、汉防己12g、羌活9g、独活9g、炒子芩15g、炙鳖甲15g。7剂,水煎服,每天1剂。

(2)麝香保心丸,每次2粒,每天2次,药汤送服。

二诊(2010-12-03)：腰脊疼痛,以酸楚为主,下肢麻木,颈项酸楚,双手麻木,间歇性跛行(1 000 m),二便正常,口苦、畏冷,舌质红,脉细滑。此乃气血失和,肝肾不足,治以补气血,益肝肾,祛风湿,止痹痛。

【处方】

(1)炙黄芪9g、党参12g、当归9g、白芍12g、熟地黄12g、川芎12g、柴胡9g、独活9g、桑寄生12g、秦艽9g、防风12g、桂枝9g、茯苓15g、杜仲12g、川牛膝12g、炙甘草6g、金雀根15g、淫羊藿15g、肥知母9g、炙地鳖9g、香谷芽12g。7剂,水煎服,每天1剂。

(2)麝香保心丸,每次2粒,每天2次,药汤送服。

三诊(2011-02-24)：颈腰疼痛,手足麻木,胃纳尚可,便溏,苔薄,脉细。此乃气滞血瘀,肝肾不足,经脉痹阻,治以活血化瘀,祛风除湿,通络止痛,行气健脾。

【处方】

(1)炙黄芪9g、党参12g、当归9g、白芍12g、生地黄9g、川芎9g、柴胡9g、桃仁9g、红花9g、乳香9g、五灵脂12g、羌活9g、秦艽9g、制香附12g、川牛膝12g、广地龙9g、炙甘草6g、广木香9g、春砂仁3g、延胡索15g、徐长卿15g、炙甘草6g。7剂,水煎服,每天1剂。

(2)麝香保心丸,每次2粒,每天2次,药汤送服。

四诊(2011-04-07)：颈腰疼痛缓而未已,恶风,四肢畏冷,时有夜间颈项及上身出汗,大便正常,夜尿3次,苔薄,脉细沉。此乃气血失和,肝肾不足,治以益气化瘀,温肾通络,舒筋止痛。

【处方】

炙黄芪9g、党参12g、当归9g、白芍12g、熟地黄12g、川芎12g、柴胡9g、山茱萸12g、怀山药18g、枸杞子12g、鹿角片12g、菟丝子12g、熟附片9g、桂枝9g、杜仲12g、香谷芽12g、炙甘草6g、制苍术9g、广木香9g、秦艽9g、糯稻根30g、炒羌活9g。7剂,水煎服,每天1剂,每天2次。

五诊(2011-06-02)：颈腰酸楚疼痛,偶有手麻,头晕,汗出较多,二便正常,苔薄,脉细滑。此乃气血不足,经脉失养,治以补气血,益肝肾,祛风湿,止痹痛,固表敛汗。

【处方】

炙黄芪9g、党参12g、当归9g、白芍12g、熟地黄12g、川芎12g、柴胡9g、独活9g、桑寄生12g、秦艽9g、防风12g、桂枝9g、茯苓15g、杜仲12g、川牛膝12g、炙甘草6g、明天麻12 g、制何首乌15 g、首乌藤15 g、糯稻根30 g、制香附12 g。7剂,水煎服,每天1剂,每天2次。

六诊(2011-08-11):颈腰疼痛已瘥,近期耳鸣,胃纳欠佳,苔薄腻,脉细滑。此乃肝肾不足,痰湿内蕴,治以益肾通痹,醒脾开胃。

【处方】

炙黄芪9 g、党参12 g、当归9 g、白芍12 g、熟地黄12 g、川芎12 g、柴胡9 g、山茱萸12 g、怀山药18 g、枸杞子12 g、鹿角片12 g、菟丝子12 g、川牛膝12 g、炙龟板9 g、鸡血藤12 g、香谷芽12 g、炙甘草6 g、石菖蒲18 g、粉葛根15 g、秦艽9 g、炒羌活9 g。14剂,水煎服,每天1剂,每天2次。

按:腰椎间盘突出症的发病皆因素体禀赋虚,加之劳累太过,或年老体弱,致肾气虚损,肾精亏耗,久之肝血不足;肝血亏虚,肝藏血主筋,肾藏精主骨,肾精肝血亏耗则筋骨无以濡养而发为腰痛。正如《诸病源候论·腰背病诸候》曰:"夫腰痛皆由伤肾气所为。肾虚受于风邪,风邪停积于肾经,与气血相击,久而不散,故久腰痛。"本案初诊时颈腰疼痛伴双下肢麻木,舌尖红、苔少,脉弦。此乃肝肾阴亏,气血失和,筋脉瘀阻。开路方以补阳还五汤补气活血通络,加炙僵蚕祛风止痛、化痰散结、息风止痉;炙地鳖破血逐瘀消肿止痛;台乌药行气止痛;桑枝通络;汉防己祛风除湿、利水消肿;羌活、独活祛风除湿止痛;炒子芩清肝热;炙鳖甲滋阴散结。二诊时腰脊疼痛,以酸楚为主,下肢麻木,颈项酸楚,双手麻木,间歇性跛行(1 000 m),二便正常,口苦、畏冷。舌质红、脉细滑。此乃气血失和,肝肾不足,予调身通痹方加金雀根、淫羊藿、肥知母、炙地鳖、香谷芽活血祛瘀,祛风除湿,通络止痛,补肝肾。四诊时颈腰疼痛缓而未已,恶风,四肢畏冷,时有夜间颈项及上身出汗,大便正常,夜尿3次,苔薄,脉细沉。此乃气血失和,肝肾不足,治以益气化瘀,温肾通络,舒筋止痛。六诊时腰痛已瘥,耳鸣,纳差,为肝肾不足,痰湿内蕴,治以益肾通痹,滋阴补肾,醒脾开胃,祛风止痛。施杞教授指出,对于此病的诊断、治疗时,应运用立体思维分析,辨病与辨证相结合,掌握椎间盘退变的三期变化规律,抓住腰椎间盘突出症的核心病理机制,才能在处方用药时得心应手。

案十五

俞某,女,59岁。

主诉:腰脊酸痛数年。

初诊(2009-02-19):腰脊酸痛,活动牵掣,不能久坐立,病有数年,时有酸楚,手麻,四肢少温。夜尿3~4次,夜寐不宁,胃纳尚可,苔薄腻,脉细沉。诊断:腰椎间盘突出症。此乃气血失和,肝肾不足,治以滋补肝肾,化瘀通络,养血填精。

【处方】

首乌藤18 g、炒枣仁15 g、淫羊藿12 g、台乌药9 g、蜈蚣3 g、制苍术9 g、川牛膝12 g、老鹳草 15 g、八月札 15 g、炙黄芪 9 g、党参 12 g、当归 9 g、白芍 12 g、熟地黄 12 g、川芎 12 g、柴胡 9 g、山萸萸 12 g、怀山药 18 g、枸杞子 12 g、鹿角片 12 g、菟丝子 12 g、熟附片 9 g、桂枝 9 g、杜仲 12 g、香谷芽 12 g、炙甘草 6 g。14 剂,水煎服,每天 1 剂,每天 2 次。药渣外敷颈部。

二诊(2009 - 02 - 24): 药后症缓,苔薄,边有齿痕,脉细。再以前法。

【处方】

首乌藤 18 g、炒枣仁 15 g、淫羊藿 12 g、台乌药 9 g、蜈蚣 3 g、制苍术 9 g、川牛膝 12 g、老鹳草 15 g、八月札 15 g、炙黄芪 9 g、党参 12 g、当归 9 g、白芍 12 g、熟地黄 12 g、川芎 12 g、柴胡 9 g、山萸萸 12 g、怀山药 18 g、枸杞子 12 g、鹿角片 12 g、菟丝子 12 g、熟附片 9 g、桂枝 9 g、杜仲 12 g、香谷芽 12 g、炙甘草 6 g。14 剂,水煎服,每天 1 剂,药渣外敷颈部。

三诊(2009 - 03 - 17): 药后症缓,右侧臀部疼痛牵掣,舌质红,苔薄,脉细。再以前法。

【处方】

首乌藤 18 g、炒枣仁 15 g、淫羊藿 12 g、台乌药 9 g、蜈蚣 3 g、制苍术 9 g、川牛膝 12 g、老鹳草 15 g、八月札 15 g、炙黄芪 9 g、党参 12 g、当归 9 g、白芍 12 g、熟地黄 12 g、川芎 12 g、柴胡 9 g、山萸萸 12 g、怀山药 18 g、枸杞子 12 g、鹿角片 12 g、菟丝子 12 g、熟附片 9 g、桂枝 9 g、杜仲 12 g、香谷芽 12 g、炙甘草 6 g、旋覆梗 12 g、威灵仙 15 g。14 剂,水煎服,每天 1 剂,每天 2 次。药渣外敷颈部。

四诊(2009 - 03 - 31): 诸恙如前,近月劳累,腰腿酸胀,夜寐欠安,苔薄,脉细。再以前法。

【处方】

首乌藤 18 g、炒枣仁 15 g、淫羊藿 12 g、台乌药 9 g、蜈蚣 3 g、制苍术 9 g、川牛膝 12 g、老鹳草 15 g、八月札 15 g、炙黄芪 9 g、党参 12 g、当归 9 g、白芍 12 g、熟地黄 12 g、川芎 12 g、柴胡 9 g、山萸萸 12 g、怀山药 18 g、枸杞子 12 g、鹿角片 12 g、菟丝子 12 g、熟附片 9 g、桂枝 9 g、杜仲 12 g、香谷芽 12 g、炙甘草 6 g、旋覆梗 12 g、威灵仙 15 g、灵芝 15 g、珍珠母 30 g先煎。14 剂,水煎服,每天 1 剂,每天 2 次。药渣外敷颈部。

五诊(2009 - 04 - 16): 腰脊酸楚,足趾麻木,畏冷,药后已缓,二便正常,夜寐欠宁,苔薄腻,脉细。再以调摄。

【处方】

(1) 制何首乌 18 g、首乌藤 18 g、炒枣仁 15 g、淫羊藿 15 g、肥知母 9 g、山楂 12 g、神曲 12 g、川牛膝 12 g、鸡血藤 15 g、老鹳草 15 g、炙黄芪 9 g、党参 12 g、当归 9 g、白芍 12 g、熟地黄 12 g、川芎 12 g、柴胡 9 g、山萸萸 12 g、怀山药 18 g、枸杞子 12 g、鹿角片 12 g、菟丝子 12 g、熟附片 9 g、桂枝 9 g、杜仲 12 g、香谷芽 12 g、炙甘草 6 g。14 剂,水煎服,每天 1 剂,每天 2 次。药渣外敷颈部。

(2) 麝香保心丸,每次 2 粒,每天 2 次,药汤送服。

六诊(2009 - 05 - 19): 药后症缓,夜尿频数,苔薄,脉细。再以前法。

【处方】

(1) 首乌藤 18 g、炒枣仁 15 g、淫羊藿 12 g、台乌药 9 g、蜈蚣 3 g、制苍术 9 g、川牛膝

12 g、老鹳草 15 g、八月札 15 g、炙黄芪 9 g、党参 12 g、当归 9 g、白芍 12 g、熟地黄 12 g、川芎 12 g、柴胡 9 g、山茱萸 12 g、怀山药 18 g、枸杞子 12 g、鹿角片 12 g、菟丝子 12 g、熟附片 9 g、桂枝 9 g、杜仲 12 g、香谷芽 12 g、炙甘草 6 g、旋覆梗 12 g、威灵仙 15 g、灵芝 15 g、珍珠母 30 g^{先煎}、覆盆子 12 g、嫩射干 12 g。14 剂，水煎服，每天 1 剂，每天 2 次。药渣外敷颈部。

（2）麝香保心丸，每次 2 粒，每天 2 次，药汤送服。

七诊（2009 - 06 - 09）：疼痛减轻，苔薄，脉细。再以前法。

【处方】

（1）首乌藤 18 g、炒枣仁 15 g、淫羊藿 12 g、台乌药 9 g、蜈蚣 3 g、制苍术 9 g、川牛膝 12 g、老鹳草 15 g、八月札 15 g、炙黄芪 9 g、当归 9 g、白芍 12 g、熟地黄 12 g、川芎 12 g、柴胡 9 g、山茱萸 12 g、怀山药 18 g、鹿角片 12 g、菟丝子 12 g、熟附片 9 g、桂枝 9 g、杜仲 12 g、香谷芽 12 g、炙甘草 6 g、灵芝 15 g、珍珠母 30 g^{先煎}、覆盆子 15 g、嫩射干 9 g、粉葛根 12 g、香白芷 12 g。14 剂，水煎服，每天 1 剂，每天 2 次。药渣外敷颈部。

（2）麝香保心丸，每次 2 粒，每天 2 次，药汤送服。

八诊（2009 - 10 - 29）：颈腰疼痛，手足麻木，便溏，夜寐不宁，夜尿 3 次，形寒肢冷，夜间小腿抽筋，停经 1 年，苔薄，脉细。此乃气血失和，肾阳亏虚，经脉痹阻，治以补气血，温肾阳，祛风湿，止痹痛。

【处方】

（1）淫羊藿 12 g、巴戟天 12 g、蜈蚣 3 g、大枣 9 g、乌梢蛇 9 g、香谷芽 12 g、制川乌 9 g、炙黄芪 9 g、党参 12 g、当归 9 g、白芍 12 g、熟地黄 12 g、川芎 12 g、柴胡 9 g、独活 9 g、桑寄生 12 g、秦艽 9 g、防风 12 g、桂枝 9 g、茯苓 15 g、杜仲 12 g、川牛膝 12 g、炙甘草 6 g。14 剂，水煎服，每天 1 剂，每天 2 次。药渣外敷颈部。

（2）麝香保心丸，每次 2 粒，每天 2 次，药汤送服。

九诊（2009 - 11 - 12）：药后症缓，尿频尿急，胃脘作胀，头晕，苔薄腻，脉细。再以前法。

【处方】

（1）淫羊藿 12 g、巴戟天 12 g、蜈蚣 3 g、大枣 9 g、乌梢蛇 9 g、香谷芽 12 g、制川乌 9 g、炙黄芪 9 g、党参 12 g、当归 9 g、白芍 12 g、熟地黄 12 g、川芎 12 g、柴胡 9 g、独活 9 g、桑寄生 12 g、秦艽 9 g、防风 12 g、桂枝 9 g、茯苓 15 g、杜仲 12 g、川牛膝 12 g、炙甘草 6 g、陈皮 9 g、姜半夏 9 g、明天麻 12 g、杏仁 9 g、芡实 9 g。14 剂，水煎服，每天 1 剂，每天 2 次。药渣外敷颈部。

（2）金钱草 6 g、玉米须 6 g、菊花 6 g，代茶。

（3）麝香保心丸，每次 2 粒，每天 2 次，药汤送服。

十诊（2009 - 12 - 02）：药后症缓，咳嗽痰多，便溏，苔薄，脉细。再以前法。

【处方】

（1）旋覆梗 15 g、煅龙骨 30 g^{先煎}、煅牡蛎 30 g^{先煎}、淫羊藿 12 g、巴戟天 12 g、蜈蚣 3 g、大枣 9 g、乌梢蛇 9 g、香谷芽 12 g、制川乌 9 g、炙黄芪 9 g、党参 12 g、当归 9 g、白芍 12 g、熟地黄 12 g、川芎 12 g、柴胡 9 g、独活 9 g、桑寄生 12 g、秦艽 9 g、防风 12 g、桂枝 9 g、茯苓 15 g、杜

仲 12 g、川牛膝 12 g、炙甘草 6 g、陈皮 9 g 姜半夏 9 g、明天麻 12 g、杏仁 9 g、芡实 9 g。14 剂，水煎服，每天 1 剂，每天 2 次。药渣外敷颈部。

（2）金钱草 6 g、玉米须 6 g、菊花 6 g，代茶。

十一诊（2010－03－06）：周身不适，活动牵掣，夜寐不宁，心烦，小便多，手麻，腑行偏多，苔薄、质红，脉细沉。此乃气血不足，经脉失养，治以健脾养心，活血通络，温补肝肾，解郁通痹。

【处方】

（1）厚杜仲 15 g、补骨脂 9 g、淫羊藿 15 g、老鹳草 15 g、蜈蚣 3 g、炙黄芪 9 g、党参 12 g、当归 9 g、白芍 12 g、生地黄 9 g、川芎 12 g、柴胡 9 g、茯神 15 g、远志 9 g、酸枣仁 15 g、木香 9 g、苍术 9 g、制香附 12 g、栀子 9 g、神曲 12 g、大枣 9 g、炙甘草 6 g。14 剂，水煎服，每天 1 剂，每天 2 次。药渣外敷颈部。

（2）麝香保心丸，每次 2 粒，每天 2 次，药汤送服。

十二诊（2010－03－12）：药后症缓，便溏，苔薄，脉细。再以前法。

【处方】

（1）生地黄 6 g、炒栀子 6 g、炒防风 12 g、干姜 6 g、灵芝 15 g、厚杜仲 15 g、补骨脂 9 g、淫羊藿 15 g、老鹳草 15 g、蜈蚣 3 g、炙黄芪 9 g、党参 12 g、当归 9 g、白芍 12 g、川芎 12 g、柴胡 9 g、茯神 15 g、远志 9 g、酸枣仁 15 g、木香 9 g、苍术 9 g、制香附 12 g、神曲 12 g、炙甘草 6 g。14 剂，水煎服，每天 1 剂，每天 2 次。药渣外敷颈部。

（2）麝香保心丸，每次 2 粒，每天 2 次，药汤送服。

十三诊（2010－04－07）：药后症缓，咽喉失畅，大便欠畅，咽充血（＋＋），苔薄，脉细。此乃气血不足，痰气交阻，经脉失畅，治以健脾养心，活血通络，温补肝肾，化痰散结，解郁通痹。

【处方】

（1）嫩射干 12 g、枳壳 15 g、姜半夏 9 g、明天麻 12 g、厚杜仲 15 g、补骨脂 9 g、淫羊藿 15 g、老鹳草 15 g、蜈蚣 3 g、炙黄芪 9 g、党参 12 g、当归 9 g、白芍 12 g、生地黄 9 g、川芎 12 g、柴胡 9 g、茯神 15 g、远志 9 g、酸枣仁 15 g、木香 9 g、苍术 9 g、制香附 12 g、栀子 9 g、神曲 12 g、大枣 9 g、炙甘草 6 g。14 剂，水煎服，每天 1 剂，每天 2 次。药渣外敷颈部。

（2）麝香保心丸，每次 2 粒，每天 2 次，药汤送服。

（3）鱼脑石 15 g、海金沙 15 g、金钱草 30 g、鸡内金 15 g，代茶。

十四诊（2010－06－18）：药后症缓，近腰痛又作，活动不利，苔薄腻，边有齿痕，脉细。此乃气滞血瘀，肝肾亏虚，经脉痹阻，治以活血化瘀，行气止痛，健脾化湿，滋补肝肾。

【处方】

（1）炙黄芪 12 g、党参 12 g、丹参 12 g、苍术 12 g、白术 12 g、汉防己 12 g、全当归 12 g、川芎 9 g、赤芍 12 g、白芍 12 g、炙乳香 9 g、秦艽 9 g、炒羌活 9 g、川牛膝 12 g、五灵脂 12 g、制川乌 9 g、川桂枝 9 g、熟地黄 9 g、山茱萸 12 g、制香附 12 g、八月札 12 g、川楝子 9 g、延胡索 15 g、煅瓦楞子 30 g[先煎]、川连 6 g。7 剂，水煎服，每天 1 剂，每天 2 次。药渣外敷颈部。

（2）麝香保心丸，每次 2 粒，每天 2 次，药汤送服。

十五诊（2010-06-23）：药后诸恙渐缓，腰部酸胀乏力，便溏，夜寐欠安，苔薄腻，边有齿痕，脉细。再以前法。

【处方】

（1）炙黄芪 12 g、党参 12 g、苍术 12 g、白术 12 g、汉防己 12 g、全当归 12 g、川芎 9 g、赤芍 12 g、白芍 12 g、炙乳香 9 g、秦艽 9 g、炒羌活 9 g、川牛膝 12 g、补骨脂 12 g、制川乌 9 g、川桂枝 9 g、五味子 9 g、山茱萸 12 g、制香附 12 g、八月札 12 g、酸枣仁 15 g、煅瓦楞子 30 g^先煎、川连 6 g、怀山药 30 g、桑寄生 15 g、防风 9 g。7 剂，水煎服，每天 1 剂，每天 2 次。药渣外敷颈部。

（2）麝香保心丸，每次 2 粒，每天 2 次，药汤送服。

十六诊（2010-07-07）：腰痛已缓，便溏，苔薄腻，脉细。再以前法。

【处方】

（1）川桂枝 6 g、炒白芍 24 g、淫羊藿 15 g、炙地鳖 9 g、炙黄芪 12 g、党参 12 g、苍术 12 g、白术 12 g、汉防己 12 g、全当归 12 g、川芎 9 g、炙乳香 9 g、秦艽 9 g、炒羌活 9 g、川牛膝 12 g、补骨脂 12 g、制川乌 9 g、五味子 9 g、制香附 12 g、八月札 12 g、川楝子 9 g、酸枣仁 15 g、煅瓦楞子 30 g^先煎、川连 6 g、怀山药 30 g、桑寄生 15 g、防风 9 g。7 剂，水煎服，每天 1 剂，每天 2 次。药渣外敷颈部。

（2）麝香保心丸，每次 2 粒，每天 2 次，药汤送服。

十七诊（2010-07-21）：药后症缓，苔薄腻，脉细。再以前法。

【处方】

淫羊藿 15 g、续断 15 g、地鳖虫 9 g、旋覆梗 12 g、泽泻 12 g、金钱草 30 g、白花蛇舌草 30 g、枳壳 12 g、粉葛根 15 g、藿香 12 g、防风 12 g、陈皮 9 g、半夏 9 g、炙黄芪 9 g、党参 12 g、当归 9 g、白芍 12 g、熟地黄 12 g、川芎 12 g、柴胡 9 g、独活 9 g、桑寄生 12 g、秦艽 9 g、防风 12 g、桂枝 9 g、茯苓 15 g、杜仲 12 g、川牛膝 12 g、炙甘草 6 g。14 剂，水煎服，每天 1 剂，每天 2 次。药渣外敷颈部。

十八诊（2010-11-10）：药后症缓，已行胆囊切除术 2 月。目前腰脊酸楚，夜尿频繁，睡眠不安，小腿抽筋，苔薄腻，边有齿痕，脉细。此乃气血失和，经脉失养，治以补气活血，行气化痰，补肝益肾，温经通络。

【处方】

淫羊藿 15 g、续断 15 g、地鳖虫 9 g、旋覆梗 12 g、泽泻 12 g、台乌药 12 g、白花蛇舌草 30 g、枳壳 12 g、粉葛根 15 g、藿香 12 g、覆盆子 12 g、陈皮 9 g、半夏 9 g、炙黄芪 9 g、党参 12 g、当归 9 g、白芍 12 g、熟地黄 12 g、川芎 12 g、柴胡 9 g、独活 9 g、桑寄生 12 g、秦艽 9 g、防风 12 g、桂枝 9 g、茯苓 15 g、杜仲 12 g、川牛膝 12 g、炙甘草 6 g、附片 9 g、木瓜 15 g。28 剂，水煎服，每天 1 剂，每天 2 次。药渣外敷颈部。

十九诊（2010-12-16）：近期天气转凉，腰脊疼痛、酸胀加重，右下肢牵掣，腑行偏多，夜寐不宁，苔薄腻，脉细滑。再以调摄。

【处方】

炙黄芪9g、党参12g、当归9g、白芍12g、熟地黄12g、川芎12g、柴胡9g、独活9g、桑寄生12g、秦艽9g、防风12g、桂枝9g、茯苓15g、杜仲12g、川牛膝12g、炙甘草6g、熟附片9g、干姜6g、川连6g、首乌藤18g、炒枣仁15g、制香附12g。7剂,水煎服,每天1剂,每天2次。

二十诊(2011-01-20):药后症缓,时有腰痛,口苦,苔薄、黄腻,脉细。再以前法。

【处方】

桂枝9g、金雀根12g、薏苡仁15g、姜半夏6g、藿香12g、炙黄芪9g、党参12g、当归9g、白芍12g、熟地黄12g、川芎12g、柴胡9g、独活9g、桑寄生12g、秦艽9g、防风12g、桂枝9g、茯苓15g、杜仲12g、川牛膝12g、炙甘草6g、熟附片9g、干姜6g、川连6g、首乌藤18g、制香附12g。7剂,水煎服,每天1剂,每天2次。

二十一诊(2011-02-23):药后症缓,苔薄,脉细。再以前法。

【处方】

桂枝9g、金雀根12g、薏苡仁15g、姜半夏6g、藿香12g、炙黄芪9g、党参12g、当归9g、白芍12g、熟地黄12g、川芎12g、柴胡9g、独活9g、桑寄生12g、秦艽9g、防风12g、桂枝9g、茯苓15g、杜仲12g、川牛膝12g、炙甘草6g、熟附片9g、干姜6g、小川连6g、首乌藤18g、制香附12g。7剂,水煎服,每天1剂,每天2次。

二十二诊(2011-03-03):诸恙如前,药后时有颈项、腰部疼痛反复,右侧上肢牵掣,胃脘作胀,夜寐不宁,苔薄腻,脉细滑。此乃气滞血瘀,肝肾亏虚,经脉痹阻,治以活血化瘀,行气止痛,健脾化湿,滋补肝肾。

【处方】

制苍术9g、山楂12g、神曲12g、首乌藤18g、合欢皮12g、淡远志9g、炙黄芪9g、党参12g、当归9g、白芍12g、生地黄9g、川芎9g、柴胡9g、桃仁9g、红花9g、乳香9g、五灵脂12g、羌活9g、秦艽9g、制香附12g、川牛膝12g、广地龙9g、炙甘草6g。7剂,水煎服,每天1剂,每天2次。

按:《诸病源候论·腰背病诸候》曰:"夫腰痛皆由伤肾气所为。肾虚受于风邪,风邪停积于肾经,与气血相击,久而不散,故久腰痛。"中医根据腰椎间盘突出症主要的临床表现,将之归纳属于"腰背痛""腰痛""痹证"等范畴。中医学认为,气血、经络与脏腑功能的失调和腰痛的发生有着密切的关系,腰为肾之府,故本病与肾的关系最为密切。本案患者年近花甲,腰脊酸痛,活动牵掣,不能久坐立,病有数年,时有酸楚,手麻,四肢少温,夜尿3~4次,夜寐不宁,施杞教授辨证为气血失和,肝肾不足,治以温补肝肾,充养精髓,益气化瘀,通络止痛,养血安神,方选温肾通痹方加首乌藤、炒枣仁、淫羊藿、台乌药、蜈蚣、制苍术、川牛膝、老鹳草、八月札等。温肾通痹方由右归丸合圣愈汤加减而成。右归丸出自《景岳全书》,是由金匮肾气丸减去"三泻"(泽泻、茯苓、牡丹皮),加鹿角胶、菟丝子、杜仲、枸杞子、当归而成,增加了温补的作用,使药效更能专于温补,是一首十分著名的温补方剂。张景岳根据"阴阳互根""阴阳互济"的理论,提出了"善补阳者必于阴中求阳,则阳得阴助而生化无穷"。方中以附子、肉桂、鹿角胶为君药,温补肾阳,填精补髓。臣以熟地黄、枸杞子、山茱萸、山药滋阴益肾,养肝补脾。佐以菟丝子补阳益阴,固精缩尿;杜仲补益肝肾,强筋壮骨;当归养血和血,助鹿角胶以补养精血。圣愈汤中黄芪、党参补脾益阳,四物汤(当归、白芍、川芎、熟地黄)养血活血,柴胡疏肝理气,为肝经引经药。两方合用,气旺则阳旺,并"阴中求阳",使阳气有化生之源,共奏温补肾阳,填精益髓之功。十一诊时周身不适,活动牵掣,夜寐不宁,心烦,病程迁延,日久伤及心之气血,久而不已内传而成心痹,故施杞教授以圣愈汤合归脾汤、越鞠丸加减健脾养心,疏肝解郁。至本案后期痹证日久,辨为肝肾两虚,气血不足证。症见腰脊疼痛,痿软,肢节屈伸不利,或麻木不仁,投以补气血,益肝肾,祛风湿,止痹痛之圣愈汤合独活寄生汤。《备急千金要方·腰痛第七》认为,"独活寄生汤,腰背痛者,皆是肾气虚弱,卧冷湿当风得之。不时速治,喜流入脚膝,或为偏枯冷痹缓弱疼重。若有腰痛挛,脚重痹急,宜服之"。

案十六

龚某,男,59 岁。

主诉:腰脊疼痛伴左下肢麻木 2 周。

初诊(2011 - 03 - 24):腰脊疼痛已有 2 周,左下肢麻木,腰前俯生理弧度减弱,外院 MRI 示 L_4/L_5、L_5/S_1 椎间盘突出,左侧神经根受压,胃纳、二便均可,苔薄腻,脉细滑。诊断:腰椎间盘突出症。此乃气血失和,经脉失养,治以活血祛瘀,祛风除湿,通络止痛。

【处方】

(1)炙黄芪 9 g、党参 12 g、当归 9 g、白芍 12 g、生地黄 9 g、川芎 9 g、柴胡 9 g、桃仁 9 g、红花 9 g、乳香 9 g、五灵脂 12 g、羌活 9 g、秦艽 9 g、制香附 12 g、川牛膝 12 g、广地龙 9 g、炙甘草 6 g、白花蛇舌草 30 g、蜀羊泉 15 g、炙地鳖 12 g、金雀根 15 g、青风藤 15 g。7 剂,水煎服,每天 1 剂,每天 2 次。

(2)麝香保心丸,每次 2 粒,每天 2 次。

二诊(2011 - 06 - 09):腰脊疼痛,左下肢牵掣麻木,时有反复,胃纳、二便尚可,苔白腻,脉细滑。此乃气血失和,湿热痹阻,治以清热利湿,疏风祛痹止痛。

【处方】

(1)炙黄芪 9 g、党参 12 g、当归 9 g、赤芍 12 g、生地黄 9 g、川芎 12 g、柴胡 9 g、苦参 9 g、苍术 9 g、白术 9 g、升麻 9 g、防风 12 g、羌活 12 g、葛根 9 g、知母 9 g、猪苓 12 g、茵陈 12 g、黄芩 9 g、泽泻 9 g、炙甘草 6 g、制川乌 9 g、露蜂房 12 g、蜈蚣 3 g、制香附 12 g。7 剂,水煎服,每天 1 剂,每天 2 次。

(2)麝香保心丸,每次 2 粒,每天 2 次。

按:《金匮要略》早已开始对腰痛进行辨证论治,创肾虚腰痛用肾气丸、寒湿腰痛用干姜苓术汤治疗,两方一直为后世所重视。隋代《诸病源候论》在病因学上充实了"坠堕伤腰""劳损于肾"等病因,分类上分为卒腰痛与久腰痛。金元时期,《丹溪心法·腰痛》指出腰痛病因有"湿热、肾虚、瘀血、挫闪、痰积",并强调肾虚的重要作用。《证治汇补·腰痛》指出:"唯补肾为先,而后随邪之所见者以施治,标急则治标,本急则治本,初痛宜疏邪滞,理经隧,久痛宜补真元,养血气。"这种分清标本先后缓急的治疗原则,对临床很有意义。腰痛一病,外感内伤均可发生,病机为风寒湿热、气滞血瘀壅滞于经络,或肾精亏损、筋脉失养所致。因腰为肾府,但以肾虚为本,风寒湿热、气滞血瘀为标,虚者补肾壮腰为治;实者祛邪活络为法,临证分清标本缓急,分别选用散寒、除湿、清热、理气、化瘀、益精、补肾等法,若虚实夹杂,又当攻中兼补,或补中兼攻,权衡施治。本案初诊时腰脊疼痛、左下肢麻木、腰前俯生理弧度减弱、左侧神经根受压,苔薄腻,脉细滑,诊断为腰椎间盘突出症,辨为气血失和,经脉失养,治以筋痹方加白花蛇舌草、蜀羊泉、炙地鳖、金雀根、青风藤活血祛瘀,祛风除湿,通络止痛。二诊时腰脊疼痛,左下肢牵掣麻木,苔白腻,脉细滑,辨为湿热痹阻,方选圣愈汤合当归拈痛汤加味清热利湿疏风,祛痹止痛。

案十七

夏某,男,39岁。

主诉:腰脊疼痛40余天。

初诊(2011-04-28):腰脊疼痛运动损伤已有40余天,右下肢、右足拇趾麻木,二便正常。外院MRI(2011-03-23)示L_4/L_5椎间盘巨大偏右中央突出,苔薄腻、质紫,脉弦细。诊断:腰椎间盘突出症。此乃气血瘀滞,经脉不遂,治以行气活血,通络止痛。

【处方】

(1)炙黄芪9g、党参12g、当归9g、白芍12g、生地黄9g、川芎9g、柴胡9g、桃仁9g、红花9g、乳香9g、五灵脂12g、羌活9g、秦艽9g、制香附12g、川牛膝12g、广地龙9g、炙甘草6g、炙地鳖12g、蜈蚣3g。14剂,水煎服,每天1剂,每天2次。

(2)麝香保心丸,每次2粒,每天2次,药汤送服。

二诊(2011-05-19):腰痛已缓,稍有酸楚,右下肢麻木亦少,小腿外侧未已,二便正常,苔薄腻,脉细滑。再以调摄。

【处方】

(1)炙黄芪9g、党参12g、当归9g、白芍12g、生地黄9g、川芎9g、柴胡9g、桃仁9g、红花9g、乳香9g、五灵脂12g、羌活9g、秦艽9g、制香附12g、川牛膝12g、广地龙9g、炙甘草6g、炙地鳖12g、蜈蚣3g、生黄芪30g、炙全蝎3g、枸杞子12g。28剂,水煎服,每天1剂,每天2次。

(2)麝香保心丸,每次2粒,每天2次,药汤送服。

按:腰椎间盘突出症的临床症状多以腰痛,下肢疼痛、麻木为主。本案患者腰脊疼痛,有运动损伤,右下肢、右足拇趾麻木,MRI示L_4/L_5椎间盘巨大偏右中央突出,苔薄腻、质紫,脉弦细,辨为气血瘀滞,经脉不遂,治以行气活血,疏通经络,以筋痹方合三虫饮(全蝎、蜈蚣、地鳖虫)加减。二诊时腰痛已缓,稍有酸楚,右下肢麻木亦少,小腿外侧未已,原方加生黄芪补气利水,枸杞子补肝肾,攻补兼施,祛邪不伤正。清·陈士铎《辨证录》认为,"气虚能使手足麻者,何故?盖气一虚,即不能化痰,痰聚于胸中,而气即不能通于手足也,治法于补气之中而佐以消痰之味,则气血不伤,而风又易散也"。

案十八

潘某,男,44 岁。

主诉: 腰脊疼痛已有 10 年余。

初诊(2011-03-24): 腰脊疼痛已有 10 年余,左下肢牵掣,无明显麻木,胃纳欠佳,腹部作胀,二便正常。外院 CT 示 L_4/L_5、L_5/S_1 椎间盘突出,苔薄,脉细。诊断:腰椎间盘突出症。此乃气血失和,经脉失畅,治以活血祛瘀,祛风除湿,通络止痛。

【处方】

炙黄芪 9 g、党参 12 g、当归 9 g、白芍 12 g、生地黄 9 g、川芎 9 g、柴胡 9 g、桃仁 9 g、红花 9 g、乳香 9 g、五灵脂 12 g、羌活 9 g、秦艽 9 g、制香附 12 g、川牛膝 12 g、广地龙 9 g、炙甘草 6 g、广木香 9 g、春砂仁 3 g^{后下}、九香虫 9 g、金雀根 15 g、鸡血藤 15 g。14 剂,水煎服,每天 1 剂,每天 2 次。

二诊(2011-05-13): 药后诸恙已缓,苔薄,脉细滑。再以前法。

【处方】

炙黄芪 9 g、党参 12 g、当归 9 g、白芍 12 g、生地黄 9 g、川芎 9 g、柴胡 9 g、桃仁 9 g、红花 9 g、乳香 9 g、五灵脂 12 g、羌活 9 g、秦艽 9 g、制香附 12 g、川牛膝 12 g、广地龙 9 g、炙甘草 6 g、广木香 9 g、春砂仁 3 g^{后下}、九香虫 9 g、金雀根 15 g、鸡血藤 15 g、干姜 6 g、炙地鳖 9 g、怀山药 30 g。30 剂,水煎服,每天 1 剂,每天 2 次。

按: 本案患者初诊时腰脊疼痛,胃纳欠佳,腹部作胀,予筋痹方活血祛瘀,祛风除湿,通络止痛,加广木香、春砂仁、九香虫理气止痛、温运脾阳;金雀根活血通脉;鸡血藤活血补血、舒筋活络。二诊时症状已缓,原方加干姜、炙地鳖、怀山药温中健脾、活血通络止痛。施杞教授认为慢性筋骨病的病机主要为气虚血瘀肾亏,传承石氏伤科"以气为主,以血为先"的治伤理念精髓,故将圣愈汤作为贯穿治疗始终的基础方。施杞教授临床立方用药,注重涵养脾胃,遵循"以胃气为本"之大法。他十分推崇薛己"治病求本,务滋化源"之说。后人云"化源即生化之源,人体后天生化之源,当属脾胃之元气,土为万物之母,非土不能生物,惟土旺则万物昌盛,人体诸脏方能得到滋养,生气才能盎然勃发"。这些论述深刻阐明了化源之理。张元素曰:"胃者,脾之腑也……人之根本。胃气壮则五脏六腑皆壮也。""五脏更相平也,一脏不平,所胜平之,此之谓也。"故云:"安谷则昌,绝谷则亡,水去则荣散,谷消则卫亡,荣散卫亡,神无所居。"因此,施杞教授在临证中首先是顾护胃气,在活血化瘀、祛痰通络、除痹的过程中常用砂仁、陈皮、怀山药、麦芽、九香虫等健脾养胃。

案十九

徐某,女,51岁。

主诉:腰脊疼痛多年,发作加重半年。

初诊(2011-05-19):腰脊疼痛多年,近半年发作,下肢酸楚,活动牵掣,二便正常,50岁绝经,胃纳亦佳,冬日畏冷。外院MRI示L₄/L₅、L₅/S₁椎间盘突出,L₅椎体轻度滑脱,苔薄,脉细沉。诊断:腰椎间盘突出症。此乃气血瘀滞,经脉失畅,治以活血祛瘀,祛风除湿,通络止痛。

【处方】

炙黄芪9 g、党参12 g、当归9 g、白芍12 g、生地黄9 g、川芎9 g、柴胡9 g、桃仁9 g、红花9 g、乳香9 g、五灵脂12 g、羌活9 g、秦艽9 g、制香附12 g、川牛膝12 g、广地龙9 g、炙甘草6 g、炙僵蚕9 g、川桂枝9 g、淫羊藿15 g、香谷芽15 g。28剂,水煎服,每天1剂,每天2次。

二诊(2011-07-21):腰脊疼痛均缓,步履稍有牵掣,胃纳、二便正常,苔薄,脉细。再以前法。

【处方】

炙黄芪9 g、党参12 g、当归9 g、白芍12 g、熟地黄12 g、川芎12 g、柴胡9 g、独活9 g、桑寄生12 g、秦艽9 g、防风12 g、桂枝9 g、茯苓15 g、杜仲12 g、川牛膝12 g、炙甘草6 g、制香附12 g、淫羊藿12 g、青风藤12 g。28剂,水煎服,每天1剂,每天2次。

按:施杞教授指出腰椎间盘突出症的临床症状多以腰痛,下肢疼痛、麻木为主,体征以直腿抬高试验、加强试验阳性,足趾背伸、跖屈肌力减弱,小腿足背外侧皮肤感觉异常等为主。早期以疼痛为主,腰腿疼痛如针刺,疼痛有明确的定位,白天较轻,夜晚加重,腰部板硬,活动受限,舌质紫暗或有瘀斑,脉多弦紧,辨为气滞血瘀,不通则痛,治以行气活血,疏通经络。若疼痛明显者,以筋痹方合三藤饮(青风藤、络石藤、鸡血藤)加减;若麻木为主者,以筋痹方合三虫饮(全蝎、蜈蚣、地鳖虫)加减。本案腰椎间盘突出多年急性加重近半年,下肢酸楚,活动牵掣,冬日畏冷,MRI示L₄/L₅、L₅/S₁椎间盘突出,L₅椎体轻度滑脱,苔薄,脉细沉,其病理分期属于椎间盘突出早期血瘀型,故施杞教授予以筋痹方活血祛瘀,祛风除湿,通络止痛,加炙僵蚕息风止痉、祛风止痛、化痰散;川桂枝温经散寒止痛;淫羊藿温补肾阳、祛风除湿、壮筋骨;香谷芽健脾和胃。二诊时腰膝疼痛均缓,步履稍有牵掣,改调身通痹方加淫羊藿、青风藤补气血,益肝肾,祛风湿,止痹痛收功。

案二十

董某,男,48岁。

主诉:腰脊疼痛2月余。

初诊(2011-06-02):腰脊疼痛已有2月余,无外伤受寒史,左大腿外侧及内侧麻木,感觉欠佳,腑行溏薄,小便正常。检查:腰前俯90°,生理弧度存在,左右肾区叩击痛(+),脊柱叩击痛(-),苔薄,脉细。诊断:腰椎间盘突出症。此乃气血失和,经脉失畅,治以活血祛瘀,祛风除湿,通络止痛。

【处方】

(1)炙黄芪9g、党参12g、当归9g、白芍12g、生地黄9g、川芎9g、柴胡9g、桃仁9g、红花9g、五灵脂12g、羌活9g、秦艽9g、制香附12g、川牛膝12g、广地龙9g、炙甘草6g、蜈蚣3g、香谷芽12g、川桂枝9g。28剂,水煎服,每天1剂,每天2次。

(2)麝香保心丸,每次2粒,每天2次,药汤送服。

二诊(2011-07-28):诸恙均缓,腰脊疼痛不著,腑行偏溏,外院MRI示L₁/L₂椎间盘变性膨出。此乃气血失和,经脉失畅,脾虚湿困,治以活血祛瘀,祛风除痹,温阳健脾。

【处方】

炙黄芪9g、党参12g、当归9g、白芍12g、生地黄9g、川芎9g、柴胡9g、桃仁9g、红花9g、五灵脂12g、羌活9g、秦艽9g、制香附12g、川牛膝12g、广地龙9g、炙甘草6g、怀山药30g、青风藤18g、淡干姜12g、石榴皮15g、香谷芽12g。28剂,水煎服,每天1剂,每天2次。

按:腰椎间盘突出症常以疼痛为主症,《医林改错》中曾有这样的论述:"凡肩痛、臂痛、腰痛、腿痛,或周身疼痛……如古方治之不效,用身痛逐瘀汤。"施杞教授常常运用筋痹方治疗瘀血夹风湿,经络痹阻所致慢性筋骨病,如颈肩臂疼痛、腰腿痛,或周身疼痛,以痛为主,经久不愈者。在运用该方时常常配合使用麝香保心丸,既能引药直达病所,又可减轻患者疼痛,使其充分发挥药效;伴有麻木者加全蝎、蜈蚣以加强活血祛瘀之功;伴有咽喉肿痛者加玄参、板蓝根清热解毒、利咽消肿。立法处方随证加减。诸药合用,则正气复、瘀血去、经脉通、外邪除。

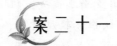

案二十一

毛某,女,29岁。

主诉:产后腰脊疼痛1年。

初诊(2011-06-07):腰脊疼痛,产后始病,已有1年余,近2个月加重,左下肢麻木,腑行闭结,3天一解,经行量少,色暗有块,胃纳可,恶风。MRI示L₅/S₁椎间盘突出,苔薄,脉细滑。诊断:腰椎间盘突出症。此乃气血瘀滞,经脉失畅,治以活血祛瘀,祛风除湿,通络止痛,行气通便。

【处方】

炙黄芪9g、党参12g、当归9g、白芍12g、生地黄9g、川芎9g、柴胡9g、桃仁9g、红花9g、乳香9g、五灵脂12g、羌活9g、秦艽9g、制香附12g、川牛膝12g、广地龙9g、炙甘草

6 g、蜈蚣 3 g、首乌藤 30 g、参三七粉 4 g^{另吞}、火麻仁 15 g、炒枳实 12 g。14 剂,水煎服,每天 1 剂,每天 2 次。

二诊(2011 - 06 - 21): 腰痛稍缓,晨起已轻,腑行、经事已畅,苔薄,脉细。再以前法。

【处方】

炙黄芪 9 g、党参 12 g、当归 9 g、白芍 12 g、生地黄 9 g、川芎 9 g、柴胡 9 g、桃仁 9 g、红花 9 g、乳香 9 g、五灵脂 12 g、羌活 9 g、秦艽 9 g、制香附 12 g、川牛膝 12 g、广地龙 9 g、炙甘草 6 g、蜈蚣 3 g、首乌藤 30 g、参三七粉 4 g^{另吞}、厚杜仲 12 g、金狗脊 18 g。14 剂,水煎服,每天 1 剂,每天 2 次。

按: 本案初诊腰脊疼痛,产后始病,已有 1 年余,近 2 个月加重,左下肢麻木,腑行闭结,3 天一解,经行量少,色暗有块,胃纳可,恶风,辨为气血瘀滞、经脉失畅,故方选筋痹方,加蜈蚣、首乌藤、参三七粉、火麻仁、炒枳实活血祛瘀,祛风除湿,通络止痛,行气通便。二诊时腰痛稍缓,晨起已轻,腑行、经事已畅,上方去火麻仁、炒枳实,加厚杜仲、金狗脊补肝肾,壮筋骨收功。《诸病源候论》曰:"产后腰痛多因产时劳伤肾气,腰无所主,败血阻滞带脉,真气内虚,外邪乘之;或产后起居不慎,闪挫腰部,伤及肾经带脉所致。产伤肾气者,症见腰部隐痛,耳鸣,治宜壮腰补肾为主,方用六味地黄丸加杜仲、续断。"《诸病源候论·妇人产后病诸候上·产后腰痛候》云:"产则劳伤肾气,损动胞络,虚未平复,而风冷客之,冷气乘腰者,则令腰痛也。"《医学心悟·卷四·产后腰痛》书云:"腰以下,皆肾所主。因产时劳伤肾气,以致风冷客之,则腰痛。凡腰痛上连脊背下连腿膝者,风也;若独自腰痛者,虚也。风用独活寄生汤;虚用八珍汤加杜仲、续断、肉桂之属。"本案为气血瘀滞、经脉失畅,故以圣愈汤合身逐瘀汤治疗,待瘀尽再以补肝肾、壮筋骨。

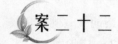 案二十二

阮某,女,61 岁。

主诉: 腰骶疼痛酸楚,左小腿麻木数年。

初诊(2008 - 07 - 01): 腰骶疼痛酸楚,左小腿麻木牵掣,冬日尤甚,胃纳、二便尚可,素有阴挺病史。外院 X 线片示腰椎侧弯退变,L_5/S_1 椎间隙狭窄,L_5 椎体轻度滑脱,苔薄腻,脉弦细。诊断:腰椎间盘突出症。此乃气血不和,经脉不遂,治以补气血,养肝肾,祛风湿,止痹痛。

【处方】

(1) 炙黄芪 9 g、党参 12 g、当归 9 g、白芍 12 g、熟地黄 12 g、川芎 12 g、柴胡 9 g、独活 9 g、桑寄生 12 g、秦艽 9 g、防风 12 g、桂枝 9 g、茯苓 15 g、杜仲 12 g、川牛膝 12 g、炙甘草 6 g、淫羊藿 12 g、肥知母 9 g、制香附 12 g。14 剂,水煎服,每天 1 剂,每天 2 次。

(2) 麝香保心丸,每次 2 粒,每天 2 次,药汤送服。

二诊(2008 - 07 - 18): 疼痛已缓,尚有麻木牵掣,胃纳、二便、夜寐均可,苔薄,脉细弦。再以调摄。

【处方】

(1) 炙黄芪 9 g、党参 12 g、当归 9 g、白芍 12 g、熟地黄 12 g、川芎 12 g、柴胡 9 g、独活 9 g、桑寄生 12 g、秦艽 9 g、防风 12 g、桂枝 9 g、茯苓 15 g、杜仲 12 g、川牛膝 12 g、炙甘草 6 g、制香附 12 g、淫羊藿 12 g、肥知母 9 g、伸筋草 15 g。14 剂,水煎服,每天 1 剂,每天 2 次。

(2) 麝香保心丸,每次 2 粒,每天 2 次,药汤送服。

三诊(2008 - 08 - 12): 腰脊疼痛、酸楚已缓,两下肢牵掣,胃纳、二便正常,苔薄,脉细沉。此乃气血瘀滞,经脉痹阻,治以活血化瘀,祛风除湿,通络止痛。

【处方】

(1) 炙黄芪 9 g、党参 12 g、当归 9 g、白芍 12 g、生地黄 9 g、川芎 9 g、柴胡 9 g、桃仁 9 g、红花 9 g、乳香 9 g、五灵脂 12 g、羌活 9 g、秦艽 9 g、制香附 12 g、川牛膝 12 g、广地龙 9 g、炙甘草 6 g、蜈蚣 3 g、山楂 12 g、神曲 12 g、明天麻 12 g。14 剂,水煎服,每天 1 剂,每天 2 次。

(2) 麝香保心丸,每次 2 粒,每天 2 次,药汤送服。

四诊(2008 - 08 - 26): 腰痛已瘥,左下肢尚有麻木,偶有抽搐,二便正常,苔薄,脉细滑。再以调摄。

【处方】

(1) 生黄芪 30 g、当归 9 g、赤芍 12 g、白芍 12 g、地龙 9 g、川芎 12 g、红花 9 g、桃仁 9 g、明天麻 12 g、嫩钩藤 12 g、炒白术 12 g、云茯苓 15 g、潞党参 15 g、蜈蚣 3 g、炙全蝎 3 g、川牛膝 12 g、徐长卿 15 g、制何首乌 18 g、首乌藤 18 g。14 剂,水煎服,每天 1 剂,每天 2 次。

(2) 麝香保心丸,每次 2 粒,每天 2 次,药汤送服。

五诊(2009 - 06 - 02): 腰脊酸楚,左下肢牵掣,素有脊柱侧弯,间歇性跛行,胃纳、二便尚可,苔薄,脉细。再以调摄。

【处方】

(1) 炙黄芪 9 g、党参 12 g、当归 9 g、白芍 12 g、生地黄 9 g、川芎 9 g、柴胡 9 g、桃仁 9 g、红花 9 g、乳香 9 g、五灵脂 12 g、羌活 9 g、秦艽 9 g、制香附 12 g、川牛膝 12 g、广地龙 9 g、炙甘草 6 g、炙全蝎 3 g、蜈蚣 3 g、淫羊藿 15 g、汉防己 15 g。14 剂,水煎服,每天 1 剂,每天 2 次。

(2) 麝香保心丸,每次 2 粒,每天 2 次,药汤送服。

六诊(2009 - 06 - 16): 诸恙渐缓,稍有下肢牵掣,苔薄,脉细。再以调摄。

【处方】

(1) 炙黄芪 9 g、党参 12 g、当归 9 g、白芍 12 g、生地黄 9 g、川芎 9 g、柴胡 9 g、桃仁 9 g、红花 9 g、乳香 9 g、五灵脂 12 g、羌活 9 g、秦艽 9 g、制香附 12 g、川牛膝 12 g、广地龙 9 g、炙甘草 6 g、蜈蚣 3 g、淫羊藿 12 g、肥知母 9 g、补骨脂 12 g、老鹳草 12 g、香谷芽 12 g、炙僵蚕 9 g。14 剂,水煎服,每天 1 剂,每天 2 次。

(2) 麝香保心丸,每次 2 粒,每天 2 次,药汤送服。

七诊(2009 - 06 - 30): 诸恙均缓,左下肢牵掣,腑行偏多,苔薄,脉细。此乃气血失和,脾肾阳虚,经脉失养,治以温补脾肾,益气化瘀,祛风除湿,舒筋止痛。

【处方】

（1）炙黄芪9 g、党参12 g、当归9 g、白芍12 g、熟地黄12 g、川芎12 g、柴胡9 g、山茱萸12 g、怀山药18 g、枸杞子12 g、鹿角片12 g、菟丝子12 g、熟附片9 g、桂枝9 g、杜仲12 g、香谷芽12 g、炙甘草6 g、夏枯草9 g、明天麻12 g、鸡血藤12 g、秦艽12 g、川牛膝12 g。14剂，水煎服，每天1剂，每天2次。

（2）麝香保心丸，每次2粒，每天2次，药汤送服。

八诊（2009－07－14）：诸恙缓而未已，近期左下肢牵掣、酸楚，二便正常，苔薄，脉细。此乃气血未和，湿热痹阻，治以清热利湿，疏风祛痹止痛。

【处方】

（1）炙黄芪9 g、党参12 g、当归9 g、赤芍12 g、生地黄9 g、川芎12 g、柴胡9 g、苦参9 g、苍术9 g、白术9 g、升麻9 g、防风12 g、羌活12 g、葛根9 g、知母9 g、猪苓12 g、茵陈12 g、黄芩9 g、泽泻9 g、炙甘草6 g、香谷芽12 g、补骨脂12 g。14剂，水煎服，每天1剂，每天2次。

（2）麝香保心丸，每次2粒，每天2次，药汤送服。

九诊（2009－09－08）：腰脊、下肢酸楚均缓，胃纳、二便均可，苔薄，脉细滑。再以前法。

【处方】

（1）炙黄芪9 g、党参12 g、当归9 g、赤芍12 g、生地黄9 g、川芎12 g、柴胡9 g、苦参9 g、苍术9 g、白术9 g、升麻9 g、防风12 g、羌活12 g、葛根9 g、知母9 g、猪苓12 g、茵陈12 g、黄芩9 g、泽泻9 g、炙甘草6 g、淫羊藿12 g、补骨脂9 g、玄参12 g、香谷芽12 g、首乌藤30 g、川桂枝9 g。14剂，水煎服，每天1剂，每天2次。

（2）麝香保心丸，每次2粒，每天2次，药汤送服。

十诊（2009－09－22）：腰脊酸楚疼痛已缓，左小腿有灼热感，口干少津，二便正常，苔薄，脉细。再以前法。

【处方】

（1）炙黄芪9 g、党参12 g、当归9 g、赤芍12 g、生地黄9 g、川芎12 g、柴胡9 g、苦参9 g、苍术9 g、白术9 g、升麻9 g、防风12 g、羌活12 g、葛根9 g、知母9 g、猪苓12 g、茵陈12 g、黄芩9 g、泽泻9 g、炙甘草6 g、玄参12 g、金石斛9 g、制黄精12 g、灵芝15 g、密蒙花12 g、制何首乌18 g、首乌藤18 g。14剂，水煎服，每天1剂，每天2次。

（2）麝香保心丸，每次2粒，每天2次，药汤送服。

十一诊（2009－10－20）：疼痛已瘥，尚有酸楚牵掣，胃纳、二便、夜寐均可，苔薄，脉细。再以前法。

【处方】

（1）炙黄芪9 g、党参12 g、当归9 g、赤芍12 g、生地黄9 g、川芎12 g、柴胡9 g、苦参9 g、苍术9 g、白术9 g、升麻9 g、防风12 g、羌活12 g、葛根9 g、知母9 g、猪苓12 g、茵陈12 g、黄芩9 g、泽泻9 g、炙甘草6 g、制香附12 g、麦冬12 g、茶树根18 g、淫羊藿12 g、熟地黄

12 g、制何首乌 18 g、首乌藤 18 g。14 剂,水煎服,每天 1 剂,每天 2 次。

(2)麝香保心丸,每次 2 粒,每天 2 次,药汤送服。

十二诊(2009 - 11 - 17):腰痛下肢牵掣已缓,两侧臀部尚有牵掣,下肢畏冷,手足麻木,苔薄腻,脉细滑。治以调摄。

【处方】

(1)炙黄芪 9 g、党参 12 g、当归 9 g、赤芍 12 g、生地黄 9 g、川芎 12 g、柴胡 9 g、苦参 9 g、苍术 9 g、白术 9 g、升麻 9 g、防风 12 g、羌活 12 g、葛根 9 g、知母 9 g、猪苓 12 g、茵陈 12 g、黄芩 9 g、泽泻 9 g、炙甘草 6 g、麦冬 12 g、瓜蒌皮 12 g、薤白头 12 g、茶树根 18 g、熟附片 9 g、干姜 6 g、补骨脂 12 g、制香附 12 g、香谷芽 12 g。14 剂,水煎服,每天 1 剂,每天 2 次。

(2)麝香保心丸,每次 2 粒,每天 2 次,药汤送服。

十三诊(2009 - 12 - 01):腰脊疼痛,左下肢牵掣麻木,素有脊柱侧弯,胃纳、二便、夜寐均可,苔薄,脉细。此乃气血未和,下元虚衰,治以补养肝脾,温肾通督。

【处方】

(1)炙黄芪 9 g、党参 12 g、当归 9 g、白芍 12 g、熟地黄 12 g、川芎 9 g、柴胡 9 g、山茱萸 12 g、巴戟天 12 g、肉苁蓉 12 g、附子 9 g、肉桂 6 g、五味子 9 g、麦冬 12 g、石斛 9 g、石菖蒲 18 g、淡远志 9 g、茯苓 15 g、明天麻 12 g、嫩钩藤 12 g^{后下}、鸡血藤 12 g、炒枳壳 12 g、天冬 12 g、麦冬 12 g、香谷芽 12 g。12 剂,水煎服,每天 1 剂,每天 2 次。

(2)麝香保心丸,每次 2 粒,每天 2 次,药汤送服。

十四诊(2010 - 01 - 12):诸恙均缓,胃纳、二便、夜寐均可,苔薄,脉细。再以前法。

【处方】

(1)炙黄芪 9 g、党参 12 g、当归 9 g、白芍 12 g、熟地黄 12 g、川芎 9 g、柴胡 9 g、山茱萸 12 g、巴戟天 12 g、肉苁蓉 12 g、附子 9 g、肉桂 6 g、五味子 9 g、麦冬 12 g、石斛 9 g、石菖蒲 18 g、淡远志 9 g、茯苓 15 g、鸡血藤 12 g、炒枳壳 12 g、香谷芽 12 g、老鹳草 12 g。20 剂,水煎服,每天 1 剂,每天 2 次。

(2)麝香保心丸,每次 2 粒,每天 2 次,药汤送服。

十五诊(2010 - 03 - 09):诸恙如前,腰脊酸楚,神疲乏力,步履牵掣,二便正常,苔薄,脉细。再以前法。

【处方】

(1)炙黄芪 9 g、党参 12 g、当归 9 g、白芍 12 g、熟地黄 12 g、川芎 9 g、柴胡 9 g、山茱萸 12 g、巴戟天 12 g、肉苁蓉 12 g、附子 9 g、肉桂 6 g、五味子 9 g、石菖蒲 18 g、淡远志 9 g、茯苓 15 g、茶树根 15 g、炙甘草 9 g、瓜蒌皮 12 g、广郁金 9 g、鸡血藤 12 g。21 剂,水煎服,每天 1 剂,每天 2 次。

(2)麝香保心丸,每次 2 粒,每天 2 次,药汤送服。

按:本案初诊腰骶疼痛酸楚,左小腿麻木牵掣,冬日尤甚,胃纳、二便尚可,素有阴挺病史,X 线片示腰椎侧弯退变,L_5/S_1 椎间隙狭窄,L_5 椎体轻度滑脱,苔薄腻,脉弦细。诊断为腰椎间盘突出症,辨为气血不和、经脉不遂,治以补气血,益肝肾,祛风湿,止痹痛,方选圣愈汤合独活寄生汤,加淫羊藿、肥知母、制香附,送服麝香保心丸。三诊时腰脊疼痛、酸楚已缓,两下肢牵掣,胃纳、二便正常,苔薄,脉细沉,辨为气血未和,经脉痹阻,改圣愈汤合身痛逐瘀汤,加蜈蚣、山楂、神曲、明天麻活血祛瘀,祛风除湿,通络止痛。八诊时诸恙缓而未已,左下肢牵掣、酸楚,天暑地湿,湿热痹阻,治以清热利湿疏风,祛痹止痛,方选圣愈汤合当归拈痛汤,送服麝香保心丸。十三诊时诸恙均缓,下元虚衰,治以补养肝脾,温肾通督,方选痿痹方加味善后。中医学认为,气血、经络与脏腑功能的失调和腰痛的发生有着密切的关系,腰为肾之腑,故本病与肾的关系最为密切。《诸病源候论·腰背病诸候》曰:"夫腰痛皆由伤肾气所为。肾虚受于风邪,风邪停积于肾经,与气血相击,久而不散,故久腰痛。"腰痛以肝肾亏虚为本,素体禀赋虚,加之劳累太过,或年老体弱,致肾气虚损,肾精亏耗,久之肝血不足;肝血亏虚,肝藏血主筋,肾藏精主骨,肾精肝血亏耗则筋骨无以濡养而发为腰痛。外邪六淫侵袭久居湿冷之地,或冒雨涉水,或身劳汗出当风,致风寒湿邪侵入,正如《诸病源候论·腰背病诸候》云:"劳伤肾气,经络既虚,或因卧湿当风,而风湿乘虚搏于肾经,与血气相击而腰痛,故云风湿腰痛。"寒性凝滞,湿性重着,致经脉痹阻,气血运行不畅,使腰部肌肉、筋骨发生酸痛、麻木、重着、活动不利而引发腰痛。此外,寒湿之邪滞留于经络关节,久则郁而化热,而成湿热。跌仆闪挫及劳损、强力负重或体位不正腰部用力不当或者反复多次的腰部慢性劳损,损伤筋骨及经脉气血,气血阻滞不通,瘀血内停于腰部而发病。

(1) 对于本病的治疗早期以疼痛为主者可分为血瘀型和湿热型。

1) 血瘀型:腰腿疼痛如针刺,疼痛有明确的定位,白天较轻,夜晚加重,腰部板硬,活动受限,舌质紫暗或有瘀斑,脉多弦紧。辨证:气滞血瘀,不通则痛。治则:行气活血,疏通经络。处方:若疼痛明显者,以筋痹方合三藤饮(青风藤、络石藤,鸡血藤)加减;若麻木为主者,以筋痹方合三虫饮(全蝎、蜈蚣、地鳖虫)加减。

2) 湿热型:腰部疼痛、作胀,下肢无力,疼痛处伴有热感,遇热或雨天加重。小便色黄,量少而频,舌苔黄腻,舌质偏红,脉弦数,辨为湿热下注,经脉失畅,治以清热利湿,疏经通络。方选热痹方合牛膝、生薏苡仁加减,其中牛膝可以引经下行,生薏苡仁不仅具有祛湿功效,还有抑制炎症因子的作用。

(2) 中期疼痛、麻木缓解未尽,多为气虚血瘀型,症见腰膝疼痛,痿软,肢节屈伸不利,或麻木不仁,舌质淡暗,苔薄白腻,脉沉细,辨为痹证日久,肝肾两虚,气虚血瘀,治以补气活血,祛湿通痹。治疗时,疼痛为主以调身通痹汤合三藤饮加减;麻木为主以调身通痹汤合三虫饮加减。

(3) 后期疼痛缓解,仍感局部酸胀不适,病情多虚实夹杂,可分为肝肾亏虚型、寒湿痹阻型、气血不足型。

1) 肝肾亏虚型:偏阳虚者,面色苍白,手足不温,精神疲惫,腰腿发凉,或有阳痿、早泄,妇女带下清稀,舌质淡,脉细。偏阴虚者,咽干口渴,面色潮红,倦怠乏力,心烦失眠,多梦或有遗精,妇女带下色黄味臭,舌红,少苔,脉弦细数。辨证为肝肾不足,经脉失养,治以补益肝肾。偏阳虚宜温补肝肾,充养精髓;偏阴虚宜滋阴补肾,柔肝益精。治疗时,偏阳虚可用温肾通痹汤加减;偏阴虚可用益肾通痹汤加减。

2) 气血不足型：腰腿酸软无力,劳累后加重,休息后减轻,面色萎黄,头晕目眩,神疲乏力,食欲不振,睡眠不佳,舌质淡,苔薄白,脉沉细无力。辨证为气血亏虚,经脉失养,治以益气和营,活血通痹。方选人参养荣汤合黄芪、肉桂加减。

3) 寒湿痹阻型：腰腿冷痛,寒凝酸楚,下肢发凉,腰部沉重,转侧不利,受寒及阴雨天加重,舌苔薄白或腻,舌质淡,脉沉紧或濡缓。辨证为寒湿痹阻,经脉不畅,治以温经散寒,祛湿通络。方选温肾通痹汤合牛蒡子汤加减或寒痹方加减。

对腰椎间盘突出症的治疗主要是综合治疗,除中药口服外,还可外敷,配合针灸、推拿手法、牵引、物理治疗、骶管封闭等方法。应注意急性期患者应严格卧床 3 周。按摩推拿前后亦应卧床休息,推拿后一般绝对卧床 3 周使损伤组织修复。症状基本消失后,可在腰围保护下起床活动。疼痛减轻后,应开始锻炼腰背肌,以巩固疗效。一般经严格正规的非手术综合治疗 3~6 个月无效者,可考虑手术治疗。

施杞教授临证经验：辨病与辨证相结合腰椎间盘突出症是物理性压迫、化学炎症刺激、免疫反应的综合病理表现,故其临床症状程度往往与髓核突出大小不成正比,有些患者影像学提示髓核突出巨大,而临床症状轻微;有些患者影像学提示髓核轻微膨出,但临床症状明显。施杞教授指出,诊断、治疗此病时,应运用立体思维分析,辨病与辨证相结合,掌握椎间盘退变的三期变化规律,抓住腰椎间盘突出症的核心病理机制,才能在处方用药时得心应手。

案二十三

冯某,男,58 岁。

主诉：腰脊疼痛已 30 年,加重 10 年。

初诊（2008 - 08 - 07）：腰脊疼痛已有多年,30 年前曾有外伤史,近 10 年疼痛加重,活动牵掣,无下肢麻木,不耐久立,>10 min 即有腰脊疼痛,难以忍受,颈项曾有疼痛,后自行缓解,无手麻,无头晕,冬日畏寒,口干,夜尿 2 次。检查：腰前俯 30°腰平,椎旁压痛(±),骶棘肌痉挛,直腿抬举左右>70°,小腿外侧及足背感觉正常,病理征(−),外院 X 线示 L_4/L_5 椎间隙狭窄,终板硬化,椎间盘突出,苔薄,脉细沉。诊断：腰椎间盘突出症,腰椎退变。此乃气血瘀滞,肝肾不足,治以补气血,益肝肾,祛风湿,止痹痛。

【处方】

(1) 炙黄芪 9 g、党参 12 g、当归 9 g、白芍 12 g、熟地黄 12 g、川芎 12 g、柴胡 9 g、独活 9 g、桑寄生 12 g、秦艽 9 g、防风 12 g、桂枝 9 g、茯苓 15 g、杜仲 12 g、川牛膝 12 g、炙甘草 6 g、生蒲黄 18 g、五灵脂 12 g、延胡索 15 g。14 剂,水煎服,每天 1 剂,每天 2 次。

(2) 麝香保心丸,每次 2 粒,每天 2 次,汤液送服。

二诊（2008 - 08 - 19）：诸恙如前,小便频数,口干少津,苔薄,脉细。再以前法。

【处方】

（1）炙黄芪 9 g、党参 12 g、当归 9 g、白芍 12 g、熟地黄 12 g、川芎 12 g、柴胡 9 g、独活 9 g、桑寄生 12 g、秦艽 9 g、防风 12 g、桂枝 9 g、茯苓 15 g、杜仲 12 g、川牛膝 12 g、炙甘草 6 g、巴戟天 12 g、淫羊藿 12 g、制何首乌 18 g、首乌藤 18 g、炒枣仁 15 g、台乌药 12 g。14 剂，水煎服，每天 1 剂，每天 2 次。

（2）查 HLA - B$_{27}$、ESR、CRP、RF、骶髂关节 CT。

三诊（2008 - 09 - 16）：腰脊疼痛，晨起较甚，前俯受限，他症缓而未已，胃纳、二便尚可，夜寐不宁，口苦。检查：HLA - B$_{27}$(-)，ESR 正常，CRP 正常，RF 29 IU/ml，骶髂关节 CT 正常，苔薄腻，脉细。此乃气血瘀滞，经脉失养，治以活血化瘀，祛风除湿，疏风通络，宁神除烦。

【处方】

炙黄芪 9 g、党参 12 g、当归 9 g、白芍 12 g、生地黄 9 g、川芎 9 g、柴胡 9 g、桃仁 9 g、红花 9 g、乳香 9 g、五灵脂 12 g、羌活 9 g、秦艽 9 g、制香附 12 g、川牛膝 12 g、广地龙 9 g、炙甘草 6 g、延胡索 18 g、露蜂房 12 g、豨莶草 18 g、首乌藤 24 g、合欢皮 15 g、小川连 6 g、徐长卿 18 g。21 剂，水煎服，每天 1 剂，每天 2 次。

四诊（2008 - 10 - 28）：腰脊疼痛缓而未已，苔薄，脉细。治以活血通络止痛。

【处方】

炙黄芪 9 g、党参 12 g、当归 9 g、白芍 12 g、生地黄 9 g、川芎 9 g、柴胡 9 g、桃仁 9 g、红花 9 g、乳香 9 g、五灵脂 12 g、羌活 9 g、秦艽 9 g、制香附 12 g、川牛膝 12 g、广地龙 9 g、炙甘草 6 g、延胡索 18 g、露蜂房 12 g、豨莶草 18 g、首乌藤 24 g、合欢皮 15 g、小川连 6 g、徐长卿 18 g。14 剂，水煎服，每天 1 剂，每天 2 次。

五诊（2008 - 11 - 13）：腰痛药后渐缓，夜寐不宁，四肢少温，胃脘作胀，苔薄腻，脉沉细。再以调和气血，疏肝和胃。

【处方】

炙黄芪 9 g、党参 12 g、当归 9 g、白芍 12 g、生地黄 9 g、川芎 9 g、柴胡 9 g、桃仁 9 g、红花 9 g、乳香 9 g、五灵脂 12 g、羌活 9 g、秦艽 9 g、制香附 12 g、川牛膝 12 g、广地龙 9 g、炙甘草 6 g、白花蛇舌草 15 g、蜀羊泉 15 g、小川连 6 g、吴茱萸 12 g、制何首乌 18 g、首乌藤 18 g、合欢皮 15 g、山楂 12 g、神曲 12 g、熟附子 9 g。14 剂，水煎服，每天 1 剂，每天 2 次。

六诊（2008 - 12 - 09）：腰脊酸楚，四肢畏冷，胃纳、二便可，苔薄，脉细弦。此乃气血瘀滞，肝肾不足，治以补气血，益肝肾，祛风湿，温阳散寒，止痹痛。

【处方】

炙黄芪 9 g、党参 12 g、当归 9 g、白芍 12 g、熟地黄 12 g、川芎 12 g、柴胡 9 g、独活 9 g、桑寄生 12 g、秦艽 9 g、防风 12 g、桂枝 9 g、茯苓 15 g、杜仲 12 g、川牛膝 12 g、炙甘草 6 g、淫羊藿 12 g、巴戟天 12 g、熟附片 9 g、制何首乌 12 g、首乌藤 12 g、酸枣仁 12 g、佛手片 9 g。14 剂，水煎服，每天 1 剂，每天 2 次。

七诊（2008 - 12 - 23）：药后诸恙渐缓，口苦，泛酸，苔薄，脉细。再以调摄。

【处方】

炙黄芪9g、党参12g、当归9g、白芍12g、熟地黄12g、川芎12g、柴胡9g、独活9g、桑寄生12g、秦艽9g、防风12g、桂枝9g、茯苓15g、杜仲12g、川牛膝12g、炙甘草6g、旋覆梗9g、煅瓦楞30g、白花蛇舌草18g、淫羊藿12g、巴戟天12g、熟附片9g、首乌藤18g、合欢皮18g、广木香9g。14剂,水煎服,每天1剂,每天2次。

八诊(2009-01-06): 腰脊酸楚,不耐久立,慢走疼痛,疾走无碍,畏冷,四肢少温,小便频数,夜尿2~3次,苔薄、质紫,脉弦细。此乃气血未和,肾阳不足,精髓亏虚,治以调和气血,补益肝肾。

【处方】

炙黄芪15g、党参12g、丹参12g、全当归9g、炒白芍12g、柴胡9g、川芎12g、莪术15g、穿山甲5g、炙乳香9g、秦艽15g、老鹳草15g、川牛膝12g、熟地黄12g、淫羊藿15g、巴戟天15g、熟附片9g、肉桂6g、紫河车6g、益智仁15g、台乌药12g、炙甘草6g。14剂,水煎服,每天1剂,每天2次。

九诊(2009-03-04): 药后诸恙缓而未已,近期体检行X线片,结果示颈腰椎退变,生理弧度减弱,四肢少温,夜尿2次,苔薄,脉细沉。此乃气血未和,肾阳不足,治以调和气血,温补肾阳。

【处方】

炙黄芪9g、党参12g、当归9g、白芍12g、熟地黄12g、川芎12g、柴胡9g、山茱萸12g、怀山药18g、枸杞子12g、鹿角片12g、菟丝子12g、熟附片9g、桂枝9g、杜仲12g、香谷芽12g、炙甘草6g、秦艽12g、稀莶草15g、益智仁12g、台乌药12g、鸡血藤12g。14剂,水煎服,每天1剂,每天2次。

十诊(2009-03-17): 诸恙均缓,精神亦振,腰酸足冷亦瘥,夜寐时醒,口干少津,苔薄、中有裂纹,脉细滑。此乃气血失和,肾阳不足,精髓亏虚,治以填精补肾,调和气血。

【处方】

炙黄芪9g、党参12g、当归9g、白芍12g、熟地黄12g、川芎12g、柴胡9g、山茱萸12g、怀山药18g、枸杞子12g、鹿角片12g、菟丝子12g、熟附片9g、桂枝9g、杜仲12g、香谷芽12g、炙甘草6g、川牛膝12g、鸡血藤12g、老鹳草12g、制何首乌18g、首乌藤18g、炒枣仁15g、制黄精12g、大枣9枚。14剂,水煎服,每天1剂,每天2次。

十一诊(2009-04-14): 诸恙如前,精神气色均可,近期腰脊酸软,劳累后较甚,小便偏多,苔薄腻,脉细滑。此乃气血失和,肝肾亏虚,经脉失畅,治以补气血,益肝肾,祛风湿,破瘀血,止痹痛。

【处方】

炙黄芪9g、党参12g、当归9g、白芍12g、熟地黄12g、川芎12g、柴胡9g、独活9g、桑寄生12g、秦艽9g、防风12g、桂枝9g、茯苓15g、杜仲12g、川牛膝12g、炙甘草6g、海金沙15g^{包煎}、石见穿18g、山慈菇15g、蓬莪术12g、淫羊藿15g、台乌药12g、香谷芽12g、粉萆薢12g。24剂,水煎服,每天1剂,每天2次。

十二诊(2009-05-12)：颈腰酸楚,夜寐不宁,小便频数,口干,苔薄腻、质紫,脉细滑。再以调摄。

【处方】

炙黄芪 9 g、党参 12 g、当归 9 g、白芍 12 g、熟地黄 12 g、川芎 12 g、柴胡 9 g、山茱萸 12 g、怀山药 18 g、枸杞子 12 g、鹿角片 12 g、菟丝子 12 g、川牛膝 12 g、炙龟板 9 g、鸡血藤 12 g、香谷芽 12 g、炙甘草 6 g、苍术 9 g、白术 9 g、制何首乌 18 g、首乌藤 18 g、炒枣仁 15 g、老鹳草 12 g、秦艽 12 g、补骨脂 12 g、台乌药 12 g。14 剂,水煎服,每天 1 剂,每天 2 次。

十三诊(2009-06-09)：诸恙均缓,胃纳、腑行尚可,夜尿 2 次,苔薄,质紫,脉细沉。再以温肾益气。

【处方】

炙黄芪 9 g、党参 12 g、当归 9 g、白芍 12 g、熟地黄 12 g、川芎 12 g、柴胡 9 g、山茱萸 12 g、怀山药 18 g、枸杞子 12 g、鹿角片 12 g、菟丝子 12 g、川牛膝 12 g、炙龟板 9 g、鸡血藤 12 g、香谷芽 12 g、炙甘草 6 g、嫩射干 9 g、炙紫菀 12 g、款冬花 12 g、首乌藤 24 g、穿山甲片 6 g、石见穿 18 g、益智仁 12 g、车前子 15 g^{包煎}、老鹳草 12 g。14 剂,水煎服,每天 1 剂,每天 2 次。

十四诊(2009-07-07)：腰脊酸楚、小便频数均缓,精神气色亦佳,胃纳、大便正常,苔薄腻,脉细滑。再以调摄。

【处方】

炙黄芪 9 g、党参 12 g、当归 9 g、白芍 12 g、熟地黄 12 g、川芎 12 g、柴胡 9 g、山茱萸 12 g、怀山药 18 g、枸杞子 12 g、鹿角片 12 g、菟丝子 12 g、熟附片 9 g、桂枝 9 g、杜仲 12 g、香谷芽 12 g、炙甘草 6 g、制南星 9 g、玉桔梗 12 g、台乌药 12 g、益智仁 12 g、嫩射干 9 g、大枣 9 g。21 剂,水煎服,每天 1 剂,每天 2 次。

十五诊(2009-08-04)：药后诸恙渐缓,夜寐不宁,小便偏多,胃纳尚可,不耐久立,苔薄、质紫,脉细。再以前法。

【处方】

炙黄芪 9 g、党参 12 g、当归 9 g、白芍 12 g、熟地黄 12 g、川芎 12 g、柴胡 9 g、山茱萸 12 g、怀山药 18 g、枸杞子 12 g、鹿角片 12 g、菟丝子 12 g、熟附片 9 g、桂枝 9 g、杜仲 12 g、香谷芽 12 g、炙甘草 6 g、淫羊藿 12 g、蛇床子 12 g、补骨脂 12 g、台乌药 12 g、首乌藤 24 g、合欢皮 15 g。14 剂,水煎服,每天 1 剂,每天 2 次。

十六诊(2009-08-18)：诸恙平稳,胃纳、二便、夜寐均可,稍有指麻,肤痒,苔薄,脉细。再以前法。

【处方】

炙黄芪 9 g、党参 12 g、当归 9 g、白芍 12 g、熟地黄 12 g、川芎 12 g、柴胡 9 g、山茱萸 12 g、怀山药 18 g、枸杞子 12 g、鹿角片 12 g、菟丝子 12 g、熟附片 9 g、桂枝 9 g、杜仲 12 g、香谷芽 12 g、炙甘草 6 g、粉草薢 12 g、粉丹皮 12 g、首乌藤 30 g、巴戟天 12 g、台乌药 12 g、络石藤 15 g。14 剂,水煎服,每天 1 剂,每天 2 次。

十七诊(2009－10－13)：腰痛转侧不利已缓，长途劳顿乏力尚可，胃纳、二便均可，苔薄，脉细。再以前法。

【处方】

炙黄芪9g、党参12g、当归9g、白芍12g、熟地黄12g、川芎12g、柴胡9g、山茱萸12g、怀山药18g、枸杞子24g、鹿角片12g、菟丝子12g、熟附片9g、桂枝9g、杜仲12g、香谷芽12g、炙甘草6g、鸡血藤12g、老鹳草12g、生薏苡仁15g、熟薏苡仁15g、制香附12g。14剂，水煎服，每天1剂，每天2次。

十八诊(2009－10－27)：颈腰酸楚缓而未已，夜寐不宁，小便略多，四肢少力，苔薄，脉濡。再以调摄。

【处方】

炙黄芪9g、党参12g、当归9g、白芍12g、熟地黄12g、川芎9g、柴胡9g、山茱萸12g、巴戟天12g、肉苁蓉12g、附子9g、肉桂6g、五味子9g、麦冬12g、石斛9g、石菖蒲18g、淡远志9g、茯苓15g、老鹳草12g、金雀根18g、秦艽9g、伸筋草12g。14剂，水煎服，每天1剂，每天2次。

十九诊(2009－11－13)：诸恙平稳，精神气色亦佳，小便偏多，夜寐尚可，苔薄腻，脉细滑。再以调摄。

【处方】

炙黄芪15g、党参12g、当归9g、白芍12g、熟地黄12g、川芎9g、柴胡9g、山茱萸12g、巴戟天12g、肉苁蓉12g、附子9g、肉桂6g、五味子9g、麦冬12g、石斛9g、石菖蒲12g、鹿茸6g、茯苓15g、益智仁12g、老鹳草12g、台乌药12g、金雀根18g、石见穿18g、香谷芽12g。12剂，水煎服，每天1剂，每天2次。

二十诊(2009－11－24)：诸恙如前，精神较振，小便略少，胃纳夜寐均可，苔薄，脉细。再以前法。

炙黄芪15g、党参12g、当归9g、白芍12g、熟地黄12g、川芎9g、柴胡9g、山茱萸12g、巴戟天12g、肉苁蓉12g、附子9g、肉桂6g、五味子9g、麦冬12g、石斛9g、石菖蒲12g、鹿茸6g、茯苓15g、益智仁12g、老鹳草12g、台乌药12g、金雀根18g、石见穿18g、香谷芽12g、升麻9g、车前子12g、车前草12g、大枣9g。21剂，水煎服，每天1剂，每天2次。

二十一诊(2010－01－19)：腰痛动则牵掣药后渐缓，停服药1个月诸恙尚可，畏冷，夜尿2次，苔薄腻，脉弦细。再以调摄。

【处方】

炙黄芪12g、党参12g、当归9g、白芍12g、熟地黄12g、川芎12g、柴胡9g、山茱萸12g、怀山药18g、枸杞子12g、鹿角片12g、菟丝子12g、熟附片9g、桂枝9g、杜仲12g、香谷芽12g、炙甘草6g、络石藤15g、鸡血藤15g、嫩钩藤15g、玄参12g、姜半夏12g、巴戟天15g、台乌药12g。14剂，水煎服，每天1剂，每天2次。

二十二诊(2010－02－02)：畏冷已少，腰痛亦轻，入睡较差，腑行欠畅，苔薄，脉细。再以调摄。

【处方】

炙黄芪 12 g、党参 12 g、当归 9 g、白芍 12 g、熟地黄 12 g、川芎 12 g、柴胡 9 g、山茱萸 12 g、怀山药 18 g、枸杞子 12 g、鹿角片 12 g、菟丝子 12 g、熟附片 9 g、桂枝 9 g、杜仲 12 g、香谷芽 12 g、炙甘草 6 g、络石藤 15 g、鸡血藤 15 g、制川朴 12 g、制苍术 9 g、小川连 6 g、首乌藤 24 g、大枣 9 g、补骨脂 12 g。14 剂，水煎服，每天 1 剂，每天 2 次。

二十三诊（2010-03-03）：腰脊酸楚疼痛已缓，近期口唇生疮，口干，稍有畏寒，胃纳尚可，腑行欠畅，苔薄，脉细。再以调摄。

【处方】

炙黄芪 9 g、党参 12 g、当归 9 g、白芍 12 g、熟地黄 12 g、川芎 12 g、柴胡 9 g、山茱萸 12 g、怀山药 18 g、枸杞子 12 g、鹿角片 12 g、菟丝子 12 g、川牛膝 12 g、炙龟板 9 g、鸡血藤 12 g、香谷芽 12 g、炙甘草 6 g、肥知母 9 g、玄参 12 g、板蓝根 18 g、炒防风 12 g、生白术 12 g、厚杜仲 12 g。21 剂，水煎服，每天 1 剂，每天 2 次。

二十四诊（2011-06-09）：腰脊酸楚，不耐久坐、久立，左膝时疼痛，既往 X 线片示 L_4、L_5 椎体软骨终板硬化征经治后均已改善，苔薄，脉细。此乃气血渐和，肝肾不足，治以补气血，益肝肾，祛风湿，壮筋骨，止痹痛。

【处方】

炙黄芪 9 g、党参 12 g、当归 9 g、白芍 12 g、熟地黄 12 g、川芎 12 g、柴胡 9 g、独活 9 g、桑寄生 12 g、秦艽 9 g、防风 12 g、桂枝 9 g、茯苓 15 g、杜仲 12 g、川牛膝 12 g、炙甘草 6 g、炙地鳖 12 g、淫羊藿 15 g、肥知母 9 g、炒黄柏 9 g、制香附 12 g、香谷芽 12 g、金狗脊 18 g。21 剂，水煎服，每天 1 剂，每天 2 次。

按：本案是典型肾虚腰痛，患者腰脊疼痛已有多年，30 年前曾有外伤史，近 10 年疼痛加重，活动牵掣，无下肢麻木，不耐久立，>10 min 即有腰脊疼痛，难以忍受，颈项曾有疼痛，后自行缓解，无手麻、头晕，冬日畏寒，口干，夜尿 2 次。X 线示 L_4/L_5 椎间隙狭窄，终板硬化，椎间盘突出，苔薄，脉细沉。诊断为腰椎间盘突出症，腰椎退变，为气血瘀滞，肾精不足，治以补气血，益肝肾，祛风湿，止痹痛，行气活血，开路方选圣愈汤合独活寄生汤加味。《灵枢·经脉》曰："实则闭癃，虚则腰痛。"《诸病源候论·腰背病诸候》曰："夫腰痛皆由伤肾气所为。肾虚受于风邪，风邪停积于肾经，与气血相击，久而不散，故久腰痛。"《备急千金要方·腰痛第七》"独活寄生汤"条曰："腰背痛者，皆是肾气虚弱，卧冷湿地，当风得之。不时速治，喜流入脚膝，或为偏枯冷痹，缓弱疼重，或腰痛挛，脚重痹，急宜服此方。"三诊时腰脊疼痛，晨起较甚，前俯受限，他症缓而未已，胃纳、二便尚可，夜寐不宁，口苦，方选筋痹方加味活血祛瘀，祛风除湿，通络止痛，宁神除烦。六诊时腰脊酸楚，四肢畏冷，辨为痰瘀渐化，肝肾亏虚，治以补气血，益肝肾，祛风湿，温阳散寒，止痹痛。九诊之后治疗主要以补养肝脾，温肾通督为法，方选圣愈汤合左归丸、地黄饮子加减治疗。而温肾通痹方是由圣愈汤合右归丸加减组方，右归丸出自《景岳全书》，是由金匮肾气丸减去"三泻"（泽泻、茯苓、牡丹皮），加鹿角胶、菟丝子、杜仲、枸杞子、当归而成，增加了温补的作用，使药效更能专于温补，是一首十分著名的温补方剂。张景岳根据"阴阳互根""阴阳互济"的理论,提出了"善补阳者必于阴中求阳,则阳得阴助而生化无穷"。方中以附子、肉桂、鹿角胶为君药,温补肾阳,填精补髓。臣以熟地黄、枸杞子、山茱萸、山药滋阴益肾,养肝补脾。佐以菟丝子补阳益阴,固精缩尿;杜仲补益肝肾,强筋壮骨;当归养血和血,助鹿角胶以补养精血。圣愈汤中黄芪、党参补脾益阳,四物汤(当归、白芍、川芎、熟地黄)养血活血,柴胡疏肝理气,为肝经引经药。两方合用,气旺则阳旺,并"阴中求阳",使阳气有化生之源,共奏温补肾阳,填精益髓之功。

案二十四

袁某,男,31 岁。

主诉:腰痛已有 1 年余。

初诊(2011-05-26):腰痛已有 1 年余,不能久坐久立,左下肢牵掣、麻木,间歇性跛行 20 m,胃纳、二便尚可,腰前俯 90°生理弧度存在。外院 MRI 示 L_5/S_1 椎间盘突出,苔薄,脉细。诊断:腰椎间盘突出症、腰椎管狭窄症。此乃气血瘀滞,经脉不遂,治以活血化瘀,祛风除湿,通络止痛,滋补肝肾,强筋壮骨。

【处方】

(1)炙黄芪 9 g、党参 12 g、当归 9 g、白芍 12 g、生地黄 9 g、川芎 9 g、柴胡 9 g、桃仁 9 g、红花 9 g、乳香 9 g、五灵脂 12 g、羌活 9 g、秦艽 9 g、制香附 12 g、川牛膝 12 g、广地龙 9 g、炙甘草 6 g、巴戟天 12 g、金狗脊 18 g、炙全蝎 3 g、蜈蚣 3 g、香谷芽 12 g。21 剂,水煎服,每天 1 剂,每天 2 次。

(2)麝香保心丸,每次 2 粒,每天 2 次,汤液送服。

二诊(2011-06-16):药后诸恙均缓,步行较前改善,胃纳、二便均可,苔薄,脉弦细。再以调摄。

【处方】

炙黄芪 9 g、党参 12 g、当归 9 g、白芍 12 g、生地黄 9 g、川芎 9 g、柴胡 9 g、桃仁 9 g、红花 9 g、乳香 9 g、五灵脂 12 g、羌活 9 g、秦艽 9 g、制香附 12 g、川牛膝 12 g、广地龙 9 g、炙甘草 6 g、巴戟天 12 g、炙全蝎 3 g、蜈蚣 3 g、香谷芽 12 g、炒白术 12 g、姜半夏 9 g、广木香 9 g、春砂仁 3 g^{后下}。28 剂,水煎服,每天 1 剂,每天 2 次。

三诊(2011-07-14):腰脊疼痛、左下肢麻木均瘥,便溏,苔薄腻,脉细滑。此乃气血失和,肝肾不足,治以调摄。

【处方】

炙黄芪 9 g、党参 12 g、当归 9 g、白芍 12 g、熟地黄 12 g、川芎 12 g、柴胡 9 g、独活 9 g、桑寄生 12 g、秦艽 9 g、防风 12 g、桂枝 9 g、茯苓 15 g、杜仲 12 g、川牛膝 12 g、炙甘草 6 g、炙地鳖 9 g、制香附 12 g。28 剂,水煎服,每天 1 剂,每天 2 次。

按:施杞教授指出腰椎间盘突出症、腰椎管狭窄症属于"痹证"范畴。痹者,闭也,由于风寒湿邪,闭阻气血而使关节肢体,沉重酸楚,疼痛为痹证。《灵枢·阴阳二十五人》云:"血气皆少,感于寒湿,则善痹骨痛。"《素问·长刺节论》曰:"病在筋,筋挛节痛,不可以行,名曰筋痹。"本案患者腰痛已有1年余,不能久坐久立,左下肢牵掣、麻木,间歇性跛行20 m,施杞教授诊断为腰椎间盘突出症并腰椎管狭窄症。此乃气血瘀滞,经脉不遂。患者年近而立,即表现为间歇性跛行椎管狭窄症状,分析其原因可能是先天性腰椎管狭窄,素体禀赋不足,肝肾亏虚,风寒湿热及闪挫劳损为外因而致。故治以活血化瘀,祛风除湿,通络止痛,滋补肝肾,强筋壮骨为法,方选圣愈汤合身痛逐瘀汤(筋痹方)、止痉散加巴戟天、金狗脊等治疗,并加用麝香保心丸。三诊时腰脊疼痛、左下肢麻木均瘥,予圣愈汤合独活寄生汤善后调摄。施杞教授常运用筋痹方治疗瘀血夹风湿,经络痹阻所致慢性筋骨病,如颈肩臂疼痛、腰腿痛,或周身疼痛,以痛为主,经久不愈者。伴有麻木者加全蝎、蜈蚣以加强活血祛瘀之功。立法处方随证加减。在运用该方时常常配合使用麝香保心丸,既能引药直达病所,又可减轻患者疼痛,使其充分发挥药效。特别是腰椎管狭窄症辨证为气滞血瘀者,诸药合用,则正气复、瘀血去、经脉通、外邪除。

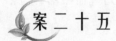 案二十五

刘某,男,48岁。

主诉:腰脊疼痛7年余。

初诊(2011-07-14):腰脊疼痛已有7年余,曾有轻度扭伤史,近半年来每隔1个月腰痛复作1次,少腹及臀部牵掣,无下肢麻木,胃纳、二便均可。外院CT示L_4/L_5椎间盘突出,检查:腰前俯90°生理弧度减弱,苔薄,脉细滑。诊断:腰椎间盘突出症。此乃气血瘀滞,经脉失畅,治以益气活血,化瘀通络止痛。

【处方】

炙黄芪9 g、党参12 g、当归9 g、白芍12 g、生地黄9 g、川芎9 g、柴胡9 g、桃仁9 g、红花9 g、乳香9 g、五灵脂12 g、羌活9 g、秦艽9 g、制香附12 g、川牛膝12 g、广地龙9 g、炙甘草6 g、炙地鳖12 g、香谷芽12 g、金雀根15 g、老鹳草15 g。14剂,水煎服,每天1剂,每天2次。

二诊(2011-08-11):诸恙均缓,稍有腰脊酸楚,二便正常,苔薄腻、质紫,脉细滑。再以前法。

【处方】

炙黄芪9 g、党参12 g、当归9 g、白芍12 g、生地黄9 g、川芎9 g、柴胡9 g、桃仁9 g、红花9 g、乳香9 g、五灵脂12 g、羌活9 g、秦艽9 g、制香附12 g、川牛膝12 g、广地龙9 g、炙甘草6 g、炙地鳖12 g、淫羊藿12 g、补骨脂9 g、金雀根18 g、香谷芽12 g。14剂,水煎服,每天1剂,每天2次。

按:《景岳全书·杂证谟》云:"腰痛证凡悠悠戚戚,屡发不已者,肾之虚也;遇阴雨或

久坐痛而重者，湿也；遇诸寒而痛，或喜暖而恶寒者，寒也；遇诸热而痛及喜寒而恶热者，热也；郁怒而痛者，气之滞也；忧愁思虑而痛者，气之虚也；劳动即痛者，肝肾之衰也。当辨其所因而治之。"外邪六淫侵袭久居湿冷之地，或冒雨涉水，或身劳汗出当风，致风寒湿邪侵入。寒性凝滞，湿性重着，致经脉痹阻，气血运行不畅，使腰部肌肉、筋骨发生酸痛、麻木、重着、活动不利而引发腰痛。本案病虽已7年，但其急性发作，痛引少腹及臀部，气血瘀滞，经脉失畅，治以活血祛瘀，祛风除湿，通络止痛兼补肝肾。

案二十六

周某，男，78岁。

主诉：腰脊疼痛1月余。

初诊（2011－04－14）：腰脊疼痛已有1月余，步履牵掣，腑行正常，小便欠畅，经年劳累，驼背呈圆弧形，两下肢牵掣，稍有麻木，直腿抬举>70°，肌力、肌张力正常。外院MRI示L$_4$/L$_5$、L$_5$/S$_1$椎间盘突出，苔薄，脉弦细。诊断：腰椎间盘突出症。此乃气血瘀滞，经脉失畅，治以益气化瘀，行气止痛，疏通经络。

【处方】

炙黄芪9g、党参12g、当归9g、白芍12g、生地黄9g、川芎9g、柴胡9g、桃仁9g、红花9g、乳香9g、五灵脂12g、羌活9g、秦艽9g、制香附12g、川牛膝12g、广地龙9g、炙甘草6g、炙地鳖9g、蜈蚣3g、海金沙18g、车前子18g、车前草18g、淫羊藿15g、巴戟天15g、肉苁蓉18g、台乌药12g。14剂，水煎服，每天1剂，每天2次。

二诊（2011－07－07）：诸恙稍缓，二便正常，苔薄，脉细。再以前法。

【处方】

（1）炙黄芪9g、党参12g、当归9g、白芍12g、生地黄9g、川芎9g、柴胡9g、桃仁9g、红花9g、乳香9g、五灵脂12g、羌活9g、秦艽9g、制香附12g、川牛膝12g、广地龙9g、炙甘草6g、炙地鳖9g、蜈蚣3g、车前子18g、车前草18g、淫羊藿15g、巴戟天15g、肉苁蓉18g、台乌药12g、熟附片9g、补骨脂12g、小川连6g、首乌藤30g。28剂，水煎服，每天1剂，每天2次。

（2）麝香保心丸，每次2粒，每天2次，汤液送服。

三诊（2011－07－21）：腰痛已缓，足跗肿胀，胃纳欠佳，二便正常，苔薄，脉细滑。此乃气阴两虚，肝肾不足，治以益气化瘀，祛风通络，温肾填精，舒筋止痛。

【处方】

炙黄芪12g、党参12g、当归9g、白芍12g、熟地黄12g、川芎12g、柴胡9g、山茱萸12g、怀山药18g、枸杞子12g、鹿角片12g、菟丝子12g、熟附片9g、桂枝9g、杜仲12g、香谷芽12g、炙甘草6g、秦艽9g、羌活9g、独活9g、九香虫9g、神曲12g、佛手片12g、玄参12g。28剂，水煎服，每天1剂，每天2次。

按：本案初诊时腰脊疼痛已有1月余,步履牵掣,俯行正常,小便欠畅,经年劳累,驼背呈圆弧形,两下肢牵掣,稍有麻木,辨为气血瘀滞,经脉失畅,属于腰椎间盘突出症早期血瘀型,治以行气活血,疏通经络。方选筋痹方合三虫饮(全蝎、蜈蚣、地鳖虫)加减,兼补肝肾。三诊时腰痛已缓,足跗肿胀,胃纳欠佳,二便正常,苔薄,脉细滑,辨为气阴两虚,肝肾不足,治以益气化瘀,祛风通络,舒筋止痛,温补肾阳,填精补髓。《素问·脉要精微论》说"腰者,肾之府也,转摇不能,肾将惫矣",腰者,主骨、生髓,肾精充盈,骨坚髓足腰府得养,则腰部有力,转摇自如若肾中精气亏损,骨弱髓虚,腰府失养,则腰部绵绵作痛,酸软无力,即临床所谓的肾虚腰痛。此外,寒湿外侵或湿热下注等均可引起腰部酸痛,前者腰部冷痛沉重或阴雨天加剧,正如《杂病源流犀烛·腰脐病派流》所说:"腰痛,精气虚而邪客病也,肾虚其本也,风寒湿热痰饮,气滞血瘀闪挫其标也。"在治疗上多从肾治,但如外邪较重,亦当先治其标,后治其本。

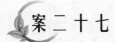 案二十七

周某,男,19岁。

主诉:腰痛2个月。

初诊(2011-06-14):腰痛2个月,前俯不能,活动牵掣,左下肢疼痛麻木,胃纳、二便正常。检查:前俯45°生理弧度减弱,右腰背肌痉挛,椎旁压痛(+),放射痛(±),直腿抬高左侧30°阳性,右侧50°阳性,踇背伸肌力左侧下降,右侧正常,感觉左小腿外侧下降,腱反射正常,病理征(-),苔薄,脉细滑。诊断:L₄/L₅、L₅/S₁椎间盘突出。此乃气血瘀滞,经脉失畅,治以活血化瘀,通络止痛。

【处方】

炙黄芪9g、党参12g、当归9g、白芍12g、生地黄9g、川芎9g、柴胡9g、桃仁9g、红花9g、乳香9g、五灵脂12g、羌活9g、秦艽9g、制香附12g、川牛膝12g、广地龙9g、炙甘草6g、蜈蚣3g、炙全蝎3g、伸筋草15g、香谷芽15g、鸡血藤15g、嫩钩藤12g、金狗脊30g。16剂,水煎服,每天1剂,每天2次。

二诊(2011-06-30):左下肢麻木疼痛好转,二便调,苔薄,脉弦。再以前法。

【处方】

(1)炙黄芪9g、党参12g、当归9g、白芍12g、生地黄9g、川芎9g、柴胡9g、桃仁9g、红花9g、乳香9g、五灵脂12g、羌活9g、秦艽9g、制香附12g、川牛膝12g、广地龙9g、炙甘草6g、蜈蚣3g、炙全蝎3g、伸筋草15g、香谷芽15g、鸡血藤15g、金雀根15g、青风藤15g。14剂,水煎服,每天1剂,每天2次。

(2)麝香保心丸,每次2粒,每天2次,汤液送服。

三诊(2011-07-14):腰痛渐缓,活动尚有牵掣,无下肢麻木,二便正常,苔薄,脉弦滑。再以调摄。

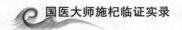
【处方】

（1）炙黄芪9g、党参12g、当归9g、白芍12g、生地黄9g、川芎9g、柴胡9g、桃仁9g、红花9g、乳香9g、五灵脂12g、羌活9g、秦艽9g、制香附12g、川牛膝12g、广地龙9g、炙甘草6g、炙地鳖9g、白芥子9g、制南星12g、金雀根15g、伸筋草15g、香谷芽12g。28剂，水煎服，每天1剂，每天2次。

（2）麝香保心丸，每次2粒，每天2次，汤液送服。

四诊（2011-08-11）：腰痛渐缓，活动尚觉牵掣，胃纳、二便均可，苔薄，脉细。此乃气血失和，肝肾亏虚，经脉不畅，治以补气血，益肝肾，祛风湿，止痹痛。

【处方】

（1）炙黄芪9g、党参12g、当归9g、白芍12g、熟地黄12g、川芎12g、柴胡9g、独活9g、桑寄生12g、秦艽9g、防风12g、桂枝9g、茯苓15g、杜仲12g、川牛膝12g、炙甘草6g、制香附12g、青皮12g、陈皮12g、伸筋草15g、生薏苡仁15g、熟薏苡仁15g、青风藤15g。42剂，水煎服，每天1剂，每天2次。

（2）麝香保心丸，每次2粒，每天2次，汤液送服。

按：施杞教授指出腰椎间盘突出症的临床症状多以腰痛，下肢疼痛、麻木为主，体征以直腿抬高试验及加强试验阳性，足趾背伸、跖屈肌力减弱，小腿足背外侧皮肤感觉异常等为主。本案腰痛2个月，前俯不能，活动牵掣，左下肢疼痛麻木，胃纳、二便正常，检查：前俯45°生理弧度减弱，右腰背肌痉挛，椎旁压痛（+），放射痛（±），直腿抬高左侧30°阳性，右侧50°阳性，蹈背伸肌力左侧下降，右侧正常，感觉左小腿外侧下降，腱反射正常，病理征（-），苔薄，脉细滑。本案为典型的腰椎间盘突出症，施杞教授辨证为气血瘀滞，经脉失畅，治以筋痹方合三虫饮（全蝎、蜈蚣、地鳖虫）加减。施杞教授常常运用筋痹方治疗瘀血夹风湿，经络痹阻所致慢性筋骨病，如颈肩臂疼痛、腰腿痛，或周身疼痛，以痛为主，经久不愈者。在运用该方时常常配合使用麝香保心丸，既能引药直达病所，又可减轻患者疼痛，使其充分发挥药效；伴有麻木者加全蝎、蜈蚣以加强活血祛瘀之功。四诊时腰痛渐缓，活动尚觉牵掣，胃纳、二便均可。予独活寄生汤合圣愈汤，加制香附、青皮、陈皮、伸筋草、生薏苡仁、熟薏苡仁、青风藤补气血，益肝肾，祛风湿，行气止痛，标本兼顾，扶正祛邪。独活寄生汤是中医治疗风寒湿邪痹着日久所致的腰背痛，四肢关节疼痛的效方，在治疗慢性关节炎、腰肌劳损、骨质增生等方面应用广泛。

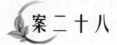

案二十八

胡某，男，35岁。

主诉：腰脊疼痛1月余。

初诊（2011-04-28）：腰脊疼痛已有1月余，活动牵掣，前俯60°，生理弧度减弱，无下肢麻木,二便正常,无鞍区异常。外院 MRI 示 L_3/L_4、L_4/L_5 椎间盘偏左侧突出,神经根受压,苔薄,脉细。诊断:腰椎间盘突出症。此乃气血瘀滞,治以活血祛瘀,通痹止痛。

【处方】

(1)炙黄芪 9 g、党参 12 g、当归 9 g、白芍 12 g、生地黄 9 g、川芎 9 g、柴胡 9 g、桃仁 9 g、红花 9 g、乳香 9 g、五灵脂 12 g、羌活 9 g、秦艽 9 g、制香附 12 g、川牛膝 12 g、广地龙 9 g、炙甘草 6 g、白花蛇舌草 18 g、重楼 18 g、紫花地丁 18 g、香谷芽 12 g。14 剂,水煎服,每天 1 剂,每天 2 次。

(2)麝香保心丸,每次 2 粒,每天 2 次,药汤送服。

二诊(2011 - 05 - 19):腰腿疼痛已缓,伴有酸楚,二便正常,苔薄、质紫,脉细滑。此乃气血已畅,筋脉拘紧,再以调摄。

【处方】

炙黄芪 9 g、党参 12 g、当归 9 g、白芍 12 g、生地黄 9 g、川芎 9 g、柴胡 9 g、桃仁 9 g、红花 9 g、乳香 9 g、五灵脂 12 g、羌活 9 g、秦艽 9 g、制香附 12 g、川牛膝 12 g、广地龙 9 g、炙甘草 6 g、青风藤 15 g、金雀根 15 g、厚杜仲 15 g、香谷芽 15 g、金狗脊 15 g。14 剂,水煎服,每天 1 剂,每天 2 次。

三诊(2011 - 06 - 02):腰脊疼痛已缓,尚有酸楚,多睡,精神少振,苔薄腻、质紫,脉细滑。此乃气血未和,痰湿未清,治以益气活血,滋补肝肾,祛风通络,化湿畅中。

【处方】

炙黄芪 9 g、党参 12 g、当归 9 g、白芍 12 g、熟地黄 12 g、川芎 12 g、柴胡 9 g、独活 9 g、桑寄生 12 g、秦艽 9 g、防风 12 g、桂枝 9 g、茯苓 15 g、杜仲 12 g、川牛膝 12 g、炙甘草 6 g、藿香 9 g、佩兰 9 g、石菖蒲 18 g、火麻仁 15 g。14 剂,水煎服,每天 1 剂,每天 2 次。

按:本案患者腰脊疼痛,无下肢麻木,二便正常,无鞍区异常,诊断为腰椎间盘突出症,辨证为气血瘀滞。施杞教授认为本病的病机主要为气虚血瘀肾亏,方选圣愈汤合身痛逐瘀汤活血祛瘀,祛风除湿,通络止痛。方中圣愈汤醇厚和平而滋润,服之则气血疏通,内外调和;而柴胡性味苦平,气质轻清,为肝经要药,《医宗金鉴》曾曰:"败血凝滞,从其所属,必归于肝。"柴胡更切理伤续断之要,其能司升降、通达上中下三部,疏解瘀滞,化瘀散结之功,契合"少阳主骨"思想。方中羌活、秦艽、当归、川芎、乳香、制香附、川牛膝、广地龙由身痛逐瘀汤化裁,秦艽祛风利湿,羌活散风寒,祛风湿,二药合奏祛除外邪、缓解痉挛之功。当归补血活血,濡养温通经脉,使血归其所。川芎、乳香皆活血化瘀之品,川芎为血中气药,行气活血、燥湿搜风,既行血滞,又祛血中湿气;乳香通滞血,散结气,消肿止痛。地龙通经活络,兼利水湿而消水肿。香附开郁行气,其性宣畅,通行十二经八脉之气分。牛膝入肝、肾二经,补肝肾,强筋骨,散瘀血,引药下行。甘草缓急止痛,调和诸药。全方活血祛瘀通痹,易伤及脾胃,方中甘草调和诸药,香附、香谷芽和胃;以防药性峻猛攻伐之弊,加白花蛇舌草、重楼、紫花地丁清热解毒,消肿止痛促进神经根水肿消退。三诊时腰脊疼痛已缓,尚有酸楚,多睡,精神少振,苔薄、腻质紫,脉细滑。此乃气血未和,痰湿未清。方选调身通痹汤,加藿香、佩兰、石菖蒲、火麻仁益气活血,滋补肝肾,祛风通络,化湿畅中。

施杞教授常将本方加味广泛应用于慢性筋骨病中后期酸痛不适、迁延不愈者,如腰椎间盘突出症及膝骨关节病的缓解期。

案二十九

范某,男,61 岁。

主诉:腰脊疼痛伴左下肢酸痛麻木 1 个月。

初诊(2010 - 04 - 04):腰脊疼痛伴左下肢酸痛麻木,活动牵掣月余。检查:腰部压痛(+++),前俯受限。腑行正常,小便欠畅,胃脘作胀,两足畏冷,曾有高血压。外院 CT 示 L_4/L_5、L_5/S_1 椎间盘中央偏左突出,椎体退行性变,苔薄、质紫,脉弦细。诊断:腰椎间盘突出症(腰腿痛)。此乃气血瘀滞,经脉痹阻,治以活血祛瘀,通痹止痛。

【处方】

炙黄芪 9 g、党参 12 g、当归 12 g、白芍 12 g、生地黄 9 g、川芎 12 g、柴胡 9 g、桃仁 9 g、红花 9 g、乳香 9 g、五灵脂 12 g、羌活 9 g、秦艽 9 g、制香附 12 g、川牛膝 12 g、广地龙 6 g、炙甘草 6 g、蜈蚣 3 g、车前子 18 g、车前草 18 g、制何首乌 18 g、首乌藤 18 g。14 剂,水煎服,每天 1 剂,每天 2 次。每次加麝香保心丸 2 粒,另吞。

二诊(2010 - 04 - 17):腰痛、左下肢牵掣渐缓,尚有两足畏冷、下肢麻木,胃纳、二便尚可,苔薄,脉细滑。再以调摄。

【处方】

炙黄芪 9 g、党参 12 g、当归 9 g、白芍 12 g、生地黄 9 g、川芎 12 g、柴胡 9 g、桃仁 9 g、乳香 9 g、五灵脂 12 g、羌活 9 g、秦艽 9 g、制香附 12 g、川牛膝 12 g、广地龙 6 g、炙甘草 6 g、炙全蝎 3 g、蜈蚣 3 g、制川乌 9 g、生薏苡仁 15 g、制何首乌 18 g、首乌藤 18 g。14 剂,水煎服,每天 1 剂,每天 2 次。每次加麝香保心丸 2 粒,另吞。

三诊(2010 - 04 - 31):腰脊疼痛、左下肢牵掣缓而未已,胃纳、二便尚可,四肢少温亦缓,苔薄,质紫,脉细滑。此乃气血失和,肝肾亏虚,治以益气养血,补益肝肾。

【处方】

炙黄芪 9 g、党参 12 g、当归 9 g、白芍 12 g、熟地黄 12 g、川芎 12 g、柴胡 9 g、白术 9 g、独活 9 g、桑寄生 12 g、秦艽 9 g、防风 12 g、桂枝 9 g、茯苓 15 g、杜仲 12 g、川牛膝 12 g、炙甘草 6 g、蜈蚣 3 g、制川乌 9 g、淫羊藿 12 g、巴戟天 12 g、制何首乌 18 g、首乌藤 18 g。28 剂,水煎服,每天 1 剂,每天 2 次;每次加麝香保心丸 2 粒,另吞。

随访:1 个月后患者诸症已除,行走自如。嘱做施氏十二字养生功锻炼,避免弯腰劳累。

按:腰椎间盘突出症有虚有实,实证多由风、寒、湿、气滞、血瘀等因素引起;虚证多由肾虚所致。中医认为"腰为肾之府",肾精亏虚,腰府失养,经脉瘀滞,致不通则痛,故治疗当标本兼顾。急性腰痛病程较短,经积极治疗容易痊愈;慢性腰痛病程长,易反复发作。该患者具备上述风、寒、湿、气滞、血瘀、肾虚等多种因素,故治疗时宜益气活血,温经散寒,祛湿通络,补益肝肾,全面考虑。故初诊时施杞教授以圣愈汤合身痛逐瘀汤,配合麝香保心丸活血祛瘀,通痹止痛。待疼痛渐缓则以益气养血,补益肝肾为法。用圣愈汤合独活寄生汤调理之。二诊尚有两足畏冷,故加入制川乌,加强祛风除湿,温经散寒,通痹止痛之功。另外,腰部功法锻炼是防止腰痛复发的有效方法,《诸病源候论·腰背病诸候·养生方·导引法》云:"凡人常觉脊强,不问时节,缩咽膊内,仰面努搏井向上也。头左右两向挪之,左右三七,一住,待血行气动定,然始更用,初缓后急,不得先急后缓。若无病患,常欲得旦起、午时、日没三辰如用,辰别三七。除寒热,脊、腰、颈痛。"施氏十二字养生功是由施杞教授继承王子平的武术精华,积数十年的临床经验和科研心得所创编。该功法以内调气血脏腑,外强筋骨,扶正祛邪,在防治颈腰椎病的同时,进行整体调整,恢复脊柱的动静力平衡,从而达到养身保健的目的,具有动作设计科学合理、针对性强、易学易练、疗效显著等特点。此功法通过"洗、梳、揉、搓、松、按、转、磨、蹲、摩、吐、调"等十二势能起调节颈腰部肌力的平衡,改善颈腰部血液循环,消除小关节的炎症及增进食欲,调节患者的心情的作用。

案三十

蔡某,男,64 岁。

主诉:腰脊疼痛,间歇性跛行 1 年加重 10 天。

初诊(2011-04-30):腰脊疼痛,间歇性跛行,经治后已有 1 年余未作。10 天前长途驾车 5 小时,次日腰痛复作,胃纳、二便尚可,晨起每有烘热盗汗。检查:腰椎叩击痛(++),腰椎生理弧度消失。外院 CT 示 L_5/S_1 椎间盘突出,苔薄,脉细滑。诊断:腰椎间盘突出症(痹证)。此乃气滞血瘀,经脉痹阻,治以活血祛瘀,通痹止痛。

【处方】

炙黄芪 9 g、党参 12 g、当归 9 g、白芍 12 g、生地黄 9 g、川芎 12 g、柴胡 9 g、桃仁 9 g、红花 9 g、乳香 9 g、五灵脂 12 g、羌活 9 g、秦艽 9 g、制香附 12 g、川牛膝 12 g、广地龙 6 g、炙甘草 6 g、蜈蚣 3 g、香谷芽 12 g。14 剂,水煎服,每天 1 剂,每天 2 次。每次加麝香保心丸 2 粒,另吞。

二诊(2011-05-14):诸恙均缓,二便正常,近期稍有胃脘作胀,苔薄,脉细。此乃气血渐和,肝肾亏虚,治以益气养血,滋阴补肾。

【处方】

炙黄芪 9 g、党参 12 g、当归 9 g、白芍 12 g、熟地黄 12 g、川芎 12 g、柴胡 9 g、山茱萸 12 g、怀山药 18 g、枸杞子 12 g、川牛膝 12 g、炙龟板 9 g、鹿角片 12 g、菟丝子 12 g、鸡血藤 12 g、香谷芽 12 g、炙甘草 6 g、佛手片 12 g、老鹳草 12 g、生薏苡仁 15 g、熟薏苡仁 15 g。14 剂,水煎服,每天 1 剂,每天 2 次。

随访:1 个月后患者诸症已除,行走自如。嘱做施氏十二字养生功锻炼,避免弯腰劳累。

　　按: 腰椎间盘突出症是腰椎间盘发生退行性变以后,在外力的作用下,纤维环破裂、髓核突出刺激或压迫神经根、血管或脊髓等组织所引起的腰痛,并且伴有坐骨神经放射性疼痛等症状为特征的一种病变。中医称之为"腰腿痛",闪挫堕坠导致血脉凝涩、经络壅滞,令人卒痛不能转侧,而经络阻塞、气血凝结是其主要病机。劳损及大病可致肾气亏损,也可发为腰腿痛。患者年过六旬,反复劳损,疼痛剧烈。此乃气滞血瘀,经脉痹阻,不通则痛。施杞教授以圣愈汤合身痛逐瘀汤配合麝香保心丸行气活血,疏通经络。待疼痛渐缓仍以滋阴补肾,填精益髓为法,用圣愈汤合左归丸调理之。左归丸中熟地黄、山药、山茱萸补益肝肾阴血;龟板胶、鹿角胶均为血肉有情之品,二药合用,峻补精血,调和阴阳;复配菟丝子、枸杞子、牛膝补肝肾,强腰膝,健筋骨,合用具有滋阴补肾,益精养血之功。纯补无泻、阳中求阴是本方的配伍特点。

临证实录三

腰椎管狭窄症

腰椎管狭窄症是指腰椎椎管、神经根管或椎间孔狭窄并引起马尾及神经根的压迫综合征。好发部位为 L_4/L_5，其次 L_5/S_1。多见于老年人及体力劳动者，男性多于女性。国内多将椎管狭窄分为先天性和继发性两大类，先天发育性腰椎管狭窄症是由于先天椎管发育不全；继发性系由后天各种因素（退变、外伤、失稳、畸形、炎症及其他），按解剖部位分为中央型（主椎管）狭窄和侧方型（侧隐窝）狭窄两部分。

（一）病理机制

1. 中央型狭窄

中央型狭窄常发生于椎间盘水平，通常是椎间盘突出，关节面局部过度增生、退变、增厚（主要是上位椎体的下关节突和黄韧带肥厚的结果）。

（1）椎间盘突出是腰椎管狭窄症发病的始动因素，又是症状加重的主要原因。

（2）关节表面滑膜的退变引起骨质过度增生，进而导致椎管或侧隐窝狭窄，是中老年人腰腿痛的常见原因。

（3）黄韧带肥厚及钙化、骨化是引起腰椎管狭窄的重要原因，特别是骨性椎管已有狭窄或有椎间盘突出等病变存在时更会加重症状。

（4）其他病变包括脊柱退变性疾病、先天性骨性椎管狭窄、氟骨症性椎管狭窄症、腰椎后缘离断症。

2. 侧方型狭窄

腰脊神经根管是腰神经根的通道，为一重要的解剖学概念。侧方型狭窄主要是侧隐窝狭窄，另外还有出口狭窄。

（1）侧隐窝狭窄：关节突骨质增生是主要因素。上位椎体的下关节突与下位椎体的上关节突的骨质增生及退变、突出的椎间盘，可以在这个水平上对神经根的侧方出口造成压迫，外侧型突出的髓核位于侧隐窝，病史较长者因突出髓核的刺激引起骨质增生及髓核钙化，导致侧隐窝狭窄。

（2）出口狭窄：侧椎管的出口是两椎弓根间的椎间孔，神经根紧贴上一椎体椎弓根穿出，由于椎间孔内有纤维隔，神经被支持固定在一个比较窄小的孔道内（骨纤维管），同时伴有动静脉通过，有效空间更为减少。因此，椎间盘纤维环的纤维隔由于病理变化则会出现纤维化挛缩，从而使通过此骨纤维管的神经受到卡压而引起症状。出口狭窄常见于远外侧型椎间盘突出。

（二）病因病机

腰椎管狭窄症及腰椎间盘突出症均属中医学中的"腰腿痛""痹证""痿证"范畴。中医认为本病发生的主要内因是先天肾气不足、后天肾气衰退及劳役伤肾等，反复外伤、慢性劳损及风寒湿之邪侵袭为常见外因。主要病机是肾虚不固、邪阻经络、气滞血瘀、营卫不和，以致腰腿经脉痹阻而产生疼痛。

（1）先天不足：肾主骨生髓，肾中精气不足，无以充养骨髓，骨髓空虚，则骨骼发育不良,造成腰椎管狭窄。

（2）椎间盘退变：年老体衰,肾气渐虚,气血不充,腰部筋骨失养,则致腰椎退行性变。纤维环破裂,椎间盘变性萎缩膨出,黄韧带松弛肥厚,椎体后缘骨质增生,致腰椎管狭窄。

（3）外伤劳损：外伤造成局部气血瘀滞,血溢脉外造成硬膜外血肿、机化、粘连;慢性劳损引起硬膜外脂肪变性或纤维化,手术后造成椎板增厚,关节增生,均可造成狭窄。

（4）外邪侵袭：足三阳经循行于腰背部,风寒湿邪侵袭引起经络痹阻,气血凝滞,筋脉拘挛,致局部软组织缺血变性、退变、增厚,导致椎管狭窄。

案一

陈某,男,61 岁。

主诉: 颈腰疼痛已有 3 个月。

初诊(2011 - 01 - 13): 颈腰疼痛已有 3 个月,为间歇性跛行,初起尚可,日渐加重,左下肢麻木,两手握摄乏力,颈项牵掣,头晕,四肢少温,小便正常,CT(2009 - 04 - 27)示 L_3/L_4、L_4/L_5、L_5/S_1椎间盘膨隆,苔薄、质紫、中有裂纹,脉细滑。诊断:腰椎管狭窄症,腰椎间盘突出症。此乃气滞血瘀,气血失和,经脉失养,治以活血化瘀,温经通络,散寒止痛。

【处方】

炙黄芪 9 g、党参 12 g、当归 9 g、白芍 12 g、生地黄 9 g、川芎 9 g、柴胡 9 g、桃仁 9 g、红花 9 g、乳香 9 g、五灵脂 12 g、羌活 9 g、秦艽 9 g、制香附 12 g、川牛膝 12 g、广地龙 9 g、炙甘草 6 g、炙地龙 12 g、老鹳草 15 g、熟附片 9 g、川桂枝 9 g、香谷芽 12 g。28 剂,水煎服,每天 1 剂,每天 2 次。第三煎药渣水泡脚。药渣装布袋热敷患处。

二诊(2011 - 01 - 28): 诸恙均缓而未已,胃纳、二便可,苔薄,脉细。效不更方,再以前法。

【处方】

炙黄芪 9 g、党参 12 g、当归 9 g、白芍 12 g、生地黄 9 g、川芎 9 g、柴胡 9 g、桃仁 9 g、红花 9 g、乳香 9 g、五灵脂 12 g、羌活 9 g、秦艽 9 g、制香附 12 g、川牛膝 12 g、广地龙 9 g、炙甘草 6 g、炙地龙 12 g、老鹳草 15 g、熟附片 9 g、川桂枝 9 g、香谷芽 12 g、炙地鳖 9 g。28 剂,水煎服,每天 1 剂,每天 2 次。第三煎药渣水泡脚。药渣装布袋热敷患处。

按: 腰椎管狭窄症是指腰椎椎管、神经根管或椎间孔狭窄并引起马尾及神经根的压迫综合征。本病属中医学"腰腿痛""痹证""痿证"范畴。中医认为本病发生的主要内因是先天肾气不足、后天肾气衰退及劳役伤肾等,反复外伤、慢性劳损及风寒湿之邪侵袭为常见外因。主要病机是肾虚不固、邪阻经络、气滞血瘀、营卫不和,以致腰腿经脉痹阻而产生疼痛。本案施杞教授辨证为气滞血瘀,气血失和,经脉失养,治以活血化瘀,温经通络,散寒止痛,方选筋痹方加老鹳草、熟附片、川桂枝、香谷芽。另外,施杞教授善于中药外治,通常是用患者口服中药渣加足量水煎煮,再取药渣用食盐焗炒后装布袋中,汤药浸足,药渣袋热敷患处,一药三用。在施杞教授的诊室内通常有几样东西必不可少,第一个是叩诊锤、第二个是手电筒、第三个是压舌板。另外,还要指导患者练功(施氏十二字养生功)的手册、指导患者中药煎煮注意事项说明、指导患者进行中药足浴与外敷说明书,其中手电筒与压舌板主要用于观察咽喉。施杞教授常说"人之有脚,犹似树之有根,树枯根先竭,人老脚先衰。"通过泡足可以刺激足部穴位,反射区的经络,以起通经开络的作用,外治之法即内治之理,内外合治以提高疗效。

案 二

陆某,男,63岁。

主诉:腰脊疼痛,间歇性跛行1年。

初诊(2011-01-27):腰脊疼痛,间歇性跛行,已有经年,夜寐不宁,咳嗽咯痰不爽,MRI示L₄/L₅、L₅/S₁椎间盘突出,L₄、L₅椎管狭窄,苔薄,脉细。诊断:腰椎间盘突出症并腰椎管狭窄症。此乃气血失和,筋脉失养,治以补气血,益肝肾,祛风湿,止痹痛。

【处方】

炙黄芪9g、党参12g、当归9g、白芍12g、熟地黄12g、川芎12g、柴胡9g、独活9g、桑寄生12g、秦艽9g、防风12g、桂枝9g、茯苓15g、杜仲12g、川牛膝12g、炙甘草6g、青风藤12g、熟附片9g、制何首乌15g、首乌藤15g、制香附12g。7剂,水煎服,每天1剂,每天2次。

二诊(2011-02-04):药后症缓,口干,苔薄腻,脉细。再以前法。

【处方】

辛夷9g、芦根15g、茅根15g、荆芥9g、炙黄芪9g、党参12g、当归9g、白芍12g、熟地黄12g、川芎12g、柴胡9g、独活9g、桑寄生12g、秦艽9g、防风12g、桂枝9g、茯苓15g、杜仲12g、川牛膝12g、炙甘草6g、青风藤12g、熟附片9g、制何首乌15g、首乌藤15g、制香附12g。7剂,水煎服,每天1剂,每天2次。

三诊(2011-02-24):药后症缓,腰脊酸楚,泛酸不适,苔薄,脉细。再以前法。

【处方】

炙黄芪9g、党参12g、当归9g、白芍12g、熟地黄12g、川芎12g、柴胡9g、独活9g、桑寄生12g、秦艽9g、防风12g、桂枝9g、茯苓15g、杜仲12g、川牛膝12g、炙甘草6g、青风藤12g、熟附片9g、首乌藤5g、制香附12g、煅瓦楞子30g、旋覆梗12g、炒子芩9g、知母9g。7剂,水煎服,每天1剂,每天2次。

四诊(2011-03-03):腰痛已缓,间歇性跛行亦有改善,腑行偏多,苔薄,脉细。再以调摄。

【处方】

炙地鳖9g、淫羊藿15g、鸡血藤15g、制香附12g、炙黄芪9g、党参12g、当归9g、白芍12g、熟地黄12g、川芎12g、柴胡9g、独活9g、桑寄生12g、秦艽9g、防风12g、桂枝9g、茯苓15g、杜仲12g、川牛膝12g、炙甘草6g。7剂,水煎服,每天1剂,每天2次。

按:腰椎管狭窄症是慢性腰腿痛的常见原因之一,其发病率仅次于腰椎间盘突出症,占椎管内疾病第二位,属骨伤科疑难病症,施杞教授认为本病属于中医学"痹证""腰腿痛"等范畴,发病不外损伤、外感及内伤三种。他主张辨病与辨证相结合,虚实兼顾、辨证论治。本案初诊时腰脊疼痛,间歇性跛行,已有经年,夜寐不宁,咳嗽咯痰不爽,苔薄,脉细,辨为气血失和,筋脉失养,治以圣愈汤合独活寄生汤补气血,益肝肾,祛风湿,止痹痛,加青风藤祛风除湿通络,熟附片温阳止痛,首乌藤养血安神、祛风通络。四诊时腰痛已缓,间歇性跛行亦有改善,腑行偏多,治以圣愈汤合独活寄生汤补气血,益肝肾,祛风湿,止痹痛,加炙地鳖破血逐瘀、通络止痛,淫羊藿温补肾阳、壮筋骨,鸡血藤活血补血舒筋活络,制香附疏肝行气,和胃止痛。独活寄生汤出自《备急千金要方》,主治痹证日久,肝肾两虚,气血不足证。出现腰膝疼痛,痿软,肢节屈伸不利,或麻木不仁,畏寒喜温,心悸气短,舌淡苔白,脉细弱。施杞教授常用独活寄生汤合圣愈汤治疗痹证日久,肝肾两虚,气血不足证所见腰膝疼痛,痿软,肢节屈伸不利,或麻木不仁者。如伴有疼痛较为严重者可加活血通络之品,如鸡血藤、青风藤、络石藤等;伴有脾虚便溏者可加用扁豆、白术、干姜等温中健脾;畏寒较重者可加附片、淫羊藿等温补肾阳。

案 三

何某,女,59 岁。

主诉: 腰痛 10 年余,近年加重。

初诊(2011 - 03 - 31): 腰痛 10 年余,近年加重,右侧臀部及下肢牵掣麻木,二便正常,CT 示 L_4/L_5、L_5/S_1 椎间盘向后突出,相应节段椎管狭窄。舌质红、苔薄,脉弦。诊断:腰椎间盘突出症伴腰椎管狭窄症。此乃气血瘀滞,经脉拘紧,治以活血祛瘀,祛风除湿,通络止痛。

【处方】

(1) 炙黄芪 9 g、党参 12 g、当归 9 g、白芍 12 g、生地黄 9 g、川芎 9 g、柴胡 9 g、桃仁 9 g、红花 9 g、乳香 9 g、五灵脂 12 g、羌活 9 g、秦艽 9 g、制香附 12 g、川牛膝 12 g、广地龙 9 g、炙甘草 6 g、金雀根 15 g、伸筋草 15 g、蜈蚣 3 g、香谷芽 12 g。14 剂,水煎服,每天 1 剂,每天 2 次。

(2) 麝香保心丸,每次 2 粒,每天 2 次,药汤送服。

二诊(2011 - 03 - 31): 诸恙渐缓,二便正常,汗出较少,苔薄腻,脉细滑。此乃气血未畅,痰湿内蕴,治以益气化瘀,补益肝肾,祛风通络,除痹止痛。

【处方】

炙黄芪 9 g、党参 12 g、当归 9 g、白芍 12 g、熟地黄 12 g、川芎 12 g、柴胡 9 g、独活 9 g、桑寄生 12 g、秦艽 9 g、防风 12 g、桂枝 9 g、茯苓 15 g、杜仲 12 g、川牛膝 12 g、炙甘草 6 g、蜈蚣 3 g、熟附片 9 g、生麻黄 6 g后下、制香附 12 g、肉苁蓉 15 g、巴戟天 12 g、山楂 12 g、神曲 12 g。14 剂,水煎服,每天 1 剂,每天 2 次。

按: 本案初诊时腰痛 10 年余,近年加重,右侧臀部及下肢牵掣麻木,辨证为气血瘀滞,经脉拘紧,予以筋痹方活血祛瘀,祛风除湿,通络止痛,加金雀根清肺益脾,活血通脉;伸筋草祛风除湿,舒筋活络;蜈蚣息风止痉,通络止痛;香谷芽健脾和胃。二诊时诸恙渐缓,二便正常,汗出较少,苔薄腻,脉细滑,辨证为气血未畅,痰湿内蕴,治以调身通痹方补气血,益肝肾,祛风湿,止痹痛,加蜈蚣息风止痉,通络止痛;熟附片温阳、散寒止痛;生麻黄发法解表,利水消肿;制香附行气止痛;肉苁蓉温肾润肠;巴戟天补肾壮腰;山楂、神曲健消食健脾、行气散结、化浊降脂。全方共奏益气化瘀,补益肝肾,祛风通络,除痹止痛之功。《丹溪心法·腰痛七十三》"独活寄生汤"节曰:"治肾气虚弱,为风湿所乘,流注腰膝;或挛拳掣痛,不得屈伸;或缓弱冷。"《素问·六元正纪大论》曰:"感于寒,则病人关节禁固、腰脽痛,寒湿推于气交而为疾也。"施杞教授认为慢性筋骨病属于"痹证"范畴,痹证乃本虚标实之证,通过多年的临床实践创立治痹十六方,调身通痹方为其一,该方由独活寄生汤合圣愈汤加减化裁而成。立方补气血、益肝肾、祛风湿、止痹痛,标本兼顾,扶正祛邪,主治痹证日久,肝肾两虚,气血不足所见腰膝疼痛,痿软,肢节屈伸不利,或麻木不仁。慢性筋骨病多为气血亏虚、肝肾不足、风湿痹阻。临床表现为肌肉、筋骨、关节等部位酸痛或麻木、重着、屈伸不利等。调身通痹方广泛应用于慢性筋骨病中后期酸痛不适、迁延不愈者,如腰椎间盘突出症及膝骨关节病的缓解期、腰肌劳损、骨质疏松症等疾病常可用之。如伴有疼痛较为严重者可加活血通络之品,如鸡血藤、青风藤、络石藤等;伴有脾虚便溏者可加用扁豆、白术、干姜等温中健脾;畏寒较重者可加附片、淫羊藿等温补肾阳。

案四

杨某,男,66岁。

主诉: 腰脊疼痛多年。

初诊(2011-06-02): 腰脊疼痛已有多年,阴雨天加重,14年前曾行腰椎手术,目前左下肢麻木,间歇性跛行500 m,素有前列腺增生,小便频数、失畅。外院CT(2011-05-16)示L₃/L₄、L₄/L₅椎管狭窄,苔薄腻,脉弦滑。诊断:腰椎管狭窄症。此乃气血瘀滞,经脉失养,治以调摄。

【处方】

(1)炙黄芪9 g、党参12 g、当归9 g、白芍12 g、生地黄9 g、川芎9 g、柴胡9 g、桃仁9 g、红花9 g、五灵脂12 g、羌活9 g、秦艽9 g、制香附12 g、川牛膝12 g、广地龙9 g、炙甘草6 g、蜈蚣3 g、炙地鳖12 g、谷芽12 g、没药9 g。14剂,水煎服,每日1剂,每天2次。

(2)麝香保心丸,每次2粒,每天2次,药汤送服。

二诊(2011-07-07): 腰脊疼痛已瘥,麻木未已,便溏,汗出较多,苔薄腻,脉细滑。再以调摄。

【处方】

(1)炙黄芪9 g、党参12 g、当归9 g、白芍12 g、生地黄9 g、川芎9 g、柴胡9 g、桃仁9 g、红花9 g、五灵脂12 g、羌活9 g、秦艽9 g、制香附12 g、川牛膝12 g、广地龙9 g、炙甘草6 g、蜈蚣3 g、炙地鳖12 g、谷芽12 g、制苍术9 g、生薏苡仁15 g、熟附片9 g、川桂枝9 g。28剂,水煎服,每天1剂,每天2次。

（2）麝香保心丸，每次 2 粒，每天 2 次，药汤送服。

按：本案初诊腰脊疼痛已有多年，阴雨天加重，14 年前曾行腰椎手术，左下肢麻木，间歇性跛行 500 m，素有前列腺增生，小便频数、失畅，辨为气血瘀滞、经脉失养，方选筋痹方以祛风散寒，活血化瘀，通络止痛，加蜈蚣、炙地鳖破瘀通络，谷芽健脾和胃，没药散瘀定痛。二诊时腰脊疼痛已瘥，麻木未已，便溏，汗出较多，苔薄腻，脉细滑，辨为痰瘀未净。此乃脾肾阳虚，上方去没药加制苍术、生薏苡仁、熟附片、川桂枝温肾助阳，健脾化浊。腰椎管狭窄症是指腰椎椎管、神经根管或椎间孔狭窄并引起马尾及神经根的压迫综合征。好发部位为 L_4/L_5，其次 L_5/S_1。多见于老年人及体力劳动者，男性多于女性。国内多将椎管狭窄分为先天性和继发性两大类，先天性腰椎管狭窄症是由于先天椎管发育不全；继发性系由后天各种因素（退变、外伤、失稳、畸形、炎症及其他），按解剖部位分为中央型狭窄和侧方型狭窄两部分。中医认为本病发生的主要内因是先天肾气不足、后天肾气衰退及劳役伤肾等，反复外伤、慢性劳损及风寒湿之邪侵袭为常见外因。主要病机是肾虚不固、邪阻经络、气滞血瘀、营卫不和，以致腰腿经脉痹阻而产生疼痛。施杞教授临诊中常以早期（急性期）和后期（慢性期）论治腰椎管狭窄症。早期多为经脉痹阻和痰湿内蕴。① 经脉痹阻型：症见腰腿酸胀重着，时轻时重，偶有抽搐不舒，遇冷加重，遇热减轻，苔白滑，舌质淡，脉沉紧；或痛有定处，呈刺痛，夜间加甚，舌质紫暗、脉弦涩。辨证为风寒入络，气滞血瘀，经脉痹阻。治以祛风散寒，活血化瘀，通络止痛。方选筋痹方加减。② 痰湿内蕴型：症见腹膨腰凸，形体肥胖，腰腿沉重疼痛，伴下肢麻木微肿，站立加重，卧床减轻，胸膈痞闷气短，纳呆，肢体困倦，痰多，舌质淡红，苔腻，脉弦滑。辨证为气血不和，痰湿内蕴。治以理气化湿，祛痰通络。方选加味牛蒡子汤加减。

案 五

蒋某，男，75 岁。

主诉：腰脊疼痛已有多年，加重 3 年。

初诊（2011 - 06 - 02）：腰脊疼痛已有多年，近 3 年加重，腰椎侧弯，两侧腰背肌痉挛，两侧臀部牵掣，二便正常，无下肢麻木，间歇性跛行 500 m，血压偏高，已服药，胃纳尚可，夜寐亦宁，苔薄腻、质红，脉细滑。诊断：腰椎管狭窄症。此乃气血失和，经脉失畅，治以补气血，益肝肾，祛风湿，止痹痛。

【处方】

（1）炙黄芪 15 g、党参 12 g、当归 9 g、白芍 12 g、熟地黄 12 g、川芎 12 g、柴胡 9 g、独活 9 g、桑寄生 12 g、秦艽 9 g、防风 12 g、桂枝 9 g、茯苓 15 g、杜仲 12 g、川牛膝 12 g、炙甘草 6 g、炙地鳖 12 g、炒升麻 12 g、明天麻 12 g、制香附 12 g。7 剂，水煎服，每天 1 剂，每天 2 次。

（2）麝香保心丸，每次 2 粒，每天 2 次，药汤送服。

二诊(2011－07－07)：腰脊疼痛、两侧臀部牵掣、间歇性跛行药后均缓,便溏,脉弦滑,苔薄腻,再以调摄。

【处方】

炙黄芪15g、党参12g、当归9g、白芍12g、熟地黄12g、川芎12g、柴胡9g、独活9g、桑寄生12g、秦艽9g、防风12g、桂枝9g、茯苓15g、杜仲12g、川牛膝12g、炙甘草6g、熟附片9g、怀山药30g、金雀根15g、伸筋草15g。14剂,水煎服,每天1剂,每天2次。

三诊(2011－08－11)：腰脊疼痛、两侧臀部牵掣、间歇性跛行药后缓而未已,足跗肿胀,二便正常,苔薄,脉细。此乃肾阴不足,精髓亏虚,治以滋阴补肾,真精益髓,通络止痛。

【处方】

(1)炙黄芪9g、党参12g、当归9g、白芍12g、熟地黄12g、川芎12g、柴胡9g、山茱萸12g、怀山药18g、枸杞子12g、鹿角片12g、菟丝子12g、川牛膝12g、炙龟板9g、鸡血藤12g、香谷芽12g、炙甘草6g、金雀根15g、秦艽12g、羌活9g、独活9g。7剂,水煎服,每天1剂,每天2次。

(2)麝香保心丸,每次2粒,每天2次,药汤送服。

按：腰椎管狭窄症是慢性腰腿痛的常见原因之一。其发病率仅次于腰椎间盘突出症,占椎管内疾病第二位,属骨伤科疑难病症。腰椎管狭窄症的发病机制,从现代医学而言,除关节突增生,椎板肥厚、韧带钙化所致骨性狭窄外,大多伴有软组织增生、肥厚、充血、水肿及粘连等无菌性反应。另外,椎管狭窄导致马尾神经受压,毛细血管通血不畅,静脉回流障碍,组织水肿,处于慢性炎症状态的马尾神经和蛛网膜上神经末梢出现感觉过敏,轻微的刺激即可放大为严重的痛胀与不适。从中医学而言,为本虚标实之证,肾虚为本,风寒湿邪为标,正如《素问·痹论》指出："风寒湿三气杂至,合而为痹也。"《杂病源流犀烛·腰脐病源流》则指出："腰痛,精气虚而邪客痛也。"治疗当辨虚实,并分清其主次,遂以益气养血之品扶正补虚,以祛风、散寒、除湿、理气、活血之品祛除实邪,强调益气活血,兼顾痰瘀,肝脾肾同治。施杞教授临证常用圣愈汤益气养血,以三棱、莪术、川牛膝等祛瘀,以陈皮、半夏、南星祛痰化浊,以肉苁蓉、巴戟天、杜仲、补骨脂、淫羊藿、狗脊等调补肝脾肾。胀痛甚者以筋痹方加减。如痹证日久,腰膝疼痛,痿软,肢节屈伸不利,或麻木不仁者,则以调身通痹方为主加减。

案六

颜某,女,64岁。

主诉：腰脊疼痛、间歇性跛行10余年。

初诊(2011-3-15)：腰脊疼痛,时有头痛,手麻,下肢震颤麻木,便秘,小便正常,间歇性跛行10余年,四肢少温,血糖偏高,苔薄腻、质紫,脉细沉。诊断：腰椎管狭窄症。此乃恶血留肝,气血失和,经脉痹阻,治以破瘀通络,疏肝解痉,镇肝息风,行气通腑。

【处方】

炙黄芪 18 g、党参 12 g、当归 9 g、白芍 12 g、生地黄 9 g、川芎 12 g、柴胡 9 g、红花 9 g、桃仁 9 g、天花粉 12 g、炙甘草 6 g、制大黄 9 g、熟附片 9 g、生牡蛎 30 g^{先煎}、生石决明 30 g^{先煎}、鸡血藤 18 g、炙地鳖 9 g、制香附 12 g、炒枳壳 12 g。14 剂,水煎服,每天 1 剂,每天 2 次。

二诊(2011-03-29):颈腰疼痛,四肢乏力,前俯胸胁拘紧,四肢少温,腑行燥结,苔薄腻、质紫,脉细沉。此乃气阴不足,经脉不畅,治以调和气血,破瘀通络,疏肝解痉,行气通腑。

【处方】

(1)生黄芪 9 g、党参 12 g、当归 9 g、白芍 12 g、生地黄 9 g、川芎 12 g、柴胡 9 g、红花 9 g、桃仁 9 g、天花粉 12 g、穿山甲 6 g、生甘草 6 g、制大黄 9 g、炙地鳖 9 g、生大黄 9 g^{后下}、炒川朴 9 g、炒枳实 9 g、全瓜蒌 12 g、秦艽 15 g、青风藤 15 g、大枣 9 g。14 剂,水煎服,每天 1 剂,每天 2 次。

(2)麝香保心丸,每次 2 粒,每天 2 次,药汤送服。

三诊(2011-04-12):腰脊疼痛、下肢麻木已缓,腑行不畅,四肢抖动,精神紧张,苔薄腻,脉细滑。此乃痰瘀内结,腑气不通,治以活血祛瘀,祛风除湿,通络止痛,泻热通腑,安神定志。

【处方】

(1)炙黄芪 9 g、党参 12 g、当归 9 g、白芍 12 g、生地黄 9 g、川芎 9 g、柴胡 9 g、桃仁 9 g、红花 9 g、乳香 9 g、五灵脂 12 g、羌活 9 g、秦艽 9 g、制香附 12 g、川牛膝 12 g、广地龙 9 g、炙甘草 6 g、炙地鳖 9 g、蜈蚣 3 g、生牡蛎 30 g^{先煎}、生石决明 30 g^{先煎}、生大黄 9 g、熟大黄 9 g、玄明粉 15 g、炒枳实 12 g、火麻仁 15 g。14 剂,水煎服,每天 1 剂,每天 2 次。

(2)麝香保心丸,每次 2 粒,每天 2 次,药汤送服。

四诊(2011-04-26):腰脊疼痛缓而未已,双侧坐骨结节牵掣,素有骨质疏松,腑行燥结药后略畅,苔薄腻,脉弦细。再以前法。

【处方】

(1)炙黄芪 9 g、党参 12 g、当归 9 g、白芍 12 g、生地黄 9 g、川芎 9 g、柴胡 9 g、桃仁 9 g、红花 9 g、乳香 9 g、五灵脂 12 g、羌活 9 g、秦艽 9 g、制香附 12 g、川牛膝 12 g、广地龙 9 g、炙甘草 6 g、炙地鳖 9 g、蜈蚣 3 g、生大黄 9 g、熟大黄 9 g、玄明粉 15 g、炒枳实 12 g、火麻仁 15 g、淫羊藿 15 g、肥知母 12 g、金雀根 15 g。14 剂,水煎服,每天 1 剂,每天 2 次。

(2)麝香保心丸,每次 2 粒,每天 2 次,药汤送服。

五诊(2011-05-10):腰脊疼痛仍甚,难以支撑,胃纳、二便尚可,苔薄,脉细。再以前法。
【处方】

(1)炙黄芪 9 g、党参 12 g、当归 9 g、白芍 12 g、熟地黄 12 g、川芎 12 g、柴胡 9 g、山茱萸 12 g、怀山药 18 g、枸杞子 12 g、鹿角片 12 g、菟丝子 12 g、川牛膝 12 g、炙龟板 9 g、鸡血藤 12 g、香谷芽 12 g、炙甘草 6 g、蛇床子 15 g、补骨脂 12 g、嫩钩藤 12 g^{后下}、青风藤 12 g、秦艽 9 g、桂枝 12 g、桂皮 12 g。14 剂,水煎服,每天 1 剂,每天 2 次。

（2）麝香保心丸，每次 2 粒，每天 2 次，药汤送服。

六诊（2011-05-24）：腰痛、下肢麻木已瘥，四肢乏力未已，夜尿 2 次，苔薄腻，脉弦细。再以前法调摄。

【处方】

炙黄芪 9 g、党参 12 g、当归 9 g、白芍 12 g、熟地黄 12 g、川芎 12 g、柴胡 9 g、山茱萸 12 g、怀山药 18 g、枸杞子 12 g、鹿角片 12 g、菟丝子 12 g、川牛膝 12 g、炙龟板 9 g、鸡血藤 12 g、香谷芽 12 g、炙甘草 6 g、制川乌 9 g、秦艽 9 g、羌活 9 g、独活 9 g、香谷芽 12 g。14 剂，水煎服，每天 1 剂，每天 2 次。

七诊（2011-06-07）：精神气血渐佳，胃纳、二便均可，四肢肌肉乏力拘紧，苔薄，脉细沉。再以调摄。

【处方】

炙黄芪 9 g、党参 12 g、当归 9 g、白芍 12 g、熟地黄 12 g、川芎 12 g、柴胡 9 g、山茱萸 12 g、怀山药 18 g、枸杞子 12 g、鹿角片 12 g、菟丝子 12 g、川牛膝 12 g、炙龟板 9 g、鸡血藤 12 g、香谷芽 12 g、炙甘草 6 g、制川乌 9 g、秦艽 9 g、羌活 9 g、独活 9 g、香谷芽 12 g、淫羊藿 12 g、肥知母 12 g、伸筋草 15 g。14 剂，水煎服，每天 1 剂，每天 2 次。

八诊（2011-06-21）：腰脊酸楚疼痛、下肢无力抖动缓而未已，胃纳、二便尚可，苔薄，脉细滑。此乃气血失和，肝肾不足。再以调摄。

【处方】

炙黄芪 9 g、党参 12 g、当归 9 g、白芍 12 g、熟地黄 12 g、川芎 12 g、柴胡 9 g、独活 9 g、桑寄生 12 g、秦艽 9 g、防风 12 g、桂枝 9 g、茯苓 15 g、杜仲 12 g、川牛膝 12 g、炙甘草 6 g、淫羊藿 12 g、补骨脂 12 g、制川乌 9 g、制香附 12 g、香谷芽 12 g。14 剂，水煎服，每天 1 剂，每天 2 次。

按：本案患者初诊时腰脊疼痛，时有头痛，手麻，下肢震颤麻木，便秘，小便正常，间歇性跛行 10 余年，四肢少温，血糖偏高，苔薄腻、质紫，脉细沉。此乃恶血留肝，气血失和，经脉痹阻，治以痉痹方破瘀通络，疏肝解痉，镇肝息风，行气通腑。华岫云在《临证指南医案·肝风》按语中，阐述了痉证和肝脏的关系，他认为："肝为风木之脏，因有相火内寄，阴用阳，其性刚，主动主升……倘精液有亏，肝阴不足，血燥生热，热则风阳上升，窍络阻塞，头目不清，眩晕跌仆，甚则瘛疭痉厥矣。"痉证病在筋脉，属肝所主，筋脉有约束联系和保护骨节肌肉的作用，其依赖肝血的濡养而保持刚柔相兼之性。如阴血不足，肝失濡养，筋脉刚劲太过，失却柔和之性，则发为痉证。方中黄芪益气活血，利水消肿，党参补气健脾，养血生津，健运而不燥，滋胃阴而不湿，润肺而不犯寒凉，养血而不偏滋腻，鼓舞清阳，振动中气，而无刚燥之弊，常与黄芪相须为用以补气升阳，健脾利水。当归、川芎行气血，此即益气化瘀法，白芍养血柔肝解痉，以柴胡之专入肝胆者，宣其气道，行其郁结。而以酒浸大黄，荡涤败血，使其性不致直下，随柴胡之出表入里以成搜剔之功。当归能行血中之气，使血各归其经。地鳖虫，可逐络中之瘀，使血各从其散。其四肢少温、脉细沉肾阳虚故去天花粉加熟附片。桃仁之破瘀，红花之活血。痛盛之时，气脉必急，故以甘草缓之。去者去，生者生,痛自舒而元自复矣。三诊时腰脊疼痛、下肢麻木已缓,腑行不畅,四肢抖动,精神紧张,苔薄腻,脉细滑,辨为痰瘀内结,腑气不通,治以活血祛瘀,祛风除湿,通络止痛,泻热通腑,安神止惊。五诊时腰脊疼痛仍甚,难以支撑,胃纳、二便尚可,苔薄,脉细,辨为滋阴补肾,填精益髓,治以益肾通痹方加味。六诊时腰痛、下肢麻木已瘥,四肢乏力未已,夜尿2次,原方出入。八诊时腰脊酸楚疼痛、下肢无力抖动缓而未已,胃纳、二便尚可,苔薄,脉细滑,辨为气血失和、肝肾不足,治以调身通痹方善后。

案七

林某,女,62岁。

主诉:腰脊酸楚疼痛,间歇性跛行1年。

初诊(2011-03-01):腰脊酸楚疼痛,间歇性跛行,近1年反复发作,不耐负重,活动牵掣,下肢麻木尚可,腰前俯90°,生理弧度减弱,肾区叩击痛(-)。外院X线片及MRI示腰椎侧弯、椎管狭窄、腰椎退行性变,苔薄,脉细。诊断:腰椎管狭窄症。此乃气血瘀滞,肝肾不足,治以益气活血,补肝肾,通络止痛。

【处方】

(1)炙黄芪9g、党参12g、当归9g、白芍12g、熟地黄12g、川芎12g、柴胡9g、独活9g、桑寄生12g、秦艽9g、防风12g、桂枝9g、茯苓15g、杜仲12g、川牛膝12g、炙甘草6g、明天麻12g、生石决明30g^{先煎}、蜈蚣3g、制香附12g。14剂,水煎服,每天1剂,每天2次。

(2)麝香保心丸,每次2粒,每天2次,药汤送服。

二诊(2011-03-15):腰痛、间歇性跛行趋缓,便溏,胃纳欠佳,苔薄,脉细滑。再以调摄。

【处方】

(1)炙黄芪9g、党参12g、当归9g、白芍12g、熟地黄12g、川芎12g、柴胡9g、独活9g、桑寄生12g、秦艽9g、防风12g、桂枝9g、茯苓15g、杜仲12g、川牛膝12g、炙甘草6g、广木香9g、蜈蚣3g、香谷芽12g、粉葛根12g、干姜6g。14剂,水煎服,每天1剂,每天2次。

(2)麝香保心丸,每次2粒,每天2次,药汤送服。

三诊(2011-03-29):腰脊疼痛时轻时重,天阴寒尤甚,血压偏高,胃纳、二便尚可,口干少津,苔薄腻,脉细滑。此乃气滞血瘀,经脉失畅,治以活血化瘀,祛风除湿,温经通络。

【处方】

(1)炙黄芪9g、党参12g、当归9g、白芍12g、生地黄9g、川芎9g、柴胡9g、桃仁9g、红花9g、乳香9g、五灵脂12g、羌活9g、秦艽9g、制香附12g、川牛膝12g、广地龙9g、炙甘草6g、白花蛇舌草15g、蜀羊泉15g、煨木香12g、制川乌9g、炮干姜6g。14剂,水煎服,每天1剂,每天2次。

（2）麝香保心丸,每次 2 粒,每天 2 次,药汤送服。

四诊(2011 - 04 - 12): 腰脊疼痛、活动牵掣、不耐负重药后缓而未已,二便正常,胃纳欠佳,口干,苔薄,脉细滑。再以调摄。

【处方】

（1）炙黄芪 9 g、党参 12 g、当归 9 g、白芍 12 g、生地黄 9 g、川芎 9 g、柴胡 9 g、桃仁 9 g、红花 9 g、乳香 9 g、五灵脂 12 g、羌活 9 g、秦艽 9 g、制香附 12 g、川牛膝 12 g、广地龙 9 g、炙甘草 6 g、粉葛根 12 g、福泽泻 12 g、天花粉 12 g、枸杞子 12 g、山楂 12 g、神曲 12 g、蜈蚣 3 g、龙胆草 12 g、车前草 15 g。14 剂,水煎服,每天 1 剂,每天 2 次。

（2）麝香保心丸,每次 2 粒,每天 2 次,药汤送服。

五诊(2011 - 04 - 26): 腰痛缓解,时轻时重,腑行偏多,苔薄腻,脉细。再以前法。

【处方】

（1）炙黄芪 9 g、党参 12 g、当归 9 g、白芍 12 g、生地黄 9 g、川芎 9 g、柴胡 9 g、桃仁 9 g、红花 9 g、乳香 9 g、五灵脂 12 g、羌活 9 g、秦艽 9 g、制香附 12 g、川牛膝 12 g、广地龙 9 g、炙甘草 6 g、姜半夏 9 g、广木香 9 g、干姜 6 g、熟附片 9 g、明天麻 12 g。14 剂,水煎服,每天 1 剂,每天 2 次。

（2）麝香保心丸,每次 2 粒,每天 2 次,药汤送服。

六诊(2011 - 05 - 10): 腰脊疼痛已缓,酸楚未已,腑行欠畅,口干少津,苔薄腻、质紫,脉细滑。此乃气血失和,肝肾亏虚,治以补气血,益肝肾,祛风湿,止痹痛,化湿行滞。

【处方】

（1）炙黄芪 9 g、党参 12 g、当归 9 g、白芍 12 g、熟地黄 12 g、川芎 12 g、柴胡 9 g、独活 9 g、桑寄生 12 g、秦艽 9 g、防风 12 g、桂枝 9 g、茯苓 15 g、杜仲 12 g、川牛膝 12 g、炙甘草 6 g、槟榔 15 g、槟榔皮 15 g、火麻仁 15 g、制川朴 9 g、玄参 12 g、制香附 12 g。14 剂,水煎服,每天 1 剂,每天 2 次。

（2）麝香保心丸,每次 2 粒,每天 2 次,药汤送服。

七诊(2011 - 05 - 24): 疼痛已少,时有反复,右小腿作胀、牵掣,二便尚可,苔薄腻,脉细滑。此乃气滞血瘀,经脉失畅,治以活血化瘀,祛风除湿,通络止痛,化湿和中。

【处方】

（1）炙黄芪 9 g、党参 12 g、当归 9 g、白芍 12 g、生地黄 9 g、川芎 9 g、柴胡 9 g、桃仁 9 g、红花 9 g、乳香 9 g、五灵脂 12 g、羌活 9 g、秦艽 9 g、制香附 12 g、川牛膝 12 g、广地龙 9 g、炙甘草 6 g、藿香 12 g、佩兰 12 g、制苍术 9 g、伸筋草 15 g、川桂枝 9 g、车前草 15 g。14 剂,水煎服,每天 1 剂,每天 2 次。

（2）麝香保心丸,每次 2 粒,每天 2 次,药汤送服。

八诊(2011 - 06 - 21): 腰痛缓而未已,阴雨天时有反复,时有口腔溃疡,苔薄黄腻,脉细滑。再以调摄。

【处方】

（1）炙黄芪 9 g、党参 12 g、当归 9 g、白芍 12 g、生地黄 9 g、川芎 9 g、柴胡 9 g、桃仁 9 g、

红花9 g、乳香9 g、五灵脂12 g、羌活9 g、秦艽9 g、制香附12 g、川牛膝12 g、广地龙9 g、炙甘草6 g、藿香12 g、佩兰12 g、制苍术9 g、川桂枝9 g、炒子芩9 g、白花蛇舌草15 g、制川乌9 g。14剂,水煎服,每天1剂,每天2次。

(2)麝香保心丸,每次2粒,每天2次,汤液送服。

按:《杂病源流犀烛·腰脐病源流》则指出:"腰痛,精气虚而邪客痛也。"治疗当辨虚实,并分清其主次,遂以益气养血之品扶正补虚,以祛风、散寒、除湿、理气、活血之品祛除实邪,强调益气活血,兼顾痰瘀,肝脾肾同治。施杞教授认为本病之根无不责之气血。施杞教授临证常用圣愈汤益气养血,以桃仁、红花、乳香、五灵脂、三棱、莪术、川牛膝等祛瘀;以制川乌、制附片祛风除湿、温经散寒止痛;以蜈蚣、全蝎、地鳖虫、地龙息风止痉,破瘀散结,通络止痛;以陈皮、半夏、南星祛痰化浊;以肉苁蓉、巴戟天、杜仲、补骨脂、淫羊藿、狗脊等调补肝脾肾。在临床运用时,施杞教授多以圣愈汤为基本方,体现其腰椎病当"益气活血"为根的学术思想。本案初诊时腰脊酸楚疼痛,间歇性跛行,辨为气血瘀滞、肝肾不足,方选圣愈汤合独活寄生汤加味或圣愈汤合身痛逐瘀汤加味,施杞教授临证中常使用麝香保心丸,既能引药直达病所,又可减轻患者疼痛,使其充分发挥药效;伴有麻木者加全蝎、蜈蚣以加强活血祛瘀之功;伴有咽喉肿痛者加玄参、板蓝根清热解毒、利咽消肿。立法处方随证加减。诸药合用,则正气复、瘀血去、经脉通、外邪除。

案八

蒋某,女,79岁。

主诉:腰痛伴间歇性跛行半年。

初诊(2011-06-09):腰骶疼痛,间歇性跛行500 m,时有两下肢肿胀,右侧较甚,伴麻木,病已半年,胃纳、二便均可,多汗,苔薄,脉细。诊断:腰椎管狭窄症,腰椎滑脱(L_5)。此乃气血瘀滞,经脉失畅,治以活血祛瘀,祛风除湿,通络止痛,温经通脉,健脾利水。

【处方】

(1)炙黄芪9 g、党参12 g、当归9 g、白芍12 g、生地黄9 g、川芎9 g、柴胡9 g、桃仁9 g、红花9 g、乳香9 g、五灵脂12 g、羌活9 g、秦艽9 g、制香附12 g、川牛膝12 g、广地龙9 g、炙甘草6 g、炒白术12 g、汉防己15 g、伸筋草15 g、川桂枝9 g、炙地鳖12 g。14剂,水煎服,每天1剂,每天2次。

(2)麝香保心丸,每次2粒,每天2次,药汤送服。

二诊(2011-07-28):腰骶疼痛已缓,右侧臀部及下肢拘紧、牵掣,自觉麻木不仁,感觉较差,二便正常,寐可,胃纳已佳,苔薄,脉细。此乃气血失和,肝经失畅,治以益气活血,平肝息风,舒筋通脉,祛风通络,破瘀止痛。

【处方】

炙黄芪9 g、党参12 g、当归9 g、白芍12 g、生地黄9 g、川芎12 g、柴胡9 g、天麻12 g、钩藤 12 g、茯苓 15 g、石决明 30 g^{先煎}、栀子 12 g、黄芩 9 g、益母草 15 g、桑寄生 12 g、首乌藤 18 g、川牛膝 12 g、杜仲 12 g、秦艽 9 g、羌活 9 g、独活 9 g、青风藤 12 g、炙地鳖 9 g、香谷芽 12 g、伸筋草 12 g。14 剂,水煎服,每天 1 剂,每天 2 次。

按: 本案患者腰脊疼痛,间歇性跛行 500 m,时有两下肢肿胀,右侧较甚,伴麻木,病已半年,胃纳、二便均可,多汗,苔薄,脉细,诊断为腰椎管狭窄症,腰椎滑脱(L5)。辨证为气血瘀滞,经脉失畅,治以活血祛瘀、祛风除湿、通络止痛、温经通脉、健脾利水,方选圣愈汤合身痛逐瘀汤,加炒白术、汉防己、伸筋草、川桂枝、炙地鳖,另口服麝香保心丸。二诊时腰骶疼痛已缓,右侧臀部及下肢拘紧、牵掣,自觉麻木不仁,感觉较差,辨为气血失和,肝经失畅,治以益气活血、平肝息风、舒筋通脉、祛风通络、破瘀止痛。施杞教授认为本病之根无不责之气血。《杂病源流犀烛·腰脊病源流》指出"腰者,一身之要也,屈伸俯仰,无不由之,过劳则耗气伤血,日久痰瘀阻络",产生一系列临床症状。因此,本病早期施杞教授常用圣愈汤益气养血,以身痛逐瘀汤加三棱、莪术、川牛膝等祛瘀,以陈皮、半夏、南星祛痰化浊;后期以肉苁蓉、巴戟天、杜仲、补骨脂、淫羊藿、狗脊等调补肝脾肾。

案九

任某,男,83 岁。

主诉: 腰脊疼痛酸楚,左下肢牵掣、麻木半年。

初诊(2011-06-07): 腰脊疼痛酸楚,左下肢牵掣、麻木,左膝疼痛,间歇性跛行,小于 300 m,病有半年,小便正常,腑行欠畅。外院 MRI 示 L3/L4、L4/L5 椎间盘突出并椎管狭窄,苔薄,脉弦滑。诊断:腰椎间盘突出症,腰椎管狭窄症。此乃气血失和,肝肾不足,治以活血祛瘀,祛风除湿,通络止痛,滋补肝肾,强筋壮骨。

【处方】

(1) 炙黄芪 9 g、党参 12 g、当归 9 g、白芍 12 g、生地黄 9 g、川芎 9 g、柴胡 9 g、桃仁 9 g、红花 9 g、乳香 9 g、五灵脂 12 g、羌活 9 g、秦艽 9 g、制香附 12 g、川牛膝 12 g、广地龙 9 g、炙甘草 6 g、炙地鳖 12 g、淫羊藿 15 g、肥知母 9 g、老鹳草 15 g、香谷芽 12 g。14 剂,水煎服,每天 1 剂,每天 2 次。

(2) 麝香保心丸,每次 2 粒,每天 2 次,药汤送服。

二诊(2011-06-16): 诸恙渐缓,胃纳、二便尚,可步行 500 m,苔薄,脉细。再以前法。

【处方】

(1) 炙黄芪 9 g、党参 12 g、当归 9 g、白芍 12 g、生地黄 9 g、川芎 9 g、柴胡 9 g、桃仁 9 g、红花 9 g、乳香 9 g、五灵脂 12 g、羌活 9 g、秦艽 9 g、制香附 12 g、川牛膝 12 g、广地龙 9 g、炙甘草 6 g、炙地鳖 12 g、淫羊藿 15 g、肥知母 9 g、老鹳草 15 g、香谷芽 12 g、伸筋草 15 g。14 剂,水煎服,每天 1 剂,每天 2 次。

（2）麝香保心丸，每次 2 粒，每天 2 次，药汤送服。

三诊（2011 - 07 - 14）：药后腰痛、间歇性跛行均瘥，血压偏高，二便正常，苔薄，脉细。此乃气血失和，肝肾亏虚，治以补气血，益肝肾，祛风湿，止痹痛，平肝抑阳。

【处方】

（1）炙黄芪 9 g、党参 12 g、当归 9 g、白芍 12 g、熟地黄 12 g、川芎 12 g、柴胡 9 g、独活 9 g、桑寄生 12 g、秦艽 9 g、防风 12 g、桂枝 9 g、茯苓 15 g、杜仲 12 g、川牛膝 12 g、炙甘草 6 g、补骨脂 9 g、明天麻 12 g、夏枯草 9 g、制香附 12 g。14 剂，水煎服，每天 1 剂，每天 2 次。

（2）麝香保心丸，每次 2 粒，每天 2 次，药汤送服。

四诊（2011 - 07 - 28）：诸恙皆缓，间歇性跛行已瘥，可步行 1 000 m，苔薄，脉细。再以前法。

【处方】

炙黄芪 9 g、党参 12 g、当归 9 g、白芍 12 g、熟地黄 12 g、川芎 12 g、柴胡 9 g、独活 9 g、桑寄生 12 g、秦艽 9 g、防风 12 g、桂枝 9 g、茯苓 15 g、杜仲 12 g、川牛膝 12 g、炙甘草 6 g、补骨脂 9 g、明天麻 12 g、夏枯草 9 g、制香附 12 g、熟附片 9 g、生薏苡仁 18 g。14 剂，水煎服，每天 1 剂，每天 2 次。

五诊（2011 - 08 - 11）：诸恙均缓，左下肢牵制麻木已瘥，近期右侧髋、膝牵掣，小便频数，苔薄，脉细。再以前法。

【处方】

（1）炙黄芪 9 g、党参 12 g、当归 9 g、白芍 12 g、熟地黄 12 g、川芎 12 g、柴胡 9 g、独活 9 g、桑寄生 12 g、秦艽 9 g、防风 12 g、桂枝 9 g、茯苓 15 g、杜仲 12 g、川牛膝 12 g、炙甘草 6 g、金雀根 15 g、青风藤 12 g、补骨脂 9 g、炙地鳖 12 g、制香附 12 g、香谷芽 12 g。14 剂，水煎服，每天 1 剂，每天 2 次。

（2）麝香保心丸，每次 2 粒，每天 2 次，药汤送服。

按：《诸病源候论·腰背病诸候》认为："夫腰痛皆由伤肾气所为。肾虚受于风邪，风邪停积于肾经，与气血相击，久而不散，故久腰痛。"施杞教授认为腰椎管狭窄症发病不外损伤、外感及内伤三种，内伤病因不外气、血、痰、湿，且有虚实之异，常虚实夹杂。本案初诊时腰脊疼痛酸楚，左下肢牵掣、麻木，左膝疼痛，间歇性跛行，小于 300 m，病有半年，小便正常，腑行欠畅。MRI 示 L_3/L_4、L_4/L_5 椎间盘突出并椎管狭窄，苔薄，脉弦滑。诊断为腰椎间盘突出症、腰椎管狭窄症，辨为气血失和，肝肾不足，属于气滞血瘀，故治以活血祛瘀，祛风除湿，通络止痛，滋补肝肾，强筋壮骨为法，方选圣愈汤合身痛逐瘀汤（筋痹方），加炙地鳖、淫羊藿、肥知母、老鹳草、香谷芽。三诊时腰痛、间歇性跛行均瘥，血压偏高，方选调身通痹方，加补骨脂、明天麻、夏枯草、制香附补气血，益肝肾，祛风湿，平肝阳，止痹痛。四诊时诸恙皆缓，间歇性跛行已瘥，可步行 1 000 m，加熟附片、生薏苡仁温肾补脾、散寒止痛以巩固疗效。施杞教授常用本方治疗痹证日久，肝肾两虚，气血不足所见腰膝疼痛，痿软，肢节屈伸不利，或麻木不仁，以及慢性筋骨病调摄中后期酸痛不适、迁延不愈者，如腰椎间盘突出症及膝骨关节病的缓解期、腰肌劳损、骨质疏松症等疾病。

临证实录四

颈腰综合征

所谓颈腰综合征,系指颈椎及腰椎椎管同时狭窄,并同时或先后出现椎管内神经受压并有临床症状表现者。其在颈椎病及颈椎椎管狭窄症患者中的发生率约为20%,颈腰综合征的病因是以颈椎、腰椎共同的病理解剖特点为前提的,因此引起颈腰部神经损害表现的机制也是一致的,均是由于椎管狭窄致使椎管内组织遭受刺激或压迫而出现一系列症状。早期除先累及椎管内的各组韧带及硬膜囊外,主要是波及窦椎神经,并通过脊神经根反射性地出现椎节局部症状;后期则由于颈髓及脊神经根或是马尾受压而引起肢体症状与体征。

一、临床表现

由于本病的病理解剖及病理生理改变涉及颈段与腰段两个解剖部位,因此本病的发病特点是在具有颈髓受压或刺激症状的同时伴有腰椎椎管狭窄症症状两组症状,可以是一前一后出现,亦可同时并存。但在临床上更为多见的是在颈部手术后下肢症状改善不大或根本无改变,经检查后才发现系腰椎椎管狭窄症症状;也可能是在因腰部症状来院就诊检查时发现其伴有颈髓受压症状;亦有不少病例是在腰椎手术后才发现颈椎症状。

1. 颈椎症状特点

(1)脊髓受压或受刺激症状:以感觉障碍为先发且多见,约占90%以上。在中期以后,由于病变程度加剧波及锥体束,可出现运动障碍症状,并随着病程的进展而日益明显并引起患者的注意,此类患者的根性症状大多较轻或缺如。

(2)影像学阳性所见:在X线、CT及MRI等检查中均显示椎管呈现发育性狭窄征,椎管矢状径与椎体矢状径的比值大多小于0.75,绝对值小于12 mm,其中不少病例可在10 mm以下,MRI检查可清晰地显示硬膜囊受压的情况及具体部位。

(3)手术疗法有效但下肢症状改变不大:本病所产生的症状为颈腰段病变共同引起,较为有效的头颈部轻重量持续牵引可使上肢及躯干症状缓解但却难以改善双下肢症状。因此凡遇到此种情况包括颈部减压术后者均应进一步检查腰部情况。

2. 腰椎症状特点

腰部症状在临床上主要表现为下述三大特点,当三者并存时,不仅具有诊断意义,且对鉴别诊断亦至关重要:① 间歇性跛行;② 主诉与客观检查的矛盾;③ 腰部后伸受限及疼痛。

以上三大特点几乎每例患者都可出现,其阳性率高达98%以上,故此可以将此作为临床诊断的依据。此外,因病程长短、病变程度等的差异患者尚可伴有其他症状,本病患者的椎管均有狭窄,因此髓核的稍许突出(或脱出)即可刺激或压迫脊神经根而引起椎间盘突出症时的根性放射痛及腰部前屈活动受限等症状。

二、中医病因病机

施杞教授将本病归为"慢性筋骨病之脊柱筋骨病"范畴,由于人体自然退变或因创伤、劳损、感受外邪,加速其退变而形成的全身或局部脊柱、四肢关节等部位的生理与病理相交杂的一种退行性变化的衰老性疾病。脊柱退变性疾病(脊柱筋骨病)包括颈椎病、腰椎间盘突出症、腰椎管狭窄症及其继发脊髓或神经损伤;本病当属中医学"痹证"范畴,是由于风、寒、湿、热等外邪侵袭人体,闭阻经络,气血运行不畅所致,以颈腰疼痛酸楚,肢体重着麻木,俯仰不利,胸背拘紧等为主要临床表现的病证。本病从临床上看常常是痿痹并存、先痹后痿,或先痿后痹。因此分析本病的病因病机,应本着中医学"整体观念"和"辨证论治"的原则,客观分析。其发生发展不外乎内外因和标本虚实。

1. 脾肾亏虚为发病之本

肾藏精,主骨生髓。骨的生长、发育、修复均依赖肾脏精气的濡养。肝藏血,主筋,束骨而利机关也,肝血足则筋脉劲强。随着年龄的增长,人至中年以后,肝肾亏虚,肾虚不能主骨,骨髓失其充养,脆弱或异常增生;肝虚无以养筋,筋脉濡养不足,筋纵弛缓,或筋挛拘急,稍有劳累或外伤,便致气血壅滞,疼痛大作;筋肉不坚,荣养乏源,既无力保护骨骼,充养骨髓,又不能约束诸骨,稍有不慎,便磨损严重,导致脊椎过早过快地出现退变。

脾的主要功能是运化水谷,输布营养精微,濡养四肢百骸。若脾失健运,内湿自生,或因寒湿入内困脾,脾之运化失司,先天之精补充无源;水湿内停,久则聚而成痰,流窜经络,阻滞气机,促进腰脊骨关节病的发生发展且引发恶性循环。故脾虚则化源不足,肌肉瘦削,四肢疲惫,活动无力,关节稳定性下降,易损伤,同时筋骨疾病亦难以恢复。

2. 寒湿外邪侵袭、痰阻经络是发病的重要因素

正气亏虚,腠理疏松,卫外不固,风寒湿邪乘虚而入,直入肌肉关节,使经脉痹阻而发病。《素问·痹论》云:"风寒湿三气杂至,合而为痹……痹在骨则重,在脉则血凝而不流,在筋则屈不伸,在肉则不仁,在皮则寒。"另外本病的发生与所处的气候和环境有关,因久居潮湿之地,冒雨涉水,气候骤变,冷热交错等,邪气注于经络,留于脊椎关节,使气血痹阻,致使颈腰部疼痛重着、屈伸俯仰不利,甚则胀痛麻木。寒湿痹阻,凝滞经络,阻滞气血运行,致筋骨失养,是导致痹证发生发展的重要环节。由于感邪偏盛不同,临床表现亦有差异。

风寒湿邪外袭,肺失宣降,脾失运化,肾气化无力,津液停聚,变生痰饮,闭阻经络,致气血运行失畅,内外合邪而致痹。

3. 气血失和、瘀阻经脉贯穿本证始终

人体内的气血,只有运行畅通,周流不息,才能濡养经络,温煦四肢及皮肉筋骨。急性外伤或慢性劳损导致局部气血功能失调,运行不畅,不能循经运行,瘀血凝滞,瘀积日久不散,凝聚于脊柱,局部骨骼筋肉失于濡养,发生疼痛、变形、功能障碍。

因此,血瘀是本病中医病机的重要环节,现代研究发现,关节局部瘀血会引起骨内微循环障碍,使滑膜变厚,骨内血流不畅,使骨内压力增高,从而加重骨组织微循环障碍,使骨营养障碍而引起软骨下骨增厚硬化,刺激新骨的生长,加剧椎体及小关节内应力的集中,加速关节软骨退变、骨质增生、椎间失稳滑脱、韧带增生肥厚、椎管狭窄。

综上所述,素体亏虚,风寒湿邪乘虚而入,痰瘀痹阻经络是本病发病和加重的诱因,本病属本虚标实之证,以肝脾肾亏虚为本,外邪、痰瘀为标。

案 一

主诉：颈腰疼痛反复发作多年加剧 5 月余。

初诊（2011 - 5 - 30）：颈腰酸痛,活动牵掣,两上肢疼痛麻木作胀,体凉如入冰库,胃纳欠佳,二便正常,47 岁绝经,苔薄略有齿痕,脉细沉。MRI 示 C_5/C_6 椎间盘突出。诊断：颈腰综合征。此乃本虚标实,气血失和,肝肾不足,筋脉失养,治以补气活血,益肝肾,通络止痛。

【处方】

炙黄芪 9 g、党参 12 g、当归 9 g、白芍 12 g、熟地黄 12 g、川芎 12 g、柴胡 9 g、独活 9 g、桑寄生 12 g、秦艽 9 g、防风 12 g、桂枝 9 g、茯苓 15 g、杜仲 12 g、川牛膝 12 g、炙甘草 6 g、神曲 9 g、八月札 12 g、香谷芽 12 g、蜈蚣 3 g、大枣 9 g。14 剂,水煎服,每天 1 剂,每天 2 次。

二诊（2011 - 06 - 15）：颈腰及上肢疼痛已有明显缓解,近期外感咳嗽,咯痰不爽,四肢少温,苔薄腻,脉细滑。此乃气机未畅,风寒入络,治以益气活血,解肌发表,化痰止咳。

【处方】

炙黄芪 9 g、党参 12 g、当归 9 g、白芍 12 g、生地黄 9 g、川芎 9 g、柴胡 9 g、桂枝 9 g、粉葛根 12 g、大枣 9 g、炙甘草 6 g、炙麻黄 12 g、炙紫菀 12 g、款冬花 12 g、五味子 9 g、制百部 9 g、姜半夏 9 g、旋覆花 12 g、川贝粉 3 g、熟附片 9 g、金银花 15 g、制何首乌 18 g、首乌藤 18 g、天浆壳 9 g。14 剂,水煎服,每天 1 剂,每天 2 次。

三诊（2011 - 07 - 02）：颈腰酸楚,两手麻木甚则如刺,口干,咳喘,咯痰不爽,二便正常,时有血压波动,苔薄黄,脉细滑。此乃气滞血瘀,经脉失畅,治以活血化瘀,祛风除湿,通络止痛,化痰止咳。

【处方】

炙黄芪 9 g、党参 12 g、当归 9 g、白芍 12 g、生地黄 9 g、川芎 9 g、柴胡 9 g、桃仁 9 g、红花 9 g、乳香 9 g、五灵脂 12 g、羌活 9 g、秦艽 9 g、制香附 12 g、川牛膝 12 g、广地龙 9 g、炙甘草 6 g、姜半夏 9 g、明天麻 12 g、炙紫菀 12 g、枸杞子 12 g、款冬花 12 g、天浆壳 12 g、象贝母 12 g、炙麻黄 9 g、灵磁石 30 g^先煎、石榴皮 9 g、九香虫 9 g、大枣 9 g。14 剂,水煎服,每天 1 剂,每天 2 次。

四诊（2011 - 07 - 17）：诸恙渐缓,颈腰痛未已,咳喘咯痰,血压仍有波动,苔薄白,脉细。再以调摄。

【处方】

炙黄芪 9 g、党参 12 g、当归 9 g、白芍 12 g、生地黄 9 g、川芎 9 g、柴胡 9 g、桃仁 9 g、红花 9 g、乳香 9 g、五灵脂 12 g、羌活 9 g、秦艽 9 g、制香附 12 g、川牛膝 12 g、广地龙 9 g、炙甘草 6 g、明天麻 12 g、嫩钩藤 12 g、夏枯草 12 g、厚杜仲 12 g、炙紫菀 12 g、款冬花 12 g、川贝粉 3 g、制何首乌 18 g、首乌藤 18 g、香谷芽 12 g。14 剂,水煎服,每天 1 剂,每天 2 次。

五诊(2011 - 08 - 02):颈腰疼痛酸楚、手麻、咳嗽缓而未已,活动牵掣亦缓,胃纳不佳,夜寐尚可,四肢畏冷,苔薄黄,脉细。此乃气血未和,痰气交阻,治以行气活血,化痰通络,清喉利咽。

【处方】

炙黄芪9 g、党参12 g、丹参12 g、全当归9 g、赤芍12 g、白芍12 g、川芎12 g、玄参12 g、板蓝根18 g、软柴胡9 g、炒子芩9 g、粉葛根12 g、秦艽9 g、炒羌活9 g、明天麻12 g、炙全蝎3 g、蜈蚣3 g、制何首乌12 g、首乌藤12 g、鸡血藤12 g、制香附12 g、生甘草6 g、枸杞子12 g。14 剂,水煎服,每天1 剂,每天2 次。

按:颈腰酸痛,活动牵掣,两上肢疼痛麻木作胀,体凉如入冰库,苔薄略有齿痕,脉细沉,辨为本虚标实,气血失和,肝肾不足,方选圣愈汤补气养血,独活寄生汤补肝肾壮筋骨,加蜈蚣搜剔经络之邪,神曲、香谷芽、大枣健脾护胃。二诊症缓,外感风寒入络,太阳受邪,圣愈汤调气血配以葛根汤散太阳经邪,兼顾润肺化痰止咳。三诊时双手麻木刺痛为经脉瘀阻,更方身痛逐瘀汤加味以加强活血通络之功。四诊时症减故仍守上法加减。

案二

郑某,女,28 岁。

主诉:颈项酸痛,腰脊疼痛2 年加重3 个月。

初诊(2011 - 04 - 01):2 年前感颈项酸痛,腰脊疼痛,一直于当地医院对症治疗,疼痛时轻时重,不能久坐立,活动及劳累后加重,曾行 X 线片,结果显示 T_1、T_2、L_1、L_2 椎体楔形变。无明显外伤史,近3 个月来病情加重,颈项、腰脊疼痛,夜寐不宁,活动牵掣,霍夫曼征(-),二便正常,经事亦可,形寒肢冷,苔薄黄腻,脉细滑。诊断:颈腰综合征。此乃气血失和,瘀血阻滞,经脉失养,治以活血化瘀,通络止痛。

【处方】

炙黄芪9 g、党参12 g、当归9 g、白芍12 g、生地黄9 g、川芎9 g、柴胡9 g、桃仁9 g、红花9 g、乳香9 g、五灵脂12 g、羌活9 g、秦艽9 g、制香附12 g、川牛膝12 g、广地龙9 g、炙甘草6 g、炒苍术9 g、香谷芽12 g、首乌藤24 g。14 剂,水煎服,每天1 剂,每天2 次。药渣包布袋外敷颈腰。

二诊(2011 - 04 - 14):诸恙如前,近日颈腰酸楚疼痛,夜寐不宁,头痛鼻塞,头顶痛。此乃气血未和,厥阴失畅,治以活血化瘀,祛风除湿,通络止痛,清肝泻火。

【处方】

炙黄芪9 g、党参12 g、当归9 g、白芍12 g、生地黄9 g、川芎9 g、柴胡9 g、桃仁9 g、红花9 g、乳香9 g、五灵脂12 g、羌活9 g、秦艽9 g、制香附12 g、川牛膝12 g、广地龙9 g、炙甘草6 g、制香附12 g、炒苍术9 g、香谷芽12 g、首乌藤24 g、金雀根12 g、粉葛根12 g、细辛3 g、吴茱萸1 g、川连3 g、辛夷9 g、桑寄生12 g。14 剂,水煎服,每天1 剂,每天2 次。药渣包布袋外敷颈腰。

三诊（2011-04-28）：颈项疼痛，药后渐缓，近日外感后稍有复发，夜寐欠宁，二便正常，口干口苦，苔薄，脉细弦。此乃经脉失畅，外邪未净，少阳受扰，治以调摄。

【处方】

炙黄芪9g、党参12g、当归9g、白芍12g、生地黄9g、川芎9g、柴胡9g、桃仁9g、红花9g、乳香9g、五灵脂12g、羌活9g、秦艽9g、制香附12g、川牛膝12g、广地龙9g、炙甘草6g、炒子芩9g、姜半夏9g、荆芥12g、防风12g、玄参12g、老鹳草15g、金雀根15g、大枣9g。14剂，水煎服，每天1剂，每天2次。

按：颈腰综合征，施杞教授将其归为"慢性筋骨病之脊柱筋骨病"范畴，是由于人体自然退变或因创伤、劳损、感受外邪，加速其退变而形成的全身或局部脊柱、四肢关节等部位的生理与病理相交杂的一种退行性变化的衰老性疾病。肝脾肾亏虚为发病之本，风寒湿外邪侵袭、痰阻经络是发病的重要因素，气血失和、瘀阻经脉贯穿痹证始终。本案虽为28岁女性，但其病程多年反复发作，日久必虚实夹杂，太阳、少阳、厥阴受累，施杞教授在治疗中执简驭繁，故初诊时先行益气化瘀止痛，调理气血，方选圣愈汤合身痛逐瘀汤，加炒苍术、香谷芽健脾燥湿化痰，首乌藤养血安神。二诊时颈腰酸楚疼痛，夜寐不宁，头痛鼻塞，头顶痛，辨为气血未和，厥阴失畅，原方加金雀根清肺益脾、活血通脉，桑寄生祛风湿、强筋骨，粉葛根、细辛散寒止痛开窍，辛夷通鼻窍，吴茱萸、川连又名左金丸，可清肝泻火，调畅厥阴，除巅顶痛，待瘀血去尽，再治其兼证，体现先生治疗疑难杂症经验。

案三

王某，女，55岁。

主诉：颈腰疼痛，伴手麻2月余。

初诊（2010-01-20）：2个月前曾行双侧乳房局部病灶切除术，病理提示为良性病变，可见部分导管上皮高度增生灶性钙化，并感颈腰疼痛，伴手麻，未曾正规治疗，近期加重。目前神疲乏力，形寒多汗，口干、口苦，时有烘热，便燥不畅，夜寐多梦艰难，经事已绝，每易躁烦心神不宁，苔薄腻、质红，脉细沉。诊断：颈腰综合征，胸胁内伤（乳房术后）。此乃气阴两虚，六郁失畅，治以行气解郁，益气补血，健脾养心。

【处方】

炙黄芪12g、潞党参12g、炒白术9g、茯苓15g、茯神15g、炙甘草6g、全当归9g、炒白芍12g、川芎9g、熟地黄12g、制何首乌18g、首乌藤18g、炒枣仁12g、淡远志9g、广木香9g、制香附12g、炒栀子12g、制苍术9g、淫羊藿12g、仙茅12g、软柴胡9g、生龙骨30g^{先煎}、生牡蛎30g^{先煎}、大枣15枚。14剂，水煎服，每天1剂，每天2次。

二诊（2010-2-25）：精神已振，胸膺疼痛已少，颈腰痛大减，夜寐渐宁，胃纳尚可，胸闷、心悸时有，口苦，苔薄黄，脉细。再以前法调摄。

【处方】

炙黄芪 9 g、党参 12 g、当归 9 g、白芍 12 g、生地黄 9 g、川芎 12 g、柴胡 9 g、茯神 15 g、远志 9 g、酸枣仁 15 g、木香 9 g、苍术 9 g、制香附 12 g、栀子 9 g、神曲 12 g、大枣 9 g、炙甘草 6 g、延胡索 15 g、路路通 12 g、川连 6 g、糯稻根 30 g、浮小麦 30 g、生龙骨 30 g^{先煎}、生牡蛎 30 g^{先煎}、鸡血藤 15 g。14 剂,水煎服,每天 1 剂,每天 2 次。

按：本案患者行胸腔手术,耗气伤阴,使心阴不足致头晕胸闷,心烦失眠,神疲乏力,形寒多汗,口干、口苦,时有烘热,便燥不畅等症,治以行气解郁,益气补血,健脾养心,方选圣愈汤合越鞠丸、归脾丸加减。皆因肝藏血而主疏泄,喜条达而恶抑郁,脾主运化,喜燥恶湿,若喜怒无常,忧思无度则肝气不舍,形成气郁,进而导致血郁、火郁;饮食不节,寒温不适,影响脾土则脾失健运而致食郁,甚者会形成湿郁、痰郁。越鞠丸中香附行气开郁;川芎活血祛瘀;栀子清热泻火;神曲消食导滞;苍术燥湿健脾。心藏神而主血,脾主思而统血,思虑过度,心脾气血暗耗,脾气亏虚,心血不足。归脾汤主治心脾气血两虚证。方中以党参、黄芪、白术、甘草补气健脾;当归、龙眼肉补血养心;酸枣仁、茯苓、远志宁心安神;更以木香理气醒脾,以防补益气血药腻滞碍胃。上药组合成方,心脾兼顾,气血双补。再加延胡索、路路通行气止痛、调畅气机;糯稻根、浮小麦、生龙骨、生牡蛎益气固表止汗;鸡血藤养血通络,全方达到心身同治的目的。

案四

董某,男,72 岁。

主诉：颈腰疼痛 4 年余,加重 3 月余。

初诊(2010 - 11 - 04)：4 年前曾有外伤致腰背部疼痛,曾当地对症治疗,此后疼痛时发,3 个月前腰痛加剧,未正规治疗,疼痛不止,近日卧床翻身转侧疼痛加重,立位步行尚可。外院 MRI (2010 - 10 - 15) 示 L_1/L_2、L_2/L_3、L_3/L_4、L_4/L_5 椎间盘膨隆,X 线片(2010 -10 -12) 示 T_1、T_2 椎体楔形变,颈椎 MRI 示 C_3/C_4、C_4/C_5 中央椎间盘突出,C_5/C_6、C_6/C_7 膨出、$C_5 \sim C_7$ 黄韧带肥厚,椎管相对狭窄,舌质红、苔薄白,脉细。诊断：颈腰综合征。此乃气血失和,肝肾亏虚,治以补气血,益肝肾,祛风湿,止痹痛。

【处方】

炙黄芪 9 g、党参 12 g、当归 9 g、白芍 12 g、熟地黄 12 g、川芎 12 g、柴胡 9 g、独活 9 g、桑寄生 12 g、秦艽 9 g、防风 12 g、桂枝 9 g、茯苓 15 g、杜仲 12 g、川牛膝 12 g、炙甘草 6 g、首乌藤 18 g、粉葛根 15 g、明天麻 9 g。14 剂,水煎服,每天 1 剂,每天 2 次。

二诊(2010 - 11 - 24)：药后症缓,纳可便调,夜寐不宁,苔薄,脉细。再守前法。

【处方】

炙黄芪 9 g、党参 12 g、当归 9 g、白芍 12 g、熟地黄 12 g、川芎 12 g、柴胡 9 g、独活 9 g、桑寄生 12 g、秦艽 9 g、防风 12 g、桂枝 9 g、茯苓 15 g、杜仲 12 g、川牛膝 12 g、炙甘草 6 g、首乌

藤 18 g、粉葛根 15 g、明天麻 9 g、炒枣仁 15 g、石决明 30 g^{先煎}、金雀根 12 g。14 剂,水煎服,每天 1 剂,每天 2 次。

三诊(2011-01-13):药后已缓,颈腰酸楚不著,二便尚可,胃纳亦佳,苔薄,脉细。再以前法调摄。

【处方】

炙黄芪 9 g、党参 12 g、当归 9 g、白芍 12 g、熟地黄 12 g、川芎 12 g、柴胡 9 g、独活 9 g、桑寄生 12 g、秦艽 9 g、防风 12 g、桂枝 9 g、茯苓 15 g、杜仲 12 g、川牛膝 12 g、炙甘草 6 g、首乌藤 18 g、粉葛根 15 g、明天麻 9 g、淫羊藿 12 g、制香附 12 g、参三七粉 3 g^{另吞}。14 剂,水煎服,每天 1 剂,每天 2 次。

按:颈腰疼痛,病情缠绵,非一日而就,临床常虚实夹杂,本虚标实,《杂病源流犀烛·腰脐病源流》则指出:"腰痛,精气虚而邪客痛也。"治疗当辨虚实,并分清其主次,遂以益气养血之品扶正补虚,以祛风、散寒、除湿、理气、活血之品祛除实邪,强调益气活血,兼顾痰瘀,肝脾肾同治。施杞教授认为本病之根无不责之气血。故本案先以圣愈汤合独活寄生汤以益气血,补肝肾,祛风湿,通络止痹痛,使气血畅,经脉通则痛止。

案五

杨某,女,34 岁。

主诉:颈腰疼痛酸楚,双手及左下肢麻木半年。

初诊(2010-11-25):半年前出现颈腰疼痛酸楚,一直于当地医院治疗,疼痛不减,反加重,并出现双手及左下肢麻木,活动牵掣。目前感颈腰疼痛酸楚,活动牵掣,双手及左下肢麻木,经行量多,四肢畏冷,尿频,腑行欠畅,夜寐不宁,察其颈部压痛,活动受限,两腰部叩压痛,苔薄白、质紫、边有齿痕,脉细数。诊断:颈腰综合征。此乃气血不足,肝经失畅,治以补气血,益肝肾,祛风湿,止痹痛。

【处方】

炙黄芪 9 g、党参 12 g、当归 9 g、白芍 12 g、熟地黄 12 g、川芎 12 g、柴胡 9 g、独活 9 g、桑寄生 12 g、秦艽 9 g、防风 12 g、桂枝 9 g、茯苓 15 g、杜仲 12 g、川牛膝 12 g、炙甘草 6 g、制香附 12 g、参三七粉 3 g^{另吞}、姜半夏 9 g、薄荷 9 g、首乌藤 18 g、台乌药 9 g。7 剂,水煎服,每天 1 剂,每天 2 次。

二诊(2010-12-16):诸恙渐缓,经行量少,胃纳、二便尚可,夜寐亦安,停药后稍有反复,苔薄,脉细。再以调摄。

【处方】

(1)炙黄芪 9 g、党参 12 g、当归 9 g、白芍 12 g、熟地黄 12 g、川芎 12 g、柴胡 9 g、独活 9 g、桑寄生 12 g、秦艽 9 g、防风 12 g、桂枝 9 g、茯苓 15 g、杜仲 12 g、川牛膝 12 g、炙甘草 6 g、火麻仁 15 g、郁李仁 12 g、首乌藤 18 g、合欢皮 12 g、制香附 12 g。7 剂,水煎服,每天 1 剂,

每天 2 次。

（2）当归、黄芪，代茶。

三诊（2011 - 01 - 05）：药后症缓，月经淋漓不尽，口苦，苔薄腻，脉细。再以前法。

【处方】

炙黄芪 9 g、党参 12 g、当归 9 g、白芍 12 g、熟地黄 12 g、川芎 12 g、柴胡 9 g、独活 9 g、桑寄生 12 g、秦艽 9 g、防风 12 g、桂枝 9 g、茯苓 15 g、杜仲 12 g、川牛膝 12 g、炙甘草 6 g、火麻仁 15 g、郁李仁 12 g、首乌藤 18 g、合欢皮 12 g、制香附 12 g、石决明 30 g^{先煎}、三七粉 3 g^{另吞}、牛角片 12 g。7 剂，水煎服，每天 1 剂，每天 2 次。

四诊（2011 - 01 - 20）：诸恙均缓，尚有轻度手足麻木，胃纳、二便正常，苔薄，脉细。再以调摄。

【处方】

炙黄芪 9 g、党参 12 g、当归 9 g、白芍 12 g、熟地黄 12 g、川芎 12 g、柴胡 9 g、独活 9 g、桑寄生 12 g、秦艽 9 g、防风 12 g、桂枝 9 g、茯苓 15 g、杜仲 12 g、川牛膝 12 g、炙甘草 6 g、蜈蚣 3 g、制香附 12 g、火麻仁 15 g。7 剂，水煎服，每天 1 剂，每天 2 次。

按：本案患者为 34 岁的女性，颈腰疼痛酸楚，活动牵掣，双手及左下肢麻木，经行量多，四肢畏冷，尿频，腑行欠畅，夜寐不宁，苔薄白、质紫，边有齿痕，脉细数，辨为气血不足，肝经失畅，施杞教授以圣愈汤益气活血，独活寄生汤补肝肾祛风止痹痛，小柴胡汤疏肝解郁，参三七粉化瘀止血。初诊药后诸恙渐缓，但经行量少，为气血仍亏，冲任不足。二诊时续补肝肾调气血，以当归、黄芪代茶，取当归补血汤之意。三诊时症缓，月经淋漓不尽，为瘀血阻滞未消，再以调摄气血。施杞教授根据痹证乃"正气亏虚、外邪侵袭、经络闭阻"的病机特点，遵循石氏伤科"以气为主、以血为先"的理论，以益气化瘀为基本治疗大法，以圣愈汤为基础方随证加减首调气血，临床屡获良效。施杞教授认为圣愈汤系益气活血、肝脾肾同治的经典代表方，以益气养血、行气活血。本案痹证日久，肝肾亏虚，气血不足，出现颈腰疼痛，痿软无力，肢节屈伸不利，麻木不仁，故合独活寄生汤治之。

案六

郑某，女，28 岁。

主诉：颈项酸痛，腰脊疼痛半年。

初诊（2010 - 04 - 01）：颈项酸痛，腰脊疼痛，夜寐不宁，活动牵掣，已有半年，二便正常，经事亦可，形寒肢冷。霍夫曼征（-），外院 X 线片示 T_1、T_2、L_1、L_2 楔形变，苔薄、黄腻，脉细滑。诊断：颈腰综合征。此乃气血失和，经脉失养，治以活血化瘀，蠲痹止痛。

【处方】

炙黄芪 9 g、党参 12 g、当归 9 g、白芍 12 g、生地黄 9 g、川芎 9 g、柴胡 9 g、桃仁 9 g、红花 9 g、乳香 9 g、五灵脂 12 g、羌活 9 g、秦艽 9 g、制香附 12 g、川牛膝 12 g、广地龙 9 g、炙甘草

6 g、制香附 12 g、炒苍术 9 g、香谷芽 12 g、首乌藤 24 g。14 剂,水煎服,每天 1 剂,每天 2 次。

二诊(2010 - 12 - 22)：诸恙如前,近日颈腰酸楚疼痛,夜寐不宁,头痛鼻塞,头顶痛,苔薄黄腻,脉细滑。此乃气血瘀滞,经脉失畅,治以活血化瘀,祛风除湿,通络止痛,清肝泻火。

【处方】

炙黄芪 9 g、党参 12 g、当归 9 g、白芍 12 g、生地黄 9 g、川芎 9 g、柴胡 9 g、桃仁 9 g、红花 9 g、乳香 9 g、五灵脂 12 g、羌活 9 g、秦艽 9 g、川牛膝 12 g、广地龙 9 g、炙甘草 6 g、制香附 12 g、炒苍术 9 g、香谷芽 12 g、首乌藤 24 g、金雀根 12 g、粉葛根 15 g、细辛 6 g、吴茱萸 1 g、川连 6 g、辛夷 12 g、桑寄生 15 g。14 剂,水煎服,每天 1 剂,每天 2 次。

三诊(2011 - 01 - 13)：颈腰疼痛,药后渐缓,近日外感后稍有复发,夜寐欠宁,二便正常,口干,口苦,苔薄,脉细弦。此乃经脉失畅,外邪未净,少阳受扰,治以活血化瘀,解表散寒,通络止痹。

【处方】

炙黄芪 9 g、党参 12 g、当归 9 g、白芍 12 g、生地黄 9 g、川芎 9 g、柴胡 9 g、桃仁 9 g、红花 9 g、乳香 9 g、五灵脂 12 g、羌活 9 g、秦艽 9 g、制香附 12 g、川牛膝 12 g、广地龙 9 g、炙甘草 6 g、炒子芩 9 g、姜半夏 9 g、荆芥 12 g、防风 12 g、玄参 12 g、老鹳草 15 g、金雀根 15 g、大枣 9 g。14 剂,水煎服,每天 1 剂,每天 2 次。

按：施杞教授认为痹证的发病患者本身正气先虚,然后六淫外邪遂能乘虚而入,盘踞经络,导致气血闭阻,留滞于内而成疾。因此,治疗痹证首重气血,使气旺血行痹自除。本案施杞教授在以圣愈汤益气养血,行气活血的基础上,合身痛逐瘀汤活血化瘀、蠲痹止痛。二诊时颈腰酸楚疼痛,夜寐不宁,头痛鼻塞,头顶痛,苔薄黄腻,脉细滑,原方加金雀根、粉葛根、细辛、吴茱萸、川连、辛夷、桑寄生以益气养血、行气活血、化瘀、蠲痹、散寒通窍止痛。施杞教授常常运用筋痹方治疗瘀血夹风湿,经络痹阻所致慢性筋骨病,如颈肩臂疼痛、腰腿痛,或周身疼痛,以痛为主,经久不愈者如合并头痛鼻塞,头顶痛可加入金雀根、粉葛根、细辛、吴茱萸、川连、辛夷等药物。

案七

邵某,女,69 岁。

主诉：腰脊疼痛酸楚,颈项不舒多年。

初诊(2010 - 11 - 11)：腰脊疼痛酸楚,颈项不舒,头晕,关节活动欠利,夜寐欠宁,苔薄,脉细弦滑。诊断：颈腰综合征。此乃气血失和,经脉痹阻,肝肾亏虚,治以调和气血,平肝益肾。

【处方】

炙黄芪 9 g、党参 12 g、当归 9 g、白芍 12 g、熟地黄 12 g、川芎 12 g、柴胡 9 g、独活 9 g、桑

寄生 12 g、秦艽 9 g、防风 12 g、桂枝 9 g、茯苓 15 g、杜仲 12 g、川牛膝 12 g、炙甘草 6 g、明天麻 12 g、紫丹参 15 g、制何首乌 15 g、首乌藤 15 g、炒枣仁 12 g。7 剂,水煎服,每天 1 剂,每天 2 次。

二诊(2011 - 06 - 02):头晕、颈腰酸楚疼痛、夜寐不宁等缓而未已,苔薄,脉细。再以调摄。

【处方】

炙黄芪 9 g、党参 12 g、当归 9 g、白芍 12 g、川芎 12 g、柴胡 9 g、独活 9 g、桑寄生 12 g、秦艽 9 g、防风 12 g、桂枝 9 g、茯苓 15 g、杜仲 12 g、川牛膝 12 g、炙甘草 6 g、明天麻 12 g、制何首乌 18 g、首乌藤 18 g、九香虫 9 g、制香附 12 g、神曲 12 g、紫丹参 12 g。7 剂,水煎服,每天 1 剂,每天 2 次。

三诊(2011 - 08 - 11):周身疼痛,头晕,四肢酸楚,足跗肿胀,二便、夜寐尚可,苔薄,脉细。此乃气血未和,肝肾亏虚,瘀血未去,再以活血化瘀,祛风除湿,通络止痛。

【处方】

炙黄芪 9 g、党参 12 g、当归 9 g、白芍 12 g、生地黄 9 g、川芎 9 g、柴胡 9 g、桃仁 9 g、红花 9 g、乳香 9 g、五灵脂 12 g、羌活 9 g、秦艽 9 g、制香附 12 g、川牛膝 12 g、广地龙 9 g、炙甘草 6 g、山茱萸 12 g、枸杞子 12 g、明天麻 12 g、生龙骨 30 g^{先煎}、生牡蛎 30 g^{先煎}、菟丝子 12 g、川桂枝 9 g、紫丹参 12 g。7 剂,水煎服,每天 1 剂,每天 2 次。

按:痹证是因风、寒、湿、热等外邪侵袭人体,闭阻经络而导致气血运行不畅的病证。主要表现为肌肉、筋骨、关节等部位酸痛或麻木、重着、屈伸不利,甚或关节肿大灼热等。痹证的发生,主要由风、寒、湿、热之邪乘虚侵袭人体,闭阻经络,引起气血运行不畅,或病久痰浊瘀血,阻于经隧,深入关节筋脉。施杞教授认为痹证的发病患者本身正气先虚,然后六淫外邪遂能乘虚而入,盘踞经络,导致气血闭阻,留滞于内而成疾。故治疗痹证首重气血,使气旺血行痹自除。本案腰脊疼痛酸楚,颈项不舒,头晕,关节活动欠利,夜寐欠宁,苔薄,脉细弦滑,施杞教授认为其属于本虚标实之证,辨为气血失和、经脉痹阻、肝肾亏虚,初诊投以调身通痹方,加明天麻、紫丹参、制何首乌、首乌藤、炒枣仁等,该方由独活寄生汤合圣愈汤加减化裁而成。立方补气血、益肝肾、祛风湿、止痹痛,标本兼顾,扶正祛邪,主治痹证日久,肝肾两虚,气血不足所见腰膝疼痛,痿软,肢节屈伸不利,或麻木不仁者。天麻化痰息风止痉,平肝潜阳,祛风通络,紫丹参活血化瘀止痛,首乌及首乌藤既能养血安神,又能祛风通络止痛,酸枣仁养血安神。三诊辨为气血未和,肝肾亏虚,瘀血未去,治疗时改圣愈汤合身痛逐瘀汤,加山茱萸、枸杞子、明天麻、生龙骨、生牡蛎以益气化瘀,平肝益肾,止痹痛。

案八

王某,女,45 岁。

主诉:颈腰疼痛,四肢关节疼痛 1 年余。

初诊(2010-12-15)：颈腰疼痛,四肢关节疼痛,业已经年,胃脘不适,时有皮肤瘙痒,夜寐不宁,曾有外伤失语,小便频数,腑行尚可,苔薄,脉细。诊断：颈腰综合征。此乃气血瘀滞,经脉失畅,治以活血化瘀,通痹止痛。

【处方】

炙黄芪9g、党参12g、当归9g、白芍12g、生地黄9g、川芎9g、柴胡9g、桃仁9g、红花9g、乳香9g、五灵脂12g、羌活9g、秦艽9g、制香附12g、川牛膝12g、炙甘草6g、明天麻12g、制何首乌15g、首乌藤15g、炒枣仁15g、台乌药12g、炒升麻9g、香谷芽12g、川桂枝9g、地肤子12g。14剂,水煎服,每天1剂,每天2次。

二诊(2011-01-13)：颈腰疼痛渐缓,足底尚有疼痛,左上肢时有麻木,夜寐不宁已缓,二便正常,皮肤瘙痒,苔薄,脉细滑。此乃气机未畅。再以调摄。

【处方】

炙黄芪9g、党参12g、当归9g、白芍12g、生地黄9g、川芎9g、柴胡9g、桃仁9g、红花9g、乳香9g、五灵脂12g、羌活9g、秦艽9g、制香附12g、川牛膝12g、炙甘草6g、明天麻12g、制何首乌15g、首乌藤15g、炒枣仁15g、台乌药12g、香谷芽12g、川桂枝9g、地肤子12g、参三七粉3g^{另吞}、炙地鳖9g、延胡索15g。14剂,水煎服,每天1剂,每天2次。

按：本案属于"慢性筋骨病"的范畴,"筋骨病"是人体运动系统中骨骼、脊柱、关节以及筋肉、韧带等组织发生的疾病。施杞教授认为本病属中医学"痹证"范畴,指出痹即因经络不通,气血运行不畅致肌肉筋骨关节酸痛、麻木、重着,屈伸不利,甚或关节肿大灼热等为主要表现的病证。罹患本病者往往本身正气先虚,六淫外邪遂能乘虚而入,盘踞经络,痰瘀内生,导致气血闭阻,留滞于内而成疾。施杞教授提出正气亏虚为内因,风、寒、湿三气侵袭为外因,经络闭阻、气血失畅则为本病的主要病机,气虚血瘀、本虚标实是筋骨退变的主要病理环节。因此,防治慢性筋骨病的关键应以扶正祛邪为大法,既要调和气血以固本(形成了益气化瘀法治疗的基本法则,倡导应用圣愈汤(《医宗金鉴》)作为治疗的基础方,贯穿始终);又要祛风除湿、化痰通络以治标,从而达到标本兼顾。本案初诊时颈腰疼痛,四肢关节疼痛,业已经年,胃脘不适,时有皮肤瘙痒,夜寐不宁,曾有外伤失语,小便频数,腑行尚可,苔薄,脉细。施杞教授诊断其为慢性筋骨病之颈腰综合征。辨证为气血瘀滞、经脉失畅,治以圣愈汤合身痛逐瘀汤(筋痹方)加味治疗,方中羌活、秦艽、当归、川芎、乳香、制香附、川牛膝、广地龙由身痛逐瘀汤化裁。秦艽祛风利湿,羌活散风寒、祛风湿,两药合奏祛除外邪、缓解痉挛之功;当归补血活血,濡养温通经脉,使血归其所;川芎、乳香皆活血化瘀之品,川芎为血中气药,行气活血、燥湿搜风,既行血滞,又祛血中湿气;乳香通滞血,散结气,消肿止痛;地龙通经活络,兼利水湿而消水肿;香附开郁行气,其性宣畅,通行十二经八脉之气分:牛膝入肝、肾二经,补肝肾,强筋骨,散瘀血,引药下行;甘草缓急止痛,调和诸药。全方活血祛瘀通痹,易伤及脾胃,方中甘草调和诸药,香附和胃,脾胃虚弱者常加生姜、大枣健脾暖胃,以防药性峻猛攻伐之弊。施杞教授常常运用筋痹方治疗瘀血夹风湿,经络痹阻所致慢性筋骨病,如颈肩臂疼痛、腰腿痛,或周身疼痛,以痛为主,经久不愈者。

案九

路某,男,57 岁。

主诉：颈腰酸楚疼痛伴手麻、头晕 2 周。

初诊(2011 - 03 - 05)：颈腰酸楚疼痛,手麻,药后 1 年未作,近 2 周痼疾复发并头晕,右肩活动牵掣,苔薄,脉弦细。诊断：颈腰综合征。此乃气血失和,肝经失畅,治以平肝益肾,通脉止痛。

【处方】

炙黄芪 9 g、党参 12 g、当归 9 g、白芍 12 g、生地黄 9 g、川芎 12 g、柴胡 9 g、天麻 12 g、钩藤 12 g、茯苓 15 g、石决明 30 g^{先煎}、栀子 12 g、黄芩 9 g、益母草 15 g、桑寄生 12 g、首乌藤 18 g、川牛膝 12 g、杜仲 12 g、秦艽 9 g、炒羌活 9 g、香谷芽 12 g。14 剂,水煎服,每天 1 剂,每天 2 次。

二诊(2011 - 04 - 07)：头晕已瘥,近期颈项酸楚疼痛,稍有手指麻木,二便正常,苔薄,脉细。此乃气血瘀滞,经脉失畅,治以活血化瘀,祛风除湿,通络止痛。

【处方】

炙黄芪 9 g、党参 12 g、当归 9 g、白芍 12 g、生地黄 9 g、川芎 9 g、柴胡 9 g、桃仁 9 g、红花 9 g、乳香 9 g、五灵脂 12 g、羌活 9 g、秦艽 9 g、制香附 12 g、川牛膝 12 g、广地龙 9 g、炙甘草 6 g、香谷芽 12 g。28 剂,水煎服,每天 1 剂,每天 2 次。

按：本案患者原有颈腰痛病史多年时常发作,本次发作颈腰酸楚疼痛,手麻,头晕,右肩活动牵掣,苔薄,脉弦细。施杞教授辨证为气血失和,肝经失畅,予以圣愈汤合天麻钩藤饮(脉痹方)加秦艽、炒羌活、香谷芽以平肝益肾,通脉止痛。方中秦艽祛风利湿,羌活散风寒、祛风湿,两药合奏祛除外邪、缓解痉挛之功。施杞教授常用脉痹方治疗慢性筋骨病肝经不畅,筋脉拘挛,肢体抽搐,头晕目眩者。伴有头痛,颈项肩部四肢麻木、刺痛等痰瘀互结证者可加活血行气、逐瘀化痰之品,如地龙、地鳖虫、全蝎、蜈蚣等,伴有头胀、头重如蒙,恶心欲呕,胸脘痞闷等痰湿中阻证者可合用半夏白术天麻汤健脾湿、息风化痰;伴有口苦胁痛虚烦不眠,眩晕心悸,痰多泛恶呃逆,颈项酸楚不舒等湿热内扰证者可合用温胆汤清胆化痰,理气和胃;伴有头晕乏力,倦怠神疲等气血亏虚证者可合用益气聪明汤益气养血,提升清阳。腰膝酸软乏力加杜仲、桑寄生益肝肾;嗜睡、头目不清加石菖蒲、远志开窍化痰。二诊时肝阳已平,瘀血未散,予以"筋痹方"加味以活血祛瘀、祛风除湿、通络止痛。

 案十

王某,女,73 岁。

主诉：颈项腰骶疼痛,引及右下肢 3 个月。

初诊(2011 - 03 - 24)：颈项腰骶疼痛,引及右下肢,活动牵掣,时有胸闷心悸,胃纳、二便均可,苔薄、质红,脉细滑。诊断:颈腰综合征。此乃气血不足,经脉失畅,治以活血祛瘀,通络止痛,化痰宽胸。

【处方】

炙黄芪9g、党参12g、当归9g、白芍12g、生地黄9g、川芎9g、柴胡9g、桃仁9g、红花9g、乳香9g、荆芥12g、防风12g、羌活9g、秦艽9g、制香附12g、川牛膝12g、广地龙9g、炙甘草6g、麦冬12g、全瓜蒌9g、广郁金12g、炙地鳖9g、参三七粉2g^{另吞}、川桂枝9g、肉苁蓉30g。14剂,水煎服,每天1剂,每天2次。药渣敷腰骶部。第三煎泡脚,每晚30分钟。

二诊(2011-05-19):颈腰疼痛已缓,胸膺疼痛,左手感觉迟钝,腑行畅,苔薄,脉细沉。诊断:颈腰综合征。再以调摄。

【处方】

炙黄芪9g、党参12g、当归9g、白芍12g、生地黄9g、川芎9g、柴胡9g、桃仁9g、红花9g、乳香9g、五灵脂12g、羌活9g、秦艽9g、制香附12g、川牛膝12g、广地龙9g、炙甘草6g、广郁金15g、炙地鳖9g、蜈蚣3g、肉苁蓉30g、青风藤15g、老鹳草15g、熟附片12g、香谷芽15g。14剂,水煎服,每天1剂,每天2次。

三诊(2011-07-28):入梅以来精神少振,周身乏力,四肢疲软,胃纳尚可,腑行偏燥,夜寐艰难,曾有血压偏低,头晕,目眩,苔薄、质红,脉沉细。此乃气血不足,肝经失畅,痰湿内蕴,治以标本兼顾。

【处方】

当归9g、白芍12g、生地黄9g、川芎12g、桃仁9g、红花9g、柴胡9g、枳壳12g、桔梗12g、川牛膝12g、肉桂6g、党参12g、丹参12g、姜半夏9g、茯苓15g、茯神15g、熟附片6g、生大黄6g^{后下}、制川朴12g、制何首乌18g、首乌藤18g、香谷芽12g、生黄芪18g。14剂,水煎服,每天1剂,每天2次。

四诊(2011-08-11):胸闷、心烦、便秘均瘥,四肢麻木伴下肢抖动,苔薄,脉细沉。此乃气血未畅,经脉失和,治以温阳散寒,祛痰通痹。

【处方】

炙黄芪15g、党参12g、当归9g、白芍12g、熟地黄30g、川芎12g、柴胡9g、鹿角片9g、肉桂3g、炮姜6g、麻黄6g、白芥子9g、炙甘草6g、炙全蝎3g、蜈蚣3g、生大黄6g^{后下}、熟大黄6g^{后下}、姜半夏9g、小川连6g、全瓜蒌9g、制香附12g、南沙参12g、北沙参12g、川楝子9g、延胡索15g。14剂,水煎服,每天1剂,每天2次。

按:颈腰综合征,系指颈椎及腰椎椎管同时狭窄,并同时或先后出现椎管内神经受压并有临床症状表现者。病因是以颈、腰椎共同的病理解剖特点为前提的,因此引起颈腰部神经损害表现的机制也是一致的,均是由于椎管狭窄致使椎管内组织遭受刺激或压迫而出现一系列症状。本案初诊症状被施杞教授辨证为气血不足、经脉失畅,予以"筋痹方"加麦冬、全瓜蒌、广郁金、炙地鳖、参三七、川桂枝、肉苁蓉等活血祛瘀、祛风除湿、通痹止痛、益气养阴、温阳化气、宽胸化痰。二诊时痛减,仍辨证为瘀血未化,经脉痹阻失畅,仍方选筋痹方加蜈蚣、青风藤、老鹳草以祛风湿,通络止痛;熟附片温补肾阳,散寒止痛。四诊时四肢麻木伴下肢抖动,脉细沉,辨证为气血未畅,经脉失和,方选圣愈汤气血双补;阳和汤温经散寒;小陷胸汤主治痰热互结、胸脘痞闷。全方中炙黄芪、党参大补脾肺之气,辅助正气,使邪去而正不伤;当归、白芍、熟地黄、川芎养血活血;柴胡归肝经,故以柴胡疏肝理气,引药直达病所;全蝎、蜈蚣均为息风要药,两药常同用以治疗各种原因引起的痉挛抽搐,如止痉散(《经验方》)。故施杞教授常以本法治疗慢性筋骨疾病压迫神经根所致的麻木痹痛者。

案十一

廖某,女,68岁。

主诉: 颈项腰脊疼痛酸楚多年。

初诊(2010 - 01 - 04): 颈项腰脊疼痛酸楚,稍有头晕,步履牵掣,腑行偏燥,胃脘作胀,足跗肿胀,苔薄腻,脉细滑。诊断:颈腰综合征。此乃气血失和,肝肾不足,经脉不畅,治以益气化瘀,温补肝肾,祛风通络,舒筋止痛。

【处方】

炙黄芪9 g、党参12 g、当归9 g、白芍12 g、熟地黄12 g、川芎12 g、柴胡9 g、山茱萸12 g、怀山药18 g、枸杞子12 g、鹿角片12 g、菟丝子12 g、川牛膝12 g、炙龟板9 g、鸡血藤12 g、香谷芽12 g、炙甘草6 g、络石藤15 g、川桂枝9 g、生薏苡仁15 g、制川朴15 g。14 剂,水煎服,每天1剂,每天2次。药渣敷患处。第三煎泡脚,每晚30分钟。

二诊(2010 - 04 - 08): 诸恙如前,腑行偏燥,纳谷不香,口苦少津,尿少,足跗肿胀,苔薄黄,脉细滑。治以益气化瘀,温补肝肾,温阳利水,祛风通络,舒筋止痛。

【处方】

炙黄芪9 g、党参12 g、当归9 g、白芍12 g、熟地黄12 g、川芎12 g、柴胡9 g、山茱萸12 g、怀山药18 g、枸杞子12 g、鹿角片12 g、菟丝子12 g、川牛膝12 g、炙龟板9 g、鸡血藤12 g、香谷芽12 g、炙甘草6 g、熟附片9 g、炒白术15 g、炒子芩9 g、制何首乌15 g、首乌藤15 g、云茯苓18 g、粉萆薢12 g、火麻仁15 g、元参12 g。14 剂,水煎服,每天1剂,每天2次。药渣敷患处。第三煎泡脚,每晚30分钟。

三诊(2010 - 12 - 09): 颈腰酸楚,头晕,时有鼻渊、湿疹,便燥,纳呆、溲少,足跗肿胀,苔薄、黄腻,脉细滑。此乃气阴两虚,经脉失畅,治以滋阴补肾,填精益髓,活血通络。

【处方】

炙黄芪9 g、党参12 g、当归9 g、白芍12 g、熟地黄12 g、川芎12 g、柴胡9 g、山茱萸12 g、怀山药18 g、枸杞子12 g、鹿角片12 g、菟丝子12 g、川牛膝12 g、炙龟板9 g、鸡血藤12 g、香谷芽12 g、炙甘草6 g、熟附片9 g、辛夷花9 g、炒子芩9 g、炒羌活9 g、车前子18 g、车前草18 g、海金沙18 g^{包煎}、鸡血藤15 g、络石藤15 g。14 剂,水煎服,每天1剂,每天2次。药渣敷患处。第三煎泡脚,每晚30分钟。

四诊(2011 - 02 - 24): 诸恙缓而未已,时有头晕,腑行偏燥,小便偏少,口苦少津,苔薄、根黄腻,脉细滑。此乃气血失和,肝经失畅,湿浊痹阻,治以益气活血,平肝息风,舒筋通脉,清热利湿。

【处方】

炙黄芪9 g、党参12 g、当归9 g、白芍12 g、生地黄9 g、川芎12 g、柴胡9 g、天麻12 g、钩藤12 g、茯苓15 g、石决明30 g^{先煎}、栀子12 g、黄芩9 g、益母草15 g、桑寄生12 g、首乌藤18 g、川牛膝12 g、杜仲12 g、苦参12 g、丹参12 g、白鲜皮12 g、生薏苡仁15 g。7剂,水煎服,每天1剂,每天2次。药渣敷患髋。第三煎泡脚,每晚30分钟。

五诊(2011-06-02):颈腰胸背疼痛,足跗肿胀,腑行燥结,小便频数,近期躯体多处湿疹,苔薄黄,脉细滑。再以补气血,益肝肾,温阳利水,标本兼顾。

【处方】

炙黄芪9 g、党参12 g、当归9 g、白芍12 g、熟地黄12 g、川芎12 g、柴胡9 g、独活9 g、桑寄生12 g、秦艽9 g、防风12 g、桂枝9 g、茯苓15 g、杜仲12 g、川牛膝12 g、炙甘草6 g、熟附片9 g、车前子9 g、灵芝12 g、火麻仁15 g、粉草薢15 g。7剂,水煎服,每天1剂,每天2次。

按:本案初诊时颈项腰脊疼痛酸楚,稍有头晕,步履牵掣,腑行偏燥,胃脘作胀,足跗肿胀,苔薄腻,脉细滑,诊断为颈腰综合征,辨证为气血失和,肝肾不足,经脉不畅,予以温肾通痹方加络石藤、川桂枝、生薏苡仁、制川朴,口服与外治相结合,以益气化瘀,温补肝肾,祛风通络,舒筋止痛。二诊时口苦少津,尿少,足跗肿胀,苔薄黄,脉细滑,辨证为水湿不化,上盛下虚,予以温肾通痹方加炒白术、炒子芩、制何首乌、首乌藤、云茯苓、粉草薢、火麻仁、元参益气化瘀,温补肝肾,通络止痛,健脾利湿,通便。施杞教授根据痹证的病机乃"正气亏虚、外邪侵袭、经络闭阻"的特点,遵循石氏伤科"以气为主、以血为先"的理论,以益气化瘀为基本治疗大法,治以圣愈汤为基础方随证加减首调气血,临床屡获良效。施杞教授认为圣愈汤系益气活血、肝脾肾同治的经典代表方,治以益气养血、行气活血。温肾通痹方由圣愈汤合右归丸加减而成方,右归丸出自《景岳全书》,是由金匮肾气丸减去"三泻"(泽泻、茯苓、牡丹皮),加鹿角胶、菟丝子、杜仲、枸杞子、当归组成,增加了温补的作用,使药效更能专于温补,是一首十分著名的温补方剂。张景岳根据"阴阳互根""阴阳互济"的理论,提出"善补阳者必于阴中求阳,则阳得阴助而生化无穷"。方中以附子、肉桂、鹿角胶为君药,温补肾阳,填精补髓。臣以熟地黄、枸杞子、山茱萸、山药滋阴益肾,养肝补脾。佐以菟丝子补阳益阴,固精缩尿;杜仲补益肝肾,强筋壮骨;当归养血和血,助鹿角胶以补养精血。全方共奏温补肾阳,填精益髓之功,施杞教授常用于慢性筋骨病肾阳不足,精髓亏虚;亦可用于治疗肾阳不足,命门火衰,神疲气怯,畏寒肢冷,腰膝酸软,肢节痹痛,周身浮肿。

案十二

陆某,女,53岁。

主诉:颈项酸楚,腰脊疼痛多年。

初诊(2011-05-05)：颈项酸楚,腰脊疼痛,四肢乏力,手足麻木,小便频数,四肢畏冷,病已多年。曾行腰椎手术。外院 MRI 示 L_4/L_5、L_5/S_1 椎间盘突出,颈椎生理弧度存在,C_5/C_6、C_6/C_7 椎间盘突出,硬膜囊受压Ⅰ°,苔薄腻、质紫、有齿痕,脉细滑。诊断：颈腰综合征。此乃气血不足,经脉失养,治以活血化瘀,祛风除湿,通络止痛。

【处方】

(1) 炙黄芪9 g、党参12 g、当归9 g、白芍12 g、生地黄9 g、川芎9 g、柴胡9 g、桃仁9 g、红花9 g、乳香9 g、五灵脂12 g、羌活9 g、秦艽9 g、制香附12 g、川牛膝12 g、广地龙9 g、炙甘草6 g、炙地鳖9 g、蜈蚣3 g、肉苁蓉15 g、益智仁12 g、台乌药12 g。14剂,水煎服,每天1剂,每天2次。

(2) 麝香保心丸,每次2粒,每天2次,药汤送服。

二诊(2011-05-26)：颈腰疼痛、四肢乏力较前缓解,腰前俯45°生理弧度减弱,冬日畏冷,苔薄腻、边有齿痕,脉细滑。此乃气血瘀滞,痰湿内蕴,再以活血化瘀,温经散寒,通络止痛。

【处方】

(1) 党参12 g、当归9 g、白芍12 g、生地黄9 g、川芎9 g、柴胡9 g、桃仁9 g、红花9 g、乳香9 g、五灵脂12 g、羌活9 g、秦艽9 g、制香附12 g、川牛膝12 g、广地龙9 g、炙甘草6 g、熟附片9 g、肉苁蓉15 g、炒枳壳12 g、玉桔梗12 g、生黄芪30 g、制何首乌18 g、首乌藤18 g。28剂,水煎服,每天1剂,每天2次。

(2) 麝香保心丸,每次2粒,每天2次,药汤送服。

三诊(2011-07-07)：诸恙渐缓,尚觉颈腰疼痛,神疲乏力,胃纳尚可,时有腰骶疼痛,四肢关节酸楚,苔薄、质淡、有齿痕,脉细滑。此乃气血失和,肝肾亏虚,治以调摄。

【处方】

炙黄芪9 g、党参12 g、当归9 g、白芍12 g、熟地黄12 g、川芎12 g、柴胡9 g、独活9 g、桑寄生12 g、秦艽9 g、防风12 g、桂枝9 g、茯苓15 g、杜仲12 g、川牛膝12 g、炙甘草6 g、熟附片9 g、淫羊藿15 g、肥知母9 g、炒栀子9 g、香谷芽12 g。28剂,水煎服,每天1剂,每天2次。

四诊(2011-08-04)：颈腰疼痛、四肢乏力、手麻均有缓解,时有头晕,夜寐不宁,日昼多睡,苔薄腻,脉细滑。此乃气血失和,肝经失畅,痰痹浊阻,治以益气活血,平肝息风,舒筋通脉,化痰开窍。

【处方】

炙黄芪9 g、党参12 g、当归9 g、白芍12 g、生地黄9 g、川芎12 g、柴胡9 g、天麻12 g、钩藤12 g^{后下}、茯苓15 g、石决明30 g^{先煎}、栀子12 g、黄芩9 g、益母草15 g、桑寄生12 g、首乌藤18 g、川牛膝12 g、杜仲12 g、制苍术9 g、石菖蒲18 g、淡远志9 g、川桂枝9 g、蜈蚣3 g、香谷芽12 g。35剂,水煎服,每天1剂,每天2次。

按：本案初诊时颈项酸楚,腰脊疼痛,四肢乏力,手足麻木,小便频数,四肢畏冷,病已多年,曾行腰椎手术,MRI 示 L_4/L_5、L_5/S_1 椎间盘突出,颈椎生理弧度存在,C_5/C_6、C_6/C_7 椎间盘突出,硬膜囊受压Ⅰ°,苔薄腻、质紫、有齿痕,脉细滑。诊断：颈腰综合征。辨证为气血不足,经脉失养,治以益气活血,祛风除湿,祛瘀通络,温经止痛,方选筋痹方加味。三诊时诸恙渐缓,尚觉颈腰疼痛,神疲乏力,胃纳尚可,时有腰骶疼痛,四肢关节酸楚,苔薄、质淡、有齿痕,脉细滑。此乃气血失和,肝经失养,方选圣愈汤合独活寄生汤加熟附片、淫羊藿、肥知母、炒栀子、香谷芽以补气血,益肝肾,祛风湿,止痹痛。四诊时颈腰疼痛、四肢乏力、手麻均有缓解,时有头晕,夜寐不宁,日昼多睡,苔薄腻,脉细滑,辨证为痰瘀蒙清窍,肝经未畅,方选圣愈汤合天麻钩藤饮加味益气活血,平肝息风,舒筋通脉,化痰开窍。施杞教授指出,伤损及气有虚实,当以气虚为主,治以益气行气,寓补气养气之味中辅以行气导气之品,使气益而不滞。施杞教授在圣愈汤益气养血、行气活血的基础上,对伤科疑难杂症从痹分期论治,施以古方。在颈椎病的临证中但凡瘀血夹风湿,痹阻经络所致肩臂痛、腰腿痛,经久不愈者,合身痛逐瘀汤治之。如痹证日久,肝肾亏虚,气血不足所致颈腰疼痛,痿软无力,肢节屈伸不利,麻木不仁者,合独活寄生汤治之。如肝阳偏亢,肝风上扰所致头痛头胀,耳鸣目眩者,合天麻钩藤治之。施杞教授根据不同证候及病位,随证变换,化裁运用古方创立系列"益气化瘀"方,治疗骨伤疑难病证,临床疗效卓著。

案十三

徐某,男,55 岁。

主诉: 颈腰疼痛已有 2 年余。

初诊(2010 - 12 - 24): 颈项腰脊疼痛已有 2 年余,右下肢麻木,小腿肌肉萎缩,近 7 个月来左手麻木牵掣,二便正常,血压偏高,已服药,苔薄腻,脉弦滑。诊断:颈腰综合征。此乃气血瘀滞,经脉失养,治以活血化瘀,祛风除湿,通络止痛。

【处方】

(1)炙黄芪 9 g、党参 12 g、当归 9 g、白芍 12 g、生地黄 9 g、川芎 9 g、柴胡 9 g、桃仁 9 g、红花 9 g、乳香 9 g、五灵脂 12 g、羌活 9 g、秦艽 9 g、制香附 12 g、川牛膝 12 g、广地龙 9 g、炙甘草 6 g、炙全蝎 3 g、蜈蚣 3 g、制川乌 9 g、桂枝 9 g、淫羊藿 15 g、香谷芽 10 g。14 剂,水煎服,每天 1 剂,每天 2 次,药渣外敷颈部。

(2)麝香保心丸,每次 2 粒,每天 2 次,药汤送服。

二诊(2011 - 01 - 13): 颈项疼痛、左手麻木牵掣已有 7 个月,二便正常,MRI 示 C_5/C_6 椎间盘突出,左侧神经根受压,膝反射(+),咽喉充血(+++),霍夫曼征(-),苔薄,脉细。此乃气血失和,经脉失畅,治以活血化瘀,祛风除湿,通络止痛,利水消肿。

【处方】

(1)蜈蚣 3 g、炒白术 12 g、汉防己 15 g、葶苈子 18 g、大枣 9 g、板蓝根 18 g、玄参 12 g、炙黄芪 9 g、党参 12 g、当归 9 g、白芍 12 g、生地黄 9 g、川芎 9 g、柴胡 9 g、桃仁 9 g、红花 9 g、乳香 9 g、五灵脂 12 g、羌活 9 g、秦艽 9 g、制香附 12 g、川牛膝 12 g、广地龙 9 g、炙甘草 6 g。7 剂,水煎服,每天 1 剂,每天 2 次。药渣外敷颈部。

（2）物理治疗给予中频电刺激。

三诊（2011-01-27）：颈项疼痛、手麻均缓，二便正常，胃纳亦佳，夜寐亦安，苔薄白，脉细沉。此乃气血未和，经脉失畅。再以调摄。

【处方】

蜈蚣3g、炙地鳖9g、葶苈子12g、鸡血藤12g、制川乌9g、炙黄芪9g、党参12g、当归9g、白芍12g、生地黄9g、川芎9g、柴胡9g、桃仁9g、红花9g、乳香9g、五灵脂12g、羌活9g、秦艽9g、制香附12g、川牛膝12g、广地龙9g、炙甘草6g。7剂，水煎服，每天1剂，每天2次。药渣外敷颈部。

四诊（2011-02-24）：疼痛已缓，麻木亦少，胃纳、二便均可，苔薄，脉细。再以前法。

【处方】

蜈蚣3g、粉葛根15g、伸筋草15g、制南星9g、香谷芽12g、炙黄芪9g、党参12g、当归9g、白芍12g、生地黄9g、川芎9g、柴胡9g、桃仁9g、红花9g、乳香9g、五灵脂12g、羌活9g、秦艽9g、制香附12g、川牛膝12g、广地龙9g、炙甘草6g。7剂，水煎服，每天1剂，每天2次。药渣外敷颈部。

按：《素问·标本病传论》认为"腰脊痛"指腰椎及其近处疼痛，多因扭挫损伤、瘀血停滞、风寒湿邪侵袭经络及过劳伤肾所致。本案患者颈项腰脊疼痛已有2年余，右下肢麻木，小腿肌肉萎缩，患者气血瘀滞、经脉失养，方选圣愈汤合身痛逐瘀汤，加炙全蝎、蜈蚣、制川乌、桂枝、淫羊藿、香谷芽以活血祛瘀，祛风除湿，通络止痛。二诊时颈项疼痛、左手麻木牵掣，咽喉充血（+++），予圣愈汤合身痛逐瘀汤活血祛瘀，祛风除湿，通络止痛，加蜈蚣、炒白术、汉防己、葶苈子、大枣、板蓝根、玄参以利水消肿，利咽。施杞教授认为瘀久必兼水湿，治以通调，张景岳《质疑录》所说："痰者，身之津液也。气滞、血凝，则津液化而为痰，是痰因病而生也。""凡血证，总以去瘀为要。""化痰者，必以调理气血，豁痰化浊为法。"损伤日久，如患处残留疼痛、肿胀、关节拘挛与屈伸不利，或皮肤不仁、肌肉萎弱、筋结成块等症。施杞教授认为此皆气虚而为邪所凑也。或本虚标实，或虚实夹杂，故不可凡伤者均论之为血瘀，须知日久必有兼邪，痰瘀水湿夹杂而致。临床常用六大法则：① 益气利水，常用防己黄芪汤（《金匮要略》）：防己、白术、黄芪、生姜、大枣、甘草。治疗时以气虚湿重为主，能助卫气行水湿之邪。② 泻肺或逐痰利水，常用葶苈大枣泻肺汤或猴枣散。临床用于头部内伤，瘀阻于上，清气不升，浊气不降；或痰瘀交凝，症情笃重，神志不清。③ 逐腑利水，常用承气诸方，用于胸腰段骨折或脊髓损伤后形成的腹膜后血肿，以及伤后阳明腑实或损伤后痉病、发狂。④ 峻下逐水，常用大承气汤或大陷胸汤，治疗伤后昏厥，发狂或便秘腹胀。临床上，泻肺或逐痰利水、逐腑利水、峻下逐水是以"开路方"治"标"为主。例如，损伤后急性期、脊柱骨折或其他脊柱病造成脊髓受压的患者，初诊时多有内风阳亢、气机阻滞，致肢体水肿，呈阳明经证或阳明腑实证的特点，"开路方"辨证选用承气汤、葶苈大枣汤、甘遂散、白虎汤等。⑤ 淡渗利水，常用猪苓汤（猪苓、茯苓、泽泻、阿胶、滑石），用于伤后小便不利、发热口渴、呕吐、心烦不寐诸症，或治伤后血淋。⑥ 温阳利水，常用苓桂术甘汤（茯苓、桂枝、白术、炙甘草），用于伤后脾虚不运，水湿内停，或用于伤后停饮所致的眩晕、心悸、喘咳诸症。

案十四

袁某,女,44岁。

主诉: 腰脊疼痛3年。

初诊(2011-02-24): 腰脊疼痛,双髋内侧酸楚,时有麻木,颈项酸痛,病有3年余,大便正常,小便频数,腰前俯生理弧度存在,肾区叩击左(-)、右侧(+),外院MRI示腰椎退变,L_5/S_1膨隆,B超示左肾结石(3 mm×2 mm),苔薄,脉细。诊断:颈腰综合征,左肾结石。此乃气血瘀滞,经脉失畅,治以活血化瘀,理气止痛。

【处方】

炙全蝎3 g、生薏苡仁15 g、车前子15 g、蜈蚣3 g、香谷芽12 g、金钱草30 g、炙黄芪9 g、党参12 g、当归9 g、白芍12 g、生地黄9 g、川芎9 g、柴胡9 g、桃仁9 g、红花9 g、乳香9 g、五灵脂12 g、羌活9 g、秦艽9 g、制香附12 g、川牛膝12 g、广地龙9 g、炙甘草6 g。14剂,水煎服,每天1剂,每天2次。药渣外敷颈部。

二诊(2011-03-24): 颈腰酸楚疼痛,左肩上臂抬举乏力,头痛已有3年余,手麻,二便经事尚可,胃纳亦佳,外院X线片示颈部生理弧度存在,轻度退变,苔薄,脉细。此乃气血瘀滞,肝经失畅,治以调摄。

【处方】

粉葛根15 g、炙全蝎3 g、蜈蚣3 g、蔓荆子12 g、藁本12 g、香谷芽12 g、炙黄芪9 g、党参12 g、当归9 g、白芍12 g、生地黄9 g、川芎9 g、柴胡9 g、桃仁9 g、红花9 g、乳香9 g、五灵脂12 g、羌活9 g、秦艽9 g、制香附12 g、川牛膝12 g、广地龙9 g、炙甘草6 g。14剂,水煎服,每天1剂,每天2次。药渣外敷颈部。

按: 明·李梴《医学入门·杂病分类·外感·湿类·腰痛》认为"闪锉跌坠堕,以致血瘀腰痛,日轻夜重,宜行血顺气"。腰痛一病,外感内伤均可发生,病机为风寒湿热、气滞血瘀壅滞于经络,或肾精亏损、筋脉失养所致。腰痛分虚实论治,虚者以补肾壮腰为主,兼调养气血;实者祛邪活络为要,针对病因,施之以活血化瘀、散寒除湿、清泻湿热等法。虚实兼夹者,应分清主次,标本兼顾治疗。本案患者腰脊疼痛,双髋内侧酸楚,时有麻木,颈项酸痛,施杞教授辨证为气血瘀滞,经脉失畅,治以活血化瘀,理气止痛,方选身痛逐瘀汤加味。

案十五

竺某,女,62岁。

主诉: 颈腰疼痛、酸楚多年。

初诊(2010-12-30): 颈腰疼痛,酸楚,伴肩背部失畅,稍有失聪,目涩,口干少津,腑行溏薄,四肢清冷,病有多年,外院 MRI 示 L_2/L_3、L_3/L_4、L_4/L_5 椎间盘膨出,L_4/L_5 终板炎,苔薄,脉细滑。诊断:颈腰综合征。此乃气血失和,脾肾两亏,治以补益气血,温补脾肾,舒筋通络,祛湿止痛。

【处方】

淫羊藿 15 g、知母 9 g、巴戟天 12 g、淡干姜 6 g、枸杞子 12 g、制香附 12 g、炙黄芪 9 g、党参 12 g、当归 9 g、白芍 12 g、熟地黄 12 g、川芎 12 g、柴胡 9 g、独活 9 g、桑寄生 12 g、秦艽 9 g、防风 12 g、桂枝 9 g、茯苓 15 g、杜仲 12 g、川牛膝 12 g、炙甘草 6 g。14 剂,水煎服,每天 1 剂,每天 2 次。药渣外敷颈部。

二诊(2011 - 02 - 24):颈项酸楚,腰背疼痛,手足麻木。此乃气血未和,瘀血阻络,治以活血化瘀,健脾温阳,舒筋通络。

【处方】

淫羊藿 15 g、知母 9 g、巴戟天 12 g、金雀根 15 g、青风藤 15 g、怀山药 15 g、香谷芽 12 g、干姜 3 g、炙黄芪 9 g、党参 12 g、当归 9 g、白芍 12 g、生地黄 9 g、川芎 9 g、柴胡 9 g、桃仁 9 g、红花 9 g、乳香 9 g、五灵脂 12 g、羌活 9 g、秦艽 9 g、制香附 12 g、川牛膝 12 g、广地龙 9 g、炙甘草 6 g。7 剂,水煎服,每天 1 剂,每天 2 次。药渣外敷颈部。

按:本案为颈腰综合征,颈腰疼痛,酸楚,背部失畅,目涩,口干少津,腑行溏薄,四肢清冷,属上实下虚之证,以调身通痹汤之独活寄生汤祛风湿,通经络止痹痛治上实,圣愈汤合淫羊藿、知母、巴戟天、淡干姜、枸杞子等益气血,补脾肾,滋肾阴治下虚。二诊颈腰疼痛,手足麻木,瘀血未去,予筋痹方活血化瘀,止痹痛,加知母、淫羊藿、怀山药、巴戟天、干姜补脾肾,金雀根、青风藤祛风湿通经络。颈腰综合征施杞教授将其归为"慢性筋骨病之脊柱筋骨病"范畴,肝脾肾亏虚为发病之本,风寒湿外邪侵袭、痰阻经络是发病的重要因素,气血失和、瘀阻经脉贯穿痹证始终,因此治疗本病补肝肾,健脾化痰,祛风除湿,益气活血贯穿治疗始终。淫羊藿味辛、甘,性温,入肝、肾经,具有补肾阳、强筋骨、祛风湿的功效。常用于筋骨挛急,腰膝无力,风湿痹痛,四肢不仁等症状。《神农本草经》谓淫羊藿"味辛寒(实温,本经言寒者误也*),主阳痿,绝伤茎中痛,利小便,益气力,强志"。知母味苦、甘,性寒,归肺、胃、肾经,具有清热泻火、生津润燥之功。张元素曰:"凉心去热,治阳明火热,泻膀胱肾经火,热厥头痛,下痢腰痛、喉中腥臭。"王好古曰:"泻肺火,滋肾水,治命门相火有余。"施杞教授常常将两药合用补益肝肾、强筋壮骨,用于慢性筋骨病伴有肝肾亏虚证,尤其对于骨质疏松症具有很好的防治作用。淫羊藿可改善骨损伤,促进成骨细胞,抑制破骨细胞。淫羊藿和知母合用能够改善骨重建,促进成骨,抑制破骨的表达。为加强其作用,经常加用骨碎补,其味苦性温,具有补肾强骨,活血止痛。常用于骨质疏松所致的腰酸背痛之症。

---

* "本经"指的是《本草述》。

案十六

李某,女,68 岁。

主诉:腰脊疼痛,左大腿前侧麻木半年。

初诊(2011‐03‐10):素有颈痛头晕,腰脊疼痛,左大腿前侧麻木,症已半年,二便正常。苔薄,脉细。诊断:颈腰综合征。此乃气血失和,肝肾不足,治以调和气血,益肾通督。

【处方】

明天麻 12 g、制香附 12 g、制女贞子 12 g、墨旱莲 12 g、炙黄芪 9 g、党参 12 g、当归 9 g、白芍 12 g、熟地黄 12 g、川芎 12 g、柴胡 9 g、独活 9 g、桑寄生 12 g、秦艽 9 g、防风 12 g、桂枝 9 g、茯苓 15 g、杜仲 12 g、川牛膝 12 g、炙甘草 6 g。14 剂,水煎服,每天 1 剂,每天 2 次。

二诊(2011‐03‐20):颈项、腰骶疼痛,时有头晕,胃纳欠佳,夜寐不宁,二便正常,苔薄,脉细滑。此乃气血失和,肝经失畅,治以益气活血,平肝息风,舒筋通脉。

【处方】

炙黄芪 9 g、党参 12 g、当归 9 g、白芍 12 g、生地黄 9 g、川芎 12 g、柴胡 9 g、天麻 12 g、钩藤 12 g、茯苓 15 g、石决明 30 g^{先煎}、栀子 12 g、黄芩 9 g、益母草 15 g、桑寄生 12 g、首乌藤 18 g、川牛膝 12 g、杜仲 12 g、合欢皮 15 g、炒枣仁 15 g、金雀根 15 g、鸡血藤 15 g。14 剂,水煎服,每天 1 剂,每天 2 次。

按:本案属于"腰背痛""腰痛""痹证"等范畴。中医学认为,气血、经络与脏腑功能的失调和腰痛的发生有着密切的关系。腰为肾之府,故本病与肾的关系最为密切。《诸病源候论·腰背病诸候》曰:"夫腰痛皆由伤肾气所为。肾虚受于风邪,风邪停积于肾经,与气血相击,久而不散,故久腰痛。"《备急千金要方·腰痛第七》曰:"独活寄生汤,腰背痛者,皆是肾气虚弱,卧冷湿当风得之。不时速治,喜流入脚膝,或为偏枯冷痹缓弱疼重。若有腰痛宁,脚重痹急,宜服之。"患者初诊时颈痛头晕,腰脊疼痛,左大腿前侧麻木,辨证为气血失和,肝肾不足,治以调和气血,益肾通督,方选调身通痹方,加明天麻、制香附、制女贞子、墨旱莲以补气血,益肝肾,祛风湿,止痹痛。二诊时颈项、腰骶疼痛,时有头晕,予脉痹方加合欢皮、炒枣仁、金雀根、鸡血藤以益气活血,平肝息风,养血安神,舒筋通脉。施杞教授常用脉痹方治疗慢性筋骨病筋脉拘、经脉不畅、步履拘谨,属阴血亏虚、肝风内动者。

案十七

袁某,女,64 岁。

主诉:颈腰疼痛,头晕不已数周。

初诊(2011‐03‐10):颈腰疼痛,头晕不已数周,头重,颈托支撑稍有缓解,夜寐不宁,腑行溏薄,苔薄腻,脉细滑。诊断:颈腰综合征。此乃气机失畅,肝肾不足,痰湿痹阻,治以补气血,益肝肾,祛风湿,止痹痛。

【处方】

炙黄芪9g、党参12g、当归9g、白芍12g、熟地黄12g、川芎12g、柴胡9g、独活9g、桑寄生12g、秦艽9g、防风12g、桂枝9g、茯苓15g、杜仲12g、川牛膝12g、炙甘草6g、荆芥12g、炒苏子12g、姜半夏9g、炙紫菀12g、款冬花12g、枸杞子9g、制香附12g、明天麻9g。7剂,水煎服,每天1剂,每天2次。

二诊(2011-04-28):头重、失眠、头晕等症缓而未已,腑行溏薄,夜寐不宁,四肢每易抽动,苔薄,脉细弦。此乃气血不足,痰湿内蕴,治以补气血,温阳散寒,祛痰通痹。

【处方】

炙黄芪15g、党参12g、当归9g、白芍12g、熟地黄30g、川芎12g、柴胡9g、鹿角片9g、肉桂3g、炮姜6g、麻黄6g、白芥子9g、炙甘草6g、附子9g、明天麻9g、石菖蒲18g、制香附12g、广木香9g、大枣9g。7剂,水煎服,每天1剂,每天2次。

三诊(2011-08-04):头晕、神疲乏力、夜寐不宁、四肢每易抽动缓而未已,苔薄,脉细弦。此乃气血失和,肝经失畅,治以健脾养心,息风化痰,解郁除痹。

【处方】

炙黄芪9g、党参12g、当归9g、白芍12g、生地黄9g、川芎12g、柴胡9g、茯神15g、远志9g、酸枣仁15g、木香9g、苍术9g、制香附12g、栀子9g、神曲12g、大枣9g、炙甘草6g、秦艽9g、粉葛根12g、旋覆花9g、明天麻12g、石菖蒲18g。14剂,水煎服,每天1剂,每天2次。

按:施杞教授根据痹证的病机"正气亏虚、外邪侵袭、经络闭阻"的特点,遵循石氏伤科"以气为主、以血为先"的理论,治疗以益气化瘀为基本大法,以圣愈汤为基础方随证加减首调气血,临床屡获良效。本案初诊时颈腰疼痛,头晕不已,头重,颈托支撑稍有缓解,夜寐不宁,腑行溏薄,苔薄腻,脉细滑,诊断为颈腰综合征,辨证为气机失畅,肝肾不足,痰湿痹阻,治以圣愈汤合独活寄生汤补气血,益肝肾,祛风湿,止痹痛,加制香附、荆芥、炒苏子、姜半夏、炙紫菀、款冬花行气化痰;枸杞子益肝肾;明天麻息风化痰、通络止痛。二诊时头重、失眠、头晕等症缓而未已,腑行溏薄,神疲乏力,四肢每易抽动,苔薄,脉细弦。此乃气血不足,痰湿内蕴,予圣愈汤合阳和汤,加附子、明天麻、石菖蒲、制香附、广木香、大枣补气血,益肝肾,温阳散寒,祛痰通痹。三诊时头晕、神疲乏力、夜寐不宁、四肢每易抽动,苔薄,脉细弦。此乃气血失和,肝经失畅,治以圣愈汤加越鞠丸、归脾丸健脾养心,解郁通痹,加旋覆花通肝络、涤痰蠲饮,明天麻息风化痰、通络止痛,石菖蒲祛湿健脾、芳香开窍。施杞教授认为圣愈汤系益气活血、肝脾肾同治的经典代表方,用以益气养血、行气活血。圣愈汤首为李杲所设,载于《兰室秘藏》卷下,由生地黄、熟地黄、川芎、当归、人参、黄芪六味组成,清·吴谦《医宗金鉴》所载圣愈汤于方中加入柴胡,亦名"圣愈汤"。该方由四物汤加柴胡、人参、黄芪组成,治疮疡溃后血虚内热、心烦气少者。四物汤加人参、黄芪以增益气之功,柴胡主肝经,更切理伤续断之要,具宣畅血气,能司升降,通达上、中、下三部,有推陈致新之效,每于营血离经专用之可获效桴鼓。《医宗金鉴》云:"败血凝滞,从其所属,必归于肝。"方中加一味柴胡使气血皆活。施杞教授在医治伤损中每以圣愈汤合古方化裁,旨在传承"以气为主、以血为先"的石氏伤科学术精髓。施杞教授指出,伤损及气有虚实,当以气虚为主,治以益气行气,寓补气养气之味中辅以行气导气之品,使气益而不滞。

案十八

Slit Isabella,女,49 岁。

主诉:颈腰酸楚疼痛,两手麻木 1 年余。

初诊(2011 - 03 - 31):颈腰酸楚疼痛,两手麻木,上背拘紧牵掣,病已 1 年余,时有头晕失眠,胃脘不适,偶有泛酸,二便正常,四肢畏冷,咽喉充血(+++)。MRI 示 C_3/C_4、C_4/C_5、C_5/C_6椎间盘突出,硬膜囊受压。L_3/L_4、L_4/L_5、L_5/S_1椎间盘膨隆,苔薄腻,脉细滑。

诊断:颈腰综合征。此乃气血失和,经脉失畅,治以补气养血,活血通络,除湿止痛。

【处方】

炙黄芪 9 g、党参 12 g、当归 9 g、白芍 12 g、生地黄 9 g、川芎 9 g、柴胡 9 g、桃仁 9 g、红花 9 g、乳香 9 g、五灵脂 12 g、羌活 9 g、秦艽 9 g、制香附 12 g、川牛膝 12 g、广地龙 9 g、炙甘草 6 g、明天麻 12 g、蔓荆子 12 g、川桂枝 9 g、白花蛇舌草 30 g、煅瓦楞子 30 g^先煎、蜈蚣 3 g。14 剂,水煎服,每天 1 剂,每天 2 次。

二诊(2011 - 04 - 28):颈腰酸楚疼痛、上背拘紧、牵掣已瘥,两膝疼痛,胃脘疼痛不适亦瘥,夜寐欠宁,苔薄,脉细。再以前法。

【处方】

炙黄芪 9 g、党参 12 g、当归 9 g、白芍 12 g、生地黄 9 g、川芎 9 g、柴胡 9 g、桃仁 9 g、红花 9 g、乳香 9 g、五灵脂 12 g、羌活 9 g、秦艽 9 g、制香附 12 g、川牛膝 12 g、广地龙 9 g、炙甘草 6 g、明天麻 12 g、蔓荆子 12 g、川桂枝 9 g、白花蛇舌草 30 g、煅瓦楞子 30 g^先煎、蜈蚣 3 g、首乌藤 18 g、合欢皮 15 g。14 剂,水煎服,每天 1 剂,每天 2 次。

按:本案初诊时颈腰酸楚疼痛,两手麻木,上背拘紧牵掣,病已 1 年余。时有头晕失眠,胃脘不适,偶有泛酸,二便正常,四肢畏冷,咽喉充血(+++)。MRI 示 C_3/C_4、C_4/C_5、C_5/C_6椎间盘突出,硬膜囊受压。L_3/L_4、L_4/L_5、L_5/S_1椎间盘膨隆,苔薄腻,脉细滑。诊断:颈腰综合征。此乃气血失和、经脉失畅,治以补气养血,活血祛瘀,祛风除湿,通络止痛,方选筋痹方,加天麻、蜈蚣平肝止痉、祛风通络化痰;蔓荆子清利头目、除湿止痛;川桂枝温经通阳;白花蛇舌草清热解毒、散结消肿,施杞教授常常将白花蛇舌草随证加减用于湿热蕴结,碍于脾胃之症;煅瓦楞子制酸止痛和胃。二诊时颈腰疼痛、上背拘紧、牵掣已瘥,两膝尚有疼痛,胃脘疼痛不适亦瘥,夜寐欠宁,治以上方加首乌藤、合欢皮养血安神收功。清·陈士铎《辨证录》曰:"手足麻木,乃气之虚,非气之不顺也……然而气虚能使手足麻者,何故?盖气一虚,即不能化痰,痰聚于胸中,而气即不能通于手足也,治法于补气之中而佐以消痰之味,则得之矣。"施杞教授常常运用筋痹方治疗瘀血夹风湿,经络痹阻所致慢性筋骨病,如颈肩臂疼痛、腰腿痛,或周身疼痛,以痛为主,经久不愈者。在运用该方时常常配合使用麝香保心丸,既能引药直达病所,又可减轻患者疼痛,使其充分发挥药效。伴有麻木者加全蝎、蜈蚣以加强活血祛瘀之功;伴有咽喉肿痛者加玄参、板蓝根清热解毒、利咽消肿。立法处方随证加减。诸药合用,则正气复、瘀血去、经脉通、外邪除。

案十九

张某,女,47岁。

主诉:颈腰疼痛3年余。

初诊(2011-04-07):颈腰疼痛,左侧上肢麻木作凉,两下肢作凉少温,已经有3年余,经行偏暗,量少,二便尚可,口干,口苦,素有咽炎。霍夫曼征(-),膝反射(++),外院MRI示 C_5/C_6 椎间盘突出、颈椎生理弧度消失, L_3/L_4、L_4/L_5、L_5/S_1 椎间盘突出,苔薄,脉细滑。诊断:颈腰综合征。此乃久痹不已,气血瘀滞,经脉失畅,治以活血化瘀,祛风除湿,通络止痛。

【处方】

(1)炙黄芪9g、党参12g、当归9g、白芍12g、生地黄9g、川芎9g、柴胡9g、桃仁9g、红花9g、乳香9g、五灵脂12g、羌活9g、秦艽9g、制香附12g、川牛膝12g、广地龙9g、炙甘草6g、炙全蝎3g、蜈蚣3g、泽漆15g、泽泻12g。28剂,水煎服,每天1剂,每天2次。

(2)麝香保心丸,每次2粒,每天2次,药汤送服。

二诊(2011-06-02):疼痛渐缓,胃纳欠佳,腑行偏溏薄,苔薄、质红,脉细弦。再以调摄。

【处方】

(1)炙黄芪9g、党参12g、当归9g、白芍12g、熟地黄12g、川芎12g、柴胡9g、独活9g、桑寄生12g、秦艽9g、防风12g、桂枝9g、茯苓15g、杜仲12g、川牛膝12g、炙甘草6g、淡干姜9g、制香附12g、神曲12g。14剂,水煎服,每天1剂,每天2次。

(2)麝香保心丸,每次2粒,每天2次,药汤送服。

按:本案初诊时颈腰疼痛,左侧上肢麻木作凉,两下肢作凉少温,已经有3年余,经行偏暗,量少,二便尚可,口干,口苦,素有咽炎,苔薄,脉细滑。病已3年久痹不已,诊断为颈腰综合征,辨证为久痹不已,气血瘀滞,经脉失畅,方选身痛逐瘀方加味以活血祛瘀,祛风除湿,通络止痛,化痰利水,《医林改错》中曾有这样的论述:"凡肩痛、臂痛、腰痛、腿痛,或周身疼痛……如古方治之不效,用身痛逐瘀汤。"二诊时疼痛渐缓,胃纳欠佳,腑行偏溏薄,改调身通痹方加淡干姜、制香附、神曲补气血,益肝肾,祛风湿,止痹痛,温中,行气健脾。施杞教授常用该方治疗痹证日久,肝肾两虚,气血不足,证见腰膝疼痛,痿软,肢节屈伸不利,或麻木不仁者。如伴有疼痛较为严重者可加活血通络之品,如鸡血藤、青风藤、络石藤等;伴有脾虚便溏者可加用扁豆、白术、干姜等温中健脾;畏寒较重者可加附片、淫羊藿等温补肾阳。

案二十

程某,女,28岁。

主诉:颈腰疼痛,两手麻木9个月。

初诊(2011-04-28):颈腰疼痛,两手麻木,负重用力加重,已9个月,起于产后劳累,胃纳欠佳,月事正常,苔薄,脉细滑。诊断:颈腰综合征。此乃气血失和,经脉失养,治以补气血,益肝肾,祛风湿,止痹痛。

【处方】

炙黄芪9g、党参12g、当归9g、白芍12g、熟地黄12g、川芎12g、柴胡9g、独活9g、桑寄生12g、秦艽9g、防风12g、桂枝9g、茯苓15g、杜仲12g、川牛膝12g、炙甘草6g、粉葛根15g、蜈蚣3g、板蓝根18g、制香附12g。7剂,水煎服,每天1剂,每天2次。

二诊(2011-07-21):诸恙渐缓,手麻已少,神疲乏力,四肢少温,胃纳、二便均可,经行腹痛,苔薄,脉细。再以前法。

【处方】

炙黄芪9g、党参12g、当归9g、白芍12g、熟地黄12g、川芎12g、柴胡9g、独活9g、桑寄生12g、秦艽9g、防风12g、桂枝9g、茯苓15g、杜仲12g、川牛膝12g、炙甘草6g、淫羊藿15g、墨旱莲12g、制香附12g。14剂,水煎服,每天1剂,每天2次。

按:《素问·逆调论》认为"营气虚则不仁,卫气虚则不用,营卫俱虚则不仁且不用",不用是"木",不仁是"麻",麻木因荣卫之行涩、经络凝滞所致,其症多见于手足者,以经脉皆起于指端,四末行远,气血罕到故也。丹溪曰:"麻是气虚,木是湿痰死血,十指麻木,是胃中有湿痰死血。"《医学百科》曰:"麻,非痛非痒,肌肉内如有虫行,按之不止,搔之愈甚;木,不痛不痒,按之不知,掐之不觉,如木厚之感。由气血俱虚,经脉失于营养;或气血凝滞;或寒湿痰瘀留于脉络所致。"治疗总以补助气血培本为主,不可专用消散。两手麻木多因风湿入络,或气虚兼有湿痰,瘀血阻滞所致。治以益气活血、祛风、化湿、涤痰为主。施杞教授认为痹证属于本虚标实之证,创治痹十八方,其中调身通痹方由独活寄生汤合圣愈汤加减化裁而成。立方补气血、益肝肾、祛风湿、止痹痛,标本兼顾,扶正祛邪,主治痹证日久,肝肾两虚,气血不足所见腰膝疼痛,痿软,肢节屈伸不利,或麻木不仁。如伴有疼痛较为严重者可加活血通络之品,如鸡血藤、青风藤、络石藤等;伴有脾虚便溏者可加用扁豆、白术、干姜等温中健脾;畏寒较重者可加附片、淫羊藿等温补肾阳。

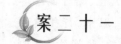

案二十一

章某,女,51岁。

主诉:颈腰疼痛,手足麻木多年。

初诊(2011-05-13)：颈腰疼痛,手足麻木,时有头晕,口干,二便正常,病已多年。检查：腰前俯生理度减弱,MRI 示 L_3/L_4 椎间盘突出,苔薄白、脉细滑。诊断：颈腰综合征。此乃气血瘀滞,经脉失畅,治以益气活血,平肝息风,舒筋通脉,除湿止痛。

【处方】

炙黄芪 9 g、党参 12 g、当归 9 g、白芍 12 g、生地黄 9 g、川芎 12 g、柴胡 9 g、天麻 12 g、钩藤 12 g、茯苓 15 g、石决明 30 g^{先煎}、栀子 12 g、黄芩 9 g、益母草 15 g、桑寄生 12 g、首乌藤 18 g、川牛膝 12 g、杜仲 12 g、羌活 9 g、独活 9 g、秦艽 9 g、玄参 12 g、炙地鳖 9 g。28 剂,水煎服,每天 1 剂,每天 2 次。

二诊(2011-07-14)：头晕、手麻已瘥,尚有腰脊酸软,口干少津,二便正常,苔薄、质红,脉细。此乃气血瘀滞,经脉失养,治以活血化瘀,祛风除湿,通络止痛,清咽利喉。

【处方】

炙黄芪 9 g、党参 12 g、当归 9 g、白芍 12 g、生地黄 9 g、川芎 9 g、柴胡 9 g、桃仁 9 g、红花 9 g、乳香 9 g、五灵脂 12 g、羌活 9 g、秦艽 9 g、制香附 12 g、川牛膝 12 g、广地龙 9 g、炙甘草 6 g、玄参 12 g、板蓝根 18 g、香谷芽 12 g。28 剂,水煎服,每天 1 剂,每天 2 次。

按：颈腰综合征,施杞教授将其归为"慢性筋骨病之脊柱筋骨病"范畴,是由于人体自然退变或因创伤、劳损、感受外邪,加速其退变而形成的全身或局部脊柱、四肢关节等部位的生理与病理相交杂的一种退行性变化的衰老性疾病。脊柱退变性疾病(脊柱筋骨病)包括颈椎病、腰椎间盘突出症、腰椎管狭窄症及其继发脊髓或神经损伤;脊柱与骨关节退变的形态学改变,可刺激或压迫邻近的血管、神经、脊髓,症状和体征可波及头、颈、胸、腹及四肢,轻则疼痛、眩晕、麻木、肌肉萎缩,上肢持物不稳,下肢僵硬无力,严重者四肢瘫痪。其发生发展不外乎内外因和标本虚实：① 肝脾肾亏虚为发病之本。② 风寒湿外邪侵袭、痰阻经络是发病的重要因素。③ 气血失和、瘀阻经脉贯穿始终,血瘀是慢性筋骨病中医病机的重要环节,素体亏虚,风寒湿邪乘虚而入,痰瘀痹阻经络是本病发病和加重的诱因。本病属本虚标实之证,以肝脾肾亏虚为本,外邪、痰瘀为标。本案初诊时颈腰疼痛,手足麻木,时有头晕,口干,辨证为气血瘀滞、经脉失畅,方选脉痹方以益气活血,平肝息风,舒筋通脉,加玄参、羌活、独活、秦艽、炙地鳖养阴利咽、祛风除湿、通络止痛。二诊时头晕、手麻已瘥,尚有腰脊酸软,口干少津,苔薄、质红,脉细,辨证为气阴两虚,且残瘀未净,方选筋痹方以活血祛瘀,祛风除湿,通络止痛,加玄参滋阴散结;板蓝根清热解毒凉血利咽;香谷芽健脾和胃。本案中所使用的脉痹方具有益气活血、平肝息风、舒筋通脉之效,可用于颈腰综合征之筋脉拘紧,经脉不畅之步履拘谨,属阴血亏虚、肝风内动者。不可用于颈腰综合征之头痛、眩晕、耳鸣、听力减退、血压异常、多梦失眠和视觉障碍等。

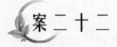

案二十二

缪某,女,53 岁。

主诉：颈腰酸楚疼痛数年。

初诊（2011－06－02）：颈腰酸楚疼痛数年，下肢时有牵掣，目糊，神疲乏力，时有头晕，血压偏高，胃纳、二便正常，偶有小便失约，苔薄，脉细。诊断：颈腰综合征。此乃气血失和，经脉失养，治以补气血，益肝肾，祛风湿，止痹痛。

【处方】

生黄芪15 g、党参12 g、当归9 g、白芍12 g、熟地黄12 g、川芎12 g、柴胡9 g、独活9 g、桑寄生12 g、秦艽9 g、防风12 g、桂枝9 g、茯苓15 g、杜仲12 g、川牛膝12 g、炙甘草6 g、制香附12 g、明天麻12 g、蔓荆子12 g。14剂，水煎服，每天1剂，每天2次。

二诊（2011－07－07）：颈腰疼痛酸楚，下肢牵掣缓而未已，神疲乏力，二便正常，苔薄，脉细滑。此乃气血未和，肝肾不足，治以活血化瘀，祛风除湿，通络止痛，开窍醒神。

【处方】

炙黄芪9 g、党参12 g、当归9 g、白芍12 g、生地黄9 g、川芎9 g、柴胡9 g、桃仁9 g、红花9 g、乳香9 g、五灵脂12 g、羌活9 g、秦艽9 g、制香附12 g、川牛膝12 g、广地龙9 g、炙甘草6 g、石菖蒲18 g、淡远志9 g、制苍术9 g、淫羊藿15 g、补骨脂9 g、炙地鳖12 g。14剂，水煎服，每天1剂，每天2次。

按：本案初诊为颈腰综合征，辨证为气血失和、经脉失养，治以圣愈汤补益气血，独活寄生汤祛湿，舒筋活血，养血祛风。加明天麻平肝潜阳，祛风通络；蔓荆子疏风清利头目。二诊时颈腰疼痛酸楚，下肢牵掣缓而未已，神疲乏力，苔薄，脉细滑。辨证为气血未和，肝肾不足，方选筋痹方，加炙地鳖活血祛瘀，祛风除湿，通络止痛；石菖蒲、淡远志、制苍术燥湿化痰、开窍醒神；淫羊藿、补骨脂温补肝肾。施杞教授认为颈腰综合征大多是由于创伤、感受外邪、劳损、人体自然退变、七情内伤等加速颈腰部病变而形成的颈腰部位的生理与病理交互影响的一种退行性变化。究其病机属于本虚标实之证，气血脏腑亏虚、筋骨失衡是本；经脉损伤闭阻、痰瘀互结是标。扶正祛邪是治疗慢性筋骨疾病的大法，属于中医学"痹证"范畴。痹证是因风、寒、湿、热等外邪侵袭人体，闭阻经络而导致气血运行不畅的病证。痹证的发生是内因与外因互相作用的结果，外邪侵袭、六淫外感是外在的致病因素，而正气虚弱、营卫气血失调和脏腑功能紊乱是痹证形成的内在基础。本案属于本虚标实之证，治疗应以扶正祛邪为大法。

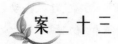

案二十三

张某，女，61岁。

主诉： 颈腰酸楚疼痛数月余。

初诊（2011－02－18）：时有头晕，颈项酸楚，左手麻木，腰骶酸楚作冷，小腿作胀，夜寐不宁，病已数月，小便正常，便燥，口干，苔薄，脉细。诊断：颈腰综合征。此乃上盛下虚，气血不和，肝经失畅，治以益气活血，平肝息风，舒筋通脉，温阳止痛。

【处方】

炙黄芪 9 g、党参 12 g、当归 9 g、白芍 12 g、生地黄 9 g、川芎 12 g、柴胡 9 g、天麻 12 g、钩藤 12 g、茯苓 15 g、石决明 30 g^{先煎}、栀子 12 g、黄芩 9 g、益母草 15 g、桑寄生 12 g、首乌藤 18 g、川牛膝 12 g、杜仲 12 g、熟附片 9 g、淫羊藿 12 g、肥知母 9 g、川桂枝 9 g、香谷芽 12 g、制香附 12 g、炒羌活 9 g。14 剂,水煎服,每天 1 剂,每天 2 次。

二诊(2011-03-01): 颈腰疼痛、头晕、口干缓而未已,二便尚可,四肢少温,苔薄,脉细滑。再以活血祛瘀,平肝息风,通络止痛。

【处方】

炙黄芪 9 g、党参 12 g、当归 9 g、白芍 12 g、生地黄 9 g、川芎 9 g、柴胡 9 g、桃仁 9 g、红花 9 g、乳香 9 g、五灵脂 12 g、羌活 9 g、秦艽 9 g、制香附 12 g、川牛膝 12 g、广地龙 9 g、炙甘草 6 g、明天麻 12 g、炒子芩 9 g、炒栀子 12 g、玄参 12 g、制何首乌 15 g、首乌藤 15 g、川桂枝 9 g。14 剂,水煎服,每天 1 剂,每天 2 次。

三诊(2011-03-29): 头晕已缓,颈项酸楚,胸闷心悸,夜寐偏少,时有嗳气,面色少华,苔薄、根腻,脉细沉。此乃营卫不和,肝胃失和,再以解肌发表,舒筋通络,疏肝理气,化痰和胃,标本兼顾。

【处方】

炙黄芪 9 g、党参 12 g、当归 9 g、白芍 12 g、生地黄 9 g、川芎 9 g、柴胡 9 g、桂枝 9 g、粉葛根 12 g、大枣 9 g、炙甘草 6 g、秦艽 9 g、炒羌活 9 g、枸杞子 12 g、明天麻 12 g、旋覆梗 12 g、麦冬 12 g、全瓜蒌 12 g、九香虫 9 g、茶树根 15 g、桔梗 12 g。14 剂,水煎服,每天 1 剂,每天 2 次。

四诊(2011-05-10): 颈项疼痛、胸闷、心悸、小腿作胀缓而未已,嗳气泛酸,苔薄、根腻,脉细滑。再以调摄。

【处方】

炙黄芪 9 g、党参 12 g、当归 9 g、白芍 12 g、生地黄 9 g、川芎 9 g、柴胡 9 g、桂枝 9 g、粉葛根 12 g、大枣 9 g、炙甘草 6 g、荆芥 12 g、防风 12 g、蔓荆子 12 g、明天麻 12 g、蒺藜 12 g、麦冬 12 g、全瓜蒌 12 g、制何首乌 24 g、首乌藤 24 g、煅瓦楞子 30 g^{先煎}。14 剂,水煎服,每天 1 剂,每天 2 次。

五诊(2011-06-07): 诸恙如前,足底疼痛牵掣,苔薄、根腻,脉细滑。治以调和气血,化湿畅中。

【处方】

炙黄芪 9 g、党参 12 g、当归 9 g、白芍 12 g、生地黄 9 g、川芎 9 g、柴胡 9 g、桂枝 9 g、粉葛根 12 g、大枣 9 g、炙甘草 6 g、藿香 12 g、佩兰 12 g、苍术 12 g、白术 12 g、姜半夏 9 g、川牛膝 12 g、鸡血藤 12 g、明天麻 12 g、首乌藤 18 g。14 剂,水煎服,每天 1 剂,每天 2 次。

按: 上盛下虚是由于肝肾不足,致阴虚于下,阳亢于上,临床上出现腰膝酸软无力、遗精等下虚证的同时,兼见胁痛、头眩、头痛、目赤、烦躁易怒等肝阳上亢的证候。《素问·三部九候论》认为"上实下虚,切而从之"。或邪气实于上而正气虚于下之证。如素患脾肾两虚、腹泻便溏的患者,又感时邪,眼红痛痒,头痛恶风。施杞教授认为上盛伴有下虚,需将上盛之火下引,故要加引经药物。上盛用黄芩、栀子泻火;而下虚,黄芩、栀子偏凉,易伤脾胃,故下虚时往往加入党参、甘草、生姜、谷芽、大枣等来顾护脾胃,或加杜仲,即天麻钩藤饮加杜仲是也。本案初诊时有头晕,颈项酸楚,左手麻木,腰骶酸楚作冷,小腿作胀,夜寐不宁,病已数月,小便正常,便燥,苔薄,脉细。诊断为颈腰综合征,属上盛下虚,气血不和,肝经失畅。在治疗上盛时下虚也要顾及。因此,本案初诊以天麻钩藤饮平肝潜阳治上盛;圣愈汤加熟附片、淫羊藿、肥知母益气养血,温肾助阳治下虚。方中桂枝、牛膝即为引药下行之法。三诊时头晕已缓,颈项酸楚,胸闷心悸,夜寐偏少,时有嗳气,面色少华,肝阳渐平,风寒客于太阳经输,辨证为营卫不和,肝胃失和,治以解肌发表,舒筋通络,疏肝理气,化痰和胃,方选颈痹方加味治疗。

案二十四

许某,女,62 岁。

主诉:颈腰疼痛已有 10 余年。

初诊(2011-06-09):颈腰疼痛已有 10 余年,右侧上下肢麻木疼痛,时有头晕,夜寐不宁,素有高血压,糖尿病,已治疗,仍有波动,便秘,口干少津。MRI 示 L_4/L_5 椎间盘突出,苔薄腻,脉细滑。诊断:颈腰综合征。此乃气血失和,脾失健运,治以益气活血,通络止痛,健脾益肾。

【处方】

(1)炙黄芪 9 g、党参 12 g、当归 9 g、白芍 12 g、生地黄 9 g、川芎 9 g、柴胡 9 g、桃仁 9 g、红花 9 g、乳香 9 g、五灵脂 12 g、羌活 9 g、秦艽 9 g、制香附 12 g、川牛膝 12 g、广地龙 9 g、炙甘草 6 g、明天麻 12 g、玄参 12 g、天花粉 12 g、地锦草 15 g、怀山药 30 g。28 剂,水煎服,每天 1 剂,每天 2 次。

(2)麝香保心丸,每次 2 粒,每天 2 次,汤液送服。

二诊(2011-07-28):颈痛已缓,腰痛仍存在,并有右下肢麻木,腰前俯轻度侧弯,右侧骶棘肌压痛,苔薄,脉细。此乃气血失和,肝肾亏虚,痰湿阻络,治以补气血,益肝肾,祛风湿,化痰湿,止痹痛。

【处方】

炙黄芪 9 g、党参 12 g、当归 9 g、白芍 12 g、熟地黄 12 g、川芎 12 g、柴胡 9 g、独活 9 g、桑寄生 12 g、秦艽 9 g、防风 12 g、桂枝 9 g、茯苓 15 g、杜仲 12 g、川牛膝 12 g、炙甘草 6 g、淫羊藿 15 g、肥知母 12 g、生薏苡仁 15 g、六一散 30 g^包煎、荷叶 15 g。28 剂,水煎服,每天 1 剂,每天 2 次。

按:本案初诊时颈腰疼痛已有 10 余年,右侧上下肢麻木疼痛,时有头晕,夜寐不宁,素有高血压,糖尿病,已治疗,仍有波动,便秘,口干少津。MRI 示 L_4/L_5 椎间盘突出,苔薄腻,脉细滑。诊断为颈腰综合征。辨证为气血失和,脾失健运。《景岳全书·杂证谟》曰:"腰痛证凡悠悠戚戚,屡发不已者,肾之虚也;遇阴雨或久坐痛而重者,湿也;遇诸寒而痛,或喜暖而恶寒者,寒也。"治当活血祛瘀,散寒除湿,通络止痛,健脾和胃,补肝肾,滋阴为法,方选圣愈汤合身痛逐瘀汤,加明天麻平肝抑阳、祛风通络;玄参、天花粉养阴润肺、生津止渴;地锦草清热利湿;怀山药健脾益肾。二诊时颈痛药后已缓,腰痛仍存,右下肢麻木,腰前俯轻度侧弯,右侧骶棘肌压痛,苔薄,脉细,辨证为肝肾亏虚,痰湿阻络,方选调身通痹方补气血,益肝肾,祛风湿,止痹痛,加淫羊藿、肥知母补肝肾;生薏苡仁、六一散、荷叶健脾利湿。

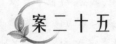

案二十五

戎某,女,59岁。

主诉: 颈腰疼痛酸楚1年。

初诊(2011-06-15): 颈腰疼痛酸楚已有经年,曾于上海中医药大学附属龙华医院伤科调治,疼痛已瘥,近期天气骤变,咽痛、背脊疼痛,卧位后改善,苔薄腻,咽喉充血(++),脉弦滑。诊断:颈腰综合征。此乃气血失和,痰瘀痹阻,治以活血化瘀,通络止痛。

【处方】

生黄芪18 g、党参12 g、当归9 g、白芍12 g、生地黄9 g、川芎9 g、柴胡9 g、桃仁9 g、乳香9 g、五灵脂12 g、羌活12 g、秦艽12 g、制香附12 g、川牛膝12 g、炙甘草6 g、山茱萸9 g、玄参18 g、桔梗9 g、葛根12 g。6剂,水煎服,每天1剂,每天2次。

二诊(2011-07-14): 颈痛已缓,背痛仍甚,二便正常,无手麻,胃纳亦可,苔薄腻,脉细滑。治以化痰利湿,祛瘀通络。

【处方】

(1)炙黄芪9 g、党参12 g、当归9 g、白芍12 g、生地黄9 g、川芎9 g、柴胡9 g、桃仁9 g、红花9 g、乳香9 g、五灵脂12 g、羌活9 g、秦艽9 g、制香附12 g、川牛膝12 g、广地龙9 g、炙甘草6 g、蓬莪术12 g、功劳叶15 g、泽兰15 g、炙地鳖9 g、玄参12 g、白芥子9 g。14剂,水煎服,每天1剂,每天2次。

(2)麝香保心丸,每次2粒,每天2次,汤液送服。

三诊(2011-08-04): 诸恙均缓,近期感受风寒、劳累,颈肩疼痛不已发作已1周,苔薄,脉细。治以活血化瘀,祛风除湿,通络止痛,解肌发表。

【处方】

炙黄芪9 g、党参12 g、当归9 g、白芍12 g、生地黄9 g、川芎9 g、柴胡9 g、桃仁9 g、红花9 g、乳香9 g、五灵脂12 g、羌活9 g、秦艽9 g、制香附12 g、川牛膝12 g、广地龙9 g、炙甘草6 g、粉葛根30 g、生白芍30 g、生麻黄6 g_{后下}、蜈蚣3 g、生蒲黄18 g_{包煎}、青皮12 g、陈皮12 g。7剂,水煎服,每天1剂,每天2次。

四诊(2011-08-11): 药后右肩背疼痛仍甚,颈项牵掣,苔薄,脉弦滑。再以调摄。

【处方】

（1）炙黄芪9g、党参12g、当归9g、白芍12g、生地黄9g、川芎9g、柴胡9g、桃仁9g、红花9g、乳香9g、五灵脂12g、羌活9g、秦艽9g、制香附12g、川牛膝12g、广地龙9g、炙甘草6g、炙全蝎3g、蜈蚣3g、青风藤15g、络石藤15g、老鹳草15g、延胡索15g、伸筋草15g、生薏苡仁15g、汉防己15g。7剂，水煎服，每天1剂，每天2次。

（2）麝香保心丸，每次2粒，每天2次，汤液送服。

按：本案患者颈腰疼痛酸楚，受天气变化感寒后复发，咽痛、脊背疼痛，苔薄腻，脉弦滑，咽喉充血（++），诊断为颈腰综合征，为气血失和，痰瘀痹阻，治以活血化瘀，祛风除湿，清咽化痰，通络止痛。二诊瘀去痛减，背痛，苔薄腻，脉细滑，为气血失和，痰湿痹阻，治以化痰利湿，祛瘀通络。予筋痹方加苍术、地鳖虫、白芥子、功劳叶、泽兰、玄参。四诊颈项牵掣，为痰瘀痹阻不化，肩背仍痛，予筋痹方加全蝎、蜈蚣、青风藤、络石藤、延胡索、生薏苡仁、汉防己以加大搜剔通络之功。施杞教授认为颈腰综合征的发生，肝脾肾亏虚为发病之本，正气亏虚，腠理疏松，卫外不固，风寒湿邪乘虚而入，直入肌肉关节，使经脉痹阻而发病。气血失和、瘀阻经脉贯穿本病始终，痰阻经络是发病的重要因素，且病久入深邪气注于经络，留于脊椎关节，使气血痹阻，颈腰部疼痛重着、屈伸俯仰不利，甚则胀痛麻木。因此治疗本病首先益气血，补肝肾，辅以活血化瘀，通络止痛。故用筋痹方加全蝎、蜈蚣、三藤饮等治疗。临证中施杞教授常常运用筋痹方治疗瘀血夹风湿，经络痹阻所致颈腰疼痛或周身疼痛，以痛为主，经久不愈者，伴麻木者加全蝎、蜈蚣以加强祛风通络之功，咽痛加玄参、板蓝根等，立法处方随证加减。诸药合用则正气复、瘀血去、经脉通、外邪除。

案二十六

后某，女，45岁。

主诉：颈腰疼痛已有2年余。

初诊（2008-07-01）：颈腰疼痛，近来两指间关节疼痛，阴雨天或劳累后加重，经事失畅，时断时续。查HLA-B$_{27}$（-），抗"O"类风湿因子正常，血沉、CRP正常，苔薄，脉细。诊断：颈腰综合征。此乃寒湿痹阻，气血失和，冲任失调，经脉不遂，治以补气血，益肾化瘀，祛风止痛。

【处方】

炙黄芪9g、党参12g、当归9g、白芍12g、熟地黄12g、川芎12g、柴胡9g、独活9g、桑寄生12g、秦艽9g、防风12g、桂枝9g、茯苓15g、杜仲12g、川牛膝12g、炙甘草6g、制香附12g、参三七粉4g^{另吞}、炙地鳖9g、制何首乌18g、首乌藤18g、炒枣仁15g。14剂，水煎服，每天1剂，每天2次。

二诊（2008-11-21）：诸恙均缓，口干少津，形寒畏冷，凌晨易醒，胃纳、二便尚可，苔薄，脉细。再以调摄。

【处方】

炙黄芪9g、党参12g、当归9g、白芍12g、熟地黄12g、川芎12g、柴胡9g、独活9g、桑寄生12g、秦艽9g、防风12g、桂枝9g、茯苓15g、杜仲12g、川牛膝12g、炙甘草6g、制香附12g、熟附片9g、玄参9g、制何首乌、首乌藤18g、炒枣仁15g、参三七粉4g^{另吞}太子参12g。14剂,水煎服,每天1剂,每天2次。

三诊（2009-03-10）： 诸恙如前,胃纳尚可,腑行不畅,夜寐不宁,经事尚可,曾有功能失调性子宫出史,苔薄,脉细。此乃心脾两虚,气血亏损,治以健脾养心,解郁通痹,温阳通腑。

【处方】

炙黄芪9g、党参12g、当归9g、白芍12g、生地黄9g、川芎12g、柴胡9g、茯神15g、远志9g、酸枣仁15g、木香9g、苍术9g、制香附12g、栀子9g、神曲12g、大枣9g、炙甘草6g、秦艽9g、鸡血藤12g、炒羌活12g、熟附片9g、肉苁蓉30g、大枣9g。14剂,水煎服,每天1剂,每天2次。

四诊（2009-04-07）： 诸恙均缓,胃纳、二便、夜寐均可,苔薄,脉细。治以调摄。

【处方】

炙黄芪9g、党参12g、当归9g、白芍12g、生地黄9g、川芎12g、柴胡9g、茯神15g、远志9g、酸枣仁15g、木香9g、苍术9g、制香附12g、栀子9g、神曲12g、大枣9g、炙甘草6g、秦艽9g、鸡血藤12g、炒羌活12g、熟附片9g、肉苁蓉30g、大枣9g、伸筋草15g。14剂,水煎服,每天1剂,每天2次。

五诊（2009-04-21）： 药后诸症缓而未已,时有反复,二便正常,苔薄,脉细。再以前法。

【处方】

炙黄芪9g、党参12g、当归9g、白芍12g、生地黄9g、川芎12g、柴胡9g、茯神15g、远志9g、酸枣仁15g、木香9g、苍术9g、制香附12g、栀子9g、神曲12g、大枣9g、炙甘草6g、山茱萸12g、枸杞子12g、葶苈子9g、光杏仁9g、青蛤壳18g、川贝母粉3g^{另吞}、百合干9g、菟丝子12g。14剂,水煎服,每天1剂,每天2次。

按： 痹证是因风、寒、湿、热等外邪侵袭人体,闭阻经络而导致气血运行不畅的病证。主要表现为肌肉、筋骨、关节等部位酸痛或麻木、重着、屈伸不利,甚或关节肿大灼热等。《素问·痹论》说："风寒湿三气杂至,合而为痹也。"《素问·脉要精微论》说："腰者,肾之府也,转摇不能,肾将惫矣。"肾位于腰部脊柱两旁,左右各一。腰者,主骨、生髓,肾精充盈,骨坚髓足腰府得养,则腰部有力,转摇自如;若肾中精气亏损,骨弱髓虚,腰府失养,则腰部绵绵作痛,酸软无力,即临床所谓的肾虚腰痛。此外,寒湿外侵或湿热下注等均可引起腰部酸痛,前者腰部冷痛沉重或阴雨天加剧;后者多伴见小便频数急迫,或妇女带下黄稠。目前临床上泌尿、生殖系统的炎症、结石、肿瘤等多科病证均可引起腰痛需加以鉴别。本案颈腰疼痛已有2年余,近来两指间关节疼痛,阴雨天或劳累后加重,经事失畅,时断时续。辨证为寒湿痹阻、气血失和、冲任失调、经脉不遂。《丹溪心法·腰痛七十三》曰："独活寄生汤治肾气虚弱,为风湿所乘,流注腰膝;或挛拳掣痛,不得屈伸;或缓弱冷。"故施杞教授予以圣愈汤合独活寄生汤加味以补气血,化瘀,益肝肾,祛风湿,养血安神,止痹痛。三诊时腑行不畅,夜寐不宁,辨证为心脾两虚,气血亏损,予以健脾养心,解郁通痹,温阳通腑。施杞教授创造性地将归脾汤、越鞠丸合圣愈汤加减化裁成调心通痹方,用于慢性筋骨病思虑过度,劳伤心脾,气血亏虚所致心悸怔忡,健忘失眠,情志抑郁,气血郁滞,五脏六腑、上下内外失于调和而见胸膈痞闷者。颈部症状较重者加葛根、秦艽、羌活疏经通络。

案二十七

沈某,男,53 岁。

主诉:颈腰疼痛、手足麻木半年余。

初诊(2011－03－01):颈腰疼痛,手足麻木,已有半年余,素有颈腰酸楚,目前步履欠稳,晨起步履拘紧,无胸胁裹束感,二便尚可,霍夫曼征(-)、膝反射(++)。MRI 示 C_5/C_6、C_6/C_7 椎间盘突出、脊髓受压 Ⅰ°~Ⅱ°,L_4/L_5 椎间盘突出,腰椎退变,椎管狭窄,苔薄腻,脉弦滑。诊断:颈腰综合征。此乃气血瘀滞,经脉不遂,治以活血化瘀,祛风除湿,通络止痛,逐水散结,息风镇痉。

【处方】

(1)炙黄芪 9 g、党参 12 g、当归 9 g、白芍 12 g、生地黄 9 g、川芎 9 g、柴胡 9 g、桃仁 9 g、红花 9 g、乳香 9 g、五灵脂 12 g、羌活 9 g、秦艽 9 g、制香附 12 g、川牛膝 12 g、广地龙 9 g、炙甘草 6 g、炙全蝎 3 g、蜈蚣 3 g、汉防己 15 g、葶苈子 18 g、大枣 9 g。14 剂,水煎服,每天 1 剂,每天 2 次。

(2)麝香保心丸,每次 2 粒,每天 2 次,药汤送服。

(3)告知有手术指征,患者要求中药治疗。

(4)嘱注意颈部保护避免外伤。

二诊(2011－03－15):尚有颈项牵掣,两手麻木,腰骶疼痛,胃纳、二便尚可,苔薄,脉细。再以前法。

【处方】

(1)炙黄芪 9 g、党参 12 g、当归 9 g、白芍 12 g、生地黄 9 g、川芎 9 g、柴胡 9 g、桃仁 9 g、红花 9 g、乳香 9 g、五灵脂 12 g、羌活 9 g、秦艽 9 g、制香附 12 g、川牛膝 12 g、广地龙 9 g、炙甘草 6 g、炙地鳖 9 g、蜈蚣 3 g、白芥子 12 g、制南星 9 g、粉葛根 12 g、青风藤 12 g、香谷芽 12 g。14 剂,水煎服,每天 1 剂,每天 2 次。

(2)麝香保心丸,每次 2 粒,每天 2 次,药汤送服。

三诊(2011－03－29):颈腰疼痛,手足麻木已有转机,略进步,便溏每天 1~2 次,苔薄,脉细。治以活血化瘀,祛风除湿,通络止痛,益气健脾。

【处方】

（1）炙黄芪9g、党参12g、当归9g、白芍12g、生地黄9g、川芎9g、柴胡9g、桃仁9g、红花9g、乳香9g、五灵脂12g、羌活9g、秦艽9g、制香附12g、川牛膝12g、广地龙9g、炙甘草6g、生黄芪15g、炒白术12g、炙全蝎3g、参三七粉4g^{另吞}、蜈蚣3g、怀山药18g、干姜6g、青风藤12g、羚羊角粉0.6g^{另吞}。14剂，水煎服，每天1剂，每天2次。

（2）麝香保心丸，每次2粒，每天2次，药汤送服。

四诊（2011－04－12）：诸恙渐缓，疼痛亦少，二便正常，苔薄，脉细。再以前法。

【处方】

（1）炙黄芪9g、党参12g、当归9g、白芍12g、生地黄9g、川芎9g、柴胡9g、桃仁9g、红花9g、乳香9g、五灵脂12g、羌活9g、秦艽9g、制香附12g、川牛膝12g、广地龙9g、炙甘草6g、生黄芪15g、炒白术12g、炙全蝎3g、参三七粉4g^{另吞}、蜈蚣3g、干姜6g、青风藤12g、羚羊角粉0.6g^{另吞}、补骨脂12g、台乌药12g。14剂，水煎服，每天1剂，每天2次。

（2）麝香保心丸，每次2粒，每天2次，药汤送服。

五诊（2011－04－26）：诸恙缓解，劳累后又见反复，神疲乏力，苔薄，脉细。再以标本兼治。

【处方】

（1）炙黄芪9g、党参12g、当归9g、白芍12g、生地黄9g、川芎9g、柴胡9g、桃仁9g、红花9g、乳香9g、五灵脂12g、羌活9g、秦艽9g、制香附12g、川牛膝12g、广地龙9g、炙甘草6g、制黄精12g、玄参12g、板蓝根18g、蜈蚣3g、香谷芽12g。14剂，水煎服，每天1剂，每天2次。

（2）麝香保心丸，每次2粒，每天2次，药汤送服。

六诊（2011－05－10）：颈项疼痛、手麻均瘥，腰脊酸楚，近期劳累稍有反复，苔薄、质红，脉细。此乃气血未和，肝肾亏虚，治以补气血，益肝肾，壮筋骨，止痹痛。

【处方】

（1）炙黄芪9g、党参12g、当归9g、白芍12g、熟地黄12g、川芎12g、柴胡9g、独活9g、桑寄生12g、秦艽9g、防风12g、桂枝9g、茯苓15g、杜仲12g、川牛膝12g、炙甘草6g、山茱萸12g、制黄精12g、香谷芽12g。14剂，水煎服，每天1剂，每天2次。

（2）麝香保心丸，每次2粒，每天2次，药汤送服。

七诊（2011－05－24）：腰骶尚有牵掣，二便正常，苔薄，脉弦细。再以调摄。

【处方】

（1）炙黄芪9g、党参12g、当归9g、白芍12g、熟地黄12g、川芎12g、柴胡9g、独活9g、桑寄生12g、秦艽9g、防风12g、桂枝9g、茯苓15g、杜仲12g、川牛膝12g、炙甘草6g、山茱萸12g、香谷芽12g、老鹳草12g、蜈蚣3g。14剂，水煎服，每天1剂，每天2次。

（2）麝香保心丸，每次2粒，每天2次，药汤送服。

八诊（2011－06－07）：尚觉腰脊酸楚乏力，二便正常，苔薄，脉细。再以前法。

【处方】

（1）炙黄芪9g、党参12g、当归9g、白芍12g、熟地黄12g、川芎12g、柴胡9g、独活9g、桑寄生12g、秦艽9g、防风12g、桂枝9g、茯苓15g、杜仲12g、川牛膝12g、炙甘草6g、山茱萸12g、巴戟天12g、灵芝12g、参三七粉4g^{另吞}、制香附12g。14剂，水煎服，每天1剂，每天2次。

（2）麝香保心丸，每次2粒，每天2次，药汤送服。

九诊（2011-06-21）：步履不稳已瘥，二便正常，苔薄，脉细。再以前法。

【处方】

炙黄芪9g、党参12g、当归9g、白芍12g、熟地黄12g、川芎12g、柴胡9g、独活9g、桑寄生12g、秦艽9g、防风12g、桂枝9g、茯苓15g、杜仲12g、川牛膝12g、炙甘草6g、山茱萸12g、巴戟天12g、灵芝12g、参三七粉4g^{另吞}、制香附12g、炙地鳖9g。14剂，水煎服，每天1剂，每天2次。

按：本案初诊时颈腰疼痛，手足麻木，已有半年余，素有颈腰酸楚，目前步履欠稳，晨起步履拘紧，无胸胁裹束感，二便尚可，霍夫曼征（-），膝反射（++）。MRI示C_5/C_6、C_6/C_7椎间盘突出、脊髓受压I°～II°，L_4/L_5椎间盘突出，腰椎退变，椎管狭窄，苔薄腻，脉弦滑。诊断为颈腰综合征。病情较为复杂，施杞教授辨证为气血瘀滞、经脉不遂，治以活血祛瘀、祛风除湿、通络止痛、逐水散结、息风镇痉，方选筋痹方合止痉散、葶苈大枣泻肺汤加味。二诊时尚有颈项牵掣，两手麻木，腰骶疼痛，原方去葶苈子、大枣、汉防己，加白芥子、制南星、粉葛根、青风藤增加化痰、祛风通络之功，香谷芽和胃。三诊时颈腰疼痛，手足麻木已有转机，略进步，便溏，原方去白芥子、制南星、粉葛根、香谷芽，加生黄芪、炒白术、参三七粉、怀山药、干姜、羚羊角粉加强益气健脾利水。六诊时颈项疼痛、手麻均瘥，腰脊酸楚，劳累稍反复，予调身通痹方加山茱萸、制黄精、香谷芽补肝肾壮筋骨，健脾和胃巩固疗效。本案患者四诊合参施杞教授从痉证论治，痉证可见下肢筋脉拘急，肌张力增高，行动不利，步履不稳，脚踩棉花感，容易摔跌，颈项僵硬，转侧不利，四肢麻木，胸胁裹束感。查体可见肌张力高，病理反射阳性。对于临床辨证为气滞血瘀型的患者，可见身体局部刺痛，舌质紫黯，苔薄，脉弦细。本案施杞教授辨证为气滞血瘀，经脉痹阻，治以活血祛瘀，通络止痛，息风止痉，逐水散结以筋痹方合止痉散。施杞教授在临证时若症状重，伴有大便秘结，腑气不通，合大承气汤疏通腑气，病情轻者，方选复元活血汤合圣愈汤加减，若胸胁裹束、刺痛明显者，方选葶苈大枣泻肺汤或甘遂饮或膈下逐瘀汤；若腹部裹束，则选用少腹逐瘀汤。

临证实录五

强直性脊柱炎

强直性脊柱炎是一种原因不明、以侵犯中轴关节为主的慢性炎症性自身免疫性疾病，属于血清阴性脊柱关节病的一种。主要累及脊柱、中轴骨骼和四肢大关节，晚期以骨关节病变为主。多见于青少年男性，少数也可见于中老年人，具有种族差异性和家族遗传倾向性。病变主要累及骶髂关节，引起脊柱强直和纤维化，并伴有不同程度的眼、肺、心血管、肾等多个器官的病变，常起病隐匿、病势缠绵、致残率高，严重影响患者的身心健康与生活质量，为临床上难治性疾病。强直性脊柱炎属中医学"骨痹""肾痹"范畴。《素问·长刺节论》曰："病在骨，骨重不举骨髓酸痛，寒气至，名曰骨痹。"《灵枢·寒热》曰："骨痹，举节不用而痛。"这些说明病位与骨密切相关。《素问·痹论》中"骨痹不已，复感于邪，内舍于肾"及"肾痹者，善胀，尻以代踵，脊以代头"，说明病变在脏与肾密切相关，且中晚期可发生脊柱畸形，亦有称"龟背"。《证治准绳》曰："若因伤于寒湿，流注经络，结滞骨节，气血不和，而致腰胯脊疼痛。"清代张锡纯《医学衷中参西录》曰："凡人之腰痛，皆脊梁处作痛，此实督脉主之……肾虚者，其督脉必虚，是以腰疼。"其描述与强直性脊柱炎的临床表现极为相似。可见本病在体为骨，在脏为肾，且与督脉息息相关，故当属"骨痹""肾痹"范畴。

施杞教授认为其病因主要包括正虚（气血、肾、督亏虚）和邪实（风、寒、湿、痰、瘀、热、火毒）两个方面，其病位责于肾督，涉及肝脾。肾督亏虚，肝肾不足，加之感受外邪，内外合邪是形成本病的病机关键，可概括为"先天肾精不足、后天脾胃亏虚"，本虚标实。

施杞教授认为，本病的病机关键是气虚血瘀，风湿痹阻，肝肾不足，本病患者多见先天肾虚督亏，气血失和，脏腑失调，痰瘀痹阻，留恋于脊柱筋骨血脉之间，不通则痛；后期肾虚督空，气血两虚，肝经失养，筋骨不用，不荣则痛；同时整个病变过程中夹杂着"痰瘀"，而导致痰瘀的主要原因是"虚"，常有气虚、血虚、阴虚、阳虚、督空之不同，即因虚致瘀。治疗的重点是益气化瘀，祛风除湿，补益肝肾。根据疾病的病期与临床表现不同辨证为"湿热阻络、寒湿阻络、瘀血阻络、肾虚督空、肾虚督寒、肝肾阴亏"。施杞教授常采用圣愈汤合当归拈痛汤、阳和汤、身痛逐瘀汤、独活寄生汤、右归丸、左归丸等加减治疗。

案 一

王某,男,36岁。

主诉:腰背疼痛僵直3年余。

初诊(2010-03-04):腰背疼痛已有3年余,活动牵掣作僵,颈部无异常,胃纳欠佳,有糜烂性胃窦炎,外院MRI示骶髂关节炎,髂骨轻度破坏,HLA-B$_{27}$(+)、ESR、抗"O"(-)、RF(-)。内服抗风湿西药,具体不详。检查:颈活动(-),压痛(-),腰肌压痛(+),轻度肌痉挛,腰前俯大于90°,生理弧度存在,苔薄腻,脉细滑。诊断:强直性脊柱炎。此乃气血瘀滞,痰湿内蕴,治以清热除湿,化痰止痛。

【处方】

(1)炙黄芪9g、党参12g、当归9g、赤芍12g、生地黄9g、川芎12g、柴胡9g、苦参9g、苍术9g、白术9g、升麻9g、防风12g、羌活12g、葛根9g、知母9g、猪苓12g、茵陈12g、黄芩9g、泽泻9g、炙甘草6g、露蜂房15g、虎杖根15g、生薏苡仁15g、伸筋草15g、鸡血藤15g、白花蛇舌草15g、香谷芽12g。28剂,水煎服,每天1剂,每天2次。第3煎药渣水泡脚,药渣装布袋热敷患处。

(2)麝香保心丸,每次2粒,每天2次,药汤送服。

二诊(2010-04-08):疼痛已缓,近2周西药已停,腰部诸恙无大反复,胃纳可,小便调,便溏,每天2次,口干苦,苔薄腻,脉细滑。再以调摄气血,祛风化湿通络。

【处方】

(1)炙黄芪9g、党参12g、当归9g、赤芍12g、生地黄9g、川芎12g、柴胡9g、苦参9g、苍术9g、白术9g、升麻9g、防风12g、羌活12g、葛根9g、知母9g、猪苓12g、茵陈12g、黄芩9g、泽泻9g、炙甘草6g、露蜂房15g、虎杖根15g、生薏苡仁15g、伸筋草15g、鸡血藤15g、白花蛇舌草15g、香谷芽12g、粉葛根15g、豨莶草15g、八月札12g。28剂,水煎服,每天1剂,每天2次。第3煎药渣水泡脚,药渣装布袋热敷患处。

(2)麝香保心丸,每次2粒,每天2次,药汤送服。

三诊(2010-06-30):药后症缓,停药1周,近周失瘥,腰腿疼痛又重,伴酸楚,血压偏高,苔薄腻,舌尖红,质紫,脉细。治以调摄气血,祛风化湿通络,平肝抑阳。

【处方】

(1)炙黄芪9g、党参12g、当归9g、赤芍12g、生地黄9g、川芎12g、柴胡9g、苦参9g、苍术9g、白术9g、升麻9g、防风12g、羌活12g、葛根9g、知母9g、猪苓12g、茵陈12g、黄芩9g、泽泻9g、炙甘草6g、露蜂房15g、虎杖根15g、生薏苡仁15g、伸筋草15g、鸡血藤15g、白花蛇舌草15g、香谷芽12g、粉葛根15g、豨莶草15g、八月札12g、明天麻12g、嫩钩藤12g、姜半夏9g、琥珀粉3g。14剂,水煎服,每天1剂,每天2次。第3煎药渣水泡脚,药渣装布袋热敷患处。

(2)麝香保心丸,每次 2 粒,每天 2 次,药汤送服。

四诊(2010 - 08 - 11):疼痛已少,腰骶部酸楚牵掣,眉棱角疼痛,胃脘作胀,嗳气便溏,每天 2~3 次,夜寐欠安,苔薄腻,舌尖红,质紫,脉细。此乃气血失和,肝肾亏虚,治以补气活血,温补肝肾,通络止痛,行气和胃。

【处方】

(1)炙黄芪 9 g、党参 12 g、当归 9 g、白芍 12 g、熟地黄 12 g、川芎 12 g、柴胡 9 g、独活 9 g、桑寄生 12 g、秦艽 9 g、防风 12 g、桂枝 9 g、茯苓 15 g、杜仲 12 g、川牛膝 12 g、炙甘草 6 g、续断 12 g、山茱萸 12 g、露蜂房 15 g、八月札 12 g、蒲公英 12 g、鸡内金 9 g、川楝子 9 g。14 剂,水煎服,每天 1 剂,每天 2 次。第 3 煎药渣水泡脚,药渣装布袋热敷患处。

(2)麝香保心丸,每次 2 粒,每天 2 次,药汤送服。

五诊(2010 - 09 - 08):药后诸恙缓解,时轻时重,受风后酸痛加重,近日耳鸣,嗳气已少,苔薄腻,脉细。治守前法。

【处方】

(1)炙黄芪 9 g、党参 12 g、当归 9 g、白芍 12 g、熟地黄 12 g、川芎 12 g、柴胡 9 g、独活 9 g、桑寄生 12 g、秦艽 9 g、防风 12 g、桂枝 9 g、茯苓 15 g、杜仲 12 g、川牛膝 12 g、炙甘草 6 g、续断 12 g、山茱萸 12 g、露蜂房 15 g、八月札 12 g、蒲公英 12 g、鸡内金 9 g、川楝子 9 g、路路通 15 g、鸡血藤 15 g、琥珀粉 3 g、姜半夏 9 g、明天麻 12 g、嫩钩藤 12 g。10 剂,水煎服,每天 1 剂,每天 2 次。第 3 煎药渣水泡脚,药渣装布袋热敷患处。

(2)麝香保心丸,每次 2 粒,每天 2 次,药汤送服。

六诊(2010 - 10 - 13):诸恙如前,右臀部疼痛,时轻时重,阴雨天双膝酸痛,尚有眉棱角痛,血压稳定,苔薄黄腻,舌边尖红,脉细。治守前法。

【处方】

(1)炙黄芪 9 g、党参 12 g、当归 9 g、白芍 12 g、熟地黄 12 g、川芎 12 g、柴胡 9 g、独活 9 g、桑寄生 12 g、秦艽 9 g、防风 12 g、桂枝 9 g、茯苓 15 g、杜仲 12 g、川牛膝 12 g、炙甘草 6 g、续断 12 g、露蜂房 15 g、八月札 12 g、蒲公英 12 g、路路通 15 g、鸡血藤 15 g、琥珀粉 3 g、姜半夏 9 g、明天麻 12 g、嫩钩藤 12 g、旋覆梗 12 g、蒲公英 30 g、佩兰 12 g、大腹皮 18 g、青风藤 12 g、老鹳草 12 g、狗脊 15 g。14 剂,水煎服,每天 1 剂,每天 2 次。第 3 煎药渣水泡脚,药渣装布袋热敷患处。

(2)麝香保心丸,每次 2 粒,每天 2 次,药汤送服。

七诊(2010 - 11 - 18):腰脊酸痛药后已缓,血压偏高时有头胀、口干,两侧小腿作胀,时有便溏,眉棱角痛,苔薄,脉细弦。此乃肝经失调,清阳失养,治以益气活血,平肝息风,舒筋通脉,祛湿止痛。

【处方】

(1)炙黄芪 9 g、党参 12 g、当归 9 g、白芍 12 g、生地黄 9 g、川芎 12 g、柴胡 9 g、天麻 12 g、钩藤 12 g、茯苓 15 g、石决明 30 g^{先煎}、栀子 12 g、黄芩 9 g、益母草 15 g、桑寄生 12 g、首

乌藤 18 g、川牛膝 12 g、杜仲 12 g、羌活 9 g、独活 9 g、金狗脊 15 g、枸杞子 12 g、金雀根 15 g、青风藤 15 g、制香附 12 g。14 剂,水煎服,每天 1 剂,每天 2 次。第 3 煎药渣水泡脚,药渣装布袋热敷患处。

(2) 麝香保心丸,每次 2 粒,每天 2 次,药汤送服。

经以上处理患者腰背部僵痛明显减轻,胃纳、二便正常,活动尚可,偶有血压波动,停用西药后无反跳,续上方加减巩固治疗。

按: 强直性脊柱炎主要累及脊柱、中轴骨骼和四肢大关节,晚期以脊柱、骨关节强直病变为主。施杞教授临证中将强直性脊柱炎分为急性发作期、缓解稽留期和康复养生期进行论治。急性发作期表现为虚实夹杂,多由气血、肝肾不足,外感风寒湿邪所致,治宜扶正祛邪。以实为主者,分为寒湿、湿热、瘀血和热毒型。湿热痹阻型证见颈项、腰背僵硬疼痛重着,头身困重,关节红肿热痛,烦闷口苦,口干不欲饮,舌红苔黄腻,脉濡数。治以清热利湿,祛瘀通络,方用热痹方加减。热痹,即热毒流注关节,复感风寒湿邪,与热相搏而致的痹证。《证治准绳·痹》云:"热痹者,脏腑移热,复遇外邪,客搏经络,留而不行,阳遭其阴,故痹煸然而闷,肌肉热极,体上如鼠走之状,唇口反裂,皮肤色变。"本案施杞教授四诊合参辨证属于气血瘀滞,痰湿内蕴之热痹,治疗的重点是益气化瘀,祛风除湿,补益肝肾。故本案治疗首先以圣愈汤调补气血,苍术、白术、生薏苡仁、炙甘草、升麻、葛根健脾益气升阳,防风、羌活、露蜂房祛风胜湿,知母、茵陈、黄芩、苦参、猪苓、泽泻、虎杖根清热利湿,伸筋草、鸡血藤通络止痛,白花蛇舌草、香谷芽和胃,本病日久肝肾亏虚,水不涵木易发肝阳上亢,出现血压不稳,佐以平肝潜阳之品收效。施杞教授善用麝香保心丸,取其人工麝香之芳香走窜、活血化瘀之功,临床每获良效。

案　二

孙某,男,32 岁。

主诉: 腰脊疼痛 1 年余。

初诊(2010-02-25): 1 年前始感腰背部疼痛,起初为隐痛,腰部僵直不舒,晨起时为甚,外院对症治疗,症状不减轻,并渐加重,后查 HLA-B$_{27}$(+),ESR、抗"O"正常,CT 示双侧骶髂关节髂骨面破坏 3 级,遂来诊治。诉腰脊疼痛僵直,无下肢麻木。检查:腰前俯 90°,生理弧度存在,颈部活动度正常,咽部充血(+++),苔薄白,脉细滑。诊断:强直性脊柱炎。此乃气血瘀滞,寒湿内袭,治以益气活血,补肝肾,通络止痛。

【处方】

(1) 炙黄芪 9 g、党参 12 g、当归 9 g、白芍 12 g、生地黄 9 g、川芎 9 g、柴胡 9 g、桃仁 9 g、红花 9 g、乳香 9 g、五灵脂 12 g、羌活 9 g、秦艽 9 g、制香附 12 g、川牛膝 12 g、广地龙 9 g、炙甘草 6 g、老鹳草 9 g、鸡血藤 18 g、厚杜仲 9 g、香谷芽 12 g、大枣 9 g、玄参 9 g、板蓝根 18 g。28 剂,水煎服,每天 1 剂,每天 2 次。

（2）麝香保心丸,每次 2 粒,每天 2 次,药汤送服。

二诊(2010-03-25)：药后症缓,疼痛已轻,咽喉仍失畅,苔薄,脉细。治以益气活血,补肝肾,清喉利咽,通络止痛。

【处方】

（1）炙黄芪 9 g、党参 12 g、当归 9 g、白芍 12 g、生地黄 9 g、川芎 9 g、柴胡 9 g、桃仁 9 g、红花 9 g、乳香 9 g、五灵脂 12 g、羌活 9 g、秦艽 9 g、制香附 12 g、川牛膝 12 g、广地龙 9 g、炙甘草 6 g、老鹳草 9 g、鸡血藤 18 g、厚杜仲 9 g、香谷芽 12 g、大枣 9 g、玄参 9 g、板蓝根 18 g、炙地鳖 9 g、露蜂房 9 g、枸杞子 9 g。28 剂,水煎服,每天 1 剂,每天 2 次。

（2）麝香保心丸,每次 2 粒,每天 2 次,药汤送服。

三诊(2010-04-22)：尚觉腰骶牵掣作僵,苔薄,脉细。此乃气血失和,肝肾亏虚,经脉不通,治以补气活血,补益肝肾,祛风通络,除痹止痛。

【处方】

（1）炙黄芪 9 g、党参 12 g、当归 9 g、白芍 12 g、熟地黄 12 g、川芎 12 g、柴胡 9 g、独活 9 g、桑寄生 12 g、秦艽 9 g、防风 12 g、桂枝 9 g、茯苓 15 g、杜仲 12 g、川牛膝 12 g、炙甘草 6 g、白花蛇舌草 9 g、露蜂房 9 g、虎杖根 9 g、川桂枝 9 g、香谷芽 12 g、鸡血藤 18 g。28 剂,水煎服,每天 1 剂,每天 2 次。

（2）麝香保心丸,每次 2 粒,每天 2 次,药汤送服。

四诊(2010-06-25)：药后症缓,阴雨天腰部作僵加重,纳可,便调,苔薄舌尖红,脉细。治守前法。

【处方】

（1）炙黄芪 9 g、党参 12 g、当归 9 g、白芍 12 g、熟地黄 12 g、川芎 12 g、柴胡 9 g、独活 9 g、桑寄生 12 g、秦艽 9 g、防风 12 g、桂枝 9 g、茯苓 15 g、杜仲 12 g、川牛膝 12 g、炙甘草 6 g、露蜂房 9 g、虎杖根 9 g、川桂枝 9 g、香谷芽 12 g、鸡血藤 18 g、蒲公英 18 g、路路通 9 g。14 剂,水煎服,每天 1 剂,每天 2 次。

（2）麝香保心丸,每次 2 粒,每天 2 次,药汤送服。

（3）查 ESR、CRP。

五诊(2010-07-23)：药后症缓,纳可、便调,苔薄,脉细。治守前法。

【处方】

（1）炙黄芪 9 g、党参 12 g、当归 9 g、白芍 12 g、熟地黄 12 g、川芎 12 g、柴胡 9 g、独活 9 g、桑寄生 12 g、秦艽 9 g、防风 12 g、桂枝 9 g、茯苓 15 g、杜仲 12 g、川牛膝 12 g、炙甘草 6 g、露蜂房 9 g、虎杖根 9 g、川桂枝 9 g、香谷芽 12 g、鸡血藤 18 g、蒲公英 18 g、路路通 12 g。14 剂,水煎服,每天 1 剂,每天 2 次。

（2）麝香保心丸,每次 2 粒,每天 2 次,药汤送服。

六诊(2010-08-22)：药后症缓,多汗,苔薄,舌边尖红,脉细。检查：ESR 3.0 mm/h,CRP 12.5 mg/L。

【处方】

（1）生黄芪9g、党参12g、当归9g、白芍12g、熟地黄12g、川芎12g、柴胡9g、独活9g、桑寄生12g、秦艽9g、防风12g、桂枝9g、茯苓15g、杜仲12g、川牛膝12g、炙甘草6g、露蜂房9g、虎杖根9g、川桂枝9g、香谷芽12g、鸡血藤18g、蒲公英12g、路路通9g、生龙骨30g^{先煎}、生牡蛎30g^{先煎}。14剂,水煎服,每天1剂,每天2次。

（2）麝香保心丸,每次2粒,每天2次,药汤送服。

七诊（2010-11-18）: 腰脊痛药后已缓,目赤,胃纳、二便可,苔薄,脉细。再以调摄。

【处方】

（1）炙黄芪9g、党参12g、当归9g、白芍12g、熟地黄12g、川芎12g、柴胡9g、独活9g、桑寄生12g、秦艽9g、防风12g、桂枝9g、茯苓15g、杜仲12g、川牛膝12g、炙甘草6g、枸杞子9g、蒺藜9g、金雀根12g、青风藤9g、制香附12g。28剂,水煎服,每天1剂,每天2次。

（2）麝香保心丸,每次2粒,每天2次,药汤送服。

八诊（2010-12-16）: 诸恙如前,时有反复,腰前俯90°,弧度略平,二便正常,苔薄,脉细。此乃湿热内蕴,经脉痹阻,治以清热利湿疏风,祛痹止痛。

【处方】

（1）炙黄芪9g、党参12g、当归9g、赤芍12g、生地黄9g、川芎12g、柴胡9g、苦参9g、苍术9g、白术9g、升麻9g、防风12g、羌活12g、葛根9g、知母9g、猪苓12g、茵陈12g、黄芩9g、泽泻9g、炙甘草6g、制川乌9g、生薏苡仁18g、熟薏苡仁18g、巴戟天9g、制香附12g。28剂,水煎服,每天1剂,每天2次。

（2）麝香保心丸,每次2粒,每天2次,药汤送服。

九诊（2011-01-20）: 疼痛已缓,腰背部僵痛不著,活动尚可,二便正常,自觉脘腹部及胸胁部胀痛,苔薄,脉细。再守前法。

【处方】

（1）炙黄芪9g、党参12g、当归9g、赤芍12g、生地黄9g、川芎12g、柴胡9g、苦参9g、苍术9g、白术9g、升麻9g、防风12g、羌活12g、葛根9g、知母9g、猪苓12g、茵陈12g、黄芩9g、泽泻9g、炙甘草6g、制川乌9g、生薏苡仁18g、熟薏苡仁18g、巴戟天9g、制香附12g、延胡索9g、广郁金9g。28剂,水煎服,每天1剂,每天2次。

（2）麝香保心丸,每次2粒,每天2次。

按: 本案患者腰背部疼痛,起初为隐痛,腰部僵直不舒,晨起时为甚,咽部充血(+++),HLA-B$_{27}$(+),苔薄白,脉细滑。施杞教授辨证为强直性脊柱炎,病机关键是气血瘀滞,风湿痹阻,肝肾不足,认为本案治疗的重点是益气化瘀,祛风除湿,补益肝肾。以圣愈汤合身痛逐瘀汤加味以益气活血止痛,配以老鹳草、鸡血藤、厚杜仲、香谷芽、大枣、玄参、板蓝根健脾利咽,补肝肾通经络,麝香保心丸活血通络。现代研究发现,老鹳草可明显抑制破骨细胞的生存率。二诊瘀血渐去,腰脊仍僵,寒湿未除,以独活寄生汤加味益气活血、补肝肾、除风湿、止痹痛,八、九诊痛减、活动尚可,脘腹及胁肋部作胀,以当归拈痛汤清热除湿止痛。方中当归、羌活、防风祛风胜湿、行血止痛为君药;茵陈、苦参、黄芩、知母清热除湿为臣药;苍术、白术、人参、甘草健脾燥湿,既助君药祛风胜湿之功,又防臣药苦寒伤胃之弊,巧为佐药;茯苓、猪苓、泽泻淡渗利湿,升麻、葛根辛散除湿热,为使药。川乌、薏仁祛风除湿止痹痛,延胡、郁金、香附行气止痛。

1/4 的患者在病程中可有反复发作性虹膜炎、虹膜睫状体炎、结膜炎、葡萄膜炎等眼部表现。施杞教授对此类患者常加入枸杞子、密蒙花、白花蛇舌草、土茯苓等清热解毒、益肾明目之品防治并发症。

案 三

姚某,男,32 岁。

主诉: 腰脊疼痛多年加重半年。

初诊(2003 - 12 - 06): 腰脊疼痛酸楚,胸背掣痛作僵,近期两侧臀部坐骨酸楚,夜寐盗汗,苔薄、舌质紫,脉细滑。诊断:强直性脊柱炎。此乃气血失和,痰湿中阻,治以益气化瘀,祛风除湿止痛。

【处方】

炙黄芪 12 g、党参 12 g、丹参 12 g、全当归 9 g、赤芍 12 g、白芍 12 g、川芎 12 g、生地黄 9 g、熟地黄 9 g、红花 9 g、桃仁 9 g、玉桔梗 12 g、川牛膝 12 g、山慈菇 6 g、灵芝 12 g、羌活 9 g、独活 9 g、糯稻根 30 g、炙甘草 6 g、豨莶草 15 g。14 剂,水煎服,每天 1 剂,每天 2 次。

二诊(2004 - 01 - 15): 腰痛已缓,左下肢牵掣,阴雨天加重,二便尚可,苔薄,脉细。治守前法。

【处方】

炙黄芪 12 g、党参 12 g、丹参 12 g、全当归 9 g、赤芍 12 g、白芍 12 g、川芎 12 g、生地黄 9 g、熟地黄 9 g、玉桔梗 12 g、川牛膝 12 g、灵芝 12 g、羌活 9 g、独活 9 g、糯稻根 30 g、炙甘草 6 g、豨莶草 15 g、大蜈蚣 2 g、川桂枝 9 g、巴戟天 12 g。14 剂,水煎服,每天 1 剂,每天 2 次。

三诊(2004 - 02 - 22): 药后背部牵掣作僵已少,酸楚未已,苔薄,脉细。治守前法。

【处方】

炙黄芪 12 g、党参 12 g、丹参 12 g、全当归 9 g、赤芍 12 g、白芍 12 g、川芎 12 g、生地黄 9 g、熟地黄 9 g、玉桔梗 12 g、川牛膝 12 g、灵芝 12 g、羌活 9 g、独活 9 g、糯稻根 30 g、炙甘草 6 g、豨莶草 15 g、大蜈蚣 2 g、川桂枝 9 g、巴戟天 12 g、伸筋草 15 g。14 剂,水煎服,每天 1 剂,每天 2 次。

四诊(2004 - 03 - 25): 腰脊疼痛,药后已缓,阴雨天尚可,劳累稍有不适,胃纳、二便均可,苔薄白,边有齿痕,脉细滑。治以益气化瘀,通络止痛。

【处方】

(1)炙黄芪 12 g、党参 12 g、丹参 12 g、全当归 9 g、赤芍 12 g、白芍 12 g、川芎 12 g、桃仁

9 g、红花 9 g、炙地鳖 9 g、豨莶草 15 g、羌活 9 g、独活 9 g、炒黄柏 9 g、鸡血藤 15 g、灵芝 15 g、香谷芽 12 g、炙甘草 5 g。14 剂,水煎服,每天 1 剂,每天 2 次。

（2）至灵胶囊,每次 2 粒,每天 2 次,口服。

五诊（2004 - 04 - 22）：腰脊酸楚疼痛已缓,胃纳、二便尚可,苔薄白、舌质紫,脉细。治守前法。

【处方】

炙黄芪 12 g、党参 12 g、丹参 12 g、全当归 9 g、赤芍 12 g、白芍 12 g、川芎 12 g、桃仁 9 g、红花 9 g、炙地鳖 9 g、豨莶草 15 g、羌活 9 g、独活 9 g、炒黄柏 9 g、鸡血藤 15 g、灵芝 15 g、香谷芽 12 g、炙甘草 5 g、藿香 12 g、紫苏梗 12 g、秦艽 9 g。14 剂,水煎服,每天 1 剂,每天 2 次。

六诊（2004 - 05 - 20）：疼痛已缓,自汗较多,时有耳鸣,苔薄白,脉细。再以调摄。

【处方】

炙黄芪 12 g、全当归 9 g、赤芍 12 g、白芍 12 g、党参 12 g、丹参 12 g、炒白术 12 g、炒防风 12 g、豨莶草 15 g、鸡血藤 15 g、青风藤 15 g、制香附 12 g、广郁金 9 g、露蜂房 15 g、灵芝 12 g、香谷芽 12 g、炙甘草 6 g、糯稻根 30 g。14 剂,水煎服,每天 1 剂,每天 2 次。

七诊（2004 - 06 - 10）：汗出尚甚,腰脊酸楚,俯仰受限,口淡,便溏,苔薄白、舌质紫,脉细。治守前法。

【处方】

炙黄芪 12 g、全当归 9 g、赤芍 12 g、白芍 12 g、党参 12 g、丹参 12 g、炒白术 12 g、炒防风 12 g、豨莶草 15 g、鸡血藤 15 g、青风藤 15 g、制香附 12 g、露蜂房 15 g、灵芝 12 g、香谷芽 12 g、炙甘草 6 g、蓬莪术 15 g、藿香梗 12 g、佩兰梗 12 g、碧桃干 12 g、煅龙骨 30 g^{先煎}、煅牡蛎 30 g^{先煎}。14 剂,水煎服,每天 1 剂,每天 2 次。

八诊（2004 - 07 - 29）：颈腰疼痛,入夏略有加重,汗出较多,酸楚较甚,苔薄白,质紫,脉细滑。治以益气和营,温经化湿。

【处方】

炙黄芪 10 g、苍术 9 g、白术 9 g、汉防己 15 g、炒防风 12 g、全当归 9 g、赤芍 12 g、白芍 12 g、川芎 12 g、熟地黄 9 g、粉葛根 12 g、炙麻黄 9 g、川桂枝 9 g、制川乌 9 g、云茯苓 15 g、露蜂房 15 g、春砂仁 6 g、炙甘草 6 g。14 剂,水煎服,每天 1 剂,每天 2 次。

九诊（2004 - 09 - 30）：药后症缓,两侧臀部尚有疼痛,晨起稍有腰骶部作僵,活动即缓,胃纳、二便尚可,苔薄,脉细。治守前法。

【处方】

炙黄芪 10 g、苍术 9 g、白术 9 g、汉防己 15 g、赤芍 12 g、白芍 12 g、川芎 12 g、熟地黄 9 g、粉葛根 12 g、炙麻黄 9 g、川桂枝 9 g、制川乌 9 g、云茯苓 15 g、露蜂房 15 g、春砂仁 6 g、炙甘草 6 g、生蒲黄 18 g、五灵脂 12 g、大枣 12 g。21 剂,水煎服,每天 1 剂,每天 2 次。

十诊（2004 - 10 - 21）：腰脊疼痛,俯仰受限经治后已缓,病情稳定,多汗,苔薄白,脉细。治守前法。

【处方】

炙黄芪 12 g、党参 12 g、丹参 12 g、全当归 9 g、赤芍 12 g、白芍 12 g、川芎 12 g、熟地黄 12 g、春砂仁 6 g、青风藤 15 g、老鹳草 15 g、骨碎补 12 g、灵芝 12 g、白花蛇舌草 18 g、露蜂房 15 g、糯稻根 30 g、炙甘草 6 g。14 剂,水煎服,每天 1 剂,每天 2 次。

按:强直性脊柱炎属于中医学"痹证"范畴,古人称"骨痹""肾痹",也有称其为"龟背风""竹节风""脊强""背偻",但皆不离痹证之类。痹证之名,始载于《黄帝内经》,并立有专篇论述,对其病因病机进行了系统阐述,为临床诊治奠定了理论基础。我国著名的风湿病专家焦树德于 20 世纪 80 年代首次将"大偻"与强直性脊柱炎联系起来,是对《素问·生气通天论》中"阳气者……开阖不得,寒气从之,乃生大偻"的引用。施杞教授认为治疗本病无论在何期,都需注重三点结合——靶点、围靶点、整体证候特点。所谓靶点病变,即病变核心的生理和基本病理变化,围靶点是靶点周围组织的病理变化反映出来的疼痛、肿胀、关节功能障碍等症状。靶点引起了围靶点的症状,围靶点促进了靶点的变化发展。这些症状的产生与患者整体证候特点有关,证候特点是通过阴阳、寒热、表里、虚实的八纲辨证可以获得的症候群。本病的原始因素主要为 HLA - B$_{27}$ 阳性,即靶点;因 HLA - B$_{27}$ 阳性导致一系列临床症状的出现,如腰背部僵硬、疼痛及晚期的脊柱强直、畸形等,即围靶点;其证候特点为机体正虚的情况下,夹杂不同的外邪(风、寒、湿、热、痰、瘀、毒)表现出来的不同症候群,治疗原则为在扶正祛邪的基础上祛除兼邪,以圣愈汤为底方进行加减,主要通过中药整体调节及围靶点的治疗改善患者症状,达到治疗疾病的目的。本案患者腰脊疼痛酸楚,胸背掣痛作僵,两侧臀部坐骨酸楚,夜寐盗汗,苔薄、舌质紫,脉细滑。辨证为气血失和,痰湿中阻,以圣愈汤益气化瘀调气血,桃仁、红化、地鳖、丹参活血化瘀,羌活、独活、豨莶草、秦艽、露蜂房、制川乌等祛风湿通络止痹痛,灵芝草、藿香、佩兰等保肝解毒护胃,在治疗中攻补兼施,祛邪不伤正。

案四

陈某,女,42 岁。

主诉:颈项腰脊疼痛多年。

初诊(2008 - 04 - 17):强直性脊柱炎病史多年,颈项腰背部疼痛,活动牵掣作僵,胃纳欠佳,颈活动略受限,压痛(-),腰肌压痛(+),轻度肌痉挛,前俯腰平,生理弧度平直,两髋活动尚可,肌腱触痛,二便尚可,虹膜炎,苔薄腻,脉细滑,外院 MRI 示骶髂关节炎、髂骨轻度破坏,HLA - B$_{27}$(+),ESR(-)、抗"O"(-),RF(-)。内服激素治疗。诊断:强直性脊柱炎。此乃气血瘀滞,痰湿内蕴。治以活血化瘀,清热平肝,化痰通络。

【处方】

(1)炙黄芪 9 g、党参 12 g、当归 9 g、白芍 12 g、生地黄 9 g、川芎 9 g、柴胡 9 g、桃仁 9 g、红花 9 g、乳香 9 g、五灵脂 12 g、羌活 9 g、秦艽 9 g、制香附 12 g、川牛膝 12 g、广地龙 9 g、炙

甘草 6 g、枸杞子 12 g、杭菊花 12 g、水牛角 30 g^{先煎}、炒子芩 9 g、露蜂房 15 g、福泽泻 15 g、泽漆 5 g、稀莶草 12 g、大枣 9 g。14 剂，水煎服，每天 1 剂，每天 2 次。

（2）麝香保心丸，每次 2 粒，每天 2 次，药汤送服。

二诊（2008－05－12）： 药后诸恙稍减，便溏，苔薄，脉细。治守前法。

【处方】

炙黄芪 9 g、党参 12 g、当归 9 g、白芍 12 g、生地黄 9 g、川芎 9 g、柴胡 9 g、桃仁 9 g、红花 9 g、乳香 9 g、五灵脂 12 g、羌活 9 g、秦艽 9 g、制香附 12 g、川牛膝 12 g、炙甘草 6 g、枸杞子 12 g、杭菊花 12 g、水牛角 30 g^{先煎}、炒子芩 9 g、露蜂房 15 g、福泽泻 15 g、泽漆 5 g、稀莶草 12 g、大枣 9 g、木香 9 g。14 剂，水煎服，每天 1 剂，每天 2 次。

三诊（2008－06－19）： 颈项及腰部酸楚疼痛，活动牵掣，二便正常，时有胃脘嘈杂，苔薄，脉细弦。治以调和气血，祛风通络。

【处方】

（1）炙黄芪 9 g、党参 12 g、当归 9 g、白芍 12 g、熟地黄 12 g、川芎 12 g、柴胡 9 g、独活 9 g、桑寄生 12 g、秦艽 9 g、防风 12 g、桂枝 9 g、茯苓 15 g、杜仲 12 g、川牛膝 12 g、炙甘草 6 g、泽兰 15 g、泽漆 15 g、露蜂房 15 g、虎杖根 15 g、稀莶草 15 g、制香附 12 g、神曲 12 g、糯稻根 30 g。14 剂，水煎服，每天 1 剂，每天 2 次。

（2）麝香保心丸，每次 2 粒，每天 2 次，药汤送服。

四诊（2008－07－15）： 受凉后痛重，汗出，便溏，四肢少温，苔薄，脉细。治守前法。

【处方】

（1）炙黄芪 9 g、党参 12 g、当归 9 g、白芍 12 g、熟地黄 12 g、川芎 12 g、柴胡 9 g、独活 9 g、桑寄生 12 g、秦艽 9 g、防风 12 g、桂枝 9 g、茯苓 15 g、杜仲 12 g、川牛膝 12 g、炙甘草 6 g、泽兰 15 g、泽漆 15 g、露蜂房 15 g、虎杖根 15 g、稀莶草 15 g、制香附 12 g、神曲 12 g、糯稻根 30 g、高良姜 15 g。14 剂，水煎服，每天 1 剂，每天 2 次。

（2）麝香保心丸，每次 2 粒，每天 2 次，药汤送服。

五诊（2008－08－12）： 药后颈项疼痛、活动牵掣缓而未已，腑行溏，口干，苔薄，脉弦细。此乃气血不足，经脉失养，治以益气活血，解肌发表，舒筋通络，健脾和胃。

【处方】

炙黄芪 9 g、党参 12 g、当归 9 g、白芍 12 g、生地黄 9 g、川芎 9 g、柴胡 9 g、桂枝 9 g、粉葛根 12 g、大枣 9 g、炙甘草 6 g、广木香 9 g、春砂仁 3 g、姜半夏 9 g、茯苓 15 g、茯神 15 g、炒苍术 9 g、秦艽 9 g、炒羌活 9 g、白花蛇舌草 15 g、露蜂房 15 g、怀山药 30 g、大枣 9 g。14 剂，水煎服，每天 1 剂，每天 2 次。

六诊（2008－09－25）： 颈腰僵直疼痛尚可，近期虹膜炎发作，二便尚可，苔薄，脉细滑。治以调和气血，化湿畅中。

【处方】

（1）炙黄芪 9 g、党参 12 g、当归 9 g、赤芍 12 g、生地黄 9 g、川芎 12 g、柴胡 9 g、苦参 9 g、苍术 9 g、白术 9 g、升麻 9 g、防风 12 g、羌活 12 g、知母 9 g、猪苓 12 g、茵陈 12 g、黄芩

9 g、泽泻 9 g、甘草 6 g、粉葛根 12 g、秦艽 9 g、淫羊藿 12 g、大枣 9 g。14 剂,水煎服,每天 1 剂,每天 2 次。

(2)麝香保心丸,每次 2 粒,每天 2 次,药汤送服。

七诊(2008 - 11 - 06):药后症状稳定,已停用西药激素,口干夜寐心烦,胃纳欠佳,ESR 23 mm/h,较前下降。治守前法。

【处方】

炙黄芪 9 g、党参 12 g、当归 9 g、赤芍 12 g、生地黄 9 g、川芎 12 g、柴胡 9 g、苦参 9 g、苍术 9 g、白术 9 g、升麻 9 g、防风 12 g、羌活 12 g、知母 9 g、猪苓 12 g、茵陈 12 g、黄芩 9 g、泽泻 9 g、甘草 6 g、粉葛根 12 g、秦艽 9 g、太子参 12 g、玄参 12 g、川桂枝 9 g、炒白芍 12 g、首乌藤 18 g、制川乌 9 g、生龙骨 30 g^{先煎}、生牡蛎 30 g^{先煎}、大枣 9 g、生姜 3 片。14 剂,水煎服,每天 1 剂,每天 2 次。

八诊(2008 - 12 - 11):药后诸恙时有反复,胃脘作胀,夜寐不宁,二便尚可,苔薄,脉细。再以调摄。

【处方】

炙黄芪 9 g、党参 12 g、当归 9 g、白芍 12 g、熟地黄 12 g、川芎 12 g、柴胡 9 g、独活 9 g、桑寄生 12 g、秦艽 9 g、防风 12 g、桂枝 9 g、茯苓 15 g、杜仲 12 g、川牛膝 12 g、炙甘草 6 g、制香附 12 g、旋覆梗 12 g、佛手片 12 g、首乌藤 24 g、合欢皮 12 g。14 剂,水煎服,每天 1 剂,每天 2 次。

九诊(2009 - 01 - 19):颈腰痛已缓,活动尚可,素有小叶增生,四肢少温亦瘥,苔薄,脉细。治守前法。

【处方】

炙黄芪 9 g、党参 12 g、当归 9 g、白芍 12 g、熟地黄 12 g、川芎 12 g、柴胡 9 g、独活 9 g、桑寄生 12 g、秦艽 9 g、防风 12 g、桂枝 9 g、茯苓 15 g、杜仲 12 g、川牛膝 12 g、炙甘草 6 g、炒子芩 9 g、白花蛇舌草 15 g、八月札 12 g、车前草 18 g、生薏苡仁 15 g、首乌藤 18 g。14 剂,水煎服,每天 1 剂,每天 2 次。

十诊(2009 - 02 - 12):颈腰痛,活动拘紧,二便正常,经行量可,苔薄、根腻,舌质紫,脉细沉。治以益气活血,温通筋脉。

【处方】

(1)炙黄芪 9 g、党参 12 g、当归 9 g、白芍 12 g、熟地黄 12 g、川芎 12 g、柴胡 9 g、山茱萸 12 g、怀山药 18 g、枸杞子 12 g、鹿角片 12 g、菟丝子 12 g、熟附片 9 g、桂枝 9 g、杜仲 12 g、香谷芽 12 g、炙甘草 6 g、制香附 9 g、川楝子 12 g、延胡索 15 g、白花蛇舌草 12 g、鹿衔草 12 g、大蜈蚣 3 g、露蜂房 12 g、大枣 9 g。14 剂,水煎服,每天 1 剂,每天 2 次。

(2)麝香保心丸,每次 2 粒,每天 2 次,药汤送服。

十一诊(2009 - 03 - 12):腰脊疼痛,右髋牵掣,夜寐不宁,时有胃脘作胀不适,苔薄、脉弦滑。治以祛风通络,益肾疏肝。

【处方】

（1）炙黄芪 9 g、党参 12 g、当归 9 g、白芍 12 g、熟地黄 12 g、川芎 12 g、柴胡 9 g、独活 9 g、桑寄生 12 g、秦艽 9 g、防风 12 g、桂枝 9 g、茯苓 15 g、杜仲 12 g、川牛膝 12 g、炙甘草 6 g、蓬莪术 12 g、刘寄奴 12 g、泽兰 12 g、泽漆 15 g、淫羊藿 12 g、肥知母 9 g、制香附 12 g、香谷芽 12 g。14 剂,水煎服,每天 1 剂,每天 2 次。

（2）麝香保心丸,每次 2 粒,每天 2 次,药汤送服。

十二诊（2009 - 04 - 09）：诸恙均缓,近期时有头晕,口干,汗出尚可,苔薄,脉细。再以调摄。

【处方】

炙黄芪 9 g、党参 12 g、当归 9 g、白芍 12 g、熟地黄 12 g、川芎 12 g、柴胡 9 g、独活 9 g、桑寄生 12 g、秦艽 9 g、防风 12 g、桂枝 9 g、茯苓 15 g、杜仲 12 g、川牛膝 12 g、炙甘草 6 g、明天麻 12 g、姜半夏 9 g、制苍术 12 g、生薏苡仁 30 g、白花蛇舌草 15 g、八月札 12 g、制香附 12 g。14 剂,水煎服,每天 1 剂,每天 2 次。

十三诊（2009 - 05 - 20）：颈腰酸痛,活动牵掣,药后已瘥,尚有酸楚,腑行偏多,苔薄,脉细。再以调摄。

【处方】

炙黄芪 9 g、党参 12 g、当归 9 g、白芍 12 g、熟地黄 12 g、川芎 12 g、柴胡 9 g、独活 9 g、桑寄生 12 g、秦艽 9 g、防风 12 g、桂枝 9 g、茯苓 15 g、杜仲 12 g、川牛膝 12 g、炙甘草 6 g、制苍术 12 g、炒子芩 9 g、熟附片 9 g、补骨脂 15 g、制香附 12 g、枸杞子 12 g、八月札 12 g、大枣 9 g。14 剂,水煎服,每天 1 剂,每天 2 次。

十四诊（2009 - 06 - 11）：药后诸恙渐缓,时有反复,便溏,苔薄,脉细。此乃肾阳不足,精髓亏虚,督脉痹阻,治以温肾补阳,益气化瘀,祛风通络,舒筋止痛。

【处方】

炙黄芪 9 g、党参 12 g、当归 9 g、白芍 12 g、熟地黄 12 g、川芎 12 g、柴胡 9 g、山茱萸 12 g、怀山药 18 g、枸杞子 12 g、鹿角片 12 g、菟丝子 12 g、熟附片 9 g、桂枝 9 g、杜仲 12 g、香谷芽 12 g、炙甘草 6 g、秦艽 9 g、青风藤 12 g、老鹳草 12 g、露蜂房 15 g、炒大枣 9 g、防风 12 g、干姜 6 g。14 剂,水煎服,每天 1 剂,每天 2 次。

十五诊（2009 - 07 - 11）：颈腰痛已缓,背脊酸痛近期较重,胃胀泛酸,畏寒肢冷,苔薄、舌质紫,脉细滑。此乃气血失和,经脉失畅,再以补气血,益肝肾,和胃止酸,止痹痛。

【处方】

炙黄芪 9 g、党参 12 g、当归 9 g、白芍 12 g、熟地黄 12 g、川芎 12 g、柴胡 9 g、独活 9 g、桑寄生 12 g、秦艽 9 g、防风 12 g、桂枝 9 g、茯苓 15 g、杜仲 12 g、川牛膝 12 g、炙甘草 6 g、淡豆豉 12 g、煅瓦楞子 30 g、露蜂房 15 g、香谷芽 12 g、制香附 12 g。14 剂,水煎服,每天 1 剂,每天 2 次。

十六诊（2009 - 08 - 16）：诸恙均缓,近日气候变化周身酸楚,神疲乏力,目糊,苔薄,脉细弦。再以调摄。

【处方】

炙黄芪9g、党参12g、当归9g、白芍12g、熟地黄12g、川芎12g、柴胡9g、独活9g、桑寄生12g、秦艽9g、防风12g、桂枝9g、茯苓15g、杜仲12g、川牛膝12g、炙甘草6g、密蒙花12g、金银花15g、灵芝15g、制黄精12g、香谷芽12g、制川乌9g。14剂,水煎服,每天1剂,每天2次。

十七诊(2009 - 09 - 12)：颈腰疼痛渐缓,胃脘作胀,纳少,苔薄、舌质紫,脉细。再以调摄。

【处方】

炙黄芪9g、党参12g、当归9g、白芍12g、熟地黄12g、川芎12g、柴胡9g、独活9g、桑寄生12g、秦艽9g、防风12g、桂枝9g、茯苓15g、杜仲12g、川牛膝12g、炙甘草6g、仙茅12g、淫羊藿12g、香附12g、八月札12g、香谷芽12g、制何首乌18g、首乌藤18g。14剂,水煎服,每天1剂,每天2次。

十八诊(2009 - 11 - 26)：药后诸恙均缓,疼痛多汗均可,时有耳鸣,神疲,苔薄,脉细。治守前法。

【处方】

炙黄芪9g、党参12g、当归9g、白芍12g、熟地黄12g、川芎12g、柴胡9g、独活9g、桑寄生12g、秦艽9g、防风12g、桂枝9g、茯苓15g、杜仲12g、川牛膝12g、炙甘草6g、石菖蒲18g、灵磁石30g^{先煎}、山茱萸12g、仙茅12g、淫羊藿12g、菟丝子12g、制香附12g、八月札12g、旋覆梗12g、制何首乌18g、首乌藤18g。14剂,水煎服,每天1剂,每天2次。

十九诊(2009 - 12 - 27)：诸恙均平,近期稍有胸闷、心悸,既往有心脏病病史,神疲乏力,四肢少温,泛酸,苔薄,脉细。此乃肾阴亏虚,精髓不足,督脉痹阻,治以补益肝肾,滋阴健骨,通痹止痛。

【处方】

炙黄芪9g、党参12g、当归9g、白芍12g、熟地黄12g、川芎12g、柴胡9g、山茱萸12g、怀山药18g、枸杞子12g、鹿角片12g、菟丝子12g、川牛膝12g、炙龟板9g、鸡血藤12g、香谷芽12g、炙甘草6g、旋覆梗12g、煅瓦楞子30g^{先煎}、秦艽9g、络石藤15g、羌活9g、独活9g、紫丹参15g。14剂,水煎服,每天1剂,每天2次。

二十诊(2010 - 04 - 01)：近期外感1周,颈项疼痛酸楚,形寒、口干,咯痰不爽,胃纳欠佳,二便正常,苔薄,脉细。此乃气血失和,经脉痹阻,风寒袭肺,治以活血祛瘀,祛风散寒,通络止痛,疏风化痰。

【处方】

炙黄芪9g、党参12g、当归9g、白芍12g、生地黄9g、川芎9g、柴胡9g、桃仁9g、红花9g、乳香9g、五灵脂12g、羌活9g、秦艽9g、制香附12g、川牛膝12g、广地龙9g、炙甘草6g、荆芥12g、防风12g、冬桑叶12g、金银花12g、炒羌活12g、象贝母12g、炙紫菀12g、款冬花12g。14剂,水煎服,每天1剂,每天2次。

二十一诊(2010-09-21):近日颈肩板滞疼痛又重,恶寒,夜寐欠安,胃中泛酸,苔薄,脉细。此乃气血失和,经脉失畅,肝胃不和,治以补气血,益肝肾,祛风湿,和脾胃。

【处方】

炙黄芪9g、党参12g、当归9g、白芍12g、熟地黄12g、川芎12g、柴胡9g、独活9g、桑寄生12g、秦艽9g、防风12g、桂枝9g、茯苓15g、杜仲12g、川牛膝12g、炙甘草6g、煅瓦楞子30g^{先煎}、九香虫9g、粉葛根15g、鸡血藤15g、蒲公英30g、制何首乌18g、首乌藤18g、制香附12g。14剂,水煎服,每天1剂,每天2次。

二十二诊(2010-12-01):颈痛未已,颈项牵掣,近期神疲乏力,时有反复,大便每天2~3次,胃脘不适,泛酸,夜寐不宁,苔薄,脉细。此乃湿热内蕴,经脉痹阻,治以清热利湿疏风,祛痹止痛,温胃和中。

【处方】

炙黄芪9g、党参12g、当归9g、赤芍12g、生地黄9g、川芎12g、柴胡9g、苦参9g、苍术9g、白术9g、升麻9g、防风12g、羌活12g、葛根9g、知母9g、猪苓12g、茵陈12g、黄芩9g、泽泻9g、炙甘草6g、煅瓦楞子30g^{先煎}、怀山药30g、干姜6g。14剂,水煎服,每天1剂,每天2次。

二十三诊(2010-12-15):药后症缓,颈项疼痛,苔薄,脉细。治守前法。

【处方】

炙黄芪9g、党参12g、当归9g、赤芍12g、生地黄9g、川芎12g、柴胡9g、苦参9g、苍术9g、白术9g、升麻9g、防风12g、羌活12g、葛根9g、知母9g、猪苓12g、茵陈12g、黄芩9g、泽泻9g、炙甘草6g、煅瓦楞子30g^{先煎}、怀山药30g、干姜6g、旋覆花12g^{包煎}、八月札12g。14剂,水煎服,每天1剂,每天2次。

二十四诊(2011-01-13):诸恙平稳,经行量少,四肢少温,近期外感,咳嗽流涕,苔薄,脉细。此乃气血失和,风邪入络,治以活血化瘀,祛风除湿,通络止痛。

【处方】

炙黄芪9g、党参12g、当归9g、白芍12g、生地黄9g、川芎9g、柴胡9g、桃仁9g、红花9g、乳香9g、五灵脂12g、羌活9g、秦艽9g、制香附12g、川牛膝12g、广地龙9g、炙甘草6g、牛蒡子12g、冬桑叶12g、西河柳12g、制何首乌18g、首乌藤18g、香谷芽12g、炒枳壳12g、广木香9g。14剂,水煎服,每天1剂,每天2次。

二十五诊(2011-04-07):近期阴雨天疼痛较甚,1个月前曾有目赤,红睑,口干,少津,苔薄,舌质红,脉细数。再以调摄。

【处方】

炙黄芪9g、党参12g、当归9g、白芍12g、生地黄9g、川芎9g、柴胡9g、桃仁9g、红花9g、乳香9g、五灵脂12g、羌活9g、秦艽9g、制香附12g、川牛膝12g、广地龙9g、炙甘草6g、枸杞子12g、杭菊花12g、川桂枝9g、天花粉12g。7剂,水煎服,每天1剂,每天2次。

二十六诊(2011-06-02):近期颈项酸楚疼痛较甚,腰脊疼痛尚可,夜寐不宁,神疲乏力,汗出较多,二便正常,苔薄,脉细。此乃肾阳不足,精亏督空,治以补肾填精,益气化瘀,祛风通络,舒筋止痛。

【处方】

(1)炙黄芪9g、党参12g、当归9g、白芍12g、熟地黄12g、川芎12g、柴胡9g、山茱萸12g、怀山药18g、枸杞子12g、鹿角片12g、菟丝子12g、熟附片9g、桂枝9g、杜仲12g、香谷芽12g、炙甘草6g、秦艽12g、炒羌活12g、青风藤12g、首乌藤30g。7剂,水煎服,每天1剂,每天2次。

(2)麝香保心丸,每次2粒,每天2次,药汤送服。

按: 强直性脊柱炎主要累及脊柱、中轴骨骼和四肢大关节,晚期以脊柱、骨关节强直病变为主。强直性脊柱炎属中医学"骨痹""肾痹"范畴。其病在肾脏,其损为肾所主之骨骼,其病位深、病程长,一般需要长期治疗。"痹"是以肌肉、筋骨、关节发生酸痛、麻木、重着、屈伸不利等为主要临床表现的病证。施杞教授认为痹证的发病患者本身正气先虚,然后六淫外邪遂能乘虚而入,盘踞经络,导致气血闭阻,留滞于内而成疾。故治疗痹证首重气血,使气旺血行痹自除。本案颈项腰背部疼痛,活动牵掣作僵,胃纳欠佳,颈活动略受限,虹膜炎,苔薄腻,脉细滑。诊断为强直性脊柱炎,辨证为气血瘀滞,痰湿内蕴,方选圣愈汤益气活血、身痛逐瘀汤活血化瘀止痛,为开路先锋。初诊收效,瘀血去。二诊、三诊改圣愈汤合独活寄生汤加味补肝肾、祛风通络止痛并兼顾脾胃。六诊辨证为湿热未去,改当归拈痛汤清热利湿疏风,养阴镇心,祛痹止痛。当归拈痛汤源自《医学启源》,施杞教授在本方基础上合圣愈汤加减化裁而成热痹方,主治湿热为病,肢节烦痛,肩背沉重,遍身疼痛,下注于胫,肿痛不可忍。本方所治证候乃因湿热内蕴,复感风邪,或风湿化热而致风湿热三邪合而为患,但以湿邪偏重为其特点。《素问·至真要大论》云:"湿淫于内,治以苦热。"施杞教授常用此方加减治疗强直性脊柱炎、类风湿关节炎及膝骨关节病急性发作期,出现关节或肌肉红肿热痛、屈伸受限、步履艰难等慢性筋骨病湿热内蕴,经脉痹阻者。八诊湿热已除,诸症平缓,再以调身通痹方加味调摄。二十二诊时病情反复,辨证为寒邪郁久化热,复予以圣愈汤合当归拈痛汤加味治疗以清热利湿,祛瘀通络。该患者患病多年,病程缠绵,治疗过程漫长,腰骶部僵直疼痛、活动欠利,乃风湿久居,气血痹阻,伤及肝肾,致使单用祛风通络之剂难以奏效,而以滋补肝肾,活血化瘀之剂获满意疗效。

案五

王某,男,17岁。

主诉: 腰脊疼痛酸楚1月余。

初诊(2010-04-29): 腰脊疼痛酸楚1月余,腰腿活动牵掣,两髋稍有痛胀,二便正常,腰前俯90°,弧度平,下蹲起立(±),外院CT示骶髂关节(−),腰椎正侧位片轻度侧弯,HLA-B$_{27}$(+),CRP 0.2 mg/L,抗"O"、RF(−)、血尿酸449 μg/L,胃纳可,苔薄,脉细。诊断:强直性脊柱炎。此乃气血瘀滞,经脉失畅,治以活血化瘀,祛风湿,止痹痛。

【处方】

（1）炙黄芪9g、党参12g、当归9g、白芍12g、生地黄9g、川芎9g、柴胡9g、桃仁9g、红花9g、乳香9g、五灵脂12g、羌活9g、秦艽9g、制香附12g、川牛膝12g、广地龙9g、炙甘草6g、豨莶草9g、鹿衔草9g、徐长卿9g、香谷芽9g、大枣9g、粉萆薢9g。14剂,水煎服,每天1剂,每天2次。

（2）查ESR、CRP、血尿酸、全脊柱正侧位X线片。

二诊（2010-06-30）：药后症缓,纳可,便调,无明显压痛,脊柱两侧不对称,ESR正常,血尿酸正常,CRP(-),面部痤疮,全脊柱正侧位X线片示脊柱侧弯,苔薄、舌质紫,脉细。此乃气血失和,肝肾亏虚,治以补气活血,祛风除痹,通络止痛。

【处方】

（1）炙黄芪9g、党参12g、当归9g、白芍12g、熟地黄12g、川芎12g、柴胡9g、独活9g、桑寄生12g、秦艽9g、防风12g、桂枝9g、茯苓15g、杜仲12g、川牛膝12g、炙甘草6g、豨莶草12g、鹿衔草9g、徐长卿9g、香谷芽9g、大枣9g、粉萆薢9g。14剂,水煎服,每天1剂,每天2次。

（2）施氏十二字养生功,每天2次。

三诊（2010-07-04）：药后腰腿牵掣、两髋疼痛亦瘥,苔薄、舌尖红,脉细。再以调摄。

【处方】

（1）炙黄芪9g、党参12g、当归9g、白芍12g、熟地黄12g、川芎12g、柴胡9g、独活9g、桑寄生12g、秦艽9g、防风12g、桂枝9g、茯苓15g、杜仲12g、川牛膝12g、炙甘草6g、豨莶草9g、鹿衔草9g、徐长卿9g、香谷芽9g、大枣9g、粉萆薢9g、川连3g。14剂,水煎服,每天1剂,每天2次。

（2）施氏十二字养生功,每天2次。

四诊（2010-07-28）：药后症缓,便溏,苔薄,脉细。再以调摄。

【处方】

炙黄芪9g、党参12g、当归9g、白芍12g、熟地黄12g、川芎12g、柴胡9g、独活9g、桑寄生12g、秦艽9g、防风12g、桂枝9g、茯苓15g、杜仲12g、川牛膝12g、炙甘草6g、怀山药12g、炮姜炭6g、粉萆薢12g、续断9g。14剂,水煎服,每天1剂,每天2次。

五诊（2010-08-18）：药后症缓,无明显疼痛。检查：腰生理弧度存在,弯腰75°,便溏已少,苔薄腻、舌尖红,脉细。治守前法。

【处方】

炙黄芪9g、党参12g、当归9g、白芍12g、熟地黄12g、川芎12g、柴胡9g、独活9g、桑寄生12g、秦艽9g、防风12g、桂枝9g、茯苓15g、杜仲12g、川牛膝12g、炙甘草6g、怀山药9g、炮姜炭3g、僵蚕9g、茯神12g、酸枣仁15g、肉豆蔻9g、桂枝9g、续断9g、粉萆薢12g。14剂,水煎服,每天1剂,每天2次。

六诊（2010-10-27）：药后症缓,2010-09-21查血尿酸高。再以调摄。

【处方】

炙黄芪9g、党参12g、当归9g、白芍12g、熟地黄12g、川芎12g、柴胡9g、独活9g、桑寄生12g、秦艽9g、防风12g、桂枝9g、茯苓15g、杜仲12g、川牛膝12g、炙甘草6g、怀山药9g、炮姜炭3g、僵蚕9g、茯神12g、酸枣仁15g、肉豆蔻9g、桂枝9g、续断9g、粉萆薢9g、补骨脂9g、土茯苓12g。28剂,水煎服,每天1剂,每天2次。

七诊(2010-11-11): 腰背痛酸楚不适药后已缓,胃纳欠佳,夜寐欠安,二便正常,苔薄,脉细缓。此乃气血失和,心脾双亏,治以健脾养心,解郁通痹。

【处方】

炙黄芪9g、党参12g、当归9g、白芍12g、生地黄9g、川芎12g、柴胡9g、茯神15g、远志9g、酸枣仁15g、木香9g、苍术9g、制香附12g、栀子9g、神曲12g、大枣9g、炙甘草6g、鸡血藤12g、金雀根12g、络石藤12g、香谷芽9g。28剂,水煎服,每天1剂,每天2次。

八诊(2011-01-27): 腰脊疼痛药后渐缓,前俯弧度基本正常,下蹲起立尚可,二便正常已瘥,夜寐不宁,多梦纷扰,苔薄腻,脉细滑。此乃气血失和,心肾不交,再以调摄。

【处方】

炙黄芪9g、党参12g、当归9g、白芍12g、生地黄9g、川芎12g、柴胡9g、茯神15g、远志9g、酸枣仁15g、木香9g、苍术9g、制香附12g、栀子9g、神曲12g、大枣9g、炙甘草6g、首乌藤15g、小川连3g、肉桂粉3g、金雀根15g、鸡血藤15g、羌活9g、独活9g、淮小麦12g、大枣9g、生牡蛎30g^{先煎}。28剂,水煎服,每天1剂,每天2次。

九诊(2011-03-02): 药后症缓,苔薄,脉细。治以调摄。

【处方】

炙黄芪9g、党参12g、当归9g、白芍12g、生地黄9g、川芎12g、柴胡9g、茯神15g、远志9g、酸枣仁15g、木香9g、苍术9g、制香附12g、栀子9g、神曲12g、大枣9g、炙甘草6g、首乌藤15g、小川连3g、肉桂粉3g、金雀根15g、鸡血藤15g、羌活9g、独活9g、淮小麦12g、大枣9g、生牡蛎30g^{先煎}。28剂,水煎服,每天1剂,每天2次。

十诊(2011-03-24): 诸恙均缓,胃纳、二便均佳。治守前法。

【处方】

炙黄芪9g、党参12g、当归9g、白芍12g、生地黄9g、川芎12g、柴胡9g、茯神15g、远志9g、酸枣仁15g、木香9g、苍术9g、制香附12g、栀子9g、神曲12g、大枣9g、炙甘草6g、首乌藤15g、小川连3g、肉桂粉3g、金雀根15g、鸡血藤15g、羌活9g、独活9g、淮小麦12g、大枣9g、生牡蛎30g^{先煎}。28剂,水煎服,每天1剂,每天2次。

十一诊(2011-07-28): 腰脊疼痛已缓十之七八,腰前俯生理弧度正常,夜寐不宁,血尿酸偏高,二便正常,苔薄腻,脉细弦。诊断:强直性脊柱炎。此乃气血失和,心阴不足,治以滋阴养血,补心安神。

【处方】

党参12g、丹参12g、苦参片9g、玉桔梗12g、五味子9g、酸枣仁9g、柏子仁12g、天冬12g、麦冬12g、生地黄9g、茯苓12g、茯神12g、淡远志9g、全当归9g、肉桂6g^{后下}、小川连

6 g、香谷芽 12 g、鸡血藤 15 g、生薏苡仁 15 g。56 剂,水煎服,每天 1 剂,每天 2 次。

按：强直性脊柱炎属于中医学"骨痹""肾痹"范畴。施杞教授认为,本病的病机关键是气虚血瘀,风湿痹阻,肝肾不足。根据疾病的病期与临床表现不同辨证为湿热阻络、寒湿阻络、瘀血阻络、肾虚督空、肾虚督寒、肝肾阴亏。施杞教授常采用圣愈汤合当归拈痛汤、阳和汤、身痛逐瘀汤、独活寄生汤、右归丸、左归丸等加减治疗。本案初诊时腰脊酸楚,两髋痛胀,辨证为气血瘀滞,经脉失畅之瘀血阻络证,方选圣愈汤合身痛逐瘀汤加豨莶草、鹿衔草、徐长卿、香谷芽、大枣、粉草薢活血化瘀、祛风湿、通络止痛。二诊时症缓,辨证为瘀血未净,湿浊未化,改圣愈汤合独活寄生汤加味以补气血、益肝肾、祛风湿、止痹痛。八诊时患者夜寐不宁,多梦纷扰。施杞教授认为疾病久治不愈,会引起心理伤害,产生失眠、烦躁、发怒、焦虑、忧郁等症状。方选调心通痹方加鸡血藤、金雀根、络石藤、香谷芽、肉桂、川连等以健脾养心,解郁通痹,活血通络止痹痛,方中肉桂、川连一名交泰丸,交通心肾,水火既济,引心火下行,川连苦寒入少阴心经降心火,不使其炎上;肉桂辛热,入少阴肾经暖水脏,不使其润下。寒热并用,如此可得水火既济,主治阴阳失乖,水火不济,人病失眠,交泰丸。

案六

朱某,女,23 岁。

主诉：腰脊疼痛 1 年余。

初诊(2009 - 06 - 18)：强直性脊柱炎,确诊 1 年,西药强化治疗,目前症状尚可。3 个月前血 ESR、CRP 正常,时有目糊,经事正常,二便尚可,颈部及腰部活动正常,外院 CT 示双侧骶髂关节髂骨面轻度损害,苔薄腻,脉细滑。诊断：强直性脊柱炎。此乃气血失和,风寒入络,痰瘀互结,治以补气血,益肝肾,祛风湿,行气止痛。

【处方】

石斛 9 g、密蒙花 12 g、枸杞子 12 g、炙黄芪 9 g、党参 12 g、当归 9 g、白芍 12 g、熟地黄 12 g、川芎 12 g、柴胡 9 g、独活 9 g、桑寄生 12 g、秦艽 9 g、防风 12 g、桂枝 9 g、茯苓 15 g、杜仲 12 g、川牛膝 12 g、炙甘草 6 g、香谷芽 12 g、制香附 9 g。14 剂,水煎服,每天 1 剂,每天 2 次。

二诊(2009 - 08 - 13)：药后诸恙均缓,活动无牵掣,月事正常,腰前俯 90°,生理弧度存在,苔薄,脉细。再以调摄。

【处方】

枸杞子 12 g、炙黄芪 9 g、党参 12 g、当归 9 g、白芍 12 g、熟地黄 12 g、川芎 12 g、柴胡 9 g、独活 9 g、桑寄生 12 g、秦艽 9 g、防风 12 g、桂枝 9 g、茯苓 15 g、杜仲 12 g、川牛膝 12 g、炙甘草 6 g、香谷芽 12 g、制香附 9 g、杭菊花 12 g、炒黄柏 9 g、鸡血藤 12 g、豨莶草 15 g、香谷芽 12 g、玄参 12 g。28 剂,水煎服,每天 1 剂,每天 2 次。

三诊(2009 - 08 - 27)：近日疼痛较甚,久卧、久坐、起立作僵,胃纳、二便正常,苔薄,脉细。此乃气血失和,湿热阻络,治以清热利湿疏风,祛痹止痛。

【处方】

露蜂房 15 g、徐长卿 15 g、香谷芽 12 g、炙黄芪 9 g、党参 12 g、当归 9 g、赤芍 12 g、生地黄 9 g、川芎 12 g、柴胡 9 g、苦参 9 g、苍术 9 g、白术 9 g、升麻 9 g、防风 12 g、羌活 12 g、葛根 9 g、知母 9 g、猪苓 12 g、茵陈 12 g、黄芩 9 g、泽泻 9 g、炙甘草 6 g。14 剂,水煎服,每天 1 剂,每天 2 次。

四诊(2009-10-15):腰痛已缓,腰前俯 90°,生理弧度正常,二便正常,经行尚可,苔薄,脉细。再以调摄。

【处方】

炙黄芪 9 g、党参 12 g、当归 9 g、赤芍 12 g、生地黄 9 g、川芎 12 g、柴胡 9 g、苦参 9 g、苍术 9 g、白术 9 g、升麻 9 g、防风 12 g、羌活 12 g、葛根 9 g、知母 9 g、猪苓 12 g、茵陈 12 g、黄芩 9 g、泽泻 9 g、炙甘草 6 g、露蜂房 15 g、老鹳草 15 g、香谷芽 12 g、青皮 12 g、陈皮 12 g、炙甘草 9 g、大枣 9 g、厚杜仲 12 g、怀山药 12 g。14 剂,水煎服,每天 1 剂,每天 2 次。

五诊(2009-12-05):腰脊疼痛缓而未愈,腰前俯生理弧度存在,仍有右髂翼疼痛,经事正常,苔薄、舌质红。治守前法。

【处方】

炙黄芪 9 g、党参 12 g、当归 9 g、赤芍 12 g、生地黄 9 g、川芎 12 g、柴胡 9 g、苦参 9 g、苍术 9 g、白术 9 g、升麻 9 g、防风 12 g、羌活 12 g、葛根 9 g、知母 9 g、猪苓 12 g、茵陈 12 g、黄芩 9 g、泽泻 9 g、炙甘草 6 g、生蒲黄 9 g、五灵脂 12 g、炒防风 12 g、枸杞子 12 g、密蒙花 12 g、大枣 9 g、香谷芽 12 g、制香附 12 g。14 剂,水煎服,每天 1 剂,每天 2 次。

六诊(2010-02-25):药后腰脊疼痛、活动牵掣均瘥,近期稍有反复,夜寐尚宁,经行前期量多,CT 示双侧骶髂关节损害较 2 年前无进展,苔薄,脉细。治守前法。

【处方】

炙黄芪 9 g、党参 12 g、当归 9 g、赤芍 12 g、生地黄 9 g、川芎 12 g、柴胡 9 g、苦参 9 g、苍术 9 g、白术 9 g、升麻 9 g、防风 12 g、羌活 12 g、葛根 9 g、知母 9 g、猪苓 12 g、茵陈 12 g、黄芩 9 g、泽泻 9 g、炙甘草 6 g、豨莶草 15 g、徐长卿 15 g、川独活 12 g、络石藤 15 g、制香附 12 g、香谷芽 12 g、大枣 9 g、厚杜仲 12 g。14 剂,水煎服,每天 1 剂,每天 2 次。

七诊(2010-03-25):诸恙如前,药后渐缓,夜寐亦安,胃脘不适,腑行偏溏,苔薄,脉细。治守前法。

【处方】

炙黄芪 9 g、党参 12 g、当归 9 g、赤芍 12 g、生地黄 9 g、川芎 12 g、柴胡 9 g、苦参 9 g、苍术 9 g、白术 9 g、升麻 9 g、防风 12 g、羌活 12 g、葛根 9 g、知母 9 g、猪苓 12 g、茵陈 12 g、黄芩 9 g、泽泻 9 g、炙甘草 6 g、豨莶草 15 g、炙地鳖 9 g、川桂枝 9 g、八月札 9 g、络石藤 15 g、制香附 12 g、香谷芽 12 g、大枣 9 g、厚杜仲 12 g。14 剂,水煎服,每天 1 剂,每天 2 次。

八诊(2010-04-29):疼痛已缓,近期稍有反复,二便正常,夜寐亦安,每易外感,鼻塞、稍有形寒,苔薄,脉细。治守前法。

【处方】

荆芥 12 g、防风 12 g、冬桑叶 12 g、川桂枝 9 g、延胡索 15 g、络石藤 15 g、徐长卿 15 g、香谷芽 12 g、炙黄芪 9 g、党参 12 g、当归 9 g、赤芍 12 g、生地黄 9 g、川芎 12 g、柴胡 9 g、苦参 9 g、苍术 9 g、白术 9 g、升麻 9 g、防风 12 g、羌活 12 g、葛根 9 g、知母 9 g、猪苓 12 g、茵陈 12 g、黄芩 9 g、泽泻 9 g、炙甘草 6 g。14 剂，水煎服，每天 1 剂，每天 2 次。

九诊（2010-06-02）：诸恙如前，近期劳累，疼痛又重。治守前法。

【处方】

炙黄芪 9 g、党参 12 g、当归 9 g、赤芍 12 g、生地黄 9 g、川芎 12 g、柴胡 9 g、苦参 9 g、苍术 9 g、白术 9 g、升麻 9 g、防风 12 g、羌活 12 g、葛根 9 g、知母 9 g、猪苓 12 g、茵陈 12 g、黄芩 9 g、泽泻 9 g、炙甘草 6 g、豨莶草 15 g、徐长卿 15 g、川独活 12 g、络石藤 15 g、制香附 12 g、香谷芽 12 g、大枣 9 g、厚杜仲 12 g。14 剂，水煎服，每天 1 剂，每天 2 次。

十诊（2010-12-16）：强直性脊柱炎已有明显缓解，腰前俯大于 90°，但生理弧度存在，颈部活动正常，腑行偏燥，胃纳尚可，四肢少温，经行亦畅，苔薄，脉细。此乃气血失和，肝肾亏虚，经脉痹阻，治以补气血，益肝肾，祛风湿，行气止痛。

【处方】

制川乌 9 g、淫羊藿 12 g、肉苁蓉 15 g、虎杖根 15 g、粉葛根 15 g、制香附 15 g、炙黄芪 9 g、党参 12 g、当归 9 g、白芍 12 g、熟地黄 12 g、川芎 12 g、柴胡 9 g、独活 9 g、桑寄生 12 g、秦艽 9 g、防风 12 g、桂枝 9 g、茯苓 15 g、杜仲 12 g、川牛膝 12 g、炙甘草 6 g。7 剂，水煎服，每天 1 剂，每天 2 次。

十一诊（2011-01-27）：诸恙如前，药后均缓，近期稍有左下肢疼痛，经行色暗，苔薄，脉细。再以调摄。

【处方】

炙黄芪 9 g、党参 12 g、当归 9 g、白芍 12 g、熟地黄 12 g、川芎 12 g、柴胡 9 g、独活 9 g、桑寄生 12 g、秦艽 9 g、防风 12 g、桂枝 9 g、茯苓 15 g、杜仲 12 g、川牛膝 12 g、炙甘草 6 g、肉苁蓉 15 g、炒子芩 9 g、玄参 12 g、制香附 12 g、大枣 9 g。14 剂，水煎服，每天 1 剂，每天 2 次。

十二诊（2011-02-24）：药后诸恙均缓，复查 ESR、CRP、RF 均正常，二便正常，颈项酸楚，经行量多，苔薄，脉细。治守前法。

【处方】

炙黄芪 9 g、党参 12 g、当归 9 g、白芍 12 g、熟地黄 12 g、川芎 12 g、柴胡 9 g、独活 9 g、桑寄生 12 g、秦艽 9 g、防风 12 g、桂枝 9 g、茯苓 15 g、杜仲 12 g、川牛膝 12 g、炙甘草 6 g、参三七粉 2 g^{另吞}、玄参 12 g、板蓝根 18 g、粉葛根 15 g。14 剂，水煎服，每天 1 剂，每天 2 次。

十三诊（2011-04-07）：强直性脊柱炎近期稍有反复，两髋、膝关节酸楚，转侧受限，阴雨天较甚，口干、口苦，苔薄，脉细。再以祛瘀通络，和解少阳。

【处方】

炙黄芪 9 g、党参 12 g、当归 9 g、白芍 12 g、生地黄 9 g、川芎 9 g、柴胡 9 g、桃仁 9 g、红花 9 g、乳香 9 g、五灵脂 12 g、羌活 9 g、秦艽 9 g、制香附 12 g、川牛膝 12 g、广地龙 9 g、炙甘草

6 g、青风藤 12 g、炒子芩 9 g、天花粉 12 g、川桂枝 9 g。7 剂,水煎服,每天 1 剂,每天 2 次。

十四诊(2011-05-19): 诸恙渐缓,晨起稍有作僵,经事超前,苔薄,脉细。治以调摄。

【处方】

炙黄芪 9 g、党参 12 g、当归 9 g、白芍 12 g、熟地黄 12 g、川芎 12 g、柴胡 9 g、独活 9 g、桑寄生 12 g、秦艽 9 g、防风 12 g、桂枝 9 g、茯苓 15 g、杜仲 12 g、川牛膝 12 g、炙甘草 6 g、菟丝子 12 g、制香附 12 g、首乌藤 15 g。7 剂,水煎服,每天 1 剂,每天 2 次。

按: 强直性脊柱炎主要累及脊柱、中轴骨骼和四肢大关节,晚期以脊柱、骨关节强直病变为主。施杞教授多将强脊炎分为急性发作期、缓解稽期和康复养生期进行论治。根据疾病的病期与临床表现不同辨证为湿热阻络、寒湿阻络、瘀血阻络、肾虚督空、肾虚督寒、肝肾阴亏等进行辨证施治,施杞教授常采用圣愈汤合当归拈痛汤、阳和汤、身痛逐瘀汤、独活寄生汤、右归丸、左归丸等加减治疗。本案初诊为气血失和,风寒入络,痰瘀互结,予以圣愈汤合独活寄生汤加味补气血,益肝肾,祛风湿,行气止痛等,调摄 2 个月后疼痛仍较甚,久卧、久坐、起立作僵,乃气血失和,湿热阻络,治以清热利湿疏风,祛痹止痛。予圣愈汤合当归拈痛汤加露蜂房、徐长卿等随证加减治疗 1 年半,疼痛明显缓解,腰前俯大于90°,弧度存在,颈部活动正常,再予以圣愈汤合独活寄生汤加味补气血,益肝肾,祛风湿,行气止痛等调摄巩固。

热痹,即热毒流注关节,或内有蕴热,复感风寒湿邪,与热相搏而致的痹证。《证治准绳·痹》曰:"热痹者,脏腑移热,复遇外邪,客搏经络,留而不行,阳遭其阴,故痹煽然而闷,肌肉热极,体上如鼠走之状,唇口反裂,皮肤色变。"热痹系素体阳气偏盛,内有蕴热,或阴虚阳亢之体,感受外邪侵袭,邪气入里化热,流注经络关节;或风寒湿邪日久缠绵不愈,邪留经脉,气血痹阻,以关节疼痛,局部灼热、红肿、痛不可触,不能屈伸,得冷则舒为特点的病证。热邪致痹可单一出现,或热与湿相结,湿热闭阻,表现为关节或肌肉红肿热痛,屈伸不利,步履艰难,可反复发作。当归拈痛汤源自《医学启源》,施杞教授在本方基础上合圣愈汤加减化裁而成热痹方,主治湿热为病,肢节烦痛,肩背沉重,遍身疼痛,下注于胫,肿痛不可忍。本方所治证候乃因湿热内蕴,复感风邪,或风湿化热而致风湿热三邪合而为患,但以湿邪偏重为其特点。施杞教授常用此方加味治疗强直性脊柱炎、类风湿关节炎及膝骨关节病急性发作期,出现关节或肌肉红肿热痛,屈伸受限,步履艰难,反复发作,以及慢性筋骨病湿热内蕴,经脉痹阻者。

案七

谈某,男,29 岁。

主诉: 腰脊疼痛弯腰受限 10 年余。

初诊(2009-12-03): 腰脊疼痛,活动牵掣,弯腰受限,病已 10 年余,便秘。检查:腰前俯生理弧度消失,CRP 17.9 mg/L。外院 CT 示双侧骶髂关节间隙消失,相邻关节面形态不规则,可见明显骨质硬化改变,右侧髂骨内见多个囊状低密度影,边缘硬化,苔薄,脉细。诊断:强直性脊柱炎。此乃气血瘀滞,湿热痹阻,治以活血祛瘀,清热化湿,除痹止痛。

【处方】

(1) 炙黄芪9 g、党参12 g、当归9 g、赤芍12 g、生地黄9 g、川芎12 g、柴胡9 g、苦参9 g、苍术9 g、白术9 g、升麻9 g、防风12 g、羌活12 g、葛根9 g、知母9 g、猪苓12 g、茵陈12 g、黄芩9 g、泽泻9 g、炙甘草6 g、泽兰15 g、泽泻15 g、老鹳草15 g、香谷芽12 g、制香附12 g、八月札12 g、灵芝15 g。14 剂,水煎服,每天1 剂,每天2 次。

(2) 麝香保心丸,每次2 粒,每天2 次,药汤送服。

二诊(2010 - 02 - 04):2009 - 12 - 05 出差北方受寒,疼痛加重,胃纳、二便尚可,ESR 12 mm/h,苔薄,脉细。此乃气血失和,经脉痹阻,治以活血化瘀,祛风除湿,温经通络。

【处方】

(1) 炙黄芪9 g、党参12 g、当归9 g、炒白芍18 g、生地黄9 g、川芎9 g、柴胡9 g、桃仁9 g、红花9 g、乳香9 g、五灵脂12 g、羌活9 g、秦艽9 g、制香附12 g、川牛膝12 g、广地龙9 g、炙甘草6 g、制川乌9 g、生白术18 g、粉葛根18 g、伸筋草15 g、香谷芽12 g。14 剂,水煎服,每天1 剂,每天2 次。

(2) 麝香保心丸,每次2 粒,每天2 次,药汤送服。

三诊(2010 - 03 - 04):腰痛渐缓,胃纳、二便均可,阴雨天加重,晨起较轻,入暮稍重,苔薄,脉细。治守前法。

【处方】

(1) 炙黄芪9 g、党参12 g、当归9 g、赤芍12 g、生地黄9 g、川芎12 g、柴胡9 g、苦参9 g、苍术9 g、白术9 g、升麻9 g、防风12 g、羌活12 g、葛根9 g、知母9 g、猪苓12 g、茵陈12 g、黄芩9 g、泽泻9 g、炙甘草6 g、泽兰15 g、泽泻15 g、老鹳草15 g、香谷芽12 g、制香附12 g、八月札12 g、灵芝15 g、露蜂房15 g、炙地鳖9 g、生薏苡仁15 g。14 剂,水煎服,每天1 剂,每天2 次。

(2) 麝香保心丸,每次2 粒,每天2 次,药汤送服。

四诊(2010 - 07 - 22):药后症缓,停药后2 个月,疼痛又重,纳可便燥,夜寐欠安,苔薄、舌尖红,脉细。

【处方】

(1) 炙黄芪9 g、党参12 g、当归9 g、炒白芍18 g、生地黄9 g、川芎9 g、柴胡9 g、桃仁9 g、红花9 g、乳香9 g、五灵脂12 g、羌活9 g、秦艽9 g、制香附12 g、川牛膝12 g、广地龙9 g、炙甘草6 g、制川乌9 g、生白术18 g、粉葛根18 g、伸筋草15 g、香谷芽12 g、小川连6 g、玄参12 g。14 剂,水煎服,每天1 剂,每天2 次。

(2) 麝香保心丸,每次2 粒,每天2 次,药汤送服。

五诊(2011 - 02 - 24):颈腰酸痛,胸背牵掣,二便正常,背脊作凉,两胁作胀,苔薄腻,脉细弦。此乃风寒内袭,经脉瘀阻,治以调摄。

【处方】

炙黄芪9g、党参12g、当归9g、白芍12g、熟地黄12g、川芎12g、柴胡9g、独活9g、桑寄生12g、秦艽9g、防风12g、桂枝9g、茯苓15g、杜仲12g、川牛膝12g、炙甘草6g、炙地鳖12g、露蜂房15g、青风藤15g、金雀根15g、制香附12g、白花蛇舌草30g、大枣9g。14剂,水煎服,每天1剂,每天2次。

按: 施杞教授认为,强直性脊柱炎病机关键是气虚血瘀,风湿痹阻,肝肾不足。本案初诊时腰脊疼痛,活动牵掣,弯腰受限,病已10年余,便秘,苔薄,脉细。诊断为强直性脊柱炎,辨证为气血瘀滞,湿热痹阻,方选热痹方清热利湿,祛瘀止痛,加泽兰、泽泻活血,利水消肿;老鹳草祛风通络止痛;香谷芽、制香附、八月札、灵芝行气和胃、扶正和肝。二诊时感寒,风寒入络痹阻筋脉,疼痛加重,予筋痹方加制川乌、生白术、粉葛根、伸筋草、香谷芽活血化瘀,祛风除湿,温经通络。三诊腰痛渐缓,胃纳、二便均可,阴雨天加重,晨起较轻,入暮稍重,风湿郁久化热。《证治准绳·痹》曰:"热痹者,脏腑移热,复遇外邪,客搏经络,留而不行,阳遭其阴,故痹煽然而闷,肌肉热极,体上如鼠走之状,唇口反裂,皮肤色变。"当归拈痛汤源自《医学启源》,施杞教授在本方基础上合圣愈汤加减化裁而成热痹方,主治湿热为病,肢节烦痛,肩背沉重,遍身疼痛,下注于胫,肿痛不可忍。本方所治证候乃因湿热内蕴,复感风邪,或风湿化热而致风湿热三邪合而为患,但以湿邪偏重为其特点。施杞教授常用此方加味治疗强直性脊柱炎、类风湿关节炎及膝骨关节病急性发作期,出现关节或肌肉红肿热痛,屈伸受限,步履艰难,反复发作,以及慢性筋骨病湿热内蕴,经脉痹阻者。

案八

吕某,男,49岁。

主诉: 腰脊疼痛8年余。

初诊(2011 - 04 - 07): 腰脊疼痛已有8年余,腰前俯且生理弧度消失,下蹲受限,外院CT示腰椎呈竹节样改变,骶髂关节显示不清晰,L_3/L_4、L_4/L_5、L_5/S_1椎间盘轻度膨出,苔薄,脉沉细。诊断:强直性脊柱炎。此乃气血瘀滞,风寒入络,经脉痹阻,治以活血祛瘀,祛风除湿,通络止痛。

【处方】

(1)炙黄芪9g、党参12g、当归9g、白芍12g、生地黄9g、川芎9g、柴胡9g、桃仁9g、红花9g、乳香9g、五灵脂12g、羌活9g、秦艽9g、制香附12g、川牛膝12g、广地龙9g、炙甘草6g、青风藤12g、香谷芽12g。14剂,水煎服,每天1剂,每天2次。

(2)查骶髂关节CT、骨盆正位X线片、HLA - B_{27}、ESR、抗"O"、CRP、RF。

二诊(2011 - 04 - 21): 疼痛稍缓,活动转侧欠利,便溏,每天1~2次,4月7日理化检查:CRP 0.5 mg/L,HLA - B_{27}(+),抗"O"45 IU,ESR 2 mm/h,RF(-),CT示双侧骶髂关节炎表现,X线片示骨盆退行性改变。苔薄、舌质红,脉细。治守前法。

【处方】

炙黄芪9g、党参12g、当归9g、白芍12g、生地黄9g、川芎9g、柴胡9g、桃仁9g、红花9g、乳香9g、五灵脂12g、羌活9g、秦艽9g、制香附12g、川牛膝12g、广地龙9g、炙甘草6g、青风藤12g、香谷芽12g、金雀根15g、伸筋草12g。14剂,水煎服,每天1剂,每天2次。

按: 本案初诊时腰脊疼痛已有8年余,腰前俯生理弧度消失,下蹲受限,外院CT示腰椎呈竹节样改变,骶髂关节显示不清晰,L$_3$/L$_4$、L$_4$/L$_5$、L$_5$/S$_1$椎间盘轻度膨出,苔薄,脉沉细。诊断为强直性脊柱炎,辨证为气血瘀滞,风寒入络,经脉痹阻。方选筋痹方活血祛瘀,祛风除湿,通络止痛,加青风藤祛风除湿,利水消肿,通经络;香谷芽健脾和胃。二诊时疼痛稍缓,活动转侧欠利,便溏,每天1~2次,原方加金雀根清肺益脾,活血通络,伸筋草祛风除湿,舒筋活血。强直性脊炎主要累及骶髂关节、脊柱,引起其强直和纤维化,并伴有不同程度的眼、肺、心血管、肾等多个器官的病变,常起病隐匿、病势缠绵、致残率高,严重影响患者的身心健康与生活质量,为临床上难治性疾病。《素问·长刺节论》曰:"病在骨,骨重不可举,骨髓酸痛,寒气至,名曰骨痹。"《素问·痹论》曰:"骨痹不已,复感于邪,内舍于肾……肾痹者,善胀,尻以代踵,脊以代头。"以上说明病变在脏与肾密切相关,且中晚期可发生脊柱畸形,亦有称"龟背"。唐·王冰《补注黄帝内经素问》曰:"督脉为病,脊强反折而不能屈伸也。"施杞教授多将强直性脊柱炎分为急性发作期、缓解稽期和康复养生期进行论治。本案施杞教授辨证为气血瘀滞,风寒入络,经脉痹阻,属于急性发作期以实为主者气滞血瘀型,治以活血行气,祛瘀活络,通痹止痛,方用筋痹方加减。

案九

陈某,男,43岁。

主诉: 颈项酸楚,腰脊疼痛,晨起作僵多年加重半年。

初诊(2011-05-19): 颈项酸楚,腰脊疼痛,晨起作僵,近半年加重,颈活动前屈30°、后伸15°、左右旋转30°、腰前俯90°、生理弧度减弱,骶棘肌痉挛,下蹲起立尚可,胃脘不适,曾有胃十二指肠球部溃疡史,二便正常,汗出较多(阵发性)。外院检查:2011-03-23的检查示ESR 36 mm/h;2010-08-27的检查示 HLA-B$_{27}$(+)、ESR 38 mm/h;2009年10月的X线片示两髋关节间隙狭窄、颈椎生理弧度减弱,CT示骶髂关节增生。苔薄、舌质红、中有裂纹,脉细滑。诊断:强直性脊柱炎。此乃气血失和,湿热内蕴,治以清热利湿,养血疏风,祛痹止痛。

【处方】

炙黄芪9g、党参12g、当归9g、赤芍12g、生地黄9g、川芎12g、柴胡9g、苦参9g、苍术9g、白术9g、升麻9g、防风12g、羌活12g、葛根9g、知母9g、猪苓12g、茵陈12g、黄芩

9 g、泽泻 9 g、炙甘草 6 g、青风藤 15 g、金雀根 15 g、老鹳草 15 g、香谷芽 12 g、蒲公英 15 g、大枣 9 g。14 剂,水煎服,每天 1 剂,每天 2 次。

二诊(2011 - 07 - 28):入夏以来,颈腰疼痛时轻时重,小便正常,便溏,胃纳欠佳,苔薄、少津,脉细。此乃风寒内袭,经脉痹阻,脾失健运,治以补气血,益肝肾,健脾胃,止痹痛。

【处方】

(1)粉葛根 30 g、生麻黄 9 g、炒白芍 30 g、川桂枝 15 g、秦艽 12 g、炒羌活 12 g、炒独活 12 g、玄参 12 g、青风藤 15 g、生黄芪 30 g、炒白术 9 g、炒防风 15 g、香谷芽 12 g、九香虫 9 g、姜半夏 9 g、广陈皮 9 g。14 剂,水煎服,每天 1 剂,每天 2 次。

(2)施氏十二字养生功,每天 2 次。

按:施杞教授认为强直性脊柱炎患者多见先天肾虚督亏,气血失和,脏腑失调,痰瘀痹阻,留恋于脊柱筋骨血脉之间,不通则痛;后期肾虚督空,气血两虚,肝经失养,筋骨不用,不荣则痛;同时整个病变过程中夹杂着痰瘀,而导致痰瘀的主要原因是虚,常有气虚、血虚、阴虚、阳虚、督空之不同,即因虚致瘀。治疗的重点是益气化瘀,祛风除湿,补益肝肾。根据疾病的病期与临床表现不同辨证为湿热阻络、寒湿阻络、瘀血阻络、肾虚督空、肾虚督寒、肝肾阴亏。施杞教授常采用圣愈汤合当归拈痛汤、阳和汤、身痛逐瘀汤、独活寄生汤、右归丸、左归丸等加减治疗。湿热阻络证即热毒流注关节,或内有蕴热,复感风寒湿邪,与热相搏而致的痹证,又称为热痹;热痹系素体阳气偏盛,内有蕴热,或阴虚阳亢之体,感受外邪侵袭,邪气入里化热,流注经络关节;或风寒湿邪日久缠绵不愈,邪留经脉,气血痹阻,以关节疼痛,局部灼热、红肿、痛不可触,不能屈伸,得冷则舒为特点的病证。当归拈痛汤为东垣治湿热脚气之方,《医方集解》引申为"治湿热相搏,肢节烦痛",与风湿热痹甚合,是清热利湿、祛风止痛之良方。由于强直性脊柱炎为以进行性中轴关节为主的慢性炎症性自身免疫性疾病,随着骨破坏和新骨形成的反复循环进展,最终导致骨关节强直,故对患者的功能影响很大,施杞教授要求自诊断之日起即需时刻防止其强直于非功能位,故必须指导其日常起居姿势体位,还要指导其功能锻炼,促进其功能恢复。施氏十二字养生功是由施杞教授继承王子平的武术精华,积数十年的临床经验和科研心得所创编。该功法内调气血脏腑,外强筋骨,扶正祛邪,在防治颈腰椎病的同时,进行整体调整,恢复脊柱的动静力平衡,从而达到养身保健的目的,具有动作设计科学合理、针对性强、易学易练、疗效显著等特点,对强直性脊柱炎的功能恢复有一定的辅助作用。

案十

李某,女,44 岁。

主诉:腰脊疼痛已有 10 年余加重 2 年。

初诊(2011 - 05 - 19):腰脊疼痛已有 10 年余,近年加重,时有手足麻木,外院检查(2010 - 08 - 02)示 ESR 27 mm/h,RF 0.88 IU/mL(0~30 IU/mL),抗"O" 72 IU/mL

(0~200 IU/mL),CRP 11.2 mg/L(0~8 mg/L),HLA - B$_{27}$(+)。经事正常,咽喉失畅,腑行燥结,苔薄,脉细滑。诊断:强直性脊柱炎。此乃气血失和,经脉失畅,治以活血祛瘀,祛风除湿,通络止痛。

【处方】

(1) 炙黄芪 9 g、党参 12 g、当归 9 g、白芍 12 g、生地黄 9 g、川芎 9 g、柴胡 9 g、桃仁 9 g、红花 9 g、乳香 9 g、五灵脂 12 g、羌活 9 g、秦艽 9 g、制香附 12 g、川牛膝 12 g、广地龙 9 g、炙甘草 6 g、鸡血藤 15 g、青风藤 15 g、香谷芽 15 g、旋覆梗 12 g、肉苁蓉 18 g、火麻仁 15 g。14 剂,水煎服,每天 1 剂,每天 2 次。

(2) 建议查颈椎、腰椎、骶髂关节 MRI。

二诊(2011 - 07 - 28): 腰脊疼痛已缓,足趾麻木已瘥,外院 CT 示骶髂关节炎,早期强直性脊柱炎表现,L$_4$/L$_5$椎间盘突出。便秘 3 天一行,经行提前 1 周,量少,时有头晕,平素血压偏低,苔薄,脉细。此乃气血失畅,肝肾不足,治以调摄。

【处方】

炙黄芪 9 g、党参 12 g、当归 9 g、白芍 12 g、熟地黄 12 g、川芎 12 g、柴胡 9 g、独活 9 g、桑寄生 12 g、秦艽 9 g、防风 12 g、桂枝 9 g、茯苓 15 g、杜仲 12 g、川牛膝 12 g、炙甘草 6 g、制香附 15 g、参三七粉 4 g^{另吞}、制女贞子 15 g、墨旱莲 12 g、火麻仁 18 g、郁李仁 15 g。28 剂,水煎服,每天 1 剂,每天 2 次。

按:《素问·痹论》曰:"骨痹不已,复感于邪,内舍于肾……肾痹者,善胀,尻以代踵,脊以代头。"王冰《补注黄帝内经素问》曰:"督脉为病,脊强反折而不能屈伸也。"其病在肾腑,其损为肾所主之骨骼,其病位深、病程长,一般需要长期治疗。施杞教授认为,本病的病机关键是气虚血瘀,风湿痹阻,肝肾不足,根据疾病的病期与临床表现不同辨证为湿热阻络、寒湿阻络、瘀血阻络、肾虚督空、肾虚督寒、肝肾阴亏。施杞教授常采用圣愈汤合当归拈痛汤、阳和汤、身痛逐瘀汤、独活寄生汤、右归丸、左归丸等加减治疗。本案患者初诊时腰脊疼痛已有 10 年余,近年加重,时有手足麻木,月事正常,咽喉失畅,腑行燥结,辨证为气血失和,经脉失畅,治以活血祛瘀,祛风除湿,通络止痛,方选圣愈汤合身痛逐瘀汤,加鸡血藤、青风藤祛风通络止痛;香谷芽、旋覆梗和胃降逆;肉苁蓉、火麻仁润肠通便。二诊时腰脊疼痛已缓,足趾麻木已瘥,外院 CT 示骶髂关节炎,早期强直性脊柱炎表现,L$_4$/L$_5$椎间盘突出。便秘 3 天一行,经行提前 1 周,量少,时有头晕,平素血压偏低,苔薄,脉细,乃气血失畅,肝肾不足,治以圣愈汤合独活寄生汤,加参三七粉、制女贞子、墨旱莲、火麻仁、郁李仁,共奏补气血,益肝肾,祛风湿,止痹痛,活血化瘀,滋阴润肠通便之效。

案十一

聂某,男,30 岁。

主诉: 腰脊酸楚疼痛 5 年。

初诊(2009-03-10)：颈腰酸楚疼痛,阴雨天尚可,活动牵掣,病已5年,目糊,时有红赤,口干少津,二便尚可,外院 HLA-B$_{27}$(+),近期 ESR、CRP 正常,腰前俯大于90°,但生理弧度存在,颈活动正常,苔薄、黄腻,脉细滑。诊断:强直性脊柱炎。此乃气血失和,寒湿入络,久蕴化热,痹阻经络,治以清热利湿疏风,祛痹止痛。

【处方】

炙黄芪9g、党参12g、当归9g、赤芍12g、生地黄9g、川芎12g、柴胡9g、苦参9g、苍术9g、白术9g、升麻9g、防风12g、羌活12g、葛根9g、知母9g、猪苓12g、茵陈12g、黄芩9g、泽泻9g、炙甘草6g、制川乌9g、枸杞子12g、露蜂房12g、炙地鳖9g。14剂,水煎服,每天1剂,每天2次。

二诊(2009-03-19)：诸恙均缓,胃纳、二便、夜寐均可,苔薄,脉细。治守前法。

【处方】

炙黄芪9g、党参12g、当归9g、赤芍12g、生地黄9g、川芎12g、柴胡9g、苦参9g、苍术9g、白术9g、升麻9g、防风12g、羌活12g、葛根9g、知母9g、猪苓12g、茵陈12g、黄芩9g、泽泻9g、炙甘草6g、制川乌9g、枸杞子12g、露蜂房12g、炙地鳖9g。14剂,水煎服,每天1剂,每天2次。

三诊(2009-04-07)：腰脊疼痛较前明显好转,便溏,目赤,多汗,苔薄腻,脉细。治守前法。

【处方】

炙黄芪9g、党参12g、当归9g、赤芍12g、生地黄9g、川芎12g、柴胡9g、苦参9g、苍术9g、白术9g、升麻9g、防风12g、羌活12g、葛根9g、知母9g、猪苓12g、茵陈12g、黄芩9g、泽泻9g、炙甘草6g、熟附片9g、川桂枝9g、露蜂房12g、枸杞子12g、密蒙花12g、嫩钩藤12g、明天麻12g、石斛12g。14剂,水煎服,每天1剂,每天2次。

四诊(2009-05-05)：药后诸恙均缓,二便正常,面部痤疮时多时少,目糊,苔薄,脉细。治守前法。

【处方】

炙黄芪9g、党参12g、当归9g、赤芍12g、生地黄9g、川芎12g、柴胡9g、苦参9g、苍术9g、白术9g、升麻9g、防风12g、羌活12g、葛根9g、知母9g、猪苓12g、茵陈12g、黄芩9g、泽泻9g、炙甘草6g、杭菊花12g、密蒙花12g、枸杞子12g、紫丹参12g、生薏苡仁15g。14剂,水煎服,每天1剂,每天2次。

五诊(2009-06-30)：腰脊疼痛已缓,腰前俯大于90°,但生理弧度存在,下蹲起立正常,二便正常,苔薄,脉细。此乃气血失和,肝肾亏虚,治以滋补肝肾,益气活血,祛风除湿,通络止痛。

【处方】

炙黄芪9g、党参12g、当归9g、白芍12g、熟地黄12g、川芎12g、柴胡9g、独活9g、桑寄生12g、秦艽9g、防风12g、桂枝9g、茯苓15g、杜仲12g、川牛膝12g、炙甘草6g、枸杞子12g、紫丹参12g、生薏苡仁18g、露蜂房12g。14剂,水煎服,每天1剂,每天2次。

六诊(2009-07-28)：药后腰痛已缓,腰前俯尚可,二便正常,苔薄腻,脉细滑。治守前法。

【处方】

炙黄芪9g、党参12g、当归9g、白芍12g、熟地黄12g、川芎12g、柴胡9g、独活9g、桑寄生12g、秦艽9g、防风12g、桂枝9g、茯苓15g、杜仲12g、川牛膝12g、炙甘草6g、制川乌9g、伸筋草12g、露蜂房12g、豨莶草12g、香谷芽12g。14剂,水煎服,每天1剂,每天2次。

七诊(2009-08-25)：腰脊疼痛药后已缓,腰前俯大于90°,但生理弧度存在,近期稍有反复,日轻夜重,苔薄,脉细。此乃气血失和,湿热痹阻,治以清热利湿疏风,祛痹止痛。

【处方】

炙黄芪9g、党参12g、当归9g、赤芍12g、生地黄9g、川芎12g、柴胡9g、苦参9g、苍术9g、白术9g、升麻9g、防风12g、羌活12g、葛根9g、知母9g、猪苓12g、茵陈12g、黄芩9g、泽泻9g、炙甘草6g、制川乌9g、露蜂房12g、生薏苡仁18g、紫丹参15g。14剂,水煎服,每天1剂,每天2次。

八诊(2009-10-20)：疼痛时轻时重,神疲乏力,二便正常,苔薄,脉细。再以调摄。

【处方】

炙黄芪9g、党参12g、当归9g、赤芍12g、生地黄9g、川芎12g、柴胡9g、苦参9g、苍术9g、白术9g、升麻9g、防风12g、羌活12g、葛根9g、知母9g、猪苓12g、茵陈12g、黄芩9g、泽泻9g、炙甘草6g、制黄精12g、灵芝15g、生薏苡仁18g、紫丹参15g、海藻15g、昆布12g、干姜3g、大枣9g。14剂,水煎服,每天1剂,每天2次。

九诊(2009-12-15)：腰脊疼痛已缓,阴雨天时有反复,便溏,目糊,咽喉失畅,苔薄,脉沉细。治守前法。

【处方】

炙黄芪9g、党参12g、当归9g、赤芍12g、生地黄9g、川芎12g、柴胡9g、苦参9g、苍术9g、白术9g、升麻9g、防风12g、羌活12g、葛根9g、知母9g、猪苓12g、茵陈12g、黄芩9g、泽泻9g、炙甘草6g、制黄精12g、灵芝15g、生薏苡仁18g、紫丹参15g、海藻15g、昆布12g、干姜6g、大枣9g、制川乌9g、炙地鳖9g。14剂,水煎服,每天1剂,每天2次。

十诊(2009-12-30)：疼痛渐缓,时有皮肤瘙痒,胃纳、二便均可,苔薄,脉细。再以前法。

【处方】

炙黄芪9g、党参12g、当归9g、赤芍12g、生地黄9g、川芎12g、柴胡9g、苦参9g、苍术9g、白术9g、升麻9g、防风12g、羌活12g、葛根9g、知母9g、猪苓12g、茵陈12g、黄芩9g、泽泻9g、炙甘草6g、粉草薢12g、地肤子12g、制川乌12g^{先煎}、葛根9g、川桂枝18g、生白术9g、昆布18g、海藻18g。14剂,水煎服,每天1剂,每天2次。

十一诊(2010-02-09)：近期腰背疼痛,目赤,便溏,苔薄,脉弦细。此乃气滞血瘀,经络痹阻,治以活血化瘀,祛风除湿,通络止痛。

【处方】

（1）炙黄芪 9 g、党参 12 g、当归 9 g、白芍 12 g、生地黄 9 g、川芎 9 g、柴胡 9 g、桃仁 9 g、红花 9 g、乳香 9 g、五灵脂 12 g、羌活 9 g、秦艽 9 g、制香附 12 g、川牛膝 12 g、广地龙 9 g、炙甘草 6 g、徐长卿 18 g、青风藤 15 g、炙地鳖 9 g、高良姜 6 g、枸杞子 12 g。14 剂，水煎服，每天 1 剂，每天 2 次。

（2）麝香保心丸，每次 2 粒，每天 2 次，药汤送服。

十二诊（2010 - 03 - 23）：诸恙均缓，近 1 周稍有反复，腑行每天 2~3 次，苔薄，脉细。治守前法。

【处方】

（1）炙黄芪 9 g、党参 12 g、当归 9 g、白芍 12 g、生地黄 9 g、川芎 9 g、柴胡 9 g、桃仁 9 g、红花 9 g、乳香 9 g、五灵脂 12 g、羌活 9 g、秦艽 9 g、制香附 12 g、川牛膝 12 g、广地龙 9 g、炙甘草 6 g、徐长卿 18 g、青风藤 15 g、炙地鳖 9 g、枸杞子 12 g、淡干姜 9 g、怀山药 30 g、粉草薢 12 g、粉丹皮 12 g。14 剂，水煎服，每天 1 剂，每天 2 次。

（2）麝香保心丸，每次 2 粒，每天 2 次，药汤送服。

十三诊（2010 - 04 - 20）：诸恙平稳，畏冷，神疲乏力，脘腹作胀，二便正常，苔薄，脉细。此乃脾肾阳虚，肾虚督空，治以补养肝肾，温肾通督。

【处方】

（1）炙黄芪 9 g、党参 12 g、当归 9 g、白芍 12 g、熟地黄 12 g、川芎 9 g、柴胡 9 g、山茱萸 12 g、巴戟天 12 g、肉苁蓉 12 g、附子 9 g、肉桂 6 g、五味子 9 g、麦冬 12 g、石斛 9 g、石菖蒲 18 g、淡远志 9 g、茯苓 15 g、香谷芽 12 g、炙地鳖 9 g。14 剂，水煎服，每天 1 剂，每天 2 次。

（2）麝香保心丸，每次 2 粒，每天 2 次，药汤送服。

十四诊（2010 - 11 - 09）：腰脊疼痛渐缓，腰前俯大于 90°，尚觉乏力，二便正常，胃纳尚可，苔薄腻，脉弦小。再以调摄。

【处方】

炙黄芪 9 g、党参 12 g、当归 9 g、白芍 12 g、熟地黄 12 g、川芎 12 g、柴胡 9 g、山茱萸 12 g、怀山药 18 g、枸杞子 12 g、鹿角片 12 g、菟丝子 12 g、熟附片 9 g、桂枝 9 g、杜仲 12 g、香谷芽 12 g、炙甘草 6 g、羌活 12 g、独活 12 g、秦艽 12 g、炒防风 12 g、金雀根 15 g、香谷芽 12 g、鸡血藤 15 g。14 剂，水煎服，每天 1 剂，每天 2 次。

十五诊（2010 - 11 - 23）：腰脊疼痛，右下肢牵掣，时轻时重，胃纳、二便均可，夜寐亦安，苔薄，脉细。此乃气滞血瘀，经络痹阻，治以活血化瘀，祛风除湿，通络止痛。

【处方】

炙黄芪 9 g、党参 12 g、当归 9 g、白芍 12 g、生地黄 9 g、川芎 9 g、柴胡 9 g、桃仁 9 g、红花 9 g、乳香 9 g、五灵脂 12 g、羌活 9 g、秦艽 9 g、制香附 12 g、川牛膝 12 g、广地龙 9 g、炙甘草 6 g、伸筋草 15 g、金雀根 15 g、全蝎 3 g、大蜈蚣 3 g、徐长卿 15 g、香谷芽 12 g。14 剂，水煎服，每天 1 剂，每天 2 次。

十六诊（2010 - 12 - 21）：入冬以后腰脊疼痛略甚，转侧不利，胃纳可，便溏，苔薄，脉细沉。此乃肾阳不足,精亏髓空,治以温补肾阳,益气化瘀,祛风通络,舒筋止痛。

【处方】

炙黄芪 9 g、党参 12 g、当归 9 g、白芍 12 g、熟地黄 12 g、川芎 12 g、柴胡 9 g、山茱萸 12 g、怀山药 18 g、枸杞子 12 g、鹿角片 12 g、菟丝子 12 g、熟附片 9 g、桂枝 9 g、杜仲 12 g、香谷芽 12 g、炙甘草 6 g、鸡血藤 12 g、老鹳草 15 g、青风藤 12 g、制香附 12 g、粉葛根 12 g。14 剂,水煎服,每天 1 剂,每天 2 次。

十七诊(2011‐01‐18):近期诸恙稍有反复,动则缓解,腑行溏薄,苔薄,脉细。治守前法。

【处方】

炙黄芪 9 g、党参 12 g、当归 9 g、白芍 12 g、熟地黄 12 g、川芎 12 g、柴胡 9 g、独活 9 g、桑寄生 12 g、秦艽 9 g、防风 12 g、桂枝 9 g、茯苓 15 g、杜仲 12 g、川牛膝 12 g、炙甘草 6 g、补骨脂 12 g、肉苁蓉 15 g、青风藤 12 g、制香附 12 g、制附片 9 g。14 剂,水煎服,每天 1 剂,每天 2 次。

十八诊(2011‐02‐15):天气阴寒,腰脊疼痛时有反复、加重,阳事少兴,苔薄,脉沉细。此乃气血失和,寒湿痹阻,治以益气活血,温经散寒,除湿止痛。

【处方】

炙黄芪 9 g、党参 12 g、当归 9 g、白芍 12 g、生地黄 9 g、川芎 9 g、柴胡 9 g、桂枝 9 g、粉葛根 12 g、大枣 9 g、炙甘草 6 g、苦参 12 g、绵茵陈 12 g、露蜂房 12 g、熟附片 9 g、炮干姜 6 g。14 剂,水煎服,每天 1 剂,每天 2 次。

十九诊(2011‐03‐01):药后诸恙渐缓,胃纳、二便尚可,苔薄,脉细。治守前法。

【处方】

炙黄芪 9 g、党参 12 g、当归 9 g、白芍 12 g、生地黄 9 g、川芎 9 g、柴胡 9 g、桂枝 9 g、粉葛根 12 g、大枣 9 g、炙甘草 6 g、苦参 12 g、绵茵陈 12 g、露蜂房 12 g、熟附片 9 g、川桂枝 9 g、炮干姜 6 g、山茱萸 12 g、巴戟天 12 g。14 剂,水煎服,每天 1 剂,每天 2 次。

二十诊(2011‐03‐29):颈项酸楚疼痛、腰脊转侧不利已缓,夜间时有胸闷、心悸,心电图正常,苔薄,脉细。治守前法。

【处方】

炙黄芪 9 g、党参 12 g、当归 9 g、白芍 12 g、生地黄 9 g、川芎 9 g、柴胡 9 g、桂枝 9 g、粉葛根 12 g、大枣 9 g、炙甘草 6 g、秦艽 9 g、羌活 9 g、独活 9 g、露蜂房 12 g、制何首乌 15 g、首乌藤 15 g、巴戟天 12 g、山茱萸 12 g、制香附 12 g、炒枣仁 15 g。14 剂,水煎服,每天 1 剂,每天 2 次。

二十一诊(2011‐05‐10):腰脊疼痛已少,精神气色亦佳,二便正常,苔薄,脉细。治守前法。

【处方】

炙黄芪 9 g、党参 12 g、当归 9 g、白芍 12 g、生地黄 9 g、川芎 9 g、柴胡 9 g、桂枝 9 g、粉葛根 12 g、大枣 9 g、炙甘草 6 g、金雀根 18 g、青风藤 12 g、露蜂房 12 g、制黄精 12 g、枸杞子 12 g、生薏苡仁 18 g、山茱萸 12 g、巴戟天 15 g。14 剂,水煎服,每天 1 剂,每天 2 次。

二十二诊(2011‐06‐07):颈腰疼痛均瘥,每易疲劳,阳事欠兴,口干少津,苔薄、舌质红,脉细沉。此乃肝肾不足,气血失和,治以滋阴补肾,填精益髓,祛湿止痛。

【处方】

炙黄芪 9 g、党参 12 g、当归 9 g、白芍 12 g、熟地黄 12 g、川芎 12 g、柴胡 9 g、山茱萸 12 g、怀山药 18 g、枸杞子 12 g、鹿角片 12 g、菟丝子 12 g、川牛膝 12 g、炙龟板 9 g、鸡血藤 12 g、香谷芽 12 g、炙甘草 6 g、金樱子 12 g、巴戟天 12 g、金狗脊 30 g、金雀根 15 g、老鹳草 15 g。14 剂,水煎服,每天 1 剂,每天 2 次。

按:本案为强直性脊柱炎,初诊时颈腰酸楚,阴雨天尚可,活动牵掣,病已 5 年,目糊,时有红赤,口干少津,辨证为气血失和,寒湿入络,久蕴化热,痹阻经络,故方选热痹方清热利湿疏风,祛痹止痛。二十二诊时颈腰疼痛均瘥,每易疲劳,阳事欠兴,口干少津,苔薄,舌质红,脉细沉,辨证为肝肾不足,气血失和,方选益肾通痹方滋阴补肾,填精益髓。强直性脊柱炎是一种原因不明,以侵犯中轴关节为主的慢性炎症性自身免疫性疾病,属于血清阴性脊柱关节病的一种。多见于青少年男性,少数也可见于中老年人,具有种族差异性和家族遗传倾向性。病变主要累及骶髂关节、脊柱,引起其强直和纤维化,并伴有不同程度的眼、肺、心血管、肾等多个器官的病变,常起病隐匿、病势缠绵、致残率高,严重影响患者的身心健康与生活质量,为临床上难治性疾病。《素问·痹论》中"骨痹不已,复感于邪,内舍于肾""肾痹者,善胀,尻以代踵,脊以代头",说明病变在脏与肾密切相关,且中晚期可发生脊柱畸形,亦有称"龟背"。唐·王冰《补注黄帝内经素问》曰:"督脉为病,脊强反折而不能屈伸也。"其病因主要包括正虚(气血、肾、督亏虚)和邪实(风、寒、湿、痰、瘀、热、火毒),邪是形成本病的病机关键。施杞教授多将强直性脊柱炎分为急性发作期、缓解稳期和康复养生期进行论治。本病治疗的重点是益气化瘀,祛风除湿,补益肝肾。根据疾病的病期与临床表现不同辨证为湿热阻络、寒湿阻络、瘀血阻络、肾虚督空、肾虚督寒、肝肾阴亏。施杞教授常采用圣愈汤合当归拈痛汤、阳和汤、身痛逐瘀汤、独活寄生汤、右归丸、左归丸等加减治疗。

案十二

张某,男,39 岁。

主诉:右髋疼痛牵掣 5 年余。

初诊(2010-03-25):右髋疼痛牵掣 5 年余,不耐久坐,立位步行尚可,无下肢麻木,畏冷,泛酸。腰椎、骨盆、髋关节 MRI 示无明显异常,二便正常,肌电图正常,苔薄,脉细滑。诊断:右髋劳损,强直性脊柱炎。此乃气血瘀滞,经脉失畅,治以活血行气,祛瘀活络,通痹止痛。

【处方】

炙黄芪 9 g、党参 12 g、当归 9 g、白芍 12 g、生地黄 9 g、川芎 9 g、柴胡 9 g、桃仁 9 g、红花 9 g、乳香 9 g、五灵脂 12 g、羌活 9 g、秦艽 9 g、制香附 12 g、川牛膝 12 g、广地龙 9 g、炙甘草 6 g、炙地鳖 9 g、煅瓦楞子 30 g^{先煎}、旋覆梗 12 g、八月札 12 g、香谷芽 12 g。14 剂,水煎服,每天 1 剂,每天 2 次。

二诊(2010-04-15)：腰脊疼痛,两髋牵掣,药后已缓,外院 HLA-B$_{27}$(+),风湿指标(-),ESR、CRP 正常,二便正常,胃纳尚可,苔薄腻,脉细滑。诊断：强直性脊柱炎。再以调摄。

【处方】

(1)炙黄芪9g、党参12g、当归9g、白芍12g、生地黄9g、川芎9g、柴胡9g、桃仁9g、红花9g、乳香9g、五灵脂12g、羌活9g、秦艽9g、制香附12g、川牛膝12g、广地龙9g、炙甘草6g、豨莶草15g、露蜂房15g、制川乌9g、香谷芽12g、川桂枝9g、汉防己15g。14剂,水煎服,每天1剂,每天2次。

(2)麝香保心丸,每次2粒,每天2次,药汤送服。

三诊(2010-04-29)：腰脊、右髋疼痛药后已缓,二便正常,胃纳欠佳,苔薄,脉细。再以调摄。

【处方】

(1)炙黄芪9g、党参12g、当归9g、白芍12g、生地黄9g、川芎9g、柴胡9g、桃仁9g、红花9g、乳香9g、五灵脂12g、羌活9g、秦艽9g、制香附12g、川牛膝12g、广地龙9g、炙甘草6g、豨莶草15g、香谷芽12g、川桂枝9g、汉防己15g、八月札12g、神曲12g。14剂,水煎服,每天1剂,每天2次。

(2)麝香保心丸,每次2粒,每天2次,药汤送服。

四诊(2010-05-30)：颈腰酸楚,右侧臀部疼痛,胃纳欠佳,二便正常,汗出绵绵,腰前俯生理弧度存在,苔薄、舌质紫,脉细沉。此乃气血瘀滞,气阴不足,经脉失畅,治以活血化瘀,益气养阴,除痹止痛。

【处方】

(1)炙黄芪9g、党参12g、当归9g、白芍12g、生地黄9g、川芎9g、柴胡9g、桃仁9g、红花9g、乳香9g、五灵脂12g、羌活9g、秦艽9g、制香附12g、川牛膝12g、广地龙9g、炙甘草6g、炒黄柏9g、肥知母9g、糯稻根30g、煅龙骨30g^{先煎}、煅牡蛎30g^{先煎}、淫羊藿18g。14剂,水煎服,每天1剂,每天2次。

(2)麝香保心丸,每次2粒,每天2次,药汤送服。

五诊(2011-05-10)：腰骶疼痛缓而未已,盗汗、自汗已少,二便正常,苔薄、舌质紫,脉细滑。再以调摄。

【处方】

(1)炙黄芪9g、党参12g、当归9g、白芍12g、生地黄9g、川芎9g、柴胡9g、桃仁9g、红花9g、乳香9g、五灵脂12g、羌活9g、秦艽9g、制香附12g、川牛膝12g、广地龙9g、炙甘草6g、糯稻根30g、地骨皮12g、伸筋草12g、金雀根15g、煅瓦楞子30g^{先煎}。14剂,水煎服,每天1剂,每天2次。

(2)麝香保心丸,每次2粒,每天2次,药汤送服。

六诊(2011-05-24)：疼痛渐缓,近期天气阴寒,疼痛加剧,小便赤,苔薄,脉细沉。此乃气血未和,寒湿痹阻,痰瘀内蕴,经脉失畅,治以温经散寒,化痰通络。

【处方】

(1) 炙黄芪 15 g、党参 12 g、当归 9 g、白芍 12 g、熟地黄 30 g、川芎 12 g、柴胡 9 g、鹿角片 9 g、肉桂 3 g、炮姜 6 g、麻黄 6 g、白芥子 9 g、炙甘草 6 g、秦艽 9 g、炒羌活 9 g、独活 9 g、露蜂房 15 g、生薏苡仁 15 g、车前子 15 g、车前草 15 g、制香附 12 g。14 剂,水煎服,每天 1 剂,每天 2 次。

(2) 麝香保心丸,每次 2 粒,每天 2 次,药汤送服。

七诊(2011 - 06 - 21): 腰痛已瘥,右侧臀部牵掣,胃纳尚可,胃镜示萎缩性胃炎伴溃疡,苔黄腻,脉细沉。此乃气血未和,肝肾亏虚,经脉失畅,治以补气血,益肝肾,祛风湿,止痹痛。

【处方】

炙黄芪 9 g、党参 12 g、当归 9 g、白芍 12 g、熟地黄 12 g、川芎 12 g、柴胡 9 g、独活 9 g、桑寄生 12 g、秦艽 9 g、防风 12 g、桂枝 9 g、茯苓 15 g、杜仲 12 g、川牛膝 12 g、炙甘草 6 g、白花蛇舌草 18 g、蒲公英 18 g、制香附 12 g、煅瓦楞子 30 g[先煎]、大枣 9 g。14 剂,水煎服,每天 1 剂,每天 2 次。

按: 清·张锡纯《医学衷中参西录》曰:"凡人之腰痛,皆脊梁处作痛,此实督脉主之……肾虚者,其督必虚,是以腰疼。"其描述与强直性脊柱炎的临床表现极为相似。可见本病在体为骨,在脏为肾,且与督脉息息相关,故当属"骨痹""肾痹"范畴。其病因主要包括正虚(气血、肾、督亏虚)和邪实(风、寒、湿、痰、瘀、热、火毒邪)。施杞教授多将强直性脊柱炎分为急性发作期、缓解稽期和康复养生期进行论治。急性发作期表现为虚实夹杂,多由于气血、肝肾不足,外感风寒湿邪所致,治宜扶正祛邪,以实为主者,分为寒湿、湿热、瘀血和热毒型。① 寒湿痹阻型:颈项、腰背僵硬疼痛,痛处不移,阴雨天加重,得温痛减,头身沉重,苔薄白或腻,脉沉迟。治以温阳补肾,散寒通滞。方用蠲痹汤(羌活、独活、桂心、秦艽、当归、川芎、甘草、海风藤、桑枝、乳香、木香)加麻黄、细辛等。若夹痰者,腰背肌僵滞明显,为痰瘀互阻,方用玉真散(白附子、天南星、天麻、白芷、防风、羌活)加减。② 湿热痹阻型:颈项、腰背僵硬疼痛重着,头身困重,关节红肿热痛,烦闷口苦,口干不欲饮,舌红苔黄腻,脉濡数。治宜清热利湿,祛瘀通络。方用热痹方加减。热痹即热毒流注关节,复感风寒湿邪,与热相搏而致的痹证。《证治准绳·痹》曰:"热痹者,脏腑移热,复遇外邪,客搏经络,留而不行,阳遭其阴,故痹煽然而闷,肌肉热极,体上如鼠走之状,唇口反裂,皮肤色变。"③ 气滞血瘀型:颈项、腰背僵硬刺痛,固定不移,转侧不能,夜间尤甚,嗳气、脘腹胀痛,舌质暗或有瘀点,苔薄白,脉弦涩。治宜活血行气,祛瘀活络,通痹止痛。方用筋痹方加减。④ 热毒内蕴型:颈项、腰背僵硬,灼热、疼痛剧烈,屈伸、转侧不利,口干,舌质红,苔薄黄,脉滑数,或伴有虹睫炎,ESR、CRP 等血清指标升高明显。治以清热解毒,凉血泻火。方用清瘟败毒饮加减[生地黄、黄连、黄芩、牡丹皮、石膏、栀子、甘草、竹叶、玄参、犀角(水牛角代)、连翘、芍药、知母、桔梗]。若患者临床症状较重,上述药物不能缓解者,可加用搜经别络中药,以增强祛瘀通络之功,方用三虫饮(全蝎 3 g、蜈蚣 3 g、地鳖虫 9 g)。若症状更甚者,加用三虎汤(蜂房 12 g、乌梢蛇 12 g、蕲蛇 6 g)。本案施杞教授辨证为气血瘀滞,经脉失畅,治以活血行气,祛瘀活络,通痹止痛,方选筋痹方加减。

临证实录六

股骨头缺血性坏死

股骨头缺血性坏死系由血液循环障碍,导致股骨头因局部缺血而发生的坏死,晚期可因股骨头塌陷,发生严重的髋关节骨性关节炎,是骨伤科常见的疑难病之一,病程长,致残率高。发病年龄以青壮年多见,男性多于女性。部分患者可无任何症状,典型临床症状是患侧腹股沟处深在性刺痛,放射至膝关节或臀部,疼痛可为间断和进行性加重。

中医学将本病称为"骨蚀""骨痿",其病因包括跌仆损伤、六淫邪毒、七情过度和先天不足。病机主要有气滞血瘀、痰湿蕴结、肝肾亏虚。各种原因导致的股骨头缺血性坏死的病理特点都是因为气血不通,而产生"瘀血"。气血对骨的滋养是骨骼能保持正常形态和正常功能的关键,而一旦瘀血阻滞,脉络不通,气血失去滋养,则骨必然会枯朽、塌陷、坏死。脉络不通,不通则痛,故出现髋关节疼痛、关节功能障碍等症状。损伤之后,或嗜食醇酒厚味,致气血不和,痰湿凝滞经络,筋损失用,患处疼痛肿胀,关节拘挛屈伸不利,或皮肤麻木不仁,肌肉痿软,筋结成块,缠绵难已。从脏腑辨证上当责之于肾,肾阳亏虚,主骨之功能减弱,肝肾不足,髓海空虚,不能滋养骨髓,又加上感受六淫邪毒侵袭,或劳伤过度、暴力打击,或七情失调、饮食失调等诱因,致使瘀血凝滞,经脉受阻,气血不通,不通则痛,从而产生骨痛、跛行、肌肉萎缩症状,并有患肢功能障碍。

施杞教授认为股骨头缺血性坏死的发病机制关键在于"血瘀",血瘀必然导致股骨头局部脉络瘀滞,终致股骨头局部缺血、坏死,血瘀存在于股骨头缺血性坏死各发病阶段的始终。但在不同阶段,不同程度地夹杂痰湿、肾虚。因此根据股骨头缺血性坏死的病因病机、临床特点及病程的不同阶段,将股骨头坏死分为气滞血瘀型、虚实夹杂型、痰湿蕴结。

1. 气滞血瘀型

多由外伤所致,见于股骨颈骨折、髋关节脱位等。表现为负重疼痛,劳累后加重,髋部肌肉保护性痉挛。腹股沟压痛明显,髋关节外展内旋活动受限,"4"字试验阳性。X线片示股骨头密度多增高,软骨下骨质不规则囊变。甚者股骨头变形,关节间隙变窄。舌质紫暗或有瘀斑,苔薄微黄,脉沉涩。治宜行气活血,化瘀通络,方用筋痹方加减。

2. 虚实夹杂型

多见于老年人,髋关节疼痛,活动僵滞,旋内、旋外活动受限,休息后缓解或消除,劳累后加重,多伴有股内侧及膝关节内侧疼痛。腹股沟压痛,髋关节活动受限,"4"字试验阳性。X线片示股骨头有不同程度的囊变或变形,常合并髋臼缘上方受力处囊性变。舌体胖大,舌质淡,苔薄白,脉沉细。治宜滋补肝肾,疏经通络,扶正祛邪,方用调身通痹汤合左归丸、右归丸加减。

3. 痰湿蕴结型

多有酗酒史或服激素史等,多双髋同时或相继发病,表现为乏力,髋部沉重酸困,负重疼痛,阴雨天及劳累后加重。多伴有股内侧或膝关节疼痛。腹股沟压痛明显,髋关节活动受限,以内旋、外展和屈曲受限为甚,"4"字试验阳性。X线片示股骨头整体密度下降,骨小梁紊乱、囊变。初期关节间隙正常,晚期股骨头塌陷,关节间隙狭窄以至消失。舌质淡紫或淡红,苔白腻或黄腻,脉濡滑或沉滑。治宜益气和营,利湿通络,方用圣愈汤合知柏地黄丸加减。偏实者以加味牛蒡子汤或热痹方相须应用,加三子方(白芥子9 g,白附子5 g,葶苈子6 g)。痰湿水肿重者可用牡蛎泽泻散(《伤寒论》牡蛎、泽泻、蜀漆、葶苈子、商陆根、海藻、天花粉)。

以上各型均可配合施用药渣热敷、整髋三步九法治疗及施氏十二字养生功锻炼。

案 一

荣某,女,61 岁。

主诉: 左下肢疼痛、跛行已有半年,伴腰痛。

初诊(2010-01-14): 半年前感左髋及左下肢疼痛、跛行,伴腰痛,活动牵掣,胃纳、二便、夜寐均可,外院 MRI 示 L_4/L_5、L_5/S_1 椎间盘突出,偏右,X 线片示右骶髂关节骶骨面退变,两髋关节炎呈先天性半脱位征象,左髋关节间隙尚可,髋臼外侧缘增生,股骨头表面欠光滑,软骨下骨呈囊性变(1/3 处)。检查:腰前俯 90° 生理弧度减小,胸腰椎叩击痛(+),椎旁压痛 L_4/L_5、L_5/S_1 左侧压痛(+)右侧(-),直腿抬高左 70° 右 80°,髋关节功能右正常,左右侧"4"字征(+),内收肌痉挛,腹股沟中点压痛,四肢肌力 5 级,感觉对称,膝反射左(+)右(++),踝反射(+),无阵挛,巴宾斯基征(-),霍夫曼征(-),苔薄,脉细滑。诊断:双股骨头缺血性坏死,腰椎间盘突出症。此乃气血失和,经脉失畅,肝肾不足,治以活血化瘀,通络止痛。

【处方】

炙黄芪 9 g、党参 12 g、当归 9 g、白芍 12 g、生地黄 9 g、川芎 9 g、柴胡 9 g、桃仁 9 g、红花 9 g、乳香 9 g、五灵脂 12 g、羌活 9 g、秦艽 9 g、制香附 12 g、川牛膝 12 g、广地龙 9 g、炙甘草 6 g、伸筋草 15 g、嫩钩藤 12 g^后下、鸡血藤 12 g^后下、淫羊藿 15 g、威灵仙 15 g、香谷芽 9 g。14 剂,水煎服,每天 1 剂,每天 2 次。第 3 煎药渣水泡脚。药渣装布袋热敷患处。

二诊(2010-02-25): 药后疼痛、间歇性跛行均缓,纳可,便调,夜寐亦安,苔薄,脉细。治守前法。

【处方】

炙黄芪 9 g、党参 12 g、当归 9 g、白芍 12 g、生地黄 9 g、川芎 9 g、柴胡 9 g、桃仁 9 g、红花 9 g、乳香 9 g、五灵脂 12 g、羌活 9 g、秦艽 9 g、制香附 12 g、川牛膝 12 g、广地龙 9 g、炙甘草 6 g、伸筋草 15 g、嫩钩藤 12 g^后下、鸡血藤 12 g^后下、淫羊藿 15 g、威灵仙 15 g、香谷芽 9 g、杜仲 12 g、桑寄生 12 g、大枣 9 g。14 剂,水煎服,每天 1 剂,每天 2 次。第 3 煎药渣水泡脚。药渣装布袋热敷患处。

三诊(2010-04-01): 左下肢疼痛均缓,左大腿肌肉萎缩,步行乏力亦有好转,左下肢畏冷,二便正常,苔薄,脉细。再以调摄。

【处方】

炙黄芪 9 g、党参 12 g、当归 9 g、白芍 12 g、生地黄 9 g、川芎 9 g、柴胡 9 g、桃仁 9 g、红花 9 g、乳香 9 g、五灵脂 12 g、羌活 9 g、秦艽 9 g、制香附 12 g、川牛膝 12 g、广地龙 9 g、炙甘草 6 g、川桂枝 9 g、制川乌 9 g、淫羊藿 15 g、肥知母 9 g、大元参 12 g、香谷芽 12 g、续断 12 g、大

枣 9 g、明天麻 9 g。14 剂,水煎服,每天 1 剂,每天 2 次。第 3 煎药渣水泡脚。药渣装布袋热敷患处。

四诊(2011-01-06):两髋疼痛,左侧较甚,股骨头坏死,屈髋、旋转均受限,经治后疼痛均有明显改善,二便正常,苔薄,脉细。再以调摄。

【处方】

炙黄芪 9 g、党参 12 g、当归 9 g、白芍 12 g、熟地黄 12 g、川芎 12 g、柴胡 9 g、独活 9 g、桑寄生 12 g、秦艽 9 g、防风 12 g、桂枝 9 g、茯苓 15 g、杜仲 12 g、川牛膝 12 g、炙甘草 6 g、明天麻 12 g、熟附片 9 g、东阿胶 6 g^{烊化}。7 剂,水煎服,每天 1 剂,每天 2 次。第 3 煎药渣水泡脚。药渣装布袋热敷患处。

五诊(2011-01-13):药后诸恙已缓,左下肢少温亦瘥,胃纳、二便尚可,夜寐亦安,血压偏高,苔薄白,脉细滑。此乃气滞血瘀,治以调摄。

【处方】

炙黄芪 9 g、党参 12 g、当归 9 g、白芍 12 g、熟地黄 12 g、川芎 12 g、柴胡 9 g、独活 9 g、桑寄生 12 g、秦艽 9 g、防风 12 g、桂枝 9 g、茯苓 15 g、杜仲 12 g、川牛膝 12 g、炙甘草 6 g、淫羊藿 15 g、肥知母 9 g、金雀根 15 g。7 剂,水煎服,每天 1 剂,每天 2 次。第 3 煎药渣水泡脚。药渣装布袋热敷患处。

按:本案为双侧髋关节发育不良并股骨头坏死、腰椎间盘突出症,为伤科常见疑难杂症,属于中医学"痹症"范畴,是由于先天禀赋不足,肝肾亏虚,关节筋骨失养,骨关节发育异常同时合并腰椎间盘突出症。施杞教授根据本病的不同阶段与临床特点将其分为气滞血瘀、痰湿蕴结、肝肾亏虚三型施治,在临证时做到三个结合,一是临床症状与病理改变辨治相结合,施杞教授认为外伤性坏死,多见于骨折、脱位,旋股内外动脉受损,影响局部血供,造成坏死,而滑膜中血管是多途径供应,故早期及时治疗可以改善微循环障碍,而酒精性或药物性坏死,多导致全身病理性改变,如脂质代谢障碍、骨代谢紊乱等,故治疗时应将临床症状与病理改变相结合。二是多因素针对性治疗,股骨头缺血性坏死有多种因素,治疗时需针对性治疗。施杞教授分析需针对三个要素。"痛",病在瘀血,不论何期坏死,都伴有疼痛,治重活血通络,以筋痹方合三藤饮,或添以川楝子、延胡索行气活血,化瘀止痛;"僵",关节囊内积液,局部软组织粘连,周围肌肉痉挛,加大关节腔压力致活动受限,治在痰湿,以加味牛蒡子汤或热痹方加减,清热利湿,舒筋通络;"跛行",病在骨痿(蚀),X 线、MRI 提示明显的股骨头坏死、塌陷,伴有头下骨质疏松,治在养骨,以地黄饮子合三藤饮加减,温补肾精,续筋壮骨。

本案患者左下肢疼痛、跛行已有半年,伴腰痛活动牵掣,年过六旬,反复劳损,疼痛剧烈,证属气滞血瘀,经脉痹阻,不通则痛。施杞教授予圣愈汤合身痛逐瘀汤配、麝香保心丸行气活血,疏通经络以治"痛"。待疼痛渐缓行补肝肾、壮筋骨、通络止痛之法"养骨"收功,用圣愈汤合独活寄生汤调理之。

案二

王某,女,48岁,工人。

主诉:双髋疼痛1年,加重3个月。

初诊(2010－11－25):2年前因患眼疾,在当地专科医院治疗,给予内服泼尼松等治疗3个月,眼部症状缓解,停药后半年感双髋疼痛,为一过性,休息后疼痛减轻,1年前双侧髋部疼痛,休息后不缓解,当地医院对症治疗,痛不缓解,步履牵掣,以左髋为甚,X线片示左侧股骨头坏死,双侧股骨头密度异常,经治疗疼痛不减,步行时不适来诊。目前,双髋疼痛,以左侧为甚,不能步行及下蹲活动,口干,便燥,多汗,经行尚可,苔薄、舌质紫,边有齿痕,脉细沉。诊断:双股骨头缺血性坏死。此乃气血瘀滞,经脉失养,治以益气化瘀通络,补肝肾,壮筋骨。

【处方】

(1)炙黄芪9g、党参12g、当归9g、白芍12g、熟地黄12g、川芎12g、柴胡9g、山茱萸12g、怀山药18g、枸杞子12g、鹿角片12g、菟丝子12g、川牛膝12g、炙龟板9g、鸡血藤12g、香谷芽12g、炙甘草6g、生龙骨30g^{先煎}、生牡蛎30g^{先煎}、糯稻根18g、秦艽12g、络石藤15g、炒羌活9g、炙地鳖9g、蓬莪术15g、制香附12g。14剂,水煎服,每天1剂,每天2次。药渣敷患处。

(2)参三七粉4g、珍珠粉0.6g、羚羊角粉0.6g,每天1料分服。

(3)拄拐不负重。

二诊(2010－12－09):两髋疼痛已少,不耐久行,二便正常,夜寐不宁,苔薄,脉细。再以调摄。

【处方】

炙黄芪9g、党参12g、当归9g、白芍12g、熟地黄12g、川芎12g、柴胡9g、山茱萸12g、怀山药18g、枸杞子12g、鹿角片12g、菟丝子12g、川牛膝12g、炙龟板9g、鸡血藤12g、香谷芽12g、炙甘草6g、浮小麦30g、川桂枝9g、炒白术12g、炒防风9g、秦艽9g、络石藤15g、鸡血藤15g、炙地鳖9g、淫羊藿15g、肥知母9g、大枣9g、明天麻9g。14剂,水煎服,每天1剂,每天2次。药渣敷患处。

三诊(2010－12－23):疼痛、步履牵掣已少,胃纳、二便尚可,夜寐亦安,苔薄,脉细滑。再以调摄。

【处方】

炙黄芪9g、党参12g、当归9g、白芍12g、熟地黄12g、川芎12g、柴胡9g、山茱萸12g、怀山药18g、枸杞子12g、鹿角片12g、菟丝子12g、川牛膝12g、炙龟板9g、鸡血藤12g、香谷芽12g、炙甘草6g、浮小麦30g、川桂枝9g、炒白术12g、炒防风9g、秦艽9g、络石藤15g、鸡血藤15g、炙地鳖9g、淫羊藿15g、肥知母9g、大枣9g、明天麻9g、参三七粉4g^{另吞}、川贝粉3g^{另吞}。14剂,水煎服,每天1剂,每天2次。药渣敷患处。

四诊（2011-01-13）：病情稳定，入冬天寒疼痛稍有反复，二便、经带均可，下肢畏寒，苔薄，舌质紫，脉细。再以调摄。

【处方】

炙黄芪9 g、党参12 g、当归9 g、白芍12 g、熟地黄12 g、川芎12 g、柴胡9 g、山茱萸12 g、怀山药18 g、枸杞子12 g、鹿角片12 g、菟丝子12 g、川牛膝12 g、炙龟板9 g、鸡血藤12 g、香谷芽12 g、炙甘草6 g、川桂枝9 g、熟附片9 g、淫羊藿12 g、肥知母9 g、老鹳草12 g、鸡血藤12 g、制川乌9 g。14剂，水煎服，每天1剂，每天2次。药渣敷患处。

按：股骨头缺血性坏死是骨伤科常见疑难性疾病，病程长，致残率高，病因复杂，晚期可引起关节功能严重障碍，治疗非常困难，施杞教授认为本病辨治当循"气血同治、筋骨并重、祛瘀化痰、兼补肝肾"。中医将本病称为"骨蚀""骨痿"，《灵枢·刺节真邪》曰："虚邪之入于身也深，寒与热相搏，久留而内着……内伤骨为骨蚀。"病因包括跌仆损伤、六淫邪毒（药毒、酒毒）、七情过度及先天不足。病机主要为气滞血瘀、痰湿蕴结、肝肾亏虚。然其病理基础是气血不通之"瘀血"。气血对骨的滋养是骨骼能保持正常功能的关键，一旦瘀血阻滞，脉络不通，气血失去滋养，则骨必然会枯朽、塌陷、坏死。可见血瘀存在于股骨头缺血性坏死各发病阶段的始终。本案双侧股骨头坏死，为药后并发，属于药毒内陷，损伤经脉，瘀毒内阻，骨失滋养，发为骨蚀。治以益气化瘀通络、补肝肾、壮筋骨，方选圣愈汤合右归丸加减，同时配以关节不负重及导引治疗收效。施杞教授认为股骨头缺血性死患者髋关节的康复极为重要，日常需注意髋关节的减负，可选择手杖，单拐或双拐，卧床。其中手杖和单拐需置于健侧肢体使用，以减少患侧关节受力防止坏死股骨头塌陷。发病早期以卧床休息，减少负重为主，中后期则不宜长期卧床，需增加不负重状态下的髋关节功能锻炼，动静结合，施杞教授尤重适度活动，以养身体、畅气血，应忌行高强度的运动健身。推荐卧位进行抬腿、蹬腿、分腿、挺腹及仰卧起坐。同时，施杞教授还指出髋关节与腰部关系密切，因腰大肌止点在股骨小粗隆上，因此，腰部肌肉的锻炼可代偿部分髋部应力，有利于髋部的修复。另外坚持坐位足部运动，可在全身放松状态下，脚踩"月球车"，前后自如摩动足底，不仅可以按摩足底穴位，更可在不负重情况下加强大腿及小腿伸肌群锻炼，有利于调和气血，强筋健骨，体现"筋骨平衡、动静结合"。

案三

史某，男，60岁。

主诉：两髋疼痛，反复发作1年余。

初诊（2009-03-19）：两髋疼痛，反复发作，已经1年余，步行时疼痛牵掣，多汗，检查：双髋部压痛，屈伸活动及内外旋不足。X线片示双侧股骨头缺血性坏死、关节间隙狭窄，外院检查肝功能、肾功能均正常。二便正常，苔薄，脉细。诊断：双股骨头缺血性坏死。此乃气血不足，痰瘀互结，经脉瘀阻，治以活血祛瘀，祛风除湿，通络止痛。

【处方】

炙黄芪 9 g、党参 12 g、当归 9 g、白芍 12 g、生地黄 9 g、川芎 9 g、柴胡 9 g、桃仁 9 g、红花 9 g、乳香 9 g、五灵脂 12 g、羌活 9 g、秦艽 9 g、制香附 12 g、川牛膝 12 g、广地龙 9 g、炙甘草 6 g、鸡血藤 12 g、骨碎补 12 g、补骨脂 12 g、伸筋草 15 g、香谷芽 12 g、糯稻根 30 g。14 剂,水煎服,每天 1 剂,每天 2 次。药渣敷患处。

二诊(2009 - 04 - 23)：疼痛改善,二便正常,苔薄,脉细。此乃气血失和,肾阴亏虚,治以滋阴补肾,填精益髓,通痹止痛。

【处方】

炙黄芪 9 g、党参 12 g、当归 9 g、白芍 12 g、熟地黄 12 g、川芎 12 g、柴胡 9 g、山茱萸 12 g、怀山药 18 g、枸杞子 12 g、鹿角片 12 g、菟丝子 12 g、川牛膝 12 g、炙龟板 9 g、鸡血藤 12 g、香谷芽 12 g、炙甘草 6 g、淫羊藿 12 g、肥知母 12 g、老鹳草 15 g、大枣 10 g、糯稻根 30 g。14 剂,水煎服,每天 1 剂,每天 2 次。药渣敷患处。

三诊(2009 - 06 - 05)：诸症已缓,近期稍有反复,二便正常,苔薄,脉细。治守前法。

【处方】

炙黄芪 9 g、党参 12 g、当归 9 g、白芍 12 g、熟地黄 12 g、川芎 12 g、柴胡 9 g、山茱萸 12 g、怀山药 18 g、枸杞子 12 g、鹿角片 12 g、菟丝子 12 g、川牛膝 12 g、炙龟板 9 g、鸡血藤 12 g、香谷芽 12 g、炙甘草 6 g、秦艽 12 g、炒羌活 9 g、老鹳草 15 g、络石藤 15 g。14 剂,水煎服,每天 1 剂,每天 2 次。药渣敷患处。

四诊(2009 - 07 - 23)：诸恙均缓,两髋牵掣以上楼时为甚,平步尚可,便溏,苔薄,脉细。再以调摄。

【处方】

炙黄芪 9 g、党参 12 g、当归 9 g、白芍 12 g、熟地黄 12 g、川芎 12 g、柴胡 9 g、山茱萸 12 g、怀山药 18 g、枸杞子 12 g、鹿角片 12 g、菟丝子 12 g、川牛膝 12 g、炙龟板 9 g、鸡血藤 12 g、香谷芽 12 g、炙甘草 6 g、秦艽 12 g、炒羌活 9 g、首乌藤 30 g、炒枣仁 9 g、伸筋草 15 g、煨木香 9 g、高良姜 6 g。14 剂,水煎服,每天 1 剂,每天 2 次。药渣敷患处。

五诊(2009 - 09 - 30)：诸恙平缓,无明显疼痛,步履正常,苔薄、舌质红,脉细滑。再以调摄。

【处方】

炙黄芪 9 g、党参 12 g、当归 9 g、白芍 12 g、熟地黄 12 g、川芎 12 g、柴胡 9 g、山茱萸 12 g、怀山药 18 g、枸杞子 12 g、鹿角片 12 g、菟丝子 12 g、川牛膝 12 g、炙龟板 9 g、鸡血藤 12 g、香谷芽 12 g、炙甘草 6 g、补骨脂 9 g、蛇床子 9 g、鸡血藤 12 g、伸筋草 15 g、生薏苡仁 15 g。14 剂,水煎服,每天 1 剂,每天 2 次。药渣敷患处。

六诊(2009 - 10 - 15)：诸恙如前,时有夜寐不宁,右侧髋部牵掣,二便正常,苔薄,脉细。此乃气血未和,肝肾亏虚,治以补气血,益肝肾,祛风湿,止痹痛。

【处方】

炙黄芪 9 g、党参 12 g、当归 9 g、白芍 12 g、熟地黄 12 g、川芎 12 g、柴胡 9 g、独活 9 g、桑

寄生 12 g、秦艽 9 g、防风 12 g、桂枝 9 g、茯苓 15 g、杜仲 12 g、川牛膝 12 g、炙甘草 6 g、首乌藤 15 g、炒枣仁 15 g、香谷芽 12 g。14 剂,水煎服,每天 1 剂,每天 2 次。药渣敷患处。

七诊(2009‑11‑19):诸恙均缓,病情稳定,精神亦佳,二便正常,苔薄,脉细沉。再以调摄。

【处方】

炙黄芪 9 g、党参 12 g、当归 9 g、白芍 12 g、熟地黄 12 g、川芎 12 g、柴胡 9 g、独活 9 g、桑寄生 12 g、秦艽 9 g、防风 12 g、桂枝 9 g、茯苓 15 g、杜仲 12 g、川牛膝 12 g、炙甘草 6 g、首乌藤 15 g、炒枣仁 15 g、香谷芽 12 g、仙茅 12 g、淫羊藿 12 g、巴戟天 12 g。14 剂,水煎服,每天 1 剂,每天 2 次。药渣敷患处。

八诊(2009‑12‑24):诸恙平稳,胃纳、夜寐、二便可,右下肢登楼时举步乏力,素有低热,苔薄,脉细。治守前法。

【处方】

炙黄芪 9 g、党参 12 g、当归 9 g、白芍 12 g、熟地黄 12 g、川芎 12 g、柴胡 9 g、独活 9 g、桑寄生 12 g、秦艽 9 g、防风 12 g、桂枝 9 g、茯苓 15 g、杜仲 12 g、川牛膝 12 g、炙甘草 6 g、淫羊藿 12 g、肥知母 9 g、银柴胡 9 g、嫩白薇 12 g、炒子芩 9 g、鸡血藤 12 g、石菖蒲 15 g、女贞子 9 g。14 剂,水煎服,每天 1 剂,每天 2 次。药渣敷患处。

九诊(2010‑02‑25):两髋疼痛已瘥,近期登楼时右髋自觉乏力,夜寐欠宁,苔薄,脉细。再以调摄。

【处方】

炙黄芪 9 g、党参 12 g、当归 9 g、白芍 12 g、熟地黄 12 g、川芎 12 g、柴胡 9 g、独活 9 g、桑寄生 12 g、秦艽 9 g、防风 12 g、桂枝 9 g、茯苓 15 g、杜仲 12 g、川牛膝 12 g、炙甘草 6 g、淫羊藿 12 g、肥知母 9 g、鸡血藤 15 g、首乌藤 18 g、炒枣仁 15 g、制香附 12 g。7 剂,水煎服,每天 1 剂,每天 2 次。药渣敷患处。

十诊(2010‑04‑15):近期两髋疼痛,时有抽动,胃纳、二便尚可,苔薄,脉细。此乃气滞血瘀,寒凝经脉,治以活血化瘀,祛风除湿,温经止痛。

【处方】

(1)炙黄芪 9 g、党参 12 g、当归 9 g、白芍 12 g、生地黄 9 g、川芎 9 g、柴胡 9 g、桃仁 9 g、红花 9 g、乳香 9 g、五灵脂 12 g、羌活 9 g、秦艽 9 g、制香附 12 g、川牛膝 12 g、广地龙 9 g、炙甘草 6 g、淫羊藿 15 g、巴戟天 12 g、嫩钩藤 12 g、伸筋草 15 g、汉防己 15 g。7 剂,水煎服,每天 1 剂,每天 2 次。药渣敷患处。

(2)麝香保心丸,每次 2 粒,每天 2 次,药汤送服。

十一诊(2010‑11‑11):诸恙如前,疼痛已缓,近期时有反复,夜寐尚可,外院检查结果示甘油三酯 4.31 mmol/L,总胆固醇 5.82 mmol/L,谷氨酰转肽酶 466 U,碱性磷酸酶 145 U,血糖 6.47 mol/L,苔薄腻,脉细滑。此乃气血失和,肝肾亏虚,经脉不畅,治以扶正祛邪调摄。

【处方】

炙黄芪 9 g、党参 12 g、当归 9 g、白芍 12 g、熟地黄 12 g、川芎 12 g、柴胡 9 g、独活 9 g、桑

寄生 12 g、秦艽 9 g、防风 12 g、桂枝 9 g、茯苓 15 g、杜仲 12 g、川牛膝 12 g、炙甘草 6 g、垂盆草 18 g、大秦皮 15 g、地锦草 15 g、天花粉 12 g、制何首乌 18 g、首乌藤 18 g。7 剂,水煎服,每天 1 剂,每天 2 次。药渣敷患处。

十二诊(2011-01-13): 疼痛已少,步履乏力,二便正常,口干少津,稍有畏寒,苔薄腻,脉细滑。再以标本兼治。

【处方】

炙黄芪 9 g、党参 12 g、当归 9 g、白芍 12 g、熟地黄 12 g、川芎 12 g、柴胡 9 g、山茱萸 12 g、怀山药 18 g、枸杞子 12 g、鹿角片 12 g、菟丝子 12 g、川牛膝 12 g、炙龟板 9 g、鸡血藤 12 g、香谷芽 12 g、炙甘草 6 g、明天麻 12 g、川桂枝 9 g、鸡血藤 15 g、伸筋草 15 g、老鹳草 15 g。14 剂,水煎服,每天 1 剂,每天 2 次。药渣敷患处。

十三诊(2011-03-03): 股骨头缺血性坏死,左侧已行关节置换,右侧病情稳定,1 个月前突发疼痛 3 天,续用药后疼痛缓解,足底畏冷,二便正常,苔薄,脉细滑。再以益气活血,调补肝肾。

【处方】

玄参 12 g、秦艽 9 g、炒羌活 9 g、伸筋草 15 g、香谷芽 12 g、炙黄芪 9 g、党参 12 g、当归 9 g、白芍 12 g、熟地黄 12 g、川芎 12 g、柴胡 9 g、山茱萸 12 g、怀山药 18 g、枸杞子 12 g、鹿角片 12 g、菟丝子 12 g、熟附片 9 g、桂枝 9 g、杜仲 12 g、香谷芽 12 g、炙甘草 6 g。7 剂,水煎服,每天 1 剂,每天 2 次,

十四诊(2011-04-28): 右髋踏步牵掣已瘥,尚觉酸楚,胃纳尚可,腑行 2 次,苔薄,脉细。治守前法。

【处方】

玄参 12 g、秦艽 9 g、炒羌活 9 g、伸筋草 15 g、香谷芽 12 g、炙黄芪 9 g、党参 12 g、当归 9 g、白芍 12 g、熟地黄 12 g、川芎 12 g、柴胡 9 g、山茱萸 12 g、怀山药 18 g、枸杞子 12 g、鹿角片 12 g、菟丝子 12 g、熟附片 9 g、桂枝 9 g、杜仲 12 g、香谷芽 12 g、炙甘草 6 g、制黄精 12 g、石菖蒲 18 g。7 剂,水煎服,每天 1 剂,每天 2 次。

按: 中医学将股骨头缺血性坏死称为"骨蚀""骨痿",施杞教授认为"血瘀"存在于股骨头缺血性坏死各发病阶段的始终,但在不同阶段、不同程度地夹杂痰湿、肾虚。施杞教授临证时常将股骨头缺血性坏死分为气滞血瘀型、虚实夹杂型、痰湿蕴结型进行辨治,并配合施用药渣热敷、整髋三步九法治疗及做施氏十二字养生功锻炼。本案施杞教授辨证为气血不足,痰瘀互结,经脉瘀阻,先以筋痹方活血祛瘀、祛风除湿、通络止痛开路,瘀去痛止再以益肾通痹方滋阴补肾,填精益髓促进坏死骨修复。整个过程以活血祛瘀、补肾、填精益髓为主。

案四

陈某,女,61 岁。

主诉: 双髋疼痛多年,左髋关节置换术后 4 个月。

初诊(2010-01-28)：双侧股骨头缺血性坏死多年伴疼痛,步行不利,左侧已于 4 个月前行人工关节置换术,右侧 MRI 示稍有股骨头缺血坏死病变,拒绝手术,夜尿 2~3 次,素有肝肾疾病史,苔薄腻,脉弦细。诊断：双侧股骨头缺血性坏死,左侧人工关节置换术后。此乃气血失和,痰瘀内阻,经脉失畅,治以补气血,益肝肾,祛风湿,止痹痛。

【处方】

(1) 炙黄芪 9 g、党参 12 g、当归 9 g、白芍 12 g、熟地黄 12 g、川芎 12 g、柴胡 9 g、独活 9 g、桑寄生 12 g、秦艽 9 g、防风 12 g、桂枝 9 g、茯苓 15 g、杜仲 12 g、川牛膝 12 g、炙甘草 6 g、伸筋草 15 g、生薏苡仁 15 g、香谷芽 12 g。14 剂,水煎服,每天 1 剂,每天 2 次。药渣敷患处。

(2) 麝香保心丸,每次 2 粒,每天 2 次,药汤送服。

二诊(2010-02-25)：药后两髋疼痛渐缓,慢性结肠炎,腑行溏薄,苔薄腻,脉弦细。再以调摄。

【处方】

(1) 炙黄芪 9 g、党参 12 g、当归 9 g、白芍 12 g、熟地黄 12 g、川芎 12 g、柴胡 9 g、独活 9 g、桑寄生 12 g、秦艽 9 g、防风 12 g、桂枝 9 g、茯苓 15 g、杜仲 12 g、川牛膝 12 g、炙甘草 6 g、白头翁 18 g、马齿苋 15 g、赤石脂 18 g、禹余粮 15 g、淡干姜 9 g、怀山药 30 g。14 剂,水煎服,每天 1 剂,每天 2 次。药渣敷患处。

(2) 麝香保心丸,每次 2 粒,每天 2 次,药汤送服。

三诊(2010-03-25)：两髋疼痛已缓,步履乏力、牵掣,胃脘作胀,腑行溏薄,苔薄,脉细。再以调摄。

【处方】

(1) 炙黄芪 9 g、党参 12 g、当归 9 g、白芍 12 g、熟地黄 12 g、川芎 12 g、柴胡 9 g、独活 9 g、桑寄生 12 g、秦艽 9 g、防风 12 g、桂枝 9 g、茯苓 15 g、杜仲 12 g、川牛膝 12 g、炙甘草 6 g、补骨脂 9 g、淡干姜 9 g、熟附片 9 g、鹿角片 9 g、制香附 12 g、八月札 12 g、旋覆梗 12 g。14 剂,水煎服,每天 1 剂,每天 2 次。药渣敷患处。

(2) 麝香保心丸,每次 2 粒,每天 2 次,药汤送服。

四诊(2010-04-22)：诸恙均缓,二便尚可,胃脘不适,胸胁作胀,腰骶疼痛,苔薄,脉细滑。此乃肾阴不足,精髓亏虚,治以滋阴补肾,填精益髓。

【处方】

(1) 炙黄芪 9 g、党参 12 g、当归 9 g、白芍 12 g、熟地黄 12 g、川芎 12 g、柴胡 9 g、山茱萸 12 g、怀山药 18 g、枸杞子 12 g、鹿角片 12 g、菟丝子 12 g、川牛膝 12 g、炙龟板 9 g、鸡血藤 12 g、香谷芽 12 g、炙甘草 6 g、老鹳草 15 g、仙鹤草 15 g、制女贞子 9 g、墨旱莲 6 g、川桂枝 9 g。14 剂,水煎服,每天 1 剂,每天 2 次。药渣敷患处。

(2) 麝香保心丸,每次 2 粒,每天 2 次,药汤送服。

五诊(2010-11-11)：颈腰双髋疼痛,左侧人工关节置换术后 1 年余,经治后目前疼痛已缓,活动牵掣,时有头晕,腰部如渍冷水,四肢少温,小便频数、失约,苔薄、舌质红,脉细。治守前法。

【处方】

（1）炙黄芪9 g、党参12 g、当归9 g、白芍12 g、熟地黄12 g、川芎12 g、柴胡9 g、独活9 g、桑寄生12 g、秦艽9 g、防风12 g、桂枝9 g、茯苓15 g、杜仲12 g、川牛膝12 g、炙甘草6 g、金石斛12 g、明天麻9 g、香谷芽12 g、制香附12 g。17剂，水煎服，每天1剂，每天2次。药渣敷患处。

（2）麝香保心丸，每次2粒，每天2次，药汤送服。

六诊（2010－12－09）：右髋疼痛酸楚、步履乏力经治已缓，小便频数、腑行溏薄经治均有改善，头晕亦少，苔薄，脉沉。再以调摄。

【处方】

（1）炙黄芪9 g、党参12 g、当归9 g、白芍12 g、熟地黄12 g、川芎12 g、柴胡9 g、独活9 g、桑寄生12 g、秦艽9 g、防风12 g、桂枝9 g、茯苓15 g、杜仲12 g、川牛膝12 g、炙甘草6 g、明天麻12 g、淫羊藿15 g、肥知母9 g、蛇床子12 g、车前子15 g、车前草15 g、海金沙18 g[包煎]、台乌药12 g、熟附片9 g、淡干姜6 g、大枣9 g。7剂，水煎服，每天1剂，每天2次。药渣敷患处。

（2）麝香保心丸，每次2粒，每天2次，药汤送服。

七诊（2011－01－13）：药后诸恙均缓，右髋尚有疼痛，小便数，苔薄腻，脉细沉。治守前法。

【处方】

炙黄芪9 g、党参12 g、当归9 g、白芍12 g、熟地黄12 g、川芎12 g、柴胡9 g、独活9 g、桑寄生12 g、秦艽9 g、防风12 g、桂枝9 g、茯苓15 g、杜仲12 g、川牛膝12 g、炙甘草6 g、明天麻12 g、淫羊藿15 g、肥知母9 g、蛇床子12 g、台乌药12 g、熟附片9 g、淡干姜6 g、大枣9 g、升麻9 g、覆盆子15 g、金樱子15 g。7剂，水煎服，每天1剂，每天2次。药渣敷患处。

八诊（2011－02－24）：疼痛已少，曾有血沉偏高，左侧人工关节置换术后（2009－09－23）步履尚觉疼痛，腰脊酸楚，苔薄，脉细。再以调摄。

【处方】

炙黄芪9 g、党参12 g、当归9 g、白芍12 g、熟地黄12 g、川芎12 g、柴胡9 g、独活9 g、桑寄生12 g、秦艽9 g、防风12 g、桂枝9 g、茯苓15 g、杜仲12 g、川牛膝12 g、炙甘草6 g、淫羊藿15 g、肥知母9 g、金雀根15 g、垂盆草15 g、车前子15 g、赤小豆15 g、苦参9 g。7剂，水煎服，每天1剂，每天2次，药渣敷患处。

九诊（2011－04－07）：右髋疼痛渐缓，素有小便频数，经治已有改善，四肢少温未瘥，精神气色亦佳，苔薄腻，舌质紫，脉细。治以调和气血，补养肝肾，佐以通络。

【处方】

炙黄芪9 g、党参12 g、当归9 g、白芍12 g、熟地黄12 g、川芎12 g、柴胡9 g、独活9 g、桑寄生12 g、秦艽9 g、防风12 g、桂枝9 g、茯苓15 g、杜仲12 g、川牛膝12 g、炙甘草6 g、益智仁12 g、台乌药12 g、海金沙15 g、淫羊藿12 g、肥知母9 g、制香附12 g。7剂，水煎服，每天

1剂,每天2次。

十诊(2011－06－02):腰脊及髋部疼痛、小便频数药后已缓,二便尚可,ESR 33 mm/h,苔薄,脉细滑。此乃肾阴不足,精髓亏虚,治以益气活血,滋阴补肾,填精益髓。

【处方】

炙黄芪9 g、党参12 g、当归9 g、白芍12 g、熟地黄12 g、川芎12 g、柴胡9 g、山茱萸12 g、怀山药18 g、枸杞子12 g、鹿角片12 g、菟丝子12 g、川牛膝12 g、炙龟板9 g、鸡血藤12 g、香谷芽12 g、炙甘草6 g、车前子12 g、覆盆子12 g、秦艽12 g、炒羌活9 g、大腹皮18 g。7剂,水煎服,每天1剂,每天2次。

十一诊(2011－08－04):药后腰脊髋部疼痛已缓,活动均有改善,精神亦振,尿常规见红细胞,小便频数,苔薄,脉细。再以调摄。

【处方】

炙黄芪9 g、党参12 g、当归9 g、白芍12 g、熟地黄12 g、川芎12 g、柴胡9 g、山茱萸12 g、怀山药18 g、枸杞子12 g、鹿角片12 g、菟丝子12 g、熟附片9 g、桂枝9 g、杜仲12 g、香谷芽12 g、炙甘草6 g、仙鹤草15 g、豨莶草15 g、茜草根15 g、干藕节15 g、车前子15 g、车前草15 g、香谷芽12 g。14剂,水煎服,每天1剂,每天2次。

按:股骨头缺血性坏死常发于损伤之后,或嗜食醇酒厚味,或药毒等致气血不和,痰湿凝滞经络,筋损骨蚀失用,患处疼痛,关节拘挛屈伸不利,或皮肤麻木不仁,肌肉痿软,筋结成块,缠绵难已。从脏腑辨证上当责之于肾,肾阳亏虚,主骨之功能减弱,肝肾不足,髓海空虚,不能滋养骨髓,又加上感受六淫邪毒侵袭,或劳伤过度、暴力打击,或七情失调、饮食失调等诱因致使瘀血凝滞,经脉受阻,气血不通,不通则痛,从而产生骨痛、跛行、肌肉萎缩症状,并有患肢功能障碍。本案为双侧股骨头缺血性坏死,左侧人工关节置换术后,两髋疼痛活动受限,小便频数。施杞教授辨证为气血失和,痰瘀内阻,经脉失畅,予以补气血、益肝肾、祛风湿、止痹痛,方选圣愈汤合独活寄生汤加味,待气血调和、瘀去新生,再以益肾通痹方滋阴补肾,填精益髓促进坏死骨修复。

案五

杨某,女,75岁。

主诉:右髋膝疼痛,颈腰酸楚多年。

初诊(2008－12－11):右髋膝疼痛,颈腰酸楚,头晕,步履受限,不耐久坐,夜寐不宁,四肢少温,大便尚可,夜尿3~4次,嗳气泛酸,胃脘作胀。外院MRI示颈腰椎退变,椎间盘多节突出,X线片示脊柱侧弯,右髋关节半脱位,股骨头缺血坏死,苔薄腻,脉弦滑。诊断:右股骨头缺血性坏死,颈腰综合征。此乃气血失和,经脉失畅,肝肾不足,治以补气血,益肝肾,化痰瘀。

【处方】

炙黄芪9g、党参12g、当归9g、白芍12g、熟地黄12g、川芎12g、柴胡9g、独活9g、桑寄生12g、秦艽9g、防风12g、桂枝9g、茯苓15g、杜仲12g、川牛膝12g、炙甘草6g、淫羊藿12g、肥知母9g、制香附12g、旋覆花12g、吴茱萸2g、海金沙12g、台乌药12g。14剂,水煎服,每天1剂,每天2次。第3煎药渣水泡脚,每晚30分钟。药渣敷患髋。

二诊(2008-12-23):药后症缓,胃纳尚可,便次较多,苔薄腻,脉弦滑。治守前法。

【处方】

炙黄芪9g、党参12g、当归9g、白芍12g、熟地黄12g、川芎12g、柴胡9g、独活9g、桑寄生12g、秦艽9g、防风12g、桂枝9g、茯苓15g、杜仲12g、川牛膝12g、炙甘草6g、淫羊藿12g、肥知母9g、制香附12g、旋覆花12g、吴茱萸2g、海金沙12g、台乌药12g、怀山药15g。14剂,水煎服,每天1剂,每天2次。第3煎药渣水泡脚,每晚30分钟。药渣敷患髋。

三诊(2009-01-15):药后颈腰、髋膝疼痛均少,不耐久坐、久行,胃脘作胀已缓,夜尿3次,口干,心悸,苔薄腻,脉滑数。治以调和气血,温阳通络。

【处方】

炙黄芪9g、党参12g、当归9g、白芍12g、熟地黄12g、川芎12g、柴胡9g、独活9g、桑寄生12g、秦艽9g、防风12g、桂枝9g、茯苓15g、杜仲12g、川牛膝12g、炙甘草6g、淫羊藿12g、补骨脂12g、巴戟天12g、炒黄柏9g、台乌药12g、熟附片9g、玄参15g、三七粉2g^{另吞}、制何首乌18g、首乌藤18g。28剂,水煎服,每天1剂,每天2次。第3煎药渣水泡脚,每晚30分钟。药渣敷患髋。

四诊(2009-02-08):药后症减,近日口腔溃疡发作,苔薄腻,脉细。治守前法。

【处方】

知母9g、石斛12g、麦冬9g、白扁豆12g、薏苡仁15g、炙黄芪9g、党参12g、当归9g、白芍12g、熟地黄12g、川芎12g、柴胡9g、独活9g、桑寄生12g、秦艽9g、防风12g、桂枝9g、茯苓15g、杜仲12g、川牛膝12g、炙甘草6g。14剂,水煎服,每天1剂,每天2次。第3煎药渣水泡脚,每晚30分钟。药渣敷患髋。

五诊(2009-02-26):颈腰酸痛,药后已缓,双髋疼痛,阴雨天较重,苔薄、黄腻,脉细滑。此乃气血失和,痰湿未清,治以调摄。

【处方】

炙黄芪9g、党参12g、当归9g、白芍12g、熟地黄12g、川芎12g、柴胡9g、独活9g、桑寄生12g、秦艽9g、防风12g、桂枝9g、茯苓15g、杜仲12g、川牛膝12g、炙甘草6g、鸡血藤15g、老鹳草12g、秦艽9g、炒羌活9g、制黄精15g、大腹皮15g。14剂,水煎服,每天1剂,每天2次。第3煎药渣水泡脚,每晚30分钟。药渣敷患髋。

六诊(2009-03-17):药后症缓。治守前法。

【处方】

炙黄芪9g、党参12g、当归9g、白芍12g、熟地黄12g、川芎12g、柴胡9g、独活9g、桑寄生12g、秦艽9g、防风12g、桂枝9g、茯苓15g、杜仲12g、川牛膝12g、炙甘草6g、鸡血藤15g、老鹳草15g、秦艽9g、炒羌活9g、制黄精15g、大腹皮15g。14剂,水煎服,每天1剂,每天2次。第3煎药渣水泡脚,每晚30分钟。药渣敷患髋。

七诊(2009-04-02): 腰髋疼痛,平卧下肢抬举正常,立位双下肢抬举受限,便溏,苔薄、黄腻,脉弦滑。再以调摄。

【处方】

炙黄芪9g、党参12g、当归9g、白芍12g、熟地黄12g、川芎12g、柴胡9g、独活9g、桑寄生12g、秦艽9g、防风12g、桂枝9g、茯苓15g、杜仲12g、川牛膝12g、炙甘草6g、淫羊藿12g、肥知母9g、炙乳香9g、延胡索12g、枸杞子12g、车前子15g、车前草15g、秦艽9g、炒羌活9g、怀山药12g。21剂,水煎服,每天1剂,每天2次。第3煎药渣水泡脚,每晚30分钟。药渣敷患髋。

八诊(2009-05-12): 药后症减。治守前法。

【处方】

炙黄芪9g、党参12g、当归9g、白芍12g、熟地黄12g、川芎12g、柴胡9g、独活9g、桑寄生12g、秦艽9g、防风12g、桂枝9g、茯苓15g、杜仲12g、川牛膝12g、炙甘草6g、淫羊藿12g、肥知母9g、炙乳香9g、延胡索12g、枸杞子12g、车前子15g、车前草15g、秦艽9g、炒羌活9g、怀山药12g、炒子芩9g。21剂,水煎服,每天1剂,每天2次。第3煎药渣水泡脚,每晚30分钟。药渣敷患髋。

九诊(2009-11-05): 颈腰酸楚、髋膝疼痛均缓,精神亦佳,入秋后天气转冷,疼痛稍有反复,便溏、胃脘作胀,夜寐时有不宁,夜尿4次,苔薄,脉细沉。治以健脾益气,调心养神,佐以通络。

【处方】

炙黄芪9g、党参12g、当归9g、白芍12g、生地黄9g、川芎12g、柴胡9g、茯神15g、远志9g、酸枣仁15g、木香9g、苍术9g、制香附12g、栀子9g、神曲12g、大枣9g、炙甘草6g、淫羊藿12g、补骨脂12g、秦艽9g、羌活9g、独活9g、熟附片9g、台乌药9g、制何首乌18g、首乌藤18g。21剂,水煎服,每天1剂,每天2次。第3煎药渣水泡脚,每晚30分钟。药渣敷患髋。

十诊(2009-12-10): 药后疼痛、夜寐不宁均缓,夜尿偏多,有时失约,下肢畏冷,苔薄、舌质紫,脉弦滑。此乃气血失和,肝肾不足,治以调摄。

【处方】

炙黄芪9g、党参12g、当归9g、白芍12g、生地黄9g、川芎12g、柴胡9g、茯神15g、远志9g、酸枣仁15g、木香9g、苍术9g、制香附12g、栀子9g、神曲12g、大枣9g、炙甘草6g、淫羊藿12g、补骨脂9g、秦艽9g、羌活9g、独活9g、熟附片9g、台乌药9g、制何首乌18g、首乌藤18g、山茱萸12g、益智仁12g、川桂枝9g。21剂,水煎服,每天1剂,每天2次。第

3 煎药渣水泡脚,每晚 30 分钟。药渣敷患髋。

十一诊(2010 - 01 - 28): 诸恙如前,精神气色均佳,有力,胃纳、二便均可,苔薄,脉细。再以调摄。

【处方】

炙黄芪 9 g、党参 12 g、当归 9 g、白芍 12 g、生地黄 9 g、川芎 12 g、柴胡 9 g、茯神 15 g、远志 9 g、酸枣仁 15 g、木香 9 g、苍术 9 g、制香附 12 g、栀子 9 g、神曲 12 g、大枣 9 g、炙甘草 6 g、淫羊藿 12 g、肥玉竹 9 g、鸡血藤 12 g、山茱萸 9 g、灵芝 12 g、首乌藤 18 g、老鹳草 12 g。28 剂,水煎服,每天 1 剂,每天 2 次。第 3 煎药渣水泡脚,每晚 30 分钟。药渣敷患髋。

十二诊(2010 - 04 - 01): 胃脘作胀、夜寐不宁、颈腰酸楚均缓,小便频数,苔薄腻,脉细滑。再以调摄。

【处方】

炙黄芪 9 g、党参 12 g、当归 9 g、白芍 12 g、生地黄 9 g、川芎 12 g、柴胡 9 g、茯神 15 g、远志 9 g、酸枣仁 15 g、木香 9 g、苍术 9 g、制香附 12 g、栀子 9 g、神曲 12 g、大枣 9 g、炙甘草 6 g、淫羊藿 12 g、肥玉竹 9 g、鸡血藤 12 g、山茱萸 9 g、灵芝 12 g、首乌藤 18 g、老鹳草 12 g、熟附片 9 g、益智仁 9 g、台乌药 9 g。14 剂,水煎服,每天 1 剂,每天 2 次。第 3 煎药渣水泡脚,每晚 30 分钟。药渣敷患髋。

十三诊(2011 - 01 - 20): 两髋疼痛已有 5 年余,活动牵掣,不耐久坐、行、立,经治后已缓,近期时有外感,咳嗽、咯痰不爽,晨起时多泡沫痰,时有头痛,胃纳、二便均可,苔薄腻,脉细滑。此乃气血失和,痰湿内蕴,治以活血化瘀,养血通络,化痰止咳。

【处方】

炙黄芪 9 g、党参 12 g、当归 9 g、白芍 12 g、生地黄 9 g、川芎 9 g、柴胡 9 g、桃仁 9 g、红花 9 g、乳香 9 g、荆芥 12 g、防风 12 g、羌活 9 g、秦艽 9 g、制香附 12 g、川牛膝 12 g、广地龙 9 g、炙甘草 6 g、姜半夏 9 g、炒子芩 9 g、炙麻黄 9 g、北细辛 3 g、炙紫菀 12 g、款冬花 12 g。14 剂,水煎服,每天 1 剂,每天 2 次。第 3 煎药渣水泡脚,每晚 30 分钟。药渣敷患髋。

按: 本案为 75 岁女性患者,诊断为右股骨头缺血性坏死、颈腰综合征。四诊合参施杞教授辨其为气血失和,经脉失畅,肝肾不足。股骨头缺血性坏死属于中医学"骨蚀""痹证"范畴,痹证的发生,主要由风、寒、湿、热之邪乘虚侵袭人体,闭阻经络,引起气血运行不畅,或病久痰浊瘀血,阻于经隧,深入关节筋脉。施杞教授认为痹证为本虚标实之证,创调身通痹方,该方由独活寄生汤合圣愈汤加减化裁而成。立方补气血、益肝肾、祛风湿、止痹痛,标本兼顾,扶正祛邪。施杞教授常将其用于治疗痹证日久,肝肾两虚,气血不足证所见腰膝疼痛,痿软,肢节屈伸不利,或麻木不仁者。如伴有疼痛较为严重者可加活血通络之品,诸如鸡血藤、青风藤、络石藤等;伴有脾虚便溏者可加用扁豆、白术、干姜等温中健脾;畏寒较重者可加附片、淫羊藿等温补肾阳。本案及至九诊,其病日久,引起心理伤害,产生失眠等症状。"外邪在表,可致支节痹,久而不已内传而成五脏痹。"脉痹不已,复感于邪,内舍于心导致心脉痹阻,血行不畅而见胸痛掣背、嗳气、心悸心慌等症状,故予以调心通痹汤加味以健脾养心,解郁,温肾通痹。

案六

徐某,男,51 岁。

主诉:两膝关节疼痛,左髋牵掣多年。

初诊(2011－02－24):两膝关节疼痛,左髋牵掣,病已多年步履拘紧,素有痛风 6~7 年,有时用地塞米松,酗酒多年。外院 X 线片、ECT 示左股骨头缺血坏死 4 期,关节腔积液,苔薄腻,脉细沉。诊断:左股骨头缺血性坏死。此乃气血瘀滞,寒湿内蕴,治以活血化瘀,温阳散寒,祛痰通痹,利水渗湿。

【处方】

(1)炙黄芪 15 g、党参 12 g、当归 9 g、白芍 12 g、熟地黄 30 g、川芎 12 g、柴胡 9 g、鹿角片 9 g、肉桂 3 g、炮姜 6 g、麻黄 6 g、白芥子 9 g、炙甘草 6 g、地鳖虫 9 g、猪苓 15 g、茯苓 15 g、葶苈子 9 g、羌活 9 g、独活 9 g、川牛膝 12 g、香谷芽 12 g、炒山楂 12 g、炒神曲 12 g。28 剂,水煎服,每天 1 剂,每天 2 次。

(2)麝香保心丸,每次 2 粒,每天 2 次,药汤送服。

二诊(2011－07－22):两膝疼痛,活动僵滞,股四头肌萎缩,上下楼乏力,胃纳、二便均可,苔薄、白腻,脉弦滑。治以调和气血,化痰祛湿。

【处方】

(1)炙黄芪 15 g、党参 12 g、当归 9 g、白芍 12 g、熟地黄 30 g、川芎 12 g、柴胡 9 g、鹿角片 9 g、肉桂 3 g、炮姜 6 g、麻黄 6 g、白芥子 9 g、炙甘草 6 g、炙地鳖 9 g、忍冬藤 12 g、炙僵蚕 9 g、秦艽 15 g、蓬莪术 15 g、香谷芽 12 g、川牛膝 12 g。28 剂,水煎服,每天 1 剂,每天 2 次。

(2)麝香保心丸,每次 2 粒,每天 2 次,药汤送服。

按:股骨头缺血性坏死是骨伤科常见疑难性疾病,病程长,致残率高,病因复杂,晚期可引起关节功能严重障碍,治疗非常困难。施杞教授认为本病辨治当循"气血同治、筋骨并重、祛瘀化痰、兼补肝肾"。病机主要为气滞血瘀、痰湿蕴结、肝肾亏虚。然其病理基础是气血不通之"瘀血"。气血对骨的滋养是骨骼能保持正常功能的关键,一旦瘀血阻滞、脉络不通,气血失去滋养,则骨必然会枯朽、塌陷、坏死。本案患者两膝关节疼痛,左髋牵掣,步履拘紧,有时用地塞米松,酗酒多年,外院 X 线片、ECT 示左股骨头缺血坏死 4 期,关节腔积液,苔薄腻,脉细沉。施杞教授诊断为左股骨头缺血性坏死,辨证为气血瘀滞,寒湿内蕴之寒痹,指寒邪偏重的痹证。《素问·痹论》曰:"风寒湿三气杂至,合而为痹也。其风气胜者为行痹,寒气胜者为痛痹,湿气胜者为着痹也。"故痛痹又被称为寒痹。《症因脉治》云:"寒痹之证,疼痛苦楚,手足拘紧,得热稍减,得寒愈甚,名曰痛痹。"治以活血化瘀、温阳散寒、祛痰通痹、利水渗湿,给予寒痹方加地鳖虫、猪苓、茯苓、葶苈子、羌活、独活、川牛膝、香谷芽、炒山楂、炒神曲,煎汤送服麝香保心丸,寒痹方为圣愈汤合阳和汤化裁成方,具有活血化瘀、温阳散寒、祛痰通痹之效。本案患者有关节腔积液,故用地鳖虫破血逐瘀、消积通络,猪苓、茯苓、葶苈子利湿行水消关节积液。麝香保心丸是继承石氏伤科用麝香能化阳通腠理,能引药透达的经验。另外,麝香保心丸还具有活血通经、消肿止痛功效。

案七

杨某,女,75岁。

主诉:两髋疼痛已有5年余。

初诊(2011-01-20):两髋疼痛已有5年余,活动牵掣,不耐久行,曾行X线片,示双侧股骨头无菌性坏死。近期时有外感,周身疼痛,咳嗽时不爽,晨起时多泡沫痰,时有头痛,胃纳、二便均可,苔薄腻,脉细滑数。诊断:双股骨头缺血性坏死。此乃气血失和,痰湿内蕴,治以活血祛瘀,祛风除湿,通络止痛,宣肺止咳化痰。

【处方】

姜半夏9g、荆芥12g、防风12g、淡子芩9g、炙麻黄9g、北细辛6g、炙紫菀12g、款冬花12g、炙黄芪9g、党参12g、当归9g、白芍12g、生地黄9g、川芎9g、柴胡9g、桃仁9g、红花9g、乳香9g、羌活9g、秦艽9g、制香附12g、川牛膝12g、广地龙9g、炙甘草6g。14剂,水煎服,每天1剂,每天2次。

二诊(2011-03-24):周身疼痛已缓,时有失眠头晕,经治疗后已有明显好转,停药后时有反复,小便频数,腑行每天1~2次,苔白腻,舌质紫,脉弦滑。再以调摄。

【处方】

炙黄芪9g、党参12g、当归9g、白芍12g、熟地黄12g、川芎12g、柴胡9g、独活9g、桑寄生12g、秦艽9g、防风12g、桂枝9g、茯苓15g、杜仲12g、川牛膝12g、炙甘草6g、蔓荆子12g、明天麻12g、淫羊藿15g、制香附12g、熟附片9g。14剂,水煎服,每天1剂,每天2次。

三诊(2011-05-13):两髋疼痛已缓,近期外感头痛头胀,恶风畏寒,稍有低热,刻下,外感已瘥,小腿酸胀,足跗肿胀,二便尚可,苔薄腻,脉弦滑。此乃气血未和,外邪内袭,治以标本兼顾。

【处方】

荆芥12g、防风12g、制苍术9g、软柴胡g、炙前胡9g、川桂枝9g、全当归9g、川芎12g、川牛膝12g、鸡血藤15g、淫羊藿15g、青风藤15g、生薏苡仁15g、姜半夏9g、炒子芩9g、鸡内金9g、炙甘草6g、延胡索15g。14剂,水煎服,每天1剂,每天2次。

四诊(2011-07-14):颈腰、四肢关节酸楚疼痛,足跗肿胀,入夏缓解,每于冬日加重,二便正常,夜寐亦宁,苔薄腻,脉细滑。此乃气血失和,肾精不足,治以温补肾阳,填精益髓,祛风湿,止痹痛。

【处方】

炙黄芪9g、党参12g、当归9g、白芍12g、熟地黄12g、川芎12g、柴胡9g、山茱萸12g、怀山药18g、枸杞子12g、鹿角片12g、菟丝子12g、熟附片9g、桂枝9g、杜仲12g、香谷芽 12 g、炙甘草 6 g、秦艽 9 g、羌活 9 g、独活 9 g、天花粉 12 g、玄参 12 g、香谷芽 12 g。14 剂,水煎服,每天 1 剂,每天 2 次。

　　按:本案为高龄女性双侧股骨头缺血性坏死,初诊时感受风寒,周身疼痛,咳嗽时不爽,晨起时多泡沫痰,时有头痛,辨证为气血失和,痰湿内蕴。予"筋痹方"加姜半夏、荆芥、防风、淡子芩、炙麻黄、北细辛、炙紫菀、款冬花以活血祛瘀,祛风除湿,通络止痛,宣肺止咳化痰。紫菀与款冬花配伍,为临床上治疗咳嗽常用药对。紫菀辛散苦泄,祛痰作用明显,长于化痰止咳;款冬花辛温,止咳作用较强,擅于宣肺气而止咳,两者配伍,可收泄肺祛痰之功,痰去则咳自止。临证外伤复感风寒,兼以肺气不宣,肃降失司,每伴咳嗽咯痰不爽,或内伤合并肺络受损,亦见虚咳不已,施杞教授常取二味相须使用。二诊时咳痰止,疼痛已缓,失眠头晕,小便频数,腑行每天 1～2 次,上盛下虚,予调身通痹方加蔓荆子、明天麻、制香附平抑肝阳,祛风通络止痛,熟附片、淫羊藿温补下元。四诊时关节酸楚疼痛,足跗肿胀,辨证为气血失和,肾精不足,予温肾通痹方加秦艽、羌活、独活、天花粉、玄参、香谷芽温补肾阳,填精益髓,祛风湿,止痹痛。施杞教授认为股骨头缺血性坏死病机主要为气滞血瘀、痰湿蕴结、肝肾亏虚。然其病理基础是气血不通之"瘀血"。气血对骨的滋养是骨骼能保持正常功能的关键,一旦瘀血阻滞、脉络不通,气血失去滋养,则骨必然会枯朽、塌陷、坏死。根据股骨头缺血性坏死的病因病机、临床特点及病程的不同阶段,将其分为气滞血瘀型、虚实夹杂型、痰湿蕴结型。虚实夹杂型多见于老年人,髋关节疼痛,活动僵滞,旋内、旋外活动受限,休息后缓解或消除,劳累后加重,多伴有股内侧及膝关节内侧疼痛。治以滋补肝肾,疏经通络,扶正祛邪,方选调身通痹方合左归丸、右归丸加淫羊藿、知母等。

案八

徐某,女,76 岁。

主诉:右髋疼痛 8 个月。

初诊(2011 - 03 - 03):8 个月前发作右髋疼痛,时有髋部不适作僵,步履拘紧,患肢畏冷,胃纳、二便正常,苔薄,脉细。诊断:右股骨头缺血坏死。此乃气血失和,肝肾亏虚,痰瘀内阻,治以益气活血,补益肝肾。

【处方】

　　炙黄芪 9 g、党参 12 g、当归 9 g、白芍 12 g、熟地黄 12 g、川芎 12 g、柴胡 9 g、山茱萸 12 g、怀山药 18 g、枸杞子 12 g、鹿角片 12 g、菟丝子 12 g、熟附片 9 g、桂枝 9 g、杜仲 12 g、香谷芽 12 g、炙甘草 6 g、川牛膝 12 g、秦艽 9 g、炒羌活 9 g、香谷芽 12 g、淫羊藿 15 g、肥知母 9 g、玄参 9 g。7 剂,水煎服,每天 1 剂,每天 2 次。

二诊(2011 - 03 - 15):药后症缓,苔薄,脉细。治守前法。

【处方】

　　炙黄芪 9 g、党参 12 g、当归 9 g、白芍 12 g、熟地黄 12 g、川芎 12 g、柴胡 9 g、山茱萸

12 g、怀山药 18 g、枸杞子 12 g、鹿角片 12 g、菟丝子 12 g、熟附片 9 g、桂枝 9 g、杜仲 12 g、香谷芽 12 g、炙甘草 6 g、川牛膝 12 g、秦艽 9 g、炒羌活 9 g、香谷芽 12 g、淫羊藿 15 g、肥知母 9 g、玄参 9 g。12 剂,水煎服,每天 1 剂,每天 2 次。

三诊(2011－05－05):右髋疼痛,近日时有反复,二便尚可,胃纳亦佳,夜寐不宁,苔薄、舌质紫,脉细滑。此乃气血失和,痰瘀内结,治以活血祛瘀,祛风除湿,化痰通络。

【处方】

(1)炙黄芪 9 g、党参 12 g、当归 9 g、白芍 12 g、生地黄 9 g、川芎 9 g、柴胡 9 g、桃仁 9 g、红花 9 g、乳香 9 g、五灵脂 12 g、羌活 9 g、秦艽 9 g、制香附 12 g、川牛膝 12 g、广地龙 9 g、炙甘草 6 g、首乌藤 15 g、合欢皮 15 g、制南星 9 g、炙僵蚕 9 g、香谷芽 12 g。7 剂,水煎服,每天 1 剂,每天 2 次。

(2)麝香保心丸,每次 2 粒,每天 2 次,药汤送服。

四诊(2011－07－07):右髋疼痛缓而未已,臀部拘紧,二便正常,胃纳、二便、夜寐尚可,苔薄、舌质红,脉细滑弦。此乃气血未和,痰瘀未清,再以调摄。

【处方】

炙黄芪 9 g、党参 12 g、当归 9 g、白芍 12 g、熟地黄 12 g、川芎 12 g、柴胡 9 g、独活 9 g、桑寄生 12 g、秦艽 9 g、防风 12 g、桂枝 9 g、茯苓 15 g、杜仲 12 g、川牛膝 12 g、炙甘草 6 g、淫羊藿 15 g、肥知母 9 g、伸筋草 15 g、汉防己 15 g、炙地鳖 12 g、炒白术 12 g、制香附 12 g。14 剂,水煎服,每天 1 剂,每天 2 次。

按:股骨头缺血性坏死是骨伤科常见疑难性疾病,病程长,致残率高,病因复杂,晚期可引起关节功能严重障碍,治疗非常困难,施杞教授认为本病辨治当循"气血同治、筋骨并重、祛瘀化痰、兼补肝肾"。施杞教授认为本病发病机制关键在于"血瘀",血瘀必然导致股骨头局部脉络瘀滞,终致股骨头局部缺血、坏死。"血瘀"存在于本病各发病阶段的始终,但在不同阶段、不同程度地夹杂痰湿、肾虚。因此,根据股骨头缺血性坏死的病因病机、临床特点及病程的不同阶段,将股骨头缺血性坏死分为气滞血瘀型、虚实夹杂型、痰湿蕴结型。虚实夹杂型多见于老年人,髋关节疼痛,活动僵滞,旋内、旋外活动受限,休息后缓解或消除,劳累后加重,多伴有股内侧及膝关节内侧疼痛,腹股沟压痛,髋关节活动受限,"4"字试验阳性。X 线片示股骨头有不同程度的囊变或变形,常合并髋臼缘上方受力处囊性变。舌体胖大,舌质淡,苔薄白,脉沉细。治以滋补肝肾,疏经通络,扶正祛邪,方选调身通痹汤合左归丸、右归丸加淫羊藿、知母。本案初诊时右髋疼痛,时有髋部不适作僵,步履拘紧,患肢畏冷,属于虚实夹杂型,辨证为气血失和、肝肾亏虚、痰瘀内阻,治以益气活血、补益肝肾。方用黄芪、当归、党参、生地黄、白芍、川芎气血双补;右归丸温补肾阳,填精补髓。右归丸出自《景岳全书》,是由金匮肾气丸减去"三泻"(泽泻、茯苓、牡丹皮),加鹿角胶、菟丝子、杜仲、枸杞子、当归而成,增加了温补的作用,使药效更能专于温补,是一首十分著名的温补方剂。张景岳根据"阴阳互根""阴阳互济"的理论,提出了"善补阳者必于阴中求阳,则阳得阴助而生化无穷"。方中以附子、肉桂、鹿角胶为君药,温补肾阳,填精补髓。臣以熟地黄、枸杞子、山茱萸、山药滋阴益肾,养肝补脾。佐以菟丝子补阳益阴,固精缩尿;杜仲补益肝肾,强筋壮骨;当归养血和血,助鹿角胶以补养精血。圣愈汤中黄芪、党参补脾益阳,四物汤(当归、白芍、川芎、熟地黄)养血活血,柴胡疏肝理气,为肝经引经药。两方合用,气旺则阳旺,并"阴中求阳",使阳气有化生之源,共奏温补肾阳、填精益髓之功。方中加入淫羊藿、肥知母补益肝肾,强筋壮骨,施杞教授常常将两药合用以用于慢性筋骨疾病伴有肝肾亏虚证,尤其对于骨质疏松症具有很好的防治作用。淫羊藿可改善骨损伤,促进成骨细胞,抑制破骨细胞,与知母合用能够改善骨重建,促进成骨,抑制破骨的表达。

案九

魏某,女,37岁。

主诉: 双髋疼痛11个月。

初诊(2011-04-21): 两髋疼痛,左髋为主,患系统性红斑狼疮已有3年,曾服用大剂量激素,用量慢慢由10粒减至1粒,目前1粒维持半年,仍继续服用风湿科中西药物,2010年5月始见左髋疼痛,2010年9月MRI示两侧股骨头缺血性坏死,以左侧为甚,股骨头尚未塌陷,关节间隙存在,软骨下囊性变,经行正常,胃纳、二便亦佳,苔薄腻、舌质红,脉细沉。诊断:双股骨头缺血性坏死,系统性红斑狼疮。此乃气血瘀滞,痰湿痹阻,治以活血祛瘀,祛风除湿,通络止痛,补肾壮骨。

【处方】

(1)炙黄芪9g、党参12g、当归9g、白芍12g、生地黄9g、川芎9g、柴胡9g、桃仁9g、红花9g、乳香9g、五灵脂12g、羌活9g、秦艽9g、制香附12g、川牛膝12g、广地龙9g、炙甘草6g、淫羊藿15g、肥知母15g、骨碎补12g。28剂,水煎服,每天1剂,每天2次。

(2)仙灵骨葆,每次2粒,每天2次;血塞通,每次2粒,每天2次。

二诊(2011-05-19): 两髋疼痛以左侧为甚,活动牵掣,二便正常,苔薄、根黄腻、舌质红,脉细滑。此乃气血瘀滞,痰湿内蕴,治以调摄。

【处方】

(1)炙黄芪9g、党参12g、当归9g、白芍12g、生地黄9g、川芎9g、柴胡9g、桃仁9g、红花9g、乳香9g、五灵脂12g、羌活9g、秦艽9g、制香附12g、川牛膝12g、广地龙9g、炙甘草6g、淫羊藿15g、肥知母15g、炙僵蚕12g、香谷芽15g、川桂枝9g。28剂,水煎服,每天1剂,每天2次。

(2)麝香保心丸,每次2粒,每天2次,药汤送服。

三诊(2011-07-21): 两侧股骨头坏死,素有红斑狼疮,长期服用激素,经治疗后病情稳定,二便正常,苔薄腻,脉细沉。治以温肾通痹。

【处方】

炙黄芪9g、党参12g、当归9g、白芍12g、熟地黄12g、川芎12g、柴胡9g、山茱萸

12 g、怀山药 18 g、枸杞子 12 g、鹿角片 12 g、菟丝子 12 g、熟附片 9 g、桂枝 9 g、杜仲 12 g、香谷芽 12 g、炙甘草 6 g、秦艽 12 g、炒羌活 9 g、炙地鳖 9 g、白芥子 9 g、制南星 9 g、玄参 12 g、山楂 12 g、神曲 12 g。28 剂,水煎服,每天 1 剂,每天 2 次。

按:本案两髋疼痛,左髋为主,MRI 示两侧股骨头缺血性坏死,以左侧为甚,股骨头尚未塌陷,关节间隙存在,软骨下囊性变,经行正常,胃纳、二便亦佳,苔薄腻、舌质红,脉细沉,辨证为气血瘀滞、痰湿痹阻。方选筋痹方行气活血,化瘀通络,加淫羊藿、肥知母、骨碎补补肝肾壮筋骨以促进坏死区修复。二诊时原方加炙僵蚕、香谷芽、川桂枝温经、化痰散结、健脾和胃。股骨头缺血性坏死是骨伤科常见疑难性疾病,病程长,致残率高,病因复杂,晚期可引起关节功能严重障碍,治疗非常困难。施杞教授认为本病辨治当循"气血同治、筋骨并重、祛瘀化痰、兼补肝肾"。中医将本病称为"骨蚀""骨痿",《灵枢·刺节真邪》曰:"虚邪之入于身也深,寒与热相搏,久留而内着……内伤骨为骨蚀。"病机主要为气滞血瘀、痰湿蕴结、肝肾亏虚,以肝肾亏虚为本,本虚标实之证,施杞教授指出,本案是久服激素引起双侧股骨头缺血性坏死,长期使用激素消灼肾精致肾精亏虚,骨失所养,药毒内陷久留内着,痹阻经脉,发为股骨头缺血性坏死。然其病理基础是气血不通之"瘀血"。气血对骨的滋养是骨骼能保持正常功能的关键,一旦瘀血阻滞、脉络不通,气血失去滋养,则骨必然会枯朽、塌陷、坏死。可见血瘀存在于股骨头缺血性坏死的始终。施杞教授根据股骨头缺血性坏死的病因病机、临床特点及病程的不同阶段,将其分为:气滞血瘀型,治以行气活血,化瘀通络,方选筋痹方加减;虚实夹杂型,治以滋补肝肾,疏经通络,扶正祛邪,方选调身通痹汤合左归丸、右归丸加淫羊藿、知母;痰湿蕴结型,治以益气和营,利湿通络,方选圣愈汤合知柏地黄丸加减。偏实者以加味牛蒡子汤或热痹方相须应用,加三子方(白芥子 9 g、白附子 5 g、葶苈子 6 g)。痰湿水肿重者可用牡蛎泽泻散(出自《伤寒论》,由牡蛎、泽泻、蜀漆、葶苈子、商陆根、海藻、天花粉组成)。以上各型均可配合施用药渣热敷、整髋三步九法治疗及施氏十二字养生功锻炼。

案十

杨某,男,33 岁。

主诉:双髋疼痛 1 年余。

初诊(2011 - 03 - 03):双髋疼痛,1 年前诊断为股骨头缺血性坏死,曾怀疑骨肿瘤,经穿刺后确诊,2010 年 4 月行双侧股骨头髓腔减压加干细胞移植,术后卧床 3 个月,下床仍觉双髋疼痛,二便正常,苔薄腻,脉细滑。诊断:双侧股骨头缺血性坏死术后。此乃气血失养,痰湿内蕴,治以补气血,益肝肾,祛风湿,止痹痛,温肾化痰。

【处方】

炙黄芪 9 g、党参 12 g、当归 9 g、白芍 12 g、熟地黄 12 g、川芎 12 g、柴胡 9 g、独活 9 g、桑寄生 12 g、秦艽 9 g、防风 12 g、桂枝 9 g、茯苓 15 g、杜仲 12 g、川牛膝 12 g、炙甘草 6 g、制南

星9g、熟附片9g、鹿角片12g、香谷芽12g、制香附12g。14剂,水煎服,每天1剂,每天2次。

二诊(2011-03-16):药后症缓,苔薄,脉细滑。治守前法。

【处方】

炙黄芪9g、党参12g、当归9g、白芍12g、熟地黄12g、川芎12g、柴胡9g、独活9g、桑寄生12g、秦艽9g、防风12g、桂枝9g、茯苓15g、杜仲12g、川牛膝12g、炙甘草6g、制南星9g、熟附片9g、鹿角片12g、香谷芽12g、制香附12g、炒子芩9g、小川连6g。14剂,水煎服,每天1剂,每天2次。

三诊(2011-08-04):双侧股骨头坏死,1年前行股骨头髓腔减压加干细胞移植。经治后目前活动较多,活动时疼痛已瘥,不耐多行,二便正常,苔薄腻,脉弦滑。治以温阳益气,祛瘀通络。

【处方】

(1)炙黄芪12g、党参12g、当归9g、白芍12g、熟地黄12g、川芎12g、柴胡9g、山茱萸12g、怀山药18g、枸杞子12g、鹿角片12g、菟丝子12g、熟附片9g、桂枝9g、杜仲12g、香谷芽12g、炙甘草6g、泽兰15g、泽泻15g、泽漆15g、炙僵蚕9g、秦艽12g、青风藤12g、生薏苡仁15g、香谷芽12g、炙地鳖12g。28剂,水煎服,每天1剂,每天2次。

(2)麝香保心丸,每次2粒,每天2次,药汤送服。

按:本案患者两髋疼痛,1年前诊断为股骨头缺血性坏死,曾怀疑骨肿瘤,经穿刺后确诊。2010年4月行双侧股骨头髓腔减压加干细胞移植,术后卧床3个月,下床仍觉两髋疼痛,二便正常,苔薄腻,脉细滑。诊断为双侧股骨头缺血性坏死术后,辨证为气血失养,痰湿内蕴,治以补气血,益肝肾,祛风湿,止痹痛,温肾化痰。三诊经治后目前活动较多,活动时疼痛已瘥,不耐多行,二便正常,苔薄腻,脉弦滑,治以温阳益气,祛瘀通络。"温肾通痹方"加"三泽汤"等巩固疗效,并指导功法训练。中医学将本病称为"骨蚀""骨痿",其病因包括跌仆损伤、六淫邪毒、七情过度和先天不足。病机主要有气滞血瘀、痰湿蕴结、肝肾亏虚。各种原因导致的股骨头缺血性坏死的病理特点都是因为气血不通,而产生"瘀血"。气血对骨的滋养是骨骼能保持正常形态和正常功能的关键,而一旦瘀血阻滞,脉络不通,气血失去滋养,则骨必然会枯朽、塌陷、坏死。"脉络不通,不通则痛",故出现髋关节疼痛、关节功能障碍等症状。从脏腑辨证上当责之于肾,肾阳亏虚,主骨之功能减弱,肝肾不足,髓海空虚,不能滋养骨髓,又加上感受六淫邪毒侵袭,或劳伤过度、暴力打击,或七情失调、饮食失调等诱因致使瘀血凝滞,经脉受阻,气血不通,不通则痛,从而产生骨痛、跛行、肌肉萎缩症状,并有患肢功能障碍。施杞教授认为股骨头缺血性坏死发病机制关键在于"血瘀",血瘀必然导致股骨头局部脉络瘀滞,终致股骨头局部缺血、坏死,血瘀存在于本病各发病阶段的始终。在不同阶段,不同程度地夹杂痰湿、肾虚。因此,根据股骨头缺血性坏死的病因病机、临床特点及病程的不同阶段,将本病分为气滞血瘀型、虚实夹杂型、痰湿蕴结型等进行分型论治,已如上述,此处不表。

临证实录七

头部内伤

一、定义

头部内伤是在外力作用下,头面部损伤的总称,主要表现为神志和记忆等方面的证候。

二、病因病机

头部内伤又称"脑骨伤碎""脑骨伤破""脑气震动""脑海震动""脑震荡"等。《黄帝内经》将脑列为奇恒之腑。《灵枢·海论》云:"脑为髓之海……髓海有余,则轻劲多力,自过其度。髓海不足,则脑转耳鸣,胫酸眩冒,目无所见,懈怠安卧。"脑的功能与先后天的真气有关。心的功能,其中有一部分包括了脑的功能,如"神明出焉""神之变也",能忆,存志、变思、谋虑、有智,"怵惕思虑则伤神"等。《医宗金鉴·正骨心法要旨》也指出头,"位居至高,内函脑髓""统全体"。

三、临床表现

在外界暴力作用下,头部受到外界暴力作用,按照损伤部位的不同,可分为各具特征的不同病证,较为常见的有脑气震荡、颅内血肿、脑干损伤。

(一)脑气震荡

头部遭受外力打击后,发生短暂的脑功能障碍,是最轻的一种脑损伤,大多可以治愈。头部外伤,瘀阻气滞,肝经不疏,肝气横逆,生火侮土而犯脾胃,导致升降失调,清阳不升,浊阴不降,而上蒙清窍。现代医学认为,外力打击瞬间产生的颅内压力变化、脑血管功能紊乱、出现各种相应证候,如短暂意识障碍程度较轻而时间短暂,可以短至数秒或数分钟,清醒后对受伤当时情况及受伤经过不能回忆,但对受伤前的事情能清楚回忆。常伴有头痛、头晕、恶心、厌食、呕吐、耳鸣、失眠、畏光等。

(二)颅内血肿

颅内血肿常由外伤所致,其发生率约占闭合性颅脑损伤的10%和重型颅脑损伤的40%~50%。由于创伤等原因,当脑组织血管破裂,血液集聚于脑内或脑与颅骨之间,形成颅内血肿并对脑组织产生压迫时,产生各种症状。表现为伤后数小时至1~2天内出现意识障碍,瞳孔对光反射迟钝、消失等改变;一侧肢体肌力减退,随病情变化而进行性加重;血压升高、心率减慢、体温升高和呼吸循环障碍等生命体征的异常。

按血肿来源和部位,在CT检查上分为:① 硬脑膜外血肿,颅骨内板与脑表面之间有双凸镜形或弓形密度增高影,可有助于确诊。CT检查还可明确定位、计算出血量、了解脑室受压及中线结构移位以及脑挫裂伤、脑水肿、多个或多种血肿并存等情况。② 硬脑膜下血肿,是指出血积聚于硬脑膜下腔,是颅内血肿中最常见者,常呈多发性或与别种血肿合并发生。急性硬脑膜下血肿:颅骨内板与脑表面之间出现高密度、等密度或混合密度的新月形或半月形影,可有助于确诊。慢性硬膜下血肿:颅骨内板下低密度新月形、半月形或双凸镜形影像,可有助于确诊;少数也可呈现高密度、等密度或混杂密度,与血肿腔内的凝血机制和病程有关,还可见到脑萎缩以及包膜增厚与钙化等。③ 脑内血肿,在脑挫裂伤灶附近或脑深部白质内见到圆形或不规则高密度血肿影,有助于确诊,同时亦可见血肿周围低密度水肿区。④ 脑室内出血与血肿:发现脑室扩大,脑室内有高密度凝血块影或血液与脑脊液混合的中等密度影,有助于确诊。⑤ 迟发性颅内血肿:颅脑损伤后首次CT检查时无血肿,而在以后的CT检查中发现了血肿,或在原无血肿的部位发现了新的血肿,此种现象可见于各种外伤性颅内血肿。确诊须依靠多次CT检查的对比。

按脑损伤程度,可分为轻、中、重3个分级。① 轻型(Ⅰ级):主要指单纯脑震荡,有或无颅骨骨折,昏迷在30分钟以内,有轻度头痛、头晕等自觉症状,神经系统和脑脊液检查无明显改变。② 中型(Ⅱ级):主要指轻度脑挫裂伤或较少的颅内出血,有或无颅骨骨折及蛛网膜下腔出血,无脑疝表现,昏迷在6小时以内,有轻度神经系统阳性体征,有轻度生命体征改变。③ 重型(Ⅲ级):主要指广泛颅骨骨折,广泛脑挫裂伤,脑干损伤或颅内血肿,昏迷在6小时以上,意识障碍逐渐加重或出现再昏迷,有明显神经系统阳性体征,有明显生命体征改变。

按血肿引起颅内压增高和症状所需时间分为3型:72小时以内者为急性型;3天以上到3周以内为亚急性型;超过3周为慢性型。

(三) 脑干损伤

脑干损伤是一种严重的,暴力作用于头部造成的损伤。原发性脑干损伤约占颅脑损伤的2%~5%,在重型颅脑损伤中占10%~20%。脑干内除有脑神经核、躯体的感觉和运动传导束通过外,还有网状结构和呼吸、循环等生命中枢,故其致残率和死亡率高。

脑干包括中脑、脑桥和延髓,位于脑的中轴底部,背侧与大、小脑相连,腹侧为骨性颅底,恰似蜗牛趴在斜坡上。脑干损伤常分为两种:一为外界暴力直接作用头部,造成原发性脑干损伤。二为臀部或两足着地的坠落伤,外力借脊柱传达到枕骨大孔,围绕枕骨大孔的骨折所造成的延髓损伤;或暴力冲撞腰背部,头部先过伸而后又过屈的挥鞭样运动,导致延髓和脊髓交界处的损伤。

脑干损伤临床表现为,损伤后立即发生昏迷,轻者对痛刺激可有反应,重者昏迷程度深,一切反射消失。中脑损伤时,初期两侧瞳孔不等大,伤侧瞳孔散大,对光反射消失、眼球向下外倾斜;两侧损伤时,两侧瞳孔散大,眼球固定。脑桥损伤时,可出现两瞳孔极度缩小,对光反射消失,两侧眼球内斜,同向偏斜或两侧眼球分离等征象。表现为角弓反张,肌张力升高,过度伸直,较轻者可为阵发性,重者则持续发作等去大脑僵直;肢体瘫痪,肌张力增高,腱反射亢进和病理反射出现等;呼吸、血压、体温等生命功能紊乱。实验室检查:腰椎穿刺,脑脊液压力正常或轻度增高,多呈血性。其他辅助检查:① 颅骨X线片,颅骨骨折发生率高,亦可根据骨折部位,结合受伤机制推测脑干损伤的情况。② 颅脑CT、MRI扫描,原发性脑干损伤表现为脑干肿大,有点片状密度增高区,脚间池、桥池、四叠体池及第四脑室受压或闭塞。继发性脑疝的脑干损伤除显示继发性病变征象外,还可见脑干受压扭曲向对侧移位,MRI可显示脑干内小出血灶与挫裂伤,由于不受骨性伪影影响,显示较CT清楚。③ 脑干听觉诱发电位(BAEP),为脑干听觉通路上的电生理活动,经大脑皮质传导至头皮的远场电位。它所反映的电生理活动一般不受其他外在病变干扰,可以较准确反映脑干损伤的平面及程度。

四、辨证论治

初期多实，后期多虚。初期为瘀血，痰浊，阳亢扰乱神明，致使经隧不通，气机逆乱，出现昏厥等血瘀气闭之证。后期为脾胃虚弱，运化无能，生化之源亏损，营卫失调，气血不能外荣；或是肝肾不足，水不涵木，水火不济，导致心肝火旺，心肾不交，或肾阳虚弱，火不归原。

1. 瘀滞脑络

头痛如锥刺，痛处固定，伴头部青紫、瘀肿，心烦不寐。舌质紫暗有瘀点，脉弦涩。治宜活血祛瘀，通络醒脑。方选通窍活血汤加减。

2. 痰浊蒙窍

头痛头晕，呆钝健忘，胸脘痞闷，或神识不清，或时作癫痫。舌胖，苔白腻或黄腻，脉濡滑。治宜健脾助运，燥湿化痰。方选涤痰汤加减。

3. 肝阳上亢

面色潮红，头痛眩晕，耳鸣耳聋，烦躁易怒、夜眠不安，口干苦，小便黄赤。苔黄，脉弦数。治宜平肝潜阳，息风镇惊。方选羚羊钩藤汤加减。

4. 心脾两虚

面色萎黄，头晕目眩，神疲乏力，心悸怔忡，唇甲无华。舌淡，脉细弱。多见于损伤后期，由于内伤日久，或失于调治，造成瘀血内蓄，气滞血瘀，导致脏腑虚损。

这一阶段，往往虚实相兼。其虚有二：一是脾胃虚弱，运化无能，生化之源亏损，营卫失调，气血不能外荣，此为《素问·痹论》之谓"疾久入深，营卫之行涩，经络失疏"。二是肝肾不足，水不涵木，水火不济，导致心肝火旺，心肾不交或肾阳虚弱，火不归元，此便是张景岳所谓"瘀久有所留脏，病久致羸"。

本病初期气滞血瘀，阻于经络时，理气疏肝，活血化瘀，使脉络通畅，瘀祛血行；后期为瘀血未祛而又脏腑虚损的虚实夹杂期，则在调补脾肾的同时，不忘疏肝消导，使肝气条达，脾肾皆调，脏腑平和。故施杞教授临证遣药，常围绕一个"肝"字。初期昏迷不醒时，血瘀气闭者，治以宣通开窍；痰热阻窍者，治以清热豁痰开窍；高热惊厥者，治以清热镇痉开窍；阳泄欲脱者，治以回阳救逆；孔窍出血者，治以活血止血。分别用安宫牛黄丸、至宝丹、紫雪丹、独参汤（或参附汤）、云南白药合三七粉，并灵活加选疏肝类药味。清醒后，再根据不同的临床表现，辨证分为肝胃不和、肝风内动、瘀阻经络等几类。肝胃不和之头痛、恶心、呕吐等，宜升清降浊，用柴胡细辛汤加太乙紫金丹（或左金丸）；肝风内动之头痛、眩晕，伴肢体抽搐治宜平肝息风，用天麻钩藤饮；瘀阻经络之头痛头晕，面目瘀紫青肿等，治宜化瘀疏经宣散，用柴胡加防风芎归汤。对诊断明确的颅内血肿，治宜益气化瘀、疏肝通络，用柴胡、细辛加补阳还五汤。损伤后期，脾胃虚弱，中气不足者，治宜补中益气，健脾和胃，并佐以疏肝和营，用补中益气汤加白芍等；肝肾亏损者，治宜滋肾平肝，用杞菊地黄丸（或左归丸）；如肝肾阴亏而致肝火上炎，宜清泻肝火，用龙胆泻肝汤合大补阴丸加减；如宿痰瘀阻肝经久而兼气血亏虚者宜逐瘀散结，疏肝养血，用黎峒丸合十全大补汤加柴胡、枳壳等；肝气犯胃，恶心呕吐者，宜疏肝和胃，用左金丸。

案 一

周某,男,27 岁。

主诉:头部外伤术后头痛头晕 7 年。

初诊(2011 - 01 - 20):2004 年头部外伤后时有头痛、头晕,2006 年后日渐加重,在外地行开颅术去除血肿,术后疼痛未能缓解,于 2008 年行第二次开颅术,术后症状仍未减轻,凝血时间正常。目前仍有头部疼痛,记忆力减退,无昏迷、呕吐,四肢活动正常。外院CT 示仍见左侧额叶部血肿阴影,侧脑室略扩大,检查:颅神经(-),苔薄,脉细弦。诊断:颅脑伤术后,脑外伤后遗症。此乃气血失和,脉络受损,肝经失畅,治以益气化瘀,疏肝通络。

【处方】

生黄芪 30 g、当归 9 g、赤芍 12 g、白芍 12 g、地龙 9 g、川芎 12 g、红花 9 g、桃仁 9 g、姜半夏 9 g、炒白术 9 g、明天麻 12 g、炒防风 9 g、软柴胡 9 g、北细辛 3 g、制香附 9 g、参三七粉 3 g^{另吞}。14 剂,水煎服,每天 1 剂,每天 2 次。

二诊(2011 - 02 - 23):药后症缓,舌脉如前。治守前法。

【处方】

生黄芪 30 g、当归 9 g、赤芍 12 g、白芍 12 g、地龙 9 g、川芎 12 g、红花 9 g、桃仁 9 g、姜半夏 9 g、炒白术 9 g、明天麻 12 g、炒防风 9 g、软柴胡 9 g、北细辛 3 g、制香附 9 g、参三七粉 3 g^{另吞}。14 剂,水煎服,每天 1 剂,每天 2 次。

三诊(2011 - 03 - 24):头痛缠绵不已,思绪偏多,夜寐不宁,二便正常,躯体四肢少温。苔薄腻、舌质红,脉弦滑。此乃痰瘀互结,肝经失畅,治以活血祛瘀,行气止痛,豁痰开窍,温经止痛。

【处方】

(1) 当归 9 g、白芍 12 g、生地黄 9 g、川芎 12 g、桃仁 9 g、红花 9 g、柴胡 9 g、枳壳 12 g、桔梗 12 g、川牛膝 12 g、明天麻 12 g、石菖蒲 18 g、淡远志 9 g、制南星 9 g、熟附片 9 g、香谷芽 12 g。28 剂,水煎服,每天 1 剂,每天 2 次。

(2) 麝香保心丸,每次 2 粒,每天 2 次,药汤送服。

四诊(2011 - 05 - 13):头痛、头皮麻木,曾有外伤,头颅内血肿手术清除,病已 6 年未愈,四肢少温,冬日畏冷,着衣较多,二便尚可,苔薄腻、舌质红,脉沉细稍滑。诊断:脑外伤后遗症。此乃痰瘀内结,上盛下虚,火不归元,治以益气化瘀,温肾填精,化痰通络。

【处方】

炙黄芪 9 g、党参 12 g、当归 9 g、白芍 12 g、熟地黄 12 g、川芎 12 g、柴胡 9 g、山茱萸 12 g、怀山药 18 g、枸杞子 12 g、鹿角片 12 g、菟丝子 12 g、熟附片 9 g、桂枝 9 g、杜仲 12 g、香

谷芽 12 g、炙甘草 6 g、北细辛 12 g、蒺藜 12 g、蔓荆子 12 g、大蜈蚣 3 g、香白芷 15 g、白芥子 9 g、泽泻 15 g。14 剂,水煎服,每天 1 剂,每天 2 次。

五诊(2011 - 07 - 17):头痛、头晕未已,神疲乏力,二便亦可,多睡,苔薄,脉弦细。此乃痰瘀未散,经脉失畅,治以益气活血,温阳散寒,祛痰息风。

【处方】

炙黄芪 15 g、党参 12 g、当归 9 g、白芍 12 g、熟地黄 30 g、川芎 12 g、柴胡 9 g、鹿角片 9 g、肉桂 3 g、炮姜 6 g、麻黄 6 g、白芥子 9 g、炙甘草 6 g、明天麻 12 g、炒防风 12 g、藁本 12 g、地鳖虫 9 g、香谷芽 12 g。14 剂,水煎服,每天 1 剂,每天 2 次。

按:本案归属于头部内伤范畴,《黄帝内经》将脑列为奇恒之腑。《灵枢·海论》云:"脑为髓之海……髓海有余,则轻劲多力,目过其度,髓海不足,则脑转耳鸣,胫酸眩冒,目无所见,懈怠安卧。"头部内伤辨证:初期多实,后期多虚。初期瘀血内阻,严重者蓄瘀攻心,内扰神明,致使经隧不通,气机逆乱,出现昏厥等血瘀气闭之证。头面部内伤轻者,多属瘀阻气滞,肝经不疏,肝气横逆,生火侮土而犯脾胃,导致升降失调,清阳不升,浊阴不降,而上蒙清窍。后期由于内伤日久,或失于调治,造成血瘀内蓄,气滞血瘀,导致脏腑虚损。对肝胃不和的头痛、恶心、呕吐等,治以升清降浊,常用柴胡细辛汤加左金丸。肝风内动的头痛、眩晕,伴有肢体抽搐,治以平肝息风,常用天麻钩藤饮。瘀滞在表,头痛头晕,面目瘀紫青肿等,治以化瘀宣散,常用防风归芎汤。头颅内伤后期,多由实转虚,或者气血失调,脏腑不和,虚象缠绵,以气血、肝肾虚损最为常见。本案虽为损伤后期,但其初诊时头痛、头晕,日渐加重,先后 2 次行开颅手术,CT 示仍有血肿。施杞教授辨其为气血失和,脉络受损,肝经失畅。临证中施杞教授对诊断明确的颅内血肿,常采用益气化瘀、疏肝通络,用柴胡、细辛加补阳还五汤。因此,方选补阳还五汤加姜半夏、炒白术、明天麻、炒防风、软柴胡、北细辛、制香附、参三七粉。三诊时头痛缠绵不已,思绪偏多,夜寐不宁,躯体四肢少温,苔薄腻,舌质红,脉弦滑,乃痰瘀互结,肝经失畅,予血府逐瘀汤加明天麻、石菖蒲、淡远志、制南星、熟附片、香谷芽以活血祛瘀,行气止痛,豁痰开窍,温经止痛。四诊时痰瘀内结,上盛下虚,火不归元,予"温肾通痹"加味引火归元。五诊时头痛、头晕未已,神疲乏力,多睡,痰瘀未散,经脉失畅,予以圣愈汤益气活血,阳和汤温经散寒,加明天麻平肝潜阳、息风止痉,炒防风、藁本祛风通络、止痛,地鳖虫破瘀散结。本案病程缠绵非一日之功,需用心调摄。

案二

骆某,女,11 岁。

主诉:头部外伤已有 4 个月。

初诊(2011 - 04 - 14):头部外伤已有 4 个月,外院诊断为硬膜下血肿,曾先后 2 次行血肿清除术,目前四肢活动自如,但感觉欠灵敏,听觉正常,苔薄,脉细。诊断:外伤性硬膜下血肿术后。此乃气血未和,水湿内蕴,治以健脾益气,化湿利水。

【处方】

炙黄芪9g、全当归3g、川芎3g、广地龙3g、云茯苓9g、炒白术6g、生薏苡仁9g、大枣6g、生甘草3g、鸡内金6g。7剂,水煎服,每天1剂,每天2次。

二诊(2011-04-21): 诸恙如前,意识反应无异常,腑行燥结,苔薄、根腻,脉细。再以调摄。

【处方】

炙黄芪9g、全当归3g、川芎3g、广地龙3g、云茯苓9g、炒白术6g、生薏苡仁9g、大枣6g、生甘草3g、鸡内金6g、益智仁6g、火麻仁6g。7剂,水煎服,每天1剂,每天2次。

三诊(2011-05-26): 外伤后硬膜下血肿,近期又行手术引流一次,家属称神情较前灵活,光感已有改善,二便尚可,苔薄,脉细。治以益气活血。

【处方】

生黄芪15g、炒白术9g、云茯苓12g、大枣6g、柏子仁6g、广地龙6g、全当归6g、炙甘草6g、鸡内金6g、三七6g。14剂,水煎服,每天1剂,每天2次。

四诊(2011-06-16): 近期精神、视物均较灵活,活动较前有力,便燥,苔薄,脉细。再以调摄。

【处方】

(1)生黄芪15g、炒白术9g、云茯苓12g、柏子仁6g、广地龙6g、全当归6g、炙甘草6g、鸡内金6g、三七6g、火麻仁9g、枸杞子9g。10剂,水煎服,每天1剂,每天2次。

(2)赤小豆30g、大枣10g,加蜂蜜代茶。

五诊(2011-07-07): 精神意识较前明显改善,外院MRI示6月较1月前两侧硬膜下血肿有部分吸收,大便燥结,苔薄,脉细。治守前法。

【处方】

(1)生黄芪15g、全当归9g、川芎9g、炒白术9g、汉防己9g、白芍9g、广地龙6g、炙地鳖6g、云茯苓15g、三七6g、柏子仁9g、石菖蒲9g、天竺黄12g、炙甘草6g、大枣6g。14剂,水煎服,每天1剂,每天2次。

(2)安宫牛黄丸1/7片,每天1次。

六诊(2011-07-21): 诸恙如前,精神气色均佳,腑行偏燥,胃纳欠佳,苔薄,脉细。治守前法。

【处方】

(1)生黄芪15g、全当归9g、川芎9g、炒白术9g、白芍9g、广地龙6g、炙地鳖6g、云茯苓15g、三七6g、柏子仁9g、石菖蒲9g、天竺黄12g、炙甘草6g、大枣6g、生薏苡仁30g、熟薏苡仁30g、鸡内金12g、枸杞子9g。14剂,水煎服,每天1剂,每天2次。本方2/3剂量。

(2)安宫牛黄丸1/7片,每天1次。

七诊(2011-08-04): 诸恙均缓,精神较振,活动自如,视物较前改善,胃纳尚可,二便正常,苔薄,脉细。治守前法。

【处方】

生黄芪 15 g、全当归 9 g、炒白芍 9 g、川芎 9 g、桃仁 9 g、广地龙 9 g、党参 9 g、丹参 9 g、天冬 9 g、麦冬 9 g、枸杞子 9 g、软柴胡 6 g、蒺藜 9 g、天竺黄 12 g、三七 6 g、炙甘草 6 g、大枣 9 g。14 剂,每天 1 剂,依本方 2/3 剂量水煎服,每天 2 次。

按:外损内伤,气滞血瘀,阻于经络,从肝论治,也是施氏学术思想中一个重要的调治原则。《医宗金鉴》曰:"凡跌打损伤坠堕之证,恶血留内,则不分何经,皆以肝为主,盖肝主血也。故败血凝滞,从其所属,必归于肝。"施杞教授遵古训,并将之用于指导临床,为颅脑损伤等外伤后气滞血瘀、瘀阻经络的疾病探索出一条以中医中药治疗为主的、有效的治疗经验。颅脑损伤,初期瘀血内阻,经隧错杂,严重者蓄瘀攻心,内扰神明,致使经隧不通,气机逆乱,而出现昏厥血瘀气闭之证;若瘀血化热,则神昏而有高热、抽搐;如系开放性损伤,或伴有颅内出血,则表现为气血双脱的虚象。初期属轻伤者,多属气滞瘀阻,肝经不疏,肝气横逆,生火侮土而犯脾胃,导致升降失调,清阳不升,浊阴不降,而上蒙清窍。后期由于内伤日久,或失于调治,造成瘀血内蓄,气滞血瘀,导致脏腑虚损。这一阶段,往往虚实相兼。方选补阳还五汤加减治疗,本案亦宗其意,取效迅捷,施杞教授根据这一阶段的病理创"益气化瘀汤"治疗外伤性颅内血肿,该方由生黄芪、当归、赤芍、红花、地鳖虫、川芎、丹参等组成。治以益气化瘀。主要治疗颅脑外伤致慢性硬脑膜下血肿,症见神萎肢软,头目晕眩而痛,胸闷纳呆,便秘或溏,苔薄、舌质紫体胖,边有齿纹,脉细或滑。加减:发热加黄芩、蒲公英;头痛加白芷、蔓荆子;便秘加生大黄、肉苁蓉;失寐加黄连、陈阿胶、首乌藤;嗜睡加石菖蒲、陈皮、半夏。五诊、六诊施杞教授运用补阳还五汤配石菖蒲、天竺黄、安宫牛黄丸开窍醒神,天竺黄清热豁痰,凉心定惊,开窍醒神、止痉,《本草衍义》曰:"天竺黄凉心经,去风热。"《开宝本草》曰天竺黄:"主小儿惊风天吊,镇心明目,去诸风热,疗金疮止血,滋养五脏。"天竺黄配石菖蒲,天竺黄以清为主,石菖蒲以开为主,一清一开,相辅相佐,一寒一温,相互补充,用治热病神昏、中风痰热壅盛等症,疗效大增。

案 三

某男,54 岁。

主诉:头部外伤已有 7 个月。

初诊(2010 - 03 - 15):头部外伤已有 7 个月,外院检查证实脑挫裂伤,硬膜下血肿,脑室积血,伴心房颤动,经抢救对症治疗目前恢复尚可,时有头晕,视物旋转伴恶心、呕吐,颈项疼痛,手麻,步履乏力,腑行失畅,四肢少温,苔薄根腻、舌质紫,脉弦细。诊断:颅脑外伤,椎动脉型颈椎病。此乃气血失和,肝经失畅,治以益气化瘀,平肝息风。

【处方】

炙黄芪 9 g、党参 12 g、当归 9 g、白芍 12 g、生地黄 9 g、川芎 12 g、柴胡 9 g、天麻 12 g、钩

藤 12 g、茯苓 15 g、石决明 30 g^{先煎}、栀子 12 g、黄芩 9 g、益母草 15 g、桑寄生 12 g、首乌藤 18 g、川牛膝 12 g、杜仲 12 g、煨葛根 12 g、秦艽 9 g、炒羌活 9 g、蔓荆子 12 g、羚羊角粉 0.6 g^{另吞}、制香附 12 g。14 剂,水煎服,每天 1 剂,每天 2 次。

二诊(2011 - 05 - 24): 头晕已瘥,近日又作站立不稳,伴泛恶呕吐,二便尚可,苔薄腻,脉细滑。此乃肝风渐平,残血未净,治以补益气血,疏肝通络,平肝抑阳。

【处方】

当归 9 g、白芍 12 g、生地黄 9 g、川芎 12 g、桃仁 9 g、红花 9 g、柴胡 9 g、枳壳 12 g、桔梗 12 g、川牛膝 12 g、粉葛根 12 g、明天麻 12 g、生石决明 30 g^{先煎}、藿香 15 g、佩兰 15 g、炒升麻 9 g、炒黄柏 9 g、参三七粉 4 g^{另吞}。14 剂,水煎服,每天 1 剂,每天 2 次。

三诊(2011 - 06 - 07): 服药后头晕又发作 2 次,稍有泛恶,腑行偏燥,胃纳欠佳,苔薄,脉细。治以补益气血,疏肝通络,平肝抑阳。

【处方】

当归 9 g、白芍 12 g、生地黄 9 g、川芎 12 g、桃仁 9 g、红花 9 g、柴胡 9 g、枳壳 12 g、桔梗 12 g、川牛膝 12 g、粉葛根 12 g、明天麻 12 g、生石决明 30 g^{先煎}、藿香 15 g、佩兰 15 g、参三七粉 4 g^{另吞}、潞党参 12 g、炙黄芪 12 g、麦冬 12 g、九香虫 9 g。14 剂,水煎服,每天 1 剂,每天 2 次。

按: 本案初诊头部外伤已有 7 个月,外院检查证实脑挫裂伤,硬膜下血肿,脑室积血,伴心房颤动,经抢救对症治疗恢复尚可,时有头晕,视物旋转伴恶心、呕吐,颈项疼痛,手麻,步履乏力,腑行失畅,四肢少温,苔薄根腻,舌质紫,脉弦细;辨证为颅脑外伤之气血失和、肝经失畅;治以益气化瘀,平肝息风,用天麻钩藤饮合圣愈汤。二诊时头晕已瘥,又作站立不稳,伴泛恶呕吐,肝风渐平,残血积于血腑,治以补益气血,疏肝通络,平肝抑阳,予血府方加味。《灵枢·邪气脏腑病形》曰:"有所坠堕,恶血留内,若有所大怒,气上而不下,积于胁下则伤肝。"清·吴谦《医宗金鉴》曰:"凡跌打损坠堕之证,恶血留内,则不分何经,皆以肝为主,盖肝主血也。故败血凝滞,从其所属,必归于肝。"施杞教授遵古训,并用于指导临床,为颅脑损伤等外伤后气滞血瘀、瘀阻经络的疾病探索出一条以中医中药治疗为主的、有效的治疗经验。

临证实录八

骨 折

骨折是指骨骼的完整性或连续性受到破坏所导致肢体功能障碍等疾病。骨折的诊断与治疗在中医伤科学上占有重要的地位,上海石氏伤科在骨折的诊断、复位、固定、练功活动和药物治疗四方面均有着优势。

骨折多因年龄、体质、职业等的不同,发病亦不同,依其受外界的暴力可分为直接暴力和间接暴力两类,明确致病原因及外伤类型,有助于骨折的诊断与手法复位成功。对骨折的诊断必须要在现代解剖学基础上重视现代理化检查结合中医骨伤的看、摸、按、比等基础诊断手法,切忌盲目依赖于现代检查及影像诊断。

无论哪一时期,我们对骨折的诊断都是建立在解剖学认识基础上的,我们的先辈们对骨折的诊断主要是依靠手摸心会进行,《正骨心法要旨》中明确提出"知其体相"的观点,其原意就是要求基于对解剖结构的了解。施杞教授指出:对骨折疾病的诊断,我们医师应有整体观。整体观包含了对全身状态综合评价的整体观及骨折形态判断的局部整体观。全身的整体观是对患者的全身状态的评价,首先要判断患者全身状态变化,了解骨折对全身状态的影响,以及机体气血所受的干扰程度,进而了解骨折预后;其次才进一步判断骨折局部状态,局部状态的评价是通过局部检查判断分析局部骨骼与肌肉、关节囊、韧带等结构的稳定相关性。应对患者有顺序、有步骤地进行检查,应尽可能地避免增加患者痛苦或加重损伤。施杞教授指出治疗骨折时,必须在继承中医丰富的传统理论和经验的基础上,结合现代自然科学(如生物力学和放射学等)的成就,贯彻固定与活动统一(动静结合)、骨与软组织并重(筋骨并重)、局部与整体兼顾(内外兼治)、医疗措施与患者的主观能动性密切配合(医患合作)的治疗原则,辩证地处理好骨折治疗中的复位、固定、练功活动、内外用药的关系,做到骨折复位不增加局部组织损伤,固定骨折而不妨碍肢体活动,促进全身气血循环,增强新陈代谢,使骨折愈合和功能恢复齐头并进,并减轻患者痛苦、加速骨折愈合。内服与外用药物是治疗骨折的两个重要方法。以"去瘀、生新、合骨"作为理论指导。

内服和外用药物,对纠正因损伤而引起的脏腑、经络、气血功能紊乱,促进骨折的愈合均有良好作用。

练功活动是骨折治疗的重要组成部分,施杞教授指出骨折经固定后,必须尽早进行练功活动,以促进骨折愈合,防止发生筋肉萎缩、骨质疏松、关节僵硬,以及坠积性肺炎、褥疮、压疮等并发症。必须根据具体的骨折部位、类型、骨折稳定程度,选择适当的练功姿势,在医护人员指导下进行练功活动。动作要协调,循序渐进,逐步加大活动量。练功活动从复位、固定后开始,并且贯穿于整个治疗过程中。

案 一

朱某,女,25 岁。

主诉: 左股骨颈骨折术后 9 个月。

初诊(2010-12-08): 左髋车祸后致股骨颈基底部骨折,当时即行内固定,已 9 月余,目前,左髋尚有疼痛,左股内侧及膝部牵掣疼痛,X 线片示近期与 3 个月前相比骨折线仍明显,断端间硬化灶存在,股骨头无异常变化,二便、月事均可,苔薄,脉细。诊断:左股骨颈骨折术后。此乃骨折术后气血失和,经脉失畅,治以活血祛瘀,补益脾肾,益气养血。

【处方】

炙黄芪 9 g、党参 12 g、当归 9 g、白芍 12 g、生地黄 9 g、川芎 9 g、柴胡 9 g、桃仁 9 g、红花 9 g、乳香 9 g、五灵脂 12 g、羌活 9 g、秦艽 9 g、制香附 12 g、川牛膝 12 g、广地龙 9 g、炙甘草 6 g、骨碎补 12 g、淫羊藿 12 g、肥知母 12 g、紫丹参 12 g、海螵蛸 15 g、香谷芽 12 g、大枣 9 g。7 剂,水煎服,每天 1 剂,每天 2 次。

二诊(2011-03-10): 左髋疼痛已有明显好转,X 线片提示骨折线较前好转,骨痂增多,胃纳、二便均可,苔薄,脉细。治守前法。

【处方】

炙黄芪 9 g、党参 12 g、当归 9 g、白芍 12 g、熟地黄 12 g、川芎 12 g、柴胡 9 g、独活 9 g、桑寄生 12 g、秦艽 9 g、防风 12 g、桂枝 9 g、茯苓 15 g、杜仲 12 g、川牛膝 12 g、炙甘草 6 g、骨碎补 12 g、淫羊藿 12 g、海螵蛸 15 g、制香附 12 g、陈皮 9 g。7 剂,水煎服,每天 1 剂,每天 2 次。

按: 施杞教授指出固定是治疗骨折的一种重要手段,复位后,固定起到主导作用和决定性作用。已复位的骨折必须持续地固定在良好的位置,防止再移位,直至骨折愈合为止。股骨颈骨折由于其血液循环特殊,骨折治疗时必须良好复位坚强固定,并配合内服与外用药物以"去瘀、生新、合骨"。内服和外用药物,对纠正因损伤而引起的脏腑、经络、气血功能紊乱,促进骨折的愈合均有良好作用。

本案为年轻女性患者外伤股骨颈骨折内固定术后 9 个月骨折愈合不良,股骨颈骨折由于其本身解剖及血液供应特点,骨折后易出现骨折愈合不良、骨折不愈合、股骨头坏死等,影响股骨颈骨折愈合的因素除骨折的类型、骨折的移位程度、骨折的稳定程度、骨折后治疗方法、治疗时间等还与患者的年龄及受伤时的暴力大小有关。一般年龄越轻,所受暴力越大,骨折移位越重,骨折复位愈合越困难。本案骨折术后逾期不能连接,施杞教授认为,主要是骨折术后气血失和、经脉失畅,故在治疗上以活血祛瘀、补益脾肾、益气养血为原则。方中炙黄芪、党参益气固本,四物汤合身痛逐瘀汤、紫丹参活血化瘀,骨碎补、淫羊藿、肥知母、海螵蛸、香谷芽、大枣脾肾双调,全方补中有通,攻而不伤正,加快了骨折愈合。

二诊时左髋疼痛已有明显好转,X线片示骨折线较前好转,骨痂增多,改调身通痹方加骨碎补、淫羊藿、海螵蛸、制香附、陈皮补气血,益肝肾,促进骨折愈合。

案二

徐某,女,63岁。

主诉:左肘摔跌后疼痛伴屈伸不利数周。

初诊(2011-03-01):左肘摔跌后疼痛伴屈伸不利数周,外院X线片示左侧桡骨小头骨折,左肘外侧压痛,前臂屈伸旋转不足,腑行欠畅,苔薄,脉细。诊断:左桡骨小头骨折。此乃气血失和,筋骨失养,治以补气血,益肝肾,强筋骨。

【处方】

炙黄芪9g、党参12g、当归9g、白芍12g、熟地黄12g、川芎12g、柴胡9g、独活9g、桑寄生12g、秦艽9g、防风12g、桂枝9g、茯苓15g、杜仲12g、川牛膝12g、炙甘草6g、炙地鳖9g、骨碎补12g、制香附12g。14剂,水煎服,每天1剂,每天2次。

二诊(2011-03-15):左肘部外伤,桡骨小头骨折,经治疼痛已少,屈伸旋转几近正常,压痛未净,夜寐不宁,胃纳、二便均可,苔薄,脉细。治守前法。

【处方】

炙黄芪9g、党参12g、当归9g、白芍12g、熟地黄12g、川芎12g、柴胡9g、独活9g、桑寄生12g、秦艽9g、防风12g、桂枝9g、茯苓15g、杜仲12g、川牛膝12g、炙甘草6g、炙地鳖9g、骨碎补12g、制香附12g、大蜈蚣3g。14剂,水煎服,每天1剂,每天2次。

三诊(2011-04-26):左肘疼痛、活动受限均愈,近日左小腿冷痛牵掣,双手作胀,胃纳、二便、夜寐均可,苔薄,脉细。治守前法。

【处方】

炙黄芪9g、党参12g、当归9g、白芍12g、熟地黄12g、川芎12g、柴胡9g、独活9g、桑寄生12g、秦艽9g、防风12g、桂枝9g、茯苓15g、杜仲12g、川牛膝12g、炙甘草6g、制香附12g、炙地鳖9g、大蜈蚣3g。14剂,水煎服,每天1剂,每天2次。

四诊(2011-05-24):诸恙皆缓,时有反复,双手作胀,二便正常,苔薄、舌质紫,脉细缓。此乃风寒入络,郁而化热,治以清热利湿,疏风祛痹止痛。

【处方】

炙黄芪9g、党参12g、当归9g、赤芍12g、生地黄9g、川芎12g、柴胡9g、苦参9g、苍术9g、白术9g、升麻9g、防风12g、羌活12g、葛根9g、知母9g、猪苓12g、茵陈12g、黄芩9g、泽泻9g、炙甘草6g、淫羊藿12g、肥知母12g、制香附12g、香谷芽12g。14剂,水煎服,每天1剂,每天2次。

五诊(2011-06-21):尚有左小腿作冷,伴酸楚,胃纳、二便均可,苔薄,脉细弦。此乃气血失和,肝肾亏虚,治以益气活血,滋补肝肾,强壮筋骨。

【处方】

炙黄芪9g、党参12g、当归9g、白芍12g、熟地黄12g、川芎12g、柴胡9g、独活9g、桑寄生12g、秦艽9g、防风12g、桂枝9g、茯苓15g、杜仲12g、川牛膝12g、炙甘草6g、制川乌9g、制香附12g、山楂12g、神曲12g、炙地鳖9g。14剂,水煎服,每天1剂,每天2次。

按: 本案为外伤左桡骨小头骨折数周,腑行欠畅,为气血失和,筋骨失养,治以补气血,益肝肾,强筋骨,予调身通痹方加味治疗,促进骨折愈合。施杞教授在骨折的治疗时认为内服与外用药物是治疗骨折的两个重要方法。以"祛瘀、生新、合骨"作为理论指导。内服和外用药物对纠正因损伤而引起的脏腑、经络、气血功能紊乱,促进骨折的愈合均有良好作用。

1. 外用药

(1) 初期:以活血化瘀、消肿止痛类的药膏为主,如消瘀止痛药膏、紫荆皮散。红肿热痛时可外敷清营退肿膏、双柏散。

(2) 中期:以接骨续筋类药膏为主,如接骨续筋药膏、碎骨丹等。

(3) 后期:可用温经舒筋活络类膏药外敷,如温经膏等。

如折断在关节附近,为防止关节强直、筋脉拘挛,可外用熏洗、熨药及伤药水揉擦,配合练功活动。常用熏洗及熨烫经验方有海桐皮汤、舒筋活血洗方等。

2. 内服药

(1) 初期:血离经脉,瘀积不散,气血凝滞,经络受阻,治以活血化瘀、消肿止痛为主,可选用新伤续断汤、复元活血汤、夺命丹、八厘散等。如损伤较重,瘀血较多,应防其瘀血流注脏腑而出现昏沉不醒等症,可用大成汤通利。

(2) 中期:此期肿胀逐渐消退,疼痛明显减轻,但瘀肿虽消而未尽,骨尚未连接,故治以接骨续筋为主,可选用新伤续断汤、续骨活血汤,或桃红四物汤、接骨丹、接骨紫金丹等,接骨药有自然铜、血竭、地鳖虫、骨碎补、续断等。

(3) 后期:一般已有骨痂生长,治以壮筋骨、养气血、补肝肾为主,可选用壮筋养血汤、生血补髓汤、六味地黄汤、补中益气汤、归脾丸、八珍汤、健步虎潜丸和续断紫金丹等。

(4) 施杞教授按损伤部位辨证用药经验

1) 按部位辨证用药:① 头面部,通窍活血汤;② 四肢损伤,柴胡细辛汤、防风芎归汤、新伤续断汤;③ 胸胁部,复元活血汤;④ 腹部,膈下逐瘀汤;⑤ 腰及小腹部,少腹逐瘀汤;⑥ 全身多处损伤,血府逐瘀汤。

2) 部位引经药:① 上肢损伤,加桑枝、桂枝、羌活、防风;② 头部损伤,巅顶部位加藁本、细辛,太阳经部位加白芷,后枕部位加葛根;③ 肩部损伤,加姜黄、牛蒡子;④ 胸部损伤,加柴胡、郁金、制香附、苏子;⑤ 两胁部损伤,加青陈皮、延胡索、川楝子、柴胡;⑥ 腰部损伤,加杜仲、补骨脂、续断、狗脊、淫羊藿;⑦ 腹部损伤,加枳壳、川朴、茴香、乌药;⑧ 下肢损伤,加牛膝、木瓜、独活。

案 三

钱某,女,51 岁。

主诉: 车祸导致多处骨折疼痛半年。

初诊(2011 - 03 - 02): 2010 - 09 - 03 车祸导致左第 1、4、11 肋骨骨折,左侧第 10 肋骨折伴肺挫伤,未见明显血气胸,T_8、T_{11}、L_1 椎体压缩性骨折,头皮外伤,右上切牙断裂,多处软组织损伤,于 2010 - 09 - 16 行 $T_8 \sim L_1$ 椎体固定术。目前胸胁疼痛,胸闷心悸,干咳阵作无痰,四肢少温,二便尚可,苔薄,脉细。诊断:多发损伤、胸椎骨折术后。此乃气血失和,肺络失养,治以益气化瘀,行气化痰,标本兼治。

【处方】

炙黄芪 12 g、党参 12 g、丹参 12 g、当归 12 g、炒白术 9 g、炒升麻 9 g、制香附 12 g、广郁金 9 g、南沙参 12 g、北沙参 12 g、广陈皮 9 g、光杏仁 9 g、薤白头 12 g、姜半夏 9 g、淡附片 9 g、参三七粉 3 g^{另吞}、五灵脂 12 g、香谷芽 12 g、沉香粉 3 g^{另吞}、紫苏子 12 g、紫苏梗 12 g、桂枝 9 g。7 剂,水煎服,每天 1 剂,每天 2 次。

二诊(2011 - 03 - 16): 药后症缓,苔薄,脉细。治守前法。

【处方】

炙黄芪 12 g、党参 12 g、丹参 12 g、当归 12 g、炒白术 9 g、炒升麻 9 g、制香附 12 g、广郁金 9 g、南沙参 12 g、北沙参 12 g、广陈皮 9 g、光杏仁 9 g、薤白头 12 g、姜半夏 9 g、淡附片 9 g、参三七粉 2 g^{另吞}、五灵脂 12 g、香谷芽 12 g、沉香粉 3 g^{另吞}、紫苏子 12 g、紫苏梗 12 g、桂枝 9 g。9 剂,水煎服,每天 1 剂,每天 2 次。

三诊(2011 - 04 - 07): 经治后诸恙平稳,日渐缓解,活动尚觉牵掣,阴雨天胸胁作胀,心悸,胃纳,二便可,苔薄腻,脉细滑。此乃气血未和,经脉失养,治以调摄。

【处方】

炙黄芪 9 g、党参 12 g、当归 9 g、白芍 12 g、熟地黄 12 g、川芎 12 g、柴胡 9 g、独活 9 g、桑寄生 12 g、秦艽 9 g、防风 12 g、桂枝 9 g、茯苓 15 g、杜仲 12 g、川牛膝 12 g、炙甘草 6 g、炙紫菀 12 g、款冬花 12 g、丹参 12 g、制香附 12 g、川贝母粉 3 g^{另吞}。14 剂,水煎服,每天 1 剂,每天 2 次。

按: 本案属多发伤手术以后,真气耗散,三焦失调而致气滞湿阻、痰湿夹瘀、郁而化热、肺络失养之症,是本虚标实、上盛下虚的典型表现,属虚实夹杂之杂病范畴。初诊方中以党参、炙黄芪托补真气,南沙参、北沙参养肺阴,丹参、五灵脂共逐心腹之瘀。《妇人明理论》称"一味丹参,功同四物",故党参、丹参二药合用,常常用于慢性筋骨病气虚血瘀者,具有补气活血,加强活血祛瘀的作用,治病以求本。制香附、广郁金、广陈皮、沉香粉、光杏仁、薤白头、姜半夏行气化痰止痛。三诊时诸恙平稳,日渐缓解,活动尚觉牵掣,阴雨天胸胁作胀,心悸,辨证为气血未和,经脉失养,方选调身通痹方加炙紫菀、款冬花、丹参、制香附、川贝母粉补气血,益肝肾,祛风湿,止痹痛,化痰止咳。紫菀与款冬花配伍,为临床上治疗咳嗽常用药对。紫菀辛散苦泄,祛痰作用明显,长于化痰止咳;款冬花辛温,止咳作用较强,擅于宣肺气而止咳,两者伍用,可收泄肺祛痰之功,痰去则咳自止。施杞教授认为瘀久必兼水湿,治宜通调,由于各种原因所致机体损伤或劳损,引起气滞、血瘀,皆能使津滞液停,化而为痰;而痰瘀阻塞气机,又加重水湿的停聚。"凡血证,总以去瘀为要","化痰者,必以调理气血,豁痰化浊为法"。损伤日久,如患处残留疼痛、肿胀、关节拘挛与屈伸不利,或皮肤不仁、肌肉痿弱、筋结成块等症,施杞教授认为此皆气虚而为邪所凑也,或本虚标实,或虚实夹杂,故不可凡伤者均论之为血瘀,须知日久必有兼邪,痰瘀水湿夹杂而致。严用和《济生方》曰:"皆因体虚,腠理空疏,受风寒湿气而成痹也。"陈伤或劳损之类,多有阳气虚衰不足,卫阳不固,故腠理空疏,易致风、寒、湿三气杂至流走经络、凝滞血脉,遂成痹证,病情也往往较为复杂。

案四

李某,男,44岁。
主诉: 腰脊疼痛9年余。
初诊(2011-04-07): 颈腰疼痛,上背牵掣,手麻,2002年曾有外伤,此后X线片示T$_{10}$压缩性骨折,项颈部酸楚,时有头晕,阵发性嗜睡,胃纳、二便均可,苔薄腻,脉细。诊断:陈旧性胸腰椎压缩性骨折。此乃气血失和,痰瘀内蕴,治以补气活血,温补肝肾,强脊通督,化痰止痹。
【处方】
炙黄芪9g、党参12g、当归9g、白芍12g、熟地黄12g、川芎12g、柴胡9g、独活9g、桑寄生12g、秦艽9g、防风12g、桂枝9g、茯苓15g、杜仲12g、川牛膝12g、炙甘草6g、石菖蒲18g、淡远志9g、熟附片9g、制香附12g。14剂,水煎服,每天1剂,每天2次。

二诊(2011-04-21): 诸恙如前,周身乏力,精神少振,易遗忘,二便正常,多睡,苔薄根腻,脉弦滑。此乃痰湿未清,肾阳不足,治以补气活血,温肾通督,化痰开窍。
【处方】
炙黄芪9g、党参12g、当归9g、白芍12g、熟地黄12g、川芎12g、柴胡9g、独活9g、桑寄生12g、秦艽9g、防风12g、桂枝9g、茯苓15g、杜仲12g、川牛膝12g、炙甘草6g、制香附12g、石菖蒲18g、姜半夏9g、熟附片12g、巴戟天15g。14剂,水煎服,每天1剂,每天2次。

三诊(2011-06-07): 颈项疼痛、手麻缓而未已,哈欠绵绵,苔薄黄,脉细滑。再以调摄。
【处方】
炙黄芪9g、党参12g、当归9g、白芍12g、熟地黄12g、川芎12g、柴胡9g、独活9g、桑寄生12g、秦艽9g、防风12g、桂枝9g、茯苓15g、杜仲12g、川牛膝12g、炙甘草6g、石菖蒲 18 g、淡远志 9 g、藿香 12 g、佩兰 12 g、姜半夏 9 g、旋覆梗 12 g。14 剂,水煎服,每天 1 剂,每天 2 次。

按:督脉起于会阴,并于脊里,上风府,入脑,上巅,循额。邪犯督脉,则角弓反张,项背强直,牙关紧闭,头痛,四肢抽搐,甚则神志昏迷,发热,苔白或黄,脉弦或数。督脉上行属脑,与足厥阴肝经会于巅顶,与肝、肾关系密切,督脉之海空虚不能上荣于充脑,髓海不足,则头昏头重,眩晕,健忘;两耳通于脑,脑髓不足则耳鸣耳聋;督脉沿脊上行,督脉虚衰经脉失养,则腰脊酸软,佝偻形俯;舌淡,脉细弱为虚衰之象。督脉主司生殖,为"阳脉之海",督脉阳气虚衰,推动温煦固摄作用减弱,则背脊畏寒,阳事不举,精冷薄清,遗精,女子小腹坠胀冷痛,宫寒不孕,腰膝酸软,舌淡,脉虚弱亦为虚象。本案为腰脊部外伤疼痛失于治疗,初诊时腰脊疼痛,上背牵掣,项颈部酸楚,时有头晕,阵发性嗜睡。施杞教授认为其外伤腰脊疏于治疗,督脉受损,气血失和,痰瘀内蕴,督脉痹阻失畅,则腰脊疼痛,上背牵掣,项颈部酸楚,昏沉,困倦,善忘,甚至癫狂。治以补气活血,温补肝肾,强脊通督,化痰止痹,方选调身通痹方加石菖蒲、淡远志、熟附片、制香附。孙思邈《备急千金要方》开心散组成为石菖蒲、远志、人参、茯苓。石菖蒲通九窍,开心孔,心孔开则耳聪目明,头脑聪慧,远志化痰散结安神定志,石菖蒲、远志交通心肾,茯苓祛湿,宁心安神,人参补心气。二诊时周身乏力,精神少振,易遗忘,二便正常,多睡,苔薄根腻,脉弦滑,此乃痰湿未清,肾阳不足,上方去淡远志加姜半夏化痰、巴戟天温肾助阳。三诊时颈项疼痛、手麻缓而未已,哈欠绵绵,辨为痰湿未清,加藿香、佩兰、旋覆梗和胃化湿畅中。

案五

寿某,男,30 岁。

主诉:腰及右髋电击伤并多发骨折术后疼痛 4 月余。

初诊(2010 - 06 - 15):右髋、腰背电击伤后,L₄ 及右股骨颈、髋臼骨折行手术治疗,病已 4 月余。目前右侧髋及腰部疼痛活动不利,阴天酸楚加重,腰部胀痛,肠鸣,畏冷,苔薄腻,脉细。诊断:腰及右髋电击伤并多发骨折术后。此乃气血失和,经脉瘀阻,治以益气养血,补肝肾。

【处方】

(1)炙黄芪 9 g、党参 12 g、当归 9 g、白芍 12 g、熟地黄 12 g、川芎 12 g、柴胡 9 g、山茱萸 12 g、怀山药 18 g、枸杞子 12 g、鹿角片 12 g、菟丝子 12 g、川牛膝 12 g、炙龟板 9 g、鸡血藤 12 g、香谷芽 12 g、炙甘草 6 g、老鹳草 15 g、青风藤 15 g、络石藤 15 g、小川连 6 g、木香 9 g、桑寄生 30 g、桔梗 9 g、生甘草 6 g、大红藤 30 g。14 剂,水煎服,每天 1 剂,每天 2 次。

(2)麝香保心丸,每次 2 粒,每天 2 次,药汤送服。

二诊(2010-06-30)：药后症缓,近日腹胀,便秘2~3天一行,B超示慢性胆囊炎,胃镜示慢性浅表胃炎,苔薄,脉细。治守前法。

【处方】

(1)炙黄芪9g、党参12g、当归9g、白芍12g、熟地黄12g、川芎12g、柴胡9g、山茱萸12g、怀山药18g、枸杞子12g、鹿角片12g、菟丝子12g、川牛膝12g、炙龟板9g、鸡血藤12g、香谷芽12g、炙甘草6g、老鹳草15g、青风藤15g、络石藤15g、小川连6g、木香9g、桑寄生30g、桔梗9g、生甘草6g、大红藤30g、枳实15g、川朴9g、虎杖12g、金钱草15g。14剂,水煎服,每天1剂,每天2次。

(2)麝香保心丸,每次2粒,每天2次,药汤送服。

三诊(2010-07-14)：右髋疼痛已缓,尚感左髋疼痛不适,纳可,便调,苔薄、舌尖红、舌下脉络曲张,脉细。治以调摄。

【处方】

(1)炙黄芪9g、党参12g、当归9g、白芍12g、熟地黄12g、川芎12g、柴胡9g、山茱萸12g、怀山药18g、枸杞子12g、鹿角片12g、菟丝子12g、川牛膝12g、炙龟板9g、鸡血藤12g、香谷芽12g、炙甘草6g、老鹳草15g、青风藤15g、络石藤15g、小川连6g、木香9g、桑寄生30g、桔梗9g、生甘草6g、大红藤30g、枳实15g、川朴9g、虎杖12g、金钱草15g、路路通15g、参三七粉3g^另吞。14剂,水煎服,每天1剂,每天2次。

(2)麝香保心丸,每次2粒,每天2次,药汤送服。

四诊(2010-12-23)：经过上方调治并原方加减治有3个月,两髋疼痛右侧已缓,近期左侧较甚,步履疼痛,二便尚可,苔薄,脉细。此乃气滞血瘀,经脉失畅,治以活血化瘀,滋补肝肾,强筋壮骨。

【处方】

(1)炙黄芪9g、党参12g、当归9g、白芍12g、生地黄9g、川芎9g、柴胡9g、桃仁9g、红花9g、乳香9g、五灵脂12g、羌活9g、秦艽9g、制香附12g、川牛膝12g、广地龙9g、炙甘草6g、淫羊藿15g、肥知母9g、蛇床子12g、枸杞子12g、密蒙花15g、荆芥12g、防风12g、香谷芽14g。14剂,水煎服,每天1剂,每天2次。

(2)麝香保心丸,每次2粒,每天2次,药汤送服。

五诊(2011-07-14)：经治疼痛已缓,近期时有酸楚、作僵,胃纳、二便均可,苔薄,脉细滑。治以祛瘀通络,祛风散寒。

【处方】

炙黄芪9g、党参12g、当归9g、白芍12g、生地黄9g、川芎9g、柴胡9g、桃仁9g、红花9g、乳香9g、五灵脂12g、羌活9g、秦艽9g、制香附12g、川牛膝12g、广地龙9g、炙甘草6g、制苍术9g、伸筋草15g、生薏苡仁15g、香谷芽12g、川桂枝9g。14剂,水煎服,每天1剂,每天2次。

按：本案初诊时右髋、腰背电击伤后,因L₄及右股骨颈、髋臼骨折行手术治疗,病已4月余。目前右侧髋及腰部疼痛活动不利,阴天酸楚加重,腰部胀痛,肠鸣,畏冷,苔薄腻,脉细。本案患者为髋部损伤后导致股骨颈、髋臼骨折行手术治疗,此疾病于骨伤疾病中属难治性疾病。股骨颈因其解剖结构特点,一旦外伤往往破坏局部血供,尤其该患者外伤导致骨折移位、髋臼骨折加以手术进一步伤害局部血运,故其后期可能会出现骨折不愈合、创伤性关节炎、股骨头缺血性坏死等。施杞教授遵循"以气为主,以血为先,肝脾肾同治"的中医辨证理论,在本案治疗中通过调摄气血,补益肝肾,舒筋活络,促进骨折愈合。本案主要是患者素体肝肾、气血不足,肝主筋藏血,肾主骨,故肝肾对骨折愈合有着重要意义。因此,在治疗上以补益肝肾,养气血为原则。方中炙黄芪、党参益气固本,四物汤合麝香保心丸活血化瘀;怀山药、山茱萸、枸杞子、鹿角片、菟丝子、川牛膝、炙龟板、桑寄生脾肾双调;柴胡、木香疏肝理气,老鹳草、青风藤、络石藤、大红藤活血通络,改善断端之血运;香谷芽、炙甘草醒脾悦胃。后期病情反复,痰瘀痹阻,予以筋痹方活血祛瘀,祛风除湿,通络止痛调摄。

案六

李某,男,71岁。

主诉:左侧股骨头置换术后疼痛半年。

初诊(2011-04-27):左髋疼痛是因半年前股骨颈骨折行左侧股骨头置换术后引起,疼痛较剧,左下肢肿胀,步行不利,苔薄、舌质红,脉弦细。诊断:左股骨头置换术后。此乃气血瘀滞,经脉失畅,治以益气活血,利水化痰,通络止痛。

【处方】

炙黄芪9g、党参12g、当归9g、白芍12g、生地黄9g、川芎9g、柴胡9g、桃仁9g、红花9g、乳香9g、五灵脂12g、羌活9g、秦艽9g、制香附12g、川牛膝12g、广地龙9g、炙甘草6g、徐长卿15g、老鹳草15g、延胡索15g、汉防己15g、葶苈子15g。7剂,水煎服,每天1剂,每天2次。

二诊(2011-05-07):左股骨头置换术后疼痛、下肢肿胀药后已缓,腑行失畅。检查:右髋下肢正常,左髋屈90°,伸170°,旋转时痛(+),两足跗肿胀,苔薄腻、舌质紫,脉弦滑。治守前法。

【处方】

炙黄芪9g、党参12g、当归9g、白芍12g、生地黄9g、川芎9g、柴胡9g、桃仁9g、红花9g、乳香9g、五灵脂12g、羌活9g、秦艽9g、制香附12g、川牛膝12g、广地龙9g、炙甘草6g、炒白术9g、制川朴12g、火麻仁18g、炒枳实12g、肉苁蓉30g、汉防己15g、熟附片9g。7剂,水煎服,每天1剂,每天2次。

按:本案为老年股骨颈骨折行人工股骨头置换术后疼痛剧烈,步行活动不利,左下肢肿胀,苔薄、舌质红,脉弦细,施杞教授辨之为气血瘀滞,经脉失畅,治以益气活血,利水化痰,通络止痛为法。二诊时疼痛、下肢肿胀药后已缓,腑行失畅,苔薄腻、舌质紫,脉弦滑,辨证为痰瘀未净,腑行失畅,续以益气活血,温阳利水,通络止痛,润肠通便。患者年过花甲,肝肾亏虚,筋骨失养不坚,极易引起股骨颈骨折,股骨颈骨折由于血供的特殊性极易发生骨折愈合不良与股骨头缺血性坏死,且由于老年患者基础疾病多,骨折后长期卧床易引起各种心肺并发症,故人工关节置换术可以尽快地恢复患肢功能。然而由于老年患者肝肾亏虚,气血不足,加之手术创伤等更易耗气伤血出现各种术后并发症,最常见的是坠积性肺炎,泌尿道感染,下肢深静脉血栓形成,关节疼痛,尤其是人工股骨头置换术后假体对髋臼的磨损产生疼痛、人工假体松动脱位等。本案患者术后疼痛,下肢肿胀,步行不利与上述原因有关,施杞教授认为其人工股骨头置换术后,气血亏虚,气虚血瘀,痹阻经脉,津亏肠燥,治以益气活血,温阳利水、化痰,通络止痛,润肠通便。

案七

郭某,女,54 岁。

主诉:外伤后腰脊疼痛 12 周。

初诊(2010 - 06 - 23):外伤后腰脊疼痛已有 12 周。胃纳、二便均可,无腹胀,腰脊疼痛酸楚,活动牵掣,不耐久坐、久立,CT 示 L_1 椎体压缩 1/3,楔形变,椎体后上缘有骨折,稍有分离,苔薄,脉细。诊断:腰椎骨折(椎体压缩性骨折)。此乃气血失和,肝肾不足,治以益气和血,补益肝肾。

【处方】

炙黄芪 9 g、党参 12 g、当归 9 g、白芍 12 g、熟地黄 12 g、川芎 12 g、柴胡 9 g、白术 9 g、独活 9 g、桑寄生 12 g、秦艽 9 g、防风 12 g、桂枝 9 g、茯苓 15 g、杜仲 12 g、川牛膝 12 g、炙甘草 6 g、淫羊藿 15 g、肥知母 9 g、制香附 12 g、香谷芽 12 g。14 剂,水煎服,每天 1 剂,每天 2 次。

二诊(2010 - 07 - 07):腰脊疼痛酸楚、活动牵掣经治后已缓。胃纳、二便亦佳。CT 复查显示较前 L_1 椎体骨折已部分愈合,椎体后缘骨折已有连续性骨痂形成,稍向椎管内突出,苔薄腻,脉细滑。治以调和气血,补养肝肾。

【处方】

炙黄芪 9 g、党参 12 g、当归 9 g、白芍 12 g、熟地黄 12 g、川芎 12 g、柴胡 9 g、白术 9 g、独活 9 g、桑寄生 12 g、秦艽 9 g、防风 12 g、桂枝 9 g、茯苓 15 g、杜仲 12 g、川牛膝 12 g、炙甘草 6 g、生薏苡仁 15 g、香谷芽 12 g、淫羊藿 12 g、肥知母 9 g。14 剂,水煎服,每天 1 剂,每天 2 次。

随访:1 个月后患者腰痛已除,行走自如。嘱避免弯腰劳累,以防骨质疏松再次骨折。

按:本案为骨质疏松症并发腰椎压缩性骨折,为本虚标实之证,其本为肝肾亏虚,骨枯髓减之骨质疏松症,其标为椎体骨折,为气滞血瘀,《素问·阴阳应象大论》云"治病必求于本",因此本病的治疗首当调和气血,补养肝肾。骨质疏松的发病机制尚未明确,普遍认为与人体内激素调控、物理、营养、遗传等因素导致骨吸收增加,骨形成下降有关。肾为先天之本,主骨生髓,肾精的盛衰决定骨的生长、发育、成熟、强劲、衰弱的过程;若患者年迈,天癸已竭,或因他病日久,房劳过度,禀赋不足,肾精亏虚无以养骨。骨枯髓减,经脉失荣,气血失和而致腰脊酸痛乏力。"脾气虚则四肢不用"(《灵枢·本神》);"治痿独取阳明"(《素问·痿论》)等都说明了脾在本病中的重要性。女子以肝为先天,肝藏血,肝主筋,肝血不足则筋脉失养。故对本病总的治法着眼于肾、脾、肝三脏,以补肾、健脾、疏肝为法则,同时兼顾气血。故施杞教授以圣愈汤合独活寄生汤益气养血,补益肝肾。方中加入淫羊藿、肥知母以补肝肾、强筋骨。

临证实录九

骨质疏松症

骨质疏松症是一种以全身性的骨量减少,骨组织显微结构受损,继而引起骨骼脆性增加,骨的强度降低,在无创伤、轻度和中度创伤的情况下,骨折危险性增加的系统性骨骼疾病。临床以腰背疼痛、身高缩短、驼背,甚则骨折为主要表现。现代医学将骨质疏松症分为原发性和继发性两种。原发性是指由于绝经后和年龄增长而引起骨组织的退行性变化,也包括一些儿童和青少年原因不明的特发性骨质疏松症;而继发性主要是指由于某些疾病或某些诱因(如药物)引起的骨质疏松症,主要是一些内分泌疾病、遗传性结缔组织病、营养不良等,如糖尿病、肝病、类风湿关节炎、库欣综合征,以及长期使用糖皮质激素或抗癫痫药物等。

中医学将其归入"骨痹""骨痿"的范畴,认为骨质疏松与肾的关系最为密切,亦与肝、脾有一定的关系。《素问·上古天真论》云:"女子……七七、天癸竭、地道不通,形坏而无子……丈夫……八八,天癸竭、精少、肾脏衰、形体皆极。"表明本病的发生、发展与肾气密切相关。肾为先天之本,主骨生髓,肾精的盛衰决定骨的生长、发育、成熟、强劲、衰弱的过程:若患者年通、天癸已竭,或因他病日久、房劳过度、禀赋不足、肾精亏虚无以养骨,骨减、经脉失荣,气血失和而致腰脊酸痛乏力。《灵枢·本神》中"脾气虚则四肢不用",《素问·痿论》中"治独取阳明"等都说明了脾在本病中的重要性。脾为后天之本,主四肢百骸,先天之精有赖于后天之脾胃运化水谷精微的不断充养,若饮食失调,饥饱无常,或久病卧床,四肢少动,脾气受损,脾运失健,运化无力,则气血乏源,无以化精生髓,髓枯骨痿,经脉失和而发本病。女子以肝为先天,肝主筋,肝血不足则筋脉失养;且骨质疏松的老年女性,又常表现出肝失疏泄的特点,故本病与肝亦有一定关联。施杞教授认为骨质疏松症病机总属气血和肝肾亏虚,其中肾精亏虚为根本,填补肾精为治疗大法。肝藏血、主筋,肌肉、筋骨离不开气血的濡养,故在左归丸和右归丸的基础上,运用圣愈汤补气、补血、活血,以达筋骨平衡的作用。

案 一

王某,女,75 岁。

主诉: 腰背部反复骨折 2 年。

初诊(2010 - 11 - 06): 素有骨质疏松,近 2 年多处骨折,胃纳欠佳,夜寐不宁,小便偏多,苔薄,脉细滑。诊断:骨质疏松症,胸椎骨折术后。此乃气血失和,心脾双亏,治以健脾养心,解郁通痹,补益肝肾,壮筋骨。

【处方】

炙黄芪 9 g、党参 12 g、当归 9 g、白芍 12 g、生地黄 9 g、川芎 12 g、柴胡 9 g、茯神 15 g、远志 9 g、酸枣仁 15 g、木香 9 g、苍术 9 g、制香附 12 g、栀子 9 g、神曲 12 g、大枣 9 g、炙甘草 6 g、淫羊藿 12 g、肥知母 12 g、鸡血藤 15 g、明天麻 12 g、制何首乌 18 g、首乌藤 18 g。7 剂,水煎服,每天 1 剂,每天 2 次。

二诊(2011 - 03 - 24): 近期四肢拘紧疼痛,时有麻木,夜尿偏多,胃纳尚可,苔薄、黄腻,脉细滑。此乃肝肾阴虚,气血失和,精髓不足,治以滋阴补肾,填精益髓,强筋壮骨。

【处方】

炙黄芪 9 g、党参 12 g、当归 9 g、白芍 12 g、熟地黄 12 g、川芎 12 g、柴胡 9 g、山茱萸 12 g、怀山药 18 g、枸杞子 12 g、鹿角片 12 g、菟丝子 12 g、川牛膝 12 g、炙龟板 9 g、鸡血藤 12 g、香谷芽 12 g、炙甘草 6 g、秦艽 9 g、羌活 9 g、独活 9 g、金雀根 15 g、炙地鳖 12 g、明天麻 12 g、制香附 12 g、制川乌 9 g。7 剂,水煎服,每天 1 剂,每天 2 次。

按: 本案初诊时胃纳欠佳,夜寐不宁,小便偏多,苔薄,脉细滑。病久生郁,故予以调心通痹汤加淫羊藿、肥知母、鸡血藤、明天麻、制何首乌及首乌藤健脾养心、解郁通痹、补益肝肾、强筋壮骨。二诊时四肢拘紧疼痛,时有麻木,夜尿偏多,辨证为肝肾不足,精髓亏虚,方选益肾通痹方滋阴补肾、填精益髓,加用炙地鳖破瘀通络;金雀根补气活血通络;明天麻化痰息风通络止痛;制香附疏肝行气止痛解郁;制川乌、秦艽、羌活、独活祛风通痹,温经止痛。全方共奏滋阴补肾、填精益髓、补气活血、通络止痛之功。施杞教授认为骨质疏松症病机总属气血和肝肾亏虚,其中肾精亏虚为根本,填补肾精为治疗大法。肾藏精,主骨,藏真阴而寓元阳,为先天之本。肾精充足,骨髓生化有源,骨得髓养而坚固有力。骨质疏松症是整体气血、脏腑亏虚,表现为骨代谢的失衡。故治疗不能只针对补钙和调节骨代谢,而应把整体和局部相结合,实验和临床研究也证实了此法可调节骨代谢,促进成骨细胞活性,抑制破骨细胞数量。施杞教授常用左归丸合用圣愈汤加减治疗颈腰椎病、膝骨关节病、骨质疏松症以肾阴虚为主者,其中炙黄芪、党参益气补脾,四物汤(当归、白芍、川芎、熟地黄)养血活血,气血充足则肾中阴精化源无竭;柴胡疏肝理气,为肝经引经药。诸药合用,共奏滋阴补肾、填精益髓之功。施杞教授在运用该方过程中常常加用健脾之品,因《灵枢·本神》言"脾气虚则四肢不用",《素问·痿论》云"治痿独取阳明",脾为后天之本,主四肢百骸,先天之精有赖于后天之脾胃运化水谷精微的不断充养,加陈皮、佛手片、八月札、春砂仁、神曲、制香附、炒谷芽等健脾行胃,化食消积。若夜寐不宁,加酸枣仁、合欢皮、首乌藤、茯神养血补肝,宁心安神。若疼痛较剧,可加用青风藤、鸡血藤、蓬莪术化瘀通络。

案二

张某,女,78岁。

主诉:颈腰疼痛多年。

初诊(2010-12-09):颈腰酸楚疼痛,时有头晕,目眩,胃纳、二便尚可,外院MRI示腰、颈椎间盘突出,L_2压缩性骨折,素有骨质疏松症病史,夜寐不宁,苔薄腻,脉细滑。诊断:骨质疏松症。此乃气血失和,肝经失畅,治以补气血,养肝肾,壮筋骨。

【处方】

明天麻12 g、制何首乌15 g、首乌藤15 g、炒枣仁15 g、石菖蒲12 g、淡远志9 g、生龙骨30 g[先煎]、生牡蛎30 g[先煎]、淫羊藿15 g、大枣9 g、炙黄芪9 g、党参12 g、当归9 g、白芍12 g、熟地黄12 g、川芎12 g、柴胡9 g、独活9 g、桑寄生12 g、秦艽9 g、防风12 g、桂枝9 g、茯苓15 g、杜仲12 g、川牛膝12 g、炙甘草6 g。14剂,水煎服,每天1剂,每天2次。

二诊(2011-01-13):颈腰疼痛缓而未已,腑行偏多,夜寐不宁,胃纳尚可,苔薄腻,中有裂纹,脉细滑。此乃上热下寒,经脉失畅,治以清上温下。

【处方】

熟附片9 g、炮干姜9 g、小川连6 g、制苍术9 g、首乌藤30 g、合欢皮12 g、炙黄芪9 g、党参12 g、当归9 g、白芍12 g、熟地黄12 g、川芎12 g、柴胡9 g、独活9 g、桑寄生12 g、秦艽9 g、防风12 g、桂枝9 g、茯苓15 g、杜仲12 g、川牛膝12 g、炙甘草6 g。14剂,水煎服,每天1剂,每天2次。

三诊(2011-03-30):颈腰酸楚疼痛已缓,晨起时稍有头晕,步履欠稳,夜寐不宁,腑行偏多,苔薄腻,脉细滑。治以调和气血,补养肝肾。

【处方】

秦艽9 g、羌活9 g、独活9 g、明天麻12 g、神曲12 g、制何首乌15 g、首乌藤15 g、合欢皮12 g、煨木香9 g、炙黄芪9 g、党参12 g、当归9 g、白芍12 g、熟地黄12 g、川芎12 g、柴胡9 g、山茱萸12 g、怀山药18 g、枸杞子12 g、鹿角片12 g、菟丝子12 g、熟附片9 g、桂枝9 g、杜仲12 g、香谷芽12 g、炙甘草6 g。14剂,水煎服,每天1剂,每天2次。

按:《诸病源候论·风痹论》云:"痹者,风寒湿杂至,合而成痹,其状肌肉顽厚,或疼痛,由人体虚,腠理开,故受风邪也。"《风湿痹候》曰风湿痹:"由血气虚,则受风湿,而成此病。"《备急千金要方》《外台秘要》等收载了较多的治疗痹证的方剂,如沿用至今的《备急千金要方》中的独活寄生汤等。本案初诊颈腰疼痛,时有头晕,目眩,辨证为气血失和,肝经失畅,方选圣愈汤补气血,合独活寄生汤,并加淫羊藿益肝肾,祛风湿,止痹痛;加明天麻、生龙骨、生牡蛎平肝潜阳;加制何首乌、首乌藤、炒枣仁养血安神;加石菖蒲、淡远志化痰开窍。二诊时颈腰疼痛缓而未已,腑行偏多,夜寐不宁,苔薄腻,中有裂纹,脉细滑。辨证为上热下寒,经脉失畅,方选圣愈汤补气血,独活寄生汤益肝肾,祛风湿,止痹痛;加小川连、熟附片、炮干姜、制苍术、首乌藤、合欢皮清上温下养心安神。三诊时颈腰酸楚疼痛已缓,晨起时稍有头晕,步履欠稳,夜寐不宁,腑行偏多,方选温肾通痹方调和气血、补养肝肾善后。

案 三

严某,女,62 岁。
主诉: 腰脊疼痛多年。

初诊(2011－05－10): 腰脊疼痛多年,两侧臀部牵掣,腑行失畅,背脊作凉少温,外院X线片示腰椎退变,骨密度扫描示 T 值为－2.5,Z 值为－1.1。腰前俯 70°,生理弧度减弱,苔薄、黄腻,脉弦滑。诊断:骨质疏松症,腰椎退变。此乃肝肾不足,气血瘀滞,治以活血化瘀,补肝肾,壮筋骨,祛风除湿,化痰止痛。

【处方】

炙黄芪 9 g、党参 12 g、当归 9 g、白芍 12 g、生地黄 9 g、川芎 9 g、柴胡 9 g、桃仁 9 g、红花9 g、乳香 9 g、五灵脂 12 g、羌活 9 g、秦艽 9 g、制香附 12 g、川牛膝 12 g、广地龙 9 g、炙甘草6 g、淫羊藿 15 g、肥知母 12 g、制川乌 9 g、制南星 9 g、火麻仁 15 g。14 剂,水煎服,每天1 剂,每天 2 次。

二诊(2011－05－24): 腰脊疼痛药后略缓,疼痛尚甚,脘腹作胀,近日腑行偏多,口干,口苦,苔薄、黄腻,脉弦滑。此乃气血未畅,湿热内蕴,再以活血化瘀,祛痹止痛,化湿和中。

【处方】

炙黄芪 9 g、党参 12 g、当归 9 g、白芍 12 g、生地黄 9 g、川芎 9 g、柴胡 9 g、桃仁 9 g、红花9 g、乳香 9 g、五灵脂 12 g、羌活 9 g、秦艽 9 g、制香附 12 g、川牛膝 12 g、广地龙 9 g、炙甘草6 g、藿香叶 12 g、紫苏叶 12 g、粉葛根 15 g、川桂枝 9 g、大秦皮 12 g、槟榔 15 g、槟榔皮 15 g、神曲 12 g。14 剂,水煎服,每天 1 剂,每天 2 次。

三诊(2011－06－07): 诸恙未和,口干,便溏,苔薄腻,脉弦滑。此乃痰湿内蕴,气血失畅,治以补气血,益肝肾,祛风湿,健脾胃。

【处方】

(1) 炙黄芪 9 g、党参 12 g、当归 9 g、白芍 12 g、熟地黄 12 g、川芎 12 g、柴胡 9 g、独活9 g、桑寄生 12 g、秦艽 9 g、防风 12 g、桂枝 9 g、茯苓 15 g、杜仲 12 g、川牛膝 12 g、炙甘草 6 g、淡干姜 6 g、制苍术 9 g、姜半夏 9 g、扁豆花 15 g、诃子肉 9 g。14 剂,水煎服,每天 1 剂,每天2 次。

（2）麝香保心丸，每次 2 粒，每天 2 次，药汤送服。

四诊（2011－06－21）：腰脊、两侧臀部牵掣已缓，腰骶尚有疼痛，腑行每天 3 次，腰痛已瘥，苔薄，脉细。治守前法。

【处方】

炙黄芪 9 g、党参 12 g、当归 9 g、白芍 12 g、熟地黄 12 g、川芎 12 g、柴胡 9 g、独活 9 g、桑寄生 12 g、秦艽 9 g、防风 12 g、桂枝 9 g、茯苓 15 g、杜仲 12 g、川牛膝 12 g、炙甘草 6 g、淡干姜 6 g、制苍术 9 g、姜半夏 9 g、制川乌 9 g、怀山药 30 g。14 剂，水煎服，每天 1 剂，每天 2 次。

按：本案初诊时腰脊疼痛多年，两侧臀部牵掣，腑行失畅，背脊作凉少温，X 线片示腰椎退变，骨密度扫描示 T 值为-2.5，Z 值为-1.1。腰前俯70°，生理弧度减弱，苔薄、黄腻，脉弦滑。诊断：骨质疏松症，腰椎退变。此乃肝肾不足，气血瘀滞，治以活血化瘀，补肝肾，壮筋骨，祛风除湿，化痰止痛，方选筋痹方加淫羊藿、肥知母、制川乌、制南星、火麻仁。二诊时腰脊疼痛药后略缓，疼痛尚甚，脘腹作胀，腑行偏多，口干，口苦，苔薄、黄腻，脉弦滑，此乃气血未畅，湿热内蕴，治以活血化瘀，祛痹止痛，化湿和胃。三诊时诸恙未和，口干，便溏，苔薄腻，脉弦滑，辨证为痰湿内蕴，气血失畅，方选调身通痹汤加淡干姜、制苍术、姜半夏、扁豆花、诃子肉补气血，益肝肾，祛风湿，止痹痛，健脾除湿。四诊时腰脊、两侧臀部牵掣已缓，腰骶尚有疼痛，腑行每天 3 次，腰痛已瘥，苔薄，脉细，效不更方，续服原方后加制川乌、怀山药健脾补肾，温经止痛收功。中医学将本病归入"骨痹""骨痿"的范畴，认为骨质疏松症与肾的关系最为密切，亦与肝、脾有一定的关系。施杞教授认为骨质疏松症病机总属气血和肝肾亏虚，其中肾精亏虚为根本，填补肾精为治疗大法。肝藏血、主筋，肌肉、筋骨离不开气血的濡养，故在左归丸和右归丸的基础上，运用圣愈汤补气、补血、活血，以达筋骨平衡的作用，但临证时还是要根据患者的具体临床表现进行辨证论治。

 案四

吴某，女，76 岁。

主诉：颈腰疼痛，步履艰难多年。

初诊（2011－01－13）：颈腰疼痛，步履艰难，血压偏高，时有烘热，胃纳尚可，病已多年，43 岁绝经，X 线片、MRI 示颈腰骨质疏松，脊柱侧弯，腰椎失稳，两侧股骨头软骨下密度不均匀，苔薄腻、中有裂纹，脉弦滑。诊断：骨质疏松症。此乃气阴不足，肝阳偏亢，肾精亏损，治以补益肝肾，填精益髓，通络止痛。

【处方】

炙黄芪 9 g、党参 12 g、当归 9 g、白芍 12 g、熟地黄 12 g、川芎 12 g、柴胡 9 g、山茱萸 12 g、怀山药 18 g、枸杞子 12 g、鹿角片 12 g、菟丝子 12 g、川牛膝 12 g、炙龟板 9 g、鸡血藤 12 g、香谷芽 12 g、炙甘草 6 g、秦艽 9 g、羌活 9 g、独活 9 g、老鹳草 15 g、络石藤 15 g、明天麻

9 g、夏枯草 9 g、制香附 12 g。14 剂,水煎服,每天 1 剂,每天 2 次。

二诊(2011－01－27):颈腰疼痛、步履艰难、时有烘热缓而未已,胃纳、二便可,苔薄、中有裂纹,脉弦。治守前法。

【处方】

炙黄芪 9 g、党参 12 g、当归 9 g、白芍 12 g、熟地黄 12 g、川芎 12 g、柴胡 9 g、山茱萸 12 g、怀山药 18 g、枸杞子 12 g、鹿角片 12 g、菟丝子 12 g、川牛膝 12 g、炙龟板 9 g、鸡血藤 12 g、香谷芽 12 g、炙甘草 6 g、秦艽 9 g、羌活 9 g、独活 9 g、老鹳草 15 g、络石藤 15 g、明天麻 9 g、夏枯草 9 g、制香附 12 g、淫羊藿 12 g、肥知母 9 g。14 剂,水煎服,每天 1 剂,每天 2 次。

三诊(2011－02－15):腰脊疼痛,活动牵掣,下肢麻木,步履受限,胃纳、二便尚可,素有骨质疏松症病史,苔薄、黄腻,脉细滑。此乃气血未和,肝肾不足,治以补气血,益肝肾,温阳止痛。

【处方】

炙黄芪 9 g、党参 12 g、当归 9 g、白芍 12 g、熟地黄 12 g、川芎 12 g、柴胡 9 g、独活 9 g、桑寄生 12 g、秦艽 9 g、防风 12 g、桂枝 9 g、茯苓 15 g、杜仲 12 g、川牛膝 12 g、炙甘草 6 g、淫羊藿 12 g、肥知母 9 g、神曲 12 g、制香附 12 g、香谷芽 12 g。14 剂,水煎服,每天 1 剂,每天 2 次。

四诊(2011－03－15):腰脊酸楚疼痛,时有脘腹作胀,便溏,夜寐安宁,近日稍有外感,苔薄,脉细。此乃肾阴不足,精髓亏虚,治以滋阴补肾,填精益髓,行气通络。

【处方】

炙黄芪 9 g、党参 12 g、当归 9 g、白芍 12 g、熟地黄 12 g、川芎 12 g、柴胡 9 g、山茱萸 12 g、怀山药 18 g、枸杞子 12 g、鹿角片 12 g、菟丝子 12 g、川牛膝 12 g、炙龟板 9 g、鸡血藤 12 g、香谷芽 12 g、炙甘草 6 g、广木香 9 g、大腹皮 12 g、鸡血藤 12 g、络石藤 12 g、忍冬藤 12 g、杜仲 12 g。14 剂,水煎服,每天 1 剂,每天 2 次。

五诊(2011－03－29):药后诸恙平稳,腰脊酸楚未已,脘腹作胀,胃纳尚可,四肢少温,苔薄,脉细滑。再以标本兼顾。

【处方】

炙黄芪 9 g、党参 12 g、当归 9 g、白芍 12 g、熟地黄 12 g、川芎 12 g、柴胡 9 g、山茱萸 12 g、怀山药 18 g、枸杞子 12 g、鹿角片 12 g、菟丝子 12 g、熟附片 9 g、桂枝 9 g、杜仲 12 g、香谷芽 12 g、炙甘草 6 g、制川乌 9 g、羌活 9 g、独活 9 g、秦艽 9 g、煨木香 9 g、春砂仁 3 g、制香附 12 g。14 剂,水煎服,每天 1 剂,每天 2 次。

六诊(2011－04－12):诸恙如前,周身骨节疼痛,活动牵掣,步履乏力,腑行偏溏,口干口苦,小便赤,苔薄根腻,脉细滑。此乃气血痹阻,经脉失畅,治以活血化瘀,祛风除湿,通痹止痛,滋补肝肾。

【处方】

炙黄芪 9 g、党参 12 g、当归 9 g、白芍 12 g、生地黄 9 g、川芎 9 g、柴胡 9 g、桃仁 9 g、红花 9 g、乳香 9 g、五灵脂 12 g、羌活 9 g、秦艽 9 g、制香附 12 g、川牛膝 12 g、广地龙 9 g、炙甘草

6 g、车前草 15 g、槟榔 15 g、槟榔皮 15 g、厚杜仲 12 g、山茱萸 12 g、怀山药 18 g。14 剂,水煎服,每天 1 剂,每天 2 次。

七诊(2011 - 04 - 26):腰脊疼痛,支撑无力,胃纳、二便可,苔薄根腻,脉细滑。治守前法。

【处方】

炙黄芪 9 g、党参 12 g、当归 9 g、白芍 12 g、生地黄 9 g、川芎 9 g、柴胡 9 g、桃仁 9 g、红花 9 g、乳香 9 g、五灵脂 12 g、羌活 9 g、秦艽 9 g、制香附 12 g、川牛膝 12 g、广地龙 9 g、炙甘草 6 g、淫羊藿 12 g、肥知母 9 g、巴戟天 12 g、蓬莪术 12 g、神曲 12 g、广木香 9 g。14 剂,水煎服,每天 1 剂,每天 2 次。

八诊(2011 - 05 - 24):腰骶疼痛,右下肢牵掣,胃纳欠佳,脘腹作胀,夜尿 3~4 次,畏冷,四肢少温,苔薄,脉细沉。此乃气血未和,肝肾不足,治以温阳散寒,祛痰通痹,健脾除湿。

【处方】

炙黄芪 15 g、党参 12 g、当归 9 g、白芍 12 g、熟地黄 30 g、川芎 12 g、柴胡 9 g、鹿角片 9 g、肉桂 3 g、炮姜 6 g、麻黄 6 g、白芥子 9 g、炙甘草 6 g、藿香 12 g、紫苏梗 12 g、九香虫 9 g、广木香 9 g、制香附 12 g、神曲 12 g、生薏苡仁 12 g、熟薏苡仁 12 g。14 剂,水煎服,每天 1 剂,每天 2 次。

九诊(2011 - 06 - 07):腰脊酸楚疼痛,腑行不畅,胃纳尚可,苔薄腻,脉细。治守前法。

【处方】

炙黄芪 15 g、党参 12 g、当归 9 g、白芍 12 g、熟地黄 30 g、川芎 12 g、柴胡 9 g、鹿角片 9 g、肉桂 3 g、麻黄 6 g、白芥子 9 g、炙甘草 6 g、藿香 12 g、紫苏梗 12 g、九香虫 9 g、广木香 9 g、制香附 12 g、神曲 12 g、生薏苡仁 12 g、熟薏苡仁 12 g、玄参 12 g、麦冬 12 g。14 剂,水煎服,每天 1 剂,每天 2 次。

按:骨质疏松症是一种以全身性的骨量减少,骨组织显微结构受损,继而引起骨骼脆性增加,骨的强度降低,在无创伤、轻度和中度创伤的情况下,骨折危险性增加的系统性骨骼疾病。中医学将其归入"骨痹""骨痿"的范畴,认为骨质疏松与肾的关系最为密切,亦与肝、脾有一定的关系。但其发生、发展与肾的关系最为密切,主要有三个因素:其一为肾虚精亏;其二为后天失养,脾肾两虚;其三为正虚邪侵。如肾精充足,骨髓生化有源,骨得髓养而坚固有力,元·杨清叟《仙传外科集验方》曰:"肾实则骨有生气。"由于先天禀赋不足,加之后天失养,或房事、生育过多,耗伤真阴,阴损元阳,使精气不足,肾阳衰微,不能充骨生髓,骨髓空虚而出现腰背酸软无力。本案施杞教授辨证为气阴不足,肝阳偏亢,肾精亏损。患者年老,天癸先竭,肾脏衰,肾精不足,或精失所藏,肾阳虚衰,肾阴不足,不能生骨充髓,发为骨痿。治以补益肝肾,填精益髓,通络止痛,方选益肾通痹汤(圣愈汤合左归饮)加味。施杞教授认为骨质疏松症病机总属气血和肝肾亏虚,其中肾精亏虚为根本,填补肾精为治疗大法。肝藏血、主筋,肌肉、筋骨离不开气血的濡养,故在左归丸和右归丸的基础上,运用圣愈汤补气、补血、活血,以达筋骨平衡的作用。施杞教授常将本病进行分型论治：① 肾阳虚损,虚寒内生:腰部、膝关节处冷痛,伸屈不利,形寒肢冷,肢体痿软,头目眩晕,精神不振,小便清长频数或小便不利,大便溏薄,舌淡胖、苔薄,脉沉细无力。治以温肾壮阳,强筋健骨。方选温肾通痹汤加减。② 肾阴亏损,虚热内扰:腰脊酸痛,缠绵不已,动作迟缓,下肢无力,头晕目眩,耳鸣耳聋,失眠多梦,发脱齿摇,潮热盗汗,五心烦热,咽干颜红,小便少,大便干,形体消瘦,舌红少津,脉细数,治以滋补肾阴,填精补髓,方选益肾通痹汤加减。若脾胃亏虚,纳谷不馨,腹部胀满,大便溏薄,方选香砂六君子汤加减,以健脾益气,调血养血;若寐差,方用酸枣仁汤(酸枣仁、甘草、知母、茯苓、川芎)或交泰丸(黄连、肉桂)加减,以养血安神,清热除烦;若大便不畅,添以肉苁蓉(15~30 g)、火麻仁(15 g)、生决明子(30 g),以润肠通便;若小便较多,方用缩泉丸(乌药、益智仁)加减,以温肾祛寒,固缩小便;若男性伴有慢性前列腺炎,小便淋漓不尽,涩痛等,方用五子衍宗丸(枸杞子、菟丝子、覆盆子、五味子、车前子)加海金沙、车前草、石见穿、穿山甲(3 g研粉,现改为地鳖虫),以利尿通淋。

案五

卜某,女,66 岁。

主诉:腰部扭伤疼痛 4 月余。

初诊(2011 - 03 - 29):素有帕金森病、骨质疏松病史,4 个月前起身活动不慎致腰背疼痛剧烈,外院 MRI 示 T_{11} 压缩性骨折,四肢拘紧,呈齿轮样痉挛,意识模糊,对答困难,胃纳尚可,二便失禁,素有血糖、血压偏高,已服药,苔薄腻,脉弦滑。诊断:骨质疏松症,椎体压缩性骨折,帕金森病。此乃骨折筋伤,肝风内动,气机失畅,治以益气活血,平肝息风,舒筋通脉,补肝肾,壮筋骨。

【处方】

炙黄芪 9 g、党参 12 g、当归 9 g、白芍 12 g、生地黄 9 g、川芎 12 g、柴胡 9 g、天麻 12 g、钩藤 12 g、茯苓 15 g、石决明 30 g先煎、栀子 12 g、黄芩 9 g、益母草 15 g、桑寄生 12 g、首乌藤 18 g、川牛膝 12 g、杜仲 12 g、大腹皮 9 g、羌活 9 g、独活 9 g、鸡血藤 12 g、石菖蒲 18 g、骨碎补 12 g、香谷芽 12 g、甘草 6 g。14 剂,水煎服,每天 1 剂,每天 2 次。

二诊(2011 - 04 - 12):诸恙如前,胃纳、二便尚可,意识模糊。治守前法。

【处方】

炙黄芪 9 g、党参 12 g、当归 9 g、白芍 12 g、熟地黄 12 g、川芎 12 g、柴胡 9 g、独活 9 g、桑寄生 12 g、秦艽 9 g、防风 12 g、桂枝 9 g、茯苓 15 g、杜仲 12 g、川牛膝 12 g、炙甘草 6 g、石菖蒲 18 g、淡远志 9 g、明天麻 12 g、制香附 12 g、淫羊藿 12 g、肥知母 9 g。14 剂,水煎服,每天 1 剂,每天 2 次。

三诊(2011 - 04 - 26):诸恙渐平,交流改善,两上肢及右下肢活动较前轻松,左下肢肌张力增大,二便正常。治守前法。

【处方】

炙黄芪 9 g、党参 12 g、当归 9 g、白芍 12 g、熟地黄 12 g、川芎 12 g、柴胡 9 g、独活 9 g、桑寄生 12 g、秦艽 9 g、防风 12 g、桂枝 9 g、茯苓 15 g、杜仲 12 g、川牛膝 12 g、炙甘草 6 g、石菖蒲 18 g、炙远志 9 g、益智仁 12 g、蓬莪术 12 g、淫羊藿 12 g、骨碎补 12 g、炙地鳖 9 g、山楂 12 g、神曲 12 g。14 剂，水煎服，每天 1 剂，每天 2 次。

四诊（2011 - 05 - 10）： 药后诸恙平稳，两膝屈伸有改善，腑行不畅。治守前法。

【处方】

炙黄芪 9 g、党参 12 g、当归 9 g、白芍 12 g、熟地黄 12 g、川芎 12 g、柴胡 9 g、独活 9 g、桑寄生 12 g、秦艽 9 g、防风 12 g、桂枝 9 g、茯苓 15 g、杜仲 12 g、川牛膝 12 g、炙甘草 6 g、石菖蒲 18 g、炙远志 9 g、益智仁 12 g、蓬莪术 12 g、淫羊藿 12 g、骨碎补 12 g、炙地鳖 9 g、山楂 12 g、神曲 12 g、生大黄 3 g^{后下}、制川朴 9 g、炒枳壳 12 g。14 剂，水煎服，每天 1 剂，每天 2 次。

五诊（2011 - 06 - 21）： 腰骶背脊疼痛，多处压缩性骨折，既往多年认知障碍，卧床，甚少活动，二便正常，近期胸部 CT 示肺纹增多，胸腔积液。此乃肾阳不足，精髓亏虚，饮悬胁下，治以温肾补阳，填精益髓，温阳利水。

【处方】

党参 12 g、当归 9 g、白芍 12 g、熟地黄 12 g、川芎 12 g、柴胡 9 g、山茱萸 12 g、怀山药 18 g、枸杞子 12 g、鹿角片 12 g、菟丝子 12 g、熟附片 9 g、桂枝 9 g、杜仲 12 g、香谷芽 12 g、鸡血藤 12 g、老鹳草 15 g、骨碎补 12 g、香谷芽 12 g、生黄芪 12 g、生甘草 6 g。14 剂，水煎服，每天 1 剂，每天 2 次。

按： 李东垣《医学发明》曰："夫从高处坠下，恶血流于内，不分十二经络，圣人具作风中干经，留于胁下，以中风疗之，盖肝主血故也。"《灵枢·邪气脏腑病形》曰："有所堕坠，恶血留内，若有所大怒，气上而不下，积于胁下则伤肝。"本案患者腰背疼痛剧烈，外院 MRI 示 T_{11} 压缩性骨折，四肢拘紧，呈齿轮样痉挛，意识模糊，对答困难，胃纳尚可，二便失禁，素有血糖、血压偏高，苔薄腻，脉弦滑。四诊合参辨之为骨质疏松症、椎体压缩性骨折、帕金森病。辨证为骨折筋伤，肝风内动，气机失畅，治以益气活血，平肝息风，舒筋通脉，补肝肾，壮筋骨，方选脉痹方加味。二诊改调身通痹方加味，补气血，益肝肾，祛风湿，止痹痛，开窍醒神。中医学将骨质疏松症归入"骨痹""骨痿"的范畴，认为骨质疏松与肾的关系最为密切，亦与肝、脾有一定的关系。施杞教授认为骨质疏松症病机总属气血和肝肾亏虚，其中肾精亏虚为根本，填补肾精为治疗大法。肝藏血、主筋，肌肉、筋骨离不开气血的濡养，故在左归丸和右归丸的基础上，方选圣愈汤补气、补血、活血，以达筋骨平衡的作用，实验和临床研究也证实了此法具有调节骨代谢，促进成骨细胞活性，抑制破骨细胞数量的作用。

临证实录十

脊髓损伤

脊髓损伤是指由于外界直接或间接因素导致脊髓损伤,在损害相应节段出现各种运动,感觉和括约肌功能障碍,肌张力异常及病理反射等的相应改变。脊髓损伤的程度和临床表现取决于原发性损伤的部位和性质。在中医学属外伤瘀血所致"腰痛""痿证""癃闭"等范畴,中医的髓分为骨髓、脊髓和脑髓,属奇恒之腑,皆由肾精所化生。脊髓上通于脑,脑由髓聚而成。《灵枢·海论》曰:"脑为髓之海。"《素问·五脏生成》曰:"诸髓者,皆属于脑。"由此可以看出,髓隶属于脑,脑是脊髓汇聚之处,但由于髓所藏的部位不相同,故名称不同。髓汇聚于脑且藏于脑故称脑髓,髓汇聚于脊柱藏于内则为脊髓,脑髓和脊髓既紧密联系又相互区别。《难经·二十八难》描述:"督脉者,起于下极之俞,并于脊里,上至风府,入属于脑。"脊髓解剖同古人描述督脉相似,现代中医认为,脊髓损伤必导致督脉损伤。《灵枢·寒热病》述:"身有所伤,血出多,及中风寒,若有所堕坠,四肢懈惰不收,名曰体惰。"这句话所描述病因及症状与脊髓损伤非常类似,同时所提出"体惰",可以认为是对脊髓损伤最早病名记载。"痿证"是指肢体经脉弛缓,软弱无力,不能随意运动,或伴有肌肉萎缩的一种病证。督脉统摄诸阳,为气血精髓运行之隧道,督脉虚损,督阳失运是痿证发病的经络学基础,而脊髓损伤必然导致督脉受损,督脉经气痹阻或虚损,进而引起机体阳气失运,气血精髓输布失常,终致机体皮肉筋脉骨节失濡而形成痿证。脊髓损伤导致督脉受损,从经络关系看,督脉是"阳脉之海",督脉损害必然影响手、足阳经,肢体失去阳气温养,表现出麻木,不能活动;累及足太阳膀胱经,出现膀胱功能失常,小便功能障碍;涉及手阳明大肠经,表现为大便功能障碍。从督脉与气血关系看,督脉主一身阳气,温煦和推动气血,运行不畅,则瘀血内停,瘀血不去则新血不生,从而进一步损伤督脉,导致督脉与其他经络、脏腑之间的功能更加紊乱。从督脉与脏腑关系来看,督脉属肾,督脉损伤则伤及肾阳。肾开窍于二阴,肾司二便,肾阳不足气化失司则导致大小便失禁或尿潴留。肾主生殖,肾阳不足则表现为性功能障碍。所以脊髓损伤临床证型主要为肝肾亏虚与痰瘀阻络,病机是督脉损伤,肾阳不足。在治疗上多采取疏通经络,通督脉,补肾填精,强筋壮骨,活血化瘀的方法进行治疗。同时强调手法复位和外固定,恢复脊柱连续性及稳定性,采取适当的方法恢复或改善运动障碍、二便障碍、精神障碍等,同时需要注意防治并发症,提高生活自理能力。

朱某,女,52岁。

主诉:车祸致腰背颈项疼痛牵掣半年余。

初诊(2011-04-18):半年前因二次车祸致腰背、颈项颈脊髓受伤疼痛,牵掣,当地医院MRI示颈椎、腰椎退变,颈髓受压,骶髂关节炎,经治疗不效来诊,诊见腰背疼痛、颈项疼痛牵掣、胸闷、气短、心悸、时有汗出阵阵,胃纳、二便尚可,口干,夜寐不宁,苔薄、舌质紫,脉弦沉。诊断:颈椎外伤后颈脊髓损伤。此乃气机失畅,痰瘀阻滞,经脉受损,治以行气活血,化痰通络。

【处方】

炙黄芪15g、党参12g、丹参12g、软柴胡9g、炒白术12g、炒升麻9g、全当归9g、川芎12g、生蒲黄18g^{包煎}、五灵脂14g、川楝子9g、延胡索15g、制香附12g、炒栀子9g、山楂12g、神曲12g、石菖蒲12g、肥知母9g、制何首乌18g、首乌藤18g、炒枣仁15g、广郁金12g、炙甘草6g、沉香3g^{另煎}。30剂,水煎服,每天1剂,每天2次。药渣装布袋热敷患处,每天3次。

二诊(2011-05-29):胸闷、气短、汗出较多已瘥,因劳累畏冷、下肢拘紧无力,胸背间有疼痛,便燥,苔薄,脉细。此乃气血失畅,痰瘀互结,肝肾亏损,再以行气活血,化痰通络,温肾通痹。

【处方】

炙黄芪15g、党参12g、丹参12g、软柴胡9g、炒白术12g、炒升麻9g、全当归9g、川芎12g、生蒲黄18g^{包煎}、五灵脂15g、制香附12g、炒栀子9g、山楂12g、神曲12g、石菖蒲12g、肥知母9g、制何首乌18g、首乌藤18g、炒枣仁15g、广郁金12g、炙甘草6g、沉香3g^{另冲}、大蜈蚣3g、生石决明30g^{先煎}、淫羊藿15g、肉苁蓉24g。30剂,水煎服,每天1剂,每天2次。药渣装布袋热敷患处,每天3次。

三诊(2008-07-17):诉胸背痛,腰骶及下肢拘紧,周身不适,四肢末端麻木,时有震颤,头皮发麻,便秘2~3天一行,小便尚可,口干,脉细弦,苔薄白。再以标本兼顾,扶正祛邪。

【处方】

(1)炙黄芪9g、党参12g、当归9g、白芍12g、熟地黄12g、川芎12g、柴胡9g、独活9g、桑寄生12g、秦艽9g、防风12g、桂枝9g、茯苓15g、杜仲12g、川牛膝12g、炙甘草6g、制香附12g、制苍术12g、金石斛9g、炒栀子9g、山楂12g、神曲12g、肉苁蓉12g、何首乌18g、火麻仁18g、熟附片9g。28剂,水煎服,每天1剂,每天2次。药渣装布袋热敷患处,每天3次。

（2）麝香保心丸，每次 2 粒，每天 2 次，药汤送服。

四诊（2011-08-13）：诉颈腰、四肢疼痛大减，头晕头痛，下肢畏冷麻木，二便正常，胃纳欠佳，夜寐不宁，胸闷气短，苔薄，脉弦细。此乃气血失和，肝经失畅，治以补气血，益肝肾，平肝抑阳，温经通络。

【处方】

（1）炙黄芪 9 g、党参 12 g、当归 9 g、白芍 12 g、熟地黄 12 g、川芎 12 g、柴胡 18 g、独活 9 g、桑寄生 12 g、秦艽 9 g、防风 12 g、桂枝 9 g、茯苓 15 g、杜仲 12 g、川牛膝 12 g、炙甘草 6 g、制香附 18 g、制苍术 12 g、炒栀子 9 g、明天麻 12 g、附片 9 g、制何首乌、首乌藤 18 g、川连 6 g、火麻仁 15 g、生铁落 30 g^{先煎}、沉香 3 g^{另冲}、大蜈蚣 3 g。30 剂，水煎服，每天 1 剂，每天 2 次。药渣装布袋热敷患处，每天 3 次。

（2）麝香保心丸，每次 2 粒，每天 2 次，药汤送服。

按：本案施杞教授通过对患者主诉、现病史、既往史、体格检查和辅助检查的综合分析，明确诊断为颈椎外伤后颈脊髓损伤，通过辨证，归结为气滞血瘀，日久痰瘀内阻，类似于颈椎病（痉证）。患者外伤后脊髓受损经脉瘀阻，施杞教授诊治本病首调气血，并加行气活血止痛兼顾脾胃，使气行血畅，经脉得通，筋柔痉止。方中五灵脂、生蒲黄伍用，名曰失笑散，源出于宋代《太平惠民和剂局方》，治疗痛证疗效可靠。蒲黄辛香行散，专入血分，功善化瘀止血，祛瘀止痛；五灵脂味甘性温，入肝经血分，能通利血脉而散瘀止痛，止痛之力较强。两药配伍，具有行气通经、祛瘀散结、芳香辟秽之功效，临床适用于因气滞、血瘀、邪闭所致的胸胁痛、胃脘痛、痛经、腹痛、头痛、牙痛等，亦可用于扭挫伤、骨折、肿瘤所致的痛症。古人谓用本方后，痛者每在不觉之中诸痛悉除，不禁欣然失笑，故名失笑散。近人对失笑散进行药理研究，证明它能够提高机体对减压缺氧的耐受力，降低心肌耗氧量，增加动脉灌流时间，防止或削弱动脉血栓形成，并对机体有明显的镇静止痛作用。再配以麝香保心丸，取麝香芳香走窜通达四肢，引药直达病所，又可减轻患者疼痛，使其充分发挥药效；实验研究人工麝香药理与天然麝香相似，具有促进退变椎间盘软骨终板修复作用，施杞教授在诊治过程中常结合中药内外兼治以促进病情恢复。

案二

陈某，男，60 岁。

主诉：颈椎外伤术后 2 月余。

初诊（2010-11-25）：多发性损伤，头颅、颈椎、胸肋等多发性骨折，在外院行颈椎减压内固定手术，已有 2 月余，目前 MRI 示 $C_3 \sim C_5$ 脊髓水肿，周身疼痛，右上肢、下肢疼痛麻木乏力较甚，活动僵滞，二便失畅，霍夫曼征（++），膝反射（++++），苔薄白，脉细滑。诊断：多发性损伤，颈脊髓损伤术后。此乃气血受损，经脉失畅，治以活血祛瘀，祛风除湿，通络止痛。

【处方】

（1）炙黄芪9g、党参12g、当归9g、白芍12g、生地黄9g、川芎9g、柴胡9g、桃仁9g、红花9g、乳香9g、五灵脂12g、羌活9g、秦艽9g、制香附12g、川牛膝12g、广地龙9g、炙甘草6g、炙全蝎3g、大蜈蚣3g、明天麻12g、肉苁蓉18g、车前子12g、伸筋草12g。14剂，水煎服，每天1剂，每天2次。

（2）麝香保心丸，每次2粒，每天2次，药汤送服。

二诊（2010-12-12）： 周身疼痛渐缓，右上肢疼痛未已，腑行失畅，苔薄，脉细滑。再以调摄。

【处方】

（1）炙黄芪9g、党参12g、当归9g、白芍12g、生地黄9g、川芎12g、柴胡9g、红花9g、桃仁9g、天花粉12g、炙甘草6g、制大黄9g、火麻仁15g、肉苁蓉18g、炒枳壳9g、地鳖虫9g、制川乌9g、青风藤12g。7剂，水煎服，每天1剂，每天2次。

（2）麝香保心丸，每次2粒，每天2次，药汤送服。

三诊（2011-01-05）： 诸恙如前，腑行欠畅，小腿作胀，苔薄、舌尖红，脉细。治守前法。

【处方】

（1）炙黄芪9g、党参12g、当归9g、白芍12g、生地黄9g、川芎12g、柴胡9g、红花9g、桃仁9g、天花粉12g、炙甘草6g、制大黄9g、火麻仁15g、肉苁蓉15g、炒枳壳9g、地鳖虫9g、制川乌9g、青风藤12g、金雀根12g、伸筋草12g、枳壳9g、川黄连6g。7剂，水煎服，每天1剂，每天2次。

（2）麝香保心丸，每次2粒，每天2次，药汤送服。

四诊（2011-01-13）： 药后症缓，苔薄，脉细。治守前法。

【处方】

（1）炙黄芪9g、党参12g、当归9g、白芍12g、生地黄9g、川芎12g、柴胡9g、红花9g、桃仁9g、天花粉12g、炙甘草6g、制大黄9g、火麻仁15g、肉苁蓉15g、炒枳壳9g、地鳖虫9g、制川乌9g、青风藤12g、金雀根12g、伸筋草12g、枳壳9g、川黄连6g、制川朴9g。7剂，水煎服，每天1剂，每天2次。

（2）麝香保心丸，每次2粒，每天2次，药汤送服。

五诊（2011-01-20）： 诸恙缓而未已，腑行失畅，小便正常，时有四肢抽搐，胃纳尚可，多眠、神疲，四肢少温，苔薄，脉沉细。此乃气血未和，肝肾亏虚，治以补气血，温肾气，纳浮阳，祛风湿，止痹痛。

【处方】

（1）炙黄芪9g、党参12g、当归9g、白芍12g、熟地黄12g、川芎12g、柴胡9g、独活9g、桑寄生12g、秦艽9g、防风12g、桂枝9g、茯苓15g、杜仲12g、川牛膝12g、炙甘草6g、制香附12g、巴戟天12g、淫羊藿12g、生龙骨30g^{先煎}、生牡蛎30g^{先煎}、生石决明30g^{先煎}。7剂，水煎服，每天1剂，每天2次。

（2）麝香保心丸，每次 2 粒，每天 2 次，药汤送服。

六诊（2011 - 03 - 24）：脊髓型颈椎病手术后，下肢步履拘紧、乏力、右手麻木药后均有改善，腑行燥结，苔薄，脉细滑。治守前法。

【处方】

炙黄芪 9 g、党参 12 g、当归 9 g、白芍 12 g、熟地黄 12 g、川芎 12 g、柴胡 9 g、独活 9 g、桑寄生 12 g、秦艽 9 g、防风 12 g、桂枝 9 g、茯苓 15 g、杜仲 12 g、川牛膝 12 g、炙甘草 6 g、生大黄 3 g、炒枳实 12 g、制川朴 12 g、炙地鳖 12 g、炙香附 12 g、肉苁蓉 30 g。7 剂，水煎服，每天 1 剂，每天 2 次。

按：本案为多发伤，颈脊髓损伤术后，属于颈椎病围手术期之手术后中远期范畴，初诊周身疼痛，右上肢、下肢疼痛麻木乏力较甚，活动僵滞，二便失畅，霍夫曼征（++）、膝反射（++++），苔薄白，脉细滑。MRI 示 $C_3 \sim C_5$ 脊髓水肿，施杞教授辨其为气血受损，经脉失畅，予以"筋痹方"加炙全蝎、大蜈蚣、明天麻、肉苁蓉、车前子、伸筋草以活血祛瘀，祛风除湿，通络止痛，方中炙全蝎、大蜈蚣均为息风要药，两药常同用以治疗各种原因引起的痉挛抽搐，如《流行性乙型脑炎中医治疗法》之止痉散。故施杞教授常以其治疗慢性筋骨疾病压迫神经根所致的麻木痹痛者。明天麻息风止痉，化痰通络，平肝抑阳；肉苁蓉补肾助阳，润肠通便；车前子利尿通淋、清热祛痰、明目以消脊髓水肿；伸筋草疏通经络活血化瘀。二诊时周身疼痛渐缓，右上肢疼痛未已，腑行失畅，予以血府汤加制大黄、火麻仁、肉苁蓉、炒枳壳、地鳖虫、制川乌、青风藤活血化瘀、行气通腑、温经散寒。五诊时腑行失畅，时有四肢抽搐，多眠，神疲，四肢少温，苔薄，脉沉细，辨证为气血未和，肝肾亏虚，方选调身通痹汤补气血，益肝肾，祛风湿，止痹痛，加制香附疏肝解郁，理气畅中；巴戟天、淫羊藿补肾阳，强筋骨，祛风湿；生龙骨、生牡蛎、生石决明平肝潜阳，镇心安神。全方标本兼顾，扶正祛邪。六诊时下肢步履拘紧、乏力、右手麻木药后均有改善，腑行燥结。方选调身通痹汤加生大黄、炒枳实、制川朴、炙地鳖、炙香附、肉苁蓉补气血，益肝肾，祛风湿，止痹痛，行气通腑，破积消瘀。施杞教授认为围手术期之手术后中远期（手术后 14 天至 3 个月）一般出院治疗，往往遗留有轻度霍纳综合征和伤口疼痛的表现，肺部功能低下，胃肠道功能紊乱，免疫力低下，全身情况较差等。一般分为气虚血瘀、湿热内扰、心阳痹阻、肝肾阴虚等，而本案为多发肋骨骨折，颈脊髓损伤术后，初诊气血受损，经脉失畅，后期气血未和、肝肾亏虚、腑行失畅，临证时辨证施治，方选调身通痹汤加味治疗。该方主治痹证日久，肝肾两虚，气血不足所见腰膝疼痛，痿软，肢节屈伸不利，或麻木不仁。

案 三

周某，男，54 岁。

主诉：车祸后颈项疼痛、两上肢麻木、步履拘紧半年。

初诊（2010 - 06 - 21）：半年前车祸颈部受伤，颈项疼痛，两上肢麻木，经外院治疗两上肢麻木疼痛不减,目前便秘,5~6天一行,伴胸胁裹束感,步履拘紧,上肢及手部肌肉萎缩,时有右上肢拘紧、抽搐。检查:霍夫曼征(+)。颈椎 MRI 示 C_4/C_5、C_5/C_6 椎间盘突出,相应水平脊髓受压,苔薄黄腻,脉细沉。诊断:颈部外伤后脊髓损伤(痉证)。此乃气血瘀滞,经脉受损,治以活血祛瘀,疏肝通络,通腑解痉。

【处方】

(1)炙黄芪9g、党参12g、当归9g、白芍12g、生地黄9g、川芎12g、柴胡9g、制大黄9g、红花9g、桃仁9g、天花粉12g、穿山甲6g、炙甘草6g、生大黄12g、炒枳实12g、制川朴12g、玄明粉15g、肉苁蓉18g、番泻叶10g、大枣9g、制苍术12g、鸡血藤15g。14剂,水煎服,每天1剂,每天2次。

(2)麝香保心丸,每次2粒,每天2次,另吞。

二诊(2010-07-04):诸恙均缓,左手乏力略有改善,腑行已畅,苔薄腻,质紫,脉弦细。再守前法。

【处方】

(1)上方去玄明粉、番泻叶,加巴戟天12g、淫羊藿12g、红景天15g、灵芝18g。28剂,水煎服,每天1剂,每天2次。

(2)麝香保心丸,每次2粒,每天2次,另吞。

随访:1个月后患者诸症基本消失,按二诊方(去制大黄)续服用8剂。嘱避免劳累,做施氏十二字养生功。

按:本案为颈脊髓损伤之痉证发生早期中较为严重的见证。《金匮要略选读》曰:"表证失于开泄,邪气内传,郁于阳明,热盛灼筋,亦致痉病。"发作时,筋脉强直,小便涩短或排便困难,大便秘结,肢体水肿,腹胀腹满,其颈项疼痛,表现为强直,肢体僵硬,肌张力增高明显,舌质紫,脉弦滑,由浊水闭阻,腑实内聚形成。《金匮要略·痉湿暍病脉证治》曰:"痉为病,胸满,口噤,卧不着席,脚挛急,必齘齿,可与大承气汤。"治宜通腑解痉。施杞教授方用圣愈汤合复元活血汤、大承气汤加减活血祛瘀,疏肝通络,通腑解痉。复元活血汤出自《医学发明》。大承气汤为寒下的重要方剂。在《伤寒论》中所治证候凡十九条,治疗范围广泛,但以伤寒邪传阳明之腑,入里化热,与肠中燥屎相结而成之里热实证为主治重点。由于实热与积滞互结,浊气填塞,腑气不通,故大便秘结,频转矢气,脘腹痞满疼痛,里热消灼津液,糟粕结聚,燥粪积于肠中,故腹痛硬满而拒按。热盛于里,阴液大伤,筋脉失养,又可出现抽搐,甚至胸满口噤,卧不着席,脚挛急之痉病。此乃由实热积滞内结肠胃,热盛而津液大伤所致。此时宜急下实热燥结,以存阴救阴,即釜底抽薪,急下存阴。方中大黄泻热通便,荡涤肠胃,为君药;芒硝助大黄泻热通便,并能软坚润燥,为臣药,两药相须为用,峻下热结之力甚强;积滞内阻,则腑气不通,故以厚朴、枳实行气散结,消痞除满,并助芒硝、大黄推荡积滞以加速热结之排泄,共为佐使。方药对证,效如桴鼓。该法是施杞教授论治脊髓损伤(包括脊髓型颈椎病)属痉证型患者常用之法。病证较重,但大刀阔斧,每能逆水行舟,缓解脊髓损伤处水肿、血液循环障碍状态。

临证实录十一

膝骨关节病

膝骨关节病是发生在膝关节的骨关节病,指膝关节的退化失稳,进而导致关节面软骨发生原发性或继发生退变及结构紊乱,伴随软骨下骨质增生、软骨剥脱、滑膜炎症,从而使膝关节逐渐破坏、畸形,最终发生膝关节功能障碍的一种慢性关节疾病。本病不仅仅是存在关节软骨损害,还累及整个关节,包括软骨下骨、韧带、关节囊、滑膜和关节周围肌肉,最终发生关节软骨退变、纤维化、断裂、溃疡及整个关节面的损伤。其临床表现与关节内的退化性炎性反应有关,故也被称为膝骨关节炎、退行性膝骨关节病等。

本病患病率高,老龄化进程促使发病率逐年提高。经调查,40岁人群的患病率为10%~17%,60岁以上为50%,而在75岁以上人群则高达80%。膝骨关节病的发生还与性别有关,女性发病率高于男性,尤其绝经后妇女更多见;流行病学研究发现本病的发生发展受体重影响,肥胖人群骨关节发病率较高,体重因素对膝关节的影响除了机械性因素外,还与肥胖带来的全身代谢因素有关;另外,本病尚与种族、生活习惯、职业背景、遗传等有一定相关性。

膝骨关节病已成为影响老年人运动及慢性残疾的首要原因,发病的主要表现有膝关节疼痛及压痛,活动后加重,疼痛常与天气变化有关,关节僵硬,持续时间一般较短,常为几分钟至十几分钟,很少超过30分钟,关节肿大,可出现赫伯登(Heberden)结节和布夏尔(Bouchard)结节,关节活动时出现骨摩擦音(感),关节无力,活动障碍,屈伸运动受限,严重者可出现膝内翻或膝外翻畸形,致残率高达53%。

多数医家认为膝骨关节病当属中医学"痹证""骨痹""鹤膝风""痿证""痿痹"等范畴。东汉·张仲景的《伤寒杂病论》将关节疼痛、变形称为"历节风""白虎历节",指出气血衰弱为其本,风寒侵袭为其标,提出桂枝芍药汤、乌头汤等至今沿用的方剂。《华氏中藏经·论骨痹》言"骨痹者乃嗜欲不节,伤于肾也",意即肾为骨痹形成之本。隋·巢元方则在《诸病源候论·历节风候》中认为气血不足风、寒湿邪痹阻筋脉是本病的成因。唐·孙思邈在《备急千金要方》中首载骨痹名方独活寄生汤。宋代《圣济总录》指出其由肝肾不足而感受风寒湿邪,入侵关节,积久化热,气血郁滞而致历节风。元·危亦林《世医得效方·鹤节》中"骨节呈露,如鹤之膝,乃肾虚得之",强调本病的关键是肾虚。明清医家对骨痹病因病机的认识突破了以前"肾气虚弱,寒湿入骨"的局限,开创性地把"肾实则骨有生气""痹有瘀血""久病入络"的理论运用到对骨痹的治疗中,提升了对骨痹的认识。张璐《张氏医通》曰:"膝为筋之府……膝痛无有不因肝肾虚者。"王肯堂《证治准绳》也云:"(膝痛)有风、有寒、有闪挫、有瘀血、有痰积,皆实也,肾虚其本也。"正式提出了肾虚导致骨痹发生的学说。

1. 病因病机

中医学认为本命与年老体衰,长期劳损,外感风寒湿邪有关。

(1)肝肾亏损:肝藏血,血养筋,故肝之合筋也。肾藏精,精养髓,故肾之合骨也。诸筋者,束骨利关节,皆属于节。中年以后,肝肾亏损,血虚不能荣筋,肾虚骨枯髓减,筋骨失养则发病。

（2）慢性劳损：久行伤筋，久立伤骨。肝肾因过劳而损伤则筋骨懈惰，行步不正。

（3）外邪侵袭：素体正虚，筋骨失养，风寒湿乘虚而入，痹阻经络是本病发作和加重的诱因。

2. 辨证治疗

（1）气滞血瘀证：膝关节疼痛肿胀明显，痛有定处，多伴有胀感，活动欠利，轻者活动后疼痛可减轻；重者疼痛拒按，膝关节伸屈受限，下蹲及上下楼梯有疼痛感，平地或低坡度行走可诱发疼痛。多有外伤史。舌质偏紫，苔薄，舌下静脉曲张如蚓状，脉弦细或涩。

治则：行气活血，利水通络。

方药：筋痹方合防己黄芪汤、三妙丸加减。

（2）脾肾亏虚证：膝关节酸痛，疼痛肿胀减轻，活动乏力，平地行走正常，上下楼梯困难，久治未愈，以伸膝力量丧失为多，可表现为由坐位起立及上下楼梯乏力，严重者周围肌肉萎缩，小便频数，大便溏薄。舌淡苔白，脉沉缓。

治则：益气活血，健脾补肾。

方药：独活寄生汤加减。

（3）肾阳不足证：膝关节乏力，行走酸软，关节变形，重者活动受限，上下楼梯困难，腰部酸软，恶风畏寒，四肢偏冷，腑行溏薄。舌淡苔薄，脉沉迟。

治则：益气活血，温补肾阳。

方药：温肾通痹方加减。

（4）肾阴亏虚证：膝关节乏力，行走酸软，关节变形，重者活动受限，上下楼梯困难，腰部酸软，口干少津，多梦，大便干结。舌红苔薄，脉细数。

治则：益气活血，滋阴补肾。

方药：益肾通痹方加减。

风湿痹痛较重者，加用羌秦三藤饮（秦艽、羌活、青风藤、络石藤、鸡血藤）；寒湿痹痛较重者，加用乌头汤（川乌、麻黄、芍药、黄芪、甘草）；气滞血瘀疼痛较重者，加用地龙、地鳖虫、蜈蚣等虫类药，或麝香保心丸（每次2粒，每天2次，随汤药同服）；肿胀较重者，可加五苓散或防己黄芪汤利水通络消肿；关节乏力较重者，可加用二仙汤（仙茅、淫羊藿、巴戟天、黄柏、知母、当归）温补肾精。

案 一

胡某,女,81 岁。

主诉:双膝关节疼痛、肿胀半年,加重 1 周。

初诊(2010 - 12 - 02):双膝关节疼痛、肿胀,股四头肌萎缩,关节屈伸不足,步行困难,外院 MRI 示关节腔积液(轻度),半月板后角退变,关节间隙存在,略狭窄,素有肾脏疾病(已服药)、胃炎病史,苔薄,脉弦细滑。诊断:双膝骨关节病。此乃气血失和,肝肾亏虚,寒湿阻络,治以补气血,益肝肾,祛风湿,通经络,止痹痛。

【处方】

炙黄芪 9 g、党参 12 g、当归 9 g、白芍 12 g、熟地黄 12 g、川芎 12 g、柴胡 9 g、独活 9 g、桑寄生 12 g、秦艽 9 g、防风 12 g、桂枝 9 g、茯苓 15 g、杜仲 12 g、川牛膝 12 g、炙甘草 6 g、络石藤 15 g、鸡血藤 15 g、青风藤 15 g。14 剂,水煎药水泡脚,每天 3 次。药渣装布袋焐膝。

二诊(2011 - 01 - 13):两膝疼痛已缓,然未已,二便正常,胃纳尚可,夜寐不宁,素有慢性胃炎病史,苔薄腻,脉细滑。此乃气滞血瘀,经脉失畅,治以活血化瘀,祛风除湿,通络止痛。

【处方】

炙黄芪 9 g、党参 12 g、当归 9 g、白芍 12 g、生地黄 9 g、川芎 9 g、柴胡 9 g、桃仁 9 g、红花 9 g、乳香 9 g、五灵脂 12 g、羌活 9 g、秦艽 9 g、制香附 12 g、川牛膝 12 g、海桐皮 15 g、苏木 12 g、鸡血藤 15 g、伸筋草 15 g、炙甘草 6 g。7 剂,水煎药水泡脚,每天 3 次。药渣装布袋焐膝。

三诊(2011 - 01 - 27):两膝疼痛已缓,步行活动痛不著,肿胀已消,二便正常,胃纳尚可,夜寐不宁,苔薄腻,脉细滑。再以调摄收功。

【处方】

炙黄芪 9 g、党参 12 g、当归 9 g、白芍 12 g、生地黄 9 g、川芎 9 g、柴胡 9 g、桃仁 9 g、红花 9 g、乳香 9 g、五灵脂 12 g、羌活 9 g、秦艽 9 g、制香附 12 g、川牛膝 12 g、海桐皮 15 g、苏木 12 g、鸡血藤 15 g、伸筋草 15 g、炙甘草 6 g、千年健 12 g。14 剂,水煎药水泡脚,每天 3 次。药渣装布袋焐膝。

按:本案为双膝骨关节病,又名骨痹,总因患者年高,气血亏虚,肝肾不足,筋骨失养,日久生痰,痹阻经脉,痰瘀互结盘踞膝部筋骨,为肿为痛,复因患者素有肾疾,且脾胃极虚,施杞教授采用外治之法,吴师机云"外治之法,亦内治之理外治之药,亦即内治之药,所异者,法耳",足之三阴三阳均起止于足,中药益气活血、通络止痛之药性均通过经脉上达病所,再配以药渣直接外敷使痹消痛止。

案二

夏某,女,72岁。

主诉:右膝疼痛,屈伸不利3月余。

初诊(2011-01-20):右膝疼痛,屈伸不利,上下楼梯困难,病发3个月,四肢少温,畏寒肢冷,胃纳欠佳,外院X线片示右膝关节退行性变,关节间隙正常,苔薄腻,脉细沉。

诊断:右膝骨关节病。此乃气血失和,肝肾不足,治以补气血,养肝肾,通经络,止痹痛。

【处方】

炙黄芪9g、党参12g、当归9g、白芍12g、熟地黄12g、川芎12g、柴胡9g、独活9g、桑寄生12g、秦艽9g、防风12g、桂枝9g、茯苓15g、杜仲12g、川牛膝12g、炙甘草6g、汉防己15g、鸡血藤12g、威灵仙12g、制香附12g。14剂,水煎服,每天1剂,每天2次。

二诊(2011-02-24):右膝疼痛已缓,登梯上楼尚觉困难,胃纳欠佳,泛酸,二便尚可,夜寐欠安,苔薄腻,脉细。再以调摄。

【处方】

炙黄芪9g、党参12g、当归9g、白芍12g、熟地黄12g、川芎12g、柴胡9g、独活9g、桑寄生12g、秦艽9g、防风12g、桂枝9g、茯苓15g、杜仲12g、川牛膝12g、炙甘草6g、制香附12g、煅瓦楞子30g^{先煎}、香谷芽12g、淫羊藿15g、肥知母9g。28剂,水煎服,每天1剂,每天2次。

三诊(2011-03-31):右膝疼痛药后缓而未已,胃脘作胀,腑行偏少,苔薄、黄腻,脉细滑。此乃气血瘀滞,经脉失养,治以活血祛瘀,化痰通络,除痹止痛。

【处方】

炙黄芪9g、党参12g、当归9g、白芍12g、生地黄9g、川芎9g、柴胡9g、桃仁9g、红花9g、乳香9g、五灵脂12g、羌活9g、秦艽9g、制香附12g、川牛膝12g、广地龙9g、炙甘草6g、姜半夏9g、制南星9g、泽漆15g、生薏苡仁15g、大腹皮18g、大蜈蚣3g。28剂,水煎服,每天1剂,每天2次。

四诊(2011-04-28):右膝疼痛已缓,稍有下肢麻木,皮肤瘙痒,二便正常,胃脘作胀,苔薄,舌质红,脉细。

【处方】

炙黄芪9g、党参12g、当归9g、白芍12g、生地黄9g、川芎9g、柴胡9g、桃仁9g、红花9g、乳香9g、五灵脂12g、羌活9g、秦艽9g、制香附12g、川牛膝12g、炙甘草6g、地肤子12g、白鲜皮15g、枸杞子12g、生薏苡仁15g。28剂,水煎服,每天1剂,每天2次。

五诊(2011-06-02):右膝疼痛缓而未已,时轻时重,无明显肿胀,苔薄腻,脉弦滑。

诊断:右膝骨关节病。此乃气血未和,痰湿内蕴,治以活血祛瘀,祛风除湿,化痰通痹。

【处方】

(1)炙黄芪9g、党参12g、当归9g、白芍12g、生地黄9g、川芎9g、柴胡9g、桃仁9g、红花9 g、乳香9 g、五灵脂12 g、羌活9 g、秦艽9 g、制香附12 g、川牛膝12 g、炙甘草6 g、炒黄柏9 g、制苍术9 g、淫羊藿15 g、骨碎补15 g。14剂,水煎服,每天1剂,每天2次。

（2）麝香保心丸,每次2粒,每天2次,药汤送服。

按：本案初诊时右膝疼痛,屈伸不利,上下楼梯困难3个月,四肢少温,畏寒肢冷,胃纳欠佳,X线片示右膝关节退行性变,关节间隙正常,苔薄腻,脉细沉。施杞教授诊断为右膝骨关节病,辨证为气血失和,肝肾不足,方选圣愈汤、独活寄生汤加汉防己、鸡血藤、威灵仙、制香附补气血,养肝肾,通经络,止痹痛。二诊时痛缓,胃纳欠佳,泛酸,夜寐欠安,方选圣愈汤、独活寄生汤,加制香附、煅瓦楞子、香谷芽、淫羊藿、肥知母益气活血祛瘀,补肝肾,祛风除湿,和胃行气。五诊时右膝疼痛药后缓而未已,辨证为气血未和,痰湿内蕴,方选圣愈汤合身痛逐瘀汤加炒黄柏、制苍术、淫羊藿、骨碎补以活血祛瘀,祛风除湿,化痰通络,除痹止痛。方中三妙丸燥湿清热,消肿止痛,常用于湿热下注之关节肿痛,尤其是膝关节肿痛,施杞教授常常将淫羊藿、骨碎补合用补益肝肾、强筋壮骨,主要用于慢性筋骨疾病伴有肝肾亏虚之证。

案 三

张某,女,63岁。

主诉：两膝疼痛酸楚1年余。

初诊（2008-05-29）：两膝疼痛酸楚,活动受限,步履牵掣,稍有恶寒,二便正常,胃纳尚可,检查：两膝关节屈伸略受限,旋转时痛（+）,左股直肌、股内侧肌轻度萎缩。2007年7月X线片示两膝关节间隙正常,轻度增生,国外MRI提示半月板后角轻度退变,苔薄,脉细。诊断：双膝骨关节病。此乃气血瘀滞,经脉失畅,治以活血化瘀,祛风湿,通络止痛。

【处方】

炙黄芪9 g、党参12 g、当归9 g、白芍12 g、生地黄9 g、川芎9 g、柴胡9 g、桃仁9 g、红花9 g、乳香9 g、五灵脂12 g、羌活9 g、秦艽9 g、制香附12 g、川牛膝12 g、广地龙9 g、炙甘草6 g、泽泻15 g、泽兰15 g、泽漆15 g、伸筋草15 g、鹿衔草12 g、大枣9 g。14剂,水煎服,每天1剂,每天2次。

二诊（2008-06-10）：两膝疼痛酸楚稍缓,时有便溏,苔薄,舌质紫,脉弦细。再以调摄。

【处方】

（1）炙黄芪9 g、党参12 g、当归9 g、白芍12 g、生地黄9 g、川芎9 g、柴胡9 g、桃仁9 g、红花9 g、乳香9 g、羌活9 g、秦艽9 g、制香附12 g、川牛膝12 g、炙甘草6 g、延胡索15 g、淫羊藿15 g、骨碎补15 g、虎杖根12 g、大枣9 g。30剂,水煎服,每天1剂,每天2次。

（2）麝香保心丸,每次2粒,每天2次,药汤送服。

按：本案初诊时两膝疼痛酸楚 1 年余，症见两膝疼痛酸楚，活动受限，步履牵掣，稍有恶寒，两膝关节屈伸略受限，旋转时痛(+)，左股直肌、股内侧肌轻度萎缩，辨证为气血瘀滞，经脉失畅，方选筋痹方(圣愈汤合身痛逐瘀汤)活血化瘀、祛风湿、通络止痛，加三泽汤配广地龙利水消除关节滑膜水肿。二诊时两膝疼痛酸楚稍缓，时有便溏，苔薄，舌质紫，脉弦细，此乃气血瘀滞，脾肾阳虚，经脉失畅，予筋痹方加延胡索、淫羊藿、骨碎补、虎杖根、大枣等活血化瘀、温补脾肾、祛风湿、通络止痛。膝骨关节病是一种退行性骨关节疾病，是老年人及运动员常见、多发的关节病，其典型病理特征为关节软骨破坏、软骨下骨硬化及骨赘形成等，严重者影响患者日常生活。多数患者疾病进展缓慢、迁延不愈、疼痛是常见的症状；可以继发于创伤性关节炎、畸形性关节炎等影响关节软骨或造成关节负重不平衡的其他骨关节疾病。膝骨关节病属中医学痹证中的"骨痹""痛痹""痿痹""膝痹"等病证范畴。施杞教授多按症状分型论治膝骨关节病。膝骨关节病常见症状：疼痛、肿胀、功能障碍。

案四

李某，女，63 岁。

主诉：腰及左髋、膝疼痛 5 年余。

初诊(2011 - 03 - 10)：腰及左髋、膝疼痛已有 5 年余，活动牵掣，血糖、血脂偏高，血压偏高(已服药)，CT 示 L_5/S_1 椎间盘突出，X 线片示左膝退行性改变，苔薄，脉细滑。诊断：左膝骨关节病，腰椎间盘突出症。此乃气血瘀滞，筋脉失养，治以活血化瘀，祛风湿，通络止痛。

【处方】

炙地龙 9 g、大蜈蚣 3 g、川桂枝 9 g、焦山楂 12 g、焦六曲 12 g、地锦草 18 g、炙黄芪 9 g、党参 12 g、当归 9 g、白芍 12 g、生地黄 9 g、川芎 9 g、柴胡 9 g、桃仁 9 g、红花 9 g、乳香 9 g、五灵脂 12 g、羌活 9 g、秦艽 9 g、制香附 12 g、川牛膝 12 g、广地龙 9 g、炙甘草 6 g。14 剂，水煎服，每天 1 剂，每天 2 次。

二诊(2011 - 03 - 30)：药后症缓，时有恶心。治守前法。

【处方】

炙地龙 9 g、大蜈蚣 3 g、川桂枝 9 g、焦山楂 12 g、焦六曲 12 g、地锦草 18 g、炙黄芪 9 g、党参 12 g、当归 9 g、白芍 12 g、生地黄 9 g、川芎 9 g、柴胡 9 g、桃仁 9 g、红花 9 g、乳香 9 g、五灵脂 12 g、羌活 9 g、秦艽 9 g、制香附 12 g、川牛膝 12 g、广地龙 9 g、炙甘草 6 g、姜半夏 9 g、明天麻 12 g。28 剂，水煎服，每天 1 剂，每天 2 次。

三诊(2011 - 04 - 28)：腰膝疼痛均瘥，精神气色亦佳，稍有头晕，胃纳、二便均可，苔薄，脉濡。此乃气血未和，肝肾亏虚，治以补气血，益肝肾，祛风湿，止痹痛。

【处方】

炙黄芪 9 g、党参 12 g、当归 9 g、白芍 12 g、熟地黄 12 g、川芎 12 g、柴胡 9 g、独活 9 g、桑

寄生12 g、秦艽9 g、防风12 g、桂枝9 g、茯苓15 g、杜仲12 g、川牛膝12 g、炙甘草6 g、制香附12 g、明天麻12 g。28剂，水煎服，每天1剂，每天2次。

按：本案初诊时腰及左髋、膝疼痛已有5年余，活动牵掣，X线片示左膝退行性改变，苔薄，脉细滑，诊断为左膝骨关节病，辨证为气血瘀滞，筋脉失养，方选筋痹方重用炙地龙加大蜈蚣以活血化瘀、祛风湿、通络止痛，川桂枝、焦山楂、焦六曲、地锦草健脾温阳利水。二诊时症缓，时有恶心，原方加姜半夏、明天麻化痰降逆止呕。三诊时腰膝疼痛均瘥，精神气色亦佳，稍有头晕，胃纳、二便均可，苔薄，脉濡，改调身通痹方善后调摄。施杞教授常用调身通痹方治疗痹证日久，肝肾两虚，气血不足，证见腰膝疼痛，痿软，肢节屈伸不利，或麻木不仁者。膝骨关节病属中医学痹证中的"骨痹""痛痹""痿痹""膝痹"等病证范畴。中医学认为本病与年老体衰、长期劳损、外感风寒湿邪有关。中老年人肝肾亏虚，肝血不足，筋失濡养，不能维持骨节之张弛，关节失滑利，肾精不足，不能充实骨髓，则髓减骨枯。施杞教授多按症状分型论治膝骨关节病。膝骨关节病常见症状有疼痛、肿胀、功能障碍。

案 五

夏某，女，50岁。

主诉：颈腰、左膝疼痛7年余。

初诊（2011-04-26）：颈腰、左膝疼痛已有7年余，颈项僵痛，晨起双手作胀，腰痛，左下肢麻木，左膝关节肿胀，不能伸直（30°~100°），素有慢性胃炎，便溏，每天3次，苔薄，脉细滑。诊断：左膝骨关节病，颈腰综合征。此乃气血失和，脾肾亏损，治以活血祛瘀，祛湿止痛，健脾利水。

【处方】

（1）炙黄芪9 g、党参12 g、当归9 g、白芍12 g、生地黄9 g、川芎9 g、柴胡9 g、桃仁9 g、红花9 g、乳香9 g、五灵脂12 g、羌活9 g、秦艽9 g、制香附12 g、川牛膝12 g、广地龙9 g、炙甘草6 g、炒白术12 g、汉防己15 g、鹿衔草12 g、炮干姜6 g、怀山药30 g。14剂，水煎服，每天1剂，每天2次。

（2）麝香保心丸，每次2粒，每天2次，药汤送服。

二诊（2011-05-10）：腰痛已缓，麻木已瘥，二便尚可，经事已净，足跗肿胀，苔薄，舌质紫，脉细滑。治守前法。

【处方】

炙黄芪9 g、党参12 g、当归9 g、白芍12 g、生地黄9 g、川芎9 g、柴胡9 g、桃仁9 g、红花9 g、乳香9 g、五灵脂12 g、羌活9 g、秦艽9 g、制香附12 g、川牛膝12 g、广地龙9 g、炙甘草6 g、制苍术9 g、炒黄柏9 g、生薏苡仁15 g、熟附片9 g、九香虫9 g。28剂，水煎服，每天1剂，每天2次。

三诊（2011-06-07）：颈腰、左膝疼痛已缓，腑行每天2次，小便偏少，胃脘作胀，苔

360

薄,脉细。再以调摄。

【处方】

炙黄芪 9 g、党参 12 g、当归 9 g、白芍 12 g、生地黄 9 g、川芎 9 g、柴胡 9 g、桃仁 9 g、红花 9 g、乳香 9 g、五灵脂 12 g、羌活 9 g、秦艽 9 g、制香附 12 g、川牛膝 12 g、广地龙 9 g、炙甘草 6 g、车前子 12 g、车前草 12 g、佛手片 9 g、旋覆花 12 g、鸡血藤 12 g、大枣 9 g。14 剂,水煎服,每天 1 剂,每天 2 次。

按:慢性筋骨病又称骨退行性疾病,主要包括脊柱、骨关节退变性疾病及其继发性损伤,属于中医学"骨痹""颈肩痛""腰背痛"范畴,常由风寒湿邪闭阻气血,而使关节肢体,沉重酸楚,疼痛,发为痹证。形体之痹证不已,内舍于脏腑又可为脏腑之痹证。其病可有内因、外因之不同。内因可由气血不足,腠理不坚,或饮食居处失常所致,如《灵枢·阴阳二十五人》中云:"血气皆少则无须,感于寒湿,则善痹骨痛。"又云:"血气皆少……善痿厥足痹。"即以气血虚为内因,遭受外邪的侵犯,才形成痹证。又如《灵枢·五变》云:"粗理肉不坚,善病痹。"即由于体质虚弱,皮肉不坚而善病痹。饮食失调,起居失节,则气血不足,抗病力差,亦可导致痹证,如《素问·痹论》云:"饮食居处为其病本。"其外因以风寒湿为多。如《素问·痹论》云:"风寒湿三气杂至,合而为痹也。"本案颈腰、左膝疼痛已有 7 年余,颈项僵痛,晨起双手作胀,腰痛,左下肢麻木,左膝关节肿胀,不能伸直,素有慢性胃炎,便溏,每天 3 次,此乃气血失和、脾肾亏损之慢性筋骨病,方选筋痹方随证加减以治气血失和,脾肾亏损。施杞教授认为慢性筋骨病的病机主要为气虚、血瘀、肾亏,传承石氏伤科"以气为主,以血为先"的治伤理念精髓,故将圣愈该方汤作为贯穿治疗始终的基础方。施杞教授常常运用筋痹方加味治疗瘀血夹风湿,经络痹阻所致慢性筋骨病,如颈肩臂疼痛、腰腿痛,或周身疼痛,以痛为主,经久不愈者。

案六

阮某,女,63 岁。

主诉:双膝疼痛 1 月余。

初诊(2010 - 04 - 06):原有腰脊痛病史多年,经治疗腰脊酸楚已瘥,近月双膝疼痛肿胀、活动感觉牵掣,左肩抬举不利,苔薄,脉细。诊断:双膝骨关节病(骨痹)。此乃气血失和,肝肾亏虚,经脉失畅,治以补气血,益肝肾,祛风湿,止痹痛。

【处方】

(1)炙黄芪 9 g、党参 12 g、当归 9 g、白芍 12 g、熟地黄 12 g、川芎 12 g、柴胡 9 g、独活 9 g、桑寄生 12 g、秦艽 9 g、防风 12 g、桂枝 9 g、茯苓 15 g、杜仲 12 g、川牛膝 12 g、炙甘草 6 g、炙地鳖 9 g、汉防己 15 g、青风藤 12 g、淫羊藿 12 g、制香附 12 g。21 剂,水煎服,每天 1 剂,每天 2 次。

(2)麝香保心丸,每次 2 粒,每天 2 次,药汤送服。

二诊(2011－03－15)：诸恙均缓,左膝肿痛亦少,胃纳、二便均可,苔薄,脉细。治守前法。

【处方】

(1) 炙黄芪9 g、党参12 g、当归9 g、白芍12 g、熟地黄12 g、川芎12 g、柴胡9 g、独活9 g、桑寄生12 g、秦艽9 g、防风12 g、桂枝9 g、茯苓15 g、杜仲12 g、川牛膝12 g、炙甘草6 g、淫羊藿12 g、肥知母9 g、炙全蝎3 g、大蜈蚣3 g、制香附12 g。21 剂,水煎服,每天1剂,每天2次。

(2) 麝香保心丸,每次2粒,每天2次,药汤送服。

三诊(2011－04－12)：左膝肿痛亦缓,左踝麻木,素有血压偏高,苔薄,脉细。此乃气血失和,经脉不畅,痰湿痹阻,治以活血祛瘀,利水消肿,通络止痛。

【处方】

(1) 生黄芪30 g、当归9 g、赤芍12 g、白芍12 g、地龙9 g、川芎12 g、红花9 g、桃仁9 g、炒白术12 g、汉防己15 g、炙全蝎3 g、大蜈蚣g、炒羌活12 g、生薏苡仁15 g、制川乌9 g、制香附12 g。14 剂,水煎服,每天1剂,每天2次。

(2) 麝香保心丸,每次2粒,每天2次,药汤送服。

四诊(2011－04－26)：诸恙渐缓,着凉后疼痛加重,口干,味重,苔薄腻,脉细滑。此乃气血失和,寒湿凝滞,痰瘀痹阻,治以益气活血,温阳散寒,祛痰通痹。

【处方】

(1) 炙黄芪15 g、党参12 g、当归9 g、白芍12 g、熟地黄30 g、川芎12 g、柴胡9 g、鹿角片9 g、肉桂3 g、炮姜6 g、麻黄6 g、白芥子9 g、炙甘草6 g、天花粉12 g、香谷芽12 g、淫羊藿12 g、巴戟天12 g。14 剂,水煎服,每天1剂,每天2次。

(2) 麝香保心丸,每次2粒,每天2次,药汤送服。

五诊(2011－05－24)：双膝疼痛药后已瘥,左小腿及足跗、足背畏冷较甚,二便正常,苔薄,脉细。再以温经通络。

【处方】

(1) 生黄芪30 g、炒白术12 g、汉防己15 g、熟附片12 g、肉桂9 g、熟地黄12 g、山茱萸12 g、怀山药15 g、炙麻黄12 g、秦艽15 g、羌活12 g、独活12 g、川牛膝12 g、白芥子12 g、香谷芽12 g、炙甘草6 g。21 剂,水煎服,每天1剂,每天2次。

(2) 麝香保心丸,每次2粒,每天2次,药汤送服。

按：膝骨关节病是一种退行性骨关节疾病,是老年人及运动员常见、多发的关节病,其典型病理特征为关节软骨破坏、软骨下骨硬化及骨赘形成等,严重者影响患者日常生活。多数患者疾病进展缓慢、迁延不愈,疼痛是常见的症状;可以继发于创伤性关节炎、畸形性关节炎等影响关节软骨或造成关节负重不平衡的其他骨关节疾病。膝骨关节病属中医学痹证中的"骨痹""痛痹""痿痹""膝痹"等病证范畴。中医学认为本病与年老体衰、长期劳损、外感风寒湿邪有关。《灵枢·刺节真邪》曰:"虚邪之中人也,洒淅动形,起毫毛而发腠理,其入深,内搏于骨则为骨痹。"施杞教授多按症状分型论治膝骨关节病。膝骨关节病常见症状：疼痛、肿胀、功能障碍。本案为 63 岁女性，双膝疼痛、活动感觉牵掣，双膝骨关节病（骨痹），辨证为气血失和，肝肾亏虚，经脉失畅，治以补气血，益肝肾，祛风湿，止痹痛。膝骨关节病的病理特点：急性期以痹证为主，中后期以痿证为主，整个病变过程是痹痿结合、动静力失衡、相互影响。急性期以滑膜炎症为主，表现为关节肿胀、疼痛，早期软骨破坏不明显，但动静力系统已失衡。由于滑膜分为壁层和脏层，脏层分泌滑液，当动静力系统失衡，刺激滑膜分泌大量炎症因子及关节积液形成，进而破坏软骨；亚急性期滑膜炎症缓解，但软骨退变明显；慢性期滑膜则转变为慢性炎症期，软骨退变加重，软骨下骨出现骨质疏松，局部骨质增生明显，关节间隙狭窄。施杞教授认为，膝骨关节病以绝经后女性多见，病程较长者可呈"O"形腿，当膝关节间隙小于正常关节的 1/2，临床疼痛症状、功能障碍明显，严重影响患者日常活动及生活质量时，此类患者具有手术指征，反之不应草率选用膝关节置换术，避免可能产生的并发症带来的长期痛苦，增添新的症状。膝骨关节病的治疗原则，施杞教授尤重全身调治，指出此类患者不仅以膝关节病变为主，还伴有精神、脾胃、二便、睡眠及其他关节退变等相兼症状。因此，处方用药时需顾及他证的调治，其中安神是常用治法，施杞教授认为，睡眠的改善有利于肌肉放松，减少对关节的不良压力，促进关节损伤的修复。无论在急性期，还是慢性期，治疗时都要注重对软骨及骨代谢的调节，早期可适当加入补肾药，如淫羊藿、补骨脂；中后期以健脾补肾为主。同时，注意防寒保暖，每天配合膝关节的不负重活动，如坐位的抬腿、分腿、蹬腿及足底滚轮按摩，卧位做施氏十二字养生功，以及股四头肌肌力训练等可增加膝关节的稳定性。

案七

丁某，女，80 岁。

主诉：腰脊、双膝关节疼痛多年。

初诊（2011 - 07 - 07）：腰脊、双膝关节疼痛多年，稍有肿胀，步履乏力，脊柱侧弯，胸腰肌力失衡，局部痉挛，二便尚可，苔薄腻，脉细。诊断：膝骨关节病，腰痛病，骨质疏松症。此乃气血失和，肝肾不足，痰湿内蕴，治以活血祛瘀，除湿化痰，滋补肝肾，通络止痛。

【处方】

炙黄芪 9 g、党参 12 g、当归 9 g、白芍 12 g、生地黄 9 g、川芎 9 g、柴胡 9 g、桃仁 9 g、红花 9 g、乳香 9 g、五灵脂 12 g、羌活 9 g、秦艽 9 g、制香附 12 g、川牛膝 12 g、广地龙 9 g、炙甘草 6 g、淫羊藿 15 g、肥知母 9 g、炙地鳖 9 g、生薏苡仁 15 g、香谷芽 12 g、首乌藤 30 g。14 剂，水煎服，每天 1 剂，每天 2 次。

二诊（2011 - 07 - 21）：腰膝疼痛缓解，仍有牵掣疼痛，胃纳、二便尚可，苔薄，脉细。治守前法。

【处方】

炙黄芪 9 g、党参 12 g、当归 9 g、白芍 12 g、生地黄 9 g、川芎 9 g、柴胡 9 g、桃仁 9 g、红花

9 g、乳香 9 g、五灵脂 12 g、羌活 9 g、秦艽 9 g、制香附 12 g、川牛膝 12 g、广地龙 9 g、炙甘草 6 g、淫羊藿 15 g、肥知母 9 g、炙地鳖 9 g、生薏苡仁 15 g、香谷芽 12 g、首乌藤 30 g、熟附子 9 g、巴戟天 12 g。7 剂,水煎服,每天 1 剂,每天 2 次。

按: 膝骨关节病属中医学痹证中的"骨痹""痛痹""痿痹""膝痹"等病证范畴。中医学认为本病与年老体衰、长期劳损、外感风寒湿邪有关。① 肝肾不足:中老年人,肝肾亏虚,肝血不足,筋失濡养,不能维持骨节之张弛,关节失滑利;肾精不足,不能充实骨髓,则髓减骨枯。② 气滞血瘀:《素问·宣明五气》曰:"五劳所伤,久视伤血,久卧伤气,久坐伤肉,久立伤骨,久行伤筋。"长期劳损或外伤直接损伤筋骨,血瘀气滞不通,经脉痹阻,不通则痛,形成本病。另外,气为血之帅,气行则血行,老年人年老体弱,筋骨懈惰,气血不足,无力推动血液于脉管内正常运行,气滞则血瘀,瘀血内生,痹阻经脉,亦可形成本病。③ 风寒湿邪侵袭:中老年人肝脾肾亏虚,气血不足,风寒湿等外邪乘虚而入,致气滞血瘀、经脉痹阻而形成本病。《素问·痹论》曰:"风寒湿三气杂至,合而为痹也。""所谓痹者,各以其时,重感于风寒湿之气也。""以冬遇此者为骨痹。"《诸病源候论·风湿痹候》曰:"由血气虚,则受风湿,而成此病。"④ 痰瘀互结:肥胖患者容易发病,因肥人多痰,痰阻则气滞,痰瘀互结于筋骨。施杞教授治疗本病多按症状分型论治膝骨关节病。膝骨关节病常见症状:疼痛、肿胀、功能障碍。本案属于气滞血瘀型:疼痛严重,局部肿胀,行走不利,苔腻,脉弦。方选筋痹方加减,消瘀止痛,本案患者还合并骨质疏松症,为本虚标实之证,故施杞教授辨证为气血失和,肝肾不足,痰湿内蕴,治以活血祛瘀,除湿化痰,滋补肝肾,通络止痛。

临证实录十二

腰椎滑脱症

腰椎滑脱症是中医骨伤科常见病及多发病,是指上位椎体相对于其下位椎体部分或全部滑移的病理过程,滑脱部位以 $L_4 \sim S_1$ 节段最为常见,临床主要表现为腰痛伴双臀部、下肢放射痛,合并有腰椎管狭窄者可伴有间歇性跛行,严重时可累及马尾神经而出现鞍区麻木、大小便功能障碍等症状。椎间盘退变为退变性腰椎滑脱症的初始原因,其早期的病理过程是由椎间盘退变所引发的腰椎不稳定。随着自然衰老,关节、韧带、椎间盘逐渐退变,导致纤维环松弛,失去弹性,降低或失去其缓冲功能,当腰椎旋转时产生应力则会由髓核转移到小关节部位,导致小关节损伤,引起滑脱。退变性腰椎滑脱发生、发展需经过4 个阶段,即椎间盘退变、椎体失稳、小关节损伤、椎体滑脱。椎间盘退变会导致腰椎小关节部分关节软骨发生变性、脱落、坏死、变薄或吸收,随之关节面边缘逐渐形成骨质增生,关节囊不断松弛,最终出现小关节对合不良或是半脱位等。由于腰椎曲度与结构的改变,退变性腰椎滑脱症通常发生在 L_5,因下腰部脊柱的活动性会增大,稳定性降低,其腰骶角的角度也大于正常人;L_4 具有相对的稳定性,而韧带的支持压力就会集中在其 L_4 上,加之缺乏软组织与骨盆的保护,且其椎间关节与椎弓水平化,支持的韧带少而弱,这样患者小关节对 L_5 前滑力的阻挡就会减小,故易出现滑脱等现象。

　　施杞教授认为腰椎滑脱多由外邪侵袭,或久居潮湿,或劳作汗出当风,或冒雨着凉,或长夏之季,喜阴贪凉,风寒、寒湿、湿热等外邪乘虚侵袭腰府,造成腰部经脉受阻,气血不畅而发生腰椎滑脱,或腰部持续用力,劳力损伤,劳作太过,或长期体位不正,或腰部用力不当,屏气闪挫,跌仆外伤,腰府筋脉气血劳损,或久病入络,气血运行不畅,均可使腰部气机壅滞,血络瘀阻,动静力系统失衡而致腰椎滑脱,亦可因肾亏体虚先天禀赋不足,加之劳累太过,或久病体虚,或年老体衰,或房事不节,以致肾精亏损,无以濡养腰府筋脉,筋不束骨而发生腰椎滑脱。早期多为经脉痹阻和痰湿内蕴,缓解期多为气虚血瘀,后期多为肾精亏虚。

　　腰椎滑脱症的治疗施杞教授根据病程分期论治。

　　1. 早期多为经脉痹阻型和痰湿内蕴型

　　(1)经脉痹阻型:症见腰部酸胀重着,时轻时重,偶有抽搐不舒,遇冷加重,遇热减轻,苔白滑,舌质淡,脉沉紧;或痛有定处,呈刺痛,夜间加甚,舌质紫暗,脉弦涩。辨证:风寒入络,气滞血瘀,经脉痹阻。治则:祛风散寒,活血化瘀,通络止痛。处方:筋痹方加减。

　　(2)痰湿内蕴型:症见腹膨腰凸,形体肥胖,腰腿沉重疼痛,伴下肢麻木微肿,站立加重,卧床减轻,胸膈痞闷气短,纳呆,肢体困倦,痰多,舌质淡红,苔腻,脉弦滑。辨证:气血不和,痰湿内蕴。治则:理气化湿,祛痰通络。处方:加味牛蒡子汤加减。

　　2. 缓解期多为气虚血瘀型

　　症见腰痛不能久坐,疼痛缠绵,下肢麻木,面色少华,精神萎靡不振,苔薄,质紫,脉弦紧。辨证:气虚血瘀,经脉不畅。治则:补气活血,化瘀止痛。处方:疼痛较重者,调身通痹汤合三藤饮加减;麻木较重者,调身通痹汤合三虫饮加减。

3. 后期多为肾精亏虚型

症见腰部酸痛,腿膝乏力,劳累后明显,平躺休息后则减轻。偏阳虚者,面色苍白,手足不温,精神疲惫,腰腿发凉,或有阳痿、早泄,妇女带下清稀,舌质淡,脉细。偏阴虚者,咽干口渴,面色潮红,倦怠乏力,心烦失眠,多梦或有遗精,妇女带下色黄味臭,舌红,少苔,脉弦细数。辨证:肝肾不足,经脉失养。治则,补益肝肾。偏阳虚宜温补肝肾,充养精髓;偏阴虚宜滋阴补肾,柔肝益精。处方:偏阳虚可用温肾通痹汤加减;偏阴虚可用益肾通痹汤加减。

案一

詹某,女,78岁。

主诉:颈腰膝疼痛6年余。

初诊(2009-10-29):颈腰疼痛,两膝关节时有疼痛,病有6年,夜间诸恙较甚,形体肥胖,无手足麻木,便秘,口干,血压、血糖稍高,服药维持,外院MRI示颈腰椎退变,椎间盘突出,L₄滑脱,椎管狭窄,苔薄腻,舌质红,脉细滑。诊断:腰椎滑脱症,颈椎病。此乃气血瘀滞,痰湿内蕴,治以祛风散寒,活血化瘀,通络止痛。

【处方】

(1)生黄芪9g、党参12g、当归9g、白芍12g、生地黄9g、川芎9g、柴胡9g、桃仁9g、红花9g、乳香9g、五灵脂12g、羌活9g、秦艽9g、制香附12g、川牛膝12g、广地龙9g、明天麻12g、生甘草6g、鸡血藤15g、伸筋草15g、大蜈蚣3g、火麻仁15g、麦冬12g、香谷芽12g、厚杜仲12g。14剂,水煎服,每天1剂,每天2次。

(2)麝香保心丸,每次2粒,每天2次,药汤送服。

二诊(2009-11-26):药后诸恙渐缓,颈腰不适,胃纳尚可,二便亦佳,夜寐安宁,苔薄,脉细。再以调摄。

【处方】

(1)生黄芪9g、党参12g、当归9g、白芍12g、生地黄9g、川芎9g、柴胡9g、桃仁9g、红花9g、乳香9g、五灵脂12g、羌活9g、秦艽9g、制香附12g、川牛膝12g、广地龙9g、明天麻12g、生甘草6g、鸡血藤15g、伸筋草15g、大蜈蚣3g、火麻仁15g、麦冬12g、香谷芽12g、淫羊藿15g、肥知母9g、菟丝子12g、川贝粉3g。14剂,水煎服,每天1剂,每天2次。

(2)麝香保心丸,每次2粒,每天2次,药汤送服。

三诊(2009-12-26):腰痛已缓,颈项疼痛亦缓,两肩尤甚,腑行欠畅,苔薄,脉细。治守前法。

【处方】

(1)生黄芪9g、党参12g、当归9g、白芍12g、生地黄9g、川芎9g、柴胡9g、桃仁9g、红花9g、乳香9g、五灵脂12g、羌活9g、秦艽9g、制香附12g、川牛膝12g、广地龙9g、明天麻12g、生甘草6g、延胡索15g、青风藤12g、老鹳草12g、山茱萸12g、肉苁蓉18g、香谷芽12g。14剂,水煎服,每天1剂,每天2次。

(2)麝香保心丸,每次2粒,每天2次,药汤送服。

四诊(2010-03-22):诸症均缓,四肢少温,足跗肿胀,两肩抬举不利,夜间手麻,流涎,苔薄,脉细。此乃肝肾阴亏,精髓虚空,气血失和,经脉失畅,治以滋阴补肾,填精益髓,活血通络。

【处方】

炙黄芪9 g、党参12 g、当归9 g、白芍12 g、熟地黄12 g、川芎12 g、柴胡9 g、山茱萸12 g、怀山药18 g、枸杞子12 g、鹿角片12 g、菟丝子12 g、川牛膝12 g、炙龟板9 g、鸡血藤12 g、香谷芽12 g、炙甘草6 g、川桂枝12 g、秦艽12 g、大蜈蚣3 g。14剂,水煎服,每天1剂,每天2次。

五诊(2010-04-08): 颈腰疼痛,活动牵掣,时有体倦,头部不适,夜尿3次,四肢少温,曾患脑梗死,苔薄、舌质红,脉细沉。此乃气血失和,肝经失畅,经脉痹阻,治以益气活血,平肝息风,舒筋止痛,温阳通脉。

【处方】

炙黄芪9 g、党参12 g、当归9 g、白芍12 g、生地黄9 g、川芎12 g、柴胡9 g、天麻12 g、钩藤12 g后下、茯苓15 g、石决明30 g先煎、栀子12 g、黄芩9 g、益母草15 g、桑寄生12 g、首乌藤18 g、川牛膝12 g、杜仲12 g、炙地龙15 g、川桂枝9 g、淫羊藿15 g、香谷芽12 g、鸡血藤15 g。14剂,水煎服,每天1剂,每天2次。

六诊(2010-05-06): 颈项时有牵掣疼痛,右肩尤甚,腑行燥结,周身瘙痒,皮疹。外院MRI示右额叶、枕叶梗死,两基底节囊变,侧脑室旁小腔隙性脑梗死,脑萎缩,右额窦炎,C_4/C_5、C_5/C_6、C_6/C_7椎间盘突出,颈椎生理弧度减弱,苔薄腻,脉弦细。此乃气血不足,肾精亏损,治以益气活血,滋阴补肾,填精益髓,通络止痛。

【处方】

(1)炙黄芪9 g、党参12 g、当归9 g、白芍12 g、熟地黄12 g、川芎12 g、柴胡9 g、山茱萸12 g、怀山药18 g、枸杞子12 g、鹿角片12 g、菟丝子12 g、川牛膝12 g、炙龟板9 g、鸡血藤12 g、香谷芽12 g、炙甘草6 g、秦艽9 g、炒羌活9 g、粉葛根15 g、地鳖虫9 g、大蜈蚣3 g、火麻仁15 g。14剂,水煎服,每天1剂,每天2次。

(2)麝香保心丸,每次2粒,每天2次,药汤送服。

七诊(2010-11-18): 颈项酸楚,疼痛,两手抬举不利,右肩牵掣,二便及夜寐可,咽喉失畅,口干,手麻尚可,苔薄,脉细滑。此乃痰瘀内结,筋脉失畅,治以活血祛瘀,祛风除湿,化痰通络。

【处方】

(1)炙黄芪9 g、党参12 g、当归9 g、白芍12 g、生地黄9 g、川芎9 g、柴胡9 g、桃仁9 g、红花9 g、乳香9 g、玄参12 g、羌活9 g、秦艽9 g、制香附12 g、川牛膝12 g、广地龙9 g、炙甘草6 g、板蓝根18 g、金石斛9 g、明天麻9 g、金雀根15 g、青风藤15 g、香谷芽12 g。14剂,水煎服,每天1剂,每天2次。

(2)麝香保心丸,每次2粒,每天2次,药汤送服。

八诊(2010-12-09): 诸恙如前,疼痛未已,腑行欠畅,口干,咽喉不畅,干燥流涎,苔薄、舌质红,脉细弦。此乃气血失和,肾精不足,再以益气化瘀,祛风通络,温肾通痹。

【处方】

(1)炙黄芪9 g、党参12 g、当归9 g、白芍12 g、熟地黄12 g、川芎12 g、柴胡9 g、山茱萸12 g、怀山药18 g、枸杞子12 g、鹿角片12 g、菟丝子12 g、熟附片9 g、桂枝9 g、杜仲12 g、香谷芽 12 g、炙甘草 6 g、玄参 12 g、板蓝根 18 g、秦艽 12 g、炒羌活 12 g、鸡血藤 15 g、青风藤 15 g、香谷芽 12 g、大蜈蚣 3 g、火麻仁 15 g。14 剂，水煎服，每天 1 剂，每天 2 次。

（2）麝香保心丸，每次 2 粒，每天 2 次，药汤送服。

九诊（2011-01-05）：诸恙如前，两肩疼痛，夜间为甚，有鼻炎史，曾有左下肺小斑片状高密度影 2 年，苔薄，脉弦细。治守前法。

【处方】

炙黄芪 9 g、党参 12 g、当归 9 g、白芍 12 g、熟地黄 12 g、川芎 12 g、柴胡 9 g、山茱萸 12 g、怀山药 18 g、枸杞子 12 g、鹿角片 12 g、菟丝子 12 g、熟附片 9 g、桂枝 9 g、杜仲 12 g、香谷芽 12 g、炙甘草 6 g、玄参 12 g、板蓝根 18 g、秦艽 12 g、炒羌活 12 g、鸡血藤 15 g、青风藤 15 g、大蜈蚣 3 g、火麻仁 15 g、钻地风 12 g、辛夷 9 g、牛蒡子 9 g。14 剂，水煎服，每天 1 剂，每天 2 次。

十诊（2011-01-13）：颈腰膝部疼痛已瘥，原有胸膺陈伤，气机失畅，时有疼痛，四肢畏寒，咳嗽尚可，咯痰色白，苔薄、舌质红，脉细滑。此乃气机失畅，痰湿阻络，再以补气活血，温经止痛，化痰通络。

【处方】

炙黄芪 9 g、党参 12 g、当归 9 g、白芍 12 g、熟地黄 12 g、川芎 12 g、柴胡 9 g、独活 9 g、桑寄生 12 g、秦艽 9 g、防风 12 g、桂枝 9 g、茯苓 15 g、杜仲 12 g、川牛膝 12 g、炙甘草 6 g、熟附片 9 g、制香附 12 g、广郁金 9 g、瓜蒌皮 12 g、炒枳壳 12 g、参三七粉 3 g^{另吞}、炙地鳖 9 g。7 剂，水煎服，每天 1 剂，每天 2 次。

按：退变性腰椎滑脱症又称假性腰椎滑脱，约占所有腰椎滑脱的 35%，系由腰椎退行性病变、骨质疏松、关节突关节紊乱、周围韧带松弛、椎体失稳，导致椎体向前或向后滑脱。施杞教授认为劳力损伤，腰部持续用力，劳作太过，或长期体位不正，或腰部用力不当，屏气闪挫，跌仆外伤，腰府筋脉气血劳损，或久病入络，气血运行不畅，均可使腰部气机壅滞，血络瘀阻，动静力失衡而致腰椎滑脱。本案患者年近八旬，形体肥胖，颈腰椎退变，椎间盘突出，L$_4$滑脱，椎管狭窄，辨证为气血瘀滞，痰湿内蕴，治以祛风散寒，活血化瘀，通络止痛。本案患者表现为瘀血夹风湿之邪，痹阻经络而致颈腰膝疼痛，施杞教授以圣愈汤合身痛逐瘀汤治之，配合麝香保心丸通经络；广地龙疏通经络、活血化瘀；大蜈蚣搜风剔络治肢体麻木，依法调治半年后瘀去，仍有气血不足，肾精亏损，再以益肾通痹方益气活血，滋阴补肾，填精益髓，通络止痛，然其椎体滑脱、椎间盘退变难以依靠药物纠正，通过治疗，尽力保护患者神经及肢体功能，促进患者恢复正常生理功能，生活自理，改善患者生活质量，并建议患者持续治疗并配合适当功能锻炼，避免外伤诱发疾病。

案 二

王某，女，65 岁。

主诉：颈项腰脊酸痛，步履牵掣，间歇性跛行 1 年。

初诊（2010－12－02）：颈项、腰脊酸痛，步履牵掣，腰椎滑脱已经 1 年余，间歇性跛行，500 m 即需休息，素有帕金森病 7 年余，二便尚可，苔薄腻、舌质紫，脉细滑。诊断：颈椎病、腰椎滑脱症、椎管狭窄症、帕金森病。此乃肝经失调，气血失和，治以益气活血，平肝息风，舒筋通脉。

【处方】

炙黄芪 9 g、党参 12 g、当归 9 g、白芍 12 g、生地黄 9 g、川芎 12 g、柴胡 9 g、天麻 12 g、钩藤 12 g、茯苓 15 g、石决明 30 g^{先煎}、栀子 12 g、黄芩 9 g、益母草 15 g、桑寄生 12 g、鸡血藤 18 g、川牛膝 12 g、杜仲 12 g、青风藤 15 g、金雀根 15 g、制何首乌 30 g、首乌藤 30 g。14 剂，水煎服，每天 1 剂，每天 2 次。

二诊（2011－01－13）：药后颈腰疼痛已缓，右髋部牵掣，小便频数，腑行尚可，苔薄，脉细。此乃肝肾亏虚，气血未和，经脉失养，治以滋补肝肾，填精益髓，温经通络。

【处方】

炙黄芪 9 g、党参 12 g、当归 9 g、白芍 12 g、熟地黄 12 g、川芎 12 g、柴胡 9 g、山茱萸 12 g、怀山药 18 g、枸杞子 12 g、鹿角片 12 g、菟丝子 12 g、川牛膝 12 g、炙龟板 9 g、鸡血藤 12 g、香谷芽 12 g、炙甘草 6 g、熟附片 9 g、巴戟天 12 g、仙茅 12 g、淫羊藿 12 g、益智仁 15 g、肉苁蓉 12 g、台乌药 9 g、首乌藤 24 g。14 剂，水煎服，每天 1 剂，每天 2 次。

三诊（2011－03－10）：腰脊疼痛，双侧臀部、大腿后侧牵掣，步履拘紧，无麻木，二便尚可，腑行欠畅，苔薄腻，脉细滑。此乃气机未畅，肝肾不足，治以补气血，益肝肾，祛风湿，通络止痛。

【处方】

络石藤 15 g、鸡血藤 15 g、首乌藤 30 g、制香附 12 g、炙黄芪 9 g、党参 12 g、当归 9 g、白芍 12 g、熟地黄 12 g、川芎 12 g、柴胡 9 g、独活 9 g、桑寄生 12 g、秦艽 9 g、防风 12 g、桂枝 9 g、茯苓 15 g、杜仲 12 g、川牛膝 12 g、炙甘草 6 g。7 剂，水煎服，每天 1 剂，每天 2 次。

四诊（2011－05－19）：腰骶疼痛，步履拘紧，不耐久立，间歇性跛行，素有帕金森病，夜寐不宁，胃纳欠佳，便燥，苔薄腻，舌质紫，脉细滑。此乃肝经失畅，气血瘀滞，治以益气活血，平肝息风，舒筋通脉，通络止痛。

【处方】

炙黄芪 9 g、党参 12 g、当归 9 g、白芍 12 g、生地黄 9 g、川芎 12 g、柴胡 9 g、天麻 12 g、钩藤 12 g、茯苓 15 g、石决明 30 g^{先煎}、栀子 12 g、黄芩 9 g、益母草 15 g、桑寄生 12 g、首乌藤 18 g、川牛膝 12 g、杜仲 12 g、肉苁蓉 18 g、伸筋草 15 g、炙地鳖 9 g、金雀根 15 g。7 剂，水煎服，每天 1 剂，每天 2 次。

五诊（2011－07－14）：近期腰脊两髋时有疼痛，夜寐不宁，腑行燥结，胃纳欠佳，苔薄，脉细滑。此乃气滞血瘀，经脉失畅，治以活血化瘀，祛风除湿，通络止痛。

【处方】

炙黄芪 9 g、党参 12 g、当归 9 g、白芍 12 g、生地黄 9 g、川芎 9 g、柴胡 9 g、桃仁 9 g、红花 9 g、乳香 9 g、五灵脂 12 g、羌活 9 g、秦艽 9 g、制香附 12 g、川牛膝 12 g、广地龙 9 g、炙甘草

6 g、火麻仁15 g、肉苁蓉15 g、制何首乌18 g、首乌藤18 g、合欢皮15 g。14剂,水煎服,每天1剂,每天2次。

　　按:本案颈项、腰脊酸痛,腰椎滑脱,步履牵掣,间歇性跛行,诊断为腰椎滑脱症并椎管狭窄症,初诊施杞教授辨证为肝经失调,气血失和,治以益气活血,平肝息风,舒筋通脉,方选脉痹方加三藤饮。二诊肝经已畅,疼痛已缓,右髋部牵掣,小便频数,下元亏虚,予以温肾通痹汤温补肾阳,填精益髓,益气化瘀,祛风通络,舒筋止痛。五诊腰脊两髋时有疼痛,夜寐不宁,腑行燥结,为瘀血未净,以筋痹方活血祛瘀,祛风除湿,通络止痛,加火麻仁、肉苁蓉润肠通腑,首乌藤、合欢皮养血安神。施杞教授指出椎间盘退变为退变性腰椎滑脱症早期初始原因,就是由于椎间盘退变引发的不稳定导致的。随着自然衰老,关节、韧带、椎间盘逐渐退变,导致纤维环松弛,失去弹性,降低或失去其缓冲功能,当腰椎旋转时产生的应力则会由髓核转移到小关节部位,导致小关节损伤,引起滑脱。腰椎小关节的退变是滑脱的促使因素,退变性腰椎滑脱发生、发展需经过三个阶段,即椎间小关节的退变、椎体的失稳、椎体的滑脱。椎间盘退变会导致腰椎小关节部分关节软骨发生变性、脱落、坏死、变薄或吸收,随之关节面边缘逐渐形成骨质增生,关节囊不断松弛,最终出现小关节对合不良或是半脱位等。常因腰部持续用力,劳力损伤,劳作太过,或长期体位不正,或腰部用力不当,屏气闪挫,跌仆外伤,腰府筋脉气血劳损,或久病入络,气血运行不畅,均可使腰部气机壅滞,血络瘀阻,动静力失衡而致腰椎滑脱症。

案三

孟某,男,64岁。

主诉:腰脊疼痛酸楚4年余。

初诊(2011-01-20):腰脊疼痛酸楚,前俯牵掣,血压偏高,已服药,胃纳、二便均可,夜寐欠宁,苔薄,脉细沉。诊断:腰椎滑脱症。此乃气血失和,经脉不畅,治以补气血,益肝肾,平肝阳,止痹痛。

【处方】

炙黄芪9 g、党参12 g、当归9 g、白芍12 g、熟地黄12 g、川芎12 g、柴胡9 g、独活9 g、桑寄生12 g、秦艽9 g、防风12 g、桂枝9 g、茯苓15 g、杜仲12 g、川牛膝12 g、炙甘草6 g、炒子芩9 g、明天麻12 g、夏枯草15 g、神曲12 g、大枣9 g。14剂,水煎服,每天1剂,每天2次。

二诊(2011-03-31):腰脊疼痛,右侧臀部及下肢牵掣,稍有麻木,二便正常,四肢少温,外院MRI示L$_3$滑脱,<Ⅱ°,L$_4$/L$_5$椎间盘膨出,苔薄,脉沉细。诊断:腰椎滑脱症。此乃痰瘀未去,经脉不畅,再以活血祛瘀,祛湿止痛,温阳通络。

【处方】

炙黄芪9 g、党参12 g、当归9 g、白芍12 g、生地黄9 g、川芎9 g、柴胡9 g、桃仁9 g、红花9 g、乳香9 g、五灵脂12 g、羌活9 g、秦艽9 g、制香附12 g、川牛膝12 g、广地龙9 g、炙甘草

6 g、厚杜仲 12 g、桑寄生 15 g、淫羊藿 15 g、肥知母 9 g、香谷芽 12 g、金雀根 18 g。7 剂,水煎服,每天 1 剂,每天 2 次。

三诊(2011 - 04 - 07): 腰脊疼痛,右侧臀部牵掣,无明显麻木,腰椎滑脱,肠鸣音亢进,苔薄,脉细。再以调摄。

【处方】

炙黄芪 9 g、党参 12 g、当归 9 g、白芍 12 g、生地黄 9 g、川芎 9 g、柴胡 9 g、桃仁 9 g、红花 9 g、乳香 9 g、五灵脂 12 g、羌活 9 g、秦艽 9 g、制香附 12 g、川牛膝 12 g、广地龙 9 g、炙甘草 6 g、青风藤 15 g、金雀根 15 g、淫羊藿 15 g、补骨脂 12 g、肥知母 9 g、炙地鳖 9 g、香谷芽 12 g。14 剂,水煎服,每天 1 剂,每天 2 次。

四诊(2011 - 04 - 21): 腰脊疼痛缓而未已,时有手指麻木,足跗肿胀,苔薄,脉细缓。此乃气血瘀滞,经脉失养,治以调摄。

【处方】

炙黄芪 9 g、党参 12 g、当归 9 g、白芍 12 g、生地黄 9 g、川芎 9 g、柴胡 9 g、桃仁 9 g、红花 9 g、乳香 9 g、羌活 9 g、秦艽 9 g、制香附 12 g、川牛膝 12 g、广地龙 9 g、炙甘草 6 g、大蜈蚣 3 g、老鹳草 15 g、络石藤 15 g、制川乌 9 g、槟榔 15 g、槟榔皮 15 g、香谷芽 12 g、淫羊藿 15 g。7 剂,水煎服,每天 1 剂,每天 2 次。

五诊(2011 - 06 - 16): 腰脊疼痛不耐久坐,下肢牵掣,登楼下肢乏力,苔薄,脉细沉。再以调摄。

【处方】

生黄芪 30 g、党参 12 g、当归 9 g、白芍 12 g、熟地黄 12 g、川芎 12 g、柴胡 9 g、独活 9 g、桑寄生 12 g、秦艽 9 g、防风 12 g、桂枝 9 g、茯苓 15 g、杜仲 12 g、川牛膝 12 g、炙甘草 6 g、淫羊藿 15 g、金狗脊 30 g、香谷芽 12 g、地鳖虫 9 g、制香附 12 g。14 剂,水煎服,每天 1 剂,每天 2 次。

按: 本案患者腰椎滑脱,腰脊疼痛酸楚,前俯牵掣,初诊辨证为气血失和,经脉不畅,予补气血,益肝肾,祛风湿,止痹痛,以独活寄生汤合圣愈汤加味。二诊时腰脊疼痛,右侧臀部及下肢牵掣,稍有麻木,二便正常,四肢少温,MRI 示 L_3 椎体滑脱,<Ⅱ°,L_4/L_5 椎间盘膨出,辨为痰瘀未去,经脉不畅,方选圣愈汤合身痛逐瘀汤(筋痹方)加厚杜仲、桑寄生、淫羊藿、肥知母、香谷芽、金雀根等活血祛瘀,祛风除湿,通络止痛,温补肾阳。施杞教授常常将淫羊藿、肥知母合用补益肝肾,强筋壮骨,用于慢性筋骨病伴有肝肾亏虚之证,尤其对于骨质疏松症具有很好的防治作用。四诊时腰脊疼痛缓而未已,时有手指麻木,足跗肿胀,苔薄,脉细缓。辨为气血瘀滞,经脉失养,方选圣愈汤合身痛逐瘀汤加大蜈蚣加强活血祛瘀;老鹳草、络石藤祛风通络;制川乌祛风除湿止痛;槟榔及槟榔皮行水消肿。全方活血祛瘀,祛风除湿,通络止痛,行水消肿,温补肝肾。施杞教授常常运用筋痹方治疗瘀血夹风湿,经络痹阻所致慢性筋骨病,诸如颈肩臂疼痛、腰腿痛,或周身疼痛,以痛为主,经久不愈者。伴有麻木者加全蝎、蜈蚣以加强活血祛瘀之功;伴有咽喉肿痛者加玄参、板蓝根清热解毒,利咽消肿。立法处方随证加减。诸药合用,则正气复、瘀血去、经脉通、外邪除。施

杞教授指出腰椎滑脱症的诊断,首先要分清导致滑脱的病因,属于先天发育不良,还是后天继发性损伤。不同类型防治策略不一,慢性退变性腰椎滑脱为中医骨伤门诊常见病,中医药综合治疗对腰椎滑脱Ⅰ°~Ⅱ°患者疗效显著,故临诊时应结合影像学判断腰椎滑脱的程度。一般Ⅰ°~Ⅱ°以内者可采用非手术治疗,大于Ⅱ°同时伴椎管狭窄症状或出现马尾综合征的临床表现者,建议手术治疗。

案 四

张某,女,75 岁。

主诉: 颈腰疼痛 5 年余。

初诊(2011－03－31): 颈腰疼痛已有 5 年余,步履不稳,无力,四肢麻木,先左侧后波及右侧,双手作胀,两膝及蹈趾肿胀,便秘,2~3 天一行,小便频数,素有高血压、糖尿病、脑梗死病史,夜间作冷,MRI 示 C_2/C_3、C_3/C_4、C_4/C_5 椎间盘膨隆,以 C_4/C_5 为甚,颈髓受压,$L_2/L_3 \sim L_5/S_1$ 椎间盘突出,L_3 轻度滑脱。诊断:颈椎病,腰椎间盘突出症,腰椎滑脱症。此乃气血瘀滞,痰湿内蕴,治以活血化瘀,温阳利水,通络止痛。

【处方】

(1)炙黄芪 9 g、党参 12 g、当归 9 g、白芍 12 g、生地黄 9 g、川芎 9 g、柴胡 9 g、桃仁 9 g、红花 9 g、乳香 9 g、五灵脂 12 g、羌活 9 g、秦艽 9 g、制香附 12 g、川牛膝 12 g、广地龙 9 g、炙甘草 6 g、炒白术 12 g、汉防己 15 g、川桂枝 9 g、熟附片 12 g、炙地鳖 12 g、肉苁蓉 15 g。7 剂,水煎服,每天 1 剂,每天 2 次。

(2)麝香保心丸,每次 2 粒,每天 2 次,药汤送服。

二诊(2011－05－13): 颈腰酸楚,四肢麻木,晨起两手作胀,两膝及蹈趾肿胀、疼痛,经治后缓而未已,腑行燥结,苔薄,脉细。再以调和气血,补养肝肾。

【处方】

(1)生黄芪 9 g、党参 12 g、当归 9 g、白芍 12 g、生地黄 9 g、川芎 9 g、柴胡 9 g、桃仁 9 g、红花 9 g、乳香 9 g、五灵脂 12 g、羌活 9 g、秦艽 9 g、制香附 12 g、川牛膝 12 g、广地龙 9 g、生甘草 6 g、淫羊藿 12 g、肥知母 9 g、青风藤 12 g、熟附片 12 g、大蜈蚣 3 g、葶苈子 18 g、火麻仁 15 g。7 剂,水煎服,每天 1 剂,每天 2 次。

(2)麝香保心丸,每次 2 粒,每天 2 次,药汤送服。

三诊(2011－06－09): 诸恙渐缓,颈腰疼痛、两膝肿胀、手麻、四肢麻木亦轻,时有反复,近日又甚,二便正常,苔薄,脉细。再以活血化瘀,温经通络止痛。

【处方】

(1)炙黄芪 9 g、党参 12 g、当归 9 g、白芍 12 g、生地黄 9 g、川芎 9 g、柴胡 9 g、桃仁 9 g、红花 9 g、乳香 9 g、五灵脂 12 g、羌活 9 g、秦艽 9 g、制香附 12 g、川牛膝 12 g、广地龙 9 g、炙甘草 6 g、小川连 6 g、全瓜蒌 18 g、姜半夏 9 g、大蜈蚣 3 g、伸筋草 15 g、汉防己 15 g、香谷芽

12 g、制川乌9 g。14剂,水煎服,每天1剂,每天2次。

（2）麝香保心丸,每次2粒,每天2次,药汤送服。

按：本案为75岁老年女性患者,颈腰疼痛已有5年余,步履不稳,无力,四肢麻木,先左侧后波及右侧,双手作胀,两膝及踇趾肿胀,便秘,2~3天一行,小便频数,素有高血压、糖尿病、脑梗死病史,夜间作冷,MRI示C_2/C_3、C_3/C_4、C_4/C_5椎间盘膨隆,以C_4/C_5为甚,颈髓受压,L_2/L_3~L_5/S_1椎间盘突出,L_3轻度滑脱,是伤科疑难杂症。在治疗伤科疑难杂症的过程中施杞教授指出：对伤科疑难杂症的辨证论治之要不在"杂",而在"夹",重在调本。"夹杂证"中不但有脏腑病,还有夹气血痰瘀为病及外感内伤夹杂病。伤科大家石幼山先生曰："凡初损之后,日渐由实转虚,或虚中夹实,此时纵有实候可言,亦多为宿瘀也;而气多呈虚象,即使损伤之初,气滞之时,亦已有耗气之趋向。"本案施杞教授辨证为气血瘀滞,痰湿内蕴,故方选圣愈汤合身痛逐瘀汤（筋痹方）,加炒白术、汉防己、川桂枝、熟附片、炙地鳖、肉苁蓉活血祛瘀,祛风除湿,通络止痛,温肾健脾,利水。二诊时颈腰酸楚,四肢麻木,晨起两手作胀,两膝及踇趾肿胀、疼痛,经治后缓而未已,腑行燥结,续予筋痹方,加淫羊藿、肥知母、青风藤、熟附片、大蜈蚣、葶苈子、火麻仁活血祛瘀,祛风除湿,通络止痛,补肝肾,利水消肿。三诊时诸恙渐缓,颈腰疼痛、两膝肿胀、四肢麻木亦轻,时有反复,以筋痹方加小陷胸汤、大蜈蚣、伸筋草、汉防己、香谷芽、制川乌活血祛瘀,祛风通络,化痰利水,蠲痹止痛。施杞教授临诊遵循"痰瘀兼治"的原则,认为痰为百病之源,五脏皆可有痰病,痰瘀每易互结,痰之所生亦责之脾胃,故治痰瘀亦以调脾胃为大法,于方中常配合运用半夏、白芥子、南星、白附子、僵蚕、葶苈子等祛痰散结。

案　五

沈某,女,60岁。

主诉：颈腰疼痛,手足麻木2年。

初诊（2011－05－13）：颈腰疼痛,手足麻木2年,间歇性跛行,腑行正常,夜尿2次,阴雨天加重。检查：腰前俯90°,生理弧度消失,外院CT示L_4/L_5、L_5/S_1椎间盘突出,L_3滑脱Ⅰ°,苔薄,脉弦细。诊断：腰椎滑脱症,颈腰综合征。此乃气血瘀滞,经脉不遂,治以活血化瘀,通络止痛。

【处方】

（1）炙黄芪9 g、党参12 g、当归9 g、白芍12 g、生地黄9 g、川芎9 g、柴胡9 g、桃仁9 g、红花9 g、乳香9 g、五灵脂12 g、羌活9 g、秦艽9 g、制香附12 g、川牛膝12 g、广地龙9 g、炙甘草6 g、蜈蚣3 g、香谷芽12 g、延胡索15 g。14剂,水煎服,每天1剂,每天2次。

（2）麝香保心丸,每次2粒,每天2次,药汤送服。

二诊（2011－06－02）：诸恙均缓,颈腰稍有酸楚,右小腿瘙痒,皮肤粗糙,苔薄,脉细。再以调摄。

【处方】

（1）炙黄芪9g、党参12g、当归9g、白芍12g、生地黄9g、川芎9g、柴胡9g、桃仁9g、红花9g、乳香9g、五灵脂12g、羌活9g、秦艽9g、制香附12g、川牛膝12g、广地龙9g、炙甘草6g、制苍术9g、炒黄柏9g、生薏苡仁15g、老鹳草15g、香谷芽12g。14剂，水煎服，每天1剂，每天2次。

（2）麝香保心丸，每次2粒，每天2次，药汤送服。

按：腰椎滑脱症是骨伤科常见病及多发病，是指上位椎体相对于其下位椎体部分或全部滑移的病理过程，滑脱部位以 $L_4 \sim L_5$、$L_5 \sim S_1$ 节段最为常见。临床主要表现为腰痛伴双臀部、下肢放射痛，合并有腰椎管狭窄者可伴有间歇性跛行，严重时可累及马尾神经而出现鞍区麻木、大小便功能障碍等症状。劳力损伤，腰部持续用力，劳作太过；或长期体位不正；或腰部用力不当，屏气闪挫，跌仆外伤，腰府筋脉气血劳损，动静力系统失衡而致腰椎滑脱。本病的治疗：早期多为经脉痹阻和痰湿内蕴。① 经脉痹阻型：症见腰部酸胀重着，时轻时重，偶有抽搐不舒，遇冷加重，遇热减轻，苔白滑，舌质淡，脉沉紧；或痛有定处，呈刺痛，夜间加甚，舌质紫暗，脉弦涩。辨证为风寒入络，气滞血瘀，经脉痹阻。治以祛风散寒，活血化瘀，通络止痛。方选筋痹方加减。② 痰湿内蕴型：症见腹膨腰凸，形体肥胖，腰腿沉重疼痛，伴下肢麻木微肿，站立加重，卧床减轻，胸膈痞闷气短，纳呆，肢体困倦，痰多，舌质淡红，苔腻，脉弦滑。辨证为气血不和，痰湿内蕴。治以理气化湿，祛痰通络。方选加味牛蒡子汤加减。本案颈腰疼痛，手足麻木2年，间歇性跛行，腑行正常，夜尿2次，阴雨天加重。查体：腰前俯90°，生理弧度消失，属经脉痹阻型，致气血瘀滞，经脉不遂，方选筋痹方，加蜈蚣活血祛风、通络止痛；香谷芽行气和胃；延胡索行气止痛。二诊时诸恙均缓，颈腰稍有酸楚，右小腿瘙痒，皮肤粗糙，为经脉痹阻，湿热下注，以筋痹方加制苍术、炒黄柏、生薏苡仁、老鹳草、香谷芽清热利湿，止痛止痒。

案六

凌某，男，82岁。

主诉：腰骶疼痛半年余。

初诊（2011-03-29）：腰骶疼痛已有半年余，两侧臀部及股后牵掣，素有血糖偏高，已服药，口干少津，二便正常，苔薄黄腻，脉细滑。外院MRI示 L_2 滑脱 I°，$L_1/L_2 \sim L_5/S_1$ 椎间盘突出。诊断：腰椎滑脱症。此乃气血失畅，经脉失养，治以活血化痰，补肝肾，祛风除湿，通络止痛。

【处方】

炙黄芪12g、党参12g、当归9g、白芍12g、生地黄9g、川芎9g、柴胡9g、桃仁9g、红花9g、乳香9g、五灵脂12g、羌活9g、秦艽9g、制香附12g、川牛膝12g、广地龙9g、生甘草6g、地锦草15g、天花粉12g、粉葛根12g、杜仲12g、桑寄生12g。14剂，水煎服，每天

1剂,每天2次。

二诊(2011 - 04 - 12):诸恙均缓,昨日突然加重,步履困难,素有血糖偏高,苔薄,舌质红,脉弦细。

【处方】

(1)炙黄芪12 g、党参12 g、当归9 g、白芍12 g、生地黄9 g、川芎9 g、柴胡9 g、桃仁9 g、红花9 g、乳香9 g、五灵脂12 g、羌活9 g、秦艽9 g、制香附12 g、川牛膝12 g、广地龙9 g、生甘草6 g、地锦草15 g、天花粉12 g、粉葛根12 g、杜仲12 g、桑寄生12 g、老鹳草15 g、徐长卿15 g、生薏苡仁15 g。14剂,水煎服,每天1剂,每天2次。

(2)麝香保心丸,每次2粒,每天2次,药汤送服。

三诊(2011 - 04 - 26):腰痛已有明显缓解,二便正常,下肢稍有牵掣,苔薄,舌质红、脉细。此乃气血未和,肝肾亏虚,经脉不畅,治以补气血,益肝肾,祛风湿,止痹痛。

【处方】

炙黄芪9 g、党参12 g、当归9 g、白芍12 g、熟地黄12 g、川芎12 g、柴胡9 g、独活9 g、桑寄生12 g、秦艽9 g、防风12 g、桂枝9 g、茯苓15 g、杜仲12 g、川牛膝12 g、炙甘草6 g、制香附12 g、香谷芽12 g。14剂,水煎服,每天1剂,每天2次。

四诊(2011 - 05 - 10):腰骶疼痛、步履困难已瘥,尚觉右下肢牵掣,二便正常,苔薄,脉细。此乃气血失和,残瘀未净,治以活血祛瘀,祛风通络,除湿止痛。

【处方】

炙黄芪9 g、党参12 g、当归9 g、白芍12 g、生地黄9 g、川芎9 g、柴胡9 g、桃仁9 g、红花9 g、乳香9 g、五灵脂12 g、羌活9 g、秦艽9 g、制香附12 g、川牛膝12 g、广地龙9 g、炙甘草6 g、厚杜仲15 g、金狗脊18 g、伸筋草15 g、香谷芽12 g。14剂,水煎服,每天1剂,每天2次。

五诊(2011 - 05 - 24):腰骶疼痛已缓,右下肢尚觉牵掣,二便正常,苔薄、黄腻,脉弦滑。治守前法。

【处方】

炙黄芪9 g、党参12 g、当归9 g、白芍12 g、生地黄9 g、川芎9 g、柴胡9 g、桃仁9 g、红花9 g、乳香9 g、五灵脂12 g、羌活9 g、秦艽9 g、制香附12 g、川牛膝12 g、广地龙9 g、炙甘草6 g、藿香12 g、制苍术9 g、生薏苡仁15 g、香谷芽12 g。14剂,水煎服,每天1剂,每天2次。

六诊(2011 - 06 - 21):腰痛已瘥,下肢尚有牵掣,二便正常,胃纳亦佳,苔薄,脉细弦。治守前法。

【处方】

炙黄芪9 g、党参12 g、当归9 g、白芍12 g、生地黄9 g、川芎9 g、柴胡9 g、桃仁9 g、红花9 g、乳香9 g、五灵脂12 g、羌活9 g、秦艽9 g、制香附12 g、川牛膝12 g、广地龙9 g、炙甘草6 g、炙地鳖9 g、大蜈蚣3 g、伸筋草15 g、香谷芽12 g。14剂,水煎服,每天1剂,每天2次。

按:本案为多节段腰椎间盘突出合并L_2椎体滑脱患者,初诊时腰骶疼痛已有半年余,两侧臀部及股后牵掣,素有血糖偏高,口干少津,二便正常,苔薄黄腻,脉细滑。外院MRI

示 L₂ 滑脱 I°，L₁/L₂～L₅/S₁椎间盘突出。诊断：腰椎滑脱症。辨证为气血失畅、经脉失养，治以筋痹方加桑寄生、杜仲活血化瘀，补肝肾，祛风除湿，通络止痛，加地锦草、天花粉、粉葛根生津止渴。六诊时腰痛已瘥，下肢尚有牵掣，以筋痹方加炙地鳖、大蜈蚣、伸筋草、香谷芽收功。腰椎滑脱症是骨科常见病及多发病，是指上位椎体相对于其下位椎体部分或全部滑移的病理过程，滑脱部位以 L₄～L₅、L₅～S₁节段最为常见（本案为 L₂）。临床主要表现为腰痛伴双臀部、下肢放射痛，合并有腰椎管狭窄者可伴有间歇性跛行，严重时可累及马尾神经而出现鞍区麻木、大小便功能障碍等症状。其中退变性腰椎滑脱症又称假性腰椎滑脱，约占所有腰椎滑脱的 35%，系由腰椎退行性病变、骨质疏松、关节突关节紊乱、周围韧带松弛、椎体失稳，导致椎体向前或向后滑脱。其发病率会随着年龄的增长而不断增长，一般会发生在 50 岁以上人群，男性多于女性，男女之比为 29：1。施杞教授认为其发病主要有：① 外邪侵袭；② 劳力损伤腰部；③ 肾亏体虚，先天禀赋不足。早期多为经脉痹阻和痰湿内蕴，缓解期多为气虚血瘀，后期多为肾精亏虚。本案施杞教授辨证为经脉痹阻，治以祛风散寒，活血化瘀，通络止痛，方选筋痹方加减。

案七

刘某，女，57 岁。

主诉：颈腰背疼痛 5 年余。

初诊（2010-04-29）：颈腰背疼痛已有 5 年余，足趾疼痛，左侧较甚，胃纳、二便均可，50 岁绝经，本院 MRI 示 L₅/S₁椎间盘突出，L₃椎体 I°滑脱，苔薄，脉细。诊断：腰椎滑脱症。此乃气血瘀滞，经脉失养，治以活血祛瘀，祛湿止痛，通络祛风。

【处方】

（1）炙黄芪 9 g、党参 12 g、当归 9 g、白芍 12 g、生地黄 9 g、川芎 9 g、柴胡 9 g、桃仁 9 g、红花 9 g、乳香 9 g、五灵脂 12 g、羌活 9 g、秦艽 9 g、制香附 12 g、川牛膝 12 g、广地龙 9 g、炙甘草 6 g、炙全蝎 3 g、大蜈蚣 3 g、明天麻 12 g、香谷芽 12 g。14 剂，水煎服，每天 1 剂，每天 2 次。

（2）麝香保心丸，每次 2 粒，每天 2 次，药汤送服。

二诊（2011-06-09）：颈腰疼痛经治疗后，结合施氏十二字养生功锻炼，曾有明显好转，近期又见反复，颈项酸楚，左下肢牵掣，便溏，每天 3～4 次，血压偏高，已服药。外院 MRI 示 L₃/L₄、L₄/L₅、L₅/S₁椎间盘突出，L₄～L₅椎管狭窄，L₄下椎板许莫氏结节，椎体失稳，苔薄，脉细。此乃气血瘀滞，经脉失畅，治守前法。

【处方】

炙黄芪 9 g、党参 12 g、当归 9 g、白芍 12 g、生地黄 9 g、川芎 9 g、柴胡 9 g、桃仁 9 g、红花 9 g、乳香 9 g、五灵脂 12 g、羌活 9 g、秦艽 9 g、制香附 12 g、川牛膝 12 g、广地龙 9 g、炙甘草 6 g、明天麻 12 g、大蜈蚣 3 g、香谷芽 12 g、淡干姜 9 g。7 剂，水煎服，每天 1 剂，每天 2 次。

按：本案患者颈腰背疼痛已有 5 年余，足趾疼痛，左侧较甚，胃纳、二便均可，MRI 示

L$_5$/S$_1$椎间盘突出，L$_3$椎体Ⅰ°滑脱，此乃气血瘀滞，经脉失养。本案颈腰背疼痛乃瘀血夹风湿，痹阻经络所致，施杞教授以圣愈汤合身痛逐瘀汤治之，配合麝香保心丸通经络。加炙全蝎、大蜈蚣搜风剔络治肢体麻木。腰椎滑脱症患者多出现缓解期和发作期的交替反复，因此，在治疗后期需配合功能锻炼，以加强腰背肌及椎旁肌等对腰椎的支持保护功能，可以"整腰三步九法""施氏十二字养生功"进行辅助治疗和自主锻炼。

 案八

方某,男,56 岁。

主诉：腰脊疼痛已有多年,加重 1 个月。

初诊(2011 - 06 - 16)：腰脊疼痛已有多年,1 个月前加重,左侧较甚,腑行燥结,小便正常,下肢无明显麻木、牵掣。外院 MRI 示 L$_4$/L$_5$椎间盘突出,L$_4$滑脱Ⅰ°,苔薄,脉细。诊断：腰椎滑脱症。此乃气血失和,经脉痹阻,治以活血化瘀,平肝息风,通络止痛。

【处方】

（1）炙黄芪 9 g、党参 12 g、当归 9 g、白芍 12 g、生地黄 9 g、川芎 9 g、柴胡 9 g、桃仁 9 g、红花 9 g、乳香 9 g、五灵脂 12 g、羌活 9 g、秦艽 9 g、制香附 12 g、川牛膝 12 g、广地龙 9 g、炙甘草 6 g、嫩钩藤 12 g^{后下}、生石决明 30 g^{先煎}、青风藤 15 g、香谷芽 12 g、参三七粉 2 g^{另吞}。14 剂,水煎服,每天 1 剂,每天 2 次。

（2）麝香保心丸,每次 2 粒,每天 2 次,药汤送服。

二诊(2011 - 07 - 07)：诸恙渐缓,活动尚欠灵敏,胃纳、二便正常,曾有胃出血史,苔薄,脉细。治守前法。

【处方】

（1）炙黄芪 9 g、党参 12 g、当归 9 g、白芍 12 g、生地黄 9 g、川芎 9 g、柴胡 9 g、桃仁 9 g、红花 9 g、乳香 9 g、五灵脂 12 g、羌活 9 g、秦艽 9 g、制香附 12 g、川牛膝 12 g、广地龙 9 g、炙甘草 6 g、嫩钩藤 12 g^{后下}、生石决明 30 g^{先煎}、香谷芽 12 g、参三七粉 2 g^{另吞}、熟附片 9 g、淫羊藿 15 g、补骨脂 12 g、香谷芽 12 g。14 剂,水煎服,每天 1 剂,每天 2 次。

（2）麝香保心丸,每次 2 粒,每天 2 次,药汤送服。

三诊(2011 - 07 - 21)：腰痛已缓,不耐久坐,步履牵掣,胃纳、二便尚可,素有胃溃疡出血史,苔薄,舌质紫,脉细滑。此乃气血失和,肝肾亏虚,经脉痹阻,治以补肝肾,益气血,祛风湿,止痹通。

【处方】

（1）炙黄芪 9 g、党参 12 g、当归 9 g、白芍 12 g、熟地黄 12 g、川芎 12 g、柴胡 9 g、独活 9 g、桑寄生 12 g、秦艽 9 g、防风 12 g、桂枝 9 g、茯苓 15 g、杜仲 12 g、川牛膝 12 g、炙甘草 6 g、蒲公英 30 g、制香附 12 g、补骨脂 12 g、大枣 9 g、煅瓦楞子 30 g^{先煎}。14 剂,水煎服,每天 1 剂,每天 2 次。

（2）麝香保心丸，每次2粒，每天2次，药汤送服。

按： 本案施杞教授辨为气血失和，经脉痹阻，以筋痹方加味治疗。三诊药后腰痛已缓，不耐久坐，步履牵掣，胃纳、二便尚可，苔薄、舌质紫，脉细滑，以调身通痹方善后。施杞教授强调本病应防止过度疲劳，特别是不能久立、负重，慢性劳损会引起肌肉松弛、力量下降，诱发或加重腰椎滑脱。腰部核心肌群功能锻炼非常重要，腰椎滑脱症患者多出现缓解期和发作期的交替反复，故在治疗后期需配合功能锻炼，以加强腰背肌及椎旁肌等对腰椎的支持保护功能，可以整腰三步九法、施氏十二字养生功进行辅助治疗和自主锻炼。

临证实录十三

骶髂关节病变

由于骶髂关节疾病的复杂性，骶髂关节炎引发的疼痛具有多变性，不同个体之间的临床表现也具有一定的差异。《黄帝内经》中根据疼痛部位等分列有"腰背痛""腰腹痛""腰脊痛""腰尻痛""踝厥"等十多个名词的描述，并将腰痛和臀腿痛联系起来，如《素问·刺腰痛》中"腰痛引项脊尻背痛如重状……"等。本病以肝肾亏虚为本，早在《黄帝内经》中就有"正气存内，邪不可干""邪之所凑，其气必虚"的论述，提出病因以虚、寒、湿为主。后至东汉时期，张仲景将杂病概念引入疾病诊治中，进一步揭示了腰痛病的病因病机，《金匮要略》云："寸口脉沉而弱，沉即主骨，弱即主筋，沉即为肾，弱即为肝。汗出入水中，如水伤心，历节黄汗出。故曰历节。"指出肝肾气血不足，筋骨虚弱是发病的内在因素。到宋金元明时期，《三因极一病证方论·腰痛病论》认为："夫腰痛虽属肾虚，亦涉三因所致，在外则脏腑经络受邪，在内则忧思恐怒，以致房劳堕坠，皆能使痛。"《医林绳墨》曰："故大抵腰痛之证，因于劳损而肾虚者甚多。"这些都强调了肾虚在腰痛病因病机中的重要地位。众多医家皆以肾虚为本论治本病。肝主筋，腰与肝脏的关系主要是肝藏血，而血养筋。若肝肾亏虚，筋骨失养，则出现腰骶部疼痛等症状，治疗当根据患者病证，以固本培元，滋补肝肾为主，同时根据患者不同的临床表现辨证论治。本病的病因病机以肝肾亏虚为本，筋骨不强，外感风寒湿邪为标，致使寒凝湿阻，脉络不利，气血运行不畅，不通则痛。外邪致病，寒邪侵袭，气血凝滞，湿邪内聚不散从而阻碍气机，血行不畅，久而化瘀；过度劳累、跌仆挫伤导致局部筋伤，气滞血瘀。前者为无形之瘀，后者外伤引起的腰络血瘀多为有形之瘀。诸多内外因素导致的痹病，其基本的病理变化都是气血运行不畅，而致瘀血阻滞，经脉闭阻；或滞塞于肌肉筋骨之间，日久不愈，反复发作。《素问·六元正纪大论》谓："寒湿之气，持于气交，民病寒湿，发肌肉痿，足痿不收，濡泻，血溢。"《中藏经·论血痹》中也指出："或寒折于经络，或湿犯于荣卫，因而血搏，遂成其咎。"指明寒湿阻滞经络可致瘀痹。长江中下游处于亚热带季风区，四季分明，每逢梅雨季节，持续阴天多雨。这种阴湿的环境正是诱发痹病的主要外在因素，风邪多夹寒邪和湿邪，合而致病，其中以风湿或风寒湿致病多见。患者或因肝肾亏虚，或因复感外邪导致腰痛病，在治疗上应以经筋导引按跷为主。《素问·举痛论》云："寒邪客于经脉之中，则血泣，血泣则不通。"《灵枢·经脉》云："经脉者，所以能决生死，处百病，调虚实，不可不通。"提到了以疏通经络为主导的思想。综合中医学对腰腿痛疾病进行的论述，众多古代医家在实践中总结出"多痛多瘀、久痛入络、久痛多虚、久必及肾"基本的病变规律。其中张子和提出"虚者补之、寒者温之、挫闪者行之、瘀血者逐之、湿痰流注者消导之"，也阐述"腰痛甚者不宜补气，亦禁寒凉"等观点。

案 一

徐某,女,35岁。

主诉: 产后腰脊疼痛 1 年半。

初诊(2010 - 01 - 21): 产后腰脊疼痛,下肢活动牵掣,与天气无明显相关,已有 1 年半,逐渐加重,周身不适,经事超期,量少,口干、口苦,胁痛失畅,夜寐不宁,查体:腰前俯 90°,生理弧度存在,颈项活动正常,肌肉痉挛(±),髋关节屈伸旋转(−),"4"字征(−)。外院 MRI 示 C_4/C_5、C_5/C_6、C_6/C_7 椎间盘膨出,以 C_4/C_5 为甚,压迫硬膜囊。L_4/L_5、L_5/S_1 椎间盘膨出。CT 示骶髂关节髂骨增生。苔薄、黄腻、舌质略紫,舌下脉络迂曲,脉弦细。诊断:骶髂关节炎,颈腰综合征。此乃气血瘀滞,肝经失畅,治以活血祛瘀,祛风除湿,健脾疏肝,通络止痛,宁心安神。

【处方】

(1) 炙黄芪 9 g、党参 12 g、当归 9 g、白芍 12 g、生地黄 9 g、川芎 9 g、柴胡 9 g、桃仁 9 g、红花 9 g、乳香 9 g、五灵脂 12 g、羌活 9 g、秦艽 9 g、制香附 12 g、川牛膝 12 g、广地龙 9 g、炙甘草 6 g、制苍术 15 g、炒栀子 12 g、山楂 12 g、神曲 12 g、制何首乌 15 g、首乌藤 15 g、合欢皮 15 g、炙地鳖 9 g、延胡索 15 g、香谷芽 12 g。14 剂,水煎服,每天 1 剂,每天 2 次。

(2) 麝香保心丸,每次 2 粒,每天 2 次,药汤送服。

二诊(2011 - 01 - 27): 颈腰酸楚,活动牵掣,双膝及小腿作胀,经行量少,胸胁作胀,便燥,口干少津,咽喉失畅,苔薄黄,脉细滑。此乃气血不足,经脉失畅,治以补气血,益肝肾,祛风湿,通经络。

【处方】

(1) 炙黄芪 9 g、党参 12 g、当归 9 g、白芍 12 g、熟地黄 12 g、川芎 12 g、柴胡 9 g、独活 9 g、桑寄生 12 g、秦艽 9 g、防风 12 g、桂枝 9 g、茯苓 15 g、杜仲 12 g、川牛膝 12 g、炙甘草 6 g、板蓝根 18 g、玄参 12 g、制香附 12 g、广郁金 12 g、大蜈蚣 5 g、火麻仁 15 g。28 剂,水煎服,每天 1 剂,每天 2 次。

(2) 麝香保心丸,每次 2 粒,每天 2 次,药汤送服。

按: 本案产后腰脊疼痛 1 年半,症见腰脊疼痛,下肢活动牵掣,与天气无明显相关,周身不适,经事超期,量少,口干、口苦,胁痛失畅,夜寐不宁,苔薄、黄腻、舌质略紫,舌下脉络瘀曲,脉弦细,辨证为气血瘀滞,肝经失畅,治以活血祛瘀,祛风除湿,健脾疏肝,通络止痛,宁心安神,方选圣愈汤合身痛逐瘀汤,加制苍术、炒栀子、山楂、神曲、制何首乌、首乌藤、合欢皮、炙地鳖、延胡索、香谷芽活血祛瘀,通络止痛,健脾和胃,疏肝安神。二诊时颈腰酸楚,活动牵掣,双膝及小腿作胀,经行量少,胸胁作胀,便燥,口干少津,咽喉失畅。辨证为气血不足,经脉失畅,方选圣愈汤合独活寄生汤,加板蓝根、玄参、制香附、广郁金、大蜈蚣、火麻仁补气血,益肝肾,祛风湿,止痹痛,利咽,疏肝解郁。产后腰痛发病原因大体可分为三个方面:①肾亏血虚:多因产时劳伤肾气,损伤脉络,复因失血过多,致使肾亏血虚而痛;②寒湿阻络:多因产后气血不足,寒湿之邪乘袭,邪遏经络而引起;③瘀血阻滞:多因产后瘀血阻滞经脉所致。《医学心悟》云:"腰以下,皆肾所主。因产时劳伤肾气,以致风冷客之,则腰痛。凡腰痛上连脊背下连腿膝者,风也;若独自腰痛者,虚也。风用独活寄生汤;虚用八珍汤加杜仲、续断、肉桂之属。若产后恶露不尽,流注腿股,痛如锥刺,手不可按,速用桃仁汤消化之,免作痈肿。凡病,虚则补之,实则泻之,虚中有实,实中有虚,补泻之间,更宜斟酌焉。"

案二

张某,女,21岁。

主诉:发现脊柱侧弯6年,伴颈背酸痛。

初诊(2011-01-18):发现脊柱侧弯6年,自觉颈背酸痛,久坐、久站、伏案后加重,经行腰痛,便秘,外院X线片示脊柱侧弯,双侧骶髂关节致密性骨炎,苔薄腻,脉细。诊断:脊柱侧弯、双侧骶髂关节致密性骨炎。此乃气血失和,经脉失养,治以补气养血,滋肝补肾。

【处方】

(1)炙黄芪9g、党参12g、当归9g、白芍12g、熟地黄12g、川芎12g、柴胡9g、独活9g、桑寄生12g、防风12g、桂枝9g、茯苓15g、杜仲12g、川牛膝12g、炙甘草6g、粉葛根12g、鸡血藤12g、炒子芩9g、制香附12g、益母草15g、川朴12g、玄参12g。7剂,水煎服,每天1剂,每天2次。

(2)热奄包、低频、针灸每天1次,共2次。

二诊(2011-03-24):颈腰酸痛,四肢酸楚,稍有麻木,月事正常,便秘,3天一行,胃纳欠佳,手足多汗,少温,苔薄腻,脉细滑。此乃气血失和,经脉失养,治以活血祛瘀,行气止痛,滋阴蠲肝。

【处方】

当归9g、白芍12g、生地黄9g、川芎12g、桃仁9g、红花9g、柴胡9g、枳壳12g、桔梗12g、川牛膝12g、浮小麦30g、糯稻根30g、生龙骨30g先煎、生牡蛎30g先煎、生石决明30g先煎、制香附12g、广木香9g、鸡血藤15g。14剂,水煎服,每天1剂,每天2次。

按:本案为青少年特发性脊柱侧弯,因久坐、久站、伏案等致腰脊部失代偿,气血失和,经脉失养。脊柱侧弯是指原因不明的脊柱一个或数个节段在冠状面上偏离身体中线向侧方弯曲,形成一个带有弧度的脊柱畸形,有时可伴脊柱的旋转和矢状面上后突或前突的增加或减少,以及肋骨、骨盆的旋转倾斜畸形和椎旁的韧带、肌肉的异常。中医学认为,脊柱上连颅脑(脑为髓之海),统管五官、九窍,下接骨盆联系四肢百骸、皮、毛、筋、骨等。

足太阳膀胱经、督脉贯行于腰背部,为经络循行之枢纽,诸阳经脉所会,统帅诸阳,肾俞、命门、脾俞等诸穴密布,以传输经气,流通气血,濡养脏腑筋骨。腰为肾之府,肾为先天之本,肾精充盈,髓海充盈,骨骼坚强。脾为气血生化之源,后天之本,脾气健运,气血充足,筋有所养,筋脉坚韧。当先天不足,肾精亏损,骨髓空虚,或后天脾虚失运,水谷不化,气血乏源,筋失濡养。故脾肾两虚,筋骨脆软,导致脊柱发育迟缓、侧弯畸形等。现代医学按脊柱解剖结构的改变,分为功能性脊柱侧弯和器质性脊柱侧弯。施杞教授认为练功疗法在早期轻微的原发性脊柱侧弯的治疗中具有重要地位,通过练功疗法以增强背伸肌、腹肌、髂肌和肩肌,增加脊柱活动度改善姿势和全身情况。练功时间由短逐渐延长,强度以患者无过度疲劳为度,功法内容应从全身运动,发展对称性锻炼开始,后期着重于不对称的锻炼,有意识加强侧弯的凸侧肌肉练习。全身功法可选用施氏十二字养身功或王子平编著的加强全身健康素质及身体两侧对称性锻炼的练功操,如云体转手、摘星换斗、掌插华山等立体操。继之采用加强侧突肌力的锻炼,如侧弯等;利用力学支点与杠杆原理的练功操,如垫枕操等;使椎体旋转及胸部驼峰样变逆向的练功操,如转身操等。对于发育尚未成熟的患者可以及时采用外固定支具治疗,成年无症状的患者可不做治疗,当出现腰痛等症状时可以选择理疗、针灸、手法及中药调摄,非手术治疗无效进展快的进行手术治疗,本案患者出现腰脊疼痛症状,施杞教授中药调治思路值得细究。

临证实录十四

寰枢关节半脱位

由于寰枢关节解剖结构的差异,使寰枕关节与寰枢关节之间存在力学差异,寰枢关节主要是以旋转运动为主,以保证头-枕-颈充分的活动,满足其头颈部的灵活功能。临床上,寰枢关节半脱位是中医骨伤科一种常见病、多发病,主要表现为颈枕部、肩部疼痛酸胀,同时伴有头晕、恶心、头痛、耳鸣、视物模糊等症状。近年来随着人们生活、工作的方式的改变,本病发生率也日渐升高,给患者带来极大的痛苦,寰枢关节的运行活动是屈伸、侧屈、旋转的复合运动,其关节功能是较稳定的,但同时也有潜在的旋转不稳的趋势。

当颈部处于自然生理位置姿势时,颈部各组肌群与韧带处于相互平衡状态,维持寰枢关节的稳定性,但当这种平衡被打破,寰枢关节便容易发生半脱位,使脊柱生物力学平衡被打破,寰枢关节运动失调,该段椎动脉同寰枢椎的协调运动遭破坏,穿行寰枕段椎动脉就会受到不同程度的刺激而引起的反射性痉挛;或使一侧椎动脉受挤压、扭曲,使提供大脑供血的椎动脉血流量骤然减少,造成大脑突然缺血缺氧,就可能产生眩晕、头痛;同时交感神经受到刺激而表现为恶心、心慌、视物模糊等;当刺激神经根时可表现为后枕部麻木、口周麻木等。

寰枢关节半脱位属于中医学之"骨错缝"范畴。"骨错缝"是骨关节或骨端相接合部位发生微妙的偏移、旋转、突起、凹陷等异常变化,造成关节内在平衡和不同程度的功能障碍。根据骨节的离缝程度、暴力大小不同将"骨错缝"分为"开错""微错"。"开错"是指关节脱位或半脱位,有明显的临床体征,在X线投影中确有反映,能够引起医生和患者的注意,如颈椎寰枢关节半脱位,X线片张口位齿状突左右不对称,因此能获得及时而恰当的治疗。

"骨错缝""筋出槽"一经确诊应及早治疗,进行复位,"筋出槽"如不及时复位,出位之筋在异常位置上活动摩擦可形成肌腱炎症(筋结)甚或断裂,"骨错缝"如不及时复位可造成关节失稳与内在平稳失调,肌肉长时间处于保护性痉挛状态,继发劳损。

案 一

徐某,女,44 岁。

主诉:颈项疼痛伴头晕视物模糊半年余。

初诊(2010-07-12):反复头晕、颈项疼痛作僵、旋颈受限、视物模糊半年余,有外伤史,颈椎 MRI 示生理弧度变直,无明显压迫,颈椎 X 线片示左侧寰枢关节较右侧增宽。苔少,舌尖红,脉弦细而芤。诊断:寰枢关节半脱位,椎动脉型颈椎病。此乃气血失和,筋骨错缝,治以补气养血,滋肝补肾,化痰通络。

【处方】

炙黄芪 18 g、党参 15 g、丹参 15 g、全当归 15 g、生地黄 12 g、熟地黄 12 g、广地龙 12 g、炙全蝎 3 g、炒子芩 12 g、广陈皮 12 g、姜半夏 9 g、薏苡仁 30 g、酸枣仁 9 g、制黄精 15 g、益母草 15 g、牡丹皮 9 g、炒谷芽 12 g、炙甘草 3 g。5 剂,水煎服,每天 1 剂,每天 2 次。药渣外敷颈部。

二诊(2010-07-19):颈项疼痛视物不清复诊,苔少,舌淡,脉细而芤。治以前法调摄。

【处方】

炙黄芪 18 g、党参 15 g、丹参 15 g、全当归 15 g、生地黄 12 g、熟地黄 12 g、广地龙 12 g、炙全蝎 3 g、炒子芩 12 g、广陈皮 12 g、怀山药 15 g、薏苡仁 30 g、酸枣仁 9 g、制黄精 15 g、炙鳖甲 18 g、牡丹皮 9 g、炒谷芽 12 g、炙甘草 3 g。7 剂,水煎服,每天 1 剂,每天 2 次。药渣外敷颈部。

三诊(2010-07-30):颈项疼痛视物不清复诊,苔少,舌淡,脉细弦。此乃气血失和,肝经失畅,气机不畅,治以破瘀通络,疏肝解痉,滋阴潜阳。

【处方】

炙黄芪 9 g、党参 12 g、当归 9 g、白芍 12 g、生地黄 9 g、川芎 12 g、柴胡 9 g、红花 9 g、桃仁 9 g、天花粉 12 g、穿山甲 6 g、炙甘草 6 g、制大黄 9 g、煅龙骨 15 g^{先煎}、煅牡蛎 15 g^{先煎}、炙龟板 15 g、茯苓 12 g、茯神 12 g、枸杞子 15 g。14 剂,水煎服,每天 1 剂,每天 2 次。药渣外敷颈部。

四诊(2010-08-20):颈性眩晕、耳鸣已缓,视物轻度模糊。苔少,舌淡,脉细弦。治守前法。

【处方】

炙黄芪 9 g、党参 12 g、当归 9 g、白芍 12 g、生地黄 9 g、川芎 12 g、柴胡 9 g、红花 9 g、桃仁 9 g、天花粉 12 g、穿山甲 6 g、炙甘草 6 g、制大黄 9 g、怀山药 15 g、炙龟板 15 g、茯苓 12 g、茯神 12 g、枸杞子 15 g、制黄精 15 g、炙鳖甲 15 g、益母草 15 g。14 剂,水煎服,每天 1 剂,每天 2 次。药渣外敷颈部。

五诊(2010-09-03)：颈痛已缓,转侧范围增加,苔少,舌质红,脉细弦。此乃气血失和,心脾肾虚,治以健脾养心,滋阴补肾,解郁通痹。

【处方】

炙黄芪9g、党参12g、当归9g、白芍12g、生地黄9g、川芎12g、柴胡9g、茯神15g、远志9g、酸枣仁15g、木香9g、苍术9g、制香附12g、栀子9g、神曲12g、大枣9g、炙甘草6g、怀山药15g、炙龟板15g、茯苓12g、茯神12g、枸杞子15g、制黄精15g、炙鳖甲15g、益母草15g。14剂,水煎服,每天1剂,每天2次。药渣外敷颈部。

六诊(2010-09-17)：颈痛已消,转侧正常,激素水平低,苔黄,舌尖红,脉细弦。此乃气血未和,肝肾阴虚,治以益气养阴,活血通络,滋补肝肾。

【处方】

炙黄芪18g、全当归15g、生地黄12g、熟地黄12g、炒白芍15g、川芎9g、广地龙12g、炙僵蚕12g、乌梢蛇6g、海藻6g、炙鳖甲18g、牡丹皮12g、益母草18g、枸杞子15g、制黄精15g、金石斛9g、麦冬15g、五味子15g、大枣3枚、炙甘草3g。12剂,水煎服,每天1剂,每天2次。药渣外敷颈部。

七诊(2010-10-08)：颈痛偶有复发,与姿势变化有关,舌淡白,边有齿痕,脉细弦。此乃气阴双亏,经脉失畅,治以气血双补,养阴滋肾。

【处方】

炙黄芪18g、全当归15g、生地黄12g、熟地黄12g、炒白芍15g、广地龙12g、炙僵蚕12g、炒谷芽12g、鸡内金6g、炙鳖甲18g、牡丹皮12g、枸杞子15g、制黄精15g、金石斛9g、麦冬15g、五味子15g、大枣3枚、炙甘草3g。14剂,水煎服,每天1剂,每天2次。药渣外敷颈部。

八诊(2010-11-05)：颈性眩晕,经期不规则,夜寐欠安,苔少,舌尖红、质淡,脉细沉。此乃气血失和,阴虚邪伏,治以益气活血,健脾养心,滋阴透热。

【处方】

炙黄芪9g、党参12g、当归9g、白芍12g、生地黄9g、川芎12g、柴胡9g、茯神15g、远志9g、酸枣仁15g、木香9g、苍术9g、制香附12g、栀子9g、神曲12g、大枣9g、炙甘草6g、神曲15g、肥知母12g、炒谷芽15g、青蒿12g、炙鳖甲18g。14剂,水煎服,每天1剂,每天2次。药渣外敷颈部。

九诊(2011-02-24)：颈项酸楚,头痛头晕不已,稍有房屋旋转,耳鸣、听力正常,外院MRI示颈生理弧度消失,椎间盘轻度退变,本院CT血管造影术示双侧椎动脉血流加快,血管痉挛。素有甲状腺功能亢进病史,晨起口苦少津,苔薄、黄腻,脉细滑。此乃气血失和,肝经失畅,治以益气活血,平肝息风,舒筋通脉,养心安神。

【处方】

淮小麦30g、大枣9g、粉葛根15g、炒羌活9g、秦艽9g、茜草根15g、仙鹤草15g、制香附12g、炙黄芪9g、党参12g、当归9g、白芍12g、生地黄9g、川芎12g、柴胡9g、天麻12g、钩藤12g、茯苓15g、石决明30g^先煎、栀子12g、黄芩9g、益母草15g、桑寄生12g、首乌藤

18 g、川牛膝 12 g、杜仲 12 g。7 剂,水煎服,每天 1 剂,每天 2 次。药渣外敷颈部。

十诊(2011 - 03 - 10)：颈项酸楚疼痛减轻,头痛未已,口苦少津,二便正常,苔薄腻,脉细滑。再以调摄,升清降浊。

【处方】

炙黄芪 9 g、党参 12 g、当归 9 g、白芍 12 g、生地黄 9 g、川芎 12 g、柴胡 9 g、天麻 12 g、钩藤 12 g、茯苓 15 g、石决明 30 g^{先煎}、栀子 12 g、黄芩 9 g、益母草 15 g、桑寄生 12 g、首乌藤 18 g、川牛膝 12 g、杜仲 12 g、粉葛根 15 g、蔓荆子 12 g、青风藤 15 g、淫羊藿 15 g、肥知母 9 g、桂枝 9 g。7 剂,水煎服,每天 1 剂,每天 2 次。药渣外敷颈部。

十一诊(2011 - 06 - 02)：颈项部作僵,头晕等已瘥,腰脊酸楚疼痛,经期量少,苔薄,脉细。再以调摄。

【处方】

炙黄芪 9 g、党参 12 g、当归 9 g、白芍 12 g、熟地黄 12 g、川芎 12 g、柴胡 9 g、独活 9 g、桑寄生 12 g、秦艽 9 g、防风 12 g、桂枝 9 g、茯苓 15 g、杜仲 12 g、川牛膝 12 g、炙甘草 6 g、明天麻 12 g、制香附 12 g、制何首乌 18 g、首乌藤 18 g。7 剂,水煎服,每天 1 剂,每天 2 次。

十二诊(2011 - 07 - 14)：头晕颈痛、腰脊酸楚均缓,无下肢麻木,胃纳久香,二便尚可,经行失畅,苔黄腻,脉细滑。此乃气血失和,肝肾不足。再以调摄。

【处方】

炙黄芪 9 g、党参 12 g、当归 9 g、白芍 12 g、熟地黄 12 g、川芎 12 g、柴胡 9 g、独活 9 g、桑寄生 12 g、秦艽 9 g、防风 12 g、桂枝 9 g、茯苓 15 g、杜仲 12 g、川牛膝 12 g、炙甘草 6 g、蓬莪术 12 g、功劳叶 15 g、老鹳草 15 g、补骨脂 9 g、淫羊藿 15 g、肥知母 9 g、制香附 12 g。14 剂,水煎服,每天 1 剂,每天 2 次。

十三诊(2011 - 07 - 28)：颈腰酸楚疼痛,头晕头胀,夜寐不宁,下肢乏力,畏冷恶风,素有甲减,便溏,每天 3~4 次,苔薄,脉细沉。此乃卫阳不足,气血失和,治以益气化瘀,祛风通络,温阳止痛,化痰通络。

【处方】

炙黄芪 9 g、党参 12 g、当归 9 g、白芍 12 g、熟地黄 12 g、川芎 12 g、柴胡 9 g、山茱萸 12 g、怀山药 18 g、枸杞子 12 g、鹿角片 12 g、菟丝子 12 g、熟附片 9 g、桂枝 9 g、杜仲 12 g、香谷芽 12 g、炙甘草 6 g、秦艽 12 g、羌活 9 g、独活 9 g、大蜈蚣 3 g、明天麻 12 g、制香附 12 g、九香虫 9 g。7 剂,水煎服,每天 1 剂,每天 2 次。

按：寰枢关节半脱位是指寰椎与枢椎之间因内外力失衡,解剖位置移动超过生理限制范围后不能自动回到正常状态,引起以颈项疼痛和关节运动障碍为主要临床表现的病症。寰枢关节半脱位属中医学"骨错缝"范畴,大多由于头部突然旋转或扭伤时,枢椎齿状突受一侧翼状韧带牵拉过度而致;或齿状突发育不全或有关韧带发育缺损,使得寰枢关节结构不稳,而出现半脱位;儿童常因上呼吸道、扁桃体、中耳、鼻咽部等炎症引起寰枢关节及齿状突与横韧带之间滑膜的炎症、肿胀、分泌液增加,致使关节囊和滑膜囊压力增大,造成寰枢关节间结构不稳和颈部保护性肌紧张或肌痉挛,两侧牵引不平衡而导致自发性半脱位。寰枢关节半脱位,直接影响头部转动和进入颅脑的重要血管、神经,使患者出现头晕、恶心、卒然摔倒、心情烦躁、偏头痛、脖子硬等一系列证候。手法复位是治疗单纯寰枢关节半脱位的首选方法,先用拿、揉、一指禅等法充分放松颈枕肩部软组织再行旋转定位复位手法。本案病程较长,反复发作半年余,颈项僵痛伴头晕,视物不清,施杞教授采用中药辨治取得良好的疗效。施杞教授认为中药有利于改善整体血液循环,增强机体功能。急性期疼痛明显,活动受限,肌肉僵硬,舌紫暗,脉涩。辨证为气滞血瘀,治以行气活血,消肿止痛,方选筋痹方加减。缓解期疼痛已减,颈肌无力,活动欠利,舌淡、脉细。辨证为肝肾不足,治以补肝肾,强筋骨,方选补筋丸(《医宗金鉴》)加减,药用五加皮、蛇床子、沉香、川牛膝、茯苓、肉苁蓉、菟丝子、当归、熟地黄、山药等或益肾通痹方、温肾通痹方等加减治疗。

案二

陈某,女,38 岁。

主诉:颈项疼痛,晨起发作 2 个月。

初诊(2011 - 05 - 05):颈项疼痛,晨起发作已有 2 个月,头晕,手麻,四肢乏力,步履不稳,汗出较多,四肢少温,经事失畅,二便尚可,胃纳欠佳,霍夫曼征(-),咽喉充血(+++),外院 MRI 示 C_5/C_6、C_6/C_7 椎间盘轻度突出,X 线片张口位示齿状突向左偏移,苔薄,脉细。诊断:寰枢椎关节半脱位。此乃气血瘀滞,风寒入络,治以活血祛瘀,祛风除湿,利咽散结。

【处方】

(1)炙黄芪 9 g、党参 12 g、当归 9 g、白芍 12 g、生地黄 9 g、川芎 9 g、柴胡 9 g、桃仁 9 g、红花 9 g、乳香 9 g、五灵脂 12 g、羌活 9 g、秦艽 9 g、制香附 12 g、川牛膝 12 g、广地龙 9 g、炙甘草 6 g、板蓝根 18 g、玄参 12 g、明天麻 12 g、蔓荆子 12 g、羚羊角粉 0.6 g^{另吞}、神曲 12 g。7 剂,水煎服,每天 1 剂,每天 2 次。

(2)麝香保心丸,每次 2 粒,每天 2 次,药汤送服。

二诊(2011 - 05 - 12):药后症缓,纳可,二便调,苔薄,脉细。效不更方,治守前法。

【处方】

(1)炙黄芪 9 g、党参 12 g、当归 9 g、白芍 12 g、生地黄 9 g、川芎 9 g、柴胡 9 g、桃仁 9 g、红花 9 g、乳香 9 g、五灵脂 12 g、羌活 9 g、秦艽 9 g、制香附 12 g、川牛膝 12 g、广地龙 9 g、炙甘草 6 g、板蓝根 18 g、玄参 12 g、明天麻 12 g、蔓荆子 12 g、羚羊角粉 0.6 g^{另吞}、神曲 12 g。4 剂,水煎服,每天 1 剂,每天 2 次。

(2)麝香保心丸,每次 2 粒,每天 2 次,药汤送服。

三诊(2011 - 07 - 07):颈痛、手麻均缓,步履乏力,二便正常,经痛亦少,苔薄腻,脉细滑。此乃气血未和,肝肾亏虚,经脉不畅,治以益气活血,滋补肝肾,温阳通痹。

【处方】

炙黄芪9g、党参12g、当归9g、白芍12g、熟地黄12g、川芎12g、柴胡9g、独活9g、桑寄生12g、秦艽9g、防风12g、桂枝9g、茯苓15g、杜仲12g、川牛膝12g、炙甘草6g、制苍术9g、熟附片9g、淫羊藿15g、香谷芽12g、青风藤12g。14剂,水煎服,每天1剂,每天2次。

按:本案初诊时颈项疼痛,晨起发作已有2个月,头晕,手麻,四肢乏力,步履不稳,汗出较多,四肢少温,经事失畅,二便尚可,胃纳欠佳,霍夫曼征(-),咽喉充血(+++),MRI示 C_5/C_6、C_6/C_7 椎间盘轻度突出,X线片张口位示齿状突向左偏移,苔薄,脉细。诊断为寰枢关节半脱位,此乃气血瘀滞,风寒入络。风寒湿邪最易伤筋,《素问·阴阳应象大论》曰:"地之湿气,感则害皮肉筋脉。"施杞教授认为凡睡卧当风,引起的落枕;可由上呼吸道、扁桃体、中耳、鼻咽部等炎症引起寰枢关节及齿状突与横韧带之间滑膜的炎症、肿胀、分泌液增加,致使关节囊和滑膜囊压力增大,造成寰枢关节间结构不稳和颈部保护性肌紧张或肌痉挛,两侧牵引不平衡而导致自发性半脱位。因此,本案方选筋痹方加板蓝根、玄参清热利咽散结;明天麻、蔓荆子、羚羊角粉祛风止痉、平肝抑阳;神曲健脾和胃。三诊时颈痛、手麻均缓,步履乏力,改调身通痹方加制苍术、香谷芽、熟附片、淫羊藿、青风藤以补气血,温阳补肾,祛风湿,止痹痛收功。

临证实录十五

腕管综合征

腕管综合征是正中神经在腕部受到压迫后出现的拇指、示指、中指和环指桡侧疼痛和麻木,随着病情发展,到后期出现手掌大鱼际肌肉塌陷萎缩,拇指不灵活,与其他手指对捏困难。腕管综合征的发病原因是从手臂通往手指的神经——正中神经在腕管处受到了压迫。腕管位于手腕掌侧,是由腕骨和腕横韧带共同构成的骨纤维管道;在这个管道中,有9条肌腱和正中神经通过。腕管的解剖结构比较特殊,频繁使用双手和进行重复性劳动的人都有可能患病,正中神经和肌腱在腕管中反复摩擦,形成水肿,更容易受到压迫性损伤。此外,孕妇及内分泌疾病和风湿免疫疾病的患者,如糖尿病、甲状腺功能失调、风湿病、类风湿关节炎等患者,其肌腱滑膜增厚,腕管管腔变细,也可以引发腕管综合征。另外,腕部的创伤、骨折以及关节退行性改变导致腕管容积缩小,也是引发腕管综合征的因素。

腕管综合征早期手部拇指、示指和中指会明显感觉到疼痛或者夜间感觉手指麻木。许多患者会有夜间手指麻醒的经历,起来甩手后感觉舒适。部分患者早期只感到中指或环指指尖麻木不适,到后期才会感觉拇指、示指、中指和环指桡侧麻木不适。随着病情加重,患者可出现明确的手指感觉减退,拇指不能和示指对捏或者对捏无力,继而出现手掌大鱼际桡侧肌肉的萎缩。腕管综合征的诊断主要依靠临床症状和特征性的物理检查结果,确诊需要神经传导检查和肌电图检查。

中医辨证如下:

(1) 风邪袭筋型:表现为关节肌肉疼痛,呈游走性。治则为祛风活络、通经止痛。

(2) 寒客经脉型:表现为腕部及手掌肌肉关节疼痛,痛有定处,遇寒加重。治则为温经散寒、通络止痛。

(3) 湿热淤积型:表现为腕部及手掌肌肉关节红、肿、热、痛,有沉重感。治则为清热利湿、活血舒筋。

(4) 血瘀阻络型:表现为腕部及手掌桡侧刺痛,痛处不移,伴有局部肿胀和瘀斑。治则为活血化瘀、通络止痛。

案

孙某,女,68岁。

主诉: 右肘部及腕掌疼痛,小指麻木。

初诊(2011-03-03): 右肘部及腕掌疼痛,小指麻木,灼热,曾行右肘、腕管松解术,术后乏效,右腕手术瘢痕叩击征(+),口干、便燥,夜寐不宁,头晕,苔薄,脉细。诊断:腕管综合征,右肘、腕管松解术后。此乃气血瘀滞,经脉失养,治以活血化瘀,行气化痰,通络止痛。

【处方】

玄参12 g、火麻仁12 g、广郁金9 g、全瓜蒌9 g、首乌藤18 g、炙黄芪9 g、党参12 g、当归9 g、白芍12 g、生地黄9 g、川芎9 g、柴胡9 g、桃仁9 g、红花9 g、乳香9 g、五灵脂12 g、羌活9 g、秦艽9 g、制香附12 g、川牛膝12 g、广地龙9 g、炙甘草6 g。14剂,水煎服,每天1剂,每天2次。

二诊(2011-04-21): 药后疼痛已少,麻木未已,时有胸闷心悸,夜寐不宁,苔薄,脉细。此乃气血未和,肝肾不足,治以扶正祛邪。

【处方】

炙黄芪9 g、党参12 g、当归9 g、白芍12 g、熟地黄12 g、川芎12 g、柴胡9 g、独活9 g、桑寄生12 g、秦艽9 g、防风12 g、桂枝9 g、茯苓15 g、杜仲12 g、川牛膝12 g、炙甘草6 g、明天麻12 g、制香附12 g、制何首乌18 g、首乌藤18 g、香谷芽12 g、炒枣仁12 g。14剂,水煎服,每天1剂,每天2次。

按: 腕管综合征属于神经卡压综合征之一。根据其主要临床表现,如感觉过敏、感觉减退、感觉缺失、疼痛等症状,可归属于中医学中"麻木""不仁""痹证""痛证"等范畴。其病机主要包括以下几个方面:① 风寒湿三气杂至,合而为痹。早在《灵枢·刺节真邪》中就有"卫气不行,则为不仁"的记载。《素问·痹论》谓:"痹,或痛,或不痛,或不仁,或寒,或热,或燥,或湿,其故何也? 岐伯曰:痛者,寒气多也,有寒故痛也。其不痛不仁者,病久入深,荣卫之行涩,经络时疏,故不痛,皮肤不营,故为不仁。其寒者,阳气少,阴气多,与病相益,故寒也。其热者,阳气多,阴气少,病气胜,阳遭阴,故为痹热。"② 气滞血瘀,络脉不畅。中医十分重视人体气血津液的运行,认为气停滞不行则为气滞,津液不行则为痰湿,血停滞不行则为血瘀。如果说风寒湿痹为神经卡压综合征的外因病机,气滞血瘀则是其内因病机。神经卡压综合征的气滞证多表现为肢体麻木窜痛,痛无定处,为疾病的早期。神经卡压综合征的血瘀证多表现为局部酸胀刺痛,痛有定处,指下按之常有痛性结节或条索状物,为中、晚期。③ 痰湿为患,局部肿满。痰湿既是病因,也是病理产物,主要关系到肺、脾、肾三脏。其症为肢节酸痛沉重,甚则难以转侧,或肿满,痛有定处,肌肤麻木等。神经卡压综合征的治疗则应根据其临床表现,四诊合参辨证施治,本案肘部及腕掌疼痛,小指麻木,灼热,口干、便燥,夜寐不宁,头晕,乃气血瘀滞,经脉失养。治疗当守《素问·阴阳应象大论》"血实宜决之",采王清任身痛逐瘀汤合圣愈汤加味治之。二诊时瘀血去,疼痛已少,麻木未已,时有胸闷心悸,夜寐不宁,治以补气血,益肝肾,祛风湿,止痹痛,方选圣愈汤合独活寄生汤,加明天麻、制香附行气通络,制何首乌、首乌藤、炒枣仁养血安神。

临证实录十六

骨关节化脓性感染

骨关节化脓性感染是由化脓性细菌引起的骨关节、骨膜、骨质和骨髓的炎症。往往分为急性和慢性两类。急性期时有关节红肿热痛、高热、骨关节或骨质破坏，发展为慢性时则有窦道不愈、骨质硬化。纵观历代文献，本病相当于中医学"骨疽""附骨疽""骨蚀""骨痹"等范畴。"骨疽脓出不可止，壮热，碎骨，六十日死"（《刘涓子鬼遗方》），"久疮不差，差而复发，骨从孔中出，名为骨疽"（《外台秘要》），"虚邪之入于身也深，寒与热相搏，久留而内著，寒胜其热，则骨疼肉枯，热胜其寒，则烂肉腐肌为脓，内伤骨，内伤骨为骨蚀"（《灵枢·刺节真邪论》），"附骨急疽，其痛处壮热，体中乍寒乍热"（《小品方》），"以其无破，附骨成脓，故名附骨疽"（《备急千金要方》），"发于股胫，名曰股胫疽。其状不甚变，而痈脓搏骨，不急治，三十日死矣"（《灵枢·痈疽》）。

病因病机如下：

（1）外感六淫：风、寒、湿侵袭为主。

（2）正虚邪侵：正气虚弱则外邪易客于经络，阻滞不通、郁而发病。

（3）热毒注骨：表邪余毒未尽，蕴而化热，热毒内侵，伏结于骨而发为骨疽。

（4）创口毒聚：创伤引起局部瘀血，长久化热，导致经络闭阻，气血凝滞筋骨，终致筋腐骨蚀。

（5）七情内伤：肝气郁结等可导致脏腑气机逆乱，机体易被邪毒感染，导致邪毒蕴结不能外散，渐侵入骨而致病。

（6）肾虚致病：肾阳为一身阳气之根本，肾阳虚则阳虚寒凝，气血瘀滞，血败肉腐，酿脓蚀骨，发为骨蚀。若先天肾气不足，或是房事过度损伤肾气，皆可致病。

（7）饮食失调：患者或因恣食肥甘厚味、进食生冷、辛辣刺激，或因酗酒过度，伤及脾胃，导致湿热蕴结于内，火毒内生，流注于筋骨关节处而发病。

薛己《薛氏医案》提出"附骨疽，有因露卧风寒，深袭于骨者；有因形气损伤，不能起发者；有因克伐之剂，亏损元气，不能发出者；有因外敷寒药，血凝结于内者"，并提出"灸熨患处，解散毒气，补接阳气，温补脾胃"的治法。

久病必虚，久病及肾，久病必瘀，久病入络。一是重用黄芪，配当归，益气补血生肌；二是正虚不能托毒，重用金银花、蒲公英、紫花地丁、水牛角、川黄连清热解毒，虫类药，入络搜毒；三是配茯苓、白术、防己健脾祛湿以生肌去脓；四是地龙、牛膝、茺蔚子降血压，兼活血通络壮骨，伍鹿角霜以温肾，伍徐长卿以防虫类药过敏。另外，金黄膏外敷可清热解毒，消肿止痛。（部分源自甘肃中医药大学微信公众号"岐黄微苑"）

案一

孙某,男,67岁。

主诉:右膝关节疼痛,继发肿胀红热3周。

初诊(2011-03-24):右膝关节疼痛,继发肿胀红热,已有3周,对症治疗后病情稍有缓解,目前活动受限,红肿热痛尚甚,二便正常,口干,苔薄、根腻,舌质红,脉细滑。诊断:右膝化脓性关节炎。此乃湿热内蕴,气血失和,治以补气燥湿,清热解毒,行气止痛。

【处方】

生黄芪30 g、苍术12 g、白术12 g、汉防己15 g、小川连6 g、水牛角30 g^{先煎}、生地黄15 g、紫花地丁30 g、蒲公英30 g、重楼18 g、白花蛇舌草18 g、川牛膝12 g、鸡血藤15 g、炙甘草6 g、知母9 g、制乳香9 g、赤芍12 g、香谷芽12 g。7剂,水煎服,每天1剂,每天2次。

二诊(2011-04-07):药后右膝关节肿胀已有明显缓解,目前屈曲80°,伸直180°,股四头肌萎缩Ⅱ°,股内侧肌萎缩Ⅰ°,胃纳、二便正常,苔薄腻,脉弦滑。再以调摄。

【处方】

炙黄芪9 g、党参12 g、当归9 g、白芍12 g、生地黄9 g、川芎9 g、柴胡9 g、桃仁9 g、红花9 g、乳香9 g、五灵脂12 g、羌活9 g、秦艽9 g、制香附12 g、川牛膝12 g、广地龙9 g、炙甘草6 g、生黄芪30 g、苍术12 g、白术12 g、汉防己15 g、鹿衔草18 g、生薏苡仁15 g、骨碎补15 g、伸筋草15 g。7剂,水煎服,每天1剂,每天2次。

按:中医学认为化脓性关节炎是由正虚邪乘、余毒流注和瘀血化热所致。正虚邪乘膜理不密,夏秋之间为暑湿所伤,继而寒邪外束,客于经络,皆因真气不足,邪得乘之,经脉受阻,乃发本病。或余毒流注,患疔疮、疖痈、麻疹、伤寒之后毒邪走散,流注于关节;或外感伤寒,表邪未尽,余毒流注四肢关节所致。或因积劳过度,肢体受损,或跌仆闪挫,瘀血停滞,瘀而化热,热毒流注关节而发病。本案患者膝关节疼痛,继发肿胀红热,苔薄、根腻,舌质红,脉细滑,辨为余毒流注、湿热内蕴、气血失和,治以补气燥湿、清热解毒、行气止痛,重用生黄芪补气托毒,苍术、白术、汉防己健脾燥湿利水消肿,小川连、水牛角、生地黄、紫花地丁、蒲公英、重楼、白花蛇舌草、知母清热解毒,滋阴凉血,川牛膝、鸡血藤、制乳香、赤芍行气活血,香谷芽、炙甘草顾护胃气防苦寒伤胃。二诊时右膝关节肿胀已有明显缓解,苔薄腻,脉弦滑,辨为气血瘀滞,筋脉拘急,治以活血祛瘀,祛风除湿,通络止痛,健脾燥湿消肿,方选筋痹方加苍术、白术、汉防己、鹿衔草、生薏苡仁、骨碎补、伸筋草。施杞教授在化脓性关节炎辨证施治时分型论治:① 正虚邪乘治以清热解毒为主,辅以清暑化湿,方用五味消毒饮加豆卷、佩兰、薏苡仁等。② 余毒流注治以清热解毒、凉血祛瘀,方用犀角地黄汤、黄连解毒汤。③ 瘀血化热治以活血散瘀、清热解毒,方用活血散瘀汤加紫花地丁、金银花、蒲公英、栀子。早期未成脓者以消法为主,可配合金黄散、玉露膏外敷。脓已成者,宜用托里透脓,方用透脓散加减。溃后气血两虚,方用八珍汤补益气血。伤口久溃不愈,方用十全大补汤。收口期可外用生肌散等。

案 二

史某,女,60岁。

主诉:右腕尺侧疼痛肿胀5年余。

初诊(2010-12-16):右侧腕尺侧疼痛肿胀已有5年余,起病前半年曾有该腕关节背侧刺破损伤,可见流血,嗣后相隔6个月始有右腕关节尺侧肿胀,活动受限疼痛,且缓慢发展,外院X线片示右尺骨远端约3cm范围内呈慢性骨髓炎改变,骨皮质增厚,骨膜损害,病灶侵蚀桡骨尺侧相邻部位,亦可见骨膜反应(图16-1),2009-05-17行局部活检示慢性骨髓炎,查体:右腕关节肿胀,以尺侧为甚,局部皮肤温度偏高,压痛(+++),右腕背伸、掌屈轻度受限,旋转试验(++),胃纳、二便可,夜寐安,苔薄,舌质红,脉细滑。诊断:慢性骨髓炎。此乃气血失和,邪毒内蕴,治以活血祛瘀,除湿通络,清热解毒。

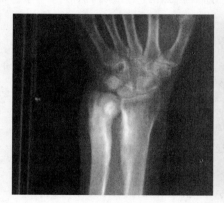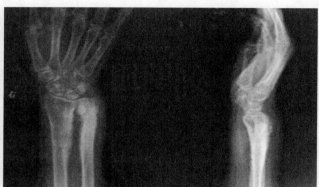

图16-1 X线片示右尺骨远端约3cm范围内呈慢性骨髓炎改变

【处方】

(1)炙黄芪9g、党参12g、当归9g、白芍12g、生地黄9g、川芎9g、柴胡9g、桃仁9g、红花9g、乳香9g、五灵脂12g、羌活9g、秦艽9g、制香附12g、川牛膝12g、广地龙9g、炙甘草6g、紫花地丁15g、七叶一枝花15g、粉丹皮15g、小川连6g、炒子芩9g、水牛角30g^{先煎}、炙地鳖9g、参三七粉3g^{另吞}、鸡内金9g、香谷芽12g。14剂,水煎服,每天1剂,每天2次。

(2)金黄膏14盒,外用。

二诊(2010-12-30):右腕肿胀疼痛均较前缓解明显,胃纳欠佳,腑行每天2次,偏溏,苔薄,脉细。治以调和气血,清热解毒。

【处方】

（1）生黄芪15 g、苍术9 g、白术9 g、云茯苓15 g、全当归12 g、西赤芍12 g、川芎12 g、蓬莪术15 g、生地黄12 g、熟地黄12 g、秦艽9 g、炒羌活9 g、鸭跖草15 g、紫花地丁15 g、小川连6 g、七叶一枝花15 g、参三七粉3 g^{另吞}、枸杞子12 g、延胡索15 g、制香附12 g、大枣7 g、生姜3片。14剂，水煎服，每天1剂，每天2次。

（2）消瘀膏10张，外用。

三诊（2011-04-21）：右前臂下端慢性骨髓炎，腕部肿胀、红热、疼痛已明显消除，功能受限亦有改进，背伸45°，尺偏45°，掌屈45°，尺骨掌侧下端压痛（+），余压痛（±），二便正常，苔薄，脉细滑。此乃气血瘀滞，邪热未清，再以补气托毒，益肝肾，清热解毒，除湿止痛。

【处方】

（1）炙黄芪9 g、党参12 g、当归9 g、白芍12 g、熟地黄12 g、川芎12 g、柴胡9 g、独活9 g、桑寄生12 g、秦艽9 g、防风12 g、桂枝9 g、茯苓15 g、杜仲12 g、川牛膝12 g、炙甘草6 g、紫花地丁30 g、忍冬藤15 g、小川连6 g、干姜6 g、大枣9 g、七叶一枝花18 g。28剂，水煎服，每天1剂，每天2次。

（2）三色膏10张，外用。

按：中医学认为骨髓炎是由热毒注骨、创口毒盛正虚邪侵所致。常见病因病理为热毒注骨，患疔毒疮疖或麻疹、伤寒等病后，余毒未尽，热毒深蕴，伏结入骨成疽；或因跌仆闪挫，气滞血瘀，经络阻塞，积瘀成疽，循经脉流注入骨，繁衍聚毒为病。或创口毒盛，为跌仆、金刃所伤，皮破骨露，创口脓毒炽盛，入骨成疽。或正虚邪侵，正气内虚，毒邪侵袭，正不胜邪，毒邪入骨，致病成骨疽。本案患者发病前半年有右腕部外伤史，疏于治疗，热毒深蕴，伏结入骨成疽，迁延多年，施杞教授认为其气血失和，邪毒内蕴，宜活血祛瘀，除湿通络，清热解毒，内服外用。二诊右腕肿胀疼痛均较前缓解明显，胃纳欠佳，腑行每天2次，偏溏，寒凉攻伐伤脾，以圣愈汤加蓬莪术、参三七粉、秦艽、炒羌活活血通络，鸭跖草、紫花地丁、小川连、七叶一枝花清热解毒，延胡索、制香附、云茯苓、大枣、生姜行气止痛、健脾和胃，枸杞子补肝肾，外用消瘀膏加强活血消肿之力。三诊右前臂下端慢性骨髓炎，腕部肿胀、红热、疼痛已明显消除，功能受限亦有改进，压痛（±），苔薄，脉细滑，辨为气血瘀滞，邪热未清，方选调身通痹方加紫花地丁、忍冬藤、小川连、干姜、大枣、七叶一枝花补气托毒、益肝肾、清热解毒、除湿止痛，外用三色膏清热活血定痛。三色膏系石氏伤科祖传膏药，以紫荆皮、黄荆子为主药，与当归、赤芍、姜黄、牛膝、五加皮、木瓜、丹参、甘草、秦艽、羌活、独活、白芷、连翘、威灵仙、防己、防风等药物组合而成。现代研究证实三色膏具有抗炎、镇痛、消肿、改善循环、促进软组织修复等作用，可活血祛瘀，消肿止痛，续筋接骨，通利关节。一切新伤陈伤肿痛、风湿痹痛均可应用。本案是施杞教授内外合治慢性骨髓炎经典案例，辨证丝丝入扣。

临证实录十七

脊髓空洞症

脊髓空洞症是一种脊髓的慢性病变,多发生于脊髓颈椎段和胸椎段。主要临床症状有:① 感觉分离现象。脊髓空洞症最明显的特征是有感觉分离现象。感觉分离就是破坏了脊髓后部的后索,使深感觉不能向上传导,这时就感觉不到肢体的位置,行动笨拙,走路摇摆。感觉分离也就是说患者会出现痛觉与其他感觉(包括触觉、振动觉、空间位置觉)的分离现象。脊髓空洞症的患者痛觉、温度觉明显减弱或丧失,但其他感觉一般正常。② 脊柱畸形。脊髓空洞症患者常有脊柱畸形现象存在,如果仔细检查患者,特别是拍摄颈椎 X 线片,有时可发现患者存在脊柱后突、脊柱侧弯、环枕融合等脊柱畸形现象。③ 手部肌肉的萎缩明显。脊髓空洞症患者手部肌肉的萎缩常较明显,手的畸形也较明显。④ MRI 检查。MRI 检查脊髓空洞症的患者可观察到脊髓内有空洞区,并可结合临床来确诊。病因:① 先天性脊髓神经管闭锁不全。本病常伴有脊柱裂、颈肋、脊柱侧弯、寰枕部畸形等其他先天性异常。② 脊髓血液循环异常。引起脊髓缺血、坏死、软化,形成空洞。③ 机械因素。因先天性因素致第四脑室出口梗阻,脑脊液从第四脑室流向蛛网膜下腔受阻,脑脊液搏动波向下冲击脊髓中央管,致使中央管扩大,并冲破中央管壁形成空洞。④ 其他。如脊髓肿瘤囊性变、损伤性脊髓病、放射性脊髓病、脊髓梗死软化脊髓内出血、坏死性脊髓炎等。

脊髓空洞症归属于中医学"痿证",以脾肾两虚为根本病机。或先天不足,或房劳过度,或泄痢日久,或水湿内盛,或脾、肾病久耗气伤阳,导致肾阳虚衰不能温煦脾阳,或脾阳虚久不运不能充养肾阳,终致脾肾阳气俱伤。基于本病大多由先天性病因所导致,故以肾病为主,且由于病程进展缓慢,久病必虚,故主要是以肾、脾、肝三脏之虚证多见。

(1)脾虚肉痿型:手指麻木,痛温觉迟钝,肌力减退,活动欠灵,鱼际肉萎;逐渐延及上肢,伴倦怠乏力,口淡纳逊,大便时溏。苔薄,舌质淡胖,脉沉细。治以健脾益髓,养血通络。

(2)肾虚髓空型:患肢麻木不仁,不知痛温,表面皮肤干燥,触之有感,肌肉萎缩,运动无力,脊柱弯曲或侧弯,形寒肢冷,反应迟钝。舌质淡胖,苔薄色暗,舌边齿痕,脉沉细涩。治以益肾填髓,补气活血。

(3)肝肾不足型:病程已久,肢麻肉削,手呈鹰爪,肌束颤抖,下肢挛急,步履艰行,肤干粗糙,爪甲脆松,指端溃破,或有坏死,伴头昏目眩,咽干耳鸣,苔少,舌质红,脉弦细。治以滋补肝肾,填精益髓。

(4)痰瘀阻络型:颈项僵滞,腰脊酸楚,下肢乏力,头面部麻木,肢体麻木,头晕,头痛,痛处固定,面色晦暗,舌质暗,或有瘀斑,苔白腻,脉细涩或细滑。治以活血祛瘀,化痰通络。

案一

蒋某,女,38 岁。

主诉:右侧面部及上肢麻木 8 个月,术后 6 月余。

初诊(2011 - 03 - 31):2010 年 7 月底始作右侧面部及上肢麻木,右下肢酸软无力,无明显外因。并于 2010 - 09 - 04 行颅底凹陷症减压手术,术后无明显改善,目前仍有颈项僵滞,腰脊酸楚,步履乏力,左侧亦有波及,二便正常,四肢畏冷,经事正常,无呛咳,喝水吞咽尚可。MRI 示颈椎、胸椎退变,脊髓空洞症。检查:神清,颅神经(-),右侧面部及躯体同侧感觉迟钝,四肢肌力 4 级,腱反射(++),无阵挛,霍夫曼征(-),巴宾斯基征(-),咽喉充血(+++),苔薄腻,脉细滑。诊断:脊髓空洞症术后。此乃经脉失畅,痰瘀阻络,治以活血祛瘀,除湿止痛,补气通络,温阳利水。

【处方】

(1)炙黄芪 9 g、党参 12 g、当归 9 g、白芍 12 g、生地黄 9 g、川芎 9 g、柴胡 9 g、桃仁 9 g、红花 9 g、乳香 9 g、五灵脂 12 g、羌活 9 g、秦艽 9 g、制香附 12 g、川牛膝 12 g、广地龙 9 g、炙甘草 6 g、生黄芪 30 g、炒白术 12 g、汉防己 15 g、泽漆 15 g、泽泻 15 g、泽兰 15 g、大蜈蚣 3 g、川桂枝 9 g。7 剂,水煎服,每天 1 剂,每天 2 次。

(2)麝香保心丸,每次 2 粒,每天 2 次,药汤送服。

(3)嘱患者注意颈部保护,避免外伤。

二诊(2011 - 07 - 28):药后诸恙均缓,稍有劳累后右下肢乏力,腰脊酸楚,二便正常,胃纳已佳,苔薄腻,脉细缓。治以调和气血,祛痰通络,温经散寒。

【处方】

(1)炙黄芪 15 g、党参 12 g、当归 9 g、白芍 12 g、熟地黄 30 g、川芎 12 g、柴胡 9 g、鹿角片 9 g、肉桂 3 g、炮姜 6 g、麻黄 6 g、白芥子 9 g、炙甘草 6 g、生黄芪 15 g、补骨脂 12 g、秦艽 9 g、羌活 12 g、独活 12 g、香谷芽 12 g、首乌藤 18 g。14 剂,水煎服,每天 1 剂,每天 2 次。

(2)麝香保心丸,每次 2 粒,每天 2 次,药汤送服。

按:本案患者因右侧面部及上肢麻木、右下肢酸软无力 8 个月,行颅底凹陷症减压术后 6 月余,术后无明显改善,初诊时仍有颈项僵滞,腰脊酸楚,步履乏力,左侧亦有波及,二便正常,四肢畏冷,经事正常,无呛咳,喝水吞咽尚可。施杞教授诊断为脊髓空洞症术后,辨为经脉失畅,痰瘀阻络,方选筋痹方加生黄芪、炒白术、汉防己、泽漆、泽泻、泽兰、大蜈蚣、川桂枝活血祛瘀,祛风除湿,通络止痛,补气温阳利水。二诊时诸恙均缓,稍有劳累后右下肢乏力,腰脊酸楚,气血失和,痰瘀阻络,以圣愈汤加阳和汤温阳散寒,祛痰通痹,加生黄芪补气升阳、益卫固表、利尿消肿;补骨脂温补肾阳;秦艽、羌活、独活祛风除湿、散寒止痛,治疗四肢麻痛;香谷芽和胃健脾;首乌藤养血通络。脊髓空洞症是一种缓慢进展的脊髓退行性病变,其病理特征是髓内有空洞形成及胶质增生。于1827年始应用脊髓空洞症的术语予以定名,迄今病因尚未肯定。目前大部分学者认为脊髓空洞症不是单独一种病因所造成的一个独立病种,而是由多种致病因素造成的证候群。其中枕骨大孔区畸形或梗阻是导致空洞形成的重要因素之一。临床主要症状是受损节段的分离性感觉障碍,下运动神经元障碍以及长传导束功能障碍与营养障碍。本案患者即合并颅底凹陷症,手术疗效欠佳,中医学中无脊髓空洞症的病名,根据其临床首先表现为肌肤麻木,不知温痛,当归属于"痱证"之中,痱即废。《灵枢·热病》曰:"痱之为病也,身无痛者,四肢不收。"隋代《诸病源候论》又提出风痱:"身体无痛,四肢不收,神智不乱,一臂不随者,风痱也。"故现代有以"风痱"立名的。然而,随着脊髓空洞的发展,又可出现手及前臂肌肉软弱和萎缩,则又可归属"肉痿"之证。诚如张志聪曰:"痿者,四肢无力萎弱,举动不能,若萎弃不用之状。"张介宾曰:"精气耗伤,故肌肉不仁,发为肉痿。"由于脊髓空洞症进展缓慢,早期难以明确诊断,故待确诊后延请中医诊治者,大多已有肌肉痿废之症,故中医临诊一般诊断为"痿躄"。脊髓空洞症理论上归属于中医学"痿证"范畴,中医脏象学说认为,"肾主藏精,在体为骨,主骨生髓""肝主藏血,在体合筋""脾主运化,在体合肌肉,主四肢"。本病之证候与肝、脾、肾三脏关系密切。肾藏先天之精,化生真阴真阳,为人体气机活动的原动力。肾虚则脾失温煦,运化失常,水谷精微不布,肌肉筋脉失养而见肌肉萎缩,四肢无力;肾虚则肺失温养而宣降无力,肌腠失养,出现肌肤麻木不仁,皮肤粗糙,排汗异常,二阴开阖失司而尿便失常;肾虚精髓不足,骨髓失充,骨软无力或骨脆易折。脾肺受损又使肾虚日甚,三脏互累,致本病缠绵难愈。由此可见,肝肾不足,髓海空虚,筋骨失养,脾胃虚弱,生化无源,后天失养属病之本。肝肾亏损是脊髓空洞症基本病机,脾胃虚弱是发病的重要因素,瘀血是发病的另一重要因素。临床分四型:脾虚肉痿型、肾虚髓空型、肝肾不足型、痰瘀阻络型。本案施杞教授辨证为痰瘀阻络型,经过活血祛瘀,健脾补气,温阳化痰行水等治疗诸症缓解。对于肝肾亏虚型者可用益肾通痹方加味治疗。

案 二

厉某,男,47岁。

主诉:颈腰疼痛伴手足麻木多年。

初诊(2011-05-19):颈腰疼痛,1983年曾有外伤,2003年右小腿截肢,目前手足麻木,握摄步履无力,周身疼痛,小便无力,腑行秘结。外院MRI(2011-03-15)示 $C_3 \sim C_4$ 以下, $T_1 \sim T_9$ 脊髓内中央管扩张,符合脊髓空洞症改变,苔薄,脉弦细。诊断:多发性损伤后,脊髓空洞症。此乃气血瘀滞,经脉失养,治以破瘀通络,行气通腑,健脾利水。

【处方】

(1)炙黄芪9g、党参12g、当归9g、白芍12g、生地黄9g、川芎12g、柴胡9g、红花9g、桃仁9g、天花粉12g、穿山甲6g、炙甘草6g、制大黄9g、生黄芪30g、生大黄9g[后下]、肉苁蓉 30 g、秦艽 12 g、羌活 12 g、独活 12 g、青风藤 12 g、大蜈蚣 3 g、香谷芽 15 g。14 剂,水煎服,每天 1 剂,每天 2 次。

（2）麝香保心丸,每次 2 粒,每天 2 次,药汤送服。

二诊（2011‐07‐28）：自觉颈腰疼痛渐缓,腑行少力,胃纳欠佳,两手握摄较前有力,恶风,畏冷,苔薄,脉细滑。此乃肾阳不足,精虚髓亏,水热内结,治以健脾温肾,填精益髓,宽胸化痰,破瘀通络,止痉。

【处方】

炙黄芪 9 g、党参 12 g、当归 9 g、白芍 12 g、熟地黄 12 g、川芎 12 g、柴胡 9 g、山茱萸 12 g、怀山药 18 g、枸杞子 12 g、鹿角片 12 g、菟丝子 12 g、熟附片 9 g、桂枝 9 g、杜仲 12 g、香谷芽 12 g、炙甘草 6 g、炙地鳖 12 g、大蜈蚣 3 g、秦艽 9 g、羌活 12 g、独活 12 g、姜半夏 9 g、全瓜蒌 9 g、小川连 6 g、香谷芽 12 g、制香附 12 g。28 剂,水煎服,每天 1 剂,每天 2 次。

按：本案患者颈腰疼痛,28 年前曾有外伤,2003 年右小腿截肢,目前手足麻木,握摄步履无力,周身疼痛,小便无力,腑行秘结,苔薄,脉弦细,MRI 示 $C_3 \sim C_4$ 以下,$T_1 \sim T_9$ 脊髓内中央管扩张,符合脊髓空洞症改变。辨为气血瘀滞、经脉失养,方选复元活血汤合圣愈汤破瘀通络,行气通腑,加生黄芪、生大黄、肉苁蓉、秦艽、羌活、独活、青风藤、大蜈蚣、香谷芽补气利水,祛风通络止痉。二诊时颈腰疼痛渐缓,腑行少力,胃纳欠佳,两手握摄较前有力,恶风,畏冷,苔薄,脉细滑,治以健脾温肾,填精益髓,宽胸化痰,破瘀通络止痉,方选温肾通痹方加炙地鳖、大蜈蚣、秦艽、羌活、独活、姜半夏、全瓜蒌、小川连、香谷芽、制香附。脊髓空洞症的中医辨证论治一般以痿证治疗：如出现肢体麻木、疼痛、僵硬发抖、无力、颤抖、行走困难、肌张力增高、腱反射亢进、胸胁束束感等,中医辨证为痉证,病在筋脉,为肝所主,恶血留肝,气血失和,经脉不畅,方选痉痹方破瘀通络,疏肝解痉;如表现为筋脉弛缓,肌肉消瘦,手足麻木,痿软无力,肌张力下降,肌力下降为特征的病证,统称为痿证。发病日久或后期,见头晕神疲,心悸自汗,腰膝酸软,四肢不举,肌力下降,肌张力下降,舌苔薄或腻,质淡体胖,脉细带滑等症,归属于中医学"痿证"范畴。

临证实录十八

踝足关节病变

踝足关节病变是临床常见病、多发病。踝关节是身体重要的承重关节,在各种体育运动中均占有重要的地位,踝关节损伤是体育运动中最为常见的运动损伤。

中医学将其归属为"筋伤"范畴,主要由不慎跌仆或强力扭转引起,其主要病机是气滞血瘀,脉络不通,局部筋肉或损或断,经脉、气血受损,血行失度不循常道,不能随气而行于脉内,溢于脉外,局部瘀血留之,不通则痛,故而肿胀疼痛,功能障碍。《圣济总录·伤折恶血不散》云:"若因伤折,内动经络,血行之道不得宣通,瘀结不敢,则为肿为痛。"施杞教授强调应预防、治疗、康复、养生、治未病一体化。踝关节的特点:一是解剖结构复杂,韧带众多,全关节几乎包裹于皮下,无肌群分布,血供相对薄弱;二是运动量大而广,在运动中既缺乏自身结构的保护,又缺少制约,几乎可以完成屈伸、内外翻及内外旋转的各方向不充分动作,因而易于受伤;三是一年四季多暴露在外,易受风寒。踝关节扭伤后急性期疗程相对较长,而康复期因人而异,多由患者拖延日久,症状缠绵,且易再次损伤,给患者带来心理负担。为医者需要有总体把握,耐心动员患者安心全程治疗,除药物内服外敷、熏洗外,应施以手法治疗,在施行整踝三步九法时,先仔细排除骨折的可能,通过理筋放松踝部后,整骨手法宜快速,医者在患者不知不觉中完成快扳手法,而后再继续完成通络法。三步九法可以消肿止痛、理顺筋骨,活血通络,并指导早期功能锻炼,注意踝部保暖。这种一体化治疗使踝部筋强骨健,灵活度增加,可减少再次损伤概率。

案 一

董某,女,27 岁。

主诉:右足跟部及跟腱附着处疼痛数月。

初诊(2011-01-20):右足跟部及跟腱附着处疼痛,时有肿胀,活动牵掣,病有数月。经对症治疗后痛略减,二便、月事正常,苔薄,脉细滑。诊断:跟痛症。此乃气血失和,经脉失养,治以补气血,益肝肾,祛风湿,止痹痛。

【处方】

炙黄芪 9 g、党参 12 g、当归 9 g、白芍 12 g、熟地黄 12 g、川芎 12 g、柴胡 9 g、独活 9 g、桑寄生 12 g、秦艽 9 g、防风 12 g、桂枝 9 g、茯苓 15 g、杜仲 12 g、川牛膝 12 g、炙甘草 6 g、制香附 9 g、鸡血藤 12 g。14 剂,水煎服,每天 1 剂,每天 2 次。

二诊(2011-03-10):右侧足跟疼痛,跖屈加甚,跟腱附着处压痛(+),二便正常,自称每次感冒发热足痛可自然减轻,苔薄,脉细滑。此乃气血瘀滞,经脉失养,治以调摄。

【处方】

炙地鳖 9 g、青风藤 15 g、骨碎补 12 g、香谷芽 12 g、炙黄芪 9 g、党参 12 g、当归 9 g、白芍 12 g、生地黄 9 g、川芎 9 g、柴胡 9 g、桃仁 9 g、红花 9 g、乳香 9 g、五灵脂 12 g、羌活 9 g、秦艽 9 g、制香附 12 g、川牛膝 12 g、广地龙 9 g、炙甘草 6 g。14 剂,水煎服,每天 1 剂,每天 2 次。

三诊(2011-04-28):疼痛渐缓,右足跟骨后结节尚有肿胀、压痛,胃纳、二便尚可,苔薄,脉细。再以祛瘀通络益肾。

【处方】

(1)炙黄芪 9 g、党参 12 g、当归 9 g、白芍 12 g、生地黄 9 g、川芎 9 g、柴胡 9 g、桃仁 9 g、红花 9 g、乳香 9 g、五灵脂 12 g、羌活 9 g、秦艽 9 g、制香附 12 g、川牛膝 12 g、广地龙 9 g、炙甘草 6 g、炙地鳖 9 g、淫羊藿 15 g、肥知母 15 g、参三七粉 3 g^{另吞}。14 剂,水煎服,每天 1 剂,每天 2 次。

(2)麝香保心丸,每次 2 粒,每天 2 次,药汤送服。

四诊(2011-07-22):足跟疼痛已有明显缓解,跟腱尚有牵掣,二便、月事正常,胃纳亦佳,苔薄,脉细。治守前法。

【处方】

(1)炙黄芪 9 g、党参 12 g、当归 9 g、白芍 12 g、生地黄 9 g、川芎 9 g、柴胡 9 g、桃仁 9 g、红花 9 g、乳香 9 g、五灵脂 12 g、羌活 9 g、秦艽 9 g、制香附 12 g、川牛膝 12 g、广地龙 9 g、炙甘草 6 g、炙地鳖 9 g、淫羊藿 15 g、肥知母 15 g、熟附片 9 g、炙僵蚕 9 g、白芥子 9 g、香谷芽 12 g。7 剂,水煎服,每天 1 剂,每天 2 次。

(2)麝香保心丸,每次 2 粒,每天 2 次,药汤送服。

按：本案初诊时右足跟部及跟腱附着处疼痛，时有肿胀，活动牵掣，苔薄，脉细滑。施杞教授辨证为气血失和，经脉失养之跟痛症，予以独活寄生汤合圣愈汤加制香附、鸡血藤补气血，益肝肾，祛风湿，止痹痛。二诊时右侧足跟疼痛，跖屈加甚，跟腱附着处压痛(+)，乃气血瘀滞，经脉失养，以身痛逐瘀汤合圣愈汤加味至四诊，足跟疼痛已有明显缓解。本案属于痹证范畴，"痹"是以肌肉、筋骨、关节发生酸痛、麻木、重着、屈伸不利等为主要临床表现的病证。施杞教授认为痹即因经络闭阻，气血运行不畅而发病，六淫外邪和劳伤为本病致病之因，气血失和、经脉痹阻、肝脾肾等脏腑功能失调为本病发病之本。痹证的发病，患者本身正气先虚，然后六淫外邪遂能乘虚而入，盘踞经络，导致气血闭阻，留滞于内而成疾。因此，治疗痹证首重气血，使气旺血行痹自除。本案病变过程中夹杂着"痰瘀"，因虚致瘀。治疗的重点是益气化瘀，祛风除湿，补益肝肾，故予以身痛逐瘀汤合圣愈汤加炙地鳖、青风藤、骨碎补、淫羊藿、肥知母、熟附片、炙僵蚕、白芥子等治疗后症缓。运用麝香保心丸，是继承石氏伤科用麝香能化阳通腠理，能引药透达的经验，另外麝香保心丸还具有活血通经消肿止痛功效。

案二

胡某，女，47岁。

主诉： 颈腰、膝、踝疼痛多年。

初诊(2011-03-31)： 颈腰、膝、踝疼痛多年，腰椎间盘突出症经治已瘥，右踝曾有肿胀疼痛，行关节镜下清除软骨碎片，术后略有改善，目前步行仍有疼痛，近2个月结肠炎，便秘、腹泻交替，苔薄，脉细。诊断：右踝剥脱性骨软骨炎术后。此乃气血失和，痰湿内蕴，治以补气血，益肝肾，化痰利水，止痹痛。

【处方】

炙黄芪9g、党参12g、当归9g、白芍12g、熟地黄12g、川芎12g、柴胡9g、独活9g、桑寄生12g、秦艽9g、防风12g、桂枝9g、茯苓15g、杜仲12g、川牛膝12g、炙甘草6g、泽漆15g、制南星9g、白芥子9g、制香附12g。7剂，水煎服，每天1剂，每天2次。

二诊(2011-04-06)： 药后症缓，便溏，苔薄，边有齿痕，脉细。治守前法。

【处方】

炙黄芪9g、党参12g、当归9g、白芍12g、熟地黄12g、川芎12g、柴胡9g、独活9g、桑寄生12g、秦艽9g、防风12g、桂枝9g、茯苓15g、杜仲12g、川牛膝12g、炙甘草6g、泽漆15g、制南星9g、白芥子9g、制香附12g、怀山药15g。7剂，水煎服，每天1剂，每天2次。

三诊(2011-04-13)： 药后症缓，纳少，便调，肠鸣，苔薄，边有齿痕，脉细。治守前法。

【处方】

炙黄芪9g、党参12g、当归9g、白芍12g、熟地黄12g、川芎12g、柴胡9g、独活9g、桑寄生12g、秦艽9g、防风12g、桂枝9g、茯苓15g、杜仲12g、川牛膝12g、炙甘草6g、泽漆

15 g、制南星 9 g、白芥子 9 g、制香附 12 g、怀山药 15 g、炮姜 9 g、煨木香 9 g。7 剂,水煎服,每天 1 剂,每天 2 次。

四诊(2011 - 05 - 19):诸恙渐缓,时有头晕,手麻,经行量少,苔薄,脉细。此乃气血失和,冲任不足,治以益气活血,平肝息风,舒筋通脉,通络止痛。

【处方】

炙黄芪 9 g、党参 12 g、当归 9 g、白芍 12 g、生地黄 9 g、川芎 12 g、柴胡 9 g、天麻 12 g、钩藤 12 g、茯苓 15 g、石决明 30 g^{先煎}、栀子 12 g、黄芩 9 g、益母草 15 g、桑寄生 12 g、首乌藤 18 g、川牛膝 12 g、杜仲 12 g、大蜈蚣 3 g、枸杞子 12 g、秦艽 9 g、羌活 9 g、独活 9 g、香谷芽 12 g。7 剂,水煎服,每天 1 剂,每天 2 次。

按:本案患者颈腰、膝、踝疼痛多年,腰椎间盘突出症经治已瘥,右踝曾有肿胀疼痛,行关节镜下清除软骨碎片,术后略有改善,目前步行仍有疼痛,近 2 个月结肠炎,便秘、腹泻交替,苔薄,脉细。诊断为右踝剥脱性骨软骨炎术后。辨为气血失和,痰湿内蕴,治以补气血,益肝肾,祛风湿,止痹痛,行气化痰利水。方选调身通痹方加泽漆、制南星、白芥子、制香附。二诊时症缓,便溏,苔薄,边有齿痕,脉细,原方加怀山药健脾固肾。三诊时症缓,纳少,便调,肠鸣,苔薄,边有齿痕,脉细,上方加炮姜、煨木香温中行气、健脾和胃。四诊时诸恙渐缓,时有头晕,手麻,经行量少,苔薄,脉细,此乃气血失和,冲任不足,改圣愈汤加天麻钩藤汤加大蜈蚣、枸杞子、秦艽、羌活、独活、香谷芽益气活血,平肝息风,舒筋通脉,通络止痛。剥脱性骨软骨炎是指外伤后,骨软骨骨折或反复轻度外伤导致血运障碍,骨软骨坏死脱落所致;或与细菌栓子、脂肪栓塞终末动脉及家族遗传等有关。碎片包括软骨和其下方骨质。碎片与母骨之间有纤维蒂相连或无蒂游离。母骨和碎片离断面有纤维组织或纤维软骨覆盖和少量新骨形成。完全游离碎片成为游离体吸收滑液营养而不断增大。游离体大小、数目不等,可发生关节交锁。蒂断裂导致关节内血肿,关节磨损产生关节炎。病因:① 创伤学说。频发的、连续不断的创伤,造成骨及软骨无法修复的损害,以致骨软骨变性、剥脱或游离。这可以解释为什么本病好发于运动员或活动量大的人群。② 内分泌及遗传因素学说。在运动量不大且无经常遭受外伤影响的人群中也可发生本病,创伤学说难以解释此组病例。故有学者提出,本病可能与内分泌或是遗传因素有关。本病属中医学"骨蚀"范围,《灵枢·刺节真邪》曰:"虚邪之入于身也深,寒与热相搏,久留而内着……内伤骨为骨蚀。"从症状与体征上分析以归为"痹证"。病因包括跌仆损伤、六淫邪毒、七情过度及先天不足。病机主要为气滞血瘀、痰湿蕴结、肝肾亏虚。然其病理基础是气血不通之"瘀血"。气血对骨的滋养是骨骼能保持正常功能的关键,一旦瘀血阻滞、脉络不通,气血失去滋养,则骨必然会枯朽、塌陷、坏死。可见血瘀存在于距骨缺血性坏死始终。施杞教授根据本病的不同阶段与临床特点将骨坏死分为气滞血瘀、痰湿蕴结、肝肾亏虚三型施治,本案属气血失和,痰湿内蕴,治以补气活血,益肝肾,祛风除湿止痛,行气化痰利水,并时时顾护脾胃。施杞教授临证始终不忘调理气血,形成"气血为纲,脏腑同治,标本兼顾"的临床指导原则,灵活运用益气化瘀通络及益气化瘀补肾诸方,随证加减取得满意疗效。

案 三

顾某,男,44 岁

主诉:右踝扭伤疼痛 1 年半。

初诊(2011 - 04 - 07):打网球后右踝扭伤已有 1 年半,初起曾有肿胀,1 个月后消退,目前尚有疼痛,以足跟及前足底为主,少温微凉,步履下肢酸胀乏力,胃纳、二便正常,苔薄,脉细滑。诊断:右踝关节扭伤。此乃外伤后气滞血瘀,痰瘀互结,经脉失养,治以活血化瘀,化痰通络,利水消肿。

【处方】

炙黄芪 9 g、党参 12 g、当归 9 g、白芍 12 g、生地黄 9 g、川芎 9 g、柴胡 9 g、桃仁 9 g、红花 9 g、乳香 9 g、五灵脂 12 g、羌活 9 g、秦艽 9 g、制香附 12 g、川牛膝 12 g、广地龙 9 g、炙甘草 6 g、泽泻 12 g、泽兰 12 g、泽漆 15 g、炙地鳖虫 9 g、川桂枝 9 g、生黄芪 30 g。14 剂,水煎服,每天 1 剂,每天 2 次。

二诊(2011 - 08 - 04):右踝疼痛,无固定压痛点,步行疼痛部位亦不固定,以前足弓及跟腱处多发,胃纳、二便正常,苔薄,脉细。治以调摄。

【处方】

(1) 炙黄芪 9 g、党参 12 g、当归 9 g、白芍 12 g、熟地黄 12 g、川芎 12 g、柴胡 9 g、独活 9 g、桑寄生 12 g、秦艽 9 g、防风 12 g、桂枝 9 g、茯苓 15 g、杜仲 12 g、川牛膝 12 g、炙甘草 6 g、炙地鳖 12 g、伸筋草 15 g、香谷芽 12 g。14 剂,水煎服,每天 1 剂,每天 2 次。

(2) 麝香保心丸,每次 2 粒,每天 2 次,药汤送服。

按:施杞教授认为慢性踝关节扭伤多为气滞血瘀、痰瘀互结,治宜益气养血,化痰通络,活血化瘀,方用筋痹方加泽泻、泽兰、泽漆、炙地鳖虫、川桂枝,重用生黄芪,或为气虚血瘀、痰瘀互结,治宜益气养血,化痰通络,活血化瘀,方用寒痹方加淫羊藿、伸筋草、香附等,此类患者多伴有心理障碍,上下楼梯或行走运动时,惧怕再次扭伤,故可配合疏肝、安神中药,加用天王补心丹或酸枣仁汤,予药渣熏洗、功能锻炼。中医药防治踝关节扭伤的特点,施杞教授强调应预防、治疗、康复、养生、治未病一体化。为医者需要有总体把握,耐心动员患者安心全程治疗,除药物内服外敷、熏洗外,应施以手法治疗,在施行整踝三步九法时,先仔细排除骨折的可能,通过理筋放松踝部后,整骨手法宜快速,医者在患者不知不觉中完成快扳手法,而后再继续完成通络法。

案 四

邵某,男,62 岁。

主诉:左足疼痛半年余。

初诊(2011-05-13):左足疼痛,起于锻炼行走过度,已半年余,二便正常,左膝亦有疼痛,外院 MRI 示左足底第 1~3 跖骨基底部骨髓水肿,检查:左足第 1~3 跖骨基底部压痛(+),挤压痛(+)。无明显肿胀,苔薄腻,脉细滑。诊断:左足痹(第 1~3 跖骨基底部骨髓水肿)。此乃气血瘀滞,经脉失畅,治以活血化瘀,健脾利水。

【处方】

(1)炙黄芪 9 g、党参 12 g、当归 9 g、白芍 12 g、生地黄 9 g、川芎 9 g、柴胡 9 g、桃仁 9 g、红花 9 g、乳香 9 g、五灵脂 12 g、羌活 9 g、秦艽 9 g、制香附 12 g、川牛膝 12 g、广地龙 9 g、炙甘草 6 g、地鳖 9 g、茯苓 15 g、赤苓 15 g、泽泻 15 g、香谷芽 12 g。14 剂,水煎服,每天 1 剂,每天 2 次。

(2)麝香保心丸,每次 2 粒,每天 2 次,药汤送服。

二诊(2011-06-09):右足底疼痛经治已有缓解,步行尚有疼痛,二便正常,苔薄腻,脉细滑。治以祛瘀通络。

【处方】

生黄芪 30 g、党参 12 g、当归 9 g、白芍 12 g、生地黄 9 g、川芎 9 g、柴胡 9 g、桃仁 9 g、红花 9 g、乳香 9 g、五灵脂 12 g、羌活 9 g、秦艽 9 g、制香附 12 g、川牛膝 12 g、广地龙 9 g、炙甘草 6 g、熟附片 9 g、汉防己 15 g、香谷芽 12 g、参三七粉 4 g另吞。14 剂,水煎服,每天 1 剂,每天 2 次。

三诊(2011-06-09):右足底疼痛经治后已有缓解,步行尚有疼痛,二便正常,苔薄腻,脉细滑。再守前法。

【处方】

生黄芪 36 g、党参 12 g、当归 9 g、白芍 12 g、生地黄 9 g、川芎 9 g、柴胡 9 g、桃仁 9 g、红花 9 g、乳香 9 g、羌活 9 g、秦艽 9 g、制香附 12 g、川牛膝 12 g、广地龙 9 g、炙甘草 6 g、熟附片 9 g、汉防己 15 g、香谷芽 12 g、三七粉 4 g另吞。14 剂,水煎服,每天 1 剂,每天 2 次。

四诊(2011-06-22):诸恙如前,足痛缓而未已,苔薄,脉细。治守前法。

【处方】

生黄芪 36 g、党参 12 g、当归 9 g、白芍 12 g、生地黄 9 g、川芎 9 g、柴胡 9 g、桃仁 9 g、红花 9 g、乳香 9 g、羌活 9 g、秦艽 9 g、制香附 12 g、川牛膝 12 g、广地龙 9 g、炙甘草 6 g、熟附片 9 g、汉防己 15 g、香谷芽 12 g、三七粉 4 g另吞。7 剂,水煎服,每天 1 剂,每天 2 次。

五诊(2011-07-21):诸恙药后均缓,足背尚有肿胀,较前已有明显消肿,步履疼痛已瘥十之七八,苔薄,脉细。治守前法。

【处方】

生黄芪 30 g、党参 12 g、当归 9 g、白芍 12 g、生地黄 9 g、川芎 9 g、柴胡 9 g、桃仁 9 g、红花 9 g、乳香 9 g、五灵脂 12 g、羌活 9 g、秦艽 9 g、制香附 12 g、川牛膝 12 g、广地龙 9 g、炙甘草 6 g、炙地鳖 9 g、白芥子 9 g、熟附片 9 g、明天麻 12 g。14 剂,水煎服,每天 1 剂,每天 2 次。

按:肝主筋、肾主骨,《素问·宣明五气》曰:"五劳所伤,久视伤血,久卧伤气,久坐伤肉,久立伤骨,久行伤筋。"患者年过花甲,肝肾本亏,筋骨失养复因锻炼行走过度,伤筋损骨,又疏于诊治,迁延不愈,疲劳骨折为本虚标实之证,本虚为肝肾亏虚,标实为气滞血瘀,治则宜急则治标,缓治其本,《素问·经脉别论》曰"食气入胃,散精于肝,淫气于筋",故而肝血充足,筋膜得养,关节运动灵活有力。本案初诊左足疼痛,MRI 示左足底第 1~3 跖骨基底部骨髓水肿,辨为气血瘀滞,经脉失畅,方选筋痹方活血祛瘀止痛,加地鳖活血接骨续筋;赤苓、泽泻健脾利水以消骨髓水肿;香谷芽健脾和胃。二诊右足底疼痛经治已有缓解,步行尚有疼痛,苔薄腻,脉细滑,上方去赤苓、泽泻,加熟附片、汉防己、参三七粉祛瘀通络、温阳利水。五诊诸恙药后均缓,足背尚有肿胀,较前已有明显消肿,步履疼痛已瘥十之七八,苔薄,脉细,以筋痹方加炙地鳖、白芥子、熟附片、明天麻活血祛瘀,接骨续筋,温肾化痰。

临证实录十九

半月板损伤

半月板是稳定膝关节的复杂结构中的重要组成部分,对膝关节的稳定和保护起到非常重要的作用。一般情况下半月板紧紧附着于胫骨平台关节面上,在膝关节的运动过程中多是不移动的,只有在膝关节屈曲135°位时,关节做内旋或外旋运动,半月板才有轻微移动,故半月板损伤常发生在此体位,临床上以外侧半月板损伤多见。

1. 诊断依据

(1) 有外伤史。

(2) 伤后关节疼痛,肿胀,有弹响和交锁现象。

(3) 膝内、外侧间隙压痛。

(4) 慢性期股四头肌萎缩,以股四头肌内侧尤明显。

(5) 麦氏征和膝关节研磨试验阳性。

2. 鉴别要点本病应与膝关节内游离体相鉴别

(1) 膝关节内游离体在膝关节内可随意游走,故出现关节交锁的位置,也多随之改变,无固定的体位和角度发生交锁。

(2) X线检查对游离体可显现影像。

(3) MRI可明确半月板损伤的部位与程度,还可发现是否伴有骨与关节软骨损伤、韧带损伤等。

3. 辨证论治

(1) 证候分类

1) 中医证候分类

气滞血瘀型:膝关节疼痛肿胀明显,关节交锁不易解脱,局部压痛明显,动则痛甚,舌暗红,脉弦或细涩。

痰湿阻滞型:损伤日久或手术后膝关节肿胀明显,酸痛乏力,屈伸受限,苔腻,舌淡胖,脉滑。

肝肾亏损型:无明显的外伤史或轻微扭伤、肿痛较轻,静时反痛或损伤日久,肌肉萎缩,膝软无力,弹响交锁频作,少苔,舌红或淡,脉细或细数。

2) 病理分类

内侧半月板损伤:压痛局限于内侧关节缝隙,股四头肌萎缩,麦氏征阳性,出现于膝关节接近全屈位为后角损伤,接近伸直位为前角损伤,以纵向撕裂多见。

外侧半月板损伤:压痛局限于外侧关节间隙,股四头肌萎缩,麦氏征、屈膝外旋试验阳性,接近全屈位为后角损伤,接近伸直位为前角损伤,以不完全横裂及水平撕裂多见。

(2) 治疗

1) 中药辨证施治

气滞血瘀型:治以活血化瘀,行气止痛。

痰湿阻滞型:治以健脾除湿,行气消肿。

肝肾亏损型:治以补肾健骨,祛瘀通络。

2) 外用药物

早期局部外敷三色敷药,后期可用四肢损伤洗方。

案 一

杨某,女,54 岁

主诉: 左膝疼痛,屈伸不利 3 个月。

初诊(2009 - 03 - 09): 3 个月前发作左膝疼痛,屈伸不利,稍有肿胀,外院 MRI 示左膝内侧半月板后角、外侧半月板前后角撕裂,交叉韧带损伤,积液,腑行正常,小便亦佳,查体:左膝屈伸受限,股直肌、股内收肌轻度萎缩,苔薄,脉细滑。诊断:左膝关节半月板损伤,左膝骨关节病。此乃气血失和,经脉失畅,治以补气养血,化瘀通络。

【处方】

炙黄芪 9 g、党参 12 g、当归 9 g、白芍 12 g、生地黄 9 g、川芎 9 g、柴胡 9 g、桃仁 9 g、红花 9 g、乳香 9 g、五灵脂 12 g、羌活 9 g、秦艽 9 g、制香附 12 g、川牛膝 12 g、广地龙 9 g、炙甘草 6 g、威灵仙 15 g、鹿衔草 12 g、鸡血藤 12 g、汉防己 15 g、生薏苡仁 15 g、炙地鳖 9 g、淫羊藿 15 g、香谷芽 12 g。14 剂,水煎服,每天 1 剂,每天 2 次。

二诊(2009 - 04 - 23): 左膝疼痛、肿胀均瘥,已可上下楼梯,苔薄,脉细滑。治守前法。

【处方】

炙黄芪 9 g、党参 12 g、当归 9 g、白芍 12 g、生地黄 9 g、川芎 9 g、柴胡 9 g、桃仁 9 g、红花 9 g、乳香 9 g、羌活 9 g、秦艽 9 g、制香附 12 g、川牛膝 12 g、广地龙 9 g、炙甘草 6 g、鸡血藤 15 g、生薏苡仁 15 g、淫羊藿 12 g、伸筋草 12 g、大枣 10 g。14 剂,水煎服,每天 1 剂,每天 2 次。

三诊(2011 - 03 - 31): 腰脊疼痛,已有 1 年余,反复发作,左下肢麻木,便燥,2 天一行。CT 示 L_4/L_5、L_5/S_1 椎间盘突出。苔薄,舌红,脉细。诊断:腰椎间盘突出症。此乃气血瘀滞,经脉失养,治以调摄。

【处方】

(1)炙黄芪 9 g、党参 12 g、当归 9 g、白芍 12 g、生地黄 9 g、川芎 9 g、柴胡 9 g、桃仁 9 g、红花 9 g、乳香 9 g、五灵脂 12 g、羌活 9 g、秦艽 9 g、制香附 12 g、川牛膝 12 g、广地龙 9 g、炙甘草 6 g、炙全蝎 3 g、大蜈蚣 3 g、香谷芽 12 g。14 剂,水煎服,每天 1 剂,每天 2 次。

(2)麝香保心丸,每次 2 粒,每天 2 次,药汤送服。

按: 半月板损伤为临床常见多发病,半月板损伤在中医学上没有准确记载,但从病机来看与"膝眼风""痹证"类似,属于伤筋范畴,《灵枢·终始》云:"屈而不伸者,其病在筋,伸而不屈者,其病在骨。"这与半月板损伤之后出现关节疼痛、屈伸不利,甚至交锁、弹响等相符,半月板损伤日久会引起关节软骨损伤、股四头肌萎缩等。半月板损伤是一种不可逆损伤,施杞教授认为痹证日久可由经络累及脏腑,出现相应的脏腑病变,如五脏痹。施杞教授临证中常分型论治,一般分为以下四型:① 肝肾不足;② 气滞血瘀;③ 风寒湿邪侵袭;④ 痰瘀互结。本案施杞教授辨证为气滞血瘀型。《素问·宣明五气》曰:"五劳所伤,久视伤血,久卧伤气,久坐伤肉,久立伤骨,久行伤筋。"长期劳损或外伤直接损伤筋骨,血瘀气滞不通,经脉痹阻,不通则痛,形成本病。另外,气为血之帅,气行则血行,老年人年老体弱,筋骨懈惰,气血不足,无力推动血液于脉管内正常运行,气滞则血瘀,瘀血内生,痹阻经脉,亦可形成本病。治疗以调摄气血,化瘀止痛,选用筋痹方加行痹除湿止痛之品而愈。三诊时腰脊疼痛,虽疾病不一样,但其证型仍属气滞血瘀,仍投以筋痹方治疗,体现异病同治之治法。

案 二

姚某,男,59 岁。

主诉:右膝疼痛半年余。

初诊(2011 - 02 - 15):右膝疼痛,起于长期运动,屈伸尚可,步履疼痛,下楼尤甚,病已半年,外院 MRI 示右膝关节内侧半月板后角损伤,右膝关节积液,右膝关节内侧软组织肿胀,苔薄腻,脉细。诊断:膝关节半月板损伤。此乃气血失和,痰湿痹阻,经脉失畅,治以活血祛瘀,祛风除湿,化痰通络。

【处方】

(1)炙黄芪 9 g、党参 12 g、当归 9 g、白芍 12 g、生地黄 9 g、川芎 9 g、柴胡 9 g、桃仁 9 g、红花 9 g、乳香 9 g、五灵脂 12 g、羌活 9 g、秦艽 9 g、制香附 12 g、川牛膝 12 g、广地龙 9 g、炙甘草 6 g、制苍术 9 g、炒黄柏 9 g、汉防己 15 g、香谷芽 12 g。14 剂,水煎服,每天 1 剂,每天 2 次。

(2)麝香保心丸,每次 2 粒,每天 2 次,药汤送服。

二诊(2011 - 03 - 01):右膝疼痛已少,尚觉酸楚,步履牵掣乏力,二便正常,苔薄,脉细。此乃气血不足,经脉失养,再以前法。

【处方】

(1)炙黄芪 9 g、党参 12 g、当归 9 g、白芍 12 g、生地黄 9 g、川芎 9 g、柴胡 9 g、桃仁 9 g、红花 9 g、乳香 9 g、五灵脂 12 g、羌活 9 g、秦艽 9 g、制香附 12 g、川牛膝 12 g、广地龙 9 g、炙甘草 6 g、鸡血藤 12 g、伸筋草 15 g、青风藤 12 g、川桂枝 9 g。14 剂,水煎服,每天 1 剂,每天 2 次。

(2)麝香保心丸,每次 2 粒,每天 2 次,药汤送服。

三诊(2011 - 03 - 15):疼痛已少,步履尚有牵掣,矢气较多,苔薄,脉细。此乃气血未和,肝肾亏虚,经脉失养,治以补肝肾,益气血,祛风湿,化痰瘀。

【处方】

(1)炙黄芪 9 g、党参 12 g、当归 9 g、白芍 12 g、熟地黄 12 g、川芎 12 g、柴胡 9 g、独活

9 g、桑寄生 12 g、秦艽 9 g、防风 12 g、桂枝 9 g、茯苓 15 g、杜仲 12 g、川牛膝 12 g、炙甘草 6 g、制南星 9 g、煨木香 9 g、藕节炭 12 g、茜草炭 12 g。14 剂,水煎服,每天 1 剂,每天 2 次。

（2）麝香保心丸,每次 2 粒,每天 2 次,药汤送服。

四诊(2011 - 03 - 29)：右膝疼痛缓而未已,矢气已少,便溏,日三行,苔薄,脉细。再以调摄。

【处方】

（1）炙黄芪 9 g、党参 12 g、当归 9 g、白芍 12 g、熟地黄 12 g、川芎 12 g、柴胡 9 g、独活 9 g、桑寄生 12 g、秦艽 9 g、防风 12 g、桂枝 9 g、茯苓 15 g、杜仲 12 g、川牛膝 12 g、炙甘草 6 g、青风藤 12 g、炙地鳖 9 g、怀山药 30 g、藕节炭 15 g、煨木香 9 g。14 剂,水煎服,每天 1 剂,每天 2 次。

（2）麝香保心丸,每次 2 粒,每天 2 次,药汤送服。

五诊(2011 - 04 - 12)：右膝疼痛渐缓,肿胀已少,胃纳、二便、步行尚可,夜寐欠宁,苔薄黄,脉细滑。再以调摄。

【处方】

（1）炙黄芪 9 g、党参 12 g、当归 9 g、白芍 12 g、熟地黄 12 g、川芎 12 g、柴胡 9 g、独活 9 g、桑寄生 12 g、秦艽 9 g、防风 12 g、桂枝 9 g、茯苓 15 g、杜仲 12 g、川牛膝 12 g、炙甘草 6 g、炙地鳖 9 g、生白术 12 g、汉防己 15 g、鹿衔草 15 g、补骨脂 12 g、续断 12 g、制香附 12 g、首乌藤 30 g。14 剂,水煎服,每天 1 剂,每天 2 次。

（2）麝香保心丸,每次 2 粒,每天 2 次,药汤送服。

六诊(2011 - 04 - 26)：右膝疼痛已有明显好转,步履尚有牵掣,二便正常,苔薄,脉细。再以调摄。

【处方】

（1）炙黄芪 9 g、党参 12 g、当归 9 g、白芍 12 g、熟地黄 12 g、川芎 12 g、柴胡 9 g、独活 9 g、桑寄生 12 g、秦艽 9 g、防风 12 g、桂枝 9 g、茯苓 15 g、杜仲 12 g、川牛膝 12 g、炙甘草 6 g、淫羊藿 12 g、肥知母 9 g、鹿衔草 12 g、制香附 12 g、首乌藤 30 g。14 剂,水煎服,每天 1 剂,每天 2 次。

（2）麝香保心丸,每次 2 粒,每天 2 次,药汤送服。

七诊(2011 - 05 - 10)：诸恙渐缓,右膝疼痛已少,登梯时尚觉困难,苔薄黄腻,脉细滑。治守前法。

【处方】

（1）炙黄芪 9 g、党参 12 g、当归 9 g、白芍 12 g、熟地黄 12 g、川芎 12 g、柴胡 9 g、独活 9 g、桑寄生 12 g、秦艽 9 g、防风 12 g、桂枝 9 g、茯苓 15 g、杜仲 12 g、川牛膝 12 g、炙甘草 6 g、明天麻 12 g、夏枯草 12 g、炒黄柏 9 g、制苍术 9 g、生薏苡仁 15 g、伸筋草 15 g。14 剂,水煎服,每天 1 剂,每天 2 次。

（2）麝香保心丸,每次 2 粒,每天 2 次,药汤送服。

八诊(2011 - 05 - 24)：右膝疼痛、活动受限均瘥,苔薄,脉细。治守前法。

【处方】

（1）炙黄芪9 g、党参12 g、当归9 g、白芍12 g、熟地黄12 g、川芎12 g、柴胡9 g、独活9 g、桑寄生12 g、秦艽9 g、防风12 g、桂枝9 g、茯苓15 g、杜仲12 g、川牛膝12 g、炙甘草6 g、明天麻12 g、夏枯草12 g、炒黄柏9 g、伸筋草15 g、炒子芩9 g、炒栀子12 g。14剂，水煎服，每天1剂，每天2次。

（2）麝香保心丸，每次2粒，每天2次，药汤送服。

九诊（2011－06－21）：诸恙已瘥，胃纳、二便正常，苔薄腻，脉细滑。再以调摄。

【处方】

（1）炙黄芪9 g、党参12 g、当归9 g、白芍12 g、熟地黄12 g、川芎12 g、柴胡9 g、独活9 g、桑寄生12 g、秦艽9 g、防风12 g、桂枝9 g、茯苓15 g、杜仲12 g、川牛膝12 g、炙甘草6 g、小川连6 g、首乌藤18 g、制香附12 g、知母12 g。14剂，水煎服，每天1剂，每天2次。

（2）麝香保心丸，每次2粒，每天2次，药汤送服。

按：本案为右膝疼痛，起于长期运动，屈伸尚可，步履疼痛，下楼尤甚，病已半年，MRI示右膝关节内侧半月板后角损伤，右膝关节积液，右膝关节内侧软组织肿胀，苔薄腻、脉细。诊断为膝关节半月板损伤，辨为气血失和，痰湿痹阻，经脉失畅。膝关节半月板损伤属于中医学"伤筋""筋出槽"范畴，"膝者筋之府"，膝部多筋。《素问·痿论》云："宗筋主束骨而利机关也。"膝关节半月板损伤后常出现疼痛交锁症状，类似于"骨错缝、筋出槽"，筋骨与肝肾二脏密切相关，肝主身之筋膜，肝藏血，肝血充盈能淫气于筋，使筋有充分的濡养，筋强才能束骨利机关。肾主骨生髓，骨的生长发育以至损伤后的修复要靠肾之精气滋养，筋骨的损伤治疗要注重从肝肾调治。肝虚则筋弱、肾虚则骨不坚、脾虚则肌肉无力，筋、骨、肌肉均弱而无力，易引起"骨错缝、筋出槽"。

本案首诊时施杞教授责之痰瘀交凝，也就是案中所载的气血失和、痰湿痹阻、经脉失畅，关节肿胀积液是有形之痰湿，治疗以筋痹方加三妙丸、汉防己、香谷芽活血祛瘀，祛风除湿，健脾燥湿，化痰利水，通络止痛；后期疼痛肿胀减轻，予调身通痹方或益肾通痹方加味以补肝肾巩固疗效。以往，现代医学认为破裂的半月板唯有手术摘除，但近年的研究进展及半月板摘除术后的远期随访都指出不能轻易摘除，因为它与膝关节的其他韧带一起对维护膝关节的稳定有极为重要的作用。对于膝关节半月板损伤康复训练必不可少，特别是股四头肌训练，其对膝关节的稳定、防止肌肉萎缩有重要作用。

案 三

吕某，男，25岁。

主诉：左膝疼痛屈伸不利半年。

初诊（2011－04－14）：左膝疼痛屈伸不利，2010－12－02外院MRI示左膝关节积液，外侧半月板后角轻度损伤，胃纳、二便正常，口干，苔薄，脉细。诊断：左膝关节滑膜炎，半月板损伤,脂肪垫损伤。此乃气血失和,痰瘀痹阻,治以活血祛瘀,祛风除湿,养血通络,强筋健骨。

【处方】

炙黄芪9 g、党参12 g、当归9 g、白芍12 g、生地黄9 g、川芎9 g、柴胡9 g、桃仁9 g、红花9 g、乳香9 g、五灵脂12 g、羌活9 g、秦艽9 g、制香附12 g、川牛膝12 g、广地龙9 g、炙甘草6 g、鹿衔草15 g、鸡血藤15 g、伸筋草15 g、大枣9 g。21剂,水煎服,每天1剂,每天2次。

二诊(2011-05-08):药后症缓。治守前法。

【处方】

炙黄芪9 g、党参12 g、当归9 g、白芍12 g、生地黄9 g、川芎9 g、柴胡9 g、桃仁9 g、红花9 g、乳香9 g、五灵脂12 g、羌活9 g、秦艽9 g、制香附12 g、川牛膝12 g、广地龙9 g、炙甘草6 g、鹿衔草15 g、鸡血藤15 g、伸筋草15 g、大枣9 g。14剂,水煎服,每天1剂,每天2次。

三诊(2011-06-09):左膝疼痛药后缓而未已,目前以内膝眼挤压痛为主,股直肌轻度萎缩,二便正常,苔薄,脉细。此乃气血未和,肝肾亏虚,经脉失养,治以补肝肾,益气血,祛风湿,止痹痛。

【处方】

炙黄芪9 g、党参12 g、当归9 g、白芍12 g、熟地黄12 g、川芎12 g、柴胡9 g、独活9 g、桑寄生12 g、秦艽9 g、防风12 g、桂枝9 g、茯苓15 g、杜仲12 g、川牛膝12 g、炙甘草6 g、炙地鳖12 g、伸筋草15 g、制香附12 g、大枣9 g。14剂,水煎服,每天1剂,每天2次。

按:本案左膝疼痛屈伸不利半年,MRI示左膝关节积液,外侧半月板后角轻度损伤,胃纳、二便正常,口干,施杞教授诊断其为左膝关节滑膜炎,半月板损伤,脂肪垫损伤,乃气血失和,痰瘀痹阻,以筋痹方加鹿衔草、鸡血藤、伸筋草、大枣活血祛瘀,祛风除湿,养血通络,强筋健骨。三诊时左膝疼痛药后缓而未已,内膝眼挤压痛,股直肌轻度萎缩,予调身通痹方加炙地鳖、伸筋草、制香附、大枣益气养血,补肝肾,壮筋骨,舒筋活血止痛。类似本案半月板损伤病例施杞教授多责之痰瘀交凝或痰湿痹阻,也就是案中所载的气血失和、痰瘀痹阻,关节肿胀积液是有形之痰湿,治疗常以筋痹方加三妙丸、汉防己等活血祛瘀,祛风除湿,健脾燥湿,化痰利水,通络止痛。后期予调身通痹方或益肾通痹方加味治疗巩固疗效。本案施杞教授加用鹿衔草、鸡血藤、伸筋草等治疗。鹿衔草味甘、苦,性微温,归肝、肾经,具有补肾强骨、祛风除湿、止咳止血之功效,主治肾虚腰痛、筋骨痿软、风湿痹痛、虚劳咳嗽、吐血崩漏、月经不调、外伤出血、虫蛇咬伤。凡肾虚腰痛,筋骨痿软者,可与杜仲、牛膝、菟丝子等补肾药配伍。凡风湿筋骨关节疼痛,日久肝肾不足者,可与独活、老鹳草等祛风湿药同用。凡年老肾虚骨质增生者,可与熟地黄、骨碎补、鸡血藤、肉苁蓉相合。

临证实录二十

腰　痛

中医认为,肾藏精,主骨生髓,直接影响人的生理功能活动。肾气虚弱则"根本不固",会加快人体的衰老过程,使人未老而先衰。《灵枢·经脉》曰:"实则闭癃,虚则腰痛。"腰为肾府,故腰痛与肾有关。多因先天禀赋不足,年高病久,劳倦过度,情志所伤,房事不节等致肾亏体虚;或感受外邪,跌仆外伤等,使经脉不利,气血不畅,均可致腰痛。"腰者,肾之府,转摇不能,肾将惫矣。"《医醇剩义·胀》曰:"肾本属水,寒气乘之……故腹满引背,时形困苦,腰髀痛则下元虚寒,营血不能流灌也。当温肾祛寒,温泉汤主之。"《金匮要略·血痹虚劳病脉证并治》曰:"虚劳腰痛,少腹拘急,小便不利者,八味肾气丸主之。"《诸病源候论·腰背病诸候》曰:"夫腰痛皆由伤肾气所为。肾虚受于风邪,风邪停积于肾经,与气血相击,久而不散,故久腰痛。"张景岳云:"腰痛证凡悠悠戚戚,屡发不已者,肾之虚也;遇阴雨或久坐痛而重者,湿也;遇诸寒而痛,或喜暖而恶寒者,寒也""腰痛之肾证十居八九。"

腰椎退行性改变往往与肾有一定关系。除去急性损伤导致的腰痛外,多数腰痛都与肾虚有关。肾虚主要表现为腰膝酸软,头晕目眩,耳鸣耳聋疲倦乏力,夜尿频多,记忆减退,牙齿松动、脱落,肌肤缺乏光泽等。

肾虚的病因是多方面的,许多因素都可以导致肾虚,具体来说主要有:

(1)先天不足。肾为先天之本,藏有先天之精,父母精血不足,多导致子女肾虚。

(2)情志失调。情志活动(精神状态)必须以内脏精气化为物质基础,七情失调、喜怒无常、情志过激、悲伤过度等是造成肾虚的主要因素之一。

(3)房劳过度。房事不节则耗伤肾精,肾精流失过多,元阳因之亏损而导致肾虚,这也是比较常见的一种肾虚病因。

(4)久病伤肾。久病不愈,失于调养,损耗精气而导致肾虚。

(5)年老体衰。男女自幼年开始肾气逐年充盛,至壮年则达极盛,而到了老年则因肾气衰退呈现衰老。

肾虚腰痛的治疗根据肾阴、肾阳亏损及阴阳互根,分别采取温补肾阳或填补肾精、滋补肝肾或温补脾肾等。《证治汇补·腰痛》曰:"治惟补肾为先。"常用肾气丸、左归丸、右归丸、六味地黄丸,施杞教授常用"温肾通痹汤""益肾通痹汤""滋肾阴方"等加减治疗。

案 一

雷某,男,25岁。

主诉:腰背痛胀数年。

初诊(2011-01-26):失眠、尿失禁反复发作多年,尿失禁冬天加重,自幼手淫阳痿易滑精,头痛2个月,颈项板直,耳鸣1周,牙痛、全身关节疼痛,以肘膝关节为甚,半夜时肠鸣音增加,注意力不集中,情绪不好时易胸闷,全身皮肤瘙痒,遇冷鼻塞,腰背痛胀,脚跟疼痛,手指麻木,寐艰,甚至整夜失眠或梦多,大便日行一次,偏溏,口干欲饮,苔少,舌红,脉细数。诊断:腰痛。此乃气血失和,肾水亏虚,心阳不振,治以气血兼顾,温补心阳,益肾填精。

【处方】

(1)柴胡12 g、半夏12 g、桂枝12 g、茯苓12 g、淡子芩15 g、甘草9 g、生龙骨30 g^{先煎}、生牡蛎30 g^{先煎}、熟地黄10 g、山茱萸12 g、桃仁12 g、酸枣仁12 g、川芎12 g、地鳖虫12 g、地龙12 g、三棱15 g、山药15 g、牡丹皮12 g、泽泻15 g、知母12 g、生黄芪30 g、白芥子15 g、全蝎6 g、首乌藤20 g、远志12 g、菖蒲15 g。14剂,水煎服,每天1剂,每天2次。

(2)天王补心丹、逍遥丸,各6 g,每天2次。

二诊(2011-03-15):周身乏力,腰背四肢关节疼痛,手足少温,夜寐不宁,自幼失检,遂有阳举不兴,天寒便频,甚至每小时1次,脘腹作胀,时有便溏,神疲乏力,筋骨疲软,胃纳尚可,苔薄,舌质红,脉弦滑。治以气血兼顾,温肾益精。

【处方】

炙黄芪9 g、党参12 g、当归9 g、白芍12 g、熟地黄12 g、川芎12 g、柴胡9 g、山茱萸12 g、怀山药18 g、枸杞子12 g、鹿角片12 g、菟丝子12 g、熟附片9 g、桂枝9 g、杜仲12 g、香谷芽12 g、炙甘草6 g、白芥子12 g、鸡血藤12 g、知母9 g、黄柏9 g、炒升麻9 g、制香附12 g、制何首乌15 g、首乌藤15 g。14剂,水煎服,每天1剂,每天2次。

三诊(2011-03-29):四肢、腰背、关节疼痛,便溏,便频均有缓解,脘腹作胀缓而未已,夜寐不宁,夜间有易持续阳兴,苔薄,舌质红,脉滑数。治以调摄肝肾,培元固本。

【处方】

炙黄芪12 g、潞党参12 g、全当归9 g、川芎12 g、炒白芍12 g、熟地黄12 g、软柴胡9 g、肥知母9 g、炒黄柏9 g、生牡蛎30 g^{先煎}、枸杞子12 g、山茱萸12 g、泽泻12 g、芡实子12 g、海金沙30 g、车前子12 g、车前草12 g、川牛膝12 g、炙甘草6 g、五味子9 g。14剂,水煎服,每天1剂,每天2次。

四诊(2011-04-12):药后颈项板直,腰背、四肢关节疼痛,夜寐不宁已渐好转,时有海底不适,小便余沥,超声示膀胱排空功能欠佳。心烦,手足心热,心悸怔忡,胃脘畏凉,四肢少温,苔薄,舌质紫、尖红,脉细弦、滑数。此乃痰瘀内蕴,肝经失畅,气化无能,治以活血祛瘀,行气止痛,温阳化气,虚实并重。

【处方】

当归9g、白芍12g、生地黄9g、川芎12g、桃仁9g、红花9g、柴胡9g、枳壳12g、桔梗12g、川牛膝12g、炒升麻9g、川桂枝12g、炒黄柏9g、山茱萸12g、生牡蛎30g^{先煎}、海金沙18g、台乌药12g、益智仁12g。14剂,水煎服,每天1剂,每天2次。

五诊(2011-04-26): 药后周身关节疼痛已少,心烦、手足灼热亦少,汗出绵绵,夜寐不宁,多梦,脘腹作胀,苔薄、舌质红,脉弦、滑数。此乃气血未和,肝经失养,治以调摄。

【处方】

当归9g、白芍12g、生地黄9g、川芎12g、桃仁9g、红花9g、柴胡9g、枳壳12g、桔梗12g、川牛膝12g、生龙骨30g^{先煎}、生牡蛎30g^{先煎}、地骨皮12g、槟榔12g、槟榔皮12g、姜半夏9g、小川连6g、制何首乌15g、首乌藤15g、炒枣仁15g、龙胆草12g。14剂,水煎服,每天1剂,每天2次。

六诊(2011-05-10): 药后精神气色渐佳,周身乏力,汗出绵绵,疼痛走窜,四肢少温,胃脘作胀,苔薄,脉弦滑。此乃气血渐趋调和,经脉未畅,肝肾不足,本虚标实,再以兼顾。

【处方】

当归9g、白芍12g、生地黄9g、川芎12g、桃仁9g、红花9g、柴胡9g、枳壳12g、桔梗12g、川牛膝12g、炒栀子12g、粉丹皮12g、云茯苓12g、姜半夏9g、嫩薄荷6g^{后下}、山茱萸12g、巴戟天12g、熟附片9g、地骨皮12g、生龙骨30g^{先煎}、生牡蛎30g^{先煎}、槟榔12g、槟榔皮12g、大枣9g。14剂,水煎服,每天1剂,每天2次。

七诊(2011-06-07): 精神较前振作,时觉脘腹作胀,胃纳、二便均可,口干少津,夜寐不宁,苔薄,舌质红,脉弦滑。治以调和气血,益肾畅中。

【处方】

当归9g、白芍12g、生地黄9g、川芎12g、桃仁9g、红花9g、柴胡9g、枳壳12g、桔梗12g、川牛膝12g、炒栀子12g、姜半夏9g、广陈皮6g、山茱萸12g、巴戟天12g、熟附片9g、麦冬12g、金樱子12g、枸杞子12g、制香附12g、首乌藤10g、车前子12g。14剂,水煎服,每天1剂,每天2次。

八诊(2011-06-21): 精神、气色均较前改善,胃纳欠佳,胃脘作胀,夜寐多梦,苔薄,舌质红,脉弦滑。再以调摄。

【处方】

当归9g、白芍12g、生地黄9g、川芎12g、桃仁9g、红花9g、柴胡9g、枳壳12g、桔梗12g、川牛膝12g、炒栀子12g、姜半夏9g、广陈皮6g、山茱萸12g、熟附片9g、金樱子12g、枸杞子12g、制香附12g、首乌藤10g、小川连6g、生龙骨30g^{先煎}、生牡蛎30g^{先煎}、肉桂6g。14剂,水煎服,每天1剂,每天2次。

按: 本案患者自幼失检,遂有阳举不兴,失眠、尿失禁反复发作多年,尿失禁冬天加重,头痛,颈项板直,耳鸣,牙痛,全身关节疼痛,以肘膝关节为甚,半夜时肠鸣音增加,注意力不集中,情绪不好时易胸闷,全身皮肤瘙痒,遇冷鼻塞,腰部痛胀,脚跟疼痛,手指麻木,寐艰,甚至整夜失眠或梦多,偏溏,口干欲饮,苔少,舌红,脉细数。诊断:腰痛。辨为气血失和,肾水亏虚,心阳不振,治以气血兼顾,温补心阳,益肾填精。方选桂枝甘草龙骨牡蛎汤合六味地黄汤、小柴胡汤化裁以温补心阳,益肾填精,养血安神定志,通络止痛。二诊时周身乏力,腰背四肢关节疼痛,手足少温,夜寐不宁,阳举不兴,天寒便频,甚至每小时1次,脘腹作胀,时有便溏,神疲乏力,筋骨疲软,为心阳已振,肝肾亏虚,治以气血兼顾,温肾益精,方选温肾通痹方加白芥子、鸡血藤、知母、黄柏、炒升麻、制香附、首乌藤温补肾阳,填精补髓,益气化瘀,祛风通络,舒筋止痛。四诊时颈项、腰背、四肢关节疼痛,夜寐不宁已渐好转,时有海底不适,小便余沥,超声示膀胱排空功能欠佳,心悸怔忡,胃脘畏凉,四肢少温,苔薄,舌质紫、尖红,脉细弦、滑数,辨证为痰瘀内蕴,肝经失畅,气化无能,治以活血祛瘀,行气止痛,温阳化气,虚实并重,方选血府逐瘀汤活血祛瘀,行气止痛,加升麻升阳举陷固海底,川桂枝通阳化气,炒黄柏滋阴降火,山茱萸补肝肾、涩精缩尿,生牡蛎收敛固涩,海金沙通淋止痛,台乌药行气止痛,益智仁温肾固精、温脾缩尿。八诊时精神、气色均较前改善,胃纳欠佳,胃脘作胀,夜寐多梦,苔薄,舌质红,脉弦滑,予调和气血,益肾畅中,交通心肾。《灵枢·经脉》曰"实则闭癃,虚则腰痛",腰为肾府,故腰痛与肾有关,多因先天禀赋不足,年高病久,劳倦过度,情志所伤,房事不节等致肾阳亏体虚;或感受外邪,跌仆外伤等,使经脉不利,气血不畅,均可致腰痛。《金匮要略·血痹虚劳病脉证并治》曰:"虚劳腰痛,少腹拘急,小便不利者,八味肾气丸主之。"《伤寒论》曰:"伤寒八九日,下之,胸满烦惊,小便不利,谵语,一身尽重,不可转侧者,柴胡加龙骨牡蛎汤主之。"又《伤寒论》桂枝甘草龙骨牡蛎汤具有温补心阳,安神定悸之功效,主治心阳不足证,烦躁不安,心悸,或失眠,心胸憋闷,畏寒肢冷,气短自汗,面色苍白,舌淡苔白,脉迟无力。本案病程迁延复杂,施杞教授化繁驭简,使用经方灵活化裁,身心同治。

案二

严某,男,53岁。

主诉:腰脊疼痛多年。

初诊(2011-03-01):腰脊疼痛已有多年,伴下肢麻木,素有血脂、血尿酸偏高,腰前俯生理弧度减弱,右肾区叩痛(+),苔薄腻,脉沉细。诊断:腰痛。此乃气血失和,经脉失畅,治以补气血,益肝肾,止痹痛。

【处方】

(1)炙黄芪9g、党参12g、当归9g、白芍12g、熟地黄12g、川芎12g、柴胡9g、独活9g、桑寄生12g、秦艽9g、防风12g、桂枝9g、茯苓15g、杜仲12g、川牛膝12g、炙甘草6g、泽泻12g、粉葛根12g、天花粉12g。14剂,水煎服,每天1剂,每天2次。

（2）麝香保心丸,每次 2 粒,每天 2 次,药汤送服。

二诊(2011-03-15):腰脊疼痛药后渐缓,下肢麻木亦少,外院 MRI 示 $L_3/L_4 \sim$ L_5/S_1 椎间盘膨隆,彩超示肾(-),苔薄,舌质紫,脉沉细。治以调和气血、补养肝肾。

【处方】

（1）炙黄芪 9 g、党参 12 g、当归 9 g、白芍 12 g、熟地黄 12 g、川芎 12 g、柴胡 9 g、独活 9 g、桑寄生 12 g、秦艽 9 g、防风 12 g、桂枝 9 g、茯苓 15 g、杜仲 12 g、川牛膝 12 g、炙甘草 6 g、粉葛根 12 g、炒子芩 9 g、炒栀子 12 g、大蜈蚣 3 g。14 剂,水煎服,每天 1 剂,每天 2 次。

（2）麝香保心丸,每次 2 粒,每天 2 次,药汤送服。

三诊(2011-03-29):腰脊疼痛、下肢麻木渐缓,腑行尚可,夜寐欠宁,苔薄,脉细。再以调摄。

【处方】

（1）炙黄芪 9 g、党参 12 g、当归 9 g、白芍 12 g、熟地黄 12 g、川芎 12 g、柴胡 9 g、独活 9 g、桑寄生 12 g、秦艽 9 g、防风 12 g、桂枝 9 g、茯苓 15 g、杜仲 12 g、川牛膝 12 g、炙甘草 6 g、炒栀子 12 g、炒子芩 9 g、炙全蝎 3 g、大蜈蚣 3 g、枸杞子 12 g、巴戟天 12 g、淫羊藿 12 g、制香附 12 g。14 剂,水煎服,每天 1 剂,每天 2 次。

（2）麝香保心丸,每次 2 粒,每天 2 次,药汤送服。

四诊(2011-04-12):腰脊疼痛、下肢麻木均缓,口苦,夜寐不宁,苔薄、黄腻,脉细滑。治以调和气血,化湿畅中,养心宁神。

【处方】

（1）炙黄芪 9 g、党参 12 g、当归 9 g、白芍 12 g、熟地黄 12 g、川芎 12 g、柴胡 9 g、独活 9 g、桑寄生 12 g、秦艽 9 g、防风 12 g、桂枝 9 g、茯苓 15 g、杜仲 12 g、川牛膝 12 g、炙甘草 6 g、炒黄柏 12 g、龙胆草 12 g、首乌藤 18 g、炒枣仁 15 g、大蜈蚣 3 g、制香附 12 g。14 剂,水煎服,每天 1 剂,每天 2 次。

（2）麝香保心丸,每次 2 粒,每天 2 次,药汤送服。

五诊(2011-05-10):药后腰痛、下肢麻木均瘥,苔薄,脉细。治守前法。

【处方】

炙黄芪 9 g、党参 12 g、当归 9 g、白芍 12 g、熟地黄 12 g、川芎 12 g、柴胡 9 g、独活 9 g、桑寄生 12 g、秦艽 9 g、防风 12 g、桂枝 9 g、茯苓 15 g、杜仲 12 g、川牛膝 12 g、炙甘草 6 g、山茱萸 12 g、巴戟天 12 g、福泽泻 12 g、炒黄柏 9 g、制苍术 9 g、生薏苡仁 15 g。14 剂,水煎服,每天 1 剂,每天 2 次。

六诊(2011-06-07):腰脊已缓,不耐久坐,素有痛风,苔薄腻,脉细滑。再以调摄。

【处方】

炙黄芪 9 g、党参 12 g、当归 9 g、白芍 12 g、熟地黄 12 g、川芎 12 g、柴胡 9 g、独活 9 g、桑寄生 12 g、秦艽 9 g、防风 12 g、桂枝 9 g、茯苓 15 g、杜仲 12 g、川牛膝 12 g、炙甘草 6 g、制川乌 9 g、补骨脂 12 g、炒黄柏 9 g、生薏苡仁 15 g、制香附 12 g、金雀根 18 g。14 剂,水煎服,每天 1 剂,每天 2 次。

按：本案腰脊疼痛多年，腰前俯生理弧度减弱，右肾区叩痛（+），苔薄腻，脉沉细。《灵枢·本脏》认为"腰尻痛"，尻，脊骨之末端即腰骶部。腰尻痛以肾与督脉虚寒最为多见，治宜温补，也有因湿痰与血瘀所致者。《素问·脉要精微论》曰："腰者，肾之府，转摇不能，肾将惫矣。"马莳注："肾附于腰之十四椎间两旁，相去脊中各一寸半，故腰为肾之府。"《丹溪心法·腰痛七十三》曰："独活寄生汤治肾气虚弱，为风湿所乘，流注腰膝；或挛拳掣痛，不得屈伸；或缓弱冷，独活（一两）、桑寄生（如无以续断代之）、细辛、牛膝、秦艽、茯苓、白芍、桂心、川芎、防风、人参、熟地黄、当归、杜仲（炒）、甘草（炙，各二两）上锉。每服三钱，水煎，空心服。下利者，去地黄；血滞于下，委中穴刺出血，妙。仍灸肾俞、昆仑，尤佳。"独活寄生汤出自《备急千金要方》，主治痹证日久，肝肾两虚，气血不足证。

案 三

黄某，女，62岁。

主诉：腰痛多年。

初诊（2011-03-15）：素有腰脊疼痛，左侧 $L_4 \sim L_5$ 椎旁血管瘤，肝功能异常时有反复，四肢少温，夜寐不宁，苔薄，脉细。诊断：腰痛。此乃气虚痰郁，治以调和气血，疏通经脉，解郁通痹。

【处方】

炙黄芪9 g、党参12 g、当归9 g、白芍12 g、生地黄9 g、川芎12 g、柴胡9 g、茯神15 g、远志9 g、酸枣仁15 g、木香9 g、苍术9 g、制香附12 g、栀子9 g、神曲12 g、大枣9 g、炙甘草6 g、垂盆草12 g、明天麻12 g、天花粉12 g、鸡血藤12 g、络石藤12 g、忍冬藤12 g。14剂，水煎服，每天1剂，每天2次。

二诊（2011-03-29）：诸恙平稳，时有头胀，血压偏高已服药，夜寐不宁，胃纳、二便尚可，口干，口苦，苔薄，脉细。再以调摄。

【处方】

炙黄芪9 g、党参12 g、当归9 g、白芍12 g、生地黄9 g、川芎12 g、柴胡9 g、天麻12 g、钩藤12 g、茯苓15 g、石决明30 g^{先煎}、栀子12 g、黄芩9 g、益母草15 g、桑寄生12 g、首乌藤18 g、川牛膝12 g、杜仲12 g、淡远志9 g、石菖蒲18 g、香谷芽12 g。14剂，水煎服，每天1剂，每天2次。

三诊（2011-04-12）：颈项酸楚，左侧臀部及下肢疼痛牵掣，不耐久行，口干，口苦，头晕头胀，苔薄，脉细沉。再以调摄。

【处方】

炙黄芪9 g、党参12 g、当归9 g、白芍12 g、生地黄9 g、川芎12 g、柴胡9 g、天麻12 g、钩藤12 g、茯苓15 g、石决明30 g^{先煎}、栀子12 g、黄芩9 g、益母草15 g、桑寄生12 g、首乌藤18 g、川牛膝12 g、杜仲12 g、蔓荆子12 g、秦艽9 g、炒羌活9 g、车前子18 g、车前草18 g、大蜈蚣 3 g、制香附 12 g、生牡蛎 30 g^{先煎}、象贝母 12 g。14 剂,水煎服,每天 1 剂,每天 2 次。

四诊(2011-04-26):诸恙均缓,头晕已少,足跟疼痛,口干,口苦,苔薄,脉细滑。再以调摄。

【处方】

炙黄芪 9 g、党参 12 g、当归 9 g、白芍 12 g、生地黄 9 g、川芎 12 g、柴胡 9 g、天麻 12 g、钩藤 12 g、茯苓 15 g、石决明 30 g^{先煎}、炒栀子 12 g、黄芩 9 g、益母草 15 g、桑寄生 12 g、首乌藤 18 g、川牛膝 12 g、杜仲 12 g、玄参 12 g、天花粉 12 g、淫羊藿 12 g、鸡血藤 12 g。14 剂,水煎服,每天 1 剂,每天 2 次。

五诊(2011-05-10):药后头晕已少,精神亦振,脘腹作胀,夜寐欠宁,血黏度高,苔薄,脉细。治守前法。

【处方】

炙黄芪 9 g、党参 12 g、当归 9 g、白芍 12 g、生地黄 9 g、川芎 12 g、柴胡 9 g、天麻 12 g、钩藤 12 g、茯苓 15 g、石决明 30 g^{先煎}、栀子 12 g、黄芩 9 g、益母草 15 g、桑寄生 12 g、首乌藤 18 g、川牛膝 12 g、杜仲 12 g、制香附 12 g、槟榔 12 g、槟榔皮 12 g、福泽泻 12 g、三七粉 4 g^{另吞}、青风藤 12 g。14 剂,水煎服,每天 1 剂,每天 2 次。

六诊(2011-05-24):诸恙均缓,夜寐盗汗不宁,苔薄,脉细。治守前法。

【处方】

炙黄芪 9 g、党参 12 g、当归 9 g、白芍 12 g、生地黄 9 g、川芎 12 g、柴胡 9 g、天麻 12 g、钩藤 12 g、茯苓 15 g、石决明 30 g^{先煎}、栀子 12 g、黄芩 9 g、益母草 15 g、桑寄生 12 g、首乌藤 18 g、川牛膝 12 g、杜仲 12 g、制香附 12 g、槟榔 12 g、槟榔皮 12 g、三七粉 4 g^{另吞}、青风藤 12 g、糯稻根 30 g、首乌藤 30 g、五味子 9 g。14 剂,水煎服,每天 1 剂,每天 2 次。

七诊(2011-06-07):头晕已瘥,口苦,腰脊疼痛,胃纳、夜寐尚可。苔薄,脉细缓。治以调和气血,补养肝肾。

【处方】

炙黄芪 9 g、党参 12 g、当归 9 g、白芍 12 g、熟地黄 12 g、川芎 12 g、柴胡 9 g、独活 9 g、桑寄生 12 g、秦艽 9 g、防风 12 g、桂枝 9 g、茯苓 15 g、杜仲 12 g、川牛膝 12 g、炙甘草 6 g、制香附 12 g、女贞子 12 g、墨旱莲 12 g、枸杞子 12 g。14 剂,水煎服,每天 1 剂,每天 2 次。

八诊(2011-06-21):药后病情稳定,时有腰痛反复,左上肢抽动,二便正常,苔薄,脉细。再守前法。

【处方】

炙黄芪 9 g、党参 12 g、当归 9 g、白芍 12 g、熟地黄 12 g、川芎 12 g、柴胡 9 g、山茱萸 12 g、怀山药 18 g、枸杞子 12 g、鹿角片 12 g、川牛膝 12 g、炙龟板 9 g、鸡血藤 12 g、香谷芽 12 g、炙甘草 6 g、秦艽 12 g、炒菟丝子 12 g、香谷芽 12 g、首乌藤 30 g。14 剂,水煎服,每天 1 剂,每天 2 次。

按:《景岳全书·杂证谟》认为:"腰痛证凡悠悠戚戚,屡发不已者,肾之虚也;遇阴雨或久坐痛而重者,湿也;遇诸寒而痛,或喜暖而恶寒者,寒也;遇诸热而痛及喜寒而恶热者,热也;郁怒而痛者,气之滞也;忧愁思虑而痛者,气之虚也;劳动即痛者,肝肾之衰也。当辨其所因而治之。"本案初诊时素有腰脊疼痛,左侧 L_4 ~ L_5 椎旁血管瘤,肝功能异常时有反复,四肢少温,夜寐不宁,苔薄,脉细。诊断:腰痛。此属病久气虚痰郁,治以调和气血、疏通经脉,解郁通痹,故方选圣愈汤合越鞠丸加味健脾养心,解郁通痹,化痰通络止痛。二诊时诸恙平稳,时有头胀,血压偏高,夜寐不宁,口干,口苦,患者素有肝病,久郁化火,肝经火热引起肝阳偏亢,肝风上扰,治以益气活血,平肝息风,舒筋通脉。七诊时头晕已瘥,口苦,腰脊疼痛,胃纳、夜寐尚可,再以调和气血、补养肝肾收功。

临证实录二十一

颈腰椎术后

颈、腰椎"围手术期"的诊治范围较广,包括围手术期脊髓、神经的再损伤及骨质疏松的预防和治疗,脏腑功能的调摄,内科并发症的诊治,免疫机制、血液流变学状态的调节,神经-内分泌应激功能与受体及血管活性物质的调节,以及患者情志的调节等。中医药具有独特的优势,可以在颈、腰椎"围手术期"的预防治疗中发挥重要作用。

"围手术期"是指手术前的准备期至手术后的康复治疗期全过程,施杞教授指出颈、腰椎"围手术期"包括手术前期(手术前30天至手术前3天)、手术期(手术前3天至手术后7天)、手术后期(手术后近期,手术后7天至手术后14天;手术后中远期,手术后14天至手术后3个月;手术后远期,手术3个月以后的3年及以上)。

一些必须手术的颈、腰椎病患者手术前体质条件较差,手术后可能出现一些并发症,如脊髓缺血再灌注、瘀血、变性、坏死等,通过中医药参与围手术期的治疗,为手术创造更好的条件,巩固、提高手术疗效,降低手术并发症的发生率,在中西医互为补充中发挥中医药的优势。这套方案将颈、腰椎病非手术治疗和手术治疗有机地联系在一起,改变了将非手术和手术治疗截然分开、完全隔离的观点,丰富和完善了颈、腰椎病的治疗体系。

1. 手术前期(手术前30天至手术前3天)特征

往往伴有内科疾病(糖尿病、冠心病、高血压、呼吸系统疾病等),精神压力大,焦虑不安,夜寐失眠,食欲不振,免疫机制低下,形成血栓前状态。

(1)气血亏虚类:头晕目眩,面少华色,心悸气短,颈项酸楚,神疲肢软,夜寐不宁。苔薄质淡,脉沉细。治则:益气养血,升清降浊。处方:益气聪明汤合酸枣仁汤加减。

(2)痰瘀内蕴类:头痛眩晕,颈项肩臂四肢麻木、刺痛。苔腻质紫,脉细弦或弦滑。治则:活血理气,逐瘀化痰。处方:血府逐瘀汤合导痰汤加减。

(3)肝阳偏亢类:颈项疼痛,头痛眩晕,血压增高,耳鸣目涩,多梦失寐。舌红,脉弦细。治则:养阴通络,平肝潜阳。处方:天麻钩藤饮加减。

(4)痰瘀化火类:咽喉肿痛,颈项板滞疼痛。舌红质紫,脉弦。治则:益气和营,养阴清咽。处方:益气和营清咽汤加减。

2. 手术后近期(手术后3天至手术后14天)特征

颈椎手术后患者大多因气管的牵拉引起喉头水肿,出现呼吸困难,严重者可窒息。霍纳综合征的发生率1%~3%,有伤口渗血、疼痛,缺血再灌注,脊髓、神经进行性挫裂伤,肺部功能低下,胃肠道功能紊乱,神经系统症状体征加重或出现新的阳性体征的变化等。

(1)血虚肠燥类:筋脉拘紧疼痛,口干纳呆,小便涩短,大便秘结。苔黄腻少津,脉弦滑或紧。治则:补血润肠通腑。处方:润肠丸合四物汤加减。

(2)肺阴亏耗类:颈部术后疼痛,干咳或痰少黏白,或痰中夹血,声音嘶哑,口干咽燥,手足心热,神疲乏力,日渐消瘦,舌红苔少,脉细数。治则:清肺养阴,益气生津。

(3)热甚发痉类:项背强直,发热胸闷,切口疼痛,甚至角弓反张,手足拘紧,腹胀便秘,咽干口渴,心烦易怒,甚则神昏谵语。苔黄腻,脉弦数。治则:泻热存津,养阴增液。

处方：增液承气汤加减。

3. 手术后中远期(手术后14天至3个月)特征

一般出院治疗。往往遗留有轻度霍纳综合征和伤口疼痛的表现,肺部功能低下,胃肠道功能紊乱,免疫力低下,全身情况较差等。

(1)气虚血瘀类：上肢及手麻木,颈肩酸痛。舌薄质紫,脉弦细或弦滑。治则：益气活血,通逐络脉。处方：补阳还五汤合止痉散加减。

(2)湿热内扰类：眩晕心悸,胁痛胸满,虚烦不眠。苔薄黄或腻,脉细滑或细弦。治则：清胆化痰,和解少阳。处方：温胆汤合小柴胡汤加减。

(3)心阳痹阻类：颈项板滞疼痛,引及牵掣至胸背疼痛,胸闷气短,肢体沉重,四肢作冷,心率变慢或心律不齐。苔白或白腻质紫,脉弦或紧。治则：温阳散结,行气祛痰。处方：瓜蒌薤白白酒汤合血府逐瘀汤加减。

(4)肝肾阴虚类：下肢拘紧,行动不利,两下肢乏力伴麻木,步履不稳。苔薄质红,脉细弦。治则：滋阴补肾,疏肝活血。处方：左归丸合柴胡疏肝散加减。

4. 手术后远期(手术30天以后的3年及以上)特征

主要是慢性并发症,如骨质疏松,内固定物松动,血肿机化,骨质增生等。脊髓型颈椎病在术后3年内往往有继续好转的趋势,但概率逐年下降。

(1)肾虚痰滞类：筋脉弛缓,肌肉萎缩,四肢不举,握摄步履无力,阳痿遗精,小便清长,余沥不净,大便燥结或溏薄。苔薄或腻,脉沉细或细滑。治则：补肾益精,温阳通督。处方：地黄饮子加减。

(2)脾肾虚弱类：肌肉萎缩,头项抬举、步履握摄均感无力,神疲失眠,纳呆便溏。苔薄质淡胖,脉细弱。治则：补养脾肾,益气和营。处方：人参养荣汤加减。

案 一

倪某,男,61 岁。

主诉:颈椎病术后 9 个月。

初诊(2010-11-04):颈椎病术后 9 个月,目前疼痛酸楚、下肢麻木已缓,汗出较多,夜寐不安,稍有畏寒,苔薄,脉细。诊断:颈椎病术后。此乃气血不足,经脉失养,治以补气血,益肝肾,祛风湿,止痹痛。

【处方】

(1)炙黄芪 9 g、党参 12 g、当归 9 g、白芍 12 g、熟地黄 12 g、川芎 12 g、柴胡 9 g、独活 9 g、桑寄生 12 g、秦艽 9 g、防风 12 g、桂枝 9 g、茯苓 15 g、杜仲 12 g、川牛膝 12 g、炙甘草 6 g、制香附 12 g、香谷芽 12 g。7 剂,水煎服,每天 1 剂,每天 2 次。

(2)麝香保心丸,每次 2 粒,每天 2 次,药汤送服。

二诊(2011-01-13):颈椎病术后约有 1 年,低头、劳累时疼痛麻木较甚,二便正常,苔薄,脉细。治守前法。

【处方】

(1)炙黄芪 9 g、党参 12 g、当归 9 g、白芍 12 g、熟地黄 12 g、川芎 12 g、柴胡 9 g、独活 9 g、桑寄生 12 g、秦艽 9 g、防风 12 g、桂枝 9 g、茯苓 15 g、杜仲 12 g、川牛膝 12 g、炙甘草 6 g、粉葛根 12 g、鸡血藤 15 g、淫羊藿 12 g、山楂 12 g、神曲 12 g。7 剂,水煎服,每天 1 剂,每天 2 次。

(2)麝香保心丸,每次 2 粒,每天 2 次,药汤送服。

按:脊髓型颈椎病围手术期的诊治,是指脊髓型颈椎病手术治疗前后脊髓、神经的再损伤及骨质疏松的预防和治疗,脏腑功能的调摄,内科并发症的诊治,免疫机制、血液流变学状态的调节,神经-内分泌应激功能与受体及血管活性物质的调节,以及患者情志的调节等。施杞教授认为本案属于手术后远期(手术 30 天以后的 3 年)患者,主要是防治慢性并发症,如骨质疏松、内固定物松动、血肿机化、骨质增生等。脊髓型颈椎病在术后 3 年内往往有继续好转的趋势,但概率逐年下降。本案辨证为术后气血不足,经脉失养,予以调身通痹方加味调摄。施杞教授临证中常用调身通痹方加味治疗颈腰椎术后肝肾两虚,气血不足,证所见腰膝疼痛,痿软,肢节屈伸不利,或麻木不仁者。伴有疼痛较为严重者可加活血通络之品,诸如鸡血藤、青风藤、络石藤等;伴有脾虚便溏者可加用扁豆、白术、干姜等温中健脾;畏寒较重者可加附片、淫羊藿等温补肾阳。

杨某,男,61 岁。

主诉:颈部外伤术后 5 月余。

初诊(2010‑12‑16):素有颈椎病,今年 7 月 4 日外伤后(伤及左眶上)诸恙加剧,在外院行 C_4/C_5、C_5/C_6 椎间盘切除加固定术,目前尚觉左前臂外侧胀麻感及右下肢麻木,乳头下及左侧胸腹部感觉下降,右下肢有灼热感,腑行偏燥,苔薄腻,脉细滑。诊断:颈椎病术后。此乃气血失和,经脉失养,治以活血祛瘀,祛风除湿,通络止痛。

【处方】

(1)炙黄芪 9 g、党参 12 g、当归 9 g、白芍 12 g、生地黄 9 g、川芎 9 g、柴胡 9 g、桃仁 9 g、红花 9 g、乳香 9 g、五灵脂 12 g、羌活 9 g、秦艽 9 g、制香附 12 g、川牛膝 12 g、广地龙 9 g、炙甘草 6 g、炙地鳖 9 g、一枝黄花 15 g、七叶一枝花 15 g、青风藤 15 g、火麻仁 15 g、大枣 9 g。7 剂,水煎服,每天 1 剂,每天 2 次。

(2)麝香保心丸,每次 2 粒,每天 2 次,药汤送服。

二诊(2010‑12‑22):药后症缓,苔薄,脉细。治守前法。

【处方】

(1)炙黄芪 9 g、党参 12 g、当归 9 g、白芍 12 g、生地黄 9 g、川芎 9 g、柴胡 9 g、桃仁 9 g、红花 9 g、乳香 9 g、五灵脂 12 g、羌活 9 g、秦艽 9 g、制香附 12 g、川牛膝 12 g、广地龙 9 g、炙甘草 6 g、炙地鳖 9 g、一枝黄花 15 g、七叶一枝花 15 g、青风藤 15 g、火麻仁 15 g、大枣 9 g。4 剂,水煎服,每天 1 剂,每天 2 次。

(2)麝香保心丸,每次 2 粒,每天 2 次,药汤送服。

三诊(2011‑01‑20):左前臂外侧麻木胀痛、右下肢有灼热感已缓,日轻夜重,活动后改善,便少,胃纳尚可,小便失常,苔薄,脉细。再以调摄。

【处方】

(1)炙黄芪 9 g、党参 12 g、当归 9 g、白芍 12 g、生地黄 9 g、川芎 9 g、柴胡 9 g、桃仁 9 g、红花 9 g、乳香 9 g、五灵脂 12 g、羌活 9 g、秦艽 9 g、制香附 12 g、川牛膝 12 g、广地龙 9 g、炙甘草 6 g、大蜈蚣 3 g、炒白术 12 g、汉防己 15 g、鸡血藤 12 g、川桂枝 9 g、香谷芽 12 g。7 剂,水煎服,每天 1 剂,每天 2 次。

(2)麝香保心丸,每次 2 粒,每天 2 次,药汤送服。

四诊(2011‑03‑10):颈椎病手术后已有 9 月余,尚觉左手胀痛,右侧下肢灼热感,腑行失畅,苔薄,脉细沉。此乃气机不畅,痰瘀内蕴,治以活血祛瘀,祛风除湿,行气通腑,通络化痰。

【处方】

炙地鳖 9 g、大蜈蚣 3 g、生大黄 6 g、炒枳壳 12 g、制川朴 12 g、火麻仁 15 g、炙黄芪 9 g、党参 12 g、当归 9 g、白芍 12 g、生地黄 9 g、川芎 9 g、柴胡 9 g、桃仁 9 g、红花 9 g、乳香 9 g、五

灵脂12 g、羌活9 g、秦艽9 g、制香附12 g、川牛膝12 g、广地龙9 g、炙甘草6 g。7剂,水煎服,每天1剂,每天2次。

五诊(2011-04-28):尚有左前臂疼痛,右下肢麻木,右侧躯体温觉降低,二便正常,苔薄,舌质红,脉细滑。再以调摄。

【处方】

炙黄芪9 g、党参12 g、当归9 g、白芍12 g、熟地黄12 g、川芎12 g、柴胡9 g、独活9 g、桑寄生12 g、秦艽9 g、防风12 g、桂枝9 g、茯苓15 g、杜仲12 g、川牛膝12 g、炙甘草6 g、炙全蝎3 g、大蜈蚣3 g、制香附12 g。7剂,水煎服,每天1剂,每天2次。

按:本案患者素有颈椎病,5个月前外伤后诸恙加剧,在外院行 C_4/C_5、C_5/C_6 椎间盘切除加固定术,初诊时尚觉左前臂外侧胀麻感及右下肢麻木,乳头下及左侧胸腹部感觉下降,右下肢有灼热感,腑行偏燥,苔薄腻,脉细滑。施杞教授诊断为颈椎病术后,辨证为气血失和,经脉失养,予以筋痹方活血祛瘀,祛风除湿,通络止痛,加一枝黄花、七叶一枝花清热解毒,利水消肿,炙地鳖破瘀通络,火麻仁润肠。三诊时症缓,日轻夜重,活动后改善,便少,小便失常,以筋痹方加大蜈蚣、炒白术、汉防己、鸡血藤、川桂枝、香谷芽活血祛瘀,祛风除湿,通络止痛,健脾利水,补血活血。五诊时尚有左前臂疼痛,右下肢麻木,右侧躯体温觉降低,予筋痹方加炙全蝎、大蜈蚣、制香附,全蝎、蜈蚣均为息风要药,两药常同用以治疗各种原因引起的痉挛抽搐,施杞教授常以其治疗慢性筋骨疾病压迫神经根所致的麻木痹痛者。

案 三

许某,男,63岁。

主诉:脊髓型颈椎病术后6个月。

初诊(2007-12-20):脊髓型颈椎病术后已6个月,下肢疲软、两手握摄受限稍有改善,右肩疼痛较术前明显,便燥,苔薄,舌质紫、有齿痕,脉弦细。诊断:颈椎病术后。此乃气机失畅,经脉未遂,治以补气血,益肝肾,通经络,止痹痛。

【处方】

炙黄芪9 g、党参12 g、当归9 g、白芍12 g、熟地黄12 g、川芎12 g、柴胡9 g、独活9 g、桑寄生12 g、秦艽9 g、防风12 g、桂枝9 g、茯苓15 g、杜仲12 g、川牛膝12 g、炙甘草6 g、生蒲黄18 g^{包煎}、制香附12 g、大蜈蚣3 g、五灵脂12 g、香谷芽12 g。21剂,水煎服,每天1剂,每天2次。

二诊(2008-01-31):疼痛已缓,四肢少温,两前臂肌肉萎缩,夜尿2次,三更难寐,苔薄,脉沉细。再以调摄。

【处方】

炙黄芪9 g、党参12 g、当归9 g、白芍12 g、熟地黄12 g、川芎12 g、柴胡9 g、独活9 g、桑寄生12 g、秦艽9 g、防风12 g、桂枝9 g、茯苓15 g、杜仲12 g、川牛膝12 g、炙甘草6 g、淫羊藿 12 g、巴戟天 12 g、炒黄柏 9 g、鹿角片 9 g、炙龟板 9 g、陈阿胶 9 g、制香附 12 g、枸杞子 12 g。14 剂,水煎服,每天 1 剂,每天 2 次。

三诊(2008-04-03):诸恙渐缓,两手握摄少力,二便、夜寐均可,苔薄、舌质紫,脉弦细。再以调摄。

【处方】

炙黄芪 9 g、党参 12 g、当归 9 g、白芍 12 g、熟地黄 12 g、川芎 12 g、柴胡 9 g、独活 9 g、桑寄生 12 g、秦艽 9 g、防风 12 g、桂枝 9 g、茯苓 15 g、杜仲 12 g、川牛膝 12 g、炙甘草 6 g、枸杞子 12 g、明天麻 12 g、炒黄精 9 g、巴戟天 12 g、大蜈蚣 3 g、制香附 12 g。14 剂,水煎服,每天 1 剂,每天 2 次。

四诊(2008-05-29):诸恙均缓,右手握摄有力,胃纳、二便均佳,苔薄,脉细。再以调摄。

【处方】

炙黄芪 9 g、党参 12 g、当归 9 g、白芍 12 g、熟地黄 12 g、川芎 12 g、柴胡 9 g、独活 9 g、桑寄生 12 g、秦艽 9 g、防风 12 g、桂枝 9 g、茯苓 15 g、杜仲 12 g、川牛膝 12 g、炙甘草 6 g、枸杞子 12 g、制香附 12 g、炒枳壳 12 g、伸筋草 12 g、大枣 9 g、肉苁蓉 18 g。14 剂,水煎服,每天 1 剂,每天 2 次。

五诊(2008-07-24):两前臂肌萎缩已逐步改善,两手握摄无力渐缓,二便正常,苔薄,脉细。此乃气虚血瘀,经脉失养,治以补气活血,化痰通络。

【处方】

生黄芪 30 g、当归 9 g、赤芍 12 g、白芍 12 g、地龙 9 g、川芎 12 g、红花 9 g、桃仁 9 g、炙龟板 9 g、鹿角片 9 g、青皮 12 g、陈皮 12 g、炙紫菀 12 g、款冬花 12 g。14 剂,水煎服,每天 1 剂,每天 2 次。

六诊(2008-09-12):诸恙如前,汗出较多,两手握摄欠利,二便正常,步履乏力,左侧肩胸部酸胀,既往曾有大量激素使用史,苔薄,脉细。治守前法。

【处方】

生黄芪 30 g、当归 9 g、赤芍 12 g、白芍 12 g、地龙 9 g、川芎 12 g、红花 9 g、桃仁 9 g、潞党参 12 g、厚杜仲 12 g、老鹳草 12 g、秦艽 9 g、川牛膝 12 g、参三七粉 4 g^{另吞}、鸡血藤 12 g、制香附 12 g。14 剂,水煎服,每天 1 剂,每天 2 次。

七诊(2008-11-12):诸恙稳定,缓而未已,便溏,苔薄,脉细。此乃气血亏虚,肝肾不足,经脉痹阻,治以补肝肾,益气血,祛风湿,振脾阳。

【处方】

炙黄芪 9 g、党参 12 g、当归 9 g、白芍 12 g、熟地黄 12 g、川芎 12 g、柴胡 9 g、独活 9 g、桑寄生 12 g、秦艽 9 g、防风 12 g、桂枝 9 g、茯苓 15 g、杜仲 12 g、川牛膝 12 g、炙甘草 6 g、鹿角片 12 g、海藻 30 g、巴戟肉 12 g、天花粉 12 g、高良姜 6 g、大腹皮 18 g。14 剂,水煎服,每天 1 剂,每天 2 次。

八诊(2009-04-09):诸恙均缓,精神气色亦佳,胃纳、二便均可,苔薄,脉细。此乃心脾双亏,治以气血双补,健脾养心,温阳通痹。

【处方】

炙黄芪9g、党参12g、当归9g、白芍12g、生地黄9g、川芎12g、柴胡9g、茯神15g、远志9g、酸枣仁15g、木香9g、苍术9g、制香附12g、栀子9g、神曲12g、大枣9g、炙甘草6g、淫羊藿15g、肥知母9g、鸡血藤12g、粉葛根12g、枸杞子12g、肉苁蓉18g、鹿角片12g。14剂,水煎服,每天1剂,每天2次。

九诊(2009-10-15): 握摄、步履乏力已缓,胃纳、二便正常,近日两膝疼痛乏力,苔薄,脉细。此乃气血未和,湿热痹阻,治以清热利湿,疏风祛痹。

【处方】

(1)炙黄芪9g、党参12g、当归9g、赤芍12g、生地黄9g、川芎12g、柴胡9g、苦参9g、苍术9g、白术9g、升麻9g、防风12g、羌活12g、葛根9g、知母9g、猪苓12g、茵陈12g、黄芩9g、泽泻9g、炙甘草6g、制香附12g、香谷芽12g、大枣9g。14剂,水煎服,每天1剂,每天2次。

(2)麝香保心丸,每次2粒,每天2次,药汤送服。

十诊(2010-01-14): 药后平稳,胃纳、二便均可,苔薄腻,脉细滑。治守前法。

【处方】

(1)炙黄芪9g、党参12g、当归9g、赤芍12g、生地黄9g、川芎12g、柴胡9g、苦参9g、苍术9g、白术9g、升麻9g、防风12g、羌活12g、葛根9g、知母9g、猪苓12g、茵陈12g、黄芩9g、泽泻9g、炙甘草6g、制香附12g、香谷芽12g、补骨脂9g、巴戟天12g、大枣9g。14剂,水煎服,每天1剂,每天2次。

(2)麝香保心丸,每次2粒,每天2次,药汤送服。

十一诊(2010-04-08): 颈项酸楚,时有左侧面部麻木感,步履乏力,活动牵掣,二便正常,苔薄少津,脉弦滑。此乃肾阴不足,精亏髓减,经络痹阻,治以标本兼顾,滋阴补肾,填精益髓,祛风通络。

【处方】

(1)炙黄芪9g、党参12g、当归9g、白芍12g、熟地黄12g、川芎12g、柴胡9g、山茱萸12g、怀山药18g、枸杞子12g、鹿角片12g、菟丝子12g、川牛膝12g、炙龟板9g、鸡血藤12g、香谷芽12g、炙甘草6g、粉葛根15g、川桂枝9g、炒白术15g、大蜈蚣3g、制何首乌15g、首乌藤15g。14剂,水煎服,每天1剂,每天2次。

(2)麝香保心丸,每次2粒,每天2次,药汤送服。

十二诊(2010-11-25): 颈椎病术后已有3年余,两手握摄欠利,乏力,四肢畏冷,二便尚可,血压偏高,已服药,苔薄、舌质紫,脉弦滑。此乃气血不足,肝肾亏虚,兼有痰瘀。治以益气化瘀,祛风通络,温补肝肾,化痰通络。

【处方】

(1)炙黄芪9g、党参12g、当归9g、白芍12g、熟地黄12g、川芎12g、柴胡9g、山茱萸12g、怀山药18g、枸杞子12g、鹿角片12g、菟丝子12g、熟附片9g、桂枝9g、杜仲12g、香谷芽12g、炙甘草6g、秦艽12g、羌活9g、独活9g、厚杜仲15g、炙僵蚕9g、白芥子9g、陈阿胶6g^{烊化}。14剂,水煎服,每天1剂,每天2次。

（2）麝香保心丸,每次2粒,每天2次,药汤送服。

十三诊（2011-01-27）:颈项酸楚药后渐缓,近期受寒诸恙反复,胃纳、二便尚可,苔薄、舌质紫,脉细。再以调摄。

【处方】

炙黄芪9g、党参12g、当归9g、白芍12g、熟地黄12g、川芎12g、柴胡9g、山茱萸12g、怀山药18g、枸杞子12g、鹿角片12g、菟丝子12g、熟附片9g、桂枝9g、杜仲12g、香谷芽12g、炙甘草6g、秦艽12g、羌活9g、独活9g、厚杜仲15g、陈阿胶6g^{烊化}、全瓜蒌12g、茶树根15g、紫丹参12g。14剂,水煎服,每天1剂,每天2次。

十四诊（2011-02-17）:颈项酸楚、活动牵掣药后均瘥,两手握摄少力,四肢畏寒,苔薄,脉细滑。治以温补肾阳,益肾通督。

【处方】

熟附片9g、肉桂粉3g、熟地黄12g、山茱萸9g、云茯苓9g、怀山药9g、福泽泻9g、炙黄芪12g、苍术9g、白术9g、潞党参12g、软柴胡9g、全当归12g、蓬莪术9g、炙甘草9g。21剂,水煎服,每天1剂,每天2次。

十五诊（2011-05-13）:诸恙平稳,近期体检心脏冠脉失畅,胸腔积液,气急不舒,苔薄,脉细。再以调摄。

【处方】

炙黄芪9g、党参12g、当归9g、白芍12g、熟地黄12g、川芎12g、柴胡9g、山茱萸12g、怀山药18g、枸杞子12g、鹿角片12g、菟丝子12g、川牛膝12g、炙龟板9g、鸡血藤12g、香谷芽12g、炙甘草6g、炙地鳖9g、参三七粉4g^{另吞}、小青皮9g、益母草15g。14剂,水煎服,每天1剂,每天2次。

十六诊（2011-08-04）:胸闷,心悸,两手指末作凉,下肢步履乏力,胃纳、二便均可。苔薄,脉细。此乃气阳不足,筋经失养,再以益气化瘀,祛风通络,舒筋止痛,温阳利水。

【处方】

炙黄芪9g、党参12g、当归9g、白芍12g、熟地黄12g、川芎12g、柴胡9g、山茱萸12g、怀山药18g、枸杞子12g、鹿角片12g、菟丝子12g、熟附片9g、桂枝9g、杜仲12g、香谷芽12g、炙甘草6g、鸡血藤15g、络石藤15g、泽兰15g、泽泻12g、泽漆15g、神曲12g、五味子9g。14剂,水煎服,每天1剂,每天2次。

按:本案为颈椎病术后。脊髓型颈椎病在术后3年内往往有持续好转的趋势,但概率逐年下降。近期变坏复发者也多发生在术后3年内。术后3～6年处于较稳定状态。术后6年以后疗效变坏的概率增加、继续好转的概率极小,近期复发的主要原因是融合区相邻节段椎间盘突出,另一原因是减压不彻底,脊髓受压未彻底解除,功能虽部分恢复,但仍处于部分受压状态。远期复发的原因:① 融合区相邻节段退行性变,包括椎间盘突出、黄韧带肥厚致脊髓再受压。由于融合区相邻节段应力增加,融合节段越多,其发生率越高。② 减压融合区边缘骨质再增生,致脊髓受挤压变形并突入减压区剩余空隙内、骨质再增生的原因可能是植骨块位于椎体前中部(植骨后留有约5 mm空隙),减压融合区失去了椎体后方骨质(尤其是皮质骨),后方力学强度降低,加上前后纵韧带等稳定结构破坏,融合节段内部承受异常应力,造成生物力学紊乱机体发挥保护代偿机制以获稳定,从而骨质逐渐再增生。尤其在减压椎体两侧剩余骨质较多,或减压向椎体一偏斜时,边缘再增生骨质更易压迫脊髓。③缺血再灌注导致脊髓、神经根进一步损伤,脊髓本身发生萎缩性变化。④局部脊柱失用性骨质疏松,导致内固定物(钛网、钢板螺钉系统)松动。本案患者为脊髓型颈椎病,颈脊酸软,肢体麻木,下肢痿软无力,步履艰难,行手术治疗后6个月,初诊见下肢疲软、两手握摄受限稍有改善,右肩疼痛较术前明显,便燥,苔薄,舌质紫、有齿痕,脉弦细。辨证为气机失畅,经脉未遂之痿证,予圣愈汤合独活寄生汤加失笑散、制香附、大蜈蚣、香谷芽等补气血、益肝肾、祛风湿、活血化瘀、通络止痹痛。二诊时疼痛已缓,四肢少温,两前臂肌肉萎缩,夜尿2次,三更难寐,苔薄,脉沉细,瘀血已去,肝肾亏虚,以圣愈汤合独活寄生汤加淫羊藿、巴戟天、炒黄柏、鹿角片、炙龟板、陈阿胶、制香附、枸杞子补气血、补肾填精、祛风湿、止痹痛。五诊时两前臂肌萎缩已逐步改善,两手握摄无力渐缓,二便正常,予补阳方加炙龟板、鹿角片、青皮、陈皮、炙紫菀、款冬花,施杞教授常以补阳方补益气血,活血通络,治疗颈肩臂部或手足麻木不仁,甚者肌肉萎缩,软弱无力者,此为气虚瘀阻、经脉失养所致。该方由圣愈汤合补阳还五汤加减化裁而来。十二诊时已术后3年余,两手握摄欠利,乏力,四肢畏冷,苔薄、质紫,脉弦滑。辨证为气血不足、肝肾亏虚、兼有痰瘀,施杞教授认为痿证的基本病机实则筋脉肌肉受邪,气血运行受阻,虚则气血阴精亏耗,筋脉肌肉失养,故予以痿痹方(圣愈汤合地黄饮子)加味调摄。痿证是指外感或内伤,使精血受损,肌肉筋脉失养以致肢体弛缓、软弱无力,甚至日久不用,引起肌肉萎缩或瘫痪的一种病证。凡手足或其他部位的肌肉痿弱无力,弛缓不收者均属痿证范畴。因多发生在下肢,又有"痿躄"之称。《临证指南医案·痿》强调本病为"肝肾肺胃四经之病",痿证采用调理脾胃、滋肾清热,即"治痿独取阳明"和"泻南补北"两大治则,以实现益气养血、滋液填精、温煦濡养肌肉筋脉的目的。

案四

陈某,女,67岁

主诉:颈椎病术后4个月。

初诊(2011-03-03):脊髓型颈椎病,C_5/C_6椎间盘突出,脊髓受压,已行手术减压加人工椎间盘置换,目前为术后4个月仍有手足麻木,腰脊疼痛,外院MRI示$L_4 \sim S_1$椎管内硬膜囊间隙存在,便秘,小便正常,苔薄腻,脉细沉。诊断:颈椎病术后。此乃气血瘀滞,经脉失畅,治以活血祛瘀,祛风除湿,温肾通络,行腑止痛。

【处方】

(1)炙黄芪9 g、党参12 g、当归9 g、白芍12 g、生地黄9 g、川芎9 g、柴胡9 g、桃仁9 g、

红花9g、乳香9g、五灵脂12g、羌活9g、秦艽9g、制香附12g、川牛膝12g、广地龙9g、炙甘草6g、鹿角片12g、熟附片9g、火麻仁15g、生大黄3g、熟大黄3g、香谷芽12g。7剂,水煎服,每天1剂,每天2次。

（2）麝香保心丸,每次2粒,每天2次,药汤送服。

二诊（2011-03-31）：两下肢疲软乏力,药后腑行已畅,两肩疼痛,夜间较甚,下肢畏冷,苔薄,舌质红,脉细沉。此乃气阴两虚,阴阳失衡,治以益气化瘀,养阴生津,化痰通络,温肾通痹。

【处方】

（1）炙黄芪9g、党参12g、当归9g、白芍12g、熟地黄12g、川芎9g、柴胡9g、山茱萸12g、巴戟天12g、肉苁蓉12g、附子9g、肉桂6g、五味子9g、麦冬12g、石斛9g、石菖蒲18g、淡远志9g、茯苓15g、秦艽9g、羌活9g、独活9g、大蜈蚣3g、制香附12g。10剂,水煎服,每天1剂,每天2次。

（2）麝香保心丸,每次2粒,每天2次,药汤送服。

按：本案为脊髓型颈椎病围手术期病例,初诊手足麻木,腰脊疼痛,便秘,苔薄腻,脉细沉,诊断为颈椎病术后,辨证为气血瘀滞,经脉失畅,治以活血祛瘀,祛风除湿,温肾通络,行腑止痛,方选筋痹方加鹿角片、熟附片、火麻仁、生大黄、熟大黄。二诊时两下肢疲软乏力,药后腑行已畅,两肩疼痛,夜间较甚,下肢畏冷,乃气阴两虚,阴阳失衡,治以益气化瘀,养阴生津,化痰通络,温肾通痹,方选痿痹方加石斛、石菖蒲、淡远志、茯苓、秦艽、羌活、独活、大蜈蚣、制香附等。施杞教授在临床上常常将手术后远期患者辨证分型为：① 肾虚瘀滞型：筋脉弛缓,肌肉萎缩,四肢不举,握摄步履无力,阳痿遗精,小便清长,余沥不净,大便燥结或溏薄,苔薄或腻,脉沉细或细滑。治以补肾益精,温阳通督。方选地黄饮子加减。用药：生地黄、熟地黄、山茱萸、巴戟天、肉苁蓉、五味子、石菖蒲、淡远志、麦冬、附子、肉桂、石斛、茯苓、黄芪、当归。② 脾肾虚弱型：肌肉萎缩,头项抬举,步履握摄均感无力,神疲失眠,纳呆便溏,苔薄,舌质淡胖,脉细弱。治以补养脾肾,益气和营。方选人参养荣汤加减,用药：人参、黄芪、当归、熟地黄、赤芍、白芍、茯苓、白术、五味子、肉桂、远志、陈皮、山药、生姜、甘草、大枣。

案五

黄某,男,71岁。

主诉：颈椎病术后3年伴颈痛手麻无力。

初诊（2010-11-11）：脊髓型颈椎病术后已有3年,颈痛手麻,上肢无力较甚,上肢感觉作凉,畏冷,伴胸胁裹束感,足跗肿胀,步履拘紧不稳,肢体重着如裹,间歇性跛行<100m,小便欠畅,便秘。诊断：颈椎病术后。此乃气血瘀滞,经脉不遂,治以益气活血,疏肝解痉,通络止痛,行气通腑。

【处方】

(1) 炙黄芪 15 g、党参 12 g、当归 9 g、白芍 12 g、生地黄 12 g、川芎 12 g、柴胡 9 g、红花 9 g、桃仁 9 g、天花粉 12 g、地鳖虫 9 g、炙甘草 6 g、制大黄 12 g、明天麻 12 g、嫩钩藤 12 g^{后下}、大蜈蚣 3 g、车前子 18 g、车前草 18 g、制何首乌 18 g、首乌藤 18 g。14 剂,水煎服,每天 1 剂,每天 2 次。

(2) 麝香保心丸,每次 2 粒,每天 2 次,药汤送服。

二诊(2010 - 12 - 15)： 药后已能弃拐行走,已能步行 200 m,尚有酸痛、肿胀,纳可,便调。治守前法。

【处方】

(1) 炙黄芪 15 g、党参 12 g、当归 9 g、白芍 12 g、生地黄 12 g、川芎 12 g、柴胡 9 g、红花 9 g、桃仁 9 g、天花粉 12 g、地鳖虫 9 g、炙甘草 6 g、制大黄 12 g、明天麻 12 g、嫩钩藤 12 g^{后下}、大蜈蚣 3 g、车前子 18 g、车前草 18 g、制何首乌、首乌藤 18 g。14 剂,水煎服,每天 1 剂,每天 2 次。

(2) 麝香保心丸,每次 2 粒,每天 2 次,药汤送服。

三诊(2011 - 01 - 20)： 疼痛、胸胁裹束、下肢步履乏力拘紧等渐缓未已,尚觉疼痛,二便正常,四肢少温。此乃气滞血瘀,经络痹阻,治以活血祛瘀,祛风通络。

【处方】

炙黄芪 9 g、党参 12 g、当归 9 g、白芍 12 g、生地黄 9 g、川芎 9 g、柴胡 9 g、桃仁 9 g、红花 9 g、乳香 9 g、五灵脂 12 g、羌活 9 g、秦艽 9 g、制香附 12 g、川牛膝 12 g、广地龙 9 g、炙甘草 6 g、炙全蝎 3 g、大蜈蚣 3 g、广郁金 12 g、川桂枝 9 g、淫羊藿 12 g、香谷芽 12 g。28 剂,水煎服,每天 1 剂,每天 2 次。

四诊(2011 - 03 - 10)： 用药后诸恙均有改善,尚有下肢拘紧、沉重感,足背浮肿,足底麻木,皮肤、四肢少温。此乃气滞血瘀,经络痹阻,水湿下注,治以活血祛瘀,祛风通络,温阳利水。

【处方】

炙黄芪 9 g、党参 12 g、当归 9 g、白芍 12 g、生地黄 9 g、川芎 9 g、柴胡 9 g、桃仁 9 g、红花 9 g、乳香 9 g、五灵脂 12 g、羌活 9 g、秦艽 9 g、制香附 12 g、川牛膝 12 g、广地龙 9 g、炙甘草 6 g、炙全蝎 3 g、大蜈蚣 3 g、熟附片 9 g、川桂枝 9 g、地肤子 12 g、粉草薢 12 g、香谷芽 12 g。14 剂,水煎服,每天 1 剂,每天 2 次。

五诊(2011 - 07 - 07)： 诸恙稍缓,下肢步履较前有力,手麻亦减,胃纳尚可。此乃肾阳不足,精髓亏虚,治以益气化瘀,温肾通络,舒筋止痛。

【处方】

(1) 炙黄芪 15 g、党参 12 g、当归 9 g、白芍 12 g、熟地黄 12 g、川芎 9 g、柴胡 9 g、山茱萸 12 g、巴戟天 12 g、肉苁蓉 12 g、附子 9 g、肉桂 6 g、五味子 9 g、麦冬 12 g、石斛 9 g、石菖蒲 12 g、鹿茸 6 g、茯苓 15 g、秦艽 12 g、羌活 12 g、独活 12 g、炙地鳖 12 g、大蜈蚣 3 g、蓬莪术 18 g。28 剂,水煎服,每天 1 剂,每天 2 次。

（2）麝香保心丸，每次 2 粒，每天 2 次，药汤送服。

按：本案患者为脊髓型颈椎病术后远期，其症状表现为颈痛手麻，上肢无力较甚，上肢感觉作凉，畏冷，足跗肿胀，步履不稳，肢体重着，间歇性跛行<100 m，小便欠畅，便秘，此乃气血瘀滞，经脉不遂，辨证为痉证，病在筋脉，为肝所主，恶血留肝，气血失和，经脉不畅，治以益气活血，疏肝解痉，通络止痛，行气通腑，开路方以痉痹方合麝香保心丸破瘀通络，疏肝解痉，加明天麻、嫩钩藤、大蜈蚣、车前子、车前草、制何首乌、首乌藤平肝息风，止痉通络，利水消肿。痉痹方由圣愈汤合复元活血汤加减化裁而来，施杞教授将痉痹方用于颈椎病痉证及慢性筋骨病肢体拘紧、胸胁裹束者。原方中穿山甲片现为国家保护动物，此方中现已易为地鳖虫，可逐络中之瘀，使血各从其散。三诊时疼痛、胸胁裹束、下肢步履乏力拘紧等渐缓未已，尚觉疼痛，二便正常，四肢少温。痛舒而无复，残瘀未净，而痛未已，方选筋痹方活血祛瘀，祛风除湿，通络止痛，合止痉散加强活血祛瘀、祛风止痉之功，加广郁金、川桂枝、淫羊藿、香谷芽、熟附片等温经散寒止痛，最后以圣愈汤合地黄饮子加味补养肝脾，温肾通督善后。

案六

丁某，男，41 岁。

主诉：颈椎间盘置换术后 16 个月伴疼痛。

初诊（2011 - 06 - 07）：颈项不适已有 8 年余，于 2010 年 2 月行颈椎手术治疗，术式为 C_4/C_5、C_5/C_6 椎间盘切除加人工椎间盘置换术，术后 X 线片见图 22 - 1。术后尚有颈项疼痛，时有胸闷，心悸多汗，左侧颈及上背拘紧、有牵掣感，左肩灼痛，两侧平衡失调，就诊时在诊室内悲伤恸哭，二便正常，苔薄腻，脉细滑。诊断：颈椎病术后。此乃气血瘀滞，肝经失畅，治以活血祛瘀，祛风通络，益气养阴，化痰解郁。

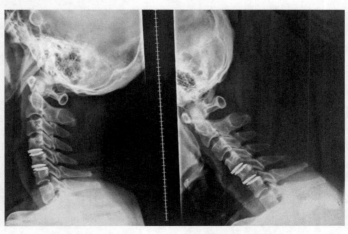

图 22 - 1　C_4/C_5、C_5/C_6 椎间盘置换术后 X 线片

【处方】

(1)炙黄芪9 g、党参12 g、当归9 g、白芍12 g、生地黄9 g、川芎9 g、柴胡9 g、桃仁9 g、红花9 g、乳香9 g、五灵脂12 g、羌活9 g、秦艽9 g、制香附12 g、川牛膝12 g、广地龙9 g、炙甘草6 g、云茯苓12 g、姜半夏9 g、嫩薄荷6 g^{后下}、麦冬12 g、五味子9 g、玄参12 g、首乌藤18 g、生龙骨30 g^{先煎}、生牡蛎30 g^{先煎}、大枣9 g。14剂,水煎服,每天1剂,每天2次。

(2)麝香保心丸,每次2粒,每天2次,药汤送服。

二诊(2011-06-21): 精神已振,面露笑容,颈项疼痛已少,左肩灼痛已瘥,便溏,夜寐不宁,汗出较多,苔薄、黄腻,脉细滑。再以调摄。

【处方】

(1)炙黄芪9 g、党参12 g、当归9 g、白芍12 g、生地黄9 g、川芎9 g、柴胡9 g、桃仁9 g、红花9 g、乳香9 g、五灵脂12 g、羌活9 g、秦艽9 g、制香附12 g、川牛膝12 g、广地龙9 g、炙甘草6 g、云茯苓12 g、姜半夏9 g、嫩薄荷6 g^{后下}、麦冬12 g、五味子9 g、首乌藤18 g、大枣9 g、小川连6 g、肉桂6 g、制南星9 g、糯稻根30 g。14剂,水煎服,每天1剂,每天2次。

(2)麝香保心丸,每次2粒,每天2次,药汤送服。

按: 本案属于颈椎病围手术期范畴。临床常见肾虚痰滞类与脾肾虚弱类,然本案虽为手术后远期(手术30天以后的3年),但其表现为颈项疼痛,时有胸闷,心悸多汗,左侧颈及上背拘紧、有牵掣感,左肩灼痛,两侧平衡失调,就诊时在诊室内悲伤怵哭,二便正常,苔薄腻,脉细滑。诊断为颈椎病术后。辨证为气血瘀滞,肝经失畅,疾病久治不愈,引起心理伤害,产生焦虑、忧郁等症状,方选筋痹方益气化瘀,祛风除湿,通络止痛,加云茯苓、姜半夏、嫩薄荷、麦冬、五味子、玄参、首乌藤、生龙骨、生牡蛎、大枣健脾化痰、养阴疏肝定志。二诊时精神已振,面露笑容,颈项疼痛已少,左肩灼痛已瘥,便溏,夜寐不宁,汗出较多,苔薄、黄腻,脉细滑,原方加小川连、肉桂交通心肾、制南星化痰、定惊、止痛,糯稻根固表止汗、消肿止痛收功。施杞教授临证善于从纷繁的症状中找到矛盾的主要方面,化繁为简,不拘泥于病程长短,有时舍证从脉,观舌察咽,辨证精确,确定主方后随症灵活加减,圆通活法,值得我辈学习。

案七

葛某,男,50岁。

主诉: 颈椎病术后颈痛、两手麻木作胀无力10个月。

初诊(2011-05-10): 颈椎病行C₃~C₄、C₅~C₆、C₆~C₇手术减压加固定已10个月,目前尚有颈痛,两手麻木作胀,握摄无力,左侧手骨间肌萎缩,并腰痛,右下肢乏力、牵掣麻木,伴胸胁裹束感。霍夫曼征(+),腰前俯生理弧度存在,外院CT示L₅/S₁椎间盘偏左突出,腑行燥结,3天一行。苔薄黄,舌质红,脉细弦。诊断:颈椎病术后,腰椎间盘突出症。此乃气血瘀滞,经脉不遂,治以益气化瘀,祛风除湿,温阳通络。

【处方】

（1）炙黄芪9g、党参12g、当归9g、白芍12g、生地黄9g、川芎9g、柴胡9g、桃仁9g、红花9g、乳香9g、五灵脂12g、羌活9g、秦艽9g、制香附12g、川牛膝12g、广地龙9g、炙甘草6g、青风藤15g、金雀根15g、大蜈蚣3g、制川乌9g、巴戟天12g、肉苁蓉18g。14剂，水煎服，每天1剂，每天2次。

（2）麝香保心丸，每次2粒，每天2次，药汤送服。

二诊（2011－05－24）：两手麻木、颈腰疼痛均缓，腑行失畅，3天一解，苔薄，脉细。再以调摄。

【处方】

炙黄芪9g、党参12g、当归9g、白芍12g、生地黄9g、川芎9g、柴胡9g、桃仁9g、红花9g、乳香9g、五灵脂12g、羌活9g、秦艽9g、制香附12g、川牛膝12g、广地龙9g、炙甘草6g、火麻仁15g、生大黄3g、熟大黄3g、肉苁蓉15g、香谷芽12g、川桂枝9g。14剂，水煎服，每天1剂，每天2次。

三诊（2011－06－07）：诸恙均缓，尚觉胸胁裹束感，胃纳、二便尚可，苔薄，脉沉细。此乃气血未和，肝肾亏虚，经脉痹阻，治以补气血，益肝肾，祛风湿，清痰热。

【处方】

炙黄芪9g、党参12g、当归9g、白芍12g、熟地黄12g、川芎12g、柴胡9g、独活9g、桑寄生12g、秦艽9g、防风12g、桂枝9g、茯苓15g、杜仲12g、川牛膝12g、炙甘草6g、全瓜蒌12g、姜半夏9g、小川连6g、制香附12g、大枣9g。14剂，水煎服，每天1剂，每天2次。

四诊（2011－06－21）：诸恙如前，晨起两手作胀麻木缓而未已，胸胁裹束感已缓，二便正常，苔薄，脉细。再以调摄。

【处方】

炙黄芪9g、党参12g、当归9g、白芍12g、熟地黄12g、川芎12g、柴胡9g、独活9g、桑寄生12g、秦艽9g、防风12g、桂枝9g、茯苓15g、杜仲12g、川牛膝12g、炙甘草6g、全瓜蒌12g、姜半夏9g、小川连6g、制香附12g、大枣9g、制苍术9g、生薏苡仁15g。14剂，水煎服，每天1剂，每天2次。

按：颈椎病多被归属于中医学"痹证"范畴。施杞教授临诊时尤重脏腑气血在颈椎病发生、发展中的变化，强调内伤与外损并重；认为颈椎病总属本虚标实，其中肝、脾、肾亏虚为本，风寒湿邪外袭、痰湿内蕴，痹阻气血为标。施杞教授在诊断颈椎病时，提倡按病分型、辨病、辨证、辨型相结合，治疗时以"缓解筋肉痉挛、消除局部炎症因素、改善组织微循环、增加营养供应及恢复动静力平衡"为目的，"看清患者、看懂病情、看出门道"为指导，"扶正祛邪、补益肝脾肾、调和气血"为治法。本案患者又属于脊髓型颈椎病术后范畴，患者初诊时表现为颈痛，两手麻木作胀，握摄无力，左侧手骨间肌萎缩，并腰痛，右下肢乏力、牵掣麻木，伴胸胁裹束感。霍夫曼征（+），腑行燥结，3天一行，苔薄黄，舌质红，脉细弦，辨证为气血瘀滞，经脉不遂，治以益气化瘀，祛风除湿，温阳通络。二诊时两手麻木、颈腰疼痛均缓，腑行失畅，原方去青风藤、金雀根、大蜈蚣、制川乌、巴戟天加火麻仁、生大黄、熟大黄、肉苁蓉、香谷芽、川桂枝活血祛瘀,祛风除湿,通络止痛,润肠通便。三诊时诸恙均缓,尚觉胸胁裹束感,辨证为痰瘀未净,结于心下,以调身通痹汤合小陷胸汤加味补气血,益肝肾,祛风湿,止痹痛,清热化痰,宽胸散结。四诊时胸胁裹束感已缓,晨起两手作胀麻木缓而未已,上方加制苍术、生薏苡仁,施杞教授常用此二味药健脾燥湿治疗肢体麻木属于痰湿痹阻者。

案八

林某,男,50 岁。

主诉:腰椎间盘突出术后 9 年,伴疼痛发作 2 年。

初诊(2008 - 10 - 16):腰脊疼痛,于 1999 年行 L_4/L_5 椎间盘摘除术,2006 年起又见腰脊疼痛,左下肢牵掣麻木,外院 MRI 示 L_5/S_1 椎间盘突出,腰前俯 70°,生理弧度平直。舌质紫,边有齿痕,脉滑。诊断:腰椎间盘突出术后复发。此乃气血瘀滞,经脉失畅,治以活血祛瘀,通络止痛。

【处方】

(1)炙黄芪 9 g、党参 12 g、当归 9 g、白芍 12 g、生地黄 9 g、川芎 9 g、柴胡 9 g、桃仁 9 g、红花 9 g、乳香 9 g、五灵脂 12 g、羌活 9 g、秦艽 9 g、制香附 12 g、川牛膝 12 g、广地龙 9 g、炙甘草 6 g、炙全蝎 3 g、大蜈蚣 3 g、鸡血藤 12 g、生薏苡仁 18 g、炒枳壳 12 g、八月札 12 g。14 剂,水煎服,每天 1 剂,每天 2 次。

(2)麝香保心丸,每次 2 粒,每天 2 次,药汤送服。

二诊(2008 - 12 - 04):腰脊疼痛已缓,左下肢麻木亦少,皮肤瘙痒,胃脘作胀,苔薄,脉细。此乃气血未和,肝肾亏虚,经脉痹阻,治以补气血,益肝肾,祛风湿,止痹痛。

【处方】

(1)炙黄芪 9 g、党参 12 g、当归 9 g、白芍 12 g、熟地黄 12 g、川芎 12 g、柴胡 9 g、独活 9 g、桑寄生 12 g、秦艽 9 g、防风 12 g、桂枝 9 g、茯苓 15 g、杜仲 12 g、川牛膝 12 g、炙甘草 6 g、旋覆梗 12 g、制香附 12 g、老鹳草 15 g。14 剂,水煎服,每天 1 剂,每天 2 次。

(2)麝香保心丸,每次 2 粒,每天 2 次,药汤送服。

三诊(2009 - 01 - 08):胃纳已佳,皮肤瘙痒亦少,腰脊乏力,不能久坐,苔薄,脉细。再以调摄。

【处方】

(1)炙黄芪 9 g、党参 12 g、当归 9 g、白芍 12 g、熟地黄 12 g、川芎 12 g、柴胡 9 g、独活 9 g、桑寄生 12 g、秦艽 9 g、防风 12 g、桂枝 9 g、茯苓 15 g、杜仲 12 g、川牛膝 12 g、炙甘草 6 g、制香附 12 g、香谷芽 12 g、淫羊藿 12 g、巴戟天 12 g、补骨脂 12 g。14 剂,水煎服,每天 1 剂,每天 2 次。

(2)麝香保心丸,每次 2 粒,每天 2 次,药汤送服。

四诊(2009－02－05)：腰椎间盘突出术后已9年,腰背酸楚,左下肢牵掣2年,两足畏寒,腑行正常,无下肢麻木,尿频,苔薄、白腻,脉滑。治以调和气血,补养肝肾。

【处方】

（1）炙黄芪9 g、党参12 g、当归9 g、白芍12 g、熟地黄12 g、川芎12 g、柴胡9 g、山茱萸12 g、怀山药18 g、枸杞子12 g、鹿角片12 g、菟丝子12 g、熟附片9 g、桂枝9 g、杜仲12 g、香谷芽12 g、川牛膝12 g、炙地鳖9 g、老鹳草12 g。14剂,水煎服,每天1剂,每天2次。

（2）麝香保心丸,每次2粒,每天2次,药汤送服。

五诊(2009－04－09)：腰酸、两足畏寒、疼痛均缓,二便正常,苔薄,脉细。治守前法。

【处方】

（1）炙黄芪9 g、党参12 g、当归9 g、白芍12 g、熟地黄12 g、川芎12 g、柴胡9 g、山茱萸12 g、怀山药18 g、枸杞子12 g、鹿角片12 g、菟丝子12 g、熟附片9 g、桂枝9 g、杜仲12 g、香谷芽12 g、川牛膝12 g、秦艽12 g、老鹳草12 g、鸡血藤12 g、巴戟天12 g、金狗脊18 g。14剂,水煎服,每天1剂,每天2次。

（2）麝香保心丸,每次2粒,每天2次,药汤送服。

六诊(2009－05－14)：药后诸恙渐缓,阴雨天加重,汗出较多,二便正常,苔薄,脉细。再以益肾通痹。

【处方】

（1）炙黄芪9 g、党参12 g、当归9 g、白芍12 g、熟地黄12 g、川芎12 g、柴胡9 g、山茱萸12 g、怀山药18 g、枸杞子12 g、鹿角片12 g、菟丝子12 g、川牛膝12 g、炙龟板9 g、鸡血藤12 g、香谷芽12 g、炙甘草6 g、秦艽9 g、羌活9 g、独活9 g、老鹳草12 g、补骨脂12 g、糯稻根30 g。14剂,水煎服,每天1剂,每天2次。

（2）麝香保心丸,每次2粒,每天2次,药汤送服。

七诊(2009－06－30)：药后诸恙已缓,苔薄,脉细滑。治守前法。

【处方】

（1）炙黄芪9 g、党参12 g、当归9 g、白芍12 g、熟地黄12 g、川芎12 g、柴胡9 g、山茱萸12 g、怀山药18 g、枸杞子12 g、鹿角片12 g、菟丝子12 g、川牛膝12 g、炙龟板9 g、鸡血藤12 g、香谷芽12 g、炙甘草6 g、秦艽9 g、羌活9 g、独活9 g、老鹳草12 g、补骨脂12 g、糯稻根30 g。14剂,水煎服,每天1剂,每天2次。

（2）麝香保心丸,每次2粒,每天2次,药汤送服。

八诊(2009－07－16)：诸恙均缓,腰脊酸楚,受寒加重,二便正常,苔薄,脉细。此乃气血未和,肝肾亏虚,寒湿痹阻,治以补气血,益肝肾,祛风湿,温肾阳,通经络。

【处方】

（1）炙黄芪9 g、党参12 g、当归9 g、白芍12 g、熟地黄12 g、川芎12 g、柴胡9 g、独活9 g、桑寄生12 g、秦艽9 g、防风12 g、桂枝9 g、茯苓15 g、杜仲12 g、川牛膝12 g、炙甘草6 g、淫羊藿12 g、补骨脂9 g、大蜈蚣3 g、糯稻根30 g。14剂,水煎服,每天1剂,每天2次。

（2）麝香保心丸,每次2粒,每天2次,药汤送服。

九诊(2009 - 08 - 20):诸恙均缓,腰脊酸楚疼痛亦少,左下肢酸胀牵掣,二便正常,苔薄,脉细。此乃气血失和,湿热痹阻,治以清热利湿,疏风祛痹。

【处方】

(1)炙黄芪9 g、党参12 g、当归9 g、赤芍12 g、生地黄9 g、川芎12 g、柴胡9 g、苦参9 g、苍术9 g、白术9 g、升麻9 g、防风12 g、羌活12 g、葛根9 g、知母9 g、猪苓12 g、茵陈12 g、黄芩9 g、泽泻9 g、炙甘草6 g、香谷芽12 g、生薏苡仁15 g、川牛膝12 g。14 剂,水煎服,每天1 剂,每天2 次。

(2)麝香保心丸,每次2 粒,每天2 次,药汤送服。

十诊(2009 - 09 - 17):腰脊疼痛渐缓,麻木已少,二便正常,苔薄,脉细。再前法。

【处方】

(1)炙黄芪9 g、党参12 g、当归9 g、赤芍12 g、生地黄9 g、川芎12 g、柴胡9 g、苦参9 g、苍术9 g、白术9 g、升麻9 g、防风12 g、羌活12 g、葛根9 g、知母9 g、猪苓12 g、茵陈12 g、黄芩9 g、泽泻9 g、炙甘草6 g、地鳖虫9 g、大蜈蚣3 g、厚杜仲12 g、淫羊藿15 g、补骨脂9 g、香谷芽12 g、川牛膝12 g。14 剂,水煎服,每天1 剂,每天2 次。

(2)麝香保心丸,每次2 粒,每天2 次,药汤送服。

十一诊(2009 - 10 - 14):药后症缓。治守前法。

【处方】

(1)炙黄芪9 g、党参12 g、当归9 g、赤芍12 g、生地黄9 g、川芎12 g、柴胡9 g、苦参9 g、苍术9 g、白术9 g、升麻9 g、防风12 g、羌活12 g、葛根9 g、知母9 g、猪苓12 g、茵陈12 g、黄芩9 g、泽泻9 g、炙甘草6 g、地鳖虫9 g、大蜈蚣3 g、厚杜仲12 g、淫羊藿15 g、补骨脂9 g、香谷芽12 g、川牛膝12 g。14 剂,水煎服,每天1 剂,每天2 次。

(2)麝香保心丸,每次2 粒,每天2 次,药汤送服。

十二诊(2009 - 11 - 05):药后症缓,胃纳、二便、夜寐均可,不耐久坐久立,自觉乏力,苔薄,脉细。治守前法。

【处方】

(1)炙黄芪9 g、党参12 g、当归9 g、赤芍12 g、生地黄9 g、川芎12 g、柴胡9 g、苦参9 g、苍术9 g、白术9 g、升麻9 g、防风12 g、羌活12 g、葛根9 g、知母9 g、猪苓12 g、茵陈12 g、黄芩9 g、泽泻9 g、炙甘草6 g、地鳖虫9 g、大蜈蚣3 g、厚杜仲12 g、淫羊藿15 g、补骨脂9 g、香谷芽12 g、川牛膝12 g。14 剂,水煎服,每天1 剂,每天2 次。

(2)麝香保心丸,每次2 粒,每天2 次,药汤送服。

十三诊(2009 - 12 - 02):药后症缓。治守前法。

【处方】

(1)炙黄芪9 g、党参12 g、当归9 g、赤芍12 g、生地黄9 g、川芎12 g、柴胡9 g、苦参9 g、苍术9 g、白术9 g、升麻9 g、防风12 g、羌活12 g、葛根9 g、知母9 g、猪苓12 g、茵陈12 g、黄芩9 g、泽泻9 g、炙甘草6 g、地鳖虫9 g、大蜈蚣3 g、厚杜仲12 g、淫羊藿15 g、补骨脂9 g、香谷芽12 g、川牛膝12 g。14 剂,水煎服,每天1 剂,每天2 次。

（2）麝香保心丸,每次 2 粒,每天 2 次,药汤送服。

十四诊(2009 - 12 - 31):腰脊疼痛、下肢麻木均瘥,近期颈项牵掣,二便正常,苔薄,脉细。此乃气血未和,肝经失畅,治以益气化瘀,平肝潜阳,解肌发表。

【处方】

（1）炙黄芪 9 g、党参 12 g、当归 9 g、白芍 12 g、生地黄 9 g、川芎 9 g、柴胡 9 g、桂枝 9 g、粉葛根 12 g、大枣 9 g、炙甘草 6 g、明天麻 12 g、沙苑子 12 g、蒺藜 12 g、嫩钩藤 12 g^{后下}、巴戟天 12 g、香谷芽 12 g、生龙骨 30 g^{先煎}、生牡蛎 30 g^{先煎}。14 剂,水煎服,每天 1 剂,每天 2 次。

（2）麝香保心丸,每次 2 粒,每天 2 次,药汤送服。

十五诊(2010 - 03 - 25):诸恙渐缓,稍有盗汗,左膝尚有酸楚,二便正常,苔薄,脉细。治守前法。

【处方】

（1）炙黄芪 9 g、党参 12 g、当归 9 g、白芍 12 g、生地黄 9 g、川芎 9 g、柴胡 9 g、桂枝 9 g、粉葛根 12 g、大枣 9 g、炙甘草 6 g、明天麻 12 g、沙苑子 12 g、蒺藜 12 g、嫩钩藤 12 g^{后下}、巴戟天 12 g、香谷芽 12 g、糯稻根 30 g、枸杞子 12 g。14 剂,水煎服,每天 1 剂,每天 2 次。

（2）麝香保心丸,每次 2 粒,每天 2 次,药汤送服。

十六诊(2010 - 04 - 29):诸恙渐缓,驾车时间久后即有腰酸,仍有盗汗,自 1999 年术后至今未已,左膝尚有酸楚,二便正常,去年体检胸片正常,苔薄,脉细。治守前法。

【处方】

（1）炙黄芪 9 g、党参 12 g、当归 9 g、白芍 12 g、生地黄 9 g、川芎 9 g、柴胡 9 g、桂枝 9 g、粉葛根 12 g、大枣 9 g、炙甘草 6 g、明天麻 12 g、沙苑子 12 g、蒺藜 12 g、嫩钩藤 12 g^{后下}、巴戟天 12 g、香谷芽 12 g、煅龙骨 30 g^{先煎}、煅牡蛎 30 g^{先煎}、糯稻根 30 g、金石斛 12 g、枸杞子 12 g、厚杜仲 12 g。14 剂,水煎服,每天 1 剂,每天 2 次。

（2）麝香保心丸,每次 2 粒,每天 2 次,药汤送服。

十七诊(2010 - 07 - 21):药后症减。治守前法。

【处方】

（1）炙黄芪 9 g、党参 12 g、当归 9 g、白芍 12 g、生地黄 9 g、川芎 9 g、柴胡 9 g、桂枝 9 g、粉葛根 12 g、大枣 9 g、炙甘草 6 g、明天麻 12 g、沙苑子 12 g、蒺藜 12 g、嫩钩藤 12 g^{后下}、巴戟天 12 g、香谷芽 12 g、煅龙骨 30 g^{先煎}、煅牡蛎 30 g^{先煎}、糯稻根 30 g、金石斛 12 g、枸杞子 12 g、厚杜仲 12 g。14 剂,水煎服,每天 1 剂,每天 2 次。

（2）麝香保心丸,每次 2 粒,每天 2 次,药汤送服。

十八诊(2010 - 08 - 18):诸恙如前,腰脊牵掣,左膝酸楚,上楼加重,乏力,纳可,便调,多汗,苔薄、质紫、咽喉充血(+++),脉细。治以益气化瘀,平肝潜阳,解肌发表,化痰通络。

【处方】

（1）炙黄芪 9 g、党参 12 g、当归 9 g、白芍 12 g、生地黄 9 g、川芎 9 g、柴胡 9 g、桂枝 9 g、粉葛根 12 g、大枣 9 g、炙甘草 6 g、明天麻 12 g、沙苑子 12 g、蒺藜 12 g、嫩钩藤

12 g^{后下}、巴戟天 12 g、香谷芽 12 g、煅龙骨 30 g^{先煎}、煅牡蛎 30 g^{先煎}、糯稻根 30 g、金石斛 12 g、枸杞子 12 g、厚杜仲 12 g、炙僵蚕 4 g、牛蒡子 6 g、糯稻根 30 g。14 剂，水煎服，每天 1 剂，每天 2 次。

（2）麝香保心丸，每次 2 粒，每天 2 次，药汤送服。

十九诊（2010‑11‑18）：诸恙如前，两膝酸痛，右侧较甚，二便正常，苔薄，脉细滑。此乃气血未和，肝肾亏虚，寒湿痹阻，治以补气活血，滋补肝肾，祛风除湿，健脾渗湿，通络止痛。

【处方】

（1）炙黄芪 9 g、党参 12 g、当归 9 g、白芍 12 g、熟地黄 12 g、川芎 12 g、柴胡 9 g、独活 9 g、桑寄生 12 g、秦艽 9 g、防风 12 g、桂枝 9 g、茯苓 15 g、杜仲 12 g、川牛膝 12 g、炙甘草 6 g、制苍术 9 g、白扁豆 9 g、煨干姜 6 g、制香附 12 g、香谷芽 12 g、怀山药 30 g。7 剂，水煎服，每天 1 剂，每天 2 次。

（2）麝香保心丸，每次 2 粒，每天 2 次，药汤送服。

二十诊（2011‑01‑13）：腰脊疼痛药后已缓，四肢少温，二便尚可，苔薄腻，脉细滑，此乃肾阳不足，精髓虚亏，经脉失畅，治以益气化瘀，补肾填精，祛风通络，温经止痛。

【处方】

（1）炙黄芪 9 g、党参 12 g、当归 9 g、白芍 12 g、熟地黄 12 g、川芎 12 g、柴胡 9 g、山茱萸 12 g、怀山药 18 g、枸杞子 12 g、鹿角片 12 g、菟丝子 12 g、熟附片 9 g、桂枝 9 g、杜仲 12 g、香谷芽 12 g、炙甘草 6 g、山楂 12 g、神曲 12 g、青风藤 15 g、老鹳草 15 g、制香附 12 g。7 剂，水煎服，每天 1 剂，每天 2 次。

（2）麝香保心丸，每次 2 粒，每天 2 次，药汤送服。

按：本案为腰椎间盘突出术后复发，属于腰椎病围手术期的诊治范畴，其内容涵盖术前调养、术后残余症状的治疗、手术失败综合征的防治，以及术后椎间盘突出复发、继发腰椎不稳、邻近节段退变、术后瘢痕压迫等的治疗。根据中医药理念和优势，可以在腰椎间盘突出围手术期的预防治疗中发挥重要作用，本案患者属于手术后远期复发，是远期并发症。远期复发的原因：因手术操作方式不同而不同，手术区特别是融合手术相邻节段退行性变，包括椎间盘突出、黄韧带肥厚致脊髓再受压。由于融合区相邻节段应力增加，融合节段越多，其发生率越高。减压融合区边缘骨质再增生，致脊髓受挤压变形并突入减压区剩余空隙内或缺血再灌注导致脊髓、神经根进一步损伤，脊髓本身发生萎缩性变化。局部脊柱失用性骨质疏松，导致内固定物（钛网、钢板螺钉系统）松动。施杞教授临诊时，主张病证结合，看人与看病相结合，内损与外伤俱治；治法上则推崇调摄气血、重视肝脾肾、心身同治。本案为术后椎间盘再突出，四诊合参为气血瘀滞，经脉失畅，以筋痹方活血祛瘀、祛风除湿、通络止痛开路，瘀去痛止再以调身通痹方益气活血，补肝肾壮筋骨，祛风除湿止痹痛，后以温肾通痹方温补肾阳，填精益髓，益气化瘀，祛风通络，舒筋止痛。

案九

卢某,男,45 岁。

主诉:腰椎间盘突出症、马尾综合征术后 1 年。

初诊(2010-11-25):腰椎间盘突出症,曾有髓核脱出马尾受压,呈神经源性膀胱,小便失禁,腑行积结,行手术治疗后 1 年余,症状与体征逐渐改善,目前仍有二便失调,勃起功能不全,会阴区感觉减退,四肢畏冷,左下肢乏力,苔薄,舌质红,脉细弦代数。诊断:腰椎间盘突出症术后。此乃气血失和,肝肾不足,经脉失畅,治以补肾益精,温阳通督。

【处方】

炙黄芪 9 g、党参 12 g、当归 9 g、白芍 12 g、熟地黄 12 g、川芎 12 g、柴胡 9 g、山茱萸 12 g、怀山药 18 g、枸杞子 12 g、鹿角片 12 g、菟丝子 12 g、熟附片 9 g、桂枝 9 g、杜仲 12 g、香谷芽 12 g、炙甘草 6 g、鸡血藤 15 g、络石藤 15 g、青风藤 15 g、淫羊藿 15 g、巴戟天 12 g、益智仁 12 g、台乌药 12 g、五味子 9 g、覆盆子 15 g、伸筋草 15 g、紫河车 10 g^{另吞}。14 剂,水煎服,每天 1 剂,每天 2 次。

二诊(2010-12-23):诸恙渐缓,左下肢尚觉乏力,勃起功能已渐改善,会阴区感觉已恢复一些,四肢少温,苔薄,脉细缓。

【处方】

生黄芪 30 g、党参 12 g、当归 9 g、白芍 12 g、熟地黄 12 g、川芎 12 g、柴胡 9 g、山茱萸 12 g、怀山药 18 g、枸杞子 12 g、鹿角片 12 g、菟丝子 12 g、熟附片 9 g、桂枝 9 g、杜仲 12 g、香谷芽 12 g、炙甘草 6 g、石菖蒲 12 g、淡远志 9 g、巴戟天 12 g、淫羊藿 15 g、覆盆子 15 g、车前子 18 g、车前草 18 g、五味子 9 g、鸡血藤 15 g、燀桃仁 9 g、广地龙 9 g、大蜈蚣 3 g、生薏苡仁 15 g、参三七粉 2 g^{另吞}、紫河车 10 g^{另吞}。14 剂,水煎服,每天 1 剂,每天 2 次。

三诊(2011-04-07):药后马尾受损诸恙渐缓,勃起改善,会阴感觉缺失范围减小,近期久坐后感觉左侧臀部麻木,苔薄,脉细。此乃瘀血未尽,肾阳渐复,治以活血祛瘀,祛风除湿,通络止痛,温肾壮阳。

【处方】

生黄芪 30 g、党参 12 g、当归 9 g、白芍 12 g、生地黄 9 g、川芎 9 g、柴胡 9 g、桃仁 9 g、红花 9 g、乳香 9 g、五灵脂 12 g、羌活 9 g、秦艽 9 g、制香附 12 g、川牛膝 12 g、广地龙 9 g、炙甘草 6 g、升麻 15 g、巴戟天 15 g、肉苁蓉 15 g、熟附片 9 g、肉桂 6 g、淫羊藿 15 g、肥知母 9 g、炙地鳖 9 g。14 剂,水煎服,每天 1 剂,每天 2 次。

按:本案为腰椎间盘突出围手术期中医治疗范畴,患者因腰椎间盘突出合并马尾神经损伤,呈神经源性膀胱,小便失禁,腑行积结,行手术治疗后症状部分恢复,仍有二便失调,勃起功能不全,会阴区感觉减退,四肢畏冷,左下肢乏力,苔薄,舌质红,脉细弦代数。施杞教授诊断为腰椎间盘突出症术后,辨证为气血失和,肝肾不足,经脉失畅,属于围手术期后期肾虚痰滞,症见筋脉弛缓,肌肉萎缩,四肢不举,握摄步履无力,阳痿遗精,小便清长,余沥不净,大便燥结或溏薄,苔薄或腻,脉沉细或细滑。治以补肾益精,温阳通督。故初诊以温肾通痹方益气化瘀,温补肾阳,填精补髓,合三藤饮(鸡血藤、络石藤、青风藤)祛风通络,加淫羊藿、巴戟天、益智仁、覆盆子、紫河车、台乌药、五味子补肾填精,疏利肾气,伸筋草祛风除湿。二诊时诸恙渐缓,左下肢尚觉乏力,勃起功能已渐改善,会阴区感觉已恢复一些,四肢少温,苔薄,脉细缓,原方加石菖蒲、淡远志化痰开窍,交通心肾,鸡血藤、焯桃仁、广地龙、大蜈蚣、生薏苡仁、参三七粉养血活血化瘀,通经活络,渗湿利水。三诊马尾受损诸恙渐缓,勃起改善,会阴感觉缺失范围减小,久坐后感觉左侧臀部麻木,苔薄,脉细,辨证为痰瘀未尽,肾阳渐复,再以筋痹方活血祛瘀,祛风除湿,通络止痛,加升麻、巴戟天、肉苁蓉、熟附片、肉桂、温肾壮阳。临证中施杞教授常加淫羊藿、肥知母补益肝肾、强筋壮骨,炙地鳖破瘀通络。施杞教授认为中医治疗马尾神经综合征主要是从内部调理,药物首先滋肝补肾、健脾和胃,来恢复大便干结难下;温肾补脾、滋肾填精,来恢复小便不利,性功能回升;舒筋通络、益气养血,来使经络舒畅,筋脉得养,使经络肢体病症逐渐好转,气血运营,肌力得复,感觉障碍渐消。在临证中,大小便不利,困难难解的患者,以滋肝、补肾、健脾、和胃为主;男性性功能减退或丧失的患者,以温肾,补脾,滋肾,填精为主;下肢麻木不仁,疼痛难忍等感觉感知障碍的患者(严重甚至肌肉萎缩),以舒筋,通络,益气,养血为主。

案十

项某,女,75岁。

主诉:腰椎术后半年伴疼痛麻木。

初诊(2009-10-20):腰椎术后半年,腰脊疼痛,下肢肿痛、拘紧,上下肢麻木,腑行燥结。苔薄、中有裂纹,脉细。诊断:腰椎术后。此乃气血失和,经脉失畅,治以活血化瘀,行气通腑,祛湿止痛。

【处方】

(1)当归9g、白芍12g、生地黄9g、川芎12g、桃仁9g、红花9g、柴胡9g、枳壳12g、桔梗12g、川牛膝12g、秦艽9g、羌活9g、独活9g、生薏苡仁18g、大蜈蚣3g、生大黄3g、火麻仁18g。14剂,水煎服,每天1剂,每天2次。

(2)麝香保心丸,每次2粒,每天2次,药汤送服。

二诊(2009-11-05):药后诸恙平稳,胃纳、二便、夜寐均可,苔薄,脉细。治以调摄。

【处方】

(1)当归9g、白芍12g、生地黄9g、川芎12g、桃仁9g、红花9g、柴胡9g、枳壳12g、桔梗12g、川牛膝12g、秦艽9g、羌活9g、独活9g、生薏苡仁18g、大蜈蚣3g、生大黄3g、火麻仁18g。14剂,水煎服,每天1剂,每天2次。

（2）麝香保心丸，每次2粒，每天2次，药汤送服。

三诊（2010-04-06）：药后诸恙平稳，近期腰脊酸楚，下肢麻木乏力，二便、胃纳、夜寐均可，苔薄，脉细。此乃肾阳不足，精亏髓枯，治以补养肝脾，温肾通督，填精益髓。

【处方】

（1）炙黄芪9g、党参12g、当归9g、白芍12g、熟地黄12g、川芎9g、柴胡9g、山茱萸12g、巴戟天12g、肉苁蓉12g、附子9g、肉桂6g、五味子9g、麦冬12g、石斛9g、石菖蒲18g、淡远志9g、茯苓15g、鸡血藤12g、老鹳草12g、神曲12g。28剂，水煎服，每天1剂，每天2次。

（2）麝香保心丸，每次2粒，每天2次，药汤送服。

四诊（2011-04-12）：近期腰痛又作，右膝及右下肢牵掣麻木，腰脊及下肢乏力，胃纳尚可，腑行偏燥，小便频数，苔薄腻，舌质紫，脉细沉。此乃气血不足，痰瘀内蕴，治以破瘀通络，疏肝解痉，温肾祛湿。

【处方】

（1）炙黄芪9g、党参12g、当归9g、白芍12g、生地黄9g、川芎12g、柴胡9g、红花9g、桃仁9g、天花粉12g、穿山甲6g、炙甘草6g、制大黄9g、大蜈蚣3g、淫羊藿12g、肥知母9g、秦艽9g、羌活9g、独活9g、川牛膝12g、制香附12g。14剂，水煎服，每天1剂，每天2次。

（2）麝香保心丸，每次2粒，每天2次，药汤送服。

五诊（2011-06-21）：腰骶疼痛，右下肢牵掣无力，体形偏重，小便频数，苔薄，舌质紫，脉细沉。此乃气滞血瘀，经脉失畅，治以活血化瘀，祛风除湿，温经通络。

【处方】

（1）炙黄芪9g、党参12g、当归9g、白芍12g、生地黄9g、川芎9g、柴胡9g、桃仁9g、红花9g、乳香9g、五灵脂12g、羌活9g、秦艽9g、制香附12g、川牛膝12g、广地龙9g、炙甘草6g、炙地鳖9g、大蜈蚣3g、淫羊藿12g、巴戟天12g、制川乌9g。14剂，水煎服，每天1剂，每天2次。

（2）麝香保心丸，每次2粒，每天2次，药汤送服。

按：本案属于腰椎手术失败综合征范畴，腰椎手术失败综合征是指在行腰椎椎板切除术或椎间盘摘除、神经根减压术后仍残留相应的症状和体征，如腰部、臀部或下肢的顽固性疼痛或其他不适症状，或虽有暂时缓解而后又出现症状甚至加重。本案患者初诊时腰脊疼痛，下肢肿痛、拘紧，上下肢麻木，腑行燥结，苔薄、中有裂纹，脉细。诊断为腰椎术后。辨证为气血失和、经脉失畅，治以活血化瘀，行气通腑，祛湿止痛，方选血府逐瘀汤加味。三诊药后诸恙平稳，腰脊酸楚，下肢麻木乏力，以痿痹方加味补养肝脾，温肾通督。四诊腰痛又作，右膝及右下肢牵掣麻木，腰脊及下肢乏力，腑行偏燥，小便频数，苔薄腻，舌质紫，脉细沉。辨证为气血不足，痰瘀内蕴，予痉痹方加味破瘀通络，疏肝解痉，温肾祛湿。导致腰椎手术失败综合征的常见原因主要包括以下几种：① 椎间盘切除术后再突出；② 椎管内硬膜外瘢痕增生；③ 椎间盘切除术后椎管狭窄；④ 椎间盘切除术后腰椎不稳；

⑤诊断错误和遗漏;⑥病变节段的定位错误;⑦骨质疏松;⑧自身免疫反应;⑨化学性因素等。施杞教授认为本病是由手术过程伤气耗血,气血亏虚,无力推动脉行,气血不足,痰瘀内蕴,血瘀胸中,气机阻滞,清阳郁遏不升,《素问·脉要精微论》云:"夫脉者,血之府也。"血府逐瘀,便是逐血中的瘀滞,让脉行顺畅。逐胸中血府之瘀,血府逐瘀汤以活血化瘀,行气止痛之功,不但可治胸中血瘀、血行不畅,还可通治一切气滞血瘀之证。

案十一

曹某,男,36 岁。

主诉:颈部术后四肢乏力半年。

初诊(2010-04-20):颈段脊髓减压术后半年。颈痛胸闷,头晕目糊,枕后疼痛,胸闷心悸,伴躯体裹束感,四肢乏力,行走困难,便溏溲多,夜寐失宁,咽喉疼痛。检查:步态不稳,肌张力不高,上肢肌力 4 级,霍夫曼征(+),颈椎压痛(++),咽红肿充血(++),2010 年 2 月 MRI 检查示 C_2/C_3、C_3/C_4、C_5/C_6 椎间盘膨隆,C_4/C_5 椎间盘突出,脊髓受压明显,苔薄腻,脉沉细。诊断:脊髓型颈椎病术后。此乃颈椎病术后气血失和,肝肾亏虚,治以补益肝肾,和营活血。

【处方】

熟地黄 12 g、生地黄 12 g、制附片 12 g、山茱萸 12 g、巴戟天 12 g、桂枝 9 g、五味子 9 g、茯苓 9 g、远志 9 g、石菖蒲 30 g、郁金 12 g、石见穿 12 g、三棱 15 g、莪术 15 g、炙甘草 5 g。14 剂,水煎服,每天 1 剂,每天 2 次。

二诊(2010-05-03):头晕胸闷缓解,体松肢轻,步态稳健,二便正常。复检:肌力正常,霍夫曼征(-),颈椎压痛(+),咽红肿充血(±)。此乃气血失和,精血亏虚,治以补益肝肾,滋养阴血,破瘀化痰。

【处方】

熟地黄 12 g、生地黄 12 g、制附片 12 g、山茱萸 12 g、巴戟天 12 g、桂枝 9 g、五味子 9 g、茯苓 9 g、远志 9 g、石菖蒲 30 g、郁金 12 g、石见穿 12 g、三棱 15 g、莪术 15 g、炙甘草 5 g。14 剂,水煎服,每天 1 剂,每天 2 次。

随访:患者诸症均见缓,之后略有反复,仍以上方加减调理。

按:临床上表现为筋脉弛缓,肌肉消瘦,手足麻木,痿软无力,肌张力下降,肌力下降为特征的病证,统称为痿证。脊髓型或以脊髓型为主的混合型颈椎病、颅脑损伤等,发病日久或后期,见头晕神疲,心悸自汗,腰膝酸软,四肢不举,肌力下降,肌张力下降,舌苔薄或腻,质淡体胖,脉细代滑等症,归属于痿证范畴,称为颈椎病(痿证)。本案系颈椎脊髓长期受压(虽经手术,受压仍未解除)后,肝肾精血亏虚而致。《景岳全书·痿证》中论及该类痿证时说:"元气败伤,则精虚不能灌溉,血虚不能营养者,亦不少矣。"并说:"若概以火论,则恐真阳亏败,及土衰水涸者,有不能堪。"施杞教授用地黄饮子化裁,成功调治了本案肝肾亏虚类脊髓型颈椎病(痿证),就是一个很典型的佐证。

地黄饮子源自《医学六书》，是刘完素治"喑痱"主方。刘完素在《黄帝素问宣明论方》中解释该方治疗言语不出，足废不用，瘫痪诸症时曾言其病因"非为之风实甚，亦非外中于风"，而是"心火暴甚，肾水虚衰，不能制之"。肝肾亏虚类颈椎病（痿证），临床大多表现为头晕神疲，四肢失灵，咽痛音哑，脊强颈痛，肢体麻木，举步艰难等症。其实质也正是肝肾亏虚后元水不济，痰火上扰，肢节清窍失养所致。本案以地黄饮子益肝肾养阴血，化痰清窍，并加入三棱、莪术加重活血之功，石见穿通髓消炎，郁金宽胸理气，使之上清以解头晕头痛，中通以疏经髓，宽胸胁，下达以利二便，肝肾得养则筋骨渐坚，血行精旺则四肢筋脉通利，诸症缓也。

案十二

邵某，男，62岁。

主诉：颈椎病术后5月余，步履乏力10天。

初诊（2010-07-22）：颈椎病手术后5月余，诸恙平稳。近10天周身不适，坐立不安，自觉下肢拘紧，步履乏力，腹胀，腑行欠畅，小便正常。检查：四肢肌力5级，下肢肌张力异常，膝反射（++），踝反射（++），无阵挛，霍夫曼征左右均（+），下肢锥体束征（-），苔薄腻，有齿痕，脉弦细。诊断：颈椎病术后（痉证）。此乃气血失畅，痰瘀闭阻，腑实内聚，治以活血祛瘀，疏肝通络，行气通腑。

【处方】

（1）制大黄12g、生大黄3g、制川朴12g、软柴胡9g、杜红花9g、燀桃仁9g、天花粉12g、全当归9g、穿山甲片6g、大蜈蚣3g、炒枳实12g、大腹皮18g、川牛膝12g、秦艽15g、鸡血藤12g、伸筋草15g、炙甘草6g、生黄芪18g。14剂，水煎服，每天1剂，每天2次。

（2）麝香保心丸，每次2粒，每天2次，另吞。

二诊（2010-08-04）：药后少腹裹束、下肢拘紧，渐趋缓解，腑行已畅，小便正常，苔薄，脉沉细。此乃阳气不足，痰瘀内结，经脉失畅，再以调摄。

【处方】

（1）制大黄12g、生大黄3g、软柴胡9g、红花9g、燀桃仁9g、天花粉12g、全当归9g、穿山甲片6g、大蜈蚣3g、炒白芍12g、炒枳壳12g、制香附12g、川牛膝12g、小茴香9g、台乌药12g、九香虫9g、香谷芽12g、炙甘草6g、大枣9g、生黄芪18g。14剂，水煎服，每天1剂，每天2次。

（2）麝香保心丸，每次2粒，每天2次，另吞。

随访：1个月后患者诸症消失，嘱避免劳累，做施氏十二字养生功。

按：脊髓型颈椎病在术后3年内往往有继续好转的趋势，但概率逐年下降。近期变坏复发者也多发生在术后3年内。术后3~6年处于较稳定状态。术后6年以后疗效变坏的概率增加，继续好转的概率极小。本案患者颈椎病术后，周身疼痛，下肢拘紧，大便秘结,腹胀,肌张力增高。辨证为气血失畅,痰瘀闭阻,腑实内聚。施杞教授宗复元活血汤加减以活血祛瘀,疏肝通络。以生熟大黄加强祛瘀通腑之效。复元活血汤出自《医学发明》方中柴胡疏肝胆之气,当归养血活血,穿山甲破瘀通络(由于穿山甲为国家保护动物,现该药改为地鳖虫),焯桃仁、红花祛瘀生新,天花粉润燥散血,甘草缓急止痛,重用制大黄荡涤凝瘀败血。诸药合用,气血畅行,肝络疏通,则经脉亦复。张秉成云:"去者去,生者生,痛自舒而元自复矣。"故方以"复元"为名。

案十三

张某,男,69岁。

主诉: 颈椎病术后半年,伴四肢乏力。

初诊(2010-06-09): 脊髓型颈椎病行前路 C_4/C_5、C_5/C_6 椎间盘部分切除加内固定已有半年,目前尚有手麻作僵,握摄乏力,手掌肌肉轻度萎缩,步履拘紧、不稳,颈项、胸背拘紧牵掣,少腹及两髋拘紧,腑行燥结,2天一行,小便正常。术前 MRI 示 C_5/C_6 椎间盘突出,脊髓受压 I°,相应平面脊髓高信号,L_4/L_5 椎间盘突出。术后 X 线片示固定尚可。目前两髂翼牵掣。检查:霍夫曼征左(+)、右(++),四肢肌力5级,上肢反射(+),膝反射(++),踝反射左(++)、右(+++),伴阵挛,巴宾斯基征(-),苔薄,舌质紫,脉细沉。诊断:脊髓型颈椎病术后。此乃气血瘀滞,经脉失畅,治以活血祛瘀,疏肝通络。

【处方】

(1)炙黄芪9g、党参12g、当归9g、白芍12g、生地黄9g、川芎9g、柴胡9g、制大黄9g、红花9g、桃仁9g、天花粉12g、炙甘草6g、炙地鳖9g、大蜈蚣3g、秦艽12g、大腹皮18g、老鹳草12g。7剂,水煎服,每天1剂,每天2次。

(2)麝香保心丸,每次2粒,每天2次,另吞。

二诊(2010-06-16): 颈项、胸背拘紧牵掣,少腹及两髋拘紧略瘥,活动不利,腑行5~6天一解,小便正常,苔薄腻,质紫,脉弦滑。再以活血化瘀,泄热逐水化痰,宽胸散结。

【处方】

(1)党参12g、当归9g、白芍12g、熟地黄12g、川芎9g、柴胡9g、生大黄6g、元明粉15g、甘遂3g、全瓜蒌9g、半夏9g、黄连6g、炙黄芪18g。14剂,水煎服,每天1剂,每天2次。

(2)麝香保心丸,每次2粒,每天2次,另吞。

三诊(2010-06-30): 步履较前轻松,仍有轻度两手作僵,腑行2天一行,苔薄,脉细。治守前法。

【处方】

(1)党参12g、当归9g、白芍12g、熟地黄11g、川芎9g、柴胡9g、生大黄6g、元明粉15g、甘遂3g、全瓜蒌9g、半夏9g、黄连6g、炙黄芪18g、加熟附片9g、炙龟板9g、伸筋草15g、大枣9g。14剂,水煎服,每天1剂,每天2次。

（2）麝香保心丸,每次2粒,每天2次,另吞。

随访:1个月后患者诸症均缓,独自行走,嘱避免劳累。

按:本案患者系脊髓型颈椎病急性发作期,是因脊髓水肿导致循环障碍,筋脉强直,四肢失养,属"痉证"范畴。临床实践中施杞教授根据血瘀、腑实、水肿、外感症状、虚实特点及所表现的轻重缓急进行论治。初诊患者手麻作僵,握摄乏力,步履拘紧,颈项、胸背拘紧牵掣,少腹及两髋拘紧,施杞教授以圣愈汤合复元活血汤加减活血祛瘀,疏肝通络。复元活血汤出自《医学发明》。方中柴胡疏肝胆之气,当归养血活血,穿山甲破瘀通络,桃仁、红花祛瘀生新,天花粉润燥散血,甘草缓急止痛,且用大黄荡涤凝瘀败血。诸药合用,气血畅行,肝络疏通,则胁痛自平。这体现了施杞教授"瘀阻经络,从肝论治"的思想和在这一学术思想指导下的临床实践和成功经验,是《素问·至真要大论》中"疏其血气,令其调达,而致和平"这一理论的充分体现和生动写照。二诊时,患者颈项、胸背拘紧,腑行5~6天一解,乃邪热结于胸腑,施杞教授采用圣愈汤合大、小陷胸汤加减活血化瘀,泻热逐水化痰,宽胸散结。大、小陷胸汤出自《伤寒论》。大陷胸汤方中甘遂善攻逐水饮,泻热破结,为君药。大黄、芒硝荡涤肠胃,泻结泻热,润燥软坚,为臣佐之用。综观全方,泻热与逐水并施,使水热之邪从大便而去,且药简量大,力专效宏,为泻热逐水之峻剂。小陷胸汤方中黄连清热泻火,半夏化痰开结,二药合用,辛开苦降,善治痰热内阻,更以栝楼实荡热涤痰,宽胸散结,三药共奏清热化痰,宽胸散结之功。

临证实录二十二

其他慢性筋骨病

痹证是由于人体正气不足,腠理疏松,风、寒、湿、热等外邪袭入,闭阻经络,气血运行不畅,或变生痰浊、瘀血等邪,留滞于筋骨与关节,导致肢体疼痛、重着、麻木、屈伸不利或关节肿大、僵直、畸形,甚则肌肉萎缩或累及脏腑的一类病证。

(1)以病邪性质命名类:风痹、寒痹、湿痹、风湿痹、风寒湿痹、热痹、湿热痹、燥痹等。

(2)以病状特征命名类:行痹、痛痹、着痹、痛风、白虎历节、鹤膝风、尪痹等。

(3)以发病部位命名类:皮痹、肌痹、筋痹、脉痹、血痹、骨痹、肩痹、历节、周痹等。

(4)以病程病势命名类:暴痹、久痹、痼痹、顽痹等。

(5)以相关脏腑命名类:心痹、肝痹、脾痹、肺痹、肾痹等。

现代医学风湿免疫病包括结缔组织病,以及关节和关节周围软组织疾病中的一些病,如风湿热、风湿性多肌痛、风湿性关节炎、类风湿关节炎、强直性脊柱炎、皮肌炎、干燥综合征、狼疮、痛风性关节炎、颈椎病、腰椎间盘突出症、腰椎管狭窄症、膝骨关节病、肩关节周围炎、坐骨神经痛等,归属于中医学"痹证"范畴。

施杞教授认为痹即因经络闭阻,气血运行不畅而发病。六淫外邪和劳伤为本病致病之因,气血失和、经脉痹阻、肝脾肾等脏腑功能失调为本病发病之本。究其原因,正气亏损为内因,风、寒、湿三气侵袭为外因,而经络闭阻、气血运行不畅则为本病的主要病机。正如《济生方·痹》所说:"皆因体虚,腠理空疏,受风寒湿气而成痹也。"因而外感为发病之始,正虚为传变之本,劳伤为正虚之因。外邪不去,留而内传,入于经络,复加正虚,则下陷于筋骨之间而成痹,按外邪侵入的部位不同分为"五体痹"。《素问·痹论》总结为"痹在于骨则重,在于脉则凝而不流,在于筋则屈不伸,在于肉则不仁,在于皮则寒"。《素问·长刺节论》曰:"病在骨,骨重不举骨髓酸痛,寒气至,名曰骨痹。"《灵枢·寒热》曰:"骨痹,举节不用而痛。"《素问·痹论》曰:"骨痹不已,复感于邪,内舍于肾……肾痹者,善胀,尻以代踵,脊以代头。"王冰《补注黄帝内经素问》曰:"督脉为病,脊强反折而不能屈伸也。"其病在肾府,其损为肾所主之骨骼,其病位深、病程长。

施杞教授认为痹证的发病为患者本身正气先虚,然后六淫外邪遂能乘虚而入,盘踞经络,导致气血闭阻,留滞于内而成疾。因此治疗痹证首重气血,使气旺血行痹自除。临证时根据痹证临床特点进行五辨(疼痛、肿胀、关节功能、舌脉、病程)进行综合辨治。痹证初起多以邪实为主,且病位较浅,多在肌表经络之间,经治后易趋康复。若失治、误治,病延日久,病邪变化与深入,必然殃及筋骨。如湿凝为痰,血停为瘀,或与风、寒、湿、热等邪相合,交阻于筋脉,附着于骨关节,致使病情逐渐加重(如关节肿大变形,屈伸不利),有的甚至累及脏腑,进一步发展成五脏痹(如心痹);或气血亏耗,肝肾虚损,筋骨失养,呈现正虚邪恋,虚实混杂,缠绵难愈的病理状态,如油入面,纠缠难解矣。终而出现"四久":久痛入络,久痛多瘀,久痛多虚,久必及肾。

"伤科治肿,重在化瘀;痹症治肿,重在祛湿。"二法同时并用,相得益彰,可提高疗效。早期可祛湿消肿,用二妙散、防己、薏苡仁、泽泻、泽兰和土茯苓等。久则湿停生痰,并致痰瘀交阻,肿胀不消,故祛湿之时须参用化痰祛浊、消瘀剔邪之品,始可奏效。化痰祛浊用半夏、皂角刺、制南星和白芥子等,消瘀剔邪用全蝎、水蛭、地鳖虫和乌梢蛇等。

　　痹病的治疗原则,不外"寒者温之,热者清之,留者去之,虚者补之"。如初起或病程不长,风寒湿痹自以温散、温通为正治,湿热痹则以清热利湿为主。久病则邪未去而正已伤,故其证多错综复杂。久病多虚,久痛入络,而久病亦多痰瘀、寒湿、湿热互结,如此则邪正混淆,胶着难解,不易取效。当以攻不伤正、补不碍邪为基本指导思想。张介宾说:"痹证大抵因虚者多,因寒者多,惟气不足,故风寒得以入之;惟阴邪留滞,故筋脉为之不利,此痹之大端也。"痹证之形成,与正气亏虚密切相关,即其初起,也要充分顾护正气。若病久失治,阴阳气血亏损,病邪深入经隧、骨关节,正气既已不足,诸邪混杂,更难剔除,筋骨损害,疼痛持续,此际应当扶正与逐邪并重,扶正不仅着眼于气血,更要考虑督脉与肾,盖肾主骨,而督脉总督一身之阳也。常用黄芪、当归补气血;淫羊藿、鹿角片、地黄、蜂房补肾督;逐邪则多用全蝎、蜈蚣、水蛭、地鳖虫之类搜剔之品,配合川乌、桂枝温经散寒;苍术、薏苡仁、萆薢健脾除湿。俾正气充足,邪无容身之所,则阳得以运,气得以煦,血得以行,而顽疾斯愈矣。

案 一

厉某,女,68 岁。

主诉:两手手指、肩关节疼痛肿胀 10 余年。

初诊(2011 - 05 - 05):两手手指、肩关节疼痛肿胀,两膝酸楚,已 10 余年,手心灼热,小腿畏冷,腑行偏溏,每天 1～2 次,夜尿 5～6 次,口干、少津,外院查:ESR 60 mm/h,RF(-),CRP(-),苔薄腻,脉细滑。诊断:痹证。此乃上盛下虚,湿热内蕴,治以清热利湿,祛痹温经止痛。

【处方】

(1)炙黄芪 9 g、党参 12 g、当归 9 g、赤芍 12 g、生地黄 9 g、川芎 12 g、柴胡 9 g、苦参 9 g、苍术 9 g、白术 9 g、升麻 9 g、防风 12 g、羌活 12 g、葛根 9 g、知母 9 g、猪苓 12 g、茵陈 12 g、黄芩 9 g、泽泻 9 g、炙甘草 6 g、淫羊藿 15 g、制川乌 9 g、香谷芽 12 g。14 剂,水煎服,每天 1 剂,每天 2 次。

(2)麝香保心丸,每次 2 粒,每天 2 次,药汤送服。

二诊(2011 - 05 - 19):手足心灼热已少,周身疼痛亦轻,两膝尚觉畏冷、疼痛,腑行尚可,口干、口苦,苔薄,脉细沉。再以调摄。

【处方】

(1)炙黄芪 9 g、党参 12 g、当归 9 g、赤芍 12 g、生地黄 9 g、川芎 12 g、柴胡 9 g、苦参 9 g、苍术 9 g、白术 9 g、升麻 9 g、防风 12 g、羌活 12 g、葛根 9 g、知母 9 g、猪苓 12 g、茵陈 15 g、黄芩 9 g、泽泻 9 g、炙甘草 6 g、淫羊藿 15 g、制川乌 9 g、香谷芽 12 g、龙胆草 12 g、玄参 12 g、川桂枝 9 g。28 剂,水煎服,每天 1 剂,每天 2 次。

(2)麝香保心丸,每次 2 粒,每天 2 次,药汤送服。

三诊(2011 - 06 - 16):药后症缓,腰脊酸楚乏力,苔薄腻,脉细。此乃气滞血瘀,气血失和,经脉痹阻,治以活血祛瘀,祛风除湿,通络止痛,散结利咽。

【处方】

(1)炙黄芪 9 g、党参 12 g、当归 9 g、白芍 12 g、生地黄 9 g、川芎 9 g、柴胡 9 g、桃仁 9 g、红花 9 g、乳香 9 g、五灵脂 12 g、羌活 9 g、秦艽 9 g、制香附 12 g、川牛膝 12 g、广地龙 9 g、炙甘草 6 g、板蓝根 18 g、玄参 12 g、明天麻 12 g、蔓荆子 12 g、羚羊角粉 0.6 g^{另吞}、神曲 12 g、藿香 12 g、山茱萸 12 g。4 剂,水煎服,每天 1 剂,每天 2 次。

(2)麝香保心丸,每次 2 粒,每天 2 次,药汤送服。

四诊(2011 - 06 - 21):诸恙症缓,素有痛经,胃纳欠佳,汗出较多,咽喉不畅,苔薄,脉细滑。此乃气血未和,经脉失畅,再以调摄。

【处方】

（1）炙黄芪9 g、党参12 g、当归9 g、白芍12 g、生地黄9 g、川芎9 g、柴胡9 g、桃仁9 g、红花9 g、乳香9 g、五灵脂12 g、羌活9 g、秦艽9 g、制香附12 g、川牛膝12 g、广地龙9 g、炙甘草6 g、生黄芪30 g、炙地鳖9 g、大蜈蚣3 g、川桂枝9 g、粉葛根30 g、厚杜仲15 g、菟丝子12 g、香谷芽12 g。7剂，水煎服，每天1剂，每天2次。

（2）麝香保心丸，每次2粒，每天2次，药汤送服。

五诊（2011-07-21）：腰膝疼痛均缓，ESR已由60 mm/h下降为14 mm/h，胃纳、二便尚可，下肢畏冷、乏力，苔薄，脉细。此乃湿热内蕴，经脉痹阻，痰湿凝滞，治以清热利湿。温经化痰，除痹止痛。

【处方】

（1）炙黄芪9 g、党参12 g、当归9 g、赤芍12 g、生地黄9 g、川芎12 g、柴胡9 g、苦参9 g、苍术9 g、白术9 g、升麻9 g、防风12 g、羌活12 g、葛根9 g、知母9 g、猪苓12 g、茵陈12 g、黄芩9 g、泽泻9 g、炙甘草6 g、首乌藤30 g、合欢皮15 g、制南星9 g、熟附片9 g、川桂枝9 g、淫羊藿15 g、香谷芽12 g。14剂，水煎服，每天1剂，每天2次。

（2）麝香保心丸，每次2粒，每天2次，药汤送服。

按："痹"是以肌肉、筋骨、关节发生酸痛、麻木、重着、屈伸不利等为主要临床表现的病证。施杞教授认为痹即因经络闭阻，气血运行不畅而发病，六淫外邪和劳伤为本病致病之因，气血失和、经脉痹阻、肝脾肾等脏腑功能失调为本病发病之本。热痹，即热毒流注关节，或内有蕴热，复感风寒湿邪，与热相搏而致的痹证。当归拈痛汤源自《医学启源》，施杞教授在本方基础上合圣愈汤加减化裁而成热痹方，主治湿热为病，肢节烦痛，肩背沉重，遍身疼痛，下注于胫，肿痛不可忍。本方所治证候乃因湿热内蕴，复感风邪，或风湿化热而致风湿热三邪合而为患，但以湿邪偏重为特点。《素问·至真要大论》云："湿淫于内，治以苦热。"方中重用羌活、茵陈、苍术、淫羊藿，黄芩、苦参清热燥湿。本案患者初诊两手手指、肩关节疼痛肿胀，两膝酸楚，已10余年，手心灼热，小腿畏冷，腑行偏溏，每天1~2次，夜尿5~6次，口干、少津，外院查：ESR 60 mm/h，RF（-），CRP（-），苔薄腻，脉细滑。诊断为痹症。此乃上盛下虚，湿热内蕴，方选圣愈汤合当归拈痛汤清热利湿疏风，祛痹止痛去上实，加淫羊藿温补肾阳，施杞教授常说："祛湿千万别忘补阳，湿为阴邪，阳化气，湿邪散。"制川乌祛风除湿、温经止痛，香谷芽健脾和胃治下虚。《素问·三部九候论》曰："上实下虚，切而从之。"或邪气实于上而正气虚于下之证。如素患脾肾两虚、腹泻便溏的患者，又感时邪，眼红痛痒，头痛恶风或如本案脾肾两虚、腹泻便溏，小腿畏冷，夜尿5~6次，为下虚之体，复感风湿化热痹阻经脉，施杞教授认为在治疗上盛的时候下虚一定要照顾及，所以淫羊藿、制川乌、川桂枝、厚杜仲、菟丝子等先后酌情使用。

案 二

邬某,女,64 岁。

主诉:颈项酸楚,两手作胀 2 年余。

初诊(2011 - 04 - 07):颈项酸楚,两手作胀麻木,受凉后可见两手指末端苍白,以左手示指为甚,二便正常,口干,MRI(2010 - 03 - 06)示 C_4/C_5、C_5/C_6、C_6/C_7 突出伴椎管狭窄,苔薄腻,脉细滑。诊断:颈椎病,雷诺病。此乃气血失和,痰瘀痹阻,经脉失畅,治以补气活血,温经化痰通络。

【处方】

炙黄芪 9 g、党参 12 g、当归 9 g、白芍 12 g、熟地黄 12 g、川芎 12 g、柴胡 9 g、独活 9 g、桑寄生 12 g、秦艽 9 g、防风 12 g、桂枝 9 g、茯苓 15 g、杜仲 12 g、川牛膝 12 g、炙甘草 6 g、炙地鳖 9 g、参三七粉 4 g另吞、泽泻 15 g、泽漆 15 g、制香附 12 g。7 剂,水煎服,每天 1 剂,每天 2 次。

二诊(2011 - 04 - 14):经治后两手肤色紫暗已有明显好转,肿胀活动不利,遇冷色淡亦有好转,时有掌心灼热感,皮肤弹性存在,苔薄,舌质红,脉滑数。

【处方】

炙黄芪 9 g、党参 12 g、当归 9 g、白芍 12 g、熟地黄 12 g、川芎 12 g、柴胡 9 g、独活 9 g、桑寄生 12 g、秦艽 9 g、防风 12 g、桂枝 9 g、茯苓 15 g、杜仲 12 g、川牛膝 12 g、炙甘草 6 g、炙地鳖 9 g、参三七粉 4 g另吞、泽泻 15 g、泽漆 15 g、制香附 12 g、生黄芪 15 g、地骨皮 12 g。7 剂,水煎服,每天 1 剂,每天 2 次。

三诊(2011 - 04 - 21):两手作胀、肤色偏暗经治疗后已有明显好转,手麻亦瘥,左肩畏冷,作凉,左上臂时有发热感,时有腹鸣,二便正常,苔薄,脉细滑带数。此乃痰瘀互结,经脉失畅,治以补气活血,益肝肾,温经化痰。

【处方】

炙黄芪 9 g、党参 12 g、当归 9 g、白芍 12 g、熟地黄 12 g、川芎 12 g、柴胡 9 g、独活 9 g、桑寄生 12 g、秦艽 9 g、防风 12 g、桂枝 9 g、茯苓 15 g、杜仲 12 g、川牛膝 12 g、炙甘草 6 g、姜半夏 9 g、制南星 9 g、白芥子 9 g、炙僵蚕 9 g、嫩钩藤 12 g后下、熟附片 9 g。7 剂,水煎服,每天 1 剂,每天 2 次。

四诊(2011 - 07 - 07):左手肿胀、中指色白已缓,晨起作胀,胃纳、二便尚可,苔薄,脉细。此乃气血未和,寒湿凝滞,痰瘀内蕴,治以温阳散寒,祛痰通痹。

【处方】

炙黄芪 15 g、党参 12 g、当归 9 g、白芍 12 g、熟地黄 30 g、川芎 12 g、柴胡 9 g、鹿角片 9 g、肉桂 3 g、炮姜 6 g、麻黄 6 g、白芥子 9 g、炙甘草 6 g、鸡血藤 12 g、炒羌活 12 g、香谷芽 12 g、大枣 9 g。14 剂,水煎服,每天 1 剂,每天 2 次。

按:雷诺病主要是指肢体缺血,特征是在遭遇寒冷或情绪紧张后,肢体小动脉收缩。

患者的主要感受,就是肢体末端发凉、麻木、疼痛、皮肤温度低,颜色改变。冬天低温刺激下,这个病更加多见。施杞教授认为其属于中医"痹证""寒厥"等范围,病机其一为阳虚寒凝、寒邪阻络;其二为气滞血涩;其三为气滞血瘀;其四为痰瘀痹阻,或阳虚痰凝等。本案患者初诊时苔薄腻,脉细滑,颈项酸楚,两手作胀麻木,受凉后可见两手指末端苍白、口干,这些都符合痰瘀痹阻的辨证要点。施杞教授以圣愈汤补气活血;桂枝温经散寒;独活、桑寄生、秦艽、防风祛风除湿;川牛膝通利血脉;炙地鳖、参三七活血通络;泽泻、泽漆、制香附行气化痰利水,以达温阳、散寒、祛风、化痰、除湿的目的。二诊时症减,时有掌心灼热感,加生黄芪补气升阳固表利水消肿,地骨皮除潮热。三诊时两手作胀、肤色偏暗经治疗已有明显好转,手麻亦瘥,左肩畏冷,作凉,左上臂时有发热感,时有腹鸣,苔薄,脉细滑带数,辨为痰瘀互结,筋脉失畅,以调身通痹方补气血,益肝肾,祛风湿,止痹痛,加姜半夏、制南星、白芥子、炙僵蚕、嫩钩藤、熟附片温化寒痰。四诊时左手肿胀、中指色白已缓,晨起作胀,以寒痹方温阳散寒,祛痰通痹。

案 三

郑某,女,56岁。

主诉:右腕疼痛屈伸不利1年余。

初诊(2011-02-15):右腕疼痛屈伸不利,已有经年,右腕及中、小指肿胀,尺骨茎突压痛,右腕旋转试验(-),外院X线片示右腕关节轻度脱钙,桡腕关节间隙略狭窄,胃镜示慢性萎缩性胃炎,苔薄,脉细。诊断:右腕关节炎(骨痹)。此乃气血失和,痰湿痹阻,治以益气健脾,化湿和胃,清热解毒,温经除湿。

【处方】

炙黄芪12g、炒白术12g、潞党参12g、姜半夏9g、广陈皮6g、云茯苓12g、蒲公英18g、白花蛇舌草15g、蜀羊泉12g、川桂枝9g、鸡血藤12g、大枣9g、软柴胡9g、广木香9g、熟附片6g、干姜6g。14剂,水煎服,每天1剂,每天2次。

二诊(2011-03-01):药后肿痛渐少,胃纳欠佳,苔薄,脉细。此乃气滞痰凝,经脉失畅,治以健脾行气,温阳化湿,通络止痛。

【处方】

炙黄芪12g、炒白术12g、潞党参12g、姜半夏9g、广陈皮6g、云茯苓12g、川桂枝9g、鸡血藤12g、大枣9g、软柴胡9g、广木香9g、熟附片6g、干姜6g、制何首乌15g、首乌藤15g、伸筋草15g、淫羊藿12g、佛手片9g、鸡内金12g。14剂,水煎服,每天1剂,每天2次。

三诊(2011-03-15):右腕及右小指肿胀已缓,面色少华,夜寐不宁,纳谷不香,苔薄腻,脉细滑。此乃气血未和,心脾两亏,治以益气生血,健脾养心,解郁通痹。

【处方】

炙黄芪 9 g、潞党参 12 g、当归 9 g、白芍 12 g、生地黄 9 g、川芎 12 g、柴胡 9 g、茯神 15 g、远志 9 g、酸枣仁 15 g、木香 9 g、苍术 9 g、制香附 12 g、栀子 9 g、神曲 12 g、大枣 9 g、炙甘草 6 g、砂仁 3 g、白花蛇舌草 15 g、蜀羊泉 15 g、大枣 9 g、首乌藤 18 g、鸡血藤 12 g、干姜 6 g。14 剂,水煎服,每天 1 剂,每天 2 次。

四诊(2011-03-29):诸恙均缓,右手中指局部肿胀经治已缓,苔薄腻,脉细。治以标本兼治,化痰通络。

【处方】

炙黄芪 9 g、潞党参 12 g、当归 9 g、白芍 12 g、生地黄 9 g、川芎 12 g、柴胡 9 g、茯神 15 g、远志 9 g、酸枣仁 15 g、木香 9 g、苍术 9 g、制香附 12 g、栀子 9 g、神曲 12 g、大枣 9 g、炙甘草 6 g、砂仁 3 g、白花蛇舌草 15 g、蜀羊泉 15 g、大枣 9 g、首乌藤 18 g、鸡血藤 12 g、干姜 6 g、白芥子 12 g、制南星 9 g。14 剂,水煎服,每天 1 剂,每天 2 次。

五诊(2011-04-15):右腕及中、小指肿胀药后渐缓,近期前臂远端作胀,胃纳欠佳,腑行偏溏,苔薄腻,脉细滑,面色少华。此乃气血失畅,肝肾亏虚,经脉失养,治以补益气血,滋养肝肾,祛风除湿,行气和胃。

【处方】

炙黄芪 9 g、潞党参 12 g、当归 9 g、白芍 12 g、熟地黄 12 g、川芎 12 g、柴胡 9 g、独活 9 g、桑寄生 12 g、秦艽 9 g、防风 12 g、桂枝 9 g、茯苓 15 g、杜仲 12 g、川牛膝 12 g、炙甘草 6 g、白花蛇舌草 15 g、蜀羊泉 15 g、九香虫 9 g、干姜 6 g、制香附 12 g。14 剂,水煎服,每天 1 剂,每天 2 次。

六诊(2011-04-29):右腕及手指肿胀疼痛,活动欠利未已,胃脘不适,腑行溏薄,苔薄,脉细滑。此乃气血未和,治以调和气血,补养肝肾。

【处方】

炙黄芪 12 g、潞党参 12 g、炒白术 12 g、云茯苓 12 g、全当归 9 g、炒白芍 12 g、熟地黄 12 g、川芎 12 g、上官桂 6 g、熟附片 6 g、鸡血藤 12 g、白花蛇舌草 15 g、蜀羊泉 15 g、平地木 12 g、炙甘草 6 g。12 剂,水煎服,每天 1 剂,每天 2 次。

七诊(2011-05-10):右手腕及手指肿胀疼痛已缓,面色少华,矢气较多,苔薄,脉细。此乃气血失和,经脉不畅,治以补气活血,温经散寒,行气和胃。

【处方】

炙黄芪 12 g、潞党参 12 g、炒白术 12 g、云茯苓 12 g、全当归 9 g、炒白芍 12 g、川芎 12 g、熟附片 6 g、鸡血藤 12 g、白花蛇舌草 15 g、蜀羊泉 15 g、炙甘草 6 g、制黄精 12 g、炙地鳖 9 g、煨木香 9 g。14 剂,水煎服,每天 1 剂,每天 2 次。

八诊(2011-05-24):右腕及中指肿胀、疼痛、屈伸不利均有缓解,腑行 2 次,苔薄,舌质紫,脉细滑。治守前法。

【处方】

炙黄芪 15 g、潞党参 12 g、当归 9 g、白芍 12 g、熟地黄 30 g、川芎 12 g、柴胡 9 g、鹿角片

9 g、肉桂 3 g、炮姜 6 g、麻黄 6 g、白芥子 9 g、炙甘草 6 g、参三七粉 4 g^{另吞}、生黄芪 15 g、制香附 12 g、广木香 9 g、神曲 12 g。14 剂,水煎服,每天 1 剂,每天 2 次。

九诊(2011 - 06 - 21):药后诸恙已缓,胃脘作胀,腑行偏溏,苔薄,脉细。此乃心脾两虚,气血失和,治以健脾养心,温中和胃,解郁通痹。

【处方】

炙黄芪 9 g、潞党参 12 g、当归 9 g、白芍 12 g、生地黄 9 g、川芎 12 g、柴胡 9 g、茯神 15 g、远志 9 g、酸枣仁 15 g、木香 9 g、苍术 9 g、制香附 12 g、栀子 9 g、神曲 12 g、大枣 9 g、炙甘草 6 g、鸡血藤 12 g、九香虫 9 g、扁豆花 12 g、淡干姜 6 g。14 剂,水煎服,每天 1 剂,每天 2 次。

按:施杞教授认为痹即因经络闭阻,气血运行不畅而发病,六淫外邪和劳伤为本病致病之因,气血失和、经脉痹阻、肝脾肾等脏腑功能失调为本病发病之本。究其原因,正气亏损为内因,风、寒、湿三气侵袭为外因,而经络闭阻、气血运行不畅则为本病的主要病机。因此施杞教授治"痹"先调气血。本案初诊右腕疼痛屈伸不利,已有经年,右腕及中、小指肿胀,尺骨茎突压痛,右腕旋转试验(-),外院 X 线片示右腕关节轻度脱钙,桡腕关节间隙略狭窄,诊断为右腕关节炎(骨痹),治以益气健脾,化痰和胃,清热解毒,温经除湿。由于患者有慢性萎缩性胃炎,在治痹时除了首重气血,使气旺血行,更重视行气止痛和胃,常用蒲公英、白花蛇舌草、蜀羊泉等清热解毒,以清幽门螺杆菌,再配以佛手、砂仁、干姜和胃温中,顾护胃气,除痹不伤胃。

 案 四

杨某,女,49 岁。

初诊(2011 - 05 - 26):入夜两小腿不适,难以名状,夏重冬轻,腑行干燥,3～4 天一解,自幼罹患风湿继发风湿性心脏病,时有胸闷、心悸,病已 30 年,苔薄,脉细。诊断:痹证(不宁腿综合征)。此乃气血不足,筋脉失养,治以益气化瘀,祛风通络,温肾通痹。

【处方】

炙黄芪 9 g、党参 12 g、当归 9 g、白芍 12 g、熟地黄 12 g、川芎 9 g、柴胡 9 g、山茱萸 12 g、巴戟天 12 g、肉苁蓉 12 g、附子 9 g、肉桂 6 g、五味子 9 g、麦冬 12 g、石斛 9 g、石菖蒲 18 g、淡远志 9 g、茯苓 15 g、鸡血藤 15 g、伸筋草 15 g、香谷芽 12 g。14 剂,水煎服,每天 1 剂,每天 2 次。

二诊(2011 - 06 - 09):两侧小腿不适,天热加重,入冬缓解,日轻夜重,便秘,2～3 天一行,小便正常,胃纳尚可,时有心悸,苔薄、舌质胖紫、边有齿痕,脉细缓。此乃气血瘀滞,经脉失畅,治以活血化瘀,祛风除湿,益气养阴,润肠通腑。

【处方】

（1）炙黄芪9g、党参12g、当归9g、白芍12g、生地黄9g、川芎9g、柴胡9g、桃仁9g、红花9g、乳香9g、五灵脂12g、羌活9g、秦艽9g、制香附12g、川牛膝12g、广地龙9g、炙甘草6g、麦冬12g、五味子9g、火麻仁15g、生大黄3g^{后下}、肉苁蓉15g、益母草15g。14剂，水煎服，每天1剂，每天2次。

（2）麝香保心丸，每次2粒，每天2次，药汤送服。

三诊（2011-08-04）：两小腿不适已缓，胃纳、二便均可。经行紊乱，苔薄，脉细滑。此乃气血未和，心脾两虚，经脉失畅，治以健脾养心，解郁通痹。

【处方】

炙黄芪9g、党参12g、当归9g、白芍12g、生地黄9g、川芎12g、柴胡9g、茯神15g、远志9g、酸枣仁15g、木香9g、苍术9g、制香附12g、栀子9g、神曲12g、大枣9g、炙甘草6g、秦艽9g、炒羌活9g、青风藤12g、香谷芽12g、川牛膝12g。28剂，水煎服，每天1剂，每天2次。

按： 本案初诊时入夜两小腿不适，难以名状，夏重冬轻，腑行干燥，3~4天一解，自幼罹患风湿继发风湿性心脏病，时有胸闷、心悸，病已30年。诊断：痹证（不宁腿综合征），辨证为气血不足，筋脉失养，先以补养肝脾，温肾通督法治疗不效。二诊时两侧小腿不适，天热加重，入冬缓解，日轻夜重，便秘，2~3天一行，小便正常，胃纳尚可，时有心悸，苔薄，舌质胖紫、边有齿痕，脉细缓。辨证为气血瘀滞，经脉失畅，治以活血化瘀，祛风除湿，益气养阴，润肠通便，《医林改错》曰："凡肩痛、臂痛、腰痛、腿痛，或周身疼痛，总名曰痹证……治痹证何难。古方颇多，如古方治之不效，用身痛逐瘀汤。"故方选圣愈汤合身痛逐瘀汤加味。三诊时两小腿不适已缓，改调心通痹方健脾养心，解郁通痹善后。不宁腿综合征，又称不安腿综合征，是一种感觉运动障碍疾病，其主要临床表现为夜间睡眠时，双下肢出现极度的不适感，迫使患者不停地移动下肢或下地行走，导致患者严重的睡眠障碍。本病的主要临床表现是发生于下肢的一种自发的、难以忍受的痛苦的异常感觉。这种异常感觉常累及患者小腿的深部如肌肉或骨头，尤其以腓肠肌最常见，部分患者大腿或上肢也可以出现，通常为对称性。患者常主诉在下肢深部有蚂蚁爬或虫子咬、瘙痒感、疼痛、刺痛、烧灼感、撕裂感、蠕动感等不适，有时患者的感觉难以形容。患者为此会有一种急迫强烈要运动的感觉，并导致过度活动如翻来覆去、到处走动。休息时如久坐或长时开车时也会出现症状，活动可以部分或者完全缓解症状。正常情况下，夜间卧床时症状变得强烈并且在半夜后达到高峰，患者被迫踢腿、活动关节或者按摩腿部，患者往往形容"没有一个舒适的地方可以放好双腿"。严重者要起床不停地走路，部分患者需要不停地敲打腿部，方可得到缓解。中医对本病进行分型论治：①气血不足：双下肢肌肉无可名状的不适，神疲，面色萎黄，舌淡，苔薄，脉细。②肝肾亏虚：双下肢肌肉难以名状的不适感，腰膝酸软，少苔，舌红，脉弦细。③瘀血阻络：双下肢肌肉疼痛明显，舌暗淡，脉沉涩。④寒湿痹阻：双下肢肌肉困重疼痛，苔白，舌淡，脉迟缓。⑤湿热下注：双下肢肌肉无可名状地不适，灼热困重，苔黄腻，舌红，脉濡数。

案五

孟某,男,45 岁。

主诉:右肩酸楚冷痛多年。

初诊(2011-04-14):右肩疼痛酸楚,自觉作凉,畏冷,犹寒风袭入,病已久远,四肢肌力正常,双肩功能正常,霍夫曼征(-),胃纳欠佳,苔薄腻,脉细滑。诊断:肩痹。此乃气血失和,治以解肌发表,化痰通络,舒筋活血。

【处方】

炙黄芪 9 g、党参 12 g、当归 9 g、白芍 12 g、生地黄 9 g、川芎 9 g、柴胡 9 g、桂枝 9 g、粉葛根 12 g、大枣 9 g、炙甘草 6 g、秦艽 9 g、炒羌活 9 g、炒牛蒡子 12 g、炙僵蚕 9 g、炙地鳖 9 g、制香附 12 g。14 剂,水煎服,每天 1 剂,每天 2 次。

二诊(2011-07-07):药后诸症缓而未已,尚有胃纳欠佳,苔薄,脉细。此乃气血未和,肝肾亏虚,治以补气血,益肝肾,祛风湿,止痹痛,醒脾胃。

【处方】

炙黄芪 9 g、党参 12 g、当归 9 g、白芍 12 g、熟地黄 12 g、川芎 12 g、柴胡 9 g、独活 9 g、桑寄生 12 g、秦艽 9 g、防风 12 g、桂枝 9 g、茯苓 15 g、杜仲 12 g、川牛膝 12 g、炙甘草 6 g、制香附 12 g、延胡索 15 g、九香虫 9 g、川桂枝 9 g。14 剂,水煎服,每天 1 剂,每天 2 次。

按:痹者,闭也。由于风寒湿邪,闭阻气血而使关节肢体沉重酸楚、疼痛为痹证。如《素问·痹论》云:"风寒湿三气杂至,合而为痹也。""所谓痹者,各以其时,重感于风寒湿之气也。""寒气胜者为痛痹。""痛者寒气多,有寒故痛。"寒邪偏胜而痹阻气血为痛痹。寒为阴邪,主凝滞,闭塞气血较重,经脉不通,不通则痛,寒邪凝滞不行,则痛有定处,得热则寒散故痛减,遇寒则凝聚故痛加重。因其疼痛较重故又称痛痹。本案初诊右肩疼痛酸楚,自觉作凉,畏冷,犹寒风袭入,病已久远,四肢肌力正常,双肩功能正常,胃纳欠佳,苔薄腻,脉细滑。诊断为肩痹。辨为气血失和,风寒痰湿入络,治以解肌发表,化痰通络,舒筋活血,方选颈痹方,加秦艽、炒羌活、炒牛蒡子、炙僵蚕、炙地鳖、制香附祛风通络,取石氏伤科牛蒡子汤义,正如《本草纲目》所言:"痰涎之为物,随气升降,无处不到……入于经络则麻木酸痛,入于筋骨则头项胸背掣痛,手足牵制隐痛。"石氏独重从痰湿角度论治伤科疾病,特别是迁延日久的疾病,行散通结豁痰之法就成为石氏的基本治则之一,并形成了典型代表方剂牛蒡子汤,在治疗此类疾病中可谓独树一帜。方中牛蒡子,性凉,味辛苦,祛痰除风,消肿化毒,通行十二经络,《本草备要》曰其"散结除风……利腰膝凝滞之气";《药品化义》曰其"能升能降,主治上部风痰";《本事方》曰其"治风热热历节,攻手指,作赤肿麻木,甚则攻肩背膝……"。僵蚕,性平,味辛咸,祛风解痉,化痰散结,为厥阴肝经之药,《本草求真》曰其"祛风散寒,燥湿化痰,温利血脉之品";《本草思辨录》曰其"治湿胜之风痰……却痰湿,散肝风"。两味合用,宣滞破结,善搜筋络顽疾浊邪,是为主药。助以秦艽之辛寒,独活之辛温,舒筋和血,通达周身,透阳明之温热,理少阴之伏风。二诊缓而未已,予独活寄生汤合圣愈汤加味善后。《伤寒论》曰:"太阳病,项背强几几,反汗出恶风者,桂枝加葛根汤主之。""寒病,骨痛,阴痹,腹胀,腰痛,大便难,肩背颈项引痛,脉沉而迟,此寒邪干肾也,桂枝加葛根汤主之。"肩背为手足少阳、太阳经脉、督脉之所过,背又为胸中之府,五脏六腑之背俞穴所在之处,故心肺病证及风寒中于脏腑之俞,皆可为肩背痛。阴气盛则寒,亦有真阴内盛为实寒,或阳虚不温,火衰而寒聚之虚寒。由于阴阳各有所偏,其治疗亦不同,真热宜直折,虚热则宜壮水,实寒宜辛散,虚寒则宜温补。肩背痛可由手足太阳经感受外邪,经脉阻滞所致,尤以脏腑之背俞穴感受外邪,经气转输不畅更为多见。背为胸中之府,心肺虚实病变,亦常见肩背痛。故经脉病证及脏腑病证,涉及肩背者,皆可为肩背痛,但辨证时宜结合其他症状,方不致误。

案六

吴某,女,28岁。

主诉: 左膝疼痛半年。

初诊(2011-05-03): 左膝疼痛活动牵掣半年。检查:左膝无明显肿胀,左胫骨外侧髂胫束止点压痛(+++),股四头肌萎缩(++),麦氏征(-),膝屈曲过伸(-),内侧副韧带压痛(±),苔薄,脉细。诊断:膝痹。此乃气滞血瘀,经脉痹阻,治以活血化瘀,祛风除湿,通络止痛。

【处方】

炙黄芪9g、党参12g、当归9g、白芍12g、生地黄9g、川芎9g、柴胡9g、桃仁9g、红花9g、乳香9g、五灵脂12g、羌活9g、秦艽9g、制香附12g、川牛膝12g、广地龙9g、炙甘草6g、伸筋草15g、香谷芽12g、广木香9g。7剂,水煎服,每天1剂,每天2次。

二诊(2011-05-10): 药后症缓,苔薄,脉细。治守前法。

【处方】

炙黄芪9g、党参12g、当归9g、白芍12g、生地黄9g、川芎9g、柴胡9g、桃仁9g、红花9g、乳香9g、五灵脂12g、羌活9g、秦艽9g、制香附12g、川牛膝12g、广地龙9g、炙甘草6g、伸筋草15g、香谷芽12g、广木香9g、益母草15g、王不留行12g、大腹皮15g。7剂,水煎服,每天1剂,每天2次。

三诊(2011-05-26): 左膝疼痛已瘥,经行延期,苔薄,脉弦细。此乃气血失和,肝肾亏虚,经脉失养,治以补气血,益肝肾,祛风湿,止痹痛。

【处方】

炙黄芪9g、党参12g、当归9g、白芍12g、熟地黄12g、川芎12g、柴胡9g、独活9g、桑寄生12g、秦艽9g、防风12g、桂枝9g、茯苓15g、杜仲12g、川牛膝12g、炙甘草6g、制香附 12 g、炒栀子 9 g、炒枳壳 12 g、香谷芽 12 g、制何首乌、首乌藤 18 g。7 剂,水煎服,每天 1 剂,每天 2 次。

四诊(2011 - 07 - 07):左股直肌轻度萎缩未瘥,二便尚可,经事时有延期,苔薄,脉细。此乃肾阳不足,精髓亏虚,治以补肝脾,温肾阳,益精髓,止痹痛。

【处方】

(1)炙黄芪 12 g、党参 12 g、当归 9 g、白芍 12 g、熟地黄 12 g、川芎 12 g、柴胡 9 g、山茱萸 12 g、怀山药 18 g、枸杞子 12 g、鹿角片 12 g、菟丝子 12 g、熟附片 9 g、桂枝 9 g、杜仲 12 g、香谷芽 12 g、炙甘草 6 g、怀山药 30 g、炙紫菀 12 g、款冬花 12 g、玄参 12 g、香谷芽 12 g、鸡血藤 12 g。14 剂,水煎服,每天 1 剂,每天 2 次。

(2)指导膝关节功能训练,纠正不正常步态。

五诊(2011 - 08 - 04):精神气色佳,左膝疼痛不显,周身轻度酸楚,腑行溏薄,苔薄,脉细沉。此乃气阳不足,痰瘀交织,治以温阳散寒,祛痰通痹,行气止痛。

【处方】

炙黄芪 15 g、党参 12 g、当归 9 g、白芍 12 g、熟地黄 30 g、川芎 12 g、柴胡 9 g、鹿角片 9 g、肉桂 3 g、炮姜 6 g、麻黄 9 g、白芥子 9 g、炙甘草 6 g、制香附 12 g、广郁金 12 g、川楝子 9 g、延胡索 15 g。14 剂,水煎服,每天 1 剂,每天 2 次。

按:本案初诊时左膝疼痛活动牵掣半年,检查左膝无明显肿胀,左胫骨外侧髂胫束止点压痛(+++),股四头肌萎缩(++),麦氏征(-),膝屈曲过伸(-),内侧副韧带压痛(±),苔薄,脉细,诊断为膝痹。患者为 28 岁年轻女性,从患者临床表现诊断为膝痹(髂胫束摩擦综合征),多由髂胫束疲劳或紧张后和股骨髁反复摩擦引起,以膝关节髌骨外侧疼痛为主要症状。病因多为解剖上结构性异常如膝外翻、足内翻、股骨大转子过于突出、双侧下肢不等长、髂胫束柔软性差、髋外展肌肉无力等,加之不正确的运动方式与穿着不合适的鞋子走路、运动前髂胫束没有充分伸展、运动时膝盖屈曲的角度不正确等,临床表现以股骨外上髁或其周围疼痛,以刺痛为主,膝关节屈曲 20°~30° 时或伸直时疼痛最明显和膝盖肿胀,跑步时疼痛加重,尤其在下坡时,髋关节外展肌力不足,表现臀中肌步态,可在膝盖外侧触及韧带的肿胀和痛点。本病属于中医学"痹证"范畴。"痹"是以肌肉、筋骨、关节发生酸痛、麻木、重着、屈伸不利等为主要临床表现的病证。施杞教授认为痹即因经络闭阻,气血运行不畅而发病,六淫外邪和劳伤为本病致病之因,气血失和、经脉痹阻、肝脾肾等脏腑功能失调为本病发病之本。究其原因,正气亏损为内因,风、寒、湿三气侵袭为外因,而经络闭阻、气血运行不畅则为本病的主要病机。正如《济生方·痹》所云:"皆因体虚,腠理空疏,受风寒湿气而成痹也。"《素问·宣明五气》曰:"五劳所伤,久视伤血,久卧伤气,久坐伤肉,久立伤骨,久行伤筋。"长期劳损或外伤直接损伤筋骨,血瘀气滞不通,经脉痹阻,不通则痛,形成本病。本案初诊表现为气滞血瘀,经脉痹阻,以筋痹方活血化瘀,祛风除湿,通络止痛。三诊时左膝疼痛已瘥,经行延期,肝肾不足,以调身通痹方补气血,益肝肾,祛风湿,止痹痛。四诊药后疼痛已缓,左股直肌轻度萎缩未瘥,予补养肝脾,温肾通督,以痿痹方(圣愈汤合地黄饮子)善后并指导下肢功能康复训练,纠正不良步行习惯。

附　录

附录一　慢性筋骨病膏方调摄

一、概述

（一）慢性筋骨病

慢性筋骨病（骨退行性病变）主要包括脊柱、骨与关节退变性疾病及其继发性损伤，属于中医学"骨痿""骨枯""骨极""骨痹""颈肩痛""腰背痛"范畴，统属"筋骨病"。本病为人体自然退变或因创伤、劳损、感受外邪，加速其退变而形成的全身或局部脊柱、四肢关节等部位的生理与病理相交互影响的一种退行性变化的衰老性疾病。主要表现为人体局部关节疼痛、肿胀、麻木、活动受限、畏冷、乏力，甚者有炎性病变、骨质增生、关节变形等症状和体征。

由于疾病谱的变化，骨退行性病变（包括脊柱、骨与关节退变性疾病）已成为中医骨伤科学的研究重点内容之一。脊柱退变性疾病（脊柱筋骨病）包括颈椎病、腰椎间盘突出症、腰椎管狭窄症及其继发脊髓或神经损伤；骨退变性疾病（骨与关节筋骨病）包括骨质疏松症、椎体骨质疏松性骨折和骨关节病等。随着社会人口老龄化及慢性劳损的增加，慢性筋骨病已成为影响人类健康及生活质量的重要因素，成为严重危害人类健康的重大、疑难疾病。50岁以后大多数人群均有脊柱与骨关节退变的形态学改变，并可刺激或压迫邻近的血管、神经、脊髓，症状和体征可波及头、颈、胸、腹及四肢，轻则疼痛、眩晕、麻木、肌肉萎缩，上肢持物不稳，下肢僵硬无力，严重者四肢瘫痪。这些疾病已严重影响中老年人的健康及生活质量，也是我国"人口与健康"研究领域中迫切需要解决的内容之一。

（二）祖国医学对慢性筋骨病发病机制的认识

慢性筋骨病属于中医学"痹证"范畴，是由于风、寒、湿、热等外邪侵袭人体，闭阻经络，气血运行不畅所致，以肌肉、筋骨、关节发生酸痛、麻木、重着、屈伸不利，甚或关节肿大灼热等为主要临床表现的病证。本病从临床上看常常是痿痹并存、先痹后痿或先痿后痹。因此，分析本病的病因病机，应本着中医学"整体观念"和"辨证论治"的原则，客观辨证地分析。其发生发展不外乎内外因和标本虚实。

1. 肝脾肾亏虚为发病之本

肾藏精，主骨生髓。骨的生长、发育、修复均依赖肾脏精气的濡养。肝藏血，主筋，束

481

骨而利机关也,肝血足则筋脉劲强。随着年龄的增长,人至中年以后,肝肾亏虚,肾虚不能主骨,骨髓失其充养,脆弱或异常增生;肝虚无以养筋,筋脉濡养不足,筋纵弛缓,或筋挛拘急,稍有劳累或外伤,便致气血壅滞,疼痛大作;筋肉不坚,荣养乏源,既无力保护骨骼,充养骨髓,又不能约束诸骨,稍有不慎,便磨损严重,导致关节过早过快地出现退变。

脾的主要功能是运化水谷,输布营养精微,濡养四肢百骸。若脾失健运,内湿自生,或因寒湿入内困脾,脾之运化失司,先天之精补充无源;水湿内停,久则聚而成痰,流窜经络,阻滞气机,促进膝骨关节病发生发展且引发恶性循环。故脾虚则化源不足,肌肉瘦削,四肢疲惫,活动无力,筋骨疾病亦难以恢复。

2. 风寒湿外邪侵袭、痰阻经络是发病的重要因素

正气亏虚,腠理疏松,卫外不固,风寒湿邪乘虚而入,直入肌肉关节,使经脉痹阻而发病。《素问·痹论》曰:"风寒湿三气杂至,合而为痹……痹在骨则重,在脉则血凝而不流,在筋则屈不伸,在肉则不仁,在皮则寒。"另外,本病的发生与所处的气候和环境有关,如久居潮湿之地,冒雨涉水,气候骤变,冷热交错等,邪气注于经络,留于关节,使气血痹阻,致使关节疼痛重着、屈伸不利,甚则肿大。寒湿痹阻,凝滞经络,阻滞气血运行,致筋骨失养,是导致痹证发生发展的重要环节。由于感邪偏盛不同,临床表现亦有差异。

尚有感受风热之邪,与湿相并,而致风湿热合邪为患。素体阳盛或阴虚有热,感受外邪之后易从热化,或因风寒湿痹日久不愈,邪留经络关节,郁而化热,以致出现关节红肿疼痛、发热等症,而形成热痹。

风寒湿邪外袭,肺失宣降,脾失运化,肾气化无力,津液停聚,变生痰饮,闭阻经络,致气血运行失畅,内外合邪而致痹。

3. 气血失和、瘀阻经脉贯穿痹证始终

人体内的气血,只有运行畅通,周流不息,才能营养经络,温煦四肢及皮肉筋骨。急性外伤或慢性劳损导致局部气血功能失调,运行不畅,不能循经运行,瘀血凝滞,瘀积日久不散,凝聚于关节,局部骨骼筋肉失于濡养,发生疼痛、变形、功能障碍。

因此,血瘀是慢性筋骨病中医病机的重要环节,现代研究发现,关节局部瘀血会引起骨内微循环障碍,使滑膜变厚,骨内血流不畅,使骨内压力增高,从而加重骨组织微循环障碍,导致骨营养障碍而引起软骨下骨增厚硬化,刺激新骨的生长,加剧关节内应力的集中,加速关节软骨退变。

综上所述,素体亏虚,风寒湿邪乘虚而入,痰瘀痹阻经络是本病发病和加重的诱因,本病属本虚标实之证,以肝脾肾亏虚为本,外邪、痰瘀为标。

(三) 膏方

它是根据人体寒热虚实的情况结合临床表现而确立的大型复方汤剂,经特殊的煎煮加工而成,膏方是中医常用的剂型之一,在唐代称其为"煎",明清后称为"膏滋",现代都称浓缩等加工后制成的一种稠厚状半流质剂型。膏方的应用具有悠久的历史。

《素问·四气调神大论》指出:"冬三月,此谓闭藏,水冰地坼,无扰乎阳,早卧晚起,必

待日光,使志若伏若匿,若有私意,若已有得,去寒就温,无泄皮肤,使气亟夺,此冬气之应,养藏之道也。逆之则伤肾,春为痿厥,奉生者少。"充分说明了冬天气候环境适于养藏,冬季是一年四季中进补的最好季节。这种天人合一的整体观,在膏方应用中得到充分体现。早在东汉时期,我国第一部药学专著《神农本草经》已有"煎膏"的论述,首次记载了阿胶(驴皮胶)、白胶(鹿角胶)这两个重要膏剂的制作方法,为后世膏剂制作奠定了基础。对于膏剂的应用,东汉张仲景所著《伤寒杂病论》中记载了汤剂、丸剂、散剂、膏剂、酒剂等10多种剂型,可见汉代已经有了膏剂的制作。唐代孙思邈《千金翼方》载有:"生地黄五十斤,捣之,以水三升,绞取汁澄去滓,微火上煎减半,即纳好白蜜五升,枣脂一升,搅令相得即止,每服鸡子大一枚,日三服,令人肥白美色。"表明膏方作为养颜延缓衰老已应用于临床。正如他在《备急千金要方》中提出的"药能恬神养性,以资四气"理论,开创了服用药物以延缓衰老之先河。宋金元时期,随着《圣济总录》《太平圣惠方》等大型方书的问世,以地黄、枸杞子、狗脊等补益药物为主的益气健脾、养精补肾的补虚养生方大量出现,使膏方学也随之迅速发展。如南宋《洪氏集验方》载录的琼玉膏,沿用至今同时在膏方中开始了应用动物类药。明清膏方日趋完善,作为滋补类方剂,对膏方的命名、制作也更规范。明代李时珍在《本草纲目》中载有延缓衰老延寿作用的药物253种,并选录延寿方剂89首。清代膏方有了长足进步。洪基《摄生总要》"龟鹿二仙膏",龚廷贤《寿世保元》中的"茯苓膏",至今享有盛誉。在《清宫秘方大全》中,膏方的记载占有重要地位。近现代,膏方有了更大发展。它是由几十味药物组成的大复方,经煎煮后,去药渣、反复浓缩药液,再加胶性药物、糖和蜂蜜熬成调厚的半流体状膏剂。膏方疗效卓著,服用简单,携带方便,深受患者欢迎,目前被临床广泛应用。

(四)膏剂分类和作用

1. 膏剂分类

膏剂按不同标准有不同分类法。

(1)按是否加入蜂蜜分型:将膏方分为蜜膏和清膏。中药煎煮浓缩后,收膏时加入蜂蜜,称蜜膏,又称"膏滋",中药煎煮浓缩后直接收膏,称为清膏。

(2)按照膏方中是否含有动物胶分型:可分为素膏和荤膏。素膏是指处方中无任何动物类药剂的膏滋药。荤膏是指处方中有动物类药剂制成的膏滋药。

(3)根据膏方用药的不同分型:可分为温补膏、清补膏和平补膏。选用以熟地黄、阿胶、鳖甲、鹿角胶等药性滋腻、温补之品为主制成的膏方,称为温补膏,常见如十全大补膏、洞天长春膏等。选用以西洋参、沙参、麦冬、石斛等具有补益、清热功效的中药为主制成的膏方,称为清补膏。选用以人参、黄芪、莲子、芡实等药性平和的补益之品为主制成的膏方,称为平补膏。所以在选取膏方时,应当根据各人的体质、病证的不同而分别择取。

2. 膏剂作用

膏方是具有治疗、预防和营养作用的高级之剂。它是根据不同体质和临床表现确立的大型复方处方,经特殊工艺制成的一种稠厚状的冲饮之剂。由于其配方全面,制作精良,故具有多种功效。

(1)益气补血:气血是人体生命活动最基本的物质基础。补益气血,则可使精力旺盛,增强体质,调节内分泌功能,稳定内环境,提高机体的防御机制,避免外邪入侵。

(2)调和阴阳:阴阳的平衡对人体极为重要。膏方的丰富药物能补其不足,损其有余,纠阴阳之偏盛偏衰,达到"阴平阳秘,精神乃治"的目的。

(3)扶正祛邪:中医认为"邪之所凑,其气必虚",凡素体虚弱,气血不足,五脏亏损,如手术创伤等导致正气亏损,易为外邪所侵,应用膏方可有效激发机体的免疫功能,增强对病邪的抵抗力,预防感染性疾病的发生,达到"正气存内,邪不可干"的目的。

(4)调补脏腑:《素问·五脏别论》曰:"所谓五脏者,藏精气而不泻也,故满而不能实。六腑者,传化物而不藏,故实而不能满也。"五脏六腑在体内既各司其职,又相互协调,膏方能益气补血,理气行血,调补五脏六腑,使脏腑关系协调,功能保持平衡。保持人体正常的生理功能,故气血盈,脏腑调,则体强肢健。脏腑不和,气血不调,百病丛生。

(5)延年益寿:对于年老体弱,脾胃气虚,肝肾不足者,膏方能健脾助运,改善胃纳,增加气血生化之源,补益肝肾,强筋壮骨,聪耳明目,抗老防衰,达到延年益寿的目的。

3. 膏剂制作和应用

(1)膏剂用药:膏方包括确定处方、选用高质量的药物和合适的开路方等。

1)配料:这是膏方重要的第一步,需通过医者详细的望闻问切四诊合参,作出正确的辨证论治,以一定的配伍原则,选取药材,组成膏滋药处方。

2)配伍原则:膏方的处方,来源于正确辨证,合理选择药材。对于涉及面小,病情简单者,可选用药简功专的单味中药,以突显其针对性强的作用,如清代宫廷常用的由单味菊花制成的菊花膏就是典型的代表膏方。对于病情较为复杂者,一般选用由多味中药组成复方之剂,以照顾各方面的需求,这是目前最常用的方法,其配伍以病情需要和用药法度为基本原则。

3)用药:剂量处方用药在30~50味,剂量是一般处方的10~20倍,以形成有效的膏方药材剂量,另酌量加冰糖、收膏用的阿胶等。其熬出膏滋约1 500 g,可供一个患者服用一个半月。

(2)膏剂制作:膏滋药作为特殊的"药",配方用料当选道地药材。其制作要求十分严格,制作时应严格按照处方要求,不得随意改动。每步工序,必须按要求规范进行。其制作步骤需经浸泡、煎煮、浓缩、炼蜜、收膏、存放等工序。

1)浸泡:把膏方药材先分为胶类药和草类药,然后加高出药面10 cm左右适量的清水充分浸泡1天,以去除杂质。

2)煎煮:浸泡后的药料,先武火煮沸,再以沸为度,用文火煮3~4小时左右,在药汁渐浓时,以纱布滤出头道药汁;重复上述步骤,把原药渣作二煎,也可如此作第3煎。把前二煎或三煎的药汁混合一处,静置去渣。

3)浓缩:把上述药汁浓缩,先大火煎熬,随时撇去浮沫,待药汁渐稠厚时,用小火作浓缩。为了防止烧焦,应不断搅拌,直至药汁滴在纸上不散为度。

4）炼蜜：选用优质蜂蜜作原料，置于锅内加热，待完全溶化沸腾时去除上面浮沫，待蜂蜜呈深红色时，加约10%的冷水，继续加热至沸，去其杂质即可。

5）收膏：把已烊化的胶类药与冰糖或蜂蜜，倒入浓缩的药液中，慢慢煎熬，持续搅拌，同时根据需要，选取鹿茸粉、人参粉、胡桃肉、桂圆肉等加入，直至能滴水成珠即可。

6）存放：放入阴凉处。收膏冷却后，装入干燥、清洁的瓷质容器内，待膏药完全冷却加盖后保存。

（3）膏剂保存：膏方服用时间较长，应放在冰箱冷藏较好。为防止膏滋药发霉变质，每次服用膏方时，应用干燥、清洁汤匙或固定汤匙，切不可将水分带入膏中，以避免膏滋药变质。一旦膏滋药发霉变质，切不可再食用。

（4）膏剂应用：冬季是膏滋药的传统食用季节，故服用膏方常由冬至起直至九九结束。但也不绝对，有人也提出只要病情需要，条件许可，四季均可进补。

1）开路方：在使用膏滋方之前，须经过望闻问切辨证分析后，根据个人原有的体质情况，给予调整，使之适应膏方的服用，这些先膏方而行的方药称为开路方。这是充分消化吸收膏方，获得良好疗效的关键。所以对脾胃运化失司，症见食欲不振、胸胁痞闷、食滞纳呆、舌淡苔厚腻等，以及脾胃气虚，运化乏力，湿邪内停者，当先健脾化湿，运化脾胃，为膏方的消化吸收创造有利条件。另外，开路方可以通过试探性调补，通过观察服药后的反应，为确定最后调补膏方做好准备。

2）服用方法

冲服：取适量膏剂，放在杯中，将沸水冲入搅拌溶化，即可食用。如膏药黏稠度较高，难以用沸水溶化者，则可采用炖烊方法，待其完全溶化后再服，也可用温热的黄酒冲入服用。

调服：可将阿胶、龟甲胶等研细末，加适当黄酒或汤药等，隔水炖热，待完全溶化调和均匀后服用。

含化：对一些特殊的膏药制剂，如青果膏等治疗咽喉部病证的膏药，可含在口中慢慢让其溶化，延长其在患部的作用时间，以充分发挥药效。

3）膏剂服用时间根据体质和证情的不同，可采用不同服用方法

空腹服：可使药物迅速被胃肠道吸收，及时发挥药物作用。《神农本草经》曰："病在四肢血脉者宜空腹而在旦。"当然对胃肠虚弱者，空腹服用，胃部有不适感时，则不应空腹服用，宜改为饭后服用。

饭前服：可在饭前30~60分钟时服药。对于下焦病证，为使药力迅速下达，可选饭前服。但不能影响胃肠功能。

饭后服：这是较为常用的一种服法，在饭后15~30分钟时服药，可以减少对胃肠的不良刺激。

睡前服：用于安心养神、促进睡眠的服用方法，常在睡前30分钟左右服用。服用剂量一般每次取一常用汤匙（15~20 mL）。对体质特别虚弱的老年人或有其他特别病证者，可适当减少剂量。

4）注意事项

外感疾病期间慎用：在外感疾病期间，不宜应用补膏，以防外邪留滞为患。或祛邪与补药同用，以攻补兼施，扶正不留邪。

极度虚弱时慎用：体质极度虚弱者，当以缓补之剂调养，切不可峻补，以防虚不受补之弊。

适当忌口：对膏方中含有人参等，宜忌萝卜；服滋补性膏滋药者宜少饮浓茶；服用膏方者，宜少食辛热之品；服温阳膏方者，忌用寒性之品。

4. 膏方治疗慢性筋骨病的原则

膏方既是中医药防病治病养生保健的医疗技术，又是具有深厚底蕴的中医药文化特征，以其独有的优势千百年来在防治慢性筋骨病过程中发挥着重要的作用。根据本病的发病原理及临床特点，结合中医养生学的观点，遵循《素问·至真要大论》在论述疾病时指出的："谨守病机，各司其属，有者求之，无者求之，盛者责之，虚者责之，必先五胜，疏其血气，令其调达，而致和平，此之谓也。""阴平阳秘，精神乃治"的理念和原则，在冬令时节施杞教授主张进补，运用膏方治疗慢性筋骨病，临床疗效显著。

（1）证病结合，主兼相参：骨伤科膏方门诊就诊患者大多属老年人，往往症状较多、病情繁杂、病程较长，故施杞教授主张在诊断此类疾病过程中将四诊八纲为辨证依据，全面把握患者虚实状态。将辨证与辨病、辨型相结合；辨证与基础实验、现代诊察手段相结合的原则，了解患者已罹患疾病状况，这种方式会对疾病有一个综合而准确的诊断。证病结合，综合分析病因病机，从而确立证型。辨证，是对全身状况的辨识；辨病，是对局部病理状况的辨识。两者的结合，使对疾病的认识和治疗更精确化。经常在辨证结合辨病的同时，还结合了辨本病的分型，即与辨型相结合，这使疾病从证、病、型逐个分辨清楚，对疾病的认识逐渐深化，治疗用药更有针对性，其疗效也会更加显著。

施杞教授在膏方门诊诊查过程中，发现多数患者往往不是单纯患有慢性筋骨病，常合并有其他系统疾病，诸如心血管、内分泌、神经系统等，因此应辨析患者罹患的主病和兼病，而慢性筋骨病患者年龄常常偏大，症状较多，病情繁杂，故还应辨析患者罹患的主证和兼证。施杞教授主张在运用膏方治疗时，应首先明确主病、主证，确定主方，其次应兼顾合并其他的病、证，在主证主方的基础上加减治疗，做到全面把握，证病结合、主兼相参，谨守病机、有的放矢。

（2）气血为纲，标本兼顾：气血是维持人体正常生命活动的重要物质，气血失调是各种疾病发生的病理基础。施杞教授遵循"人之所有者，血与气耳""血气不和，百病乃变化而生"（《素问·调经论》），"肢体损于外，则气血伤于内，营卫有所不贯，脏腑由之不和"（《正体类要》）之说，弘扬上海石氏伤科"以气为主，以血为先"治疗筋骨病的特色和优势的过程中，认为慢性筋骨病皆因气血亏虚，外邪乘虚而入，痰瘀内生，致经脉闭阻，脏腑失调而发作。

筋骨病是人体运动系统中骨骼、脊柱、关节及筋肉、韧带等组织发生的疾病。施杞教授认为本病属中医"痹证"范畴，指出痹即因经络不通，气血运行不畅致肌肉筋骨关节酸痛、麻木、重着，屈伸不利，甚或关节肿大灼热等为主要表现的病证。罹患本病者往往本身正气先虚,六淫外邪遂能乘虚而入,盘踞经络,痰瘀内生,导致气血闭阻,留滞于内而成疾。因此,施杞教授提出正气亏虚为内因,风、寒、湿三气侵袭为外因,经络闭阻、气血失畅则为本病的主要病机,气虚血瘀、本虚标实是筋骨退变的主要病理环节。《黄帝内经》有云:"正气存内,邪不可干""邪之所凑,其气必虚。"因此防治慢性筋骨病的关键应以扶正祛邪为大法,既要调和气血以固本(形成了益气化瘀法治疗的基本法则,倡导应用圣愈汤(《医宗金鉴》)作为治疗的基础方,贯穿始终);又要祛风除湿、化痰通络以治标,从而达到标本兼顾(常用秦艽、羌活、独活、荆芥、防风、牛蒡子、僵蚕、半夏之品随证加减)。

(3)整体调摄,重在肝脾肾:人是复杂系统,具有多重层次结构,整体层次是人体的最高层次。《素问·五常政大论》云:"人以天地之气生,四时之法成。"中医学非常重视人体本身的统一性、完整性及其与自然界的相互关系,它认为人体是一个有机整体,构成人体的各个组成部分之间,在结构上是不可分割的,在功能上是相互协调、相互为用的,在病理上是相互影响的。同时也认识到人体与自然环境有密切关系,人类在能动地适应自然和改造自然的斗争中,维持着机体的正常生命活动。由于慢性筋骨病病程较长,患者年龄偏大,症状较多,故施杞教授认为在膏方治疗过程中尤其应从全局出发,全面细致分析患者的情况,做出准确的诊断,从整体调摄患者的病情。

五脏有化生气血和贮藏精气的功能,且与气血津液、五体都有密切的关系,施杞教授认为五脏失和,则皮肉筋骨失却濡养,可出现一系列证候,而肝、脾、肾和慢性筋骨病的关系最为密切。骨的生长、发育、修复皆依赖肾精的濡养,肾为水火之宅,内寓元阴元阳:元阴为人体阴液之本,有濡润、滋养作用;元阳为人体阳气根本,有温煦气化作用,因此肾为五脏之本。施杞教授认为腰为肾之外候,脊为肾之通路,肾精走失,骨髓空虚,脊痛腰酸,故在治疗慢性筋骨病过程中务必注重补肾,常合用左归丸、右归丸等补肾中药加减治疗。肝有贮藏血液和调节血量的功能,人体的筋肉运动与肝有密切关系,肝血不足,则血不荣筋,出现筋挛、肢体麻木、屈伸不利等症,施杞教授常常使用养血柔肝、舒筋通络之品,如白芍、川牛膝、鸡血藤、伸筋草、当归尾等。脾可运化水谷,输布营养精微,四肢百骸皆赖其濡养。"脾主身之肌肉"(《素问·痿论》),"脾气虚则四肢不用"(《灵枢·本神》),故脾失健运,则化源不足,肌肉瘦削、四肢疲惫、活动无力,筋骨疾病亦难以恢复。故施杞教授在调摄的同时兼顾健脾化源,常常选用四君、六君及补中益气丸等健脾之品顾护后天之本。

(4)心身同治,精气神共养:筋骨病大多病程较长,且因为疼痛、麻木影响患者精神,往往致神情疲惫、夜寐不宁,而心身欠佳反过来可能会进一步加重病情,精神好转,则病已去半。故施杞教授认为在运用膏方治疗此类疾病时,一定会调理患者的精神、睡眠。常常应用逍遥散、越鞠丸、归脾汤、交泰丸等疏肝解郁、行气散结、养血安神、交通心肾,且在交谈问诊过程中注重心理疏导,强调医其身,并治其心,心身同治,从而达到整体治疗。

《灵枢·本脏》曰:"人之血气精神者,所以奉生而周于性命者也。"《素问·金匮真言论》曰:"夫精者,身之本也。"故精气神者,人身之三宝,生命之根本也。论先天之生化,则精生气,气生神;论后天之运用,则神役气、气役精。人身五脏,各有所藏,心藏神,肾藏精,精藏于肾,而主于心,心君泰然,肾精不动,是为平人。故补精必安其神,安神必益其气。

精气神共养则体健神旺,病安从来?

运用膏方治疗慢性筋骨病的立法方药体现了扶正祛邪、治疗结合、阴阳气血平和的精神。在调和气血阴阳时将先、后天的摄养结合其中,重点是肝、脾、肾三脏,健脾不忘运脾,补肾分阴阳。心身同治、精气神共养,膏方的最终目的即无论治病或养生保健都以达到守护精气神为最高境界。

(五)常用方药

1. 益元煎

益元煎即吴谦《医宗金鉴》的圣愈汤,施杞教授将此方作为治疗慢性筋骨病的基础方,贯穿治疗的始终。该方由黄芪、党参、当归、白芍、川芎、生地黄和柴胡组成。前六味中药"皆醇厚和平而滋润,服之则气血疏通,内外调和,合于圣度矣",四物汤加入人参、黄芪既能气血双补,又有固元摄血之功,而柴胡性味苦平,气质轻清,为肝经要药,更切理伤续断之要,其能司升降、通达上中下三部,疏解瘀滞,化瘀散结。《医宗金鉴》曾曰:"败血凝滞,从其所属,必归于肝。"故施杞教授在医治伤损中每以圣愈汤加味化裁,意在传承"以气为主,以血为先"的治伤精髓。

2. 益元舒筋煎

益元舒筋煎即圣愈汤合身痛逐瘀汤及细料。身痛逐瘀汤出自清·王清任《医林改错》,由秦艽、川芎、桃仁、红花、甘草、羌活、没药、当归、五灵脂、香附、牛膝、地龙组成,具有活血祛瘀、祛风除湿、通痹止痛的功效。施杞教授在本方基础上合圣愈汤及细料而成益元舒筋煎,主治瘀血夹风湿,经络痹阻所致颈肩臂疼痛、腰腿痛,或周身疼痛,麻木,以痛为主,经久不愈,疼痛难忍,夜间尤甚者。《医林改错》曰:"凡肩痛、臂痛、腰痛、腿痛,或周身疼痛,总名曰痹证……总逐风寒、去湿热,已凝之血,更不能活。如水遇风寒,凝结成冰,冰成风寒已散。明此义,治痹证何难?古方颇多,如古方治之不效,用身痛逐瘀汤。"

3. 益元养身煎

益元养身煎即圣愈汤合独活寄生汤及细料。独活寄生汤出自唐·孙思邈《备急千金药方》。该方由独活、桑寄生、杜仲、牛膝、细辛、秦艽、茯苓、桂心、防风、川芎、人参、甘草、当归、芍药、干地黄组成,具有祛风湿、止痹痛、益肝肾、补气血之功。施杞教授在本方基础上合圣愈汤及细料而成益元养身煎,主治痹证日久、肝肾两虚、气血不足所致腰膝疼痛,痿软,肢节屈伸不利,或麻木不仁。《备急千金要方》云:"治腰背痛,独活寄生汤。夫腰背痛者,皆犹肾气虚弱,卧冷湿地当风所得也,不时速治,喜流入脚膝为偏枯,冷痹缓弱,痛重,或腰痛挛脚重痹,宜急服此方。"

4. 益元养心煎

益元养心煎即圣愈汤合归脾汤、越鞠丸及细料。归脾汤出自明·薛己《正体类要》,由白术、当归、白茯苓、黄芪、龙眼肉、远志、酸枣仁、木香、甘草、人参组成,具有益气补血、健脾养心之功。越鞠丸出自元·朱震亨《丹溪心法》,由川芎、苍术、制香附、栀子、神曲组成,具有行气解郁之效。施杞教授将圣愈汤、越鞠丸合归脾汤及细料而成益元养心煎,可用于交感神经型颈椎病思虑过度,劳伤心脾,气血亏虚所致心悸怔忡,健忘失眠者。《正体类要》云:"跌仆等症,气血损伤;或思虑伤脾,血虚火动,寤而不寐;或心脾作痛,急惰嗜卧,怔忡惊悸,自汗,大便不调;或血上下妄行。"

5. 益元通脉煎

益元通脉煎即圣愈汤合天麻钩藤饮及细料。天麻钩藤饮出自胡光慈《中医内科杂病证治新义》,由天麻、钩藤、生石决明、栀子、黄芩、川牛膝、益母草、杜仲、桑寄生、首乌藤、朱茯神组成,具有养阴通络、平肝潜阳的作用。施杞教授在本方基础上合圣愈汤及细料而成益元通脉煎,可用于椎动脉型颈椎病肝阳偏亢,肝风上扰所致颈项疼痛、头痛眩晕、血压增高、耳鸣目涩、多梦失寐、听力下降等。《中医内科杂病证治新义》认为:"本方为平肝降逆之剂。以天麻、钩藤、生决明之平肝祛风降逆为主,辅以清降之栀子、黄芩,活血之牛膝、益母草,滋补肝肾之桑寄生、杜仲等,滋肾以平肝之逆;并辅以首乌藤、朱茯神以安神镇静,缓其失眠,故为用于肝厥头痛、眩晕、失眠之良剂。"

6. 益元滋肾煎

益元滋肾煎即圣愈汤合左归丸及细料。左归丸出自明·张介宾《景岳全书》,由大怀熟地黄、山药、山茱萸、枸杞子、川牛膝、鹿角胶、龟板胶、菟丝子组成,具有滋阴补肾、填精益髓之效,主治真阴不足,精髓亏损所致头晕目眩,腰酸腿软。施杞教授在本方基础上合圣愈汤及细料而成益元滋肾煎,可用于治疗颈腰椎病、骨关节病伴骨质疏松症。《景岳全书》曰:"治真阴肾水不足,不能滋养营卫,渐至衰弱,或虚热往来,自汗盗汗,或神不守舍,血不归原,或虚损伤阴,或遗淋不禁,或气虚昏晕,或眼花耳聋,或口燥舌干,或腰酸腿软。凡精髓内亏,津液枯涸等证,俱速宜壮水之主,以培左肾之元阴,而精血自充矣。宜此方主之。"

7. 益元温肾煎

益元温肾煎即圣愈汤合右归丸及细料。右归丸出自明·张介宾《景岳全书》,由熟地黄、山药、山茱萸、枸杞子、菟丝子、鹿角胶、杜仲、肉桂、制附子、当归组成,具有温补肾阳、填精益髓之功。施杞教授在本方基础上合圣愈汤及细料而成益元温肾煎,主治肾阳不足,命门火衰,神疲气怯,畏寒肢冷,腰膝酸软,肢节痹痛。《景岳全书》曰:"治元阳不足,或先天禀衰,或劳伤过度,以致命门火衰,不能生土……或寒侵溪谷,而肢节痹痛,或寒在下焦而水邪浮肿。总之,真阳不足者,必神疲气怯,或心跳不宁,或四体不收,或眼见邪祟,或阳衰无子等证,俱速宜益火之源,以培右肾之元阳,而神气自强矣,此方主之。"

8. 益元养痿煎

益元养痿煎即圣愈汤合地黄饮子及细料。地黄饮子出自宋·《圣济总录》,由熟干地黄、巴戟天、山茱萸、石斛、肉苁蓉、附子、五味子、官桂、白茯苓、麦冬、石菖蒲、远志、生姜、大枣组成,具有益肾祛痰、温阳通督之效。施杞教授在本方基础上合圣愈汤及细料而成益元养痿煎,可用于脊髓型颈椎病痿证肾亏所致颈项腰膝酸软、四肢不举、筋脉弛缓、肌肉萎缩、下肢萎废、肌力下降、肌张力下降明显,以及部分阳痿遗精,言语含糊不利者。《圣济总录》云:"肾气虚厥,语声不出,足废不用。"本方中熟地黄、山茱萸滋补肾阴;肉苁蓉、巴戟温补肾阳;熟附子、肉桂补肾阳且吸纳浮阳;麦冬、石斛、五味子滋阴敛液;石菖蒲、远志、茯苓交通心肾,开窍化痰;大枣、生姜调和营卫。

9. 益元解痉煎

益元解痉煎即圣愈汤合复元活血汤及细料。复元活血汤出自金·李东垣《医学发明·中风同堕坠论》,由柴胡、天花粉、当归、红花、甘草、穿山甲、大黄、桃仁组成,具有活血祛瘀,疏肝通络之效,主治跌打损伤、瘀血停滞,气机受阻、肝气不疏,胸胁疼痛。施杞教授在本方基础上合圣愈汤及细料而成益元解痉煎,可用于颈椎病后期恶血留于肝经,气机受阻,肝气不疏所致胸胁裹束者。张秉成《成方便读》曰:"夫跌打损伤一证,其痛皆在腰胁间,尤为明证。故此方以柴胡之专入肝胆者,宣其气道;行其郁结;而以酒浸大黄,使其性不致直下,随柴胡之出表入里,以成搜剔之功;当归能行血中之气,使血各归其经;甲片可逐络中之瘀,使血各从其散;血瘀之处,必有伏阳,故以花粉清之;痛盛之时,气脉必急,故以甘草缓之;桃仁之破瘀;红花之活血;去者去,生者生,痛自舒而元自复矣。"

10. 益元温经煎

益元温经煎即圣愈汤合阳和汤及细料。阳和汤出自《外科证治全生集》,由熟地黄、肉桂、麻黄、鹿角胶、白芥子、炮姜炭、生甘草组成,具有温阳补血、散寒通滞,主治素体阳虚,营血不足,寒凝湿滞所致阴疽。施杞教授在本方基础上合圣愈汤及细料而成益元温经煎,可用于血虚寒凝痹阻于肌肉、筋骨、血脉之痹证。《成方便读》曰:"夫痰疽流注之属于阴寒者,人皆知用温散之法,然痰凝血滞之证,若正气充足者,自可运行无阻,所谓邪之所凑,其气必虚,故其所虚之处,即受邪之处。疽因于血分者,仍必从血而求之。故以熟地黄大补阴血之药为君;恐草木无情,力难充足,又以鹿角胶有形精血之属以赞助之;但既虚且寒,又非平补之性可收速效,再以炮姜之温中散寒,能入血分者,引领熟地黄、鹿角胶直入其地,以成其功;白芥子能祛皮里膜外之痰,桂枝入营,麻黄达卫,共成解散之勋,以宣熟地黄、鹿角胶之滞;甘草……协和诸药。"

11. 益元祛痹煎

益元祛痹煎即圣愈汤合当归拈痛汤及细料。当归拈痛汤出自《医学启源》,由羌活、升麻、葛根、白术、苍术、当归、人参、甘草、苦参、黄芩、知母、茵陈、猪苓、泽泻组成,具有清热化湿,祛风止痛之功。施杞教授在本方基础上合圣愈汤及细料而成益元祛痹煎,《医学启源》云:"治湿热为病,肢节烦痛,肩背沉重,胸膈不利,遍身酸痛,下注于胫,肿痛不可忍。"

12. 延龄固本煎

延龄固本煎即三才汤合五子衍宗丸及细料。延龄固本煎由人参、熟地黄、天冬、麦冬、菟丝子、五味子、覆盆子、车前子、枸杞子、地骨皮、山茱萸、肉苁蓉、巴戟天、杜仲、怀山药、茯苓、广木香、石菖蒲、远志、柏子仁、灵磁石、川牛膝组成,具有固本培元,滋阴壮阳,补髓填精,强壮筋骨,开心益智,延年益寿之功。常用于虚劳损伤、腰痛体倦、阳痿遗精、心悸失眠、肌肤憔悴、须发早白、经血不调、食欲不振。本方为施杞教授常用治老年人虚劳损伤疾病的膏方。《温病条辨》云三才汤:"凡热病久入下焦,消烁真阴,必以复阴为主。其或元气亦伤,又必兼护其阳。三才汤两复阴阳,而偏于复阴为多者也。"《摄生众妙方》云五子衍宗丸:"本方皆为植物种仁,味厚质润,既能滋补阴血,又蕴含生生之气,性平偏温,擅于益气温阳。"

13. 随证加减

运脾煎:陈皮、佛手片、八月札、春砂仁、神曲、制苍术、制川朴、生姜、大枣、制香附、白花蛇舌草、炒谷芽。

安神煎:姜半夏、北秫米、枣仁、合欢皮、首乌藤、抱茯神。

通络煎:粉葛根、青风藤、威灵仙、老鹳草、豨莶草、络石藤。

细料:生晒参、西洋参、高丽参、枫斗、紫河车、海马、西红花、珍珠粉、阿胶、龟板胶、饴糖、冰糖、黄酒等。

撰写膏方时,应做到:一静(心)、二平(气)、三入(境)、四好(开好方、配好药、煎好膏、服好药)、五求[即一谓方药须三辨:辨证、辨质(体质)、辨病;二谓扶正兼祛邪;三谓调治贵和平;四谓摄养先后天;五谓守护精气神]。另外要顾护脾胃,通调二便,养心安神,用好胶、糖,做到服得下,有效果,能持续。

（六）防治优势

中医骨伤科疾病无论属急性筋骨损伤,还是慢性退行性筋骨病变,其发病机制均与气血失和、经脉痹阻、脏腑失调、筋骨失养有关。因而在发病后,急性损伤经急诊治疗后进入调养康复阶段,此时需要通过调和气血、畅通经脉、摄养脏腑,达到消肿止痛、接骨续筋之治疗及预防损伤后遗症之目的。民间有"伤筋动骨一百天"之说,故而调养时间较长。慢性筋骨病之发生不仅有自然退变因素,往往还有外邪入侵,脏腑气血亏乏,导致本虚标实的疾病特点,这类疾病病程长、病情复杂,往往有多种疾病并存,因而无论是治疗还是预防保健,往往用药时间长,方药涉及面广,需要进行整体调养,多靶点治疗。以上这些骨伤科常见的或疑难的急、慢性损伤性病变,运用一般的内外治疗方法,不仅难以全面兼顾,而且由于患者往往活动困难,陡增就诊之不便。虽然这些疾病病因明确,病机清晰,但是筋伤骨损修复过程又较长,因而选用膏方调治是最佳的方案。

膏方具有整体调摄、攻补兼施的功能,可以做到攻可祛实,活血化瘀,祛痹通络,补可养虚,调中保元、阴阳平衡、脏腑和顺,而且膏方服用方便,口味宜人,不伤胃气,往往一料膏方,服用2~3个月,诸恙皆瘥。慢性筋骨病患者冬季服用膏方又可与冬令进补相结合,一举几得,不仅颈腰四肢关节病痛解除,功能复原,而且气血流畅,肝脾肾滋养,整体健康水平得到提高,精盈气足神清,令许多亚健康状态不治而愈,实现了治未病的目的,亦充分显示了运用膏方防治急慢性筋骨病的优势。

二、颈椎病

颈椎病是因颈椎间盘退行性改变并因劳损或感受风寒湿邪(包括咽喉部感染)加重

退变,导致颈部动静力平衡失调,产生椎间盘突出(或膨出)、韧带钙化、骨质增生,从而刺激或压迫颈部肌肉、神经、脊髓、血管而出现的一系列临床症状和体征的综合征。多见于40岁以上的中老年患者。本病属于中医学"项强""颈肩痛""痹证""痿证""眩晕"等。

颈椎病的临床表现十分复杂,如果将各型颈椎病的症状、体征综合起来,则从头胸到腿足,从皮肤到某些内脏器官,都可有异常表现。因为本病往往缠绵难愈,不仅影响颈部神经根、血管、脊髓,而且常常波及脑、心血管、胃肠道等组织器官。临床上最常见的症状和体征表现为:头痛、眩晕、咽痛、颈项肩痛、胸痛或胸部裹束感、肢体疼痛、肿胀、麻木、胃脘不适、心悸多汗、步态失稳、二便失常等。本病症状呈多元化,不仅长期折磨患者本人,也给整个家庭、社会带来沉重的经济负担,是影响人们健康的重要因素之一。

(一)病因病机

颈椎病多与风寒湿刺激、慢性劳损、颈部外伤等有关。发病机制可归纳为风寒外袭,劳损筋骨,气滞血瘀,气血亏虚,痰瘀互阻,脾肾亏虚,脏腑失调。

1. 风寒湿刺激

颈椎病属于"痹证"范畴,与风寒湿邪外袭密切相关。颈项部为脑髓之门户,除手厥阴心包经和带脉外,几乎所有十二经脉和奇经八脉都由此通过,是外联肢体、内系全身脏腑的一个枢纽。风寒湿外邪往往侵犯太阳经,导致太阳经输不利,卫外不固,营卫失和,并可影响督脉,使项背挛急,头项转动受限。按所累体表部位可分为皮痹、肉痹、脉痹、筋痹及骨痹等,其与五脏相合则成肺痹、脾痹、心痹、肝痹、肾痹等。颈椎病的症状不仅见于项背、四肢,也可内涉脏腑,出现脏腑功能失调的表现。

2. 慢性劳损

颈部长期超过正常生理活动范围,或局部各种超限活动可引起气血失和而劳损。如枕头太高、不良睡眠体位、长期连续低头屈颈工作等,使颈部长时间处于疲劳状态,加速颈部软组织劳损和椎间盘退变。

3. 咽喉部感染

风寒内袭,气血失和,痰瘀互结,郁而化热;或兼有风热内袭,痰热内结咽喉,呈现咽喉肿痛。临床流行病学研究证实颈椎病患者大多有不同程度的急性和慢性咽喉炎的表现。

4. 颈部外伤

急性暴力可导致纤维环破裂,髓核突出,棘间韧带、棘上韧带、项韧带、关节囊等断裂,颈椎失稳。颈部挥鞭伤可出现一过性颈椎脱位,软组织损伤,关节失稳而出现急性发病,或诱发退变椎间盘突出与骨质增生,刺激周围组织出现症状。

根据颈椎病的表现,一般将颈椎病分为颈型、神经根型、脊髓型、椎动脉型、交感神经型、咽喉型和混合型。颈型常见于颈椎退变的早期,症状和体征都局限于颈部,表现为颈肩部疼痛,肌肉僵硬,头颈部活动受限,一般经过治疗可以很快治愈。神经根型颈椎病是各型中发病率最高的一种,出现颈部单侧局限性痛,或向肩、臂、前臂乃至于手指放射,可有麻木感。疼痛呈酸痛、灼痛或电击样痛,颈部后伸、咳嗽,甚至增加腹压时疼痛可加重。

脊髓型颈椎病症状较严重,下肢症状早于上肢症状,早期双侧或单侧下肢发紧、发麻、疼痛、酸楚沉重无力,易跌倒,步态笨拙,有踩棉垫或沙滩感,继而单或双侧上肢发麻、疼痛,手部肌力减弱,不灵活,持物易落地,肌肉萎缩,严重者四肢瘫痪。椎动脉型颈椎病常常头颈部体位改变而引起眩晕,单侧颈枕部或枕顶部发作性头痛,视力减弱,耳鸣,听力下降,可有猝倒发作。交感神经型颈椎病患者常诉颈痛、头痛、头晕、视物模糊、眼目干涩、心悸失眠、胸痛、肢体畏冷、麻木、自汗盗汗、听力下降、便秘或便溏、胃脘不适等。症状较多,病情比较复杂。咽喉型颈椎病患者常表现为咽喉部疼痛、阻塞感及颈部酸胀不适,低头时症状加重,甚至出现吞咽困难。混合型颈椎病是指同时合并两种或两种以上证型者。

颈椎病病程往往较长,早期风寒湿邪久滞经筋,流注经络血脉,造成"荣血泣,卫气去",而表现出"不通则痛";中后期,又往往正不胜邪,缠绵不愈,此谓"积劳受损,经脉之气不及贯通""血气不和,百病乃变化而生"。引起气虚血瘀,虚则"不荣则痛",而血瘀甚者,实则"不通则痛"。故颈椎病根本病理机制乃是"经筋失衡,气血失和"。疏经理筋,疏风解表,使之气血通畅,"通则不痛"是治疗颈椎病这一顽痹之关键。

施杞教授在诊治颈椎病的过程中,主张辨证与辨病、辨型相结合;宏观辨证与微观辨证相结合;辨证与基础实验、现代诊察手段相结合的原则。膏方治疗颈椎病主要用于神经根型、脊髓型(无须手术治疗者)、椎动脉型,其方药立意在于平调、缓图、长效,以利于恢复正气,调和气血。

(二)膏方治疗

1. 神经根型颈椎病

患者的主要症状是痛和麻,急性发作时往往疼痛难忍、麻木不仁,而在膏方治疗阶段一般属于缓解期。本病的主要病机是气血亏虚、痰瘀闭阻、经脉不通,属本虚标实之证。疼痛主要是由"不通则痛""不荣则痛"所致。

(1)瘀血痹阻证:颈项肩臂疼痛麻木,以痛和麻为主,往往久治不愈,疼痛难忍,夜间尤甚。苔白腻,舌质紫,脉弦紧。

治则:祛瘀通络,蠲痹止痛。

方药:益元舒筋煎加减。

(2)肝肾亏虚证:颈项酸楚疼痛,肩臂麻木,掣引肢臂,遇寒痛甚。患肢乏力,甚者有肌肉萎缩,较多见的部位是手部的大、小鱼际肌等。平素乏力,不耐久坐,舌质暗,脉沉细。

治则:调和气血,补益肝肾。

方药:益元养身煎加减。

2. 脊髓型颈椎病

多发于40~60岁,自觉颈部无不适,但上肢动作笨拙,手部细小动作失灵,步态不稳,可出现病理反射。脊髓型颈椎病当从"痉""痿"论治,重点应观察患者肌张力的高低和肌力的强弱。肌张力增高、肌力降低,从"痉"论治,主要由恶血留于肝经,气机受阻,肝气不疏所致,治以活血祛瘀,疏肝通络,方用益元解痉煎加减;肌张力降低、肌力降低,当从

"痿"论治,主要病机为阴阳亏损,经脉失养,治以益肾阴、补肾阳、化痰通络,方用益元养痿煎加减。

(1)肝气不疏,腑浊内阻证(痉证):颈项疼痛僵硬,转侧不利,筋脉强直,肢体僵硬,行动不利,下肢乏力,容易跌倒,上肢麻木,持物落下,肢体活动不灵活,甚者小便短涩或排出困难,大便秘结,肢体水肿,腹胀腹满,肌张力增高明显,舌质紫,脉弦滑。

治则:活血祛瘀,疏肝通络,通腑解痉。

方药:益元解痉煎加减。

(2)肾虚痰滞证(痿证):颈项酸软,四肢不举,筋脉弛缓,肌肉萎缩,下肢萎废,肌力下降,肌张力下降明显,部分患者阳痿遗精,小便滴沥不禁,语言含糊不利,头重欲睡或泛恶胸闷,苔薄腻或腻,舌质淡体胖,脉细滑。

治则:补益肾精,化痰清上。

方药:益元养痿煎加减。

3. 椎动脉型颈椎病

患者颈项疼痛、头痛眩晕、耳鸣眼花、记忆力减退,头颅旋转时引起眩晕发作,甚或猝倒,但在猝倒后因颈部位置的改变可马上清醒。患者主要症状为眩晕,往往头颅旋转时引起眩晕发作,治以平肝息风,清热活血,补益肝肾,方用益元通脉煎加减。

伴有头痛、颈项肩部四肢麻木、刺痛等痰瘀互结证者可合用血府逐瘀汤活血行气、逐瘀化痰。

伴有头胀、头重如蒙,恶心欲呕,胸脘痞闷等痰湿中阻证者可合用半夏白术天麻汤健脾燥湿、息风化痰。

伴有口苦胁痛虚烦不眠,眩晕心悸,痰多泛恶呃逆,颈项酸楚不舒等湿热内扰证者可合用温胆汤清胆化痰,理气和胃。

伴有头晕乏力、倦怠神疲等气血亏虚证者可合用益气聪明汤益气养血,提升清阳。

以上三型为临床常见、发病率较高的颈椎病,余三型在此不再详述。另外,在颈椎病诊察过程中,可以通过观察咽喉部的红肿炎症情况,从其色、肿的状态程度,了解其属虚属实及炎症程度,推测其颈椎病变的程度、预后,制订相应的治疗方案。在治疗椎间盘病变的患者中,可以使用牛黄醒消丸、七厘散、麝香保心丸、珠黄散等,因为在基础实验中发现该类药可通过缓解椎间盘炎症、水肿而达到利咽消肿、活血化瘀、调髓通督的目的。

三、腰椎间盘突出症

腰椎间盘突出症又称腰椎纤维环破裂症或腰椎髓核脱出症。它是腰椎间盘发生退行性改变以后,在外力的作用下,纤维环破裂、髓核突出刺激或压迫神经根、血管或脊髓等组织所引起的腰痛,并且伴有坐骨神经放射性疼痛等症状为特征的一种病变。中医称之为谓"腰腿痛"或"腰痛连膝"等。据报道腰椎间盘突出症的发病率约占门诊腰腿痛患者的15%。本病好发于20~50岁的青壮年,男多于女,其发病部位以 L_4/L_5 为最多见,L_5/S_1 次之，L_3/L_4较少见。

腰椎间盘突出症在中医学中没有相应的病名，就其发病部位及腰腿痛为主要症状特点而言，本病应归属于中医学的"腰痛""腰腿痛""痹证"等范畴。中医学认为，气血、经络与脏腑功能的失调和腰痛的发生有着密切的关系，腰为肾之府，本病的发生与肾的关系最为密切。

《诸病源候论》明确指出"夫腰痛有五，一曰阳气不足，少阴肾衰是以腰痛；二曰风痹风寒着腰而痛；三曰肾虚劳役伤肾而痛；四曰坠堕险地伤腰而痛；五曰寝卧湿地而痛"，首次提出卒腰痛与久腰痛学说（即急、慢性腰痛）。《丹溪心法》将腰痛归为"湿热、肾虚、瘀血、挫伤、痰积"五类。《杂病源流犀烛》则明确提出："腰痛，精气虚而邪客病也。肾虚其本也，风寒湿热痰饮、气滞血瘀闪挫其标也。"

（一）病因病机

从中医学对腰痛的认识来看，认为本病的发生是由腰部经脉气血阻滞、筋脉失养而致，由内伤发病者不离于肝肾之虚，而外邪致病者亦以肾虚为本，故本病临床多内外合邪、虚实相兼。其原因可归纳为三类。

1. 肾气亏虚

素体禀赋虚弱，加之劳累太过，或年老体弱，致肾气虚损，肾精亏耗，久之肝血不足。肝血亏虚，肝藏血主筋，肾藏精主骨，肾精肝血亏耗则筋骨无以濡养而发为腰痛。

2. 外邪侵袭

久居湿冷之地，或冒雨涉水，或身劳汗出当风，致风寒湿袭入。寒性凝敛，湿性重着，致经脉闭阻，气血运行不畅，使腰部肌肉、筋骨发生酸痛、麻木、重着、活动不利而引发腰痛。此外，寒湿之邪滞留于经络关节，久则郁而化热，而成湿热，此亦与素体阳盛或阴虚有热，湿邪侵袭，易从热化有关。

3. 跌仆闪挫及劳损

跌仆闪挫、强力负重或体位不正，腰部用力不当或者反复多次的腰部慢性劳损，损伤筋骨及经脉气血，气血阻滞不通，瘀血内停于腰部而发病。

依椎间盘突出的位置可分为：① 单侧型：临床最多见，突出和神经根的受压仅限于一侧。② 双侧型：突出发生在同一间隙的两侧，患者双下肢症状交替出现，或双侧肢体均有症状，但无马尾神经受压症状。③ 中央型：突出位于中央，直接压迫马尾神经，患者可出现大小便障碍及鞍区麻木。

典型的腰椎间盘突出症青年以男性为主，有外伤、积累性损伤或受寒湿病史。反复发作的腰腿痛或单纯腿痛。棘间及椎旁有固定压痛点，并向臀部及下肢放射痛，因咳嗽、喷嚏而加重。腰椎出现侧弯、平腰或后突畸形，腰部活动受限。患肢肌肉萎缩、受累神经根区的皮肤感觉减退或迟钝，踝及跗背伸力减弱，腱反射减弱或消失。X 线片示无骨关节改变，显示腰椎侧弯、腰生理曲度变直、椎间隙变窄或前窄后宽。CT 和 MRI 检查是突出物的直接影像。除上述诊断要点外，还应重视临床定位诊断，以了解不同水平的椎间盘突出。

据报道临床定位诊断与手术相符者达80%左右。临床定位诊断通常以疼痛部位、脊旁压痛点、感觉异常区、肌力减退及反射改变作出诊断。

腰痛辨证首宜分辨表里虚实寒热,正如《景岳全书·腰痛》所言:"盖此证有表里虚实寒热之异,知斯六者,庶乎尽矣,而治之亦无难也。"大抵感受外邪所致者,其证多属表、属实,发病急骤,治宜祛邪通络,根据寒湿、湿热的不同,分别施治。由肾精亏损所致者,其证多属里、属虚,常见慢性反复发作,治宜补肾益气。然客邪久羁,损伤肾气,则成实中夹虚证;肾气久亏,卫阳不足,新感淫邪,亦形成虚中夹实证,医者当细审邪正主次轻重,标本兼顾,方为合拍。

(二)膏方治疗

本病属本虚标实之证,偏实者腰背疼痛、下肢麻木较重,治疗重在祛瘀通络、益气活血,方用益元舒筋煎合止痉散、乌头汤加减。

1. 气滞血瘀证

腰腿疼痛如针刺,痛有定处,日轻夜重,证轻者俯仰不便,痛处拒按。腰部板硬,活动受限,舌质紫暗或有瘀斑,脉多弦紧。部分患者有外伤史。

治则:活血化瘀,理气止痛。

方药:益元舒筋煎加减。

2. 肝肾亏虚证

腰痛以酸软为主,喜按喜揉,腿膝无力,恶风寒,遇阴雨天则加重,卧则减轻,遇劳更甚,常反复发作,面色萎黄或苍白,头晕目眩,神疲乏力,食欲不振,睡眠不佳,舌质淡,苔白,脉细弱无力。

治则:祛风湿,止痹痛,益肝肾,补气血。

方药:益元养身煎加减。

偏肾阳虚者,则少腹拘急,面色㿠白,手足不温,少气乏力,精神疲惫,腰腿发凉,或有阳痿、早泄,妇女带下清稀,舌质淡,脉沉细。宜温补肝肾,充养精髓,可合用右归丸,或用益元温肾煎加减。

偏肾阴虚者,咽干口渴,面色潮红,手足心热,倦怠乏力,心烦失眠,多梦或有遗精,妇女带下色黄味臭,舌红少苔,脉弦细数。宜滋阴补肾,柔肝益精。可合用左归丸,或用益元滋肾煎加减。

患者后期麻木迁延不愈者可加用三藤饮(鸡血藤、青风藤、络石藤)、生薏苡仁、三七粉、蟾蜍皮,症状较重、经济盈余者可加用珍珠粉、牛黄、人工麝香。

肾为先天,脾为后天,二脏相济,温运周身。若肾虚日久,不能温煦脾土,或久行久立,劳力太过,腰肌劳损,常致脾气亏虚,甚则下陷,临床除有肾虚见证外,可兼见气短乏力,语声低弱,食少便溏或肾脏下垂等。治当补肾为主,佐以健脾益气,升举清阳,酌加党参、黄芪、白术、升麻、柴胡等补气升提之药,以助肾升举。

腰痛一证,外感内伤皆可产生,其病理变化常表现出以肾虚为本,感受外邪,跌仆闪挫为标的特点,因此治疗时除散寒行湿,清利湿热,活血祛瘀,舒筋活络外,多配补肾强腰的药物,以达到扶正祛邪的目的。据临床所见,腰痛日久,虚实夹杂,用药尚需互参。

在腰椎间盘突出症治疗中,在辨明其分型和辨证类别后,对于 MRI 显示有单节椎间盘突出或脱出,造成脊髓受压者,往往加入京三棱、蓬莪术等药味以活血通髓,减轻脊髓受压征象;对多节椎间盘膨隆造成周围组织炎性变者,加入麝香、牛黄、水牛角、琥珀粉等药物调髓通窍,缓解炎症;对椎间盘突出合并有黄韧带肥厚、后纵韧带钙化的病例,加入威灵仙、昆布、海藻、川芎等药以活血软坚,延缓韧带钙化。

四、腰椎管狭窄症

腰椎管狭窄症是指腰椎椎管、神经根管或椎间孔狭窄并引起马尾神经及神经根的压迫综合征。多见于老年人及体力劳动者,男性多于女性。好发部位是 L_4/L_5,其次为 L_5/S_1。本病的主要症状为缓发性、持续性的下腰部、骶部和腿部疼痛,间歇性跛行,腰部后伸活动受限。患者主观症状往往与检查不相符合。多为继发性病变,可由椎间盘突出的慢性期、轻度腰椎滑脱、椎管粘连及蛛网膜炎所致,主要引起脂肪堆积、微循环障碍。本病的膏方治疗可参考腰椎间盘突出症。对于骨质疏松压缩骨折所致者可加促进成骨细胞(淫羊藿、蛇床子、骨碎补、自然铜、地鳖虫)、抑制破骨细胞(知母、黄柏)之品;对于雌激素水平较低者可加二仙汤、何首乌、知母;对于症状较重者可加化痰利水药(泽兰、泽泻、泽漆、葶苈子、防己黄芪汤)。本病的膏方治疗可参考腰椎间盘突出症。

五、膝骨关节病

膝骨关节病是发生在膝关节的骨关节病,指膝关节的退化失稳,进而导致关节面软骨发生原发性或继发性退变及结构紊乱,伴随软骨下骨质增生、软骨剥脱、滑膜炎症,从而使膝关节逐渐破坏、畸形,最终发生膝关节功能障碍的一种慢性关节疾病。本病不仅存在关节软骨损害,而且还累及整个关节,包括软骨下骨、韧带、关节囊、滑膜和关节周围肌肉,最终发生关节软骨退变,纤维化,断裂,溃疡及整个关节面的损伤。其临床表现与关节内的退化性炎性反应有关,故也被称为膝骨关节病、退行性膝骨关节病等。

本病患病率高,老龄化进程促使发病率逐年提高。经调查,40 岁人群的患病率为 10%~17%,60 岁以上为 50%,而在 75 岁以上人群则高达 80%。膝骨关节病的发生还与性别有关,女性发病率高于男性,尤其绝经后妇女更多见;流行病学研究发现本病的发生发展受体重影响,肥胖人群骨关节发病率较高,体重因素对膝关节的影响除了机械性因素外,还与肥胖带来的全身代谢因素有关;另外,本病尚与种族、生活习惯、职业背景、遗传等有一定相关性。

膝骨关节病已成为影响老年人运动及慢性残疾的首要原因,发病的主要表现有膝关节疼痛及压痛,活动后加重,疼痛常与天气变化有关,关节僵硬,持续时间一般较短,常为几分钟至十几分钟,很少超过 30 分钟,关节肿大,可出现赫伯登(Heberden)结节和布夏尔(Bouchard)结节,关节活动时出现骨摩擦音(感),关节无力、活动障碍,屈伸运动受限,严重者可出现膝内翻或膝外翻畸形,致残率高达 53%。

多数医家认为膝骨关节病当属中医学"痹证""骨痹""鹤膝风""痿证""痿痹"等范畴。东汉·张仲景的《伤寒杂病论》将关节疼痛、变形称为"历节风""白虎历节",指出气血衰弱为其本,风寒侵袭为其标,提出桂枝芍药汤、乌头汤等至今沿用的方剂。《华氏中藏经·论骨痹》言"骨痹者乃嗜欲不节,伤于肾也",意即肾为骨痹形成之本。隋·巢元方则在《诸病源候论·历节风候》认为气血不足、风寒湿邪痹阻筋脉是本病的成因。唐·孙思邈在《备急千金要方》中首载骨痹名方独活寄生汤。宋代《圣济总录》指出其由肝肾不足而感受风寒湿邪,入侵关节,积久化热,气血郁滞而致历节风。元·危亦林《世医得效方·鹤节》曰"骨节呈露,如鹤之膝,乃肾虚得之",强调本病的关键是肾虚。明清医家对骨痹病因病机的认识突破了以前"肾气虚弱,寒湿入骨"的局限,开创性地把"肾实则骨有生气""痹有瘀血""久病入络"的理论运用到对骨痹的治疗中,提升了对骨痹的认识。张璐《张氏医通》论曰:"膝为筋之府……膝痛无有不因肝肾虚者。"王肯堂《证治准绳》也云(膝痛)"有风、有寒、有闪挫、有瘀血、有痰积,皆实也,肾虚其本也",正式提出了肾虚导致骨痹发生的学说。

（一）病因病机

中医学认为本病与年老体衰,长期劳损,外感风寒湿邪有关。

1. 肝肾亏损

肝藏血,血养筋,故肝之合筋也。肾藏精,精养髓,故肾之合骨也。诸筋者,束骨利关节,皆属于节。中年以后,肝肾亏损,血虚不能荣筋,肾虚骨枯髓减,筋骨失养则发病。

2. 慢性劳损

久行伤筋,久立伤骨。肝肾因过劳而损伤则筋骨懈惰,行步不正。

3. 外邪侵袭

素体正虚,筋骨失养,风寒湿乘虚而入,痹阻经络是本病发作和加重的诱因。

（二）膏方治疗

1. 气滞血瘀证

膝关节疼痛肿胀明显,痛有定处,多伴有胀感,活动欠利,轻者活动后疼痛可减轻;重者疼痛拒按,膝关节伸屈受限,下蹲及上下楼梯有疼痛感,平地或低坡度行走可诱发疼痛。多有外伤史。苔薄,舌质偏紫,舌下静脉曲张呈蚓状,脉弦细或涩。

治则:行气活血,利水通络。

方药:益元舒筋煎合防己黄芪汤、三妙丸加减。

2. 脾肾亏虚证

膝关节酸痛,疼痛肿胀减轻,活动乏力,平地行走正常,上下楼梯困难,久治未愈,多以伸膝力量丧失为多,可表现为由坐位起立及上下楼梯乏力,严重者周围肌肉萎缩,小便频数,大便溏薄。苔白,舌淡,脉沉缓。

治则:益气活血,健脾补肾。

方药:益元养身煎加减。

3. 肾阳不足证

膝关节乏力,行走酸软,关节变形,重者活动受限,上下楼梯困难,腰部酸软,恶风畏寒,四肢偏冷,腑行溏薄。苔薄,舌淡,脉沉迟。

治则:益气活血,温补肾阳。

方药:益元温肾煎加减。

4. 肾阴亏虚证

膝关节乏力,行走酸软,关节变形,重者活动受限,上下楼梯困难,腰部酸软,口干少津,多梦,大便干结。苔薄,舌红,脉细数。

治则:益气活血,滋阴补肾。

方药:益元滋肾煎加减。

风湿痹痛较重者,加用羌秦三藤饮(秦艽、羌活、青风藤、络石藤、鸡血藤);寒湿痹痛较重者,加用乌头汤(川乌、麻黄、芍药、黄芪、甘草);气滞血瘀疼痛较重者,加用地龙、地鳖虫、蜈蚣等虫类药,或麝香保心丸(每天2次,每次2粒,随汤药同服);肿胀较重者,可加五苓散或防己黄芪汤利水通络消肿;关节乏力较重者,可加用二仙汤(仙茅、淫羊藿、巴戟天、黄柏、知母、当归)温补肾精。

六、原发性骨质疏松症

骨质疏松症是人类最常见的一种代谢性骨病,其发病率已经跃居世界各种常见病的第7位。根据发病原因可分为原发性、继发性和特发性骨质疏松症。世界卫生组织将原发性骨质疏松症定义为:以骨量减少、骨组织显微结构退化为特征的,致使骨的脆性增加以及易于发生骨折的一种全身性骨骼疾病。

原发性骨质疏松症主要指老年性骨质疏松症和女性绝经后骨质疏松症,由增龄和体内激素的突然减少而引发;老年性骨质疏松症,属于低转换型,发生于65岁以上的老年人;绝经后骨质疏松症,为高转换型骨质疏松症,发生于女性绝经后。继发性骨质疏松症主要由其他疾病或药物诱发;特发性骨质疏松症一般多伴有遗传病史,8~14岁青少年多见,女性多于男性。

骨质疏松症的主要病理特征是骨基质和骨矿物质的减少,而矿化过程基本正常,使骨的脆性增加而易发生骨折。导致骨质疏松发生的原因和机制比较复杂,是多种因素共同作用的结果。一般涉及激素代谢、肠道对钙的吸收、肾脏对钙的排泄及再吸收和成骨细胞与破骨细胞的活性,使骨代谢处于负平衡。

骨质疏松症的危险因素包括以下内容:① 不可控制因素。人种(白种人和黄种人患骨质疏松症的风险高于黑种人)、老龄、女性绝经、母系家族史。② 可控制因素。低体重、性激素低下、吸烟、过度饮酒、咖啡及碳酸饮料等,体力活动缺乏、饮食中钙和(或)维生素D缺乏(光照少或摄入少)、有影响骨代谢的疾病和应用影响骨代谢药物。

(一)病因病机

本病的发生、发展与肾的关系最为密切,主要有三个因素。

1. 肾虚精亏

肾藏精,主骨,藏真阴而寓元阳,为先天之本。肾精充足,骨髓生化有源,骨得髓养而坚固有力,故"肾实则骨有生气"。由于先天禀赋不足,加之后天失养,或房事、生育过多,耗伤真阴,阴损元阳,使精气不足,肾阳衰微,不能充骨生髓,骨髓空虚而出现腰背酸软无力。老年,天癸竭,肾脏衰,肾精不足,或精失所藏,肾阳虚衰,肾阴不足,不能生骨充髓,发为骨痿。

2. 后天失养,脾肾两虚

脾主运化,《素问·痿论》云"脾主身之肌肉",脾胃乃后天之本,生化之源。脾能运五脏六腑之精至肾以藏,以养先天,又能化生气血,供五脏六腑的功能活动。脾胃运化正常,则气血有源,筋骨得养,强壮有力。肾为先天之本,温养脏腑组织,而肾的气化功能有赖脾精来供养,故后天失养则筋骨懈惰。

3. 正虚邪侵

外邪是引起骨质疏松的外在因素。在正虚的情况下,感受外邪,如久病或久居寒冷潮湿之地,或饮酒当风,或汗出入水等,使寒湿之邪乘虚而入,损伤人体的正气,使肾虚精亏,不能充骨生髓。同时寒湿凝滞,筋骨失养,使气血痹阻,易产生腰背关节疼痛。

(二)膏方治疗

1. 气血亏虚证

腰背酸痛,肢体沉重乏力,关节酸痛,心悸头晕,少气懒言,乏力自汗,面色萎黄,舌淡,脉细弱。

治则:柔肝健脾,益气补血。

方药:益元养身煎加减。

2. 肝肾阴虚证

腰背酸痛,腰膝酸软,疲乏少力,咽干舌燥,手足心热,盗汗、自汗,苔薄,舌红,脉细数。

治则:补益肝肾,填精益髓。

方药:益元滋肾煎加减。

3. 脾肾阳虚证

腰髋冷痛,腰膝酸软,甚则弯腰驼背,形寒肢冷,小便频数,畏寒喜暖,遇寒加重,苔白腻,舌质淡,脉沉细弦。

治则:温补脾肾。

方药：益元温肾煎加减。

骨质疏松症的本体症状以腰背酸痛为主，常伴有身高缩短、驼背，严重者引起脊柱的应力降低，甚则发生骨折。《灵枢·经脉》曰："骨为干，脉为营，筋为刚，肉为墙。"因此，治疗应强筋健骨为主，健脾强肌。原发性骨质疏松症多与冲任失调有关，常伴有痰、瘀、寒、湿等外邪犯病，致经络不畅、内外合邪。治疗应肝脾肾同治，在补肾、健脾、疏肝的基础上注意化痰祛瘀、温阳化湿等药物的运用，使肾精充盈，脾得健运，肝得疏泄，气血调和，如此才能达到标本同治、内外兼顾、正胜邪却。

七、骨伤科常用经验膏方

（一）脑气振伤

脑部外伤，日久气血两亏，髓海空虚，脑失所养，脑失所聪。症见头晕目眩，面色无华、胃纳不振，夜眠不安，苔白，舌淡，脉细弱。治当补气养血，充养脑髓。

方药：党参 150 g、黄芪 200 g、白术 150 g、白芍 150 g、茯苓 150 g、当归 150 g、熟地黄 150 g、龙眼肉 100 g、枸杞子 100 g、郁金 150 g、陈皮 100 g、甘草 100 g、合欢皮 100 g、远志 150 g、生地黄 150 g、川芎 150 g、天麻 150 g、酸枣仁 150 g、山药 150 g、大枣 150 g、柴胡 100 g、黄精 150 g、丹参 150 g、石菖蒲 150 g、阿胶 200 g。

（二）骨质疏松症

年老体衰，肝肾亏虚，骨髓空虚，肝血不足，筋失濡养。症见腰部疼痛，两膝无力，行走不利，苔白，舌淡，脉沉细。治当补益肝肾，强筋壮骨。

方药：黄芪 200 g、当归 150 g、白术 150 g、白芍 150 g、补骨脂 150 g、骨碎补 150 g、女贞子 150 g、菟丝子 150 g、牡蛎 200 g、牛膝 150 g、枸杞子 100 g、山药 150 g、茯苓 150 g、菊花 150 g、龟甲 150 g、山茱萸 150 g、杜仲 150 g、狗脊 150 g、丹参 150 g、胡桃肉 200 g、鸡血藤 150 g、桃仁 120 g、陈皮 120 g、甘草 120 g、阿胶 200 g。

（三）慢性腰痛

损伤日久，肝血不足，肾精亏虚，腰失所养。症见腰部酸痛，遇劳痛甚，两膝无力，苔白，舌淡有齿痕，脉弱无力。治当补益肾精，强健腰膝。

方药：党参 150 g、熟地黄 150 g、白芍 150 g、山药 150 g、菟丝子 150 g、枸杞子 150 g、杜仲 150 g、桑寄生 150 g、川芎 150 g、牛膝 150 g、千年健 150 g、山茱萸 150 g、当归 150 g、续断 150 g、肉苁蓉 150 g、女贞子 150 g、威灵仙 150 g、延胡索 150 g、陈皮 100 g、阿胶 200 g。

（四）非炎症性骨关节疾病

肝肾不足，风寒瘀湿留注经络，痰瘀交阻。症见周身骨节疼痛，关节肿胀，活动不利，苔白滑,舌淡紫暗,脉沉迟。治当祛风湿,散瘀血,消肿胀,利关节。

方药:桃仁100 g、红花100 g、川芎100 g、威灵仙150 g、桑寄生150 g、荆芥150 g、防风150 g、薏苡仁150 g、蒺藜150 g、秦艽150 g、独活150 g、豨莶草150 g、鸡血藤150 g、络石藤150 g、首乌藤150 g、牛膝150 g、续断150 g、骨碎补150 g、白芥子100 g、杜仲150 g、山药150 g、胡桃肉150 g、陈皮100 g、阿胶200 g。

(五)慢性跟痛症

肝肾不足,筋骨失濡,或瘀滞于内,经络阻滞。症见足跟疼痛日久,着地痛甚,难以行走,局部肿胀,苔薄白,舌淡。治当补益肝肾,行气活血,消肿止痛。

方药:党参150 g、黄芪150 g、白术150 g、熟地黄150 g、龟甲150 g、女贞子150 g、菟丝子150 g、山药150 g、川芎150 g、丹参150 g、桃仁150 g、红花100 g、牡丹皮160 g、延胡索150 g、络石藤150 g、鸡血藤150 g、牛膝150 g、当归150 g、桑寄生150 g、胡桃肉150 g、甘草100 g、阿胶200 g。

附录二 施杞教授治痹十八方

1. 咽痹方(会厌逐瘀汤合圣愈汤加减化裁)

【方药组成】生黄芪 15 g、赤芍 12 g、生地黄 9 g、川芎 9 g、柴胡 9 g、桔梗 12 g、玄参 12 g、生甘草 6 g、板蓝根 15 g、桃仁 9 g、秦艽 9 g、羌活 9 g。

【功效法则】和营活血,清咽通痹。

【方解】该方由会厌逐瘀汤合圣愈汤加减化裁而来。会厌逐瘀汤源自王清任的《医林改错》,主治呃逆、慢喉暗、喉痹等属气滞血瘀者。施杞教授根据多年的临床研究认为急慢性咽喉部感染是颈椎病发病的重要诱因。因此在临床中常用咽痹方治疗颈椎病症见咽喉肿痛、慢性咽喉炎患者合并颈部不舒者。

方中黄芪益气活血、扶正祛邪、能气血双补,张秉成在《本草便读》中曰:"(黄芪)之补,善达表益卫,温分肉,肥腠理,使阳气和利,充满流行,自然生津生血,故为外科家圣药,以营卫气血太和,自无瘀滞耳。"现代研究认为,黄芪不仅有明显的增强免疫系统的作用,还具有扩张血管、改善微循环、促进血管生成、抗炎和抗衰老的作用。厥阴肝经沿喉咙的后边,向上进入鼻咽部,赤芍、桃仁、生地黄、川芎养血活血,桔梗乃利咽圣药,能升降肺气,并佐柴胡升降气机,引活血祛瘀药上达病所。玄参甘咸苦寒,《本草纲目》认为该药可"滋阴降火,解斑毒,利咽喉",玄参助生地黄以滋养柔润,板蓝根清热解毒,两药并用,既能清利咽喉,又能滋阴降火,是施杞教授常用药对之一。秦艽祛风利湿,羌活散风寒、祛风湿,两药合奏祛除外邪、缓解痉挛之功。生甘草长于清火,以清热解毒,润肺止咳力胜,且调和诸药。颈部僵硬不舒可加用葛根,葛根具有解肌发表,生津止渴,主治风寒客于太阳经输,营卫不和证,《本草纲目》云"散郁火",且合玄参、板蓝根清热利咽之功更著。如脾肺气虚、咽干少津可加入太子参,太子参补气益肺、健脾生津,合生地黄清热养阴生津。

【适应范围】本方适用于咽喉型颈椎病,慢性筋骨病伴有慢性喉痹者。常用此方治疗颈椎病症见咽喉肿痛者及小脑扁桃体疝、脊髓空洞症、延髓麻痹、喉头水肿所引起的呛咳。

【临床和实验研究】施杞教授团队通过大样本临床流行病学调查,发现急慢性咽炎、扁桃体炎、咽后脓肿、急性乳突炎均可合并颈椎病、寰枢椎脱位,而在临床中常见儿童患急性扁桃体炎、颈淋巴结炎,可以出现颈痛、颈部活动受限,甚至是痉挛性斜颈。颈椎病合并咽喉部感染的患者达30%,尤其是青年期颈椎病,几乎100%都有或重或轻的咽喉部感染。颈椎病的发病和咽喉部感染呈正相关。

2. 颈痹方(圣愈汤合桂枝加葛根汤加减化裁)

【方药组成】炙黄芪9g、党参12g、当归9g、白芍12g、生地黄9g、川芎9g、柴胡9g、桂枝9g、葛根12g、大枣9g、炙甘草6g、生姜6g。

【功效法则】解肌发表,舒筋通络。

【方解】该方由桂枝加葛根汤合圣愈汤加减而成。《伤寒论》曰:"太阳病,项背强几几,反汗出恶风者,桂枝加葛根汤主之。""寒病,骨痛,阴痹,腹胀,腰痛,大便难,肩背颈项引痛,脉沉而迟,此寒邪干肾也,桂枝加葛根汤主之。"主治风寒客于太阳经输,营卫不和证;或寒邪直中脏腑之寒邪干肾证。施杞教授常常用颈痹方治疗颈型颈椎病,颈型是最早期的颈椎病,也是其他各型颈椎病共同的早期表现。由于症状较轻,往往重视不够,以致反复发作而使病情加重。主要表现为局部疼痛,颈部不适感及活动受限等,颈项部肌肉可有痉挛,有明显的压痛,急性期过后常常感到颈肩部和上背部酸痛,此即太阳经证。部分患者素体亏虚或寒邪较重而内传脏腑出现骨痛、腰痛、大便难、脉沉迟等寒邪干肾证,均可用桂枝加葛根汤随证加减。

方中黄芪益气固表止汗,张景岳云:"(黄芪)因其味轻,故专于气分而达表,所以能补元阳,充腠理,治劳伤,长肌肉。气虚而难汗者可发,表疏而多汗者可止……"《本草汇言》曰:"伤寒之证,行发表而邪汗不出,乃里虚而正气内乏也,黄芪可以济津以助汗;贼风之疴,偏中血脉而手足不随者,黄芪可以荣筋骨……"故黄芪为疗筋骨病之佳品。党参补益气血、健脾和胃,与黄芪相须为用。当归补肝血、活血止痛、润肠通便。川芎活血祛瘀,行气止痛。柴胡疏肝解郁,解表升阳。桂枝解肌发表,散外感风寒。白芍益阴敛营。生地黄养阴生津,以防辛温之剂耗伤津液。生姜辛温,既助桂枝解肌,又能暖胃止呕,大枣甘平,既能益气补中,又能滋脾生津,生姜、大枣相合,升腾脾胃生发之气而调和营卫。葛根升肌膝之津,润筋脉之燥,现代药理研究表明,葛根中提出的黄酮能增加脑及冠状血管血流量,降低血管阻力,改善循环;所含的大豆黄酮具有解痉作用,此解痉成分能对抗组胺及乙酰胆碱的作用。炙甘草益气和中,解肌益阴,调和诸药。施杞教授擅用此方治疗颈项部疼痛、板滞、肌肉痉挛,甚至僵硬,转颈困难,或感受风寒后骨痛、腰痛、大便难等属五脏痹之肾者。

【适应范围】可用于颈型颈椎病,筋伤感受风寒者,尤其是中青年颈椎病初期,落枕后颈项拘紧者。

3. 筋痹方(圣愈汤合身痛逐瘀汤加减化裁)

【方药组成】炙黄芪9g、党参12g、当归9g、白芍12g、生地黄9g、川芎9g、柴胡9g、桃仁9g、红花9g、乳香9g、五灵脂12g、羌活9g、秦艽9g、制香附12g、川牛膝12g、广地龙9g、炙甘草6g。

【功效法则】活血祛瘀,祛风除湿,通络止痛。

【方解】筋痹方由圣愈汤合身痛逐瘀汤加减化裁组成。施杞教授认为慢性筋骨病的病机主要为气虚血瘀肾亏,传承石氏伤科"以气为主,以血为先"的治伤理念精髓,故将圣愈汤作为贯穿治疗始终的基础方。圣愈汤出自吴谦的《医宗金鉴》,该方由黄芪、党参、当归、白芍、川芎、生地黄和柴胡组成。前六味中药"皆醇厚和平而滋润,服之则气血疏通,内外调和,合于圣度矣",四物汤加入人参、黄芪既能气血双补,又有固元摄血之功,而柴胡性味苦平,气质轻清,为肝经要药,《医宗金鉴》曾曰:"败血凝滞,从其所属,必归于肝。"柴胡更切理伤续断之要,其能司升降、通达上中下三部,疏解瘀滞,化瘀散结,契合"少阳主骨"思想。故施杞教授在医治伤损中每以圣愈汤加味化裁,在筋痹方中如气虚不甚者可去其党参,气虚症状较重者可用。

慢性筋骨病常以疼痛为主症,《医林改错》中曾有这样的论述:"凡肩痛、臂痛、腰痛、腿痛,或周身疼痛……如古方治之不效,用身痛逐瘀汤。"施杞教授宗其旨意,筋痹方中羌活、秦艽、当归、川芎、乳香、制香附、川牛膝、广地龙由身痛逐瘀汤化裁,秦艽祛风利湿,羌活散风寒、祛风湿,二药合奏祛除外邪、缓解痉挛之功;当归补血活血,濡养温通经脉,使血归其所;川芎、乳香皆活血化瘀之品,川芎为血中气药,行气活血、燥湿搜风,既行血滞,又祛血中湿气;乳香通滞血,散结气,消肿止痛;广地龙通经活络,兼利水湿而消水肿;香附开郁行气,其性宣畅,通行十二经八脉之气分;川牛膝入肝、肾二经,补肝肾,强筋骨,散瘀血,引药下行;甘草缓急止痛,调和诸药。桃仁、红花、五灵脂活血通经,祛瘀止痛,如血瘀不甚者可不用。全方活血祛瘀通痹,易伤及脾胃,方中甘草调和诸药,香附和胃,脾胃虚弱者常加生姜、大枣健脾暖胃,以防药性峻猛攻伐之弊。

施杞教授常常运用筋痹方治疗瘀血夹风湿,经络痹阻所致慢性筋骨病,诸如颈肩臂疼痛、腰腿痛,或周身疼痛,以痛为主,经久不愈者。在运用该方时常常配合使用麝香保心丸,既能引药直达病所,又可减轻患者疼痛,使其充分发挥药效;伴有麻木者加全蝎、蜈蚣以加强活血祛瘀之功;伴有咽喉肿痛者加玄参、板蓝根清热解毒、利咽消肿;立法处方随证加减。诸药合用,则正气复、瘀血去、经脉通、外邪除。

【适应范围】适用于各类筋骨病急性期疼痛剧烈或久治不愈者,临床辨证多为瘀阻经络、气血不和之证,主治瘀血夹风湿,经络痹阻所致颈肩臂疼痛、腰腿痛、关节肿胀,或周身疼痛、麻木,以痛为主、经久不愈,疼痛难忍,夜间尤甚者。常用于神经根型颈椎病、腰椎间盘突出症、腰椎管狭窄症、膝骨关节病等急性发作者。

4. 脉痹方(圣愈汤合天麻钩藤饮加减化裁)

【方药组成】炙黄芪 9 g、川芎 12 g、柴胡 9 g、天麻 12 g、钩藤 12 g、茯苓 15 g、石决明 30 g、栀子 12 g、黄芩 9 g、益母草 15 g、桑寄生 12 g、首乌藤 18 g、川牛膝 12 g、杜仲 12 g。

【功效法则】益气活血,平肝息风,舒筋通脉。

【方解】该方由天麻钩藤饮合圣愈汤加减而成。天麻钩藤饮载于胡光慈《杂病证治新义》,具平肝息风、清热泻火、益肾活血之功。在本方的证治中,涉及中医所说"肝"的三个病理概念。首先是"肝火",中医认为,就肝的生理而言,是以血为体,以气为用,血属阴,气属阳,因此称为"体阴用阳",而肝火便是指肝脏功能亢进,出现热象并有冲逆之势的病理状态。其次是"肝阳",肝阳的实质就是肝气。从生理角度而言,气是机能、动力,阳则是气的表现;从病理方面而言,阳的作用出现浮动时,便称为肝阳上亢,出现头胀痛、头晕目眩、面潮红、耳鸣、口苦等症状。引起肝阳上亢的原因,一是由于肝热上升,一是由于阴血虚而阳不能潜降。前者属实,后者属虚。再次是"肝风",中医称肝是"风木之脏",《素问·至真要大论》曰:"诸风掉眩,皆属于肝。"肝风分为"血虚生风"和"肝阳化风"。阴血亏虚不能濡养肢体空窍所引起者为"血虚生风",亦称"内风",多为虚证;所谓"肝阳化风",肝阳是血虚内热而阳浮,多数是虚实兼夹的证候。因此,肝风的主要症状是眩晕欲仆、耳鸣、肢麻、抽搐等,亦常有呕恶、心悸的症状。天麻钩藤饮可用于因肝经火热引起肝阳偏亢,进而肝风上扰的证候。

颈椎随着年龄的增长及损伤的积累而发生颈椎退行性变,因为颈椎退变包括向后方突出的椎间盘,钩椎关节或椎体骨质增生,以及椎体半脱位等,都可压迫椎动脉或刺激椎动脉周围之交感神经丛,使椎动脉痉挛,管腔狭窄,造成椎基底动脉供血不足,引起一系列临床症状。最常见的是头痛、眩晕、耳鸣、听力减退、血压异常、多梦失寐和视觉障碍等。在本方基础上合圣愈汤而成脉痹方,方中黄芪益气活血,川芎活血祛瘀,柴胡性微寒,味苦、辛、归肝、胆经,具有透表泄热,疏肝行气解郁之功。《医学启源》云:"柴胡,少阳、厥阴引经药也……善除本经头痛,非此药不能止。"柴胡作为引经药,能引药至上、中、下各部,疏散表邪,调达瘀滞。天麻、钩藤、石决明平肝息风;栀子、黄芩清肝泻火;杜仲、桑寄生补益肝肾;首乌藤、朱茯神(当心神不宁,夜眠不安时茯苓改茯神)养心安神;益母草活血利水;牛膝活血通络,引血下行。据近代药理研究,钩藤、杜仲、桑寄生、黄芩、栀子、牛膝等均有不同程度的降压作用,且具有调节高级神经活动的作用。诸药合用平肝息风,益肾通脉,舒筋解痉。该方亦可治疗慢性筋骨病肝经不畅,筋脉拘挛,肢体抽搐、头晕目眩者。伴有头痛、颈项、肩部疼痛,四肢麻木、刺痛等痰瘀互结证者可加活血行气,逐瘀化痰之品,诸如地龙、地鳖虫、全蝎、蜈蚣等;伴有头胀、头重如蒙,恶心欲呕,胸脘痞闷等痰湿中阻证者可合用半夏白术天麻汤健脾湿、息风化痰;伴有口苦胁痛虚烦不眠,眩晕心悸,痰多泛恶呃逆,颈项酸楚不舒等湿热内扰证者可合用温胆汤清胆化痰,理气和胃;伴有头晕乏力、倦怠神疲等气血亏虚证者可合用益气聪明汤益气养血,提升清阳。颈项疼痛甚者可加秦艽、羌活祛风除湿止痛,嗜睡、头目不清加石菖蒲、远志开窍化痰。

【适应范围】本方加减可用于椎动脉型颈椎病肝阳偏亢、肝风上扰所致颈项疼痛、头晕、口苦、血压增高、耳鸣目涩、多梦失眠、听力下降等;慢性筋骨病筋脉拘挛、经脉不畅、步履拘谨、属阴血亏虚、肝风内动者亦可应用。

5. 痉痹方(圣愈汤合复元活血汤加减化裁)

【方药组成】生黄芪 15 g、党参 12 g、当归 9 g、白芍 12 g、生地黄 12 g、川芎 12 g、柴胡

9 g、红花 9 g、桃仁 9 g、天花粉 12 g、地鳖虫 10 g、炙甘草 6 g、制川军 9 g。

【功效法则】破瘀通络,疏肝解痉。

【方解】痉证以项背强急,四肢抽搐,甚至口噤,角弓反张(头项强直,腰背反折,向后弯曲如角弓状)为临床特征。汉代张仲景《金匮要略》最先提出了痉病的病名,王清任《医林改错》提出了气虚血瘀可以致痉。华岫云在《临证指南医案·肝风》按语中,首先阐述了痉证和肝脏的关系,他认为:"肝为风木之脏,因有相火内寄,阴用阳,其性刚,主动主升……倘精液有亏,肝阴不足,血燥生热,热则风阳上升,窍络阻塞,头目不清,眩晕跌仆,甚则瘛疭痉厥矣。"痉证病在筋脉,属肝所主,筋脉有约束联系和保护骨节肌肉的作用,其依赖肝血的濡养而保持刚柔相兼之性。如阴血不足,肝失濡养,筋脉刚劲太过,失却柔和之性,则发为痉证。

脊髓型颈椎病是由于颈椎椎体退化及相邻软组织(如椎间盘突出、椎体后缘骨质增生、后纵韧带骨化、黄韧带肥厚或钙化、椎管狭窄等)的退变造成了对脊髓的直接压迫,加上剧烈的运动或长期的不良姿势等动态因素的影响,导致脊髓受压或脊髓缺血,继而出现脊髓的功能障碍,临床表现如四肢麻木无力、活动不灵、走路时有踩棉花的感觉等。施杞教授提出脊髓型颈椎病当"从痉、痿论治",如出现肢体麻木、疼痛、僵硬发抖、无力、颤抖、行走困难、肌张力增高、腱反射亢进、胸胁裹束感等,中医辨证为痉证,病在筋脉,为肝所主,恶血留肝,气血失和,经脉不畅,治宜痉痹方破瘀通络,疏肝解痉。

痉痹方由圣愈汤合复元活血汤加减化裁而来,复元活血汤出自《医学发明》,主治因跌仆损伤,致瘀血停滞,使得气机受阻,肝气不疏,胸胁疼痛。施杞教授将痉痹方用于颈椎病痉证及慢性筋骨病肢体拘紧、胸胁裹束者。方中黄芪益气活血,利水消肿。党参补气健脾、养血生津,健运而不燥,滋胃阴而不湿,润肺而不犯寒凉,养血而不偏滋腻,鼓舞清阳,振动中气,而无刚燥之弊,常与黄芪相须为用以补气升阳、健脾利水。当归、川芎行气血,此即益气化瘀法。实验研究发现,益气化瘀法能促进施万细胞的增生及提高其再生功能,加快神经肌肉接合部的重建,缩短神经再生修复进程。生地黄清热养阴生津,滋水涵木。白芍养血柔肝解痉。柴胡专入肝胆,宣其气道,行其郁结。以酒浸大黄,荡涤败血,使其性不致直下,随柴胡之出表入里以成搜剔之功。当归能行血中之气,使血各归其经。穿山甲现为国家保护动物,此方中穿山甲片易为地鳖虫,可逐络中之瘀,使血各从其散。血瘀之处,必有伏阳,故以天花粉清之。桃仁之破瘀,红花之活血。痛盛之时,气脉必急,故以甘草缓之。去者去,生者生,痛自舒而元自复矣。胸腰椎压缩骨折致背痛腹胀者可加用金铃子散,脊髓型颈椎病胸胁裹束感较重者可加用葶苈大枣泻肺汤。

【适应范围】可用于脊髓型颈椎病痉证者,慢性筋骨病肢体拘紧、胸胁裹束者,胸腰椎压缩骨折腹胀便秘者;也可用于颈椎病后期恶血留于肝经,气机受阻,肝气不疏所致胸胁裹束者。

6. 痿痹方(圣愈汤合地黄饮子加减化裁)

【方药组成】炙黄芪 9 g、党参 12 g、当归 9 g、白术 12 g、熟地黄 12 g、川芎 9 g、柴胡 9 g、

山茱萸 12 g、巴戟天 12 g、肉苁蓉 12 g、附子 9 g、五味子 9 g、麦冬 12 g、石斛 9 g、石菖蒲 18 g、茯苓 15 g、鸡血藤 12 g、鹿茸 6 g。

【功效法则】补养肝脾,温肾通督。

【方解】痿证是指肢体筋脉弛缓、软弱无力,日久因不能随意运动而致肌肉萎缩的一种病证。临床上以下肢萎弱较为多见,故称"痿"。导致痿证的原因非常复杂,感受外邪、情志内伤、饮食不节、劳倦久病等均可致病。痿证的病位在筋脉肌肉,根于五脏虚损。其基本病机实则为筋脉肌肉受邪,气血运行受阻,虚则为气血阴精亏耗,筋脉肌肉失养。《素问·痿论》提出了"肺热叶焦"为主要病机的观点和"治痿独取阳明"的基本大法。《景岳全书》指出痿证并非尽是阴虚火旺,认为"元气败伤则精虚不能灌溉,血虚不能营养者,亦不少矣,若概从火论,则恐真阳衰败,及土衰水涸者有不能堪,故当酌寒热之浅深,审虚实之缓急,以施治疗"。治疗虚者宜健脾益气,滋补肝肾,实者清热化湿,祛痰活血。脊髓型颈椎病大多起病缓慢,病程较长,如表现颈脊酸软,肢体麻木,下肢痿软无力,步履艰难,不能久立,走路时有踏棉感,头晕耳鸣,遗精或遗尿,或妇女月经不调,甚至步履全废,腿胫大肉渐脱,肌力、肌张力下降者,施杞教授认为当从痿论治。

痿痹方由地黄饮子合圣愈汤加减而成。地黄饮子源自《圣济总录》,本方主治喑痱证。"喑"指舌强不能言,"痱"指足废不能用。其证由下元虚衰,虚火上炎,痰浊上泛,堵塞窍道所致,故刘河间选用滋补肾阴的干地黄为主,用清水微煎为饮服,取其轻清之气,易为升降,迅达经络,流走四肢百骸,以交阴阳,故名"地黄饮子",施杞教授常予痿痹方治疗脊髓型颈椎病痿证者及慢性筋骨病经筋痿软乏力者。方中炙黄芪味甘性温,益气活血,合党参大补脾肺之气,益生化之源;当归、川芎养血活血;鸡血藤补血活血通络;白术健脾化湿;柴胡疏肝理气,调达全身气机;以熟地黄、肉苁蓉、山茱萸、巴戟天益元固肾;熟附子、鹿茸补肾阳且吸纳浮阳;五味子、麦冬、熟地黄滋阴敛液;石菖蒲清窍化痰;茯苓安神;党参、麦冬、五味子取参麦饮之意,益气养阴,使津液有生化之源。诸药合用共奏补养肝脾,温肾通督之功。

【适应范围】可用于脊髓型颈椎病辨证脾肾阳虚所致颈项腰膝酸软,四肢不举,筋脉弛缓,肌肉萎缩,下肢萎废,肌力下降,肌张力下降明显,部分患者阳痿遗精,小便滴沥不禁,语言含糊不利,头重欲睡,或泛恶胸闷,苔薄腻或腻,质淡体胖,脉细滑者;也可用于慢性筋骨病经筋痿软乏力者。

7. 调心通痹方(圣愈汤合越鞠丸、归脾丸加减化裁)

【方药组成】炙黄芪 9 g、党参 12 g、当归 9 g、川芎 12 g、柴胡 9 g、茯神 15 g、远志 9 g、酸枣仁 15 g、木香 9 g、苍术 9 g、制香附 12 g、栀子 9 g、神曲 12 g、炙甘草 6 g。【功效法则】健脾养心,解郁通痹。

【方解】颈椎病是指颈椎间盘退行性变、颈椎后纵韧带增生以及颈部损伤等引起颈椎骨质增生,或椎间盘脱出、韧带增厚,刺激或压迫颈脊髓、颈部神经、血管而产生一系列症状的临床综合征。主要表现为颈肩痛、头晕头痛、上肢麻木、肌肉萎缩,严重者双下肢痉挛、行走困难,甚至四肢麻痹,大小便障碍,瘫痪。颈椎病分型主要有颈型、神经根型、椎动脉型、交感神经型、脊髓型、混合型及咽喉型等。如果疾病久治不愈,会引起心理伤害,产生失眠、烦躁、发怒、焦虑、忧郁等症状。

　　交感神经型颈椎病患者多由于脉痹不已,复感于邪,内舍于心导致心脉痹阻,血行不畅而见胸痛掣背,胸闷嗳气,心悸心慌等症状;脾气闭郁则四肢懈怠,郁久上逆则见胃脘胀闷或不适,嗳气泛酸,胃纳欠佳等症状。正如《素问·痹论》曰:"心痹者,脉不通,烦则心下鼓,暴上气而喘,嗌干善噫,厥气上则恐……脾痹者,四肢懈惰,发咳呕汁,上为大寒。"施杞教授结合交感神经型颈椎病的症状,辨证创立调心通痹方,由归脾汤、越鞠丸合圣愈汤加减化裁而成。归脾汤源自《正体类要》,是在《济生方》归脾汤的基础上加当归、远志而成。脾为营卫气血生化之源,《灵枢·决气》曰:"中焦受气取汁,变化而赤是为血。"故方中以党参、黄芪、茯苓、甘草大队甘温之品补脾益气以生血,使气旺而血生;当归甘温补血养心;柴胡疏肝散结、解郁;川芎活血行气;茯苓(多用茯神)、酸枣仁、远志宁心安神;木香辛香而散,理气醒脾,与大量益气健脾药配伍,复中焦运化之功,又能防大量益气补血药滋腻碍胃,使补而不滞,滋而不腻,主治心脾气血两虚之证。越鞠丸源自《丹溪心法》,方中香附行气开郁;川芎活血祛瘀;栀子清热泻火;神曲消食导滞;苍术燥湿健脾。主治气、血、痰、火、湿、食诸郁,症见胸膈痞闷,脘腹胀痛,吞酸呕吐,饮食不化等。施杞教授将三方化裁成调心通痹方,可用于交感神经型颈椎病之思虑过度,劳伤心脾,气血亏虚所致心悸怔忡、健忘失眠、情志抑郁,气血郁滞,五脏六腑、上下内外失于调和而见胸膈痞闷者。生地黄滋阴补肾、润肠通便,津亏肠燥、便难者可加入使用,颈部症状较重者加葛根、秦艽、羌活疏经通络。

　　【适应范围】适用于颈椎病气血失和,心脾肾失养,出现心烦意乱,神情恍惚,心神不宁,失眠多梦者,经少诸郁不畅者,出现失眠、烦躁、发怒、焦虑、忧郁等症状;中年慢性筋骨病气血不畅,肢体不舒者。

8. 调身通痹方(圣愈汤合独活寄生汤加减化裁)

　　【方药组成】炙黄芪 9 g、党参 12 g、当归 9 g、白芍 12 g、熟地黄 12 g、川芎 12 g、柴胡 9 g、独活 9 g、桑寄生 12 g、秦艽 9 g、防风 12 g、桂枝 9 g、茯苓 15 g、杜仲 12 g、川牛膝 12 g、炙甘草 6 g。

　　【功效法则】补气血,益肝肾,祛风湿,止痹痛。

　　【方解】痹证,是因风、寒、湿、热等外邪侵袭人体,闭阻经络而导致气血运行不畅的病证。主要表现为肌肉、筋骨、关节等部位酸痛或麻木、重着、屈伸不利,甚或关节肿大灼热等。《素问·痹论》言:"风寒湿三气杂至,合而为痹也。"痹证的发生,主要由风、寒、湿、热之邪乘虚侵袭人体,闭阻经络,引起气血运行不畅,或病久痰浊瘀血,阻于经隧,深入关节筋脉。本病初起,以邪实为主,病位在肢体皮肤经络。久病多属正虚邪恋,或虚实夹杂,病位则深入筋骨或脏腑。施杞教授认为痹证属于本虚标实之证,创调身通痹方,立方补气血、益肝肾、祛风湿、止痹痛,标本兼顾,扶正祛邪,主治痹证日久,肝肾两虚,气血不足所见腰膝疼痛,痿软,肢节屈伸不利,或麻木不仁。

调身通痹方由独活寄生汤合圣愈汤加减而成。独活寄生汤出自《备急千金要方》,主治痹证日久,肝肾两虚,气血不足证。出现腰膝疼痛,痿软,肢节屈伸不利,或麻木不仁,畏寒喜温,心悸气短,舌淡苔白,脉细弱。方中当归味甘辛,性温,当归身养血而守中;熟地黄味甘苦性寒,活血气,封填骨髓,滋肾水,补益真阴;川芎味辛性温,上行头角,助元阳之气而止痛,下行血海,养新生之血以调经;白芍味酸平性寒,扶阳气除痛,收阴气健脾经,能逐其血,能缓其中;人参味甘性温,止渴生津液,和中益元气;黄芪味甘性温,温分肉而实腠理,益元气而补三焦;柴胡味苦平,性微寒,在脏调经内主血,在肌主气上行经,具宣畅血气,引胃气上升,推陈致新的功效;独活、桑寄生祛风除湿,养血和营,活络通痹为主药;牛膝、杜仲、熟地黄补益肝肾,强壮筋骨为辅药;党参、茯苓、炙甘草益气健脾,熟地黄、白芍、当归、川芎为四物,养血活血,合为八珍调补气血,使气血旺盛,有助于祛除风湿邪气;桂枝温经通络,使以秦艽、防风祛周身风寒湿邪。诸药合用,是为标本兼顾,扶正祛邪之剂。施杞教授常用于治疗痹证日久,肝肾两虚,气血不足证所见腰膝疼痛,痿软,肢节屈伸不利,或麻木不仁者。

如伴有疼痛较为严重者可加活血通络之品,诸如鸡血藤、青风藤、络石藤等;伴有脾虚便溏者可加用扁豆、白术、干姜等温中健脾;畏寒较重者可加附片、淫羊藿等温补肾阳。

【适应范围】适用于慢性筋骨病气血亏虚、肝肾不足、风湿痹阻者,表现为肌肉、筋骨、关节等部位酸痛或麻木、重着、屈伸不利等。广泛应用于慢性筋骨病中后期酸痛不适、迁延不愈者,诸如腰椎间盘突出症及膝骨关节病的缓解期、腰肌劳损、骨质疏松症等。

9. 热痹方(圣愈汤合当归拈痛汤加减化裁)

【方药组成】炙黄芪 15 g、党参 12 g、当归 9 g、秦艽 9g、露蜂房 9g、大枣 12g、柴胡 9 g、苦参 9 g、苍术 9 g、防风 12 g、羌活 12 g、知母 9 g、茵陈 12 g、黄芩 9 g、炙甘草 6 g。

【功效法则】清热利湿疏风,祛痹止痛。

【方解】热痹,即热毒流注关节,或内有蕴热,复感风寒湿邪,与热相搏而致的痹证。《证治准绳·痹》曰:"热痹者,脏府移热,复遇外邪,客搏经络,留而不行,阳遭其阴,故痹熻然而闷,肌肉热极,体上如鼠走之状,唇口反裂,皮肤色变。"热痹系素体阳气偏盛,内有蕴热,或阴虚阳亢之体,感受外邪侵袭,邪气入里化热,流注经络关节;或风寒湿邪日久缠绵不愈,邪留经脉,气血痹阻,以关节疼痛,局部灼热、红肿、痛不可触,不能屈伸,得冷则舒为特点的病证。热邪致痹可单一出现,或热与湿相结,湿热闭阻,表现为关节或肌肉红肿热痛,屈伸不利,步履艰难,可反复发作。

当归拈痛汤源自《医学启源》,施杞教授在本方基础上合圣愈汤加减化裁而成热痹方,主治湿热为病,肢节烦痛,肩背沉重,遍身疼痛,下注于胫,肿痛不可忍。本方所治证候乃因湿热内蕴,复感风邪,或风湿化热而致风湿热三邪合而为患,但以湿邪偏重为其特点。风湿热邪留滞经脉,气血运行不畅,故遍身肢节烦痛,且湿邪偏胜,其性重浊,故颈腰肩背沉重,舌苔白腻微黄,脉弦数乃湿热内蕴之证。治疗宜以清热利湿疏风,祛痹止痛。方中黄芪益气活血利水,血壅而不流则痛;当归辛温以散之,使气血各有所归;柴胡疏肝行气;重用羌活、茵陈,羌活辛散祛风,苦燥胜湿,且善通痹止痛,茵陈能清热利湿,《本草拾遗》尚言其能"通关节,去滞热",两药相合,共奏祛湿疏风、清热止痛之功;秦艽透关利节而胜风除湿;黄芩、苦参清热燥湿;苍术体轻浮,气力雄壮,以运化水湿邪气,能去皮肤腠理之湿;防风甘辛,解表疏风,温散经络中留湿。本证湿邪偏胜,所用诸除湿药性多苦燥,易伤及气血阴津,以党参、当归益气养血;知母清热养阴,能防诸苦燥药物伤阴,使祛邪不伤正。大枣、甘草甘温,补脾养正气,使苦药不能伤胃,调和诸药。

【适应范围】可用于强直性脊柱炎、类风湿关节炎以及膝骨关节病急性发作期者,出现关节或肌肉红肿热痛,屈伸受限,步履艰难,可反复发作;亦可用于慢性筋骨病湿热内蕴,经脉痹阻者。

10. 寒痹方(圣愈汤合阳和汤加减化裁)

【方药组成】生黄芪 15 g、党参 12 g、当归 9 g、白芍 12 g、熟地黄 30 g、川芎 12 g、柴胡 9 g、鹿角片 9 g、肉桂 3 g、炮姜 6 g、麻黄 6 g、白芥子 9 g、生甘草 6 g。

【功效法则】温阳散寒,祛痰通痹。

【方解】寒痹,指寒邪偏重的痹证。《素问·痹论》曰:"风寒湿三气杂至,合而为痹也。其风气胜者为行痹,寒气胜者为痛痹,湿气胜者为着痹也。"故痛痹又称寒痹。《金匮翼·痹证统论》曰:"痛痹者,寒气偏胜,阳气少、阴气多也。夫宜通而塞则为痛,痹之有痛,以寒气入经而稽迟,注而不行也。"《证治准绳·杂病》曰:"寒痹者,四肢挛痛,关节浮肿。"《症因脉治》云:"寒痹之证,疼痛苦楚,手足拘紧,得热稍减,得寒愈甚,名曰痛痹。"多以肢体关节(腰、肩、膝、肘、腕、踝)疼痛、酸楚、麻木、重着、活动障碍为主症;腰背、四肢关节及肌肉冷痛,或疼痛剧烈,痛如刀割,以痛处不移为特点;其痛有逢寒加重、得温则减、局部皮色不变、关节屈伸不利、形寒肢冷、昼轻夜重的特征。

寒痹方由阳和汤合圣愈汤加减而成,阳和汤出自《外科证治全生集》,主治阴疽,漫肿无头,皮色不变,酸痛无热,口中不渴,舌淡苔白,脉沉细或迟细,或附骨疽、脱疽、流注、痰核、鹤膝风等属于阴寒证者。寒痹方可用于血虚寒凝痹阻于肌肉、筋骨、血脉之痹证,方中黄芪、党参甘温,健脾益气,当归、白芍、川芎养血活血,柴胡调达气机;重用熟地黄,滋补阴血,填精益髓;配以血肉有情之鹿角片,补肾助阳,益精养血,两者合用,温阳养血,以治其本,共为君药;但既虚且寒,又非平补之性可收速效,再以炮姜之温中散寒,能入血分者,引领熟地黄、鹿角片直入其地,以成其功;少佐麻黄,宣通经络,与诸温和药配合,可以开腠里,散寒结,引阳气由里达表,通行周身;肉桂下行补肾,补命门不足,益火消阴,为治命门火衰之要药,白芥子能祛皮里膜外之痰,甘草生用为使,解毒而调诸药。痰凝甚者可加牛蒡子、僵蚕两药,为其治痰散结之要药。为防熟地黄之滋腻,可加砂仁健脾化湿。现代研究证明,该方可延缓关节软骨退行性改变,其作用可能是通过调控血管内皮生长因子而达到抑制血管增生的作用。综观全方,补血与温阳并用,化痰与通络相伍,益精气,扶阳气,化寒凝,通经络,温阳补血以治本,化痰通络以治标。

【适应范围】可用于强直性脊柱炎寒湿证者,慢性筋骨病病程较久寒湿凝滞、痰瘀内蕴者。多以肢体关节(腰、肩、膝、肘、腕、踝)疼痛、酸楚、麻木、重着、活动障碍为主症;腰背、四肢关节及肌肉冷痛,或疼痛剧烈,痛如刀割,以痛处不移为特点;其痛有逢寒加重、得温则减、局部皮色不变、关节屈伸不利、形寒肢冷、昼轻夜重的特征。

11. 胸痹方(圣愈汤加大小陷胸汤加减化裁)

【方药组成】炙黄芪 9 g、党参 12 g、当归 9 g、白芍 12 g、生地黄 12 g、川芎 12 g、柴胡 9 g、生大黄 6 g、芒硝 9 g、甘遂 3 g、全瓜蒌 12 g。

【功效法则】和营通络,泻腑宽胸。

【方解】脊髓型颈椎病由于主要压迫或刺激脊髓及伴行血管而出现脊髓神经的感觉、运动、反射与排便功能障碍。锥体束征为脊髓型颈椎病的主要特点,其产生机制是由于致压物对锥体束(皮质脊髓束)的直接压迫或局部血供减少所致。本方由大、小陷胸汤合圣愈汤加减而成。大、小陷胸汤均源自《伤寒论》,大陷胸汤主治水热互结之结胸证;小陷胸汤主治痰热互结,胸脘痞闷,按之则痛之大小结胸病。

施杞教授在此两方基础上合圣愈汤而成胸痹方,可用于脊髓型颈椎病水热内结,气不得通所致胸腹满痛,腑气不通,大便秘结者。方中甘遂苦寒峻下,攻逐水饮;大黄泻下通腑;芒硝软坚泄热;瓜蒌荡热涤痰,宽胸散结。本方为涤荡水热之峻剂,以伤正气,故于炙黄芪、党参大补脾肺之气,辅助正气,使邪去而正不伤;当归、白芍、生地黄、川芎养血活血;柴胡归肝经,胸胁裹束感之病位在肝经,故以柴胡疏肝理气,引药直达病所,综观全方,泻热逐水与宽胸并施,祛邪与扶正并重,使水热之邪从大便而去,且药简量大,力专效宏,为泻热逐水宽胸之佳剂。

【适应范围】可用于脊髓型颈椎病胸胁裹束感较重者,慢性筋骨病胸腹满痛、二便不利者;亦可用于脊髓型颈椎病水热内结,气不得通所致胸腹满痛,腑气不通,大便秘结者。

12. 补阳方(圣愈汤合补阳还五汤化裁)

【方药组成】生黄芪 30 g、当归 9 g、赤芍 12 g、白芍 12 g、地龙 9 g、川芎 12 g、红花 9 g、桃仁 9 g。

【功效法则】补气活血通络。

【方解】补阳还五汤源自《医林改错》,是体现王清任所创气虚血瘀理论的代表方剂,是王清任治疗中风后半身不遂的著名方剂,王氏云:"人体阳气有十成,左右各五成。凡一侧偏废,则已丧失五成之阳。本方意在补还五成之阳,故取名补阳还五汤。"本方补气活血通络,适应于正气亏虚,脉络瘀阻之证。气血之于形体无处不到,《素问·调经方论》曰"人之所有者,血与气耳",说明了气血对机体的重要性。"气行则血行",所以气的化生功能起着助动作用,治疗伤痹应气血兼顾,宜"以气为主,以血为先"。伤科疾病,不论在脏腑、经脉,或在皮肉、筋骨,都离不开气血。本方中用大剂量生黄芪则力专而行走,周行全身,使气旺血行,血旺则气有所附,大补元气而起痿废。用大剂量黄芪为主药的目的,就是用补气来行血通络,以补为通,以通为补,配其他六味活血、祛瘀之药不在于逐瘀,而在于活血通络,更佐地龙通经活络,使瘀去络通。全方养血补血,有化瘀而不伤血之妙,为通补兼施的益气活血之剂。施杞教授常用本方加减治疗颅脑伤后遗症、周围神经损伤及颈椎病椎间盘突出,肢体麻木乏力辨证为气虚血瘀者。

【适应范围】可用于慢性筋骨病气虚血瘀者,慢性筋骨病神经损伤,肌肉萎缩感觉减退者;亦可用于治疗颈腰椎病气虚血瘀所致颈项肩臂及腰脊疼痛,手足麻木不仁,肌肉萎缩,软弱无力,以麻为主,皮肤干燥不泽,心烦痞闷,面色不华,倦怠少气,舌质紫暗,脉弦细或细涩。

13. 血府方(圣愈汤合血府逐瘀汤化裁)

【方药组成】当归9 g、赤芍12 g、生地黄9 g、川芎12 g、桃仁9 g、红花9 g、柴胡9 g、枳壳12 g、桔梗12 g、川牛膝12 g、甘草9 g。

【功效法则】活血祛瘀,行气止痛。

【方解】本方出自《医林改错》,王清任认为膈膜的低处,且如池,满腔存血,名曰"血府",根据"血府"产生"血瘀"的理论,王氏创立血府逐瘀之剂,称为"血府逐瘀汤"。本方由桃红四物汤(桃仁、红花、当归、川芎、生地黄、赤芍)合四逆散(柴胡、枳壳、甘草、赤芍)加桔梗、牛膝而成。方中以桃红四物汤活血化瘀而养血,防纯化瘀之伤正;四逆散疏理肝气,使气行则血行;加桔梗引药上行达于胸中(血府);牛膝引瘀血下行而通利血脉。诸药相合,构成理气活血之剂。本方以活血化瘀而不伤正、疏肝理气而不耗气为特点,达到运气活血、祛瘀止痛的功效。实验研究认为,血府方有抑制血小板聚集,改善心功能,抗心律失常,改善血液流变性及微循环,抗缺氧,镇痛,抗炎,降血脂及增强免疫功能等作用。施杞教授以本方加减治疗瘀血内阻胸部,气机失畅以致胸痛胸闷者。

【适应范围】可用于脊髓型颈椎病痉证,症见项背强痛,肢僵难舒,躯体裹束感,腹胀便秘,尿闭肢肿,咽喉红肿,肌张力增高,腱反射亢进,病理反射阳性,阵挛出现,舌质暗紫,脉弦滑等。

14. 温肾通痹方(圣愈汤合右归饮加减化裁)

【方药组成】炙黄芪12 g、党参12 g、当归9 g、白芍12 g、熟地黄12 g、川芎12 g、柴胡

9 g、山茱萸 12 g、怀山药 18 g、枸杞子 12 g、鹿角片 12 g、菟丝子 12 g、熟附片 9 g、肉桂 6 g、杜仲 12 g。

【功效法则】益气化瘀,祛风通络,舒筋止痛。

【方解】本方由右归饮合圣愈汤加减而成。右归饮出自《景岳全书》,是由金匮肾气丸减去"三泻"(泽泻、茯苓、丹皮),加鹿角胶、菟丝子、杜仲、枸杞子、当归而成,增加了温补的作用,使药效更能专于温补,是一首十分著名的温补方剂。张景岳根据"阴阳互根""阴阳互济"的理论,提出了"善补阳者必于阴中求阳,则阳得阴助而生化无穷"。方中以附子、肉桂、鹿角胶为君药,温补肾阳,填精补髓。臣以熟地黄、枸杞子、山茱萸、山药滋阴益肾,养肝补脾。佐以菟丝子补阳益阴,固精缩尿;杜仲补益肝肾,强筋壮骨;当归养血和血,助鹿角胶以补养精血。圣愈汤中黄芪、党参补脾益阳,四物汤(当归、白芍、川芎、熟地黄)养血活血,柴胡疏肝理气,为肝经引经药。两方合用,气旺则阳旺,并"阴中求阳",使阳气有化生之源,共奏温补肾阳,填精益髓之功。

【适应范围】可用于慢性筋骨病肾阳不足,精髓亏虚者;亦可用于治疗肾阳不足,命门火衰,神疲气怯,畏寒肢冷,腰膝酸软,肢节痹痛,周身浮肿者。

15. 益肾通痹方(圣愈汤合左归饮加减化裁)

【方药组成】炙黄芪 12 g、党参 12 g、当归 9 g、白芍 12 g、熟地黄 12 g、川芎 12 g、柴胡 9 g、山茱萸 12 g、怀山药 18 g、枸杞子 12 g、鹿角片 12 g、菟丝子 12 g、川牛膝 12 g、炙龟板 9 g。

【功效法则】滋阴补肾,填精益髓。

【方解】本方由左归饮合圣愈汤加减而成。左归饮出自《景岳全书》,由熟地黄、山药、山茱萸、枸杞子、川牛膝、鹿角胶、龟板胶、菟丝子组成。具有滋阴补肾,填精益髓之效,主治真阴不足精髓亏损所致腰酸腿软、头晕眼花、耳聋失眠、遗精滑泄、自汗盗汗、口燥舌干等症。方中重用熟地黄滋肾填精,大补真阴,为君药;山茱萸养肝滋肾,涩精敛汗,山药补脾益阴,滋肾固精,枸杞补肾益精,养肝明目,龟、鹿二胶,为血肉有情之品,峻补精髓,龟板胶偏于补阴,鹿角胶偏于补阳,在补阴之中配伍补阳药,取"阳中求阴"之义,均为臣药;菟丝子、川牛膝益肝肾,强腰膝,健筋骨,俱为佐药。诸药合用,共奏滋阴补肾,填精益髓之效。

施杞教授常用左归饮合圣愈汤加减治疗颈腰椎病、膝骨关节病、骨质疏松症以肾阴虚为主者,黄芪、党参益气补脾,四物汤(当归、白芍、川芎、熟地黄)养血活血,气血充足则肾中阴精化源无竭;柴胡疏肝理气,为肝经引经药。诸药合用,共奏滋阴补肾,填精益髓之功。施杞教授在运用该方过程中常常加用健脾之品,因《灵枢·本神》云"脾气虚则四肢不用",《素问·痿论》云"治痿独取阳明",脾为后天之本,主四肢百骸,先天之精有赖于后天之脾胃运化水谷精微的不断充养,加陈皮、佛手片、八月札、春砂仁、六神曲、制香附、炒谷芽等健脾和胃,化食消积。患者夜寐不宁,加酸枣仁、合欢皮、首乌藤、抱茯神养血补肝,宁心安神。患者疼痛较剧者,可加用青风藤、鸡血藤、蓬莪术化瘀通络。

【适应范围】可用于慢性筋骨病肾阴不足,精髓亏虚者;亦可用于治疗颈腰椎病、膝骨关节病伴骨质疏松症等慢性筋骨病肾阴不足,精髓亏虚者。

16. 滋肾阴方(左归饮化裁)

【方药组成】枸杞子12 g、山茱萸12 g、山药12 g、菟丝子9 g、鹿角胶6 g、龟板胶6 g、熟地黄12 g、川牛膝15 g、女贞子12 g、制首乌9 g。

【功效法则】补益肝肾,滋阴健骨,通痹止痛。

【方解】本方为治疗肾阴虚型骨质疏松症的基础方。在系统地分析施杞教授治疗骨质疏松症的2 646张处方后,运用生物信息学中心性研究、结构洞分析、凝聚群分析等方法,分析药物配伍网络、核心药物及药对、关键桥接药物、小方及基本方等,总结"补肾益精法"临床处方配伍规律,创制本方。取左归饮方义,加入女贞子、制首乌二药。"形不足者,温之以气;精不足者,补之以味。"方中熟地黄、山药、山茱萸补肝肾益阴血;再加菟丝子、枸杞子平补肝肾,川牛膝壮腰强督。女贞子味甘苦,性凉,补中有清,可滋肾养肝,益精血,补而不滞。《本草经疏》载:"女贞子,气味俱阴,正入肾除热补精之要品,肾得补,则五脏自安:精神自足,百病去而身肥健矣。"制首乌补肝肾,益精血,强筋骨。龟板胶、鹿角胶为补肾要药,龟板滋阴走任脉,鹿角温阳走督脉,一阴一阳,相互为用,二药合用峻补精血,引药至病所。全方配伍以补益肝肾为主,育阴以涵阳。骨伤科临证可根据病情需要灵活加以墨旱莲、独活、桑寄生等。

【适应范围】可用于治疗颈腰椎病、膝骨关节病、骨质疏松症等慢性筋骨病肾阴不足、精髓亏虚者,症见腰膝酸痛,筋骨痿弱,偏枯,风湿痹等。

17. 温肾阳方(圣愈汤合右归饮化裁)

【方药组成】鹿角胶9 g、杜仲9 g、肉桂9 g、当归12 g、制附子6 g、补骨脂15 g、淫羊藿12 g、熟地黄12 g、山药12 g、山茱萸12 g、枸杞子12 g、菟丝子9 g。

【功效法则】温通肾阳,祛风通络,舒筋止痛。

【方解】本方为治疗肾阳虚型骨质疏松症的基础方。在系统地分析施杞教授治疗骨质疏松症的2 646张处方后,运用生物信息学研究,总结"补肾益精法"临床处方配伍规律,创制本方。方取右归饮方义,加补骨脂、淫羊藿等药。方中制附子、肉桂温阳散寒以益命门之火,鹿角胶温肾壮督而补精血;淫羊藿补肾壮阳、强筋壮骨、祛风除湿,补骨脂补肾壮阳、补脾健胃,熟地黄、山茱萸、枸杞子滋肾阴、养肝血,合山药补脾肾之阴,取"善补阳者,必于阴中求阳"之意,而共为臣药;菟丝子、杜仲、当归补肝肾、强腰膝、益精血,合为佐药。全方温补肾阳、壮命门之火,兼顾肝脾肾之阴,使阳得阴敛藏而归位,阴得阳生化而长养。

【适应范围】适用于骨质疏松症肾阳虚型患者,症见肾阳不足、命门火衰、神疲气怯、畏寒肢冷、腰膝酸软、肢节痹痛、周身浮肿、肾虚腰痛、耳鸣耳聋、牙齿松动、跌仆闪挫、筋骨折伤等。

18. 调气通髓汤(圣愈汤合黄芪桂枝五物汤、葶苈大枣泻肺汤等加味化裁)

【方药组成】炙黄芪30 g、当归12 g、川芎12 g、白芍12 g、熟地黄12 g、桂枝9 g、柴胡9 g、黄芩9 g、生川军9 g、汉防己12 g、葶苈子12 g、大枣10枚、熟附子9 g、鹿角片12 g、川牛膝12 g、炙甘草5 g。

【功效法则】调气和营,活血通髓。

【方解】脊髓在祖国医学中属奇恒之腑,与骨髓统称为髓,由肾的精气和水谷精微所化生。通常认为,颈椎间盘突出后,对脊髓形成持续性或间歇性钳夹作用,引起脊髓内压力增高,血-脊髓屏障破坏,毛细血管通透性增高,组织内产生水肿,进一步加重了脊髓的受压,引起神经功能障碍。同时,髓核脱离椎间盘后,其含有的蛋白多糖具有亲水特性,髓核吸收水分后充盈、膨胀,也进一步加重脊髓的压迫。

施杞教授继承石氏伤科所提倡的"以气为主,以血为先,痰瘀兼顾,肝脾肾同治"的学术思想,同时遵循祖国医学"急则治其标,缓则治其本"的原则,采用益气化瘀利水法组方,消除脊髓和髓核的水肿,减轻脊髓受压,有利于神经功能的恢复。方中黄芪补气利水消肿,四物汤活血化瘀、滋养气血、疏肝健脾,桂枝、汉防己、熟附子、鹿角片温阳利水,生大黄活血通腑,葶苈大枣汤泻痰行水,柴胡疏肝理气,黄芩清肝热、逐水,《神农本草经》曰:"黄芩,味苦平,主诸热,黄疸,肠澼,泄痢,逐水,下血闭,恶疮疽蚀,火疡。"外损内伤,气滞血瘀,阻于经络,从肝论治,也是施氏学术思想中一个重要的调治原则。《医宗金鉴》曰:"凡跌打损伤坠堕之证,恶血留内,则不分何经,皆以肝为主,盖肝主血也。故败血凝滞,从其所属,必归于肝。"全方益气化瘀、温阳利水、调气和营,活血通髓。若咽喉痛甚,加金银花12 g、板蓝根12 g;便行而干燥者,去大黄加肉苁蓉30 g;二便调而肝肾亏虚征象明显,症见头晕目眩,腰脊酸痛、膝软跟痛者,去大黄、葶苈子,加龟板、肉苁蓉、巴戟天各15 g;颈痛晨僵明显者,加粉葛根15 g;咽痛久治不减且便秘者,加牛黄醒消丸,每次15 g,每天2次;便溏湿甚者,去大黄加砂蔻仁各4 g;纳呆,胃脘不适者,加香谷芽12 g。

【适应范围】适用于颈椎病,以脊髓型为主及MRI示有椎间盘膨出或突出者,症见颈项强痛、肩背酸楚、久治不愈、面色少华,手足麻木,头晕泛恶,胸闷不舒,便秘不畅,数日一行,咽喉疼痛,口干少,夜寐易醒,步履艰难乏力,苔薄白或薄腻少津,质紫或舌下静脉呈蚯蚓状,体胖或有齿纹,脉细弦或弦滑。

附录三 施杞教授骨伤常用单味中药

单味中药是传统中药治病的基本单位,也是组成方剂的基本部分。中药在经历数千年,众多医家的不断补充下,其内容日趋丰富,品种繁多,发展至今已达 12 800 种,为中医骨内科的药物应用提供了丰富的药物资源。下面列举临床最为常用的骨伤单味药物。

一、理血剂

1. 三七

【性味归经】甘、微苦,温。归肝、胃经。

【用法用量】内服:煎汤,3~9 g;研粉另吞,每次 1~3 g。外用:适量。

【功效主治】功效:散瘀止血,消肿定痛。主治:跌仆肿痛,外伤出血、咯血、吐血、衄血、便血、崩漏等疼痛、出血之证。

【临床应用】三七为损伤要药。《本草纲目》曰:"止血散血定痛,金刃箭伤、跌扑杖疮、血出不止者,嚼烂涂,或为末掺之,其血即止。亦主吐血衄血,下血血痢,崩中经水不止,产后恶血不下,血运血痛,赤目痈肿,虎咬蛇伤诸病。"《本草纲目拾遗》曰:"人参补气第一,三七补血第一,味同而功亦等,故称人参三七,为中药中之最珍贵者。"故历来深受骨伤医家重视,临床应用十分广泛。由于其活血化瘀作用较强,孕妇慎用。

2. 川芎

【性味归经】辛,温。归肝、胆经。

【用法用量】内服:煎汤,3~10 g;研末,每次 1~1.5 g。外用:适量,研末撒。

【功效主治】功效:行气活血,祛风燥湿。主治:① 风湿痹痛:湿滞经络,化痰成瘀,痰瘀互结,经络不通,症见肢体、关节僵硬、活动不利;② 风邪外袭:风性上行,善行数变,气上犯头目,症见头部胀痛、两目眩晕,甚者恶心呕吐,不思饮食;③ 月经不调:经闭不行,少腹胀痛。

【临床应用】川芎能上行头目,下行血海,故能治头痛,调冲任。对于诸风上攻,头目昏重,偏正头痛,鼻塞声重,伤风壮热,肢体烦疼,肌肉蠕动,膈热痰盛者,选《太平惠民和剂局方》之川芎茶调散:"薄荷叶(不见火)八两,川芎、荆芥(去梗)各四两,香附子(炒)八两(别本作细辛去芦一两),防风(去芦)一两半,白芷、羌活、甘草各二两;上药为细末、每服一钱,食后茶清调下,常服头目清。"对妇人产后,恶露未净者,当选《傅青主男女科》之生化汤:"当归八钱,川芎三钱,桃仁十四粒(去皮、尖,研),黑姜五分、炙草五分,用黄酒、童便各半煎服。"

3. 郁金

【性味归经】 辛、苦,寒。归心、肺、肝经。

【用法用量】 内服:煎汤,3~10 g。

【功效主治】 功效:活血止痛,行气解郁,清心凉血,疏肝利胆。主治:① 气滞血瘀:外力所伤,血运不畅,瘀滞于内,经络不通,不通则通,症见肢体肿痛、肤色青紫、活动不利;② 月经不调:乳房胀痛,经闭痛经,少腹胀痛,癥瘕结块;③ 热病神昏,癫狂惊痫,吐血衄血。

【临床应用】 郁金与姜黄有良好的行气活血、祛瘀止痛功效,姜黄还能发散风寒,治疗外感风寒表证。郁金对肝气郁滞,瘀滞于胸导致的胸胁胀闷、胸腹刺痛者,可配柴胡、香附、白芍、丹参等以疏肝解郁、理气宽胸,治疗胸胁胀痛等症。对妇女痛经、经闭、癥瘕结块者,《本经逢原》提出"宜郁金末加姜汁、童便同服,其血自清"。对热病神昏、癫狂、惊痫者,可用白矾、郁金各等分,为末,皂角汁为丸,每次服 3~6 g,每天 2 次。本剂不宜与丁香同用。

4. 乳香

【性味归经】 辛、苦,微温。归心、肝、脾经。

【用法用量】 内服:煎汤,3~10 g。外用:适量,研末调敷。

【功效主治】 功效:活血行气,通经止痛,消肿生肌。主治:① 跌仆瘀痛:气血不行,经气不舒,不通则痛;② 风湿痹痛:风湿入里,阻滞经脉,肢体失养,肿痛并见;③ 痈疮肿毒:外邪入侵,郁久化热,局部红肿热痛。

【临床应用】 本剂常与没药配合而用,为治伤疗疾之常用对药。

5. 没药

【性味归经】 苦,平。归肝经。

【用法用量】 内服:煎汤,3~10 g。外用:适量,研末调敷。

【功效主治】 功效:活血止痛,消肿生肌。主治:① 胸腹瘀痛:跌仆损伤,气血瘀阻,肢体疼痛,活动不利;② 痈肿疮疡:肠痈肿痛,疮疡久不愈合;③ 月经不调:痛经,经闭,癥瘕。

【临床应用】 没药和乳香为骨伤科中常用对药,两者合用可加强活血祛瘀、消肿止痛之功。《本草汇言》曰:"乳香、真没药各一钱五分,当归尾、红花、桃仁各三钱。水煎服。"以治疗跌仆折伤筋骨。

6. 丹参

【性味归经】 苦,微温。归心、肝经。

【用法用量】 内服:煎汤,4.5~9 g;或入丸、散。外用:熬膏。

【功效主治】 功效:祛瘀止痛,活血通经。主治:① 瘀滞胸中:胸闷刺痛,面色青紫,冷汗淋漓之重症;② 月经不调:经闭痛经,癥瘕积聚,少腹刺痛。

【临床应用】现代药理研究证实,丹参能扩张冠状动脉,增加心肌血流量,抗血栓形成提高纤溶酶活性;抑制血小板聚集,延长出、凝血时间;还能加强心肌收缩力、改善心脏功能,不断增加心肌耗氧量。现被广泛运用于冠心病患者。其有良好的活血化瘀作用,对于外伤所致气滞血瘀者,为首选之剂,在治疗胸腹损伤之气滞血瘀疼痛时,常配合砂仁、檀香等同用。

7. 红花

【性味归经】辛,温。归心、肝经。

【用法用量】内服:煎汤,3~10 g。外用:适量,煎水浸泡。

【功效主治】功效:活血通经,祛瘀止痛。主治:① 跌仆损伤:瘀血内停,肤色青紫,局部肿胀,关节疼痛;② 月经不调:产后瘀阻,恶露不行,癥瘕痞块,经闭痛经。

【临床应用】红花具有较强的活血作用,其中尤以藏红花疗效更著。在诸多活血祛瘀名方中,均以其活血祛瘀之功选用之。如《医宗金鉴》中的"桃红四物汤",其与桃仁、当归、川芎、生地黄、赤芍等同用,以活血逐瘀,养血和血。《医林改错》中的"血府逐瘀汤"治疗胸中血瘀,血行不畅之胸痛;"通窍活血汤"治疗瘀阻头面的头痛头昏;"身痛逐瘀汤"治疗气血痹阻经络所致的肩痛、臂痛、腰痛等周身疼痛。临床对不同作用,选用剂量也随之不同、如养血和血宜少用,活血祛瘀宜多用。

8. 桃仁

【性味归经】苦、甘,平;无毒。归心、肝、大肠、肺、脾经。

【用法用量】内服:煎汤,5~10 g。外用:捣敷。

【功效主治】功效:破血行瘀,润肠通便。主治:① 跌仆损伤:瘀血内停,经脉阻滞,肢体疼痛、肿胀;② 月经不调:产后腹痛,经闭不行,五心烦热;③ 润肠通便:肠燥便秘。

【临床应用】桃仁与苏木均有活血止痛,调节月经之功,但桃仁破血祛瘀力强,临床应用极为普遍,其在外力损伤中,按不同部位的伤症,采用不同配伍之剂,如伤在心下,肝经受病,则选桃仁承气汤;伤在胁下,选鳖甲煎丸;伤在少腹,选抵当汤;伤在大肠,选大黄牡丹汤;伤在脐下,选下瘀血汤;伤在肌肤,选大黄䗪虫丸。对于不同证候的具体应用,《本草纲目》提出:"桃仁行血,宜连皮尖生用;润燥活血,宜汤浸去皮尖炒黄用,或麦麸同炒,或烧存性,各随本方。"

9. 大蓟(小蓟)

【性味归经】甘、微苦,凉。归肝、脾经。

【用法用量】内服:煎汤,5~10 g。外用:适量,捣汁敷用。

【功效主治】功效:凉血止血,祛瘀消肿。主治:各类创伤出血,以及尿血、便血、血崩等症。

【临床应用】现代药理研究显示,大蓟对凝血过程第一阶段(凝血酶原激活物的生成)有促进作用,用于血热妄行所致各类出血,如吐血、衄血、崩漏、尿血等,都有良好止血作用。同时还证实大蓟具有一定的抗菌和降血压作用,故在临床应用广泛。如对于妇女血崩、经漏者,可予大蓟、小蓟连根苗 30 g,水煎,每天 2 次服用。对高血压者,以大蓟、小蓟各 3~15 g,水煎代茶。对痈疮热毒,可用鲜大蓟,捣烂外敷以敛疮收口。

10. 茜草

【性味归经】苦,寒。归肝、心、肾、脾、胃、心包经。

【用法用量】内服:煎汤,10~15 g;或入丸、散;或浸酒。

【功效主治】功效:凉血止血,活血化瘀。主治:① 各种出血:吐血,咯血,衄血,尿血,便血;② 跌仆损伤:跌仆肿痛,外伤出血;③ 风湿痹痛:关节痹痛。

【临床应用】茜草和藕节均能凉血止血,但茜草作用更强,临床应用更广泛,缪希雍云:"茜草,行血凉血之要药也。"张山雷云:"茜根性寒,所主多血热失血之证。"可见茜草善于治疗血热妄行之出血。临床治跌仆损伤,瘀积不化,日久化热,常配泽兰、赤芍、红花等活血祛瘀药。对热毒入内,迫血妄行之吐血、衄血,配生地黄、白及、侧柏叶等。对月经不调,崩漏,或是久漏成崩,流血量多势急之血热者,用茜草根(炒炭)配海螵蛸、芥炭、白术、续断等。如属血崩虚证,可选《医学衷中参西录》固冲汤(白术 30 g、黄芪 18 g、山茱萸 18 g、生白芍 12 g、煅龙骨 18 g、煅牡蛎 18 g、茜根炭 6 g、陈棕炭 6 g、海螵蛸 12 g,煎汤,送服五倍子细末 3 g)。

11. 赤芍

【性味归经】酸、苦,微寒。归肝经。

【用法用量】内服:煎汤,5~15 g;或入丸、散。血虚者慎服。

【功效主治】功效:清泻肝火,散瘀活血,止痛。主治:① 月经不调:瘀滞腹痛,经闭癥瘕;② 跌仆瘀肿:胸胁胀满,腰背疼痛,关节肿胀。

【临床应用】芍药以其根入药,有赤芍和白芍之分,虽白芍与赤芍同属毛茛科,几乎同种,但其作用不同。赤芍味苦,性凉,具有化瘀、止痛、凉血、消肿的功效,用于瘀血而引起的疼痛或烦热。赤芍配合桃仁、红花、当归尾治疗血热瘀滞而致的小腹或腰背疼痛;对跌仆瘀肿、疼痛者,配乳香、没药、桃仁、当归等。白芍性凉,多用于阴血虚之人,阴虚发热;自汗盗汗,头痛,头晕,胸腹胁肋疼痛,腓肠肌痉挛,月经不调之痛经等。同甘草配合,可缓解各种胸腹及四肢疼痛。

二、理气剂

1. 陈皮

【性味归经】苦、辛,温。归肺、脾经。

【用法用量】内服:煎汤,3~9 g。

【功效主治】功效:理气健脾,燥湿化痰。主治:① 脾胃气滞:脘腹胀满或疼痛,消化不良,大便溏薄,舌淡,脉沉;② 湿阻中焦:胸闷腹胀,食少吐泻,纳呆便溏,舌腻,脉滑。

【临床应用】陈皮为临床常用理气之剂,与青皮相比,青皮破气力强,善疏肝郁气滞、理气止痛。陈皮能理气消食、燥湿化痰,尤其对中焦之气滞食积者,常与神曲、麦芽、山楂等配合应用;对气滞兼有寒湿内停者,则当与厚朴、苍术等燥湿剂同用,以理气健运。正如《本草纲目》所云:"橘皮,苦能泻能燥,辛能散,温能和。其治百病,总是取其理气燥湿之功,同补药则补,同泻药则泻,同升药则升,同降药则降。脾乃元气之母,肺乃摄气之要,故橘皮为二经气分之药,但随所配而补泻升降也。"可见陈皮的应用极为广泛。

2. 枳实

【性味归经】苦、辛,寒。归脾、胃、肝、心经。

【用法用量】内服:水煎,3~10 g;外用:取适量,研末调涂;或炒热熨。

【功效主治】功效:破气化痰,消积散痞。主治:① 气郁于胸:胸腹胀满,胸痹痞满,情志抑郁,少言寡语,不思饮食,舌淡白,脉沉弦;② 气滞不运:脾失健运,水湿不化,聚湿为痰,阻遏气机,气陷不升,症见胃下垂、子宫下垂、脱肛、食积、便秘、苔白腻、脉濡弦等。

【临床应用】枳实与枳壳性味、功效等大致相同,唯枳实破气力较强,能化痰消积、理气宽胸,为治疗胸痹之要药。《名医别录》谓枳实能"除胸胁痰癖,逐停水,破结实,消胀满、心下急痞痛、逆气、胁风痛,安胃气,止溏泄,明目"。《金匮要略》中言枳实薤白桂枝汤"枳实四枚,厚朴四两,薤白半升,桂枝一两,栝楼实一枚(捣)。上五味,以水五升、先煮枳实、厚朴,取二升,去滓,纳诸药,煮数沸,分温三服",治疗"胸痹心中痞气、气结在胸、胸满胁下逆抢心"。

3. 香附

【性味归经】辛,微寒;无毒。归肝、脾、三焦经。

【用法用量】内服:煎汤,5~10 g。外用:适量,研末调敷。

【功效主治】功效:理气解郁,调经安胎。主治:① 肝郁气滞:胁肋胀痛,脘腹痞满,消化不良,腹胀嗳气,吞酸呕恶;② 月经不调:经行腹痛,崩漏带下,经闭痛经;③ 胎动不安。

【临床应用】现代药理研究显示,香附有良好的镇痛作用。其乙醇提液能显著提高实验动物(小白鼠)的痛阈。同时它还能抑制子宫收缩,使子宫肌肉弛缓,达到安胎之效。对于肝郁气滞,胁肋胀痛者,选用香附配逍遥散加减。对于月经不调,经期疼痛者,采用香附芎归汤以调经止痛。

4. 柴胡

【性味归经】苦、辛,微寒。归肝、胆经。

【用法用量】内服:煎汤,3~10 g。外用:适量,研末调敷。

【功效主治】功效:和解表里,疏肝升阳。主治:寒热往来,胸满胁痛,口苦耳聋,头痛目眩,疟疾,下利脱肛,月经不调,子宫下垂。

【临床应用】上海伤科名医石筱山理伤,十分重视柴胡的应用,认为柴胡能升能降,得个和字,只要善于使用,不管病在上、中、下哪个部位都很适宜,是治伤之良药。柴胡为肝和胆两经的引经药,能随经气循行,通达上下,具有升清阳、降浊阴之功。其开郁之功能更胜香附,尤其对气滞血瘀实证者,更为适用。石筱山创立了以柴胡为君的多张有效方剂,如柴胡细辛汤、柴胡桔梗汤等。

柴胡与银柴胡均能退热,但银柴胡退虚热,常与秦艽、地骨皮等配合应用,以养阴退热;柴胡善治半表半里,用于寒热往来、胸胁苦满等少阳证。

三、清热剂

1. 金银花

【性味归经】 甘,寒。归肺、心、胃经。

【用法用量】 内服:煎汤 10~30 g;炒炭 10~15 g。

【功效主治】 功效:清热解毒,祛散风热。主治:① 创伤感染:各种开放性损伤,创口日久未愈,或复感外邪,症见局部红肿热痛,疮面溃破;② 痈疽疔疮:丹毒等各种皮肤感染;③ 风热内蕴:头昏头晕,口干作渴,多汗烦闷,咽喉肿痛等。

【临床应用】 金银花可用于清热解毒,治疗各种热毒之证。现代研究显示,金银花对多种致病菌都有明确的抑制作用,具有良好的解热作用和抗渗出消炎症之效。临床对开放性的伤口感染者,采用内服《医宗金鉴》的五味消毒饮(金银花 18 g,野菊花、蒲公英、紫花地丁、紫背天葵子各 3.6 g)以清热解毒,散结消肿。对痈疽发背初起者,采用《洞天奥旨》的归花汤(以金银花 250 g,水十碗煎至二碗,入当归 100 g,同煎至一碗,一气服之)。《医学心悟》的忍冬汤(金银花 200 g、甘草 150 g。水煎顿服,能饮者用酒煎服)则可治疗一切内外肿。对风热感冒者,选用《温病条辨》银翘散(连翘、金银花、苦桔梗、薄荷、牛蒡子、竹叶、荆芥穗、生甘草、淡豆豉)治之,以祛风散热,清热解毒。

2. 连翘

【性味归经】 苦,微寒。归心、肝、胆经。

【用法用量】 内服:煎汤,6~15 g;或入丸、散。

【功用主治】 功效:清热解毒,消肿散结。主治:① 热毒内蕴:肌肤创伤,外邪入内,日久化热,局部红肿热痛,甚则兼有高热烦渴、神昏发斑等热证;② 风热感冒:头身疼痛,咽痛口渴等。

【临床应用】 连翘轻清上浮,可治上焦诸热,尤能解毒消痈而散结,故为疮家要药。对于肌肤损伤,疮面感染,经久不愈者,可配金银花、蒲公英、紫花地丁、赤芍等,则解毒消痈,促进疮面愈合。兼有阴虚失眠,五心烦热,心神失养,骨蒸潮热者,配以玄参、麦冬、青莲心、竹叶卷心等,则清心安神,养阴泄热。对风热外感,发热头痛,恶热汗出,咳嗽痰黄者,配以金银花、薄荷、荆芥、甘草,则散风解表,清热止咳。

3. 菊花

【性味归经】 苦、辛、凉。归肺、肝经。

【用法用量】 内服:煎汤,10~15 g。外用:适量,捣敷。

【功效主治】 功效:清热解毒,疏风平肝。主治:① 疮面感染:肌肤破损,疮面脓液,腐肉不去,新肉不生;② 风热感冒:发热头痛,眩晕目赤,咽喉肿痛,舌红,苔黄,脉浮数。

【临床应用】 菊花与野菊花两者并非同一种植物,不可混同。菊花系栽培物,因产地不同可分为杭菊花、滁菊花、亳菊花等。野菊花为野生,多长于路边、丘陵、荒地、山坡等。两者功能和主治也有所不同。菊花功效是散风热,平肝阳,益肝肾,常用于风热感冒之头痛。野菊花,味苦、辛,性微寒,归肝、心经,其功效以清热解毒为主,擅长治疗各类热毒痈肿之疾;因其性苦寒,长期服用,易伤脾胃。古人有"真菊延龄,野菊泄人"之说。所以菊花与野菊花不能混淆,更不能相互替代。野菊花能治一切脓肿感染者,如《本草推陈》谓:"野菊花一两六钱,蒲公英一两六钱,紫花地丁一两,连翘一两,石斛一两。水煎,一日三回分服。"《医学集成》曰"野菊花根、枣木,煎汤洗之",以治湿疮。

4. 牡丹皮

【性味归经】苦,凉、微寒。归心、肝、肾经。

【用法用量】内服:煎汤,6~9 g;或入丸、散。

【功效主治】功效:活血散瘀,清热凉血。主治:① 跌仆伤痛,瘀血内积,局部肿痛,活动受限;② 风湿热痹,肢体红肿,肤温灼热,局部肿胀;③ 热入血分,吐血衄血,夜热早凉,无汗骨蒸。

【临床应用】《本草汇言》曰:"用牡丹皮,同当归、熟地则补血;同莪术、桃仁则破血;同生地、芩、连则凉血;同肉桂、炮姜则暖血;同川芎、白芍药则调血;同牛膝、红花则活血;同枸杞子、阿胶则生血;同香附、牛膝、归、芎,又能调气而和血。"现代药理研究证实,牡丹皮有抗炎作用,有镇痛、镇静、抗惊厥、解热等中枢抑制作用,可见牡丹皮作用十分广泛。对于腕折瘀血,《备急千金要方》以虻虫二十枚,牡丹一两,上二味治下筛,酒服方寸匕;对于伤损瘀血,用牡丹皮二两、虻虫二十一个(熬过),同捣碎,每天早晨服一匙,温酒送下。

四、祛风湿

1. 独活

【性味归经】辛、苦,微温。归肾、膀胱经。

【用法用量】内服:煎汤,3~10 g。

【功效主治】功效:祛风除湿,通痹止痛。主治:风湿痹,肢体肿胀,活动不利等。

【临床应用】独活祛风胜湿,通痹止痛,凡风寒湿痹,关节疼痛,无论新久,均可应用,尤以下部之痹痛、腰膝酸痛、两足痿痹、屈伸不利等症为适宜,常与桑寄生、秦艽、牛膝等同用。用于风寒表证,兼有湿邪者,常与羌活同用。《本草汇言》云:"独活,善行血分,祛风行湿散寒之药也。"《本草经疏》云:"独活,其主风寒所击金疮止痛者,金疮为风寒之所袭击,则血气壅而不行,故其痛愈甚,独活之苦甘辛温,能辟风寒,邪散则肌表安和,气血流通,故其痛自止也。"所以在风寒湿所致的痹证中,应用极广泛。如《症因脉治》提出用独活苍术汤(独活、苍术、防风、细辛、川芎、甘草)治疗少阴寒湿腰痛。《世医得效方》用独活寄生汤[独活二两半,桑寄生、杜仲(切,炒断丝)、北细辛、白芍药、桂心、川芎、防风(去芦)、甘草、人参、熟地黄(洗)、大当归各二两。上锉散,每四钱,水二盏煎]治疗风伤肾经,腰痛如掣,久不治,流入脚膝,为偏枯冷痹缓弱之患,以及新产后腰脚挛痛。《本草汇言》

提出:"真川独活五钱,木瓜、牛膝各一两。共为末,每服三钱,空心白汤调下。"治疗脚气肿胀疼痛。《活幼心书》采用独活汤[川独活半两,当归(酒洗)、白术、黄芪(蜜水涂炙)、薄桂(去粗皮)、川牛膝(酒洗)各二钱半,甘草(炙)三钱。上件细切,每取二钱,水一盏,姜二片,薤白一根,煎七分,空心热服,或无时]治疗惊瘫、鹤膝、风湿日久致腰背手足疼痛、昼轻夜重,以及四肢痿痹不仁症。独活性温,阴虚血燥者慎服,气血虚而遍身痛及阴虚下体痿弱者禁用。

2. 威灵仙

【性味归经】辛、咸、微苦,温;小毒。归膀胱、肝经。

【用法用量】内服:煎汤,6~9 g;浸酒或入丸、散。外用:捣敷。

【功效主治】功效:祛风除湿,通络止痛。主治:① 风湿痹痛:肢体疼痛,筋脉拘挛,屈伸不利,脚气肿痛;② 痰饮积聚:痰饮留滞经脉,肢体麻木,关节肿胀,活动不利;③ 鱼骨梗喉:软化鱼刺,消除鱼骨。

【临床应用】《本草衍义补遗》云:"痛在上者(一作'上下者')祛风除湿、身痛头疼,舒筋活络服之。"这说明本品善治风邪之证,对全身游走性风湿痛尤为适宜。对痰饮阻于经脉,肢体麻木者,《普济方》采用威灵仙(炒)五两,生川乌头、五灵脂各四两,为末,醋糊丸,梧子大,每服七丸,用盐汤下,忌茶。对腰脚疼痛久不瘥,用威灵仙五两,捣细罗为散,每以食前以温酒调下一钱,逐日以微利为度(《太平圣惠方》威灵仙散)。威灵仙又可治鱼骨梗喉,如用威灵仙30 g(加醋)煎汤缓咽。

3. 豨莶草

【性味归经】辛、苦,寒。归肝、肾经。

【用法用量】内服:煎汤,9~12 g。

【功效主治】功效:祛风湿,利关节,解毒。主治:风湿痹痛,筋骨无力,腰膝酸软,四肢麻痹,半身不遂。

【临床应用】《本草述》云:"凡患四肢麻痹,骨间疼,腰膝无力,由于外因风湿者,生用,不宜熟:若内因属肝肾两虚,阴血不足者,九制用,不宜生。"《本草正义》曰:"凡风寒湿热诸痹,多服均获其效,洵是微贱药中之良品也。"临床用于风湿痹痛、筋骨不利等症,常与臭梧桐同用。本品味苦性寒,又有化湿热作用,故痹痛偏于湿热的病证尤为适宜。

4. 苍术

【性味归经】辛、苦,温。归脾、胃、肝经。

【用法用量】内服:煎汤,4.5~9 g;熬膏或入丸、散。

【功效主治】功效:健脾燥湿,解郁辟秽。主治:① 风湿痹证:关节疼痛,游走不定,肢体重着,局部肿胀,活动不利,舌淡苔腻,脉迟;② 湿盛困脾:水湿内停,脾气受阻,倦怠嗜卧,脘痞腹胀,食欲不振,呕吐,泄泻,舌淡苔腻,脉濡。

【临床应用】苍术辛散苦燥,温以胜寒,为治风湿痹之要药,常与厚朴同用。用于寒湿证时,多配羌活、独活等祛风湿之品。用于湿热痹证,常配黄柏、薏苡仁等清除湿热之品。如《丹溪心法》的二妙散[黄柏(炒)、苍术(米浸炒)],用于治疗湿热筋骨疼痛者。对太阴脾经受湿,水泄注下,体重着微满,困弱无力,不欲饮食,水谷不化,方选《素问病机气宜保命集》苍术芍药汤(苍术二两,芍药一两,黄芩半两。上锉,每服一两,加淡味桂半钱,水一盏半,煎至一盏,温服)。

5. 桔梗

【性味归经】苦、辛,平。归肺、胃经。

【用法用量】内服:煎汤,3~10 g;或入丸、散。外用:适量,烧灰研末敷。

【功效主治】功效:宣肺祛痰,利咽排脓。主治:咳嗽痰多,咽喉肿痛,肺痈吐脓,胸满胁痛,痢疾腹痛,小便癃闭。

【临床应用】上海石氏创立柴胡桔梗汤:柴胡、桔梗、延胡索、升麻、乳香、没药、当归尾、地鳖虫、丹参、泽兰、小蓟炭、牛膝炭、梗通、血珀。方中以柴胡为君,桔梗专辅柴胡之升清,升麻助以散热,延胡索、乳香、没药等以止痛,小蓟炭、牛膝炭下行止血,当归尾、地鳖虫、泽兰、丹参合而化瘀,血珀、桔梗通利阴窍、散瘀治涩痛,治疗会阴损伤。

6. 茯苓

【性味归经】甘,平。归心、脾、肺经。

【用法用量】内服:煎汤,10~15 g;或入丸、散。宁心安神用朱砂拌。

【功用主治】功效:健脾利水,宁心安神。主治:① 痰湿痹证:脾虚失运,水湿不去,聚湿成痰,阻滞经络,症见关节肿胀、局部酸痛、活动不利等;② 心悸不安,失眠健忘,心神不安。

【临床应用】《本草正》云茯苓:“能利窍祛湿,利窍则开心益智,导浊生津;祛湿利水燥脾,补中健胃;祛惊痫,厚肠脏,治痰之本,助药之降。以其味有微甘,故曰补阳。但补少利多。”临床治疗痰湿入络、肩酸背痛,可配半夏、枳壳。对偏于寒湿者,可与桂枝、白术等配伍;偏于湿热者,可与猪苓、泽泻等配伍;属脾气虚者,可与党参、黄芪、白术等配伍;属虚寒者,可配附子、白术等。用于心神不安、心烦、失眠等症,常与人参、远志、酸枣仁等配伍。猪苓,《医学启源》云:“猪苓淡渗,大燥亡津液,无湿证勿服。”《得配本草》也曰:“目昏、无湿而渴,两者禁用。”说明猪苓大燥,利水渗湿力强、临床不宜久用,以防伤肾。茯苓,《本草纲目》曰:“茯苓气味淡而渗,其性上行,生津液、开腠理、滋水源而下降,利小便,故张洁古谓其属阳,浮而升,言其性也;东垣谓其为阳中之阴、降而下,言其功也。”可见其作用温和,为临床所常用。

五、通经络

1. 海桐皮

【性味归经】辛、苦,平。归肝、胃、肾经。

【用效用量】内服:煎汤,9~15 g。外用:捣敷。

【功效主治】功效:祛风除湿,利水和中。主治:① 风湿痹证:关节肿胀,腰腿酸痛,行走不利;② 跌仆损伤:筋伤骨折,局部肿胀,肤色青紫。

【临床应用】海桐皮不但祛风除湿,还有利水之效,对风湿性关节肿胀者,配合牛膝、薏苡仁、五加皮等,能有效消肿止痛。对湿热痹证,配合萆薢、木通等药同用,以清热利湿,消肿止痛。《续传信方》载录:"海桐皮二两,牛膝、芎劳、羌活、地骨皮、五加皮各一两,甘草半两,薏苡仁二两,生地黄十两。八物净洗,焙干,细锉,生地黄以芦刀子切,用绵一两,都包裹,入无灰酒二斗浸,冬二七日,夏一七日,候熟。空心饮一盏,每日早、午、晚各一次,长令醺醺。合时不用添减。禁毒食,治疗膝痛不可忍。"

《小儿卫生总微论方》用"海桐皮散"治脚挛不能伸举:"海桐皮、当归(去芦,洗净,焙干)、牡丹皮(去心)、熟干地黄、牛膝(去芦,酒浸,焙干)各一两,山茱萸、补骨脂各半两。上为细末。每服一钱,水八分,入葱白二寸,煎至五分,去,温服。"《太平圣惠方》中的"海桐皮散"治损伤,肢体疼痛,其方药:"海桐皮一两(锉),防风二两(去芦头),黑豆一两(炒熟),附子一两(炮裂,去皮、脐)。上药捣细,罗为散。每服,以温酒下二钱,日三四服。"

2. 伸筋草

【性味归经】微苦、辛,温。归肝、脾、肾经。

【用法用量】内服:煎汤,9~15 g;或浸酒。外用:适量,捣敷。

【功效主治】功效:祛风除湿,舒筋通络。主治:风寒湿痹,筋脉挛缩,肢节僵硬,屈伸受限;或跌仆损伤,关节肿胀,筋肉拘急,活动不利等。

【临床应用】伸筋草为临床治疗伤筋折骨的常用药。《岭南采药录》载有:"宽筋藤,每用三钱至一两,煎服。治风痹筋骨不舒。"《生草药性备要》提出:"消肿,除风湿。浸酒饮,舒筋活络。其根治气结疼痛,损伤,金疮内伤,去痰止咳。"

3. 川乌

【性味归经】辛、苦,热;有大毒。归心、肝、肾、脾经。

【用法用量】川乌有毒,一般炮制后用。生品内服宜慎,其用量多为1.5~3.0 g,且应久煎2小时以上,可以有效降低毒性,与干姜、甘草同用,也能降低毒性。不宜与贝母类、半夏、白及、白蔹、瓜蒌类同用。

【功效主治】功效:祛风除湿,温经止痛。主治:风寒湿痹,关节疼痛,遇寒痛甚,遇温痛减。

【临床应用】《长沙药解》云:"乌头,温燥下行,其性疏利迅速,开通关腠,驱寒湿之力甚捷,凡历节、脚气、寒疝、冷积、心腹疼痛之类并有良功。"对于寒湿侵袭,历节疼痛,不可屈伸者,与麻黄、芍药、甘草等同用,以祛风寒,消肿痛,利关节。对于跌仆损伤,筋伤骨折,瘀滞肿痛者,与自然铜、地龙、乌药等同用,以接骨续筋,促进愈合。

4. 桑枝

【性味归经】苦、甘,平。归肝、肾经。

【用法用量】内服:煎汤,10~15 g;或浸酒;或捣汁服。外用:适量,捣烂外敷。

【功效主治】功效:祛风除湿,补益肝肾,通利关节。主治:风湿痹痛,肩臂、关节酸痛麻木,筋骨无力,肢体偏枯。

【临床应用】《本草撮要》云:"桑枝,功专去风湿拘挛,得桂枝治肩臂痹痛;得槐枝、枝、桃枝洗遍身痒。"《本事方》提出:"治臂痛:桑枝一小升。细切,炒香,以水三大升,煎取二升,一日服尽,无时。"桑枝也为上肢引经药,可增加所选药物的作用。

5. 续断

【性味归经】 苦、辛,微温。归肝、肾经。

【用法用量】 内服:煎汤,9~15 g。

【功效主治】 功效:补肝肾,续筋骨,调血脉。主治:① 跌仆损伤,筋伤骨折;② 腰背酸肩,足膝无力。

【临床应用】 续断甘温助阳,辛以散瘀,兼有补益肝肾,强健壮骨,通利血脉之功。正如《滇南本草》曰:"补肝,强筋骨,走经络,止经中(筋骨)酸痛,安胎,治妇人白带,生新血,破瘀血,落死胎,止咳嗽咳血,治赤白便浊,腰膝酸痛,寒湿痹痛。"临床对于跌仆损伤,瘀血肿痛,筋伤骨折,常与桃仁、红花、苏木等配伍;对于伤后气血亏损者,与当归、黄芪等同用;对于肝肾不足之腰膝酸痛者,可配萆薢、杜仲、牛膝等;对于肝肾不足兼寒湿痹痛者,配合防风、川乌等。《圣济总录》载录沉香续断丸,以补虚益气,主治骨髓伤败。其处方:沉香(锉)三分、续断三分,牛膝(炒)三分,石斛三分,茴香子(炒)三分,补骨脂(微炒)三分,荜澄茄三分,山茱萸三分,防风(去叉)三分,熟干地黄三分,白茯苓(去黑皮)三分,杜仲(去粗皮,炙)三分,肉苁蓉(酒浸,切,焙)三分,菟丝子(酒浸一宿,别捣)一两,肉桂(去粗皮)一两,鹿茸(去毛,酥炙)一两,附子(炮裂,去皮脐)一两,泽泻一两,石龙芮一两,巴戟天(去心)半两,桑螵蛸(炒)半两,芎䓖半两,五味子半两,覆盆子半两,木香半两。制法:上为末,酒糊为丸,如桐子大。用法:每30丸,空心以温酒下或盐汤送下。《扶寿精方》提出续断杜仲茶,以补肝肾,祛风,治腰痛、腿脚酸软,风寒湿痹痛。其方:续断5 g、杜仲3 g、牛膝3 g、木瓜3 g、花茶5 g。用前几味药的煎煮液泡茶饮用,冲饮至味淡。自然铜为接骨之要药,用于跌仆骨折,如张氏医通的"自然铜散"治疗外伤骨折,以接骨续筋。其处方:自然铜(煅通红,醋焠七次:放湿土上月余用)乳香、没药、当归身、羌活等分,为散,每服二钱,醇酒调,日再服。可见续断和自然铜在骨折筋伤治疗中,常相配同用,以筋骨同治。

六、泻下剂

1. 大黄

【性味归经】 苦,寒。归胃、大肠、肝经。

【用法用量】 内服:煎汤(用于泻下,不宜久煎),3~12 g;或入丸、散。外用:研末,水或醋调敷。

【功效主治】 功效:泻热毒,破积滞,行瘀血。主治:实热便秘,积滞腹痛,泻痢不爽,甚则谵语发狂。

【临床应用】 外力损伤,气滞血瘀,郁而化热,津液亏损,尿赤便秘,患者烦躁不安,甚则神昏谵语,治当以大黄攻下逐瘀,通便泄热。《三因极一病证方论》提出"鸡鸣散"治之,其处方：大黄一两（酒蒸），杏仁三至七粒（去皮、尖）。上研细，酒一碗，煎至六分，去滓，鸡鸣时服，治从高坠下及木石所压，凡是伤损，瘀血凝结，气绝欲死；并久积瘀血烦躁疼痛，叫呼不得，以此药利去瘀血即愈。

2. 郁李仁

【性味归经】辛、苦、甘，平。归脾、大肠、小肠经。

【用法用量】内服：煎汤，3~9 g。

【功效主治】功效：润燥滑肠，下气利水。主治：津枯肠燥，食积气滞，腹胀疼痛，便秘水肿。

【临床应用】郁李仁用于肠燥便秘，常配合火麻仁、瓜蒌仁。对水肿腹满、二便不利者，常与生薏苡仁、冬瓜皮等同用。《圣济总录》的郁李仁散：郁李仁（去皮、尖、炒）、陈橘皮（去白，酒一盏煮干）、京三棱（炮制）各50 g。上三味，捣罗为散。每服15 g，空心煎熟水调下。用于治疗风热气秘。

郁李仁和火麻仁都能润肠通便，但火麻仁长于滋养润燥，通便作用缓和，适用于年老体虚及久病卧床的肠燥便秘；郁李仁的滑肠通便作用较强，对于体虚者当慎之。

七、温里剂

1. 附子

【性味归经】辛、甘，热；有毒。归心、脾、肾经。

【用法用量】内服：宜制用，久煎：煎汤，3~9 g（炮制品），回阳救逆可用18~30 g；或入丸、散。外用：多用生品，适量，研末外敷。

【功效主治】功效：回阳救逆，温里助阳。主治：亡阳欲脱，肢冷脉微，心腹冷痛，风寒湿痹，中风挛急等。

【临床应用】附子祛寒力强，有较强的回阳作用，对于寒湿痹证有较好祛寒止痛之效。《本草汇言》曰："附子，回阳气，散阴寒，逐冷痰，通关节之猛药也。"用于畏寒、肢冷、脉微欲绝之虚脱，常配伍人参、干姜、甘草。用于肾阳不足者，常配肉桂。《伤寒论》以甘草附子汤治风湿相搏，骨节疼烦掣痛，不得屈伸，近之则痛剧，汗出短气，小便不利，恶风不欲去衣，或身微肿者，处方为"甘草（炙）二两，附子（炮去皮，破）二枚，白术二两，桂枝（去皮）四两。上四味，以水六升，煮取三升，去滓温服一升，日三服"。故张元素谓："附子以白术为佐，乃除寒湿之圣药。"《本事方》以椒附散治肾气上攻，项背不能转侧："大附子一枚，六钱以上者，炮、去皮脐、末之。每末二大钱，好川椒二十粒，用白面填满，水一盏半、生姜七片，同煎至七分，去椒入盐，空心服。"《本草纲目》云："附子生用则发散，熟用则峻补。"《名医别录》云："甘，大热，有大毒。"所以，临床熟用较多。朱震亨云："气热甚者，宜少用附子以行参、芪，肥人多湿，亦宜少加乌、附行经。"附子与肉桂均为温热之品，能温中回阳，其中肉桂长于温煦中焦，用于虚寒性腹痛，以寒止痛。附子对脉微细之肾阳虚弱，有较强回阳救逆之效。

2. 吴茱萸

【性味止经】辛、苦、热；小毒。归肝、胃经。

【用法用量】内服：煎汤，1.5～5 g；或入丸、散。外用：适量，研末调敷，或煎水洗。

【功效主治】功效：散寒止痛，疏肝温中。主治：风寒湿痹，关节冷痛，局部肿胀，活动不利、得温痛减、遇寒痛甚。

【临床应用】《日华子本草》云："健脾通关节。"《朱氏集验方》以吴茱萸（汤泡七次）、茯苓等分为末，炼蜜丸梧子大，每热水下五十丸，治痰饮头疼背寒。

吴茱萸和干姜都有温中祛寒作用，但吴茱萸能温热助阳，长于止痛止呕，为治寒疝之要药。干姜长于温中回阳，为脾阳衰微、吐利腹痛之要药，善治中焦虚寒。

八、安神剂

1. 酸枣仁

【性味归经】甘，平。归心、脾、肝、胆经。

【用法用量】内服：煎汤，6～15 g；研末，每次 3～5 g；或入丸、散。

【功效主治】功效：养肝安神，宁心敛汗。主治：虚烦不眠，惊悸怔忡，烦渴，虚汗。

【临床应用】临床应用酸枣仁的养血安神之功，治疗虚烦不眠之证。例如，《校注妇人良方》采用天王补心丹（生地黄四两、人参五钱、丹参五钱、玄参五钱、白茯苓五钱、远志五钱、桔梗五钱、五味子一两、当归身一两、天门冬一两、麦门冬一两、柏子仁一两、酸枣仁一两。上药为末，炼蜜丸如梧桐子大、朱砂三五钱为衣，临卧竹叶煎汤下三钱，或圆眼汤佳）治疗阴亏内热，心神不宁之证。酸枣仁配生栀子，治心火过盛之烦躁、多梦、失眠，用于虚烦不眠、惊悸多梦，体虚多汗。

酸枣仁和柏子仁均属养心安神之剂，两者常配合应用。正如《药品化义》所云："柏子仁，香气透心，体润滋血。同茯神、酸枣仁、生地黄、麦冬，为浊中清品，主治心神虚怯，惊悸怔忡，颜色憔悴，肌肤燥痒，皆养心血之功也。又取气味俱浓，浊中归肾，同熟地黄、龟板、枸杞子、牛膝，为封填骨髓，主治肾阴亏损，腰背重痛，足膝软弱，阴虚盗汗，皆滋肾燥之力也。味甘亦能缓肝，补肝胆之不足，极其稳当，但性平力缓，宜多用之为妙。"

2. 合欢皮

【性味归经】甘，平。归心、肝经。

【用法用量】内服：煎汤，10～15 g；或入丸、散。外用：适量，研末调敷。

【功效主治】功效：安神解郁，利水消痈。主治：① 跌仆损伤；② 心神不安，忧郁失眠。

【临床应用】《本草纲目》曰合欢皮："和血，消肿，止痛。"《续本事方》采用夜合树皮四两（炒干，末之）入麝香、乳香各一钱，每服三大钱，温酒调、不饥不饱时服，治打仆伤损筋骨。《百一选方》对治打仆伤损骨折，采用夜合树（去粗皮，取白皮，锉碎，炒令黄微黑色）四两，芥菜子（炒）一两，上为细末，酒调，临夜服；粗滓罨疮上，扎缚之。此药专按骨。

3. 石菖蒲

【性味归经】辛、苦,温。归心、胃经。

【用法用量】内服:煎汤,3~9 g。

【功效主治】功效:化湿和胃,豁痰开窍。主治:脘痞不饥,噤口下痢,或神昏癫痫,健忘耳聋,或跌仆损伤,风寒湿痹,痈疽肿毒。

【临床应用】《药性论》云:"治风湿顽痹,耳鸣,头风,泪下,杀诸虫,治恶疮疥瘙。"《圣济总录》中菖蒲散采用菖蒲(锉)、生地黄(去土,切)、枸杞根(去心)各四两,乌头(炮裂,去皮脐,锉)二两,生商陆根(去土,切)四两,生姜(切薄片)八两;上六味,以清酒三升渍一宿,暴干,复纳酒中,以酒尽为度,暴干,捣筛为细散;每服空心温酒调一钱匕,日再服;治疗风冷痹,身体俱痛。《备急千金要方》定志小丸,治疗心气不定,五脏不足,甚者忧愁悲伤不乐,忽忽喜忘,朝差暮剧,暮差朝发,狂眩。菖蒲、远志各二两,茯苓、人参各三两,上四味末之,蜜丸,饮服如梧子大七丸,日三服。《备急千金要方》开心散,治疗好忘。远志、人参各四分,茯苓二两,菖蒲一两,上四味治下筛,饮服方寸匕,日三服。《备急千金要方》孔圣枕中丹,补心肾,远志、菖蒲、败龟板、龙骨治读书善忘,久服令人聪明。

九、补益剂

1. 人参

【性味归经】甘、微苦,温、平。归脾、肺、心经。

【用法用量】内服:煎汤,5~15 g,大剂量可用至15~50 g;亦可熬膏,或入丸、散。

【功效主治】功效:补气,固脱,生津,安神,益智。主治:一切气血津液不足之证。

【临床应用】《药性论》云:"主五脏气不足,五劳七伤,虚损瘦弱,吐逆不下食,止霍乱烦闷呕哕,补五脏六腑,保中守神。"

《太平惠民和剂局方》中四君子汤为补气代表方,主治脏腑怯弱,心腹胀满,全不思食,肠鸣泄泻,呕吐。四君子汤:人参(去芦)、白术、茯苓(去皮)、甘草(炙)各等分。上为细末,每服二钱,水一盏,煎至七分,通口服,不拘时,入盐少许,白汤点亦得。常服温和脾胃,进益饮食,辟寒邪瘴雾气。

2. 党参

【性味归经】甘,平。归脾、肺经。

【用法用量】内服:煎汤,6~15 g;生津、养血宜生用;补脾益肺宜炙用。

【功效主治】功效:健脾补肺,益气生津。主治:脾胃虚弱,食少便溏,四肢乏力,肺虚喘咳,气短自汗,气微两亏诸证。

【临床应用】《本草正义》云:"党参力能补脾养胃,润肺生津,健运中气,本与人参不甚相远。其尤可贵者,则健脾运而不燥,滋胃阴而不湿,润肺而不犯寒凉,养血而不偏滋腻,鼓舞清阳,振动中气而无刚燥之弊。且较诸辽参之力量厚重,而少偏于阴柔,高丽参之气味雄壮,而微嫌于刚烈者,尤为得中和之正,宜乎五脏交受其养,而无往不宜也。特力量较为薄弱,不能持久,凡病后元虚,每服二三钱,止足振动其一日之神气,则信乎和平中正之规模,亦有不耐悠久者。然补助中州而润泽四隅,故凡古今成方之所用人参,无不可以潞党参当之,即凡百证治之应用人参者,亦无不可以潞党参投之。"故临床可以党参代替人参,同具补气之效。党参配当归以补血,配酸枣仁可补心,配白术以健脾,与陈皮同用可防气滞。

太子参与党参同具补气功能,但太子参长于生津润肺阴,益气健脾,主治肺燥干咳,自汗口渴,脾虚食少,精神疲乏等。

3. 黄芪

【性味归经】甘,温。归肺、脾经。

【用法用量】内服:煎汤,9~15 g,大剂量可用至30~60 g。

【功效主治】功效:补气固表,托疮生肌。主治:气虚自汗,神疲乏力,久泻脱肛,子宫脱垂,疮口久不愈合。

【临床应用】黄芪的药用迄今已有2 000多年的历史,有显著增强机体免疫功能之效,临床应用十分广泛。如名方玉屏风散,由黄芪、白术、防风三味药物组成,用于体虚感冒,卓有疗效。对于脾气下陷引起的胃下垂、肾下垂、子宫脱垂、脱肛等,采用补中益气汤(黄芪、白术、陈皮、升麻、柴胡、人参、甘草、当归)以提升下垂之脏器。对脾失健运之脾虚证,采用由白扁豆、白术、茯苓、甘草、桔梗、莲子、人参、砂仁、山药、薏苡仁组成的参苓白术散,以健脾助运。

4. 白术

【性味归经】苦、甘,温。归脾、胃经。

【用法用量】内服:煎汤,3~15 g;或熬膏;或入丸、散。

【功效主治】功效:益气健脾,燥湿利水,止汗安胎。主治:脾气虚弱,食少腹胀,自汗溏薄,胎动不安。

【临床应用】白术为健脾之常用药。王好古云:"理中益脾,补肝风虚,主舌本强,食则呕,胃脘痛,身体重,心下急痛,心下水痞,冲脉为病,逆气里急,脐腹痛。"《长沙药解》云:"味甘,微苦,入足阳明胃、足太阴脾经。补中燥湿,止渴生津,最益脾精,大养胃气,降浊阴而进饮食,善止呕吐,升清阳而消水谷,能医泄利。"对于脾气虚弱,气血两亏者,应用归脾汤(《济生方》):白术、茯神(去木)、黄芪(去芦)、龙眼肉、酸枣仁(炒去壳)各30 g,人参、木香(不见火)各15 g,甘草(炙)7.5 g,当归、远志各3 g。上咬咀,每用12 g,水1.5盏,生姜5片,枣1枚,煎至七分,去渣,温服,不拘时候。治疗思虑过度,劳伤心脾,惊悸健忘,夜眠盗汗,食少不眠,或妇人崩中漏下。对于呕吐酸水,结气筑心者,应用白术散(《外台秘要》):白术、茯苓、厚朴各2.4 g,橘皮、人参各1.8 g,荜茇1.2 g,槟榔仁、大黄3 g,吴茱萸1.2 g。水煎,每天2次。方中白术配茯苓、人参治脾胃虚弱。对于腹中寒湿相搏,痞闷急痛,吐泻腹痛者,应用白术调中汤(《黄帝素问宣明论方》):白术、茯苓、陈皮、泽泻各15 g,干姜、官桂、藿香各0.3 g,甘草30 g,缩砂仁0.3 g。上为末,白汤化蜜少许调下。方中白术配茯苓、泽泻以健脾祛湿。白扁豆和白术均能健脾化湿,两药常相配应用,但白术健脾之力较著,白扁豆长于消暑化湿。

5. 当归

【性味归经】甘、辛、苦,温。归心、肝、脾经。

【用法用量】内服:煎汤,6~12 g;或入丸、散;或浸酒;或敷膏。

【功效主治】功效:补血活血,调经止痛,润燥滑肠。主治:血虚萎黄,眩晕心悸,月经不调,风湿痹痛。酒当归功效:活血通经。主治:风湿痹痛,跌仆损伤。

【临床应用】当归味甘而重,能补血,其气轻而辛,又能行血,补中有动,行中有补,为血中之要药。它既补血,又活血,既通经,又活络,为补血第一药。补血名方四物汤由当归、川芎、白芍、熟地黄组成,最早记载于唐·蔺道人著的我国现存第一部骨伤专著《仙授理伤续断秘方》中,用于治疗外伤瘀血疼痛。《仙授理伤续断秘方》认为"凡伤重,肠内有瘀血者用此,白芍药、当归、熟地黄、川芎各等分每服三钱,水一盏半"并名之以"四物汤"。可见当归在外力损伤导致气滞血瘀中,有重要应用价值,在骨伤方剂中均可发现当归的运用。

6. 熟地黄

【性味归经】甘,微温。归肝、肾经。入血分,质柔润降。

【用法用量】内服:煎汤,6~12 g。

【功效主治】功效:补血滋润,益精填髓。主治:头目昏花,血虚萎黄,眩晕心悸,月经不调,肝肾阴亏,潮热盗汗,腰膝酸软,耳鸣耳聋。

【临床应用】《本草正义》云:"地黄,为补中补血良剂,古恒用其生而干者,故曰干地黄,即今之所谓原生地也。"熟地黄能补血滋阴而养肝益肾,对血虚阴亏,常与当归、白芍等同用,以养阴补血。对肝肾精亏者,常与山茱萸等同用,以补益肝肾。对心血不足者,配党参、酸枣仁、茯苓等,以养心安神。对月经不调,配阿胶、当归等,以调经。对阴虚火旺者,与龟甲、知母等同用,以补肾阴。《本草从新》云:"滋肾水,封填骨髓,利血脉,补益真阴,聪耳明目,黑发乌须。"临床对肾精亏损,方选六味地黄丸(熟地黄、酒萸肉、牡丹皮、山药、茯苓、泽泻),以滋阴补肾,用于肾阴亏损,头晕耳鸣,腰膝酸软,骨蒸潮热,盗汗遗精等。地黄可分为生地黄和熟地黄两种。《本草纲目》载:"地黄生则大寒,而凉血,血热者需用之;熟则微温,而补肾,血衰者需用之。男子多阴虚,宜用熟地黄;女子多血热,宜用生地黄。"尤其是熟地黄,能"填骨髓,长肌肉。生精血,补五脏,利耳目、黑须发、通血脉",确系祛病延年之佳品。

7. 骨碎补

【性味归经】苦,温。归肝、肾经。

【用法用量】内服:煎汤,3~9 g;鲜品6~15 g。外用:鲜品适量。

【功效主治】功效:补肾强骨,续伤止痛。主治:跌仆闪挫,筋骨折伤,肾虚腰痛,耳鸣耳聋等。

【临床应用】《开宝本草》云:"主破血,止血,补伤折。"《本草述》云:"治腰痛行痹,中风鹤膝风挛气证,泄泻,淋,遗精,脱肛。"对腰脚疼痛不止:骨碎补50 g、桂心75 g、牛膝1.5 g(去苗)、槟榔100 g、补骨脂150 g(微炒)、安息香100 g(入胡桃仁捣熟)。捣罗为末,炼蜜入安息香,和捣百余杵,丸如梧桐子大。每于食前,以温酒下二十丸(《太平圣惠方》)。对金疮,伤筋断骨,疼痛不可忍,可选《太平圣惠方》骨碎补散。

补骨脂和骨碎补均有补肾之效。其中补骨脂善补肾助阳,温脾止泻,主治脾肾两虚之下元虚冷、腰膝冷痛、大便久泻等。骨碎补长于补肾强骨,续伤止痛,用于跌仆闪挫、筋骨折伤等。

8. 杜仲

【性味归经】甘、微辛,温。归肝、肾经。

【用法用量】内服:煎汤,6~15 g;或浸酒;或入丸、散。

【功效主治】功效:补肝肾,强筋骨。主治:腰脊酸疼,足膝痿弱,小便余沥,阴下湿痒,胎漏欲堕,胎动不安,高血压。

【临床应用】《药性论》云:“治肾冷臀腰痛,腰病人虚而身强直,风也。腰不利加而用之。”临床按不同证候,配以相应药物,如肝肾不足之腰痛,配牛膝,补肝肾,强筋骨;对风湿腰痛,配五加皮,以补肝肾,祛风湿;对肾阳虚之腰痛,配补服以温肾阳,除腰痛。《本事方》思仙续断丸对肝肾风虚气弱、脚膝不可践地,腰脊疼痛,风毒流注下经,行止艰难,小便余沥者,采用杜仲150 g,五加皮、防风、薏苡仁、羌活、续断、牛膝各90 g,草薢120 g,生干地黄150 g,上为末,好酒3升,化青盐90 g用木瓜250 g以盐酒煮成膏,和杵丸如梧子大,每服50丸,空心食前,温酒盐汤下,以祛风邪,强腰脊,补五脏内伤,调中益精凉血,坚强筋骨,益智轻身。

杜仲和何首乌都属补肾之品,其中杜仲长于强壮腰脊,何首乌有养精血、乌须发之功。

9. 菟丝子

【性味归经】辛、甘,平。归肝、肾经。

【用法用量】内服:煎汤,6~15 g;或入丸、散。外用:适量,炒研调敷。

【功效主治】功效:补肾益精,养肝明目。主治:肝肾亏虚,腰膝酸痛,两膝无力,目昏耳鸣,阳痿遗精,早泄不育等。

【临床应用】《名医别录》曰:“养肌强阴,坚筋骨,主茎中寒,精自出,溺有余沥,口苦燥渴,寒血为积。”《百一选方》采用菟丝子(酒浸)、杜仲(去皮,炒断丝)等分,为细末,以山药糊丸如梧子大,每服五十丸,盐酒或盐汤下,治疗腰膝疼痛。《普济方》用菟丝子一斗,酒浸良久,沥出曝干,又漫,令酒干为度,捣细罗为末,每服二钱,以温酒调下,日三,服后吃三五匙水饭压之,至三七日,更加至三钱服之,治疗腰膝风冷,养肝明目。

菟丝子和女贞子同能补肾,强筋骨。菟丝子重在补肾精,女贞子重在补肾阴。正如《本草再新》所曰:“养阴益肾,补气疏肝。治腰腿疼,通经和血。”

十、解表剂

1. 麻黄

【性味归经】辛、微苦,温。归肺、膀胱经。

【用法用量】内服:煎汤,2~9 g,宜后下。解表生用,平喘炙用;捣绒缓和发汗,小儿、年老体弱者宜用麻黄绒或炙用。

【功效主治】功效:发汗解表,宣肺平喘,利水消肿。主治:风寒表实证,胸闷喘咳,风水浮肿,风湿痹痛。

【临床应用】《药性论》云:"治身上毒风顽痹,皮肉不仁。"《现代实用中药》云:"对关节疼痛有效。"临床对风痹荣卫不行,四肢疼痛者,采用麻黄五两(去根节),桂心二两,捣细罗为散,以酒二升,慢火煎汤,每服不计时候,以热酒调下一茶匙,频服,以汗出为度(《太平圣惠方》)。对太阳病头痛发热,身疼腰痛,骨节疼痛,恶风无汗而喘者,采用麻黄三两(去节),桂枝二两(去皮),甘草一两(炙),杏仁七十个(去皮、尖),以水九升,先煮麻黄,减二升,去上沫,纳诸药,煮取二升半,去滓,温服八合,覆取微似汗,不须啜粥(《伤寒论》麻黄汤),均获显效。

2. 桂枝

【性味归经】辛、甘,温。归膀胱、心、肺经。

【用法用量】内服:煎汤 1.5~6 g,大剂量可用至 15~30 g;或入丸、散。

【功效主治】功效:解肌发表,温通经脉。主治:① 风寒表证:发热恶寒,口淡不渴,头胀咽痛,舌淡白,脉浮;② 寒湿痹痛:关节痹痛,屈伸不利,局部肿胀。

【临床应用】桂枝辛温,善祛风寒。治疗感冒风寒、发热恶寒,不论有汗、无汗都可应用。如风寒表证,身不出汗,配麻黄同用,有相须作用,可促使发汗;如风寒表证,身有汗出,配芍药等,有协调营卫的作用。桂枝能温通经脉,对寒湿性风湿痹痛,以《伤寒论》桂枝附子汤治之[桂枝四两(去皮),附子三枚(炮,去皮,破),生姜三两(切),大枣十二枚(擘),甘草二两(炙)。上五味,以水六升,煮取二升,去滓,分温三服],用于伤寒八九日,风湿相搏,身体疼烦,不能自转侧,不呕不渴,脉浮虚而涩者。对诸肢节疼痛,身体尪羸,脚肿如脱,头眩短气,温温欲吐者,采用《金匮要略》桂枝芍药知母汤治之[桂枝四两,芍药三两,甘草二两,麻黄二两,生姜五两,白术五两,知母四两,防风四两,附子一枚(炮)。上九味,以水七升,煮取二升,温服七合,日三服]。

3. 荆芥

【性味归经】辛、微苦,微温。归肺、肝经。

【用法用量】内服:煎汤,3~10 g。外用:适量,煎水熏洗;炒炭止血。

【功效主治】功效:祛风解表,透疹解毒,炒炭止血。主治:感冒发热,咽喉肿痛,头痛咳嗽;炒炭可止衄血,吐血,便血等出血症。

【临床应用】《滇南本草》云:"治跌打损伤,并敷毒疮。治吐血。荆芥穗,上清头目诸风,止头痛,明目,解肺、肝、咽喉热痛,消肿,除诸毒,发散疮痛。治便血,止女子暴崩,消风热,通肺气鼻窍塞闭。"荆芥虽辛温,但温而不燥,治疗外感风寒,或风热均可。用于外感风寒,配防风、生姜;外感风热者,配薄荷、柴胡等。方如荆防败毒散(《摄生众妙方》):荆芥、防风、羌活、独活、柴胡、前胡、枳壳、茯苓、桔梗各 6 g,川芎、甘草各 3 g,水煎服。

荆芥与防风皆味辛而微温,都属辛温解表药,有祛风解表的作用,药性平和而不燥烈,为风药中之润剂;治疗外感风寒或风热证,常并用于方中。如《摄生众妙方》所载之荆防败毒散,适用于外感风寒风热之表证。荆芥轻透力强,并能宣透疹毒,以治麻疹不透;炒炭又能止血。防风辛散祛风力强,善祛风而胜湿止痛,为治风通用之品,炒用能止泻。

4. 葛根

【性味归经】甘、辛,凉。归肺、胃经。

【用法用量】内服:煎汤,9~15 g。

【功效主治】功效;解肌退热,生津止渴,升阳透疹。主治:表证发热,项背强痛,麻疹不透。

【临床应用】《本草经疏》曰:"葛根,解散阳明温病热邪主要药也,故主消渴,身大热,热扰胸膈作呕吐。发散而升,风药之性也,故主诸痹。"《伤寒论》载名方葛根汤:葛根四两,麻黄三两(去节),桂枝二两(去皮),生姜三两(切),甘草二两(炙),芍药二两,大枣十二枚(擘)。上七味,以水一斗,先煮麻黄、葛根,减二升,去白沫,纳诸药,煮取三升,去渣,温服一升,覆取微似汗。以葛根为君,解肌发表,治太阳病背强几几,无汗恶风。

5. 牛蒡子

【性味归经】辛、苦,寒。归肺、胃经。

【用法用量】内服:煎汤,5~10 g,入煎剂宜打碎,炒后寒性减;或入散剂。

【功效主治】功效:疏散风热,清热解毒,透疹利咽。主治:风热感冒,咽喉肿痛,肺热咳嗽,咯痰不畅,生用可润肠通便。

【临床应用】上海伤科名医石筱山创立的以牛蒡子为君的牛蒡子汤,药用牛蒡子、僵蚕、蒺藜、独活、秦艽、白芷、牛膝、苍术、追地风,功能祛风散寒,除湿止痛。用于风寒湿入络之退行性关节炎,取得了良好的临床疗效。实验研究证明,牛蒡子主要成分之一牛蒡子苷元可明显促进体外培养软骨细胞的增殖和Ⅰ型胶原的表达,较好地维持软骨细胞表型,从而初步表明牛蒡子汤治疗骨关节病的作用机制。

附录四 施杞教授临证常用药对

药对是选用 2 味或 2 味以上中药组成特定作用的配伍,作为功能单位应用于处方,以增强方剂的作用,降低副作用,达到提高疗效之目的。

1. 黄芪与当归

黄芪味甘,性微温,归脾、肺经;具有健脾补中,升阳举陷,益卫固表,托毒生肌的功效。当归味甘、辛,性温,归肝、心、脾经;具有补血调经,活血止痛的功效,"黄芪与当归,有相须之理"。黄芪大补肺脾之气,有固外之能;当归益血和营,是血家气药,以辛升运行为用,以温和辛润为功。二味合之,便能阳生阴长。《本经逢原》曰:"当白补血汤曷不用地黄之属,仅用此三倍于归,其义何居?盖阴血之虚而发热,明系阳从阴亢,自必峻用阴中之阳药为君,兼当归引入血分,自然阳生阴长,阴邪退而亢热除矣。"故调治外伤内损伤科疾病,无论气虚血亏,有无发热,多用当归、黄芪相配。其既能治瘀血所致"吸收热",又能治气虚发热;既能合川芎、赤芍等活血之药调治颅脑内外伤、截瘫等外伤性疾病,也能合人参(党参)等补气之品,调治气不摄血之伤科杂病;既能合补中益气汤、肾气丸等调治骨质疏松症、急性骨萎缩症、股骨头无菌性坏死,促进骨折愈合,也能配血府逐瘀汤、地黄饮子等调治脊椎病痉证和痿证。

2. 黄连与肉桂

黄连味苦,性寒,归心、脾、胃、胆、大肠经;具有清热燥湿,泻火解毒的功效。肉桂味辛、甘,性大热,归肾、脾、心、肝经;具有补火助阳,散寒止痛,温经通脉的功效。黄连入心,肉桂入肾,寒热相反。黄连大苦大寒,味苦性燥,为泻实火、解热毒之要药。肉桂辛甘而热,补肾火,温脾胃,且可通经脉散寒止痛。二药合用可清心火,温肾阳,伤科杂病日久而见失寐、口舌生疮、腰膝畏冷等上盛下虚之证,系心肾失交、水火不济所致,予黄连、肉桂配伍调治,使水火既济,心肾相交,心火不亢,肾水不寒。《本草新编》曰:"凡人日夜之间,必心肾两交,而后水火始得既济;水火两分,而心肾不交矣。心不交于肾,则日不能寐,肾不交于心,则夜不能寐矣。黄连与肉桂同用,则心肾交于顷刻,又何梦之不安乎!"临床上,施杞常以黄连、肉桂合阿胶,以补养肾阴,消烦清心,交通心肾,引火归元,故寐安神擞也。

3. 附子与肉桂

附子味辛、甘,性大热,归心、肾、脾经;具有回阳救逆,补火助阳,散寒止痛的功效。肉桂味辛、甘,性大热,归肾、脾、心、肝经;具有补火助阳,散寒止痛,温经通脉之效。二药均为辛温通里药,走而不守,为通行十二经的纯阳之品,彻内彻外,能升能降,回阳救逆。肉桂甘热浑厚降着,能走能守,偏暖下焦而温肾阳,更能引火归元。二药相合,附子善入气分而散寒止痛,肉桂善入血分而温通经脉,动静结合,相须为用,既具有强大的温肾助阳作用,又有良好的温经散寒止痛之功。以附子、肉桂配用,调治各类肾阳不足所致伤科杂病,日久未愈,久而失用,废痿失灵者,并合诸补气血阴阳之药,既能温通气血经脉,又能补益元阴真阳,使气血阴阳俱调,痿痹愈也。

4. 香附与郁金

香附味辛、微苦、微甘,性平,归肝、脾、三焦经;具有疏肝解郁,调经止痛,理气畅中的功效。郁金味辛、苦,性寒,归肝、胆、心经;具有活血止痛,行气解郁的作用。香附辛能散,苦能降,甘能缓,芳香性平,为理气良药,长于疏肝理气并有止痛之功。以香附配郁金治慢性筋骨病伴有胸痹者,郁金辛开苦降,芳香宣达,入气分以行气解郁,入血分以凉血破瘀,行气血之痛。两者相配,既取郁金利血中之气,也取香附行气中之血,两者合而疏肝宽胸、活血行气,是解胸痹之佳乘之侣。

5. 桂枝与葛根

桂枝味辛、甘,性温,归心、肺、膀胱经;具有发汗解肌,温通经脉的功效。葛根味甘、辛,性凉,归脾、胃经;具有解肌退热,透疹,生津止渴之功效。二药合用可加强舒筋通络之功效。桂枝辛散温通,能振奋气血,透达营卫,可外行于表解散肌腠风寒,横走四肢温通经脉寒滞,且能散寒止痛,活血通络。《本草备要》云桂枝:"温经通脉,发汗解肌。"葛根气质轻扬,具有升散之性,入脾胃二经,以阳明为主,又善鼓舞胃中清气上行以输津液,使肌解热退,清阳得升,津液得以上承,筋脉得以濡润。《伤寒论》有项背强几几,葛根汤主之的记载,故二药合用能缓解慢性筋骨病项背肌肉挛急之症,尤其对颈项活动不利效果显著。现代研究支持了中医传统理论对桂枝、葛根配伍作用的认识,这一药对的组合,可通过降低病变组织炎性介质的活性,减轻局部炎症反应而对以"项背强几几"为典型表现之颈椎病患者起到调和营卫,祛风通络,并进一步缓解颈项部拘挛不适的作用。

6. 羌活与独活

羌活味辛、苦,性温,归膀胱、肾经;具有解表散寒,祛风胜湿,止痛的功效。独活味辛、苦,性温,归肾、膀胱经;具有祛风湿,止痛,解表的功效。二药皆具辛温之性,具有解表止痛的功效。羌活气味雄烈,上升发表作用较强,长于发表,散肌表游风及寒湿之邪,走肾经又可通利关节,而止疼痛,作用在表在上,对于项背上肢痉挛疼痛效果显著;独活温行通痹,作用在里在下,善于祛除在下在里之风寒湿邪,为治风湿痹痛的主药,止痛效果明显。二药配对,发汗之力加强,独活得羌活之升,则善祛头面之寒,羌活助独活散肾经风寒而使之外达,常常用于风寒夹湿表证之头痛、头重、一身尽痛。二药相配具有散风寒、除湿邪、通痹止痛之功,用于慢性筋骨病夹有表证之一身疼痛,风寒湿邪所致之痹证无论新久者。故《本草求真》云:"独活较之羌活性稍缓,羌有发表之功,独有助表之力。羌行上焦而上理,则游风头痛、风湿骨节疼痛可治;独行下焦而下理,则伏风头痛、两足湿痹可治。"羌活、独活除散寒解表之外,更可以通经络,止痹痛。如《用药法象》云羌活"治风寒湿痹,酸痛不仁,诸风掉眩,颈项难伸。"而《名医别录》云独活"治诸风,百节痛风无(问)久新者。"相对而言,羌活偏于走上,而独活偏于走下。因此,羌活、独活合用,可止一身之疼痛。

7. 附子与桂枝

附子味辛,性大热,通行十二经脉,能散寒止痛,搜风除湿,通关节。桂枝味辛,性温,芬芳馥郁,轻扬升散,具有走经络、通血脉、散寒邪之功。施杞教授将二药相使配对,具有温通经脉、散寒止痛的作用,常被作为温阳通脉的基础药对,用于慢性筋骨病寒湿不能转侧,骨节烦疼掣痛,关节不得屈伸,以及阳虚寒凝所致的多种病。

8. 党参与丹参

党参味甘,性平,归脾、肺经;具有补脾肺气,补血,生津的功效。丹参味苦,性微寒,归心、心包、肝经;具有活血调经,祛瘀止痛的功效。党参甘平,善补中气,又益肺气,性和平,不燥不腻,故为脾肺气虚常用药。气能生血,气旺津生,又有养血生津之功。丹参苦能降泄,微寒清热,入心、肝二经血分,具有凉血而不致留瘀、散瘀而不致血液妄行的特点。施杞教授认为人参可大补元气,生津止渴,补气力量大于党参;但党参具人参养气之功而较之性味平和,且价廉,适宜颈椎病患者长期服用。丹参味苦微寒,主要功能是活血化瘀,兼以养血凉血。丹参化瘀作用显著,现代研究发现能改善微循环血流速度、扩张血管,降低血液黏稠度,促进细胞有氧代谢及能量供应。《妇人明理论》中称"一味丹参,功同四物",虽有过誉之虞,但也反映出其活血功能强劲。故二药合用,常常用于慢性筋骨病气虚血瘀者,具有补气活血之功,能加强活血祛瘀的作用,治病以求本。

9. 白术与苍术

白术味甘、苦,性温,归脾、胃经;具有健脾益气的作用。苍术味辛、苦,性温,归脾、胃、肝经;具有燥湿健脾,祛风散寒的功效。两者同为脾胃经之要药,均能燥湿健脾。白术健脾益气,燥湿固表。苍术健脾燥湿,祛风明目。然白术偏于补,守而不走,最善补;苍术偏于燥,走而不守,最善运脾。补脾则有益气之力,运脾则有燥湿之功。两者相配,一散一补,一胃一脾。白术得苍术,补脾之不足而泻湿浊之有余;苍术得白术,运脾湿之有余而益脾之不足,故燥湿与健脾互为促进。《本草崇原》云:"凡欲补脾,则用术;凡欲运脾,则用苍术;欲补运相兼,则相兼为用。"故二物相须为用,对于慢性筋骨病伴有脾胃虚弱,运化无力者,一运一补,既可燥湿化痰,又能健运脾胃。

10. 三棱与莪术

三棱味辛、苦,性平,归肝、脾经;具有破血行气,消积止痛的功效。莪术味辛、苦,性温,归肝、脾经;具有破血行气,消积止痛的功效。两者功效基本相同,常相须为用。但三棱长于破血中之气,破血之力大于破气;莪术善于破气中之血,破气之力大于破血。正如《医学衷中参西录》所云:"三棱气味俱淡,微有辛意;莪术味微苦,亦微有辛意,性皆微温,为化瘀血之要药。若细核二药之区别,化血之力三棱优于莪术,理气之力莪术优于三棱。"二药伍用,气血双施,活血化瘀,行气止痛,化积消块之力彰。

11. 青风藤、海风藤、络石藤与鸡血藤

青风藤味苦、辛,性平,归肝、脾经;具有祛风湿,通经络,利小便的功效。海风藤味辛、苦,性微温,归肝经;具有祛风湿,通络止痛的功效。络石藤味苦,性微寒,归心、肝、肾经;具有祛风通络,凉血消肿的功效。鸡血藤味苦,微甘,性温,归肝、肾经;具有行血补血,调经,舒筋活络的功效。《本草纲目》云:"藤类药物以其轻灵,易通利关节而达四肢。"青风藤善治风疾,温达肝脾,以风气通于肝、风性湿,湿气又通于脾,能燥湿厚脾;海风藤通络利水,又能清热解毒;络石藤祛风通络,凉血消肿,对肿痛之证尤为适宜;鸡血藤有活血补血、舒筋活络的功效,既能行血散瘀,调经止痛,又能补血行血,守走兼备,舒筋活络,祛风止痛,对于血虚、血瘀所致的手足麻木、疼痛、腰膝酸痛等风湿痹痛有较好的效果。青风藤、海风藤合用专治风寒湿痹,关节酸痛,筋脉不利,如血虚风湿入络,肩背酸痛,配鸡血藤同用有效。海风藤祛风湿,通经络;络石藤宣风通络,以风在络中,则络道闭塞,苦寒能清热凉血消肿。海风藤与络石藤为石氏伤科临床经验用药,均能祛风通络,常用于风湿所致的关节屈伸不利,筋脉拘挛及跌仆损伤;两药合用能祛风通络止痛,故治风湿化热,关节肿痛、筋脉拘挛不能屈伸者最有效。

12. 首乌藤、合欢花、酸枣仁与远志

首乌藤味甘,性平,归心、肝经;具有养血安神,祛风通络的功效。首乌藤既能养血而安神,又能祛风通络而止痛。酸枣仁甘、酸,性平,归心、肝、胆经;具有养心益肝,安神,敛汗的功效。酸枣仁具有内补外敛之特点,既能内补营血而安神志,又能外敛营阴以止虚汗,故为养心安神、敛汗之要药。合欢花味甘,性平,具有解郁安神、滋阴补阳、理气开胃、活络止痛的功效,常常用于忧郁失眠;治郁结胸闷,失眠,健忘,风火眼,能安五脏,和心志,悦颜色,是治疗神经衰弱的佳品。远志苦、辛,性温,归心、肾、肺经;具有安神益智,祛痰开窍,消散痈肿的功效。远志既能宁心安神,治失眠、惊悸,又可豁痰开窍,化痰止咳;还能交通心肾,以苦温泄热振心阳,使心气下交于肾,以辛温化肾寒,令肾气上达于心。慢性筋骨疾病常常病程较长,且由于疼痛、功能受限导致患者神情焦虑,夜寐不宁,故应心身同治,既要治病,更要注重情绪。慢性筋骨病者,常神情紧张,忧郁思虑,睡眠不佳。主方中用首乌藤、合欢花养血安神,宁心解郁。首乌藤、合欢花均为甘平之品,有宁心安神之功。首乌藤偏于养血宁心,能引阳入阴而收安神之效。合欢花偏于开郁解忧以除烦安神。二药相须为用,具有较好的养血解郁、宁心安神之功。酸枣仁与远志二药合用,可增强养心安神之功,达到阴平阳秘的状态。首乌藤与酸枣仁二药均为甘平之品,皆入心、肝二经,肝为储血之脏,心为行血之脏,血脉通则精神可,二药合用可增强养血宁神之功效。

13. 厚朴与苍术

厚朴味苦、辛,性温,归脾、胃、肺、大肠经;具有燥湿消痰,下气除满之效。苍术味辛、苦,性温,归脾、胃、肝经;具有燥湿健脾,祛风散寒之效。苍术、厚朴同属芳香化湿类药物。苍术苦温,性燥主升,最善除湿运脾。厚朴苦温,性燥主降,功偏温中化湿,下气除满。两者合用,苍术燥湿为主,厚朴行气为辅,协同相助,化湿浊,健脾胃,功倍力加;升脾气,降胃气,相得益彰,合为化湿运脾、行气和胃之良剂。

14. 柴胡与细辛

柴胡味苦、辛,性微寒,归肝、胆经;具有解表退热,疏肝解郁,升举阳气的功效。细辛味辛,性温,有小毒,归肺、肾、心经;具有解表散寒,祛风止痛,通窍,温肺化饮的功效。柴胡气平微寒,具轻清上升,宣透疏达之性,长于疏散少阳半表半里之邪,为治邪在少阳,寒热往来的主药;善条达肝气,疏理气滞,举清阳之气上升,可清上、和中、利下三部同达。细辛辛温,其性升浮,能解表散寒,止痛,祛内寒而温脏腑,亦能上达巅顶,通利耳目,旁达百骸。此二药皆具升浮之性,合用可增强解表止痛之功效,常常用于颈椎病外感寒邪,头目疼痛,颈部酸楚僵滞之证。

15. 天麻与钩藤

天麻味甘,性平,归肝经;具有息风止痉,平抑肝阳,祛风通络的功效。钩藤味甘,性凉,归肝、心包经;具有清热平肝,息风定惊的功效。天麻、钩藤均有平肝息风之功。天麻甘平柔润,长于养液平肝息风,因息风止痉力较强,历来视为治晕要药,尤宜于虚风内动、风痰上扰所致的眩晕、四肢麻木、抽搐等。钩藤长于清肝热,息肝风,宜于肝热肝风而致的惊痫抽搐等。二药相须配对,平肝息风之力倍增,常常用于肝阳上亢所致椎动脉型颈椎病头晕呕吐,也可用于肝经不畅所致的筋脉拘挛。

16. 枸杞子与杭菊花

枸杞子味甘,性平,归肝、肾经;具有滋补肝肾,益精明目的功效。杭菊花味辛、甘,性微寒,归肺、肝经;具有疏散风热,平肝明目,清热解毒的功效。枸杞子甘寒性润,色赤入血分,善补肾益精、养肝明目;杭菊花体质轻轻主升,入金水阳分,为祛风清热,平肝明目之要品。二药伍用,滋肾养肝、清热明目之力增强,常常用于老年患者肾阴不足致眼目干涩不明,以及强直性脊柱炎患者目赤干涩红睛之证。

17. 藿香与佩兰

藿香味辛,性微温,归脾、胃、肺经;具有芳香化浊,和中止呕,发表解暑之效。佩兰味辛,性平,归脾、胃、肺经;具有化湿解暑之功。藿香、佩兰二药是临上常用的暑湿时令要药。藿香芳香而不嫌其燥烈、温煦而不偏于燥热,既能散表邪,又能化湿而醒脾开胃。佩兰气香辛平,其醒脾化湿之功较强,并有一定的利水作用,被推为治脾口甘之要药。二药相须为用,芳香馥郁化湿,清热祛暑,是暑湿时令解暑醒脾要药。暑湿时令颈椎病患者常有颈项不舒,头晕重胀,四肢沉重、转侧不利诸症状,当属暑湿邪入侵,使用藿香、佩兰药对,以化湿解表,疏通经络;复与车前子、车前草、生薏苡仁、熟薏苡仁、滑石、甘草等合用,则利水渗湿的作用更著。

18. 仙茅与淫羊藿

仙茅味辛,性热,归肾、肝经;具有温肾壮阳,祛寒除湿之效;主治阳痿精冷,小便失禁,脘腹冷痛,腰膝酸痛,筋骨软弱,下肢拘挛,围绝经期综合征。淫羊藿味辛、甘,性温,归肾、肝经;具有补肾壮阳,祛风除湿之功。二药相伍,温肾阳,补肾精,泻相火,调冲任;常用于肾精不足、相火偏旺之证,以及女性绝经后引起的骨质疏松症,伴有围绝经期综合征者,既有调节内分泌免疫机制,又能抑制破骨细胞,促进成骨细胞生成,增加骨量。

19. 牛蒡子与白僵蚕、白芥子

牛蒡子味辛苦,性凉,可祛痰消肿,通行十二经络。《本草备要》曰其"散结除风……

利腰膝凝滞之气";《药品化义》曰其"能升能降,主治上部风痰";《本事方》曰其"治风热成历节,攻手指作赤肿麻木,甚则攻肩背两膝……"白僵蚕味辛咸,性平,祛风解痉,化痰散结。《本草求真》曰其为"祛风散寒,燥湿化痰,温利血脉之品";《本草思辨录》曰其"治湿胜之风痰……劫痰湿,散肝风"。由此,牛蒡子、僵蚕配伍应用,可通行十二经脉,开破痰结,导其结滞,宣达气血,滑利关节。痰湿为患,随气升降无处不至,而遍于全身。若入于经络则麻痹疼痛,入于筋骨则头项胸背腰骶掣痛,手足牵掣隐痛,聚于局部则肿而成块。运用牛蒡子、白僵蚕两药,化痰利湿,通络散结,为治痰散结之要药。症状较重者,可再加白芥子,其味辛、辣,具有温肺豁痰利气、散结通络止痛之效,善祛皮里膜外之痰,三药合用,其效更宏。

20. 淫羊藿与知母

淫羊藿味辛、甘,性温,归肝、肾经;具有补肾阳,强筋骨,祛风湿的功效;用于筋骨挛急,腰膝无力,风湿痹痛,四肢不仁等症。《神农本草经》谓淫羊藿:"味辛寒,主阳痿,绝伤茎中痛,利小便,益气力,强志。"知母味苦、甘,性寒,归肺、胃、肾经;具有清热泻火,生津润燥之功。张元素云知母:"凉心去热,治阳明火热,泻膀胱肾经火,热厥头痛,下痢腰痛,喉中腥臭。"王好古云知母:"泻肺火,滋肾水,治命门相火有余。"两药合用,功能补益肝肾,强筋壮骨,用于慢性筋骨病伴有肝肾亏之证,尤其对于骨质疏松症具有很好的防治作用。淫羊藿可改善骨损伤,促进成骨细胞,抑制破骨细胞生成,与知母合用能够改善骨重建,促进成骨,抑制破骨的表达。为加强其作用,加用骨碎补,其味苦,性温,具有补肾强骨,活血止痛之功,常用于骨质疏松所致腰背痛之证。

附录五 施杞教授"调气血"治疗伤科疑难杂症经验

施杞教授是上海中医药大学终身教授,当代杰出的中医学家和骨伤专家,是上海石氏伤科第四代传人,在 60 余年骨伤科医疗、教学和科研工作中积累了丰富的经验,特别擅长骨伤科疑难杂症的治疗。临证中秉承石氏伤科"以气为主,以血为先"的学术思想,在辨证论治的基础上通过"调气血"治疗伤科疑难杂症每获良效,逐步形成了自己的流派特色,其运用"调气血"法治疗骨伤科疾病如颈椎病、腰椎间盘突出症、强直性脊柱炎、股骨头缺血性坏死、腰椎管狭窄症、类风湿关节炎等疗效显著,并创立多个临床协定处方。

施杞教授崇尚易水学派,并成为其学术思想形成的重要来源。临床立方用药,注重涵养脾胃,循守"以胃气为本"。十分推崇薛己"治病求本,务滋化源"之说,"化源即生化之源,人体后天生化之源,当属脾胃之元气,土为万物之母,非土不能生物,惟土旺则万物昌盛,人体诸脏方能得到滋养,生气才能盎然勃发",乃深刻阐明了化源之理。十分重视气、血、痰、瘀的辨证,提出伤损及气有虚实,当以气虚为主,治宜益气行气、补气养气之味中辅以消导之品,使气益而不滞。他擅用黄芪、潞党参,健脾胃以养气之源;亦常以附桂、鹿角,温肾以壮气之本。温补之中,佐以理气消导,辅用青陈皮、延胡索、软柴胡、炒枳壳之类,通调一身之气机。临证论治,他常说:"治伤必先治血,即使失血患者亦不忘活血。"他根据不同证候及病位,随症变换,化裁运用古方,如复元活血汤加减、血府逐瘀汤加减、桃红四物汤加减、补阳还五汤加减等。

临诊他遵循"痰瘀兼治"的原则,认为痰为百病之源,五脏皆可有痰病,痰瘀每易互结,痰之所生亦责之脾胃,故治痰瘀亦以调脾胃为大法,于方中常配合运用半夏、白芥子、南星、白附子、僵蚕、葶苈子等祛痰散结,以大黄祛瘀涤腐,推陈致新。

治外损,多主张瘀阻经络,从肝论治,初期气滞血瘀,阻于经络时,理气疏肝,活血化瘀,使脉络通畅,瘀祛血行;后期为瘀血未祛而又脏腑虚损的虚实夹杂期,则在调补脾肾的同时,不忘疏肝消导,使肝气条达,脾肾皆调,脏腑平和。故临床应诊用药,常围绕一个"肝"字。

调内伤,多以临证三辨,衷中参西,"辨证"是"论治"的前提,"论治"是"辨证"的目的。辨病,是对局部病理状况的辨识;辨证,是对全身状况的辨识。两者的结合,使对疾病的认识和治疗更精确化,经常在辨证结合辨病的同时,结合辨该病的分型,即与辨型相结合。例如,在颈项强痛症中辨出颈椎病后,再根据症状的不同表现,分清该病种的病理分型,有颈型、神经根型、交感神经型、椎动脉型、脊髓型等,在此基础上,将其症状按中医的四诊八纲进行辨证,辨明中医的辨证分类,如椎动脉型颈椎病中有气血不足型、痰阻血瘀型、肝肾亏虚型等,而脊髓型颈椎病又有痉证和痿证之分。这样的结合辨证过程,使疾病从症、病、型、类逐个分辨清楚,对疾病的认识逐渐深化,治疗用药更有针对性,更能有的放矢,疗效也更加显著。

总之"以气为主,以血为先,祛瘀通络,内外兼顾,重在脏腑,整体调治"为其学术思想与临床经验的核心。我有幸跟师临证,亲历先生以"气血理论"为指导治疗伤科疑难杂症,每获良效,现总结如下。

一、论治伤科疑难杂症重在调本

在治疗伤科疑难杂症的过程中施杞教授指出,对伤科疑难杂症的辨证论治之要不在"杂",而在"夹",重在调本。"夹杂证"中不但有脏腑病,还有夹气血痰为病及外感内伤夹杂病。伤科大家石幼山曰:"凡初损之后,日渐由实转虚,或虚中夹实,此时纵有实候可言,亦多为宿痰也;而气多呈虚象,即使损伤之初,气滞之时,亦已有耗气之趋向。"故他提出"以气为主",着眼一个"虚"字。薛己在《正体类要》中也指出:"若肿不消,青不退,气血虚也……用补中益气汤。"石幼山注释此说时指出,伤损之后,实证阶段较短,虚证阶段则相对甚长,故他理伤取攻逐之法是取其变,用补益之法方为本。但临诊虽可灵活多变,但万变不离其宗,总以温补脾肾为主。《灵枢·决气》曰:"谷入气满,淖泽注于骨,骨属屈伸泄泽,补益脑髓,皮肤润泽""肠胃受谷,上焦出气,以温分肉,而养骨节,通腠理。"说明了脾胃的功能正常可以使皮肉筋骨均能得到温养灌注。肾主骨,为先天之本,因此,取益脾健运以促资化、滋补肾元以壮骨生髓的治法,可使耗损之气复元。故伤科疑难杂证,重在调本,调其脾肾为关键,其源就在此说。

二、石氏伤科"以气为主,以血为先"

《素问·调经论》曰:"人之所生者,血与气耳。"并曰:"血气不和,百病乃变化而生。"此为石氏伤科"以气为主,以血为先"的理论基础,施杞教授在继承石氏伤科的同时提出伤损及气有虚实,当以气虚为主,治宜益气行气,补气养气之味中辅以行气消导之品,使益气而不滞。施杞教授擅用黄芪、党参,健脾胃以养气之源;亦常以附子、肉桂、鹿角,温肾以壮气之本。温补之中,亦不忘行气消导,配辅青皮、陈皮、延胡索、软柴胡、炒枳壳、制香附之类,益气行气,通调一身之气机。临证论治,施杞教授常说:"治伤必先治血,即使失血患者亦不忘活血。"四物汤可补血活血,施杞教授根据不同证候及病位,随症变换,化裁运用古方,如血府逐瘀汤加减、桃红四物汤加减、补阳还五汤加减等,创立系列益气化瘀方,治疗骨伤疑难病证,临床疗效卓著。

三、崇尚易水学派，临证重视顾护脾胃

施杞教授继承石氏伤科特色，崇尚易水学派，此为其学术思想形成的重要来源。施杞教授临证立方用药，注重涵养脾胃，遵循"以胃气为本"之大法。他十分推崇薛己"治病求本，务滋化源"之说。后人云："化源即生化之源，人体后天生化之源，当属脾胃之元气，土为万物之母，非土不能生物，惟土旺则万物昌盛，人体诸脏方能得到滋养，生气才能盎然勃发。"这些论述深刻阐明了化源之理。张元素曰："胃者，脾之腑也……人之根本。胃气壮则五脏六腑皆壮也。"故云："安谷则昌，绝谷则亡，水去则荣散，谷消则卫亡，荣散卫亡，神无所居。"又仲景云："水入于经，其血乃成，谷入于胃，脉道乃行。"故血不可不养，卫不可不温，血温气和，营卫乃行。临证中常用补中益气汤合六味地黄丸治疗脾胃虚弱，久病及肾之骨伤病如股骨头缺血性坏死，叠用活血化瘀、祛痰通络，甚至行血管移植不效者，运用调补脾肾之法亦可取得满意疗效，可见温养脾胃意义之重要。临证时慎用苦寒之品，施杞教授认为："元气充沛，伤损自愈，大凡已虚者必补，将虚者预补。以补为攻，积瘀可去。壮补元气，推陈出新。邪正相搏，大补能救。"

四、治"痹"先调气血

"痹"是以肌肉、筋骨、关节发生酸痛、麻木、重着、屈伸不利等为主要临床表现的病证。施杞教授认为痹即因经络闭阻，气血运行不畅而发病，六淫外邪和劳伤为本病致病之因，气血失和、经脉痹阻、肝脾肾等脏腑功能失调为本病发病之本。究其原因，正气亏损为内因，风、寒、湿三气侵袭为外因，而经络闭阻、气血运行不畅则为本病的主要病机。正如《济生方·痹》所说："皆因体虚，腠理空疏，受风寒湿气而成痹也。"因而外感为发病之始，正虚为传变之本，劳伤为正虚之因。外邪不去，留而内传，入于经络，复加正虚，则下陷于筋骨之间而成痹，按外邪侵入的部位不同分为"五体痹"。《素问·痹论》总结为"痹在于骨则重，在于脉则凝而不流，在于筋则屈不伸，在于肉则不仁，在于皮则寒"。施杞教授认为痹证的发病患者本身正气先虚，然后六淫外邪遂能乘虚而入，盘踞经络，导致气血闭阻，留滞于内而成疾。因此治疗痹证首重气血，使气旺血行痹自除。

五、临证"益气化瘀"为主法，圣愈汤作底方

气和血是构成人体和维持人体生命活动的两大物质。气血理论源于《黄帝内经》。《素问·调经论》云："人之所有者，血与气耳""气为血之帅，血为气之母。"《黄帝内经》论疾病发生之理，是基于阴阳而归结于气血。伤科疾病，不论在脏腑、经络，或在皮肉筋骨，都离不开气血。唐代孙思邈《千金方》中提出由于跌仆坠堕，可伤及经络血脉而导致出血；或血液不能循经，离经妄行，即可出现"伤血"的病理表现。孙思邈运用止血、化瘀等法，成为后世骨伤科的常规治疗。

　　薛己《正体类要》曰:"肢体损于外,则气血伤于内,营卫有所不管贯,脏腑有所不和。"阐明了肢体虽然受损于外,但人体是一个有机的整体,经络外连于肢节,内属于脏腑,必然由外及内使气血伤于内,引起脏腑功能不和,出现不同的内证。又有清代沈金鳌所著《杂病源流犀烛·跌仆闪挫源流》记述:"跌仆闪挫,卒然身受,由外及内,气血俱伤病也。"清·王清任在《医林改错·气血合脉》中指出:"治病之要诀,在明白气血。"强调致病原因无非是气血失调。

　　施杞教授根据痹证乃"正气亏虚、外邪侵袭、经络闭阻"的病机特点,遵循石氏伤科"以气为主、以血为先"的理论,以益气化瘀为基本治疗大法,以圣愈汤为基础方随证加减首调气血,临床屡获良效。施杞教授认为圣愈汤系益气活血、肝脾肾同治的经典代表方,以益气养血、行气活血。圣愈汤首为李东垣所设,载于《兰室秘藏》,由生地黄、熟地黄、川芎、当归、人参、黄芪六味组成,治诸恶疮出血多而心烦不安不得睡眠。李杲认为亡血之故,气也随之相夺,因而主张气血双补,使气血得以互相依存。本方所治之证,属于气血两虚。方中人参、黄芪大补元气,以当归养血活血,方中生熟二地攻补兼施,相得益彰。地黄始载于《神农本草经》,宋以后有生、熟之分。生地黄甘苦而寒,既可清热凉血,又能养阴生津;熟地黄甘温味厚,养血滋阴,补精益髓。生地黄、熟地黄寒温相伍,养血凉血攻补兼施,更有益肾填精之功。该方主症为恶疮者多为邪毒较深,胶着难去,每能耗散元气而伤肾,而肾为五脏之根,不可不顾,故本方以脾肾二脏为本,以气血为统领,符合东垣扶正祛邪的学术观点。川芎活血之功可助其一臂之力,更能祛风散邪,体现了内外兼治的特点。配合成方,有补气养血之功。气旺则血自生,血旺则气有所附。喻嘉言论述此方:"按失血过多,久疮溃脓不止,虽曰阴虚,实未有不兼阳虚者,合用人参、黄芪,允为良法。凡阴虚证大率宜仿此。"临床常用于出血过多,血虚而气亦虚,以烦热,烦渴,睡卧不宁,心慌气促,倦怠无力,舌质淡,苔薄润,脉细软等为辨证要点。

　　至元·朱震亨《脉因症治》所载圣愈汤将上方生地黄易白芍,成四物汤加人参、黄芪组成。治一切失血过多,阴亏气弱,烦热作渴,睡卧不宁等证。白芍味苦、酸,性微寒,入肝、脾经,能补血敛阴,柔肝止痛,平抑肝阳。朱震亨以白芍易生地黄亦可见其敛阴抑阳之良苦用心。此方取人参、黄芪配四物,以治阴虚血脱等证。"此六味皆醇厚和平而滋润,服之则气血疏通,内外调和,合于圣度矣",故名圣愈汤。盖阴阳互为其根,阴虚则阳无所附,所以烦热燥渴,而气血相为表里,血脱则气无所归,所以睡卧不宁,然阴虚无骤补之法,计在培阴以藏阳,血脱有生血之机,必先补气,此乃阳生阴随,血随气行之理也。

　　至清·吴谦《医宗金鉴》所载圣愈汤于方中加入柴胡,亦名"圣愈汤"。该方由四物汤内加柴胡、人参、黄芪组成,治疮疡溃后血虚内热,心烦气少者。四物汤加人参、黄芪以增益气之功,柴胡主肝经,更切理伤续断之要,具宣畅血气,能司升降,通达上中下三部,有推陈致新之效,每于营血离经专用之可获效桴鼓。《医宗金鉴》云"败血凝滞,从其所属,必归于肝",方中加一味柴胡使气血皆活。施杞教授在医治伤损中每以圣愈汤化裁,旨在传承"以气为主、以血为先"的石氏伤科学术精髓。施杞教授指出,伤损及气有虚实,当以气虚为主,治以益气行气,寓补气养气之味中辅以行气导气之品,使气益而不滞。

施杞教授在圣愈汤益气养血,行气活血的基础上,对伤科疑难杂症从痹分期论治,施以古方。如颈椎病早期,风寒湿三气杂至,营卫不和所致项背强而不舒者,合桂枝加葛根汤治之,名曰"颈痹方";颈椎病中期,气滞血瘀所致颈项部僵硬、疼痛、咽喉失畅者,合会厌逐瘀汤治之,名曰"咽痹方";如瘀血夹风湿,痹阻经络所致肩臂痛、腰腿痛,经久不愈者,合身痛逐瘀汤治之,名曰"筋痹方";湿热为病,肩背沉重,痛不可忍者,合当归拈痛汤治之,名曰"热痹方";气虚血瘀所致手足麻木不仁,肌肉萎缩,软弱无力者,合补阳还五汤治之,名曰"补阳方";肝阳偏亢,肝风上扰所致头痛头胀,耳鸣目眩者,合天麻钩藤治之,名曰"脉痹方";上焦瘀血内阻,日久不愈所致头痛胸痛,胸闷呃逆,失眠不寐,心悸怔忡者,合血府逐瘀汤治之,名曰"血府方";恶血留于肝经,气机受阻,肝气不疏所致胸胁裹束者,合复元活血汤治之,名曰"痉痹方";水热内结,痰热互结,气不得通所致胸腹满痛,腑气不通,大便秘结者,合大、小陷胸汤治之,名曰"胸痹方";思虑过度,劳伤心脾,气血亏虚所致心悸怔忡,健忘失眠,饮食少思,胸膈痞闷者,合归脾汤、越鞠丸治之,名曰"调心通痹汤";痹证日久,肝肾亏虚,气血不足所致颈腰疼痛,痿软无力,肢节屈伸不利,麻木不仁者,合独活寄生汤治之,名曰"调身通痹汤";肾中阴阳俱虚,虚火夹痰浊上犯,阻塞窍道,舌体强硬不能言语,筋骨软弱不能行走者,合地黄饮子治之,名曰"痿痹方";素体阳虚,营血不足,寒凝湿滞,痹阻于肌肉、筋骨、血脉所致血虚寒凝者,合阳和汤治之,名曰"寒痹方";真阴不足,精髓亏损所致头目眩晕,颈腰疼软者,合左归丸治之,名曰"益肾通痹方";肾阳不足,命门火衰所致畏寒肢冷,腰膝酸软,肢节痹痛者,合右归丸治之,名曰"温肾通痹方"。

六、颈椎病辨治

颈椎病是骨伤科临床的一大疑难病,多发病。颈椎病的中医辨证分型,结合实验和临床,施杞教授提出了"三辨"指导治疗。首先是辨病,明确颈椎病的诊断,与颈椎肿瘤、结核、化脓性炎症、侧索硬化和脊髓空洞症进行鉴别;其次是辨型,临床上将颈椎病多分为:颈型、神经根型、椎动脉型、交感神经型、脊髓型、混合型等;再次是辨证,以气血、脏腑、经络理论为指导,运用四诊八纲,结合"五体痹"和"五脏痹"学说,确定不同患者的证型,而后辨证施治。

中医学并无颈椎病病名,其主要症状最早散见于《黄帝内经》中,并论述了与气血的关系,为该学说奠定了理论基础,而后世医家对该学说丰富发展,建树颇多。《素问·调经论》云:"人之所有者,血与气耳。"《素问·上古天真论》云:"年四十而阴气自半。"正气虚弱,从而易感风、寒、湿等邪。对于气虚,《素问·至真要大论》有言"不足补之"。《灵枢·百病始生》也云:"风雨寒热,不得虚,邪不能独伤人""此必因虚邪之风,与其身形,两虚相得,乃客其行。"《素问·调经论》曰:"寒湿之中人也,皮肤不收,肌肉坚紧,荣血泣,卫气去,故曰虚。"说明本病的发生,是由于随着年龄增长,元气渐亏,正气虚弱,卫外不固,风、寒、湿邪乘虚侵袭人体,"荣血泣,卫气去",损伤气血,从而产生颈椎病的一系列临床症状。

明·薛己《正体类要·序》所谓:"肢体损于外,则气血伤于内,荣卫有所不贯,脏腑由之不和。"《张氏医通》则补充"有肾气不循故道,气逆挟脊而上,至肩背痛。或观书对弈久坐而致脊背痛者",这里的观书对弈久坐者易致脊背痛与现代医学认为低头伏案工作者易于发生颈椎病而导致肩背痛的认识是一致的,说明此时已认识到职业、姿势等对于发病的影响。

颈椎病的病理基础是颈椎退行性改变,亦即人体衰老在颈椎局部的表现。施杞教授等认为,颈椎病,不论在脏腑、经络,或在皮肉、筋骨,都离不开气血;气血之于形体,无处不到。"血行失度,随损伤之处而停积",故"时损痛也";"积劳受损,经脉之气不及贯串",引起气虚血瘀,是劳损内伤本虚标实证候的原因。此乃形体劳役,积渐所伤,脏腑损伤,气血失和,气血养筋生髓之功失其常度,复又遭受劳损、感受风寒湿邪、咽喉感染等外因刺激导致,而见不荣则痛之颈项疼痛、咽喉失畅、手麻、头晕、头痛、胸闷、心悸、胃脘不适、步履失稳等证,故本病多属内伤虚证范畴。

颈椎病临床表现多呈气虚之象,即使疼痛发作之初,气滞之时,亦已有耗气之趋向。故此认为"以气为主",必着眼于一个"虚"字。颈椎病是在正虚的基础上感受风寒湿邪、咽喉感染、外伤劳损等而发病,正如《济生方·痹》所说:"皆因体虚,腠理空疏,受风寒湿气而成痹也。"通过对颈椎病防治的长期临床观察和相关实验研究,以《医宗金鉴》圣愈汤加减化裁分期从"痹"论治颈椎病临床取得良好效果。

颈椎病的瘀血多呈标实之候。血行于脉中,周流不息,若损伤,血运不畅,或血溢脉外,体内血液停滞所形成的病理产物,即成瘀血,是继发病因之一。瘀血阻滞,不通则痛。瘀血之不除,新血不可生,气虚无援,血运不畅,荣养失职,引起了不荣则痛和肢麻等症状。由于瘀血的存在,使机体丧失了一部分血的生理功能而阻止了新血的化生,导致了血虚。瘀血如不及时祛除,必由本虚标实转化为以虚为主,标本皆虚,而见面色少华或萎黄、头晕目眩、耳鸣、四肢麻木、运动无力、筋骨拘挛、萎废不用等症。

椎动脉型颈椎病之血管退变及硬化、血管腔变得狭窄或血管痉挛使血流受阻不能上荣清窍之证。其发病因之颈椎退变使颈椎间隙变窄,则引致椎动脉相对过长,而出现折曲、弯曲、使血流受阻,出现头晕等诸症状。椎动脉型颈椎病中医临床多将其纳入"眩晕"范畴。王清任认为:"元气既虚,必不能达于血管,血管无气,必停留而瘀。"施杞教授认为椎动脉受压首先从瘀论治,为气虚血瘀,以血府逐瘀汤治上焦瘀血内阻。如痹阻经络所致颈肩臂痛,常以王清任的身痛逐瘀汤合圣愈汤加味;日久不愈所致颈椎病头晕胸闷,心烦失眠,心悸怔忡等则以行气解郁,益气补血,健脾养心为法。方用圣愈汤合越鞠丸合归脾丸加减。皆因肝藏血而主疏泄,喜条达而恶抑郁,脾主运化,喜燥恶湿,若喜怒无常,忧思无度则肝气不舍,形成气郁,进而导致血郁、火郁;饮食不节,寒温不适,影响脾土则脾失健运而致食郁,甚者会形成湿郁、痰郁。所以气、血、火三郁多责之于肝,食、湿、痰三郁多责之于脾。越鞠丸中香附行气开郁;川芎活血祛瘀;栀子清热泻火;神曲消食导滞;苍术燥湿健脾。因思虑过度,劳伤心脾,气血亏虚所致。心藏神而主血,脾主思而统血,思虑过度,心脾气血暗耗,脾气亏虚,心血不足。归脾汤主治心脾气血两虚之证。方中以党参、黄芪、白术、甘草补气健脾;当归、龙眼肉补血养心,酸枣仁、茯苓、远志宁心安神;更以木香理气醒脾,以防补益气血药腻滞碍胃。组合成方,心脾兼顾,气血双补。全方达到心身同治的目的。颈椎病日久头晕并伴胸胁胀闷、脘腹胀痛、嗳气吞酸等肝郁之状,治应疏肝解郁、行气活血可与桃红四物汤合四逆散或血府汤合四逆散。如椎动脉型颈椎病椎动脉受刺激产生血管痉挛,则多责之为肝阳上亢,从肝论治,治以益气化瘀,平肝潜阳,常用圣愈汤合天麻钩藤饮加味。如颈性眩晕彩色超声波提示颈动脉斑块形成在辨证用药的基础上加用三七粉化斑块,如颈性眩晕合并有头痛则需考虑到颈外动脉有问题。如上盛下虚之头晕头重、四肢乏力,患者常血管弹性不足,应以补气为主。

脊髓型颈椎病或以脊髓型为主的混合型颈椎病发病早期、脊髓型颈椎病术后、部分外感疾病、颅脑损伤疾病等,症见肢僵,项背强痛,躯体裹束感,腹胀便秘,尿闭肢肿,肌张力增高,肌腱反射亢进,病理反射阳性,出现阵挛现象,舌质紫暗,脉弦带滑等,归属于“痉证”范畴,称颈椎病(痉证)。临床实践中,根据血瘀、腑实、水肿、外感症状、虚实特点及所表现的轻重缓急,细分五类论治:① 气滞血瘀:气血瘀滞,筋脉失畅,其病在筋脉;瘀阻则血行失畅,其病在血液,治宜行气活血,方选血府逐瘀汤加减,使血行而筋脉得养,痉证缓解。② 腑实内聚:多见阳明腑实证,胸满口噤,卧不着席,脚挛急,方选大承气汤,以通腑解痉。③ 浊水闭阻:症见筋脉强直,尿闭腹满,常有肢体水肿。治宜峻下逐水,方选十枣汤。但此为引路之法,得尿解肿消,再改用他法续治。若无腑实之证,则因热感伤津,阴液被劫,筋脉失养,引发本证,可用增液承气汤或白虎桂枝汤,以泄热存津,养阴增液。④ 邪壅经络:此类以外感为主,风湿之邪壅塞经络,亦符合诸痉项强,皆属于湿,诸暴强直,皆属于风。或见太阳病,其证备、身体强、几几然,脉反沉迟,此为痉。治宜祛风、散寒、和营为法。方选羌活胜湿汤或栝蒌桂枝汤,可邪祛痉止。⑤ 阴血亏损:因虚为病,多为阴血亏虚或失血、汗、下太过而发。故有,痉之为病,强直反张病也。其病在筋脉,筋脉拘急,所以反张。其病在血液,血液枯槁,所以痉挛。治宜滋阴养血,方选四物汤合大定风珠,以使阴血得养,筋脉柔和,痉证自除。

脊髓型颈椎病临床上表现为筋脉弛缓,肌肉消瘦,手足麻木,痿软无力,肌张力下降,肌力下降为特征的病证,统称为痿证。脊髓型或以脊髓型为主的混合型颈椎病、颅脑损伤等,发病日久或后期,见头晕神疲,心悸自汗,腰膝酸软,四肢不举,肌力下降,肌张力下降,舌苔薄或腻,质淡体胖,脉细带滑等症,归属于痿证范畴,称为颈椎病(痿证)。临证时,根据脏腑气血的虚损和湿滞证所表现的轻重主次,细分四类进行论治。① 中弱元虚:为中气虚弱、元气虚损。治则守循治痿独取阳明之法。阳明者,五脏六腑之海,主润宗筋,宗筋主束骨而利关节。治宜健中固本,方选补中益气汤合六味地黄汤治疗,效缓功著。② 肝肾亏虚:因元气耗伤,肾虚不能灌溉,血虚不能营养者,治宜补益肝肾,施杞教授用地黄饮子加减来调治该类脊髓型颈椎病。③ 气血不足:气血不足则推动乏力,筋脉失养,感觉不敏,屈伸不利,甚者部分肌肉萎缩。亦符合脾主身之肌肉,脾气虚则四肢不用,血虚则不能营养的基本理论。治宜调补气血,方选归脾汤加减。④ 脾虚湿重:脾虚不能运化水湿,则因于湿,首重如裹,湿热不攘,大筋软短,软短为拘,弛长为痿。故脾虚湿重,怠惰嗜卧,四肢不收。治宜健脾化湿,方选香砂六君丸加减。

七、类风湿关节炎辨治

现代医学认为,类风湿关节炎是一种以关节病变为主要特征的慢性全身性自身免疫性结缔组织病。它不但侵犯关节、滑膜、腱鞘,也常累及其他器官,如皮肤、眼、心、肺、肾、血管等。中医称本病为"痹证"或"风湿"。早在《黄帝内经》和《金匮要略》中就明确提出了这个病名。历代医家根据其发病部位和不同的症状表现而有五体痹、五脏痹,以及行痹、痛痹、着痹、热痹、顽痹、尪痹、历节风、鹤膝风、鼓槌风等。中医学认为类风湿关节炎的致病因子,可概括为风、寒、湿、热、痰、瘀等。然而病因能否致病,还取决于机体正气的强弱,正所谓"邪之所凑,其气必虚"。正虚多因久病而致,正虚无力逐邪,使病邪留恋不去,但补恐有留寇之弊;急攻当有伤正之害。唯有选择气血双补,邪正兼顾,攻补兼施,方可收祛邪之功,兼得扶正补虚之效。对老年患者来说,正气虚主要表现为肝肾亏虚。治疗当在益气养血,补益肝肾的基础上祛风、散寒、温阳、化湿、清热、化痰。施杞教授常以独活寄生汤合圣愈汤加减治疗,"独活寄生汤"出自《备急千金要方》。方中用独活、桑寄生祛风除湿,养血和营,活络通痹为主药;牛膝、杜仲、熟地黄补益肝肾、强壮筋骨为辅药;川芎、当归、芍药补血活血;人参、茯苓、甘草益气扶脾,均为佐药,使气血旺盛,有助于祛除风湿;又佐以细辛以搜风治风痹(施杞教授一般不用),肉桂散寒止痛,使以秦艽、防风祛周身风寒湿邪。各药合用,是为标本兼顾,扶正祛邪之剂。对风寒湿三气着于筋骨的痹证,为常用有效的方剂。

八、强直性脊柱炎辨治

强直性脊柱炎主要累及脊柱、中轴骨骼和四肢大关节,晚期以骨关节病变为主。强直性脊柱炎属中医学"骨痹""肾痹"范畴。《素问·长刺节论》曰:"病在骨,骨重不举骨髓酸痛,寒气至,名曰骨痹。"《灵枢·寒热》曰:"骨痹,举节不用而痛。"《素问·痹论》曰:"骨痹不已,复感于邪,内舍于肾……肾痹者,善胀,尻以代踵,脊以代头。"《素问·骨空论》曰:"督脉为病,脊强反折。"其病在肾府,其损为肾所主之骨骼,其病位深、病程长,一般需要长期治疗。

施杞教授认为,本病的病机关键是气虚血瘀,风湿痹阻,肝肾不足,本病患者多见先天肾虚督亏,气血失和,脏腑失调,痰瘀痹阻,留恋于脊柱筋骨血脉之间,不通则痛;后期肾虚督空,气血两虚,肝经失养,筋骨不用,不荣则痛;同时整个病变过程中夹杂着"痰瘀",而导致痰瘀的主要原因是"虚",常有气虚、血虚、阴虚、阳虚、督空之不同,即因虚致瘀。治疗的重点是益气化瘀,祛风除湿,补益肝肾。根据疾病的病期与临床表现不同辨证为"湿热阻络、寒湿阻络、瘀血阻络、肾虚督空、肾虚督寒、肝肾阴亏"。施杞教授常采用圣愈汤合当归拈痛汤、阳和汤、身痛逐瘀汤、独活寄生汤、右归丸、左归丸等加减治疗。当归拈痛汤为金元时期医家李东垣所创制,载于《兰室秘藏》一书,为东垣治湿热脚气之方,《医方集解》引申为"治湿热相搏,肢节烦痛",与风湿热痹甚合,是清热利湿、祛风止痛之良方。方中当归、羌活、防风祛风胜湿、行血止痛,为君药;茵陈、苦参、黄芩、知母清热除湿,为臣药;苍术、白术、人参、甘草健脾燥湿,既助君药祛风胜湿之功,又防臣药苦寒伤胃之弊,巧为佐药;茯苓、猪苓、泽泻淡渗利湿,升麻、葛根辛散除湿热,为使药。全方共奏清热利湿、祛风通络、健脾止痛之功效。身痛逐瘀汤出自《医林改错》一书,主治外邪阻滞经络、气血运行不畅之肢体作痛,亦适宜于瘀血阻络之痹证。方中香附理气开郁,推行营卫,当归、川芎、桃仁、红花养血活血化瘀;秦艽、羌活、没药、五灵脂、香附、怀牛膝、地龙祛风通络止痛;甘草调和诸药。全方以补益气血、祛风除湿为主,兼以滋养肝肾、活血通络。一则祛风湿之药偏温,温能通络;二则行气活血之药使气血畅流,脊柱筋骨可得以濡养。独活寄生汤为治疗风寒湿邪客于肢体关节,气血运行不畅,久则肢节屈伸不利所致肝肾两虚,气血不足证常用方。方中独活、桑寄生祛风除湿,养血和营,活络通痹;牛膝、杜仲、熟地黄补益肝肾,强壮筋骨;川芎、当归、芍药补血活血;人参、茯苓、甘草益气扶脾,有助于祛风除湿。现代研究发现,骨碎补具有一定的改善软骨细胞、推迟细胞退行性变、降低骨关节病变率的功能;威灵仙可维持和促进软骨合成蛋白多糖与Ⅱ型胶原,对关节软骨具有保护作用;老鹳草可明显抑制破骨细胞的生存率。这些中药的使用将阻止或减缓椎旁韧带钙化以及骨桥形成。1/4 的患者在病程中可有反复发作性虹膜炎、结膜炎、眼色素层炎、葡萄膜炎等眼部表现。施杞教授对此类患者常加入枸杞子、密蒙花、白花蛇舌草、土茯苓等清热解毒、益肾明目之品防治并发症。

九、腰椎管狭窄症辨治

腰椎管狭窄症是慢性腰腿痛的常见原因之一。其发病率仅次于腰椎间盘突出症,占椎管内疾病第二位,属骨伤科疑难杂症,施杞教授认为本病属于中医学"痹证""腰腿痛"等范畴,发病不外损伤、外感及内伤三种。主张辨病与辨证相结合,虚实兼顾、辨证论治。

腰椎管狭窄症的发病机制,从现代医学而言,除关节突增生,椎板肥厚、韧带钙化所致骨性狭窄外,大多伴有软组织增生、肥厚、充血、水肿及粘连等无菌性反应;另外椎管狭窄导致马尾神经受压,毛细血管通血不畅,静脉回流障碍,组织水肿,处于慢性炎症状态的马尾神经和蛛网膜上神经末梢出现感觉过敏,轻微的刺激即可放大为严重的痛胀与不适;从祖国医学而言,为本虚标实之证,肾虚为本,风寒湿邪为标,正如《素问·痹论》中"风寒湿三气杂至,合而为痹也"。《杂病源流犀烛·腰脐病源流》则指出:"腰痛,精气虚而邪客痛也。"治疗上当辨虚实,并分清其主次,遂以益气养血之品扶正补虚,以祛风、散寒、除湿、理气、活血之品祛除实邪,强调益气活血,兼顾痰瘀,肝脾肾同治。施杞教授认为本病之根无不责之气血。《杂病源流犀烛·腰脊病源流》指出"腰者,一身之要也,屈伸俯仰,无不由之,过劳则耗气伤血,日久痰瘀阻络",故产生一系列临床症状。因此施杞教授临证常用圣愈汤益气养血,以三棱、莪术、川牛膝等祛瘀,以陈皮、半夏、南星祛痰化浊,以肉苁蓉、巴戟天、杜仲、补骨脂、淫羊藿、狗脊等调补肝脾肾。在临床运用时,施杞教授多以圣愈汤为基本方,体现其腰椎病当"益气活血"为根的学术思想;古云:"正气存内,邪不可干;邪之所凑,其气必虚。"只有当患者自身抵抗力逐步增强了,才得以"祛邪外出",并可"防患于未然"。

十、股骨头缺血性坏死辨治

股骨头缺血性坏死是骨伤科常见疑难性疾病,病程长,致残率高,病因复杂,晚期可引起关节功能严重障碍,治疗非常困难,施杞教授认为本病辨治当循"气血同治、筋骨并重、祛瘀化痰、兼补肝肾"。中医将本病称为"骨蚀""骨痿",《灵枢·刺节真邪》曰:"虚邪之入于身也深,寒与热相搏,久留而内着……内伤骨为骨蚀。"从症状与体征上分析称为"痹证"。病因包括跌仆损伤、六淫邪毒、七情过度及先天不足。病机主要为气滞血瘀、痰湿蕴结、肝肾亏虚。然其病理基础是气血不通之"瘀血"。气血对骨的滋养是骨骼能保持正常功能的关键,一旦瘀血阻滞、脉络不通,气血失去滋养,则骨必然会枯朽、塌陷、坏死。可见血瘀存在于股骨头缺血性坏死的始终。施杞教授根据本病的不同阶段与临床特点将股骨头缺血性坏死分为气滞血瘀、痰湿蕴结、肝肾亏虚三型施治,自拟健脾汤(由黄芪、丹参、参三七、淫羊藿、蛇床子、骨碎补、白芍、地龙、白术、川牛膝)配以补中益气汤加味治疗各型股骨头缺血性坏死,并施以按摩导引、熏洗、牵引等外治法,以起舒筋活血、解痉止痛、滑利关节、强筋健骨的作用。

以上可见施杞教授临证始终不忘调理气血,形成"气血为纲,脏腑同治,标本兼顾"的临床指导原则,运用益气化瘀通络及益气化瘀补肾诸方灵活运用,随证加减取得满意疗效。施杞教授认为骨伤科诸多疑难疾病的病理基础是"气虚血瘀",治疗的关键是"益气化瘀"。所谓"益气"主要是补益先天肾气和后天脾胃之气,强调脾气与肾气的有机联系;化瘀是化血瘀、痰瘀。"益气"促进化瘀,"化瘀"更能促进气血生新,使瘀去新生,荣卫、气血贯通,五脏调和,而病已,是对石氏伤科的继承与发展,值得进一步发掘与提高。

附录六　施杞教授论"骨错缝、筋出槽"

伤筋病是骨伤科常见疾病,所含范围甚广,传统的祖国医学在几千年的医疗实践及对人体结构观察过程中发现并总结治疗损伤性疾病的理论体系,"骨错缝、筋出槽"即对一类伤筋病症的高度概括,施杞教授认为肝脾肾亏损、外伤积渐劳损、寒湿之邪内侵,使气血运行不畅、筋脉失养,弛缓而不能约束骨骼和稳定关节,产生"骨错缝、筋出槽"。施杞教授提出手法是治疗"骨错缝、筋出槽"最直接、最有效的方法,并通过大量的科研与临床实践证明其理论的合理性,笔者有幸获施杞教授亲传指导,并根据多年的临床实践,治愈大量的患者,也取得了一定的临床经验,对"骨错缝、筋出槽"有了一定的肤浅认识。

一、筋与骨的生理及伤筋病因病机

筋的功能主要是连结关节、约束骨骼,支配关节功能活动,《素问·痿论》云"宗筋主束骨而利机关也",主全身之运动。筋通过对骨骼的约束、附着于骨上,并由肌肉的收缩与弛张产生屈伸与旋转作用。"筋束骨、骨张筋",筋与骨关系密切,骨为干,张筋化髓于以立身。《素问·五脏生成》云:"诸筋者皆属于节。"施杞教授认为人体关节之连续主要依赖筋骨加以包裹约束,因此当外界致病因素导致筋伤后筋束骨乏力,影响骨的正常生理功能,同时关节的正常生理功能也受到影响。筋骨相连互为影响,伤筋动骨。筋骨与肝肾二脏密切相关,肝主身之筋膜,肝藏血,肝血充盈能淫气于筋,使筋有充分的濡养,筋强才能束骨利机关。肾主骨生髓,骨的生长发育以至损伤后的修复要靠肾之精气滋养,筋骨的损伤治疗要注重从肝肾调治。肝虚则筋弱、肾虚则骨不坚、脾虚则肌肉无力,筋、骨、肌肉均弱而无力,易引起"骨错缝、筋出槽"。

伤筋,现代医学称为软组织损伤,是伤科最常见的疾病之一。凡人体各个部位的关节、筋络、肌肉、筋膜、肌腱、韧带等,受外来暴力撞击、强力扭转、牵拉、压迫或因不慎而跌仆闪挫,或体虚、劳累过度,以及持续运动、经久积劳等原因,所引起的机能或结构异常,而无骨折、脱位或皮肤破损者,均称为伤筋。

祖国医学对伤筋的诊断及治疗,已积累了相当丰富的经验。例如,《医宗金鉴·正骨心法要旨》"腰骨"一节中曰:"若跌打损伤,瘀聚凝结,身必俯卧,若欲仰卧、侧卧,皆不能也,疼痛难忍,腰筋僵硬,宜手法。"又在"踝骨"一节中有"或驰马坠伤,或行走错误,则后跟骨向前,脚尖向后,筋翻肉肿,疼痛不止,先用手法拨筋正骨,令其复位"。

伤筋在骨伤科临床中极为常见,常分为三类:一为外形有显著改变伤筋,巨大外力的打击、挤压或扭转等造成筋络离位而凸出,多见于四肢关节部位。二为不严重伤筋,多为扭蹩或支撑伤,常见于腕、掌、肘、踝、膝部等处,肿胀疼痛、活动受限。引起筋肉损伤的外力,有直接暴力和间接暴力两种,其临床表现大致相同。但直接暴力所致的损伤,多发生于外力作用的部位,并且肿胀、皮下瘀血、皮肤青紫等症状出现较早;间接暴力所致的筋肉损伤,多发生于外力作用以外的部位。三为不显著伤筋,系劳力渐损,多因职业关系,经常在单一姿势下进行过久或过度剧烈的操作或运动,虽无外力打击,亦可使局部筋肉组织受累而致伤,这类损伤是由积累性外力所造成的。常归之为损伤虚证范畴,乃过度劳力积渐损伤,使体质虚弱致经脉之气不及贯穿,气血养筋生髓之功失其常度,故见腰酸背痛、纳呆、头晕,甚至关节变形、错位。如长时间弯腰劳动所引起的腰部筋肉劳损;网球运动员所发生的"网球肘";钢琴家所发生的弹响指等即属此类。本来轻微的损伤是不足以致病的,如反复多次发生,亦可酿成该处筋肉的病变。祖国医学有"久行伤筋,久坐伤肉"的说法,认为久劳可致筋肉损伤。此种损伤,症状出现缓慢,有的外表无特殊变化,而内部筋肉已有变化,多呈僵硬或筋结。

风寒湿邪最易伤筋,《素问·阴阳应象大论》云:"地之湿气,感则害皮肉筋脉。"凡睡卧当风,引起的"落枕";居住湿地日久,引起的腰膝酸软疼痛;受风寒湿邪,引起的陈伤急性发作等,均为风寒湿邪引起伤筋的例证。外邪伤筋,虽不至于引起筋断裂,但可使其性质和位置上发生异常改变,如筋强、筋挛、筋出槽等。施杞教授指出对于损伤之体,或机体过度疲劳后,正气已虚,风寒湿外邪更易内侵,而使筋脉凝滞,气血运行不畅。久之,该处筋肉形成陈伤病变,引起疼痛和功能障碍。

其他如久病,年老,体弱,平素缺乏锻炼,筋肉不够强壮,身体素质较差,先天发育异常,腰椎小关节发育不对称等,即使在正常情况下,也亦遭受损伤。据临床观察,有些腰部扭伤的病例,仅发生于弯腰拾物;哈欠伸腰,亦可引起腰椎后关节紊乱,轻微负重,就会引起闪腰岔气等,常无明显外伤史。这类损伤因非强大暴力所致,常不足以引起筋肉断裂伤,而以"筋出槽、骨错缝"的病理改变为主,故症状虽重,但痛点常不明确。

二、"骨错缝、筋出槽"病机理论认识

"骨缝"是指骨关节的正常间隙,"筋"是指紧密连结于骨关节的一部分组织,如现代解剖学之关节囊、滑囊、滑膜、肌腱、韧带、肌筋膜、软骨和椎间盘等组织,可归之为"筋"的范畴。

"骨错缝、筋出槽"是中医伤科特有名词,既属于病名又属于骨与筋在受伤后的病机变化。祖国医学认为,外伤劳损、寒湿之邪,使气血运行不畅、筋脉失养,弛缓而不能约束骨骼和稳定关节,产生"骨错缝、筋出槽"。

生理上筋附行于骨,或筋伴脉而行,各自都有其起止点,也有其正常顺序和位置。从解剖学上分析,人体有腱鞘、腱钮、支持带、滑囊、滑车等对肌腱约束、增加杠杆力臂的作

用,一旦遭受外力的破坏,筋的运行位置、解剖结构就会发生变化。筋当有其位,平陷而无凸起外露筋脉处却见有凸起之筋脉,称为"筋出槽"。临床上的肌腱、韧带、筋膜的撕裂、撕脱、粘连与痉挛等亦都属于广义"筋出槽"。常见于膝、踝、肩部,每以跌仆损伤引起,如伤后膝痛伸屈不得,髌上方见如卧蚕状突起,呈"八"字凹形,此为膝部"筋出槽"。"筋出槽",作为中医骨科的习惯用语,在各种文献中没有这一病名,但对筋损伤的病理改变文献中确有不少论述。如《医宗金鉴·正骨心法要骨》中"筋之驰、纵、卷、挛、翻、转、离、合",以及"筋歪""筋走"等,都可以理解为属于"筋出槽"的范畴。施杞教授认为"筋出槽"可发生于肝肾、气血亏虚不能营经穴有关,发生部位不同,出槽的筋的粗细也不一样,粗者易触诊,细者难及,正常筋是松软地伏于肌肉筋槽内,当筋得不到气血濡养而有所反应时,其筋会变得紧张僵硬,如绷琴弦,本来静卧于槽内的筋就离槽而出,此时可触及,横拨时应手而滚动,有时可听到弹拨时响声。

"骨错缝"是骨关节或骨端相接合部位发生微妙的偏移、旋转、突起、凹陷等异常变化,造成关节内在平衡不同程度的功能障碍。对于"骨错缝"历史记载久远,唐以前的医著中虽然早有记载,其论比较含混。如《礼记·月令》云:"命理瞻伤,察创,视折,审断;决狱讼,必端平。"根据《旦礼记集解》的解释是:"皮曰伤,肉曰创,骨曰折,骨肉皆绝曰断。"断,就包含了骨折和伤筋。《难经》有"四伤于筋,五伤于骨",这里初步说明筋骨相近,伤筋必及骨,伤骨必损筋,这是"骨错缝、筋出槽"的理论雏形。

随着历史的发展,经过历代医家们长期的临床观察和总结,逐渐丰富和完善了这一学说,成为中医伤科学的特有组成部分。唐代《仙授理伤续断秘方》中记有:"凡左右损处,只相度骨缝,仔细捺捺,忖度便见大概。"这里不仅有骨缝这一名词,而且还提示了损伤后注意对骨缝的检查,也是对关节处的脱位、半脱位和错缝的区别检查。

到清代在骨伤科的各种论著中,对"骨错缝、筋出槽"叙述较为详尽,并且还提出了各种治疗手法。如《医宗金鉴·正骨心法要旨》中言:"或跌扑闪失,以致骨缝开错,气血郁滞,为肿为痛。"又言:"或有骨节间微有错落不合缝者。"这里不仅提示了骨错缝的原因,而且还将开错和微错作了程度上的区别。《伤科补要》中对脊骨和四肢的骨错缝也分别作了叙述,十五则中"若骨缝叠出,俯仰不能,疼痛难忍,腰筋僵硬",这里不仅是指脊椎骨折和脱位,也还包括椎体小节紊乱与急性腰肌损伤在内。另外,二十则中"若手掌着地,只能伤腕,若手指着地,其指翻贴于臂者,腕缝必开",这里不单是指损伤对腕骨正常排列造成的影响,也还包括了尺桡切迹解剖结构的改变。同样是属于"骨错缝",二十三则中还有对脚踝部损伤的记述,"轻者尽伤筋肉易治,重者骨缝参差难治……"。骨缝参差不齐是指踝关损伤的"骨错缝"。

施杞教授根据骨节的离缝程度、暴力大小不同将"骨错缝"分为"开错和微错"。"开错",是指关节脱位或半脱位,有明显的临床体征,在 X 线投影中确有反映,能够引起医生和患者的注意,如颈椎寰枢椎关节半脱位,X 线片张口位齿状突左右不对称,因此能获得及时而恰当的治疗。"微错",骨节处没有明显畸形,X 线片无明确显示,但又有临床症状或部分功能障碍,不易引人注意,而被忽视。治疗方法不当,致使病程延长,经久不愈。骨错缝可分为错移型、嵌夹型、旋转型、倾倒型、蹩掐型、异位型等。

三、"骨错缝、筋出槽"的诊断

（1）"骨错缝"其病理改变轻微，最微者只有 1~2 mm 的错移，甚至更少，中医称为"错络"；严重者也比关节半脱位的错移要小得多，中医称为"参差"。

（2）除比较严重的或个别部位的错骨缝能在一般 X 线片或特殊透照位置的 X 线片上显示出来外，大部分病例都不能观察到改变。

（3）通过仔细触摸、比较，能够觉察出微小的骨结构的变化，在参考症状和其他体征，不难对"骨错缝"做出正确的诊断。

（4）在手法复位过程中，术者常可听到"咯噔"的弹响声，或有骨节滑动复位的感觉。术后，患者的症状大减或立即轻松舒适，体征也随之消失。

（5）"筋出槽"多见关节部位有筋隆起、屈伸不利，或平陷无突起外露筋脉处见突起之筋脉。

（6）"骨错缝"多数发病突然或有明确外伤史，虽然有时外伤暴力不大，发病后常有特定的症状、体征，"骨错缝"后可在不同的部位表现出不同的体态；如颈椎后关节紊乱患者头部保持前屈位，腰椎小关节错位伴滑膜嵌顿患者腰部倾斜、屈腰俯身，骶髂关节错缝患者腿不能伸直、踮脚而行，关节交锁患者屈伸受限。

（7）不论是运动范围大的或运动范围小的关节，就连不动关节也都可以发生骨错缝。容易把骨错缝混淆于扭伤、劳损之中，或者由于缺乏认识而被忽略。

施杞教授指出临床上常见骨错缝部位四肢多见于肘部如桡骨小头半脱位、肱桡关节、肱尺关节，如肘部伸展性半脱位，腕部尺桡骨远切迹，腕骨间错缝，髋部一过性滑膜炎滑膜嵌顿，膝关节半月板、髌骨轨迹异常、半脱位，踝部及跗间诸关节。中枢骨常见于寰枢椎半脱位、颈椎后关节紊乱、胸椎小关节紊乱、胸肋、肋椎关节、肩胛胸壁关节、胸锁关节、第12 肋尖、腰椎小关节紊乱、滑膜嵌顿、腰椎退变滑脱不稳、骶髂关节错缝等，而"筋出槽"常见于肩部之肱二头肌腱滑脱、完全与不完全断裂，手指伸肌腱损伤滑脱，膝之半月板损伤交锁，踝部胫后肌腱滑脱、腓骨长短肌腱滑脱等。其中以桡骨小头半脱位、胸椎小关节紊乱、腰椎小关节紊乱最为常见，但临床中对于"骨错缝、筋出槽"能做到正确诊断并不容易，其有特殊的临床症状与体征，可有外伤史，亦可无外伤史，有起病隐匿，有起病卒然，如常见之腰椎后关节紊乱、滑膜嵌顿患者，起病急，常因轻微扭伤引起腰部剧烈疼痛，其痛如胀、觉有"气"在腰间凝聚不能散，查体见腰部板直，活动极度受限，腰部无明显压痛点，其腰部可有面积如掌大之片状疼痛发散区，如诊断成立，通过特定的手法可手到病除，效如桴鼓，然临床常十之为一。又如小儿牵拉肘，常有患儿哭闹不愿抬手，大多数为肘部骨节错缝，手法复位后随即抬举自如，但亦有整复肘部后患肢仍不能抬举，加之小孩不能诉说表达，此时病在腕部，再行腕部伸牵抱合复位，可有明显弹响复位声，其症立消。再如成人肘部外伤，跌落时手撑地致伤疼痛，不肿、不瘀、不畸，肘部屈伸不能，处于半屈位，X 线片无阳性发现,常易漏诊,实乃肘关节"骨错缝"——伸展性肘关节半脱位,只需对肘部行过伸屈肘手法即可复位。还有临床不常见之手之掌指关节交锁,可有明确外伤,亦可无明显外伤史,手指(常见第1、2掌指关节)卒然不能屈伸,如为第2掌指关节,则其掌指关节30°~50°屈曲位不能伸直,亦不能屈曲,如发生在第1掌指关节则为掌指关节轻度过伸、指间关节微屈,X线片可无异常,或有掌骨头两侧骨质增生,临床常诊断为关节扭伤而延误治疗。其不但为"骨错缝"同时伴有"筋出槽",其发病原因为掌骨头掌面桡侧髁突形成纵形骨软骨嵴增生,当屈曲时掌骨头掌面桡侧髁突形成纵形骨软骨嵴使位于掌板内表层的桡侧籽骨与之摩擦嵌塞,不能随关节伸直运动而前移,导致关节交锁的发生。治疗本病如暴力复位徒劳无功,反会加重损伤,甚或引起骨折。笔者对此疾诊治颇有心得,曾诊治一男性24岁患者,工作时不慎跌倒,左手拇指扭伤,当即疼痛不能屈伸,外院门诊X线片未见异常,告知关节扭伤对症处理,其疼痛不减,仍不能屈伸,3天后辗转来医院就诊,查其左侧拇指掌指关节轻度过伸、指间关节微屈,活动度明显受限,阅X线片无异常发现,诊断为第1掌指关节交锁——"骨错缝"并"筋出槽",而行关节囊内麻药扩张浸润麻醉,行摇摆手法轻巧复位,当即闻及复位弹响声,其指立马屈伸自如。临床上第1掌指关节交锁少见,脱位多见,第2掌指关节交锁多见,而每一掌指关节脱位之复位手法与交锁复位位手法相同。

四、"骨错缝、筋出槽"的临床意义

人身骨缝无处不在,筋骨相随,任何外伤及劳损、先天骨结构异常均可引起筋骨损伤,重者骨缝移位及骨折脱位。故"骨错缝、筋出槽"在临床伤筋病中并不少见,可以同时出现,亦可单独出现,根据损伤力之大小及损伤的部位而异,是伤筋病的常见形式,四肢、脊柱等骨关节均可发生,由于其临床表现独特,常得不到及时的诊治,而一旦确诊,通过手法可取立竿见影之效。根据本人多年临床所见,骨错缝多见,筋出槽少见,筋翻、筋断常见。"骨错缝、筋出槽"可发生于任何关节部位,而脊柱则是好发部位之一,《医宗金鉴·正骨心法要旨》记载"背骨,自后身大椎骨以下,腰以上之通称也。先受风寒,后被跌打损伤者,瘀聚凝结,若脊筋陇起,骨缝必错,则成伛偻之,……或因跌仆闪失,以至骨缝开错,气血瘀滞,为肿为痛",并指出脊柱部位"骨错缝、筋出槽",临床还可表现为"面仰头不能垂,或筋长骨错,或筋骤,或筋强骨随头低"。

1885年美国帕默(Palmer)(1845~1913年)依据大量的临床实践提出了系统按脊理论,半脱位是按脊理论的核心概念:"一个功能和/或结构的和/或神经整体性中间产物的病理性关节改变综合征,它或许能够影响器官系统功能和健康。"2005年世界卫生组织将半脱位定义为:"一种关节或活动节段的损伤或功能障碍,其关节面接触虽然完整,但损伤或功能障碍可以导致关节排列运动的完整性和/或生理功能的改变,其本质上是一个功能实体,可能会改变人体的生物力学和神经结构的完整性,使人们对半脱位的认识从单纯的结构病理变化上升到包括结构与功能两方面内容统一。"由此可以看出,"半脱位"的真实含义与核心概念与"骨错缝、筋出槽"在本质上一致,包括躯体结构与功能受限两部分。陈博等通过动物模型的建立,阐释了"骨错缝、筋出槽"基本病机,以及其在脊柱病发病过程中关键作用,也证明"骨错缝、筋出槽"理论合理性,通过"骨错缝、筋出槽"的研究,对继承、发扬祖国医学宝贵遗产,把关节和软组织损伤的诊断和治疗提高到一个新水平,有着重要的意义。

五、"骨错缝、筋出槽"的治疗

《医宗金鉴·正骨心法要旨》云:"试以手本血肉之体,其婉转动作之妙,可以一己之卷舒,高下之疾徐,轻重开合,能达病者之血气凝滞,皮肉肿痛,筋骨弯折与情态苦欲也。"其认为伤筋病治疗手法为第一要务,"夫手法者,谓以两手安置所伤之筋骨,使仍复于旧也……法之所施,使患者不知其苦,方称为法"。根据"骨错缝、筋出槽"的原理,可用独特手法作用于人体体表特定部位与脊柱四肢骨关节,使"骨对缝、筋入槽",整复错位的骨关节和移位、出槽之筋,以恢复机体的动态平衡,协调患处内外平衡关系,缓解肌肉痉挛,调节神经反射等。

"骨错缝、筋出槽"一经确诊及早治疗,进行复位,"筋出槽"如不及时复位,出位之筋在异常位置上活动摩擦可形成肌腱炎症(筋结),甚或断裂,"骨错缝"如不及时复位可造成关节失稳与内在平稳失调,肌肉长时间处于保护性痉挛状态而继发劳损。当出现伤筋病时要认真检查分析,是否为"筋出槽、骨错缝",可根据"筋出槽、骨错缝"的部位、程度采用不同的理筋手法以矫正错缝,使筋归位。

施杞教授指出手法治疗,疗效独特,只要手法正确,手到病除,手法是建立在正确的诊断基础之上,高者抑之,陷者提之,偏者正之。具体手法有弹拨、归合、推按、旋转、侧扳、屈伸、提捏、摇摆、牵伸、顿咳等。要求稳、准、巧、快,力量适中,借力施力,动中求静。所谓稳,就是术者心中有数,手法熟练;准,就是指手的位置和所施之力正好在病变之处;巧,即动作轻巧和谐;快,即明快迅疾;力量适中,是指用力恰当,中病即止,无过度之虞;借力施力,是形容借助患者肌肉收缩等力量,协助复位之法;动中求静,是指利用手法使关节产生被动性的错动,利用这种错动来复骨归原或解除嵌夹,恢复关节静力性平衡。为了达到上述要求,在协调的被动活动中,要突然使用一个快速、准确、爆发的顿挫动作,复位立即成功。如临床常见之颈椎定点旋转复位、胸肋小关节之顿咳复位、腰椎侧扳复位、石氏伤科三步九法等。

施杞教授认为"骨错缝、筋出槽"源于朴素的自然观,其理论有一定的局限性,"骨错缝、筋出槽"不能涵盖所有"伤筋病",对"骨错缝、筋出槽"的诊断亦应慎重,在诊断与施行手法时必仔细检查,需作必要的鉴别诊断,不可误诊,更不可以偏概全,以点带面,盲目施法加重损伤,即使为"骨错缝、筋出槽",手法治疗时也要轻巧,机法圆活,需要在以后的临床工作中细加体会,理解"骨错缝、筋出槽"的实质内涵。